Verhandlungsbericht der Deutschen Gesellschaft für Urologie

29. Tagung vom 21. September bis 24. September 1977 in Stuttgart

Mit 252 Abbildungen und 140 Tabellen

Tagungsleitung

F. Arnholdt, Stuttgart

Redigiert durch den zweiten Schriftführer der Deutschen Gesellschaft für Urologie

K.F. Albrecht, Wuppertal

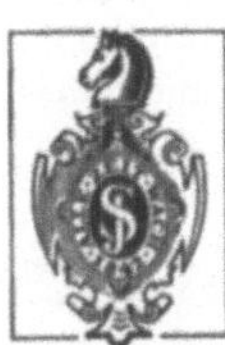

Springer-Verlag Berlin Heidelberg New York 1978

ISBN-13: 978-3-540-08648-2 e-ISBN-13: 978-3-642-81222-4
DOI: 10.1007/978-3-642-81222-4

Verantwortlich für den Anzeigenteil: H. Hüttig, Kurfürstendamm 237, D-1000 Berlin 15
2127/3321 543210

H. Schmidt, Hamburg

Motilität der oberen Harnwege

Radiologische Diagnostik und Literaturübersicht

Mit einem Geleitwort von L. Diethelm

71 Abbildungen. Etwa 145 Seiten. 1978
Gebunden DM 68,–; US $ 34.00
ISBN 3-540-08612-9
Preisänderungen vorbehalten

Die radiologische Funktionsdiagnostik an den oberen Harnwegen bietet gegenüber den bisher üblichen Verfahren der Physiologie und Urologie zum Nachweis von Bewegungsstörungen im oberen Harntrakt neue Aussagemöglichkeiten, die bisher unterschätzt und deswegen nicht ausgenutzt wurden.

Das vorliegende Buch gibt eine Übersicht über eine Vielzahl von Veröffentlichungen zur normalen und gestörten Motilität der oberen Harnwege. Aufbauend auf dieser Basis werden im folgenden die Ergebnisse aus fünfzehnjähriger Forschung des Autors beschrieben. Es handelt sich um bisher weitgehend unbekannte, radiologisch zu beobachtende Phänomene, welche nur durch diesen Nachweis eine frühe operative Intervention zur Verhütung von Spätstadien mit schließlichem Nierenversagen ermöglichen.

Inhaltsübersicht:
Unzulänglichkeit nichtradiologischer Untersuchungsergebnisse.– Möglichkeiten, Grenzen und Technik der radiologischen Funktionsdiagnostik.– Anatomie (mit besonderer Berücksichtigung der radiologischen Anatomie).– Physiologie (mit besonderer Berücksichtigung der radiologischen Physiologie).– Pathoanatomische Vorbemerkungen.– Pathophysiologische Vorbemerkungen.– Spezielle Symptomatik der Motalitätsstörungen.– Indikationen zur Durchleuchtung bei radiologischen Untersuchungen.– Danksagung.– Zusammenfassung.– Literatur.– Sachverzeichnis.

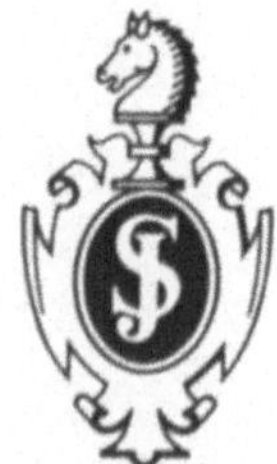

Springer-Verlag
Berlin Heidelberg New York

Max Nitze:

Lehrbuch der Kystoskopie

Ihre Technik
und klinische Bedeutung

Nach dem hinterlassenen Manuskript herausgegeben von M. Weinrich, R. Jahr.

Mit einer Einleitung von R. Kutner.

Reprint der 2. Auflage J.F. Bergmann Wiesbaden 1907, – ergänzt um ein Vorwort von F. Schultze-Seemann, Berlin

11 zum Teil farbige Tafeln, 133 Abbildungen.
(6) XXI, 389 Seiten
Gebunden etwa DM 180,–; etwa US $ 90. 0
Der Nachdruck ist abhängig vom rechtzeitigen Eingang einer genügenden Anzahl von Bestellungen.
ISBN 3-540-07980-7
Preisänderungen vorbehalten

Im Jahre 1874 begann Max Nitze zusammen mit dem Instrumentemacher Hartwig und dem Universitätsoptiker Beneche seine grundlegenden Arbeiten für die Entwicklung des Cystoskops. Nachdem er am 2. Oktober 1877 in Dresden die erste Cystoskop-Demonstration an der Leiche vorführen konnte, fand am 9. März 1879 vor der Gesellschaft der Ärzte in Wien die aufsehenerregende erste Demonstration des neuen Instrumentes an einem Lebenden statt.

Nach vielen Jahren mühseliger Arbeit, die der Verbesserung seiner Erfindung galt, konnte Nitze das Cystoskop, das Irrigations-Cystoskop, das Harnleiter-Cystoskop und das Operationscystoskop nach dem heute noch gebräuchlichen Prinzip entwickeln. Nitze war jedoch nicht nur mit der technischen Entwicklung bahnbrechend, sondern führte auch die Diagnostik und die Therapie der Blasen- und Harnleitererkrankungen zu einem imponierenden Erfolg.

Sein zusammenfassendes Werk, dem er sich bis zu seinem frühen Tode intensiv widmete, ist nach dem 2. Weltkrieg zu einer Rarität geworden und wird in den meisten Universitäts- und Klinikbibliotheken vermißt. Der nunmehr vorgesehene Nachdruck zum 100jährigen Jubiläum der Cystoskopie wird daher einem echten Bedürfnis gerecht.

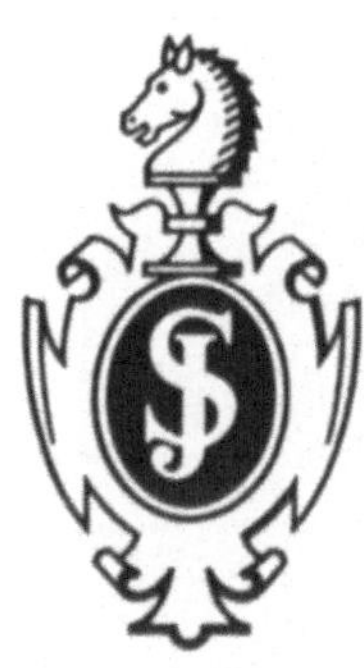

Springer-Verlag
Berlin
Heidelberg
New York

1207/5/1

A 4

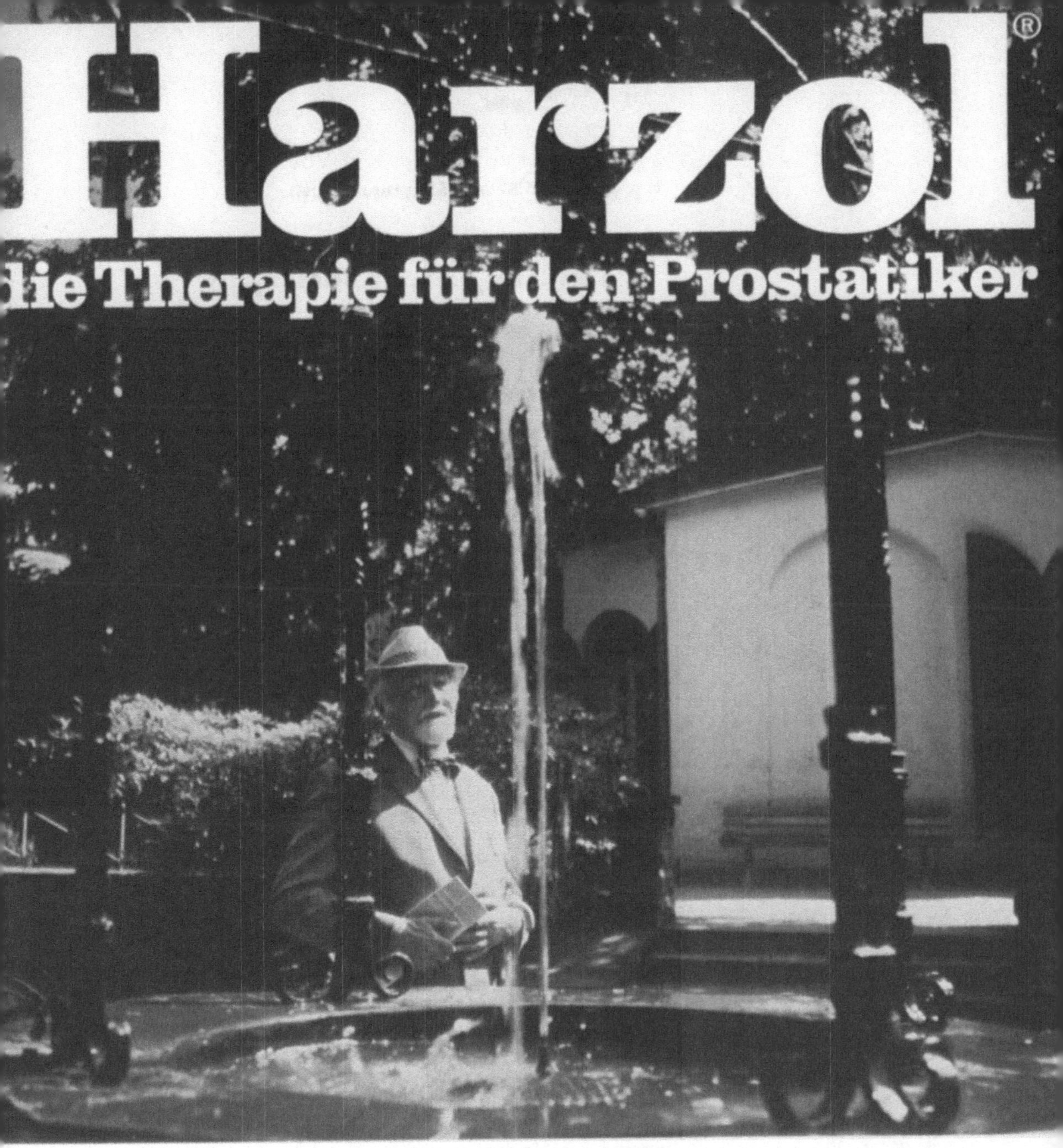

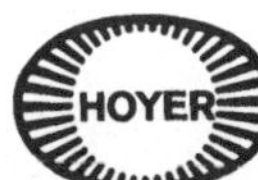
HOYER

H. J. de Voogt, P. Rathert, M. E. Beyer-Boon

Urinary Cytology

Phase-Contrast Microscopy and Analysis of Stained Smears

Foreword by L. G. Koss
1977. 79 mostly colored figures
in 327 separate illustrations,
12 tables. X, 194 pages.
Cloth DM 98,– ; US $ 49.00
ISBN 3-540-08042-2
Prices are subject to change
without notice

The early detection of tumors of the bladder, ureter, and the renal pelvis is an urgent medical problem of our time. The number of bladder carcinomas is increasing in all industrial countries. The most important factor for the improvement of cancer treatment, however, is improving the means of early detection. The cytologic examination of urine is the only generally applicable, absolutely safe, effective and informative method in the early detection of urothelial carcinomas. The introduction of routine cytologic examinations for the detection of genital tumors in women has already led to an improvement of the chance of survival. This monograph aims to give a survey of urinary cytology in the diagnosis and control of the cause of urothelial tumors. It is hoped that this will encourage similar developments in the treatment of tumors of the bladder, ureter, and renal pelvis.

This atlas should give the practitioner the possibility to make his own judgements with the help of phase contrast microscopy and offer the specialist and cytologist a detailed presentation of the results of staining techniques (Papanicolaou, Giemsa, methylene blue).

The statistical comparison of examination methods and the certainty of the effectiveness of urinary cytologic techniques confirm the wide range of possibilities of this method for the early detection of cancer. The more extensive application of urinary cytologic techniques, as they are presented in the book, must lead to an improvement in therapy in particular of bladder carcinomas.

Contents:

This book will also be published in German

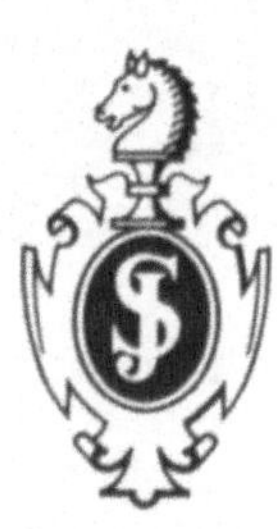

Springer-Verlag
Berlin
Heidelberg
New York

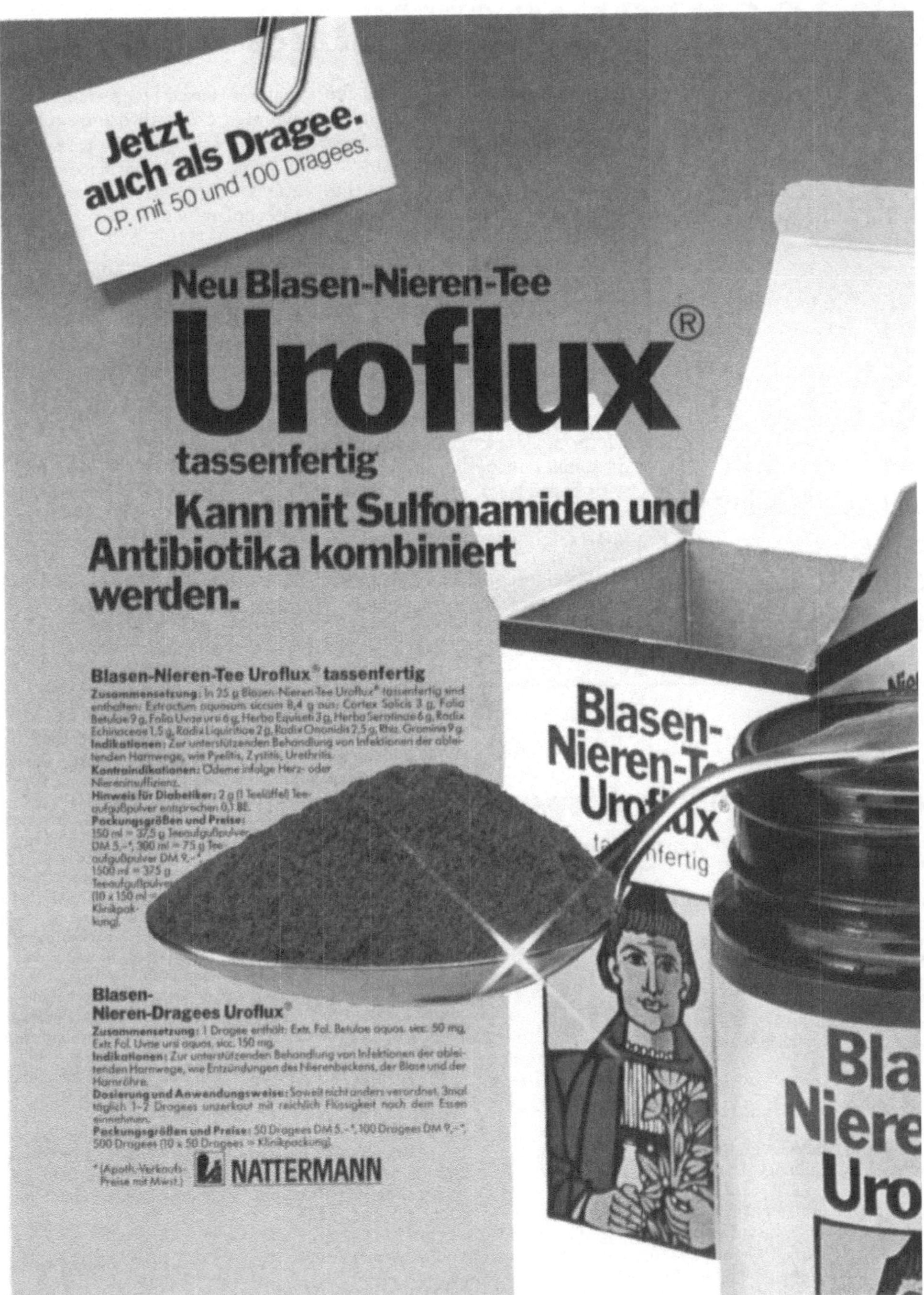
Jetzt
auch als Dragee.
O.P. mit 50 und 100 Dragees.
Neu Blasen-Nieren-Tee
Uroflux®
tassenfertig
Kann mit Sulfonamiden und Antibiotika kombiniert werden.
Blasen-Nieren-Tee Uroflux® tassenfertig
Zusammensetzung: In 25 g Blasen-Nieren-Tee Uroflux® tassenfertig sind enthalten: Extractum aquosum siccum 8,4 g aus: Cortex Salicis 3 g, Folia Betulae 9 g, Folia Uvae ursi 6 g, Herba Equiseti 3 g, Herba Serotinae 6 g, Radix Echinaceae 1,5 g, Radix Liquiritiae 2 g, Radix Ononidis 2,5 g, Rhiz. Graminis 9 g.
Indikationen: Zur unterstützenden Behandlung von Infektionen der ableitenden Harnwege, wie Pyelitis, Zystitis, Urethritis.
Kontraindikationen: Ödeme infolge Herz- oder Niereninsuffizienz.
Hinweis für Diabetiker: 2 g (1 Teelöffel) Teeaufgußpulver entsprechen 0,1 BE.
Packungsgrößen und Preise:
Blasen-
Nieren-Dragees Uroflux®
Zusammensetzung: 1 Dragee enthält: Extr. Fol. Betulae aquos. sicc. 50 mg, Extr. Fol. Uvae ursi aquos. sicc. 150 mg.
Indikationen: Zur unterstützenden Behandlung von Infektionen der ableitenden Harnwege, wie Entzündungen des Nierenbeckens, der Blase und der Harnröhre.
Dosierung und Anwendungsweise: Soweit nicht anders verordnet, 3mal täglich 1–2 Dragees unzerkaut mit reichlich Flüssigkeit nach dem Essen einnehmen.
Packungsgrößen und Preise: 50 Dragees DM 5,–*, 100 Dragees DM 9,–*, 500 Dragees (10 x 50 Dragees = Klinikpackung).
* (Apoth.-Verkaufs-Preise mit Mwst.)
NATTERMANN
Blasen-

Inhaltsverzeichnis

I. Hauptthema: Harnblasenkarzinom

Übersichtsreferate

Pathologische Anatomie und Urinzytologie

Immunologie und Röntgendiagnostik

Offene und transurethrale Operationen beim Harnblasenkarzinom

Spezielle Therapie beim Harnblasenkarzinom

Bestrahlungstherapie

Spezielle Ursachen des Harnblasenkarzinoms und Erfahrungsbericht

Rundtisch-Gespräch

II. Hauptthema: Die einseitige kleine Niere bei Erwachsenen und bei Kindern

Übersichtsreferate

Ätiologie der einseitig kleinen Niere

Diagnostik und Therapie der kleinen Niere

Freie Vorträge

Nierentumoren

Nierensteine

Prostata-Erkrankungen

Allgemeine Themen

Aktuelle Information

Begrüßunganspraehe des Präsidenten

Meine sehr verehrten Damen und Herren!

Zur Eröffnung der XXIX. Tagung der Deutschen Gesellschaft für Urologie heiße ich Sie hier in Stuttgart recht herzlich willkommen. Es ist für mich eine besondere Freude und Ehre, daß ich Herrn Ministerpräsident Filbinger hier begrüßen kann. Sie zeigen uns durch Ihr Kommen, daß die Arbeit der Urologen auch in der Öffentlichkeit Anerkennung gefunden hat. Wir Urologen sind im übrigen den Länderregierungen und Stadtverwaltungen sehr dankbar, denn nur durch ihre Hilfe war es möglich, daß die Urologie sich in den letzten 20 Jahren an den Universitäten und in den kommunalen Krankenhäusern fest etablieren konnte.

Ich begrüße ferner den Gesundheitsreferenten der Stadt Stuttgart, Herr Bürgermeister Dr. Thieringer, den Vertreter des Dekans der Medizinischen Fakultät in Tübingen, Herrn Professor Bichler, und den Vertreter der Ärztekammer Nord-Württemberg, Herrn Dr. Krais.

Ich hätte gewünscht, daß auch wieder einmal eine Urologen-Delegation aus der DDR zum Kongreß kommt; aber wie schon seit Jahren, war dies auch in diesem Jahr nicht möglich. Wir freuen uns aber wieder über den Besuch eines DDR-Rentners, den ich hiermit herzlich begrüßen möchte.

Nicht zuletzt heiße ich Urologen aus 15 Ländern, und zwar aus Belgien, Bulgarien, Dänemark, Frankreich, Griechenland, Holland, Italien, Jugoslawien, Luxemburg, Österreich, Polen, Schweden, der Schweiz, Südafrika und den USA hier herzlich willkommen. Einige dieser Kollegen sind korrespondierende oder Ehren-Mitglieder unserer Gesellschaft und wir freuen uns immer wieder ganz besonders über ihr Kommen. Es ist uns ein Anliegen, wissenschaftlichen und freundschaftlichen Konnex mit den ausländischen Kollegen zu halten, denn auf dieser Basis kann auch die Urologie am besten gedeihen. Diesem Zweck dient auch die Ernennung zu korrespondierenden Mitgliedern unserer Gesellschaft, die wir in diesem Jahr Herrn Professor Zielinski aus Katowitz in Polen und Herrn Professor Donker aus Leiden in Holland angetragen haben. Herr Professor Donker dankte sehr für die Ernennung, er konnte diesmal aber leider nicht kommen, so daß ich die Urkunde heute nur Herrn Professor Zielinski persönlich überreichen kann. Darf ich Sie bitten, die Urkunde entgegen zu nehmen.

Zu Ehren von Max Nitze, dem Erfinder des Zystoskops, stiftete die Deutsche Gesellschaft für Urologie den Nitze-Preis. Ich freue mich, daß ich gerade am 100. Geburtstag des Zystoskops diesen Preis verteilen kann, und zwar je zur Hälfte an die Münchener Arbeitsgruppe Hofstetter, Staehler, Keiditsch, Schmiedt, Siepe und Rother für ihre Arbeit über die Laser-Bestrahlung von Blasentumoren und die Mainzer Arbeitsgruppe Jacobi und Wilson für ihre biochemisch-histologischen Untersuchungen zur Ätiologie des Prostata-Adenoms. Darf ich Sie bitten, die Urkunden entgegen zu nehmen.

Lassen Sie uns jetzt in ehrender Erinnerung der Kollegen gedenken, die seit der letzten Tagung gestorben sind. Es sind dies:

Professor Dr. Heiner Hammel, Neustadt/Weinstraße
Professor Dr. Leonhard Lurz, Mannheim
Dr. Georg Eckhardt, Bad Wildungen

und eben erreichte uns noch die Nachricht, daß vor einigen Tagen unser Ehrenmitglied und früherer Präsident

Professor Dr. Richard Übelhör in Wien

gestorben ist. Wir verlieren mit ihm nicht nur einen sehr beliebten Kollegen, der zu allen unseren Tagungen kam, sondern auch einen wissenschaftlich besonders profilierten Urologen.

Sie haben sich von Ihren Plätzen erhoben, ich danke Ihnen.

Ich folge einer alten Tradition, wenn ich als Präsident der Gesellschaft meiner Lehrer gedenke. Ich gehöre noch zu der Generation, in dr man eine breite Ausbildung anstrebte. So war ich in Kliniken in Würzburg, Hamburg/Krankenhaus St. Georg, Marne in Schleswig-Holstein und in München tätig. Unter meinen Lehrern waren – und das möchte ich gerade hier in Stuttgart sagen – drei Schwaben, der Chirurg Professor Kappis, der Internist Professor Hegler und der Pathologe Professor Heine. Ich arbeitete dann noch bei dem Röntgenologen Professor Dyes, beim Neurologen Professor Hans-Robert Müller und dem Internisten Professor Hamel. Die chirurgische Facharztausbildung erhielt ich bei Professor Reinicke in Hamburg und bei Chefarzt Dr. Vonderlage in Marne in Schleswig-Holstein. Nach dieser langen, durch den Krieg verlängerten Vorbereitungszeit hatte ich das große Glück, zu einem der richtungsweisenden Urologen zu kommen, zu Professor May nach München. Er hatte eine, in wissenschaftlicher und praktischer Hinsicht vorbildliche urologische Klinik geschaffen, die ein Anziehungspunkt für Urologen und Patienten aus vielen Ländern war. Ihm verdanke ich meinen urologischen Werdegang. Leider ist Professor May erkrankt und konnte nicht kommen. Er schickte uns telegraphisch seine Grüße und guten Wünsche.

Sie kommen hier nach Stuttgart in die Stadt, in der vor 71 Jahren die Deutsche Gesellschaft für Urologie gegründet wurde. Es war dies keine spontane, sondern eine immer dringlicher gewordene und dann auch lange vorbereitete Gründung, denn mit der Entdeckung des Blasenspiegels durch Nitze 1877, also jetzt vor 100 Jahren, war eine neue Ära für die Urologie geschaffen, und es war – wie es damals hieß – ein Bedürfnis vorhanden, die verschiedenen Disziplinen, die an der kraftvollen Entwicklung der deutschen Urologie beteiligt sind, zu gemeinsamer Arbeit zu einigen.

Zu dieser Zeit bestand schon in Frankreich und in den USA eine urologische Gesellschaft, und auch bei uns in Deutschland war zwar schon 10 Jahre zuvor – 1896 – eine Gründung geplant worden, erfolgt ist sie dann aber erst anläßlich der 78. Tagung der Gesellschaft deutscher Naturforscher und Ärzte am 16. September 1906 in Stuttgart. 38 Ärzte aus Deutschland, Österreich und der Schweiz bildeten die Gründungsversammlung für die Gesellschaft deutschsprachiger Urologen und beschlossen, alle zwei Jahre einen Kongreß – in der Regel in Berlin oder Wien – abzuhalten. Der erste Kongreß fand dann im Oktober 1907, also vor 70 Jahren, in Wien statt. Später wich man von dieser Regel ab und ging auch in andere Städte. Jetzt findet der Kongreß zum ersten Mal in der Gründungsstadt Stuttgart statt.

In den 71 Jahren seit der Gründung der Gesellschaft hat die Urologie einen ungeheuren Aufschwung genommen, zu dem die Kongresse mit ihrem Erfahrungsaustausch wesentlich beitrugen. Neue wissenschaftliche Erkenntnisse und operative und instrumentelle Techniken ließen ein eigenes urologisches Fachgebiet entstehen, das in Klinik und Praxis vertreten ist und beste fachgemäße Behandlung gewährleistet. An den Zielen der Gesellschaft, nämlich dem Fortschritt in der Urologie zu dienen, hat sich seit der Gründung nichts geändert. Man hat sich sogar noch mehr und ausschließlich dem wissenschaftlichen Zweck zugewandt und schon 1953 den Berufsverband abgetrennt, der für die berufsständigen und wirtschaftlichen Fragen zuständig ist. Die wissenschaftliche Gesellschaft muß sich aber auch mit Problemen befassen, die das Fach Urologie selbst betreffen, es günstig oder ungünstig beeinflussen könnten. Ich nenne Ihnen nur die Sicherung der Qualität der Leistungen, die auch auf dem letzten Chirurgen-Kongreß angesprochen wurde. Wir Urologen haben uns mit dieser Frage schon früher beschäftigt, es ist im wesentlichen eine Frage der Fortbildung und ihrer Kontrolle. Wir haben unser Fortbildungsprogramm gut ausgebaut. Neben dem deutschen Urologen-Kongreß finden jährlich noch vier regionale, der Fortbildung dienende Tagungen statt, außerdem Seminare und Symposien. Wir haben auch mehrere urologische Zeitschriften. Mit gutem Recht können wir von unserer deutschen Urologie sagen, daß sie dem internationalen Niveau entspricht. Wir sollten aber eigene Pläne entwickeln, daß dieses Niveau in allen Kliniken und Praxen erreicht und garantiert wird, ohne daß jedoch die Initiative des Einzelnen eingeschränkt oder gar blockiert wird.

Meine Damen und Herren! Vor uns liegt ein großes, dicht gedrängtes wissenschaftliches Programm. Wir werden uns vor allem mit dem Blasenkarzinom und der einseitig kleinen Niere beschäftigen. Ich wünsche Ihnen allen, daß sie viele Anregungen mit nach Hause nehmen können und daß Sie diesen Stuttgarter Kongreß in guter Erinnerung behalten.

Prof. Dr. F. Arnholdt
Urologische Klinik
Katharinenhospital
Kriegsbergstr. 60
D - 7000 Stuttgart 1

Begrüßungsrede des Herrn Ministerpräsidenten von Baden-Württemberg, Dr. Hans Filbinger

Herr Präsident, meine sehr geehrten Damen und Herren!

Zum 29. Deutschen Urologenkongreß heiße ich Sie im Namen der Landesregierung in der Stuttgarter Liederhalle herzlich willkommen. Besonders begrüße ich die Gäste aus dem Ausland. Ihr Erscheinen unterstreicht den Rang, den diese Veranstaltung auf internationaler Ebene genießt.

Ich freue mich, daß Sie sich in diesem Jahr zum ersten Mal in unserer Landeshauptstadt treffen. Beinahe bin ich versucht zu sagen, es war an der Zeit, wurde doch die Deutsche Gesellschaft für Urologie im Jahre 1906 hier in Stuttgart gegründet. In jedem Fall aber hätte ihre Gesellschaft kaum einen günstigeren Zeitpunkt wählen können, um zu ihrer Geburtsstätte zurückzukehren. Im Jahr des 25jährigen Landesjubiläums finden in unserer Landeshauptstadt eine Fülle interessanter Veranstaltungen statt. Die Staufer-ausstellung ist zwar schon vorbei, aber ein zweites, über die Landesgrenzen hinaus bedeutsames Ereignis dauert an. Die Bundesgartenschau hält ihre Tore noch offen und ich hoffe, daß sie die Gelegenheit nützen werden, sich diese gelungene Erneuerung Stuttgarts anzusehen.

Meine sehr geehrten Damen und Herren, unsere Zeit wird durch den unablässigen, rapiden Fortschritt in Wissenschaft und Technik geprägt. Wir müssen uns darauf einstellen, wenn wir unserer beruflichen Verantwortung voll gerecht werden wollen. Das bedeutet ständige Fortbildung, Erweiterung und Vertiefung der einmal erworbenen Kenntnisse und Fertigkeiten. Kaum jemand kann sich heute dieser Forderung ohne Schaden für sein eigenes Fortkommen, aber auch für die Allgemeinheit entziehen. In keiner anderen wissenschaftlichen und beruflichen Disziplin gilt dies in stärkerem Maß als in der ärztlichen Kunst. Einmal ist im Bereich der Medizin das Fortschreiten der Erkenntnisprozesse besonders intensiv und umfangreich. Zum anderen ist die unverzügliche Umsetzung dieser laufend neu gewonnenen Erkenntnisse in der Praxis hier von ganz besonderer Wichtigkeit, geht es doch um die kostbarsten Güter, um Gesundheit und Leben der Mitmenschen.

Die deutschen Urologen haben sich mit diesem Kongreß ein umfangreiches Instrumentarium der Fortbildung geschaffen. Vorträge hervorragender Sachkenner, Vorführungen und Diskussionen sind geeignet, eine Fülle von aktuellem Wissen zu vermitteln. Die Landesregierung sieht in diesen Bemühungen eine wichtige Unterstützung ihrer eigenen gesundheitspolitischen Zielsetzungen, ist Baden-Württemberg doch ein

Bundesland, das auf dem Gebiet der Gesundheitsvorsorge und Krankenfürsorge große Leistungen aufzuweisen hat und sich als hochschulreichstes Land der Bundesrepublik in besonderem Maße der medizinischen Forschung, Ausbildung und Fortbildung verpflichtet weiß.

Gerade die Urologie ist ein gutes Beispiel für den eindrucksvollen Aufschwung, den die Medizin und die Medizintechnik in den letzten Jahren genommen hat. Nierentransplantationen, vor wenigen Jahren noch gewagte Operationen, sind heute beinahe eine Selbstverständlichkeit. Komplizierte chirurgische Eingriffe gehen einher mit einer enorm erweiterten und hochspezialisierten Diagnostik, die es ermöglicht, Krankheiten schon in einem frühen Stadium zu erkennen und mit größeren Heilungschancen zu behandeln.

Bei aller Bewunderung für den wissenschaftlichen technischen Fortschritt dürfen wir jedoch nicht aus den Augen verlieren, daß der Mensch im Mittelpunkt aller Bemühungen steht und stehen muß. Die Gesundheit des einzelnen Bürgers zu schützen, zu fördern und im Krankheitsfalle wieder herzustellen, ist die gemeinsame Aufgabe aller am Gesundheitswesen Beteiligten. Wir werden diese Aufgaben aber nur dann zufriedenstellend lösen können, wenn es uns gelingt, dem Bürger die Selbstverantwortung für die eigene Gesundheit eindringlich bewußt zu machen.

In unserer heutigen Zeit ist dies mehr denn je notwendig. Aufsehenerregende Erfolge der Medizin, Berichte über gelungene Organverpflanzungen, „Siege" der Wissenschaft über früher schicksalshafte Leiden haben das trügerische Gefühl vermittelt, die medizinische Wissenschaft mache die Heilung jeglicher Erkrankung zu einer Frage der Bereitstellung medizinischer Mittel, einer Einnahme von Medikamenten und äußerstenfalls des Besuchs einer Spezialklinik. Die Vorstellung, Gesundheit sei käuflich, ist ein gefährlicher Irrtum. Dadurch, daß der Einzelne seinen Beitrag zahlt, wird er seiner persönlichen Verantwortung für die eigene Gesundheit nicht ledig.

Gerade in einer sog. übermedikalisierten Gesellschaft ist es notwendig, wieder an die simple Wahrheit zu erinnern, daß es allemal besser ist, gar nicht erst krank zu werden. Wenn die Bereitschaft jedes einzelnen, sich nach dieser grundlegenden Erkenntnis zu richten, nicht entscheidend gestärkt wird, laufen wir Gefahr, daß der gesamte medizinische Fortschritt der letzten Jahre und Jahrzehnte durch eine ungesunde Lebensweise wieder aufgewogen wird.

Es gehört zu den bahnbrechenden Fortschritten moderner Gesundheitspolitik, daß diese Zusammenhänge und damit die Bedeutung einer umfassenden Gesundheitsvorsorge zunehmend erkannt und beachtet werden.

Den psychosozialen Ursachen der Krankheitserscheinungen kann eine isolierte „Gesundheitspolitik" im engen Sinne nicht wirksam entgegentreten. Vielmehr erfaßt eine richtig verstandene Gesundheitspolitik als Teilbereich der Sozialpolitik nahezu sämtliche Lebensbereiche und ist mit anderen politischen Aufgaben, wie z. B. der Raumordnungs-, der Umweltschutz-, der Wirtschafts-, und der Bildungspolitik eng verflochten.

Ein Beispiel ist die Familienpolitik. Viele Leiden sind auf psychosoziales Fehlverhalten zurückzuführen, das nicht zuletzt seine Wurzel in gestörten Sozialbeziehungen, insbesondere in gestörten Familienverhältnissen hat. Die Familie erfüllt für die Gesundheit eine wichtige Aufgabe. Im Schutze einer intakten Familie kann das Kind eine gesunde, von Selbstverantwortung bestimmte Lebensführung am besten erlernen. Die in der Familie gewonnene Motivation zu gesunder Lebensführung wird im Kindergarten, Vorschule und Schule fortgesetzt.

Der Gesundheitsvorsorge kommt zugleich eine Schlüsselrolle bei der Eindämmung des Kostenanstiegs im Gesundheitswesen zu. Damit komme ich auf ein Thema zu sprechen, das die gesundheits- und sozialpolitische Diskussion der letzten Zeit wie kein anderes beherrscht hat und das in absehbarer Zeit kaum an Bedeutung verlieren wird. Die Verteuerung der gesundheitlichen Versorgung hat besonders in den letzten Jahren ein Ausmaß angenommen, das sich unser Gemeinwesen auf die Dauer nicht leisten kann.

Ich verkenne dabei nicht, daß die Gesundheit als hohes Lebengut ihren Preis hat, der seinen Niederschlag in einem angemessenen Anteil am Bruttosozialprodukt finden muß. Wenn dieser Anteil aber beständig ausgedehnt wird, werden die Grenzen bald überschritten werden, innerhalb derer die Volkswirtschaft und der Einzelne belastet werden können. Eine verantwortungsvolle Gesundheitspolitik wird dieser Entwicklung entgegentreten, ehe sie sich zu einer Gefahr für unser freiheitliches Gesundheitswesen auswächst.

Ich bin zuversichtlich, daß unser System der gesundheitlichen und sozialen Sicherung diese schwere Bewährungsprobe bestehen wird, wenn es uns gelingt, das Verantwortungsbewußtsein aller Beteiligten zu vertiefen und die Möglichkeiten für freiwillige und eigenverantwortliche Lösungen auszuschöpfen. Der Erfolg, den die Selbstverwaltung der Ärzteschaft und der Krankenkassen im Jahre 1976 mit ihrer Empfehlung für das künftige Wachstum der Gesamtvergütung erzielen konnte, beweist, daß dies der richtige Weg ist.

Durch Strukturveränderungen, die letztlich auf eine Verstaatlichung des Gesundheitswesens hinauslaufen, läßt sich das Problem der Kostensteigerung im Gesundheitswesen nicht lösen. Staatlicher Dirigismus ist nirgendwo ein geeignetes Mittel zur Lösung drängender Probleme. Die Erfahrungen in England und Schweden lehren uns doch, wie falsch dieser Weg ist.

Die Regierung dieses Landes ist entschlossen, ihre Möglichkeiten zur Eindämmung der Kostenentwicklung im Gesundheitswesen voll auszuschöpfen. Sie wird sich dabei von den Grundpositionen ihrer Gesellschaftspolitik leiten lassen: Dem Prinzip der Vorsorge, dem Grundsatz der Hilfe zur Selbsthilfe, dem Vorrang offener Hilfen und dem partnerschaftlichen Zusammenwirken aller gesellschaftlichen Kräfte.

Dabei kommt den Ärzten ohne Zweifel eine Schlüsselposition zu. Es wird künftig mehr denn je darauf ankommen, die medizinischen Leistungen so wirtschaftlich wie möglich zu erbringen. Nur wenn es gelingt, dem ökonomischen Prinzip auch im Bereich der Medizin verstärkte Geltung zu verschaffen, werden wir das Problem der Kostenentwicklung im Gesundheitswesen in den Griff bekommen. Gesundheit muß uns einen hohen Preis, sie kann uns aber nicht jeden Preis wert sein. Es wäre verwunderlich, wenn es nicht auch in der Medizin da und dort mehrere Wege zum gleichen Ziel gäbe, die sich dann auch in unterschiedlichen Kosten auswirken können. Freilich erwarte ich nicht, daß Sie dabei so weit gehen wie jener Stuttgarter Arzt, der beim Ausstellen eines Rezepts zu einem bekannten Schriftsteller sagte: „I seh grad, Sie send über 65, ha no, da mache mer nemmer viel“. Ich möchte jedoch betonen, daß es sich bei diesem Arzt um keinen Urologen handelt.

Meine Damen und Herren, unsere freiheitliche Gesellschaftsordnung lebt von der Leistung und dem Einsatz jedes Einzelnen. Die bahnbrechenden Erfolge in der Medizin sind ein Beispiel dafür. Mit ihrer engagierten Mithilfe wird es gelingen, auch das zentrale Problem der Kostenentwicklung zu lösen.

Sicherlich wird der Stuttgarter Kongreß all seinen Teilnehmern nicht nur wertvolle sachliche Informationen und Anregungen vermitteln, sondern zugleich die Gelegenheit für kollegialen Gedankenaustausch über die aktuellen Probleme des Gesundheitswesens bieten. Mögen alle Teilnehmer reichen wissenschaftlichen Gewinn daraus ziehen, zum Nutzen ihrer Patienten – zum Nutzen nicht zuletzt von uns leidgeprüften Politikern, denen auch so manches an die Nieren geht.

Ministerpräsident Dr. Hans Filbinger
Landesregierung
D-7000 Stuttgart

Begrüßungsanrede des Bürgermeisters Dr. Rolf Thieringer

Herr Präsident, meine sehr verehrten Damen, meine Herren!

Der Urologenkongreß in Stuttgart scheint mir ein ganz echter und in mehrfachem Sinn ein Geburtstagskongreß zu sein.

Sonntag wars, 1906, der Westwind blies, es war richtiges Urologenwetter, es hat geregnet, das Wasser kam vom Himmel und drüben in der Technischen Hochschule, wenige 100 m von diesem Saal, der damals schon als Liederhalle bestand, allerdings in anderm Zuschnitt, haben diese Urologen getagt und Ihre Gesellschaft begründet. Wenn der Herr Ministerpräsident noch hier wäre, würde ich jetzt in der aktuellen Assoziation zum Geschehen in unserer Stadt sagen, aber ich sage es trotzdem: Damals war am Abend Ihres Gründungstages 1906 in den Württembergischen Staatstheatern auch Theater, aber damals spielte man die Zauberflöte und heute spielt und inszeniert dort Peymann. Es war kurze Zeit danach als der damalige deutsche Reichskanzler von Bülow seine erste Reichstagsohnmacht hinter sich hatte, und es war die Zeit in der wissenschaftliche, und insbesondere Ärztegesellschaften eine Klammer darstellten, die auch – ich glaube man darf das sagen, ohne daß das vordergründig war – zur politischen Bindung und Zusammengehörigkeit des damaligen Reichsgebietes, Staats- und Nationalgebietes, sehr viel, gerade im 19. Jahrhundert beigetragen haben. Und wenn man, das habe ich getan, in einer Tageszeitung von 1906 nachliest, wie diese Naturforscherversammlung hier in Stuttgart getagt hat, dann ist man natürlich auch betroffen und auch gerührt darüber, wie sehr die Ärzte damals Kaiser und König und Reich huldigten. in ehrfurchtvollster Huldigung ging ein 1. Grußtelegramm der Urologen nach Berlin, der König war mit anwesend bei dieser Versammlung, es war feierlich, meine Damen und Herren.

Hier oben in der Liederhalle muß Asklepios getagt haben und zwar zwischen den Köpfen von Kaiser und König, er war sehr von diesem vaterländischen Geist erfüllt. Meine Damen und Herren, wir Stuttgarter freuen uns, wie gesagt, daß diese Deutsche Urologische Gesellschaft ihre Gründungsversammlung hier in Stuttgart hatte und sie mußte das biblische Alter erreichen um hier zum 1. Mal dann auch in Stuttgart zu tagen. Darüber freuen wir uns und sind sehr dankbar.

Und die zweite Geburtstagsassoziation, ich erspare es Ihnen nicht, Herr Professor, sie gilt Ihnen selber, der gestern am 21. September sein 65. Lebensjahr vollendet hat und hier noch Tagungspräsident und Präsident der Deutschen Urologischen Gesellschaft ist, der gebührend angesprochen werden muß. Unser herzlichster Glückwunsch gehört Ihnen.

Meine Damen und Herren, die Urologie in Stuttgart hat auch jahrzehntelange Tradition. Wir hatten schon in den 30iger Jahren eine Privatklinik hier, die Wehner'sche Klinik. Wir haben seit unmittelbar nach der Kriegszeit zwei Privatkliniken, die Kliniken Wehner und Reuter. Wir hatten im Robert-Bosch-Krankenhaus Herrn Prof. Reinboldt, der auch schon bis in die 60iger Jahre hinein dort gewirkt hat, und insbesondere haben wir seit 1960 an unseren großen städtischen Kliniken am Katharinenhospital – ich darf das wohl sagen Ihre Klinik, Herr Professor Arnholdt – die Urologische Klinik gegründet, seinerzeit in einer Filiale durch die Nachkriegsverhältnisse bedingt, aber heute mit 109 Betten, darunter 10 Betten für Kinder, eine hochfrequentierte Klinik mit rund 70%igem auswärtigen Anteil mit jährlich an die 4000 Operationen, nein Patienten, und und über 7000 Operationen, und an die 5000 ambulanten Behandlungen und Untersuchungen mit einer Verweildauer, die unter 10 Tagen liegt. Meine Damen und Herren, ich denke, das ich denke, das sind für Sie als Fachleute die Strukturdaten, die Ihnen die Qualität, Intensität und den hohen klinischen Rang unserer Stuttgarter Urologie am Katharinenhospital voll gegenwärtig und verständlich macht. Ich habe vom Krebsregister in Erinnerung, daß in der Frühkarzinomfeststellung die Urologie natürlich eine ganz besonders wichtige und eindruckvolle Rolle spielt. Ich finde es auch imponierend, daß die Früherkennung ansteigt, ich finde es aber immer noch schlimm, daß nur 22% der Frühkarzinome gerade im urologischen Bereich, daß nur 22% der Frühkarzinomerkennung über die Früherkennung geht und noch nahezu 70% über die Symptome. Ich meine, ein solcher Kongreß, in dem Erfahrungen und Erkenntnisse ausgetauscht werden, sollte und muß dazu beitragen, daß hier einmal ein Impuls an die Öffentlichkeit geht, diese Frühuntersuchungen stärker zu frequentieren.

Ich meine, daß dieser Kongreß in diesem Sinne seine wichtige Funktion hat, getreu den Vorgängerkongressen. Ich darf mich sehr herzlich bei Ihnen Herr Präsident, als unseren Stuttgarter Urologen, bedanken, daß Sie nicht nur die Ehre, sondern auch, meine ich, die Mühe der Präparation dieses Stuttgarter Urologenkongresses auf sich genommen haben. Ich möchte hoffen und wünschen, daß Ihre und Ihre alle, meine Damen und Herren, Hoffnungen und Erwartungen in diesen wissenschaftlichen Kongreß aber auch Ihre Erwartungen an diese hoffentlich Ihnen gastfreundlich begegnende Stadt Stuttgart sich erfüllen. Ich wünsche Ihnen gute Tage hier in Stuttgart, Tage, die Ihnen in sympathischer Erinnerung bleiben mögen.
Ich danke Ihnen.

Bürgermeister Dr. Rolf Thieringer
Stadtverwaltung
D-7000 Stuttgart

100 Jahre Kystoskopie

Zum Gedenken an Max Nitze.

Vor 100 Jahren fand am 2. Oktober 1877 in der Pathologischen Anstalt des Krankenhauses Dresden-Friedrichsstadt die erste Demonstration des neuen Blasenleuchters an der Leiche durch den chirurgischen Assistenten Max Nitze vor dem Sächsischen Landes-Medizinal-Kollegium statt. Die verwendete Lichtquelle – glühender Platindraht – war so gut, daß der Pathologe Birch-Hirschfeld sofort erkannte, daß Nitze

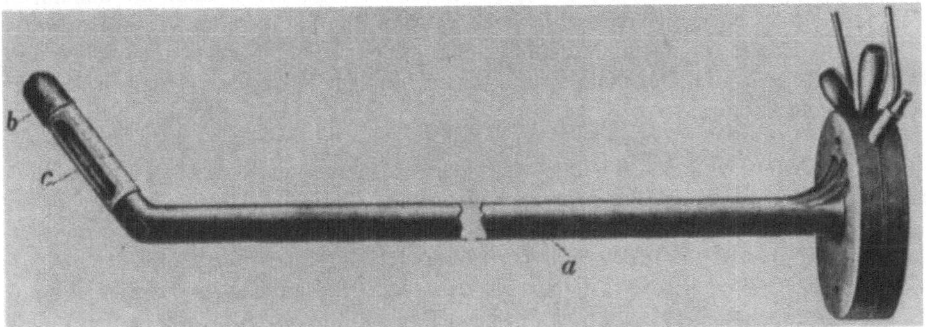

Abb. 1. Das erste Dresdener Kystoskop Nitzes von 1877. An der hölzernen Fußplatte die Oliven für die Wasserkühlung und die Lichtleitungen. (Aus: Nitze: „Lehrbuch der Kystoskopie“ 2. Aufl. 1907)

in Ermangelung von Blasensteinen Gallensteine hineingelgt hatte. In seinem Lehrbuch betonte Nitze später, daß er nach dieser Demonstration auch weiterhin die Blasen kranker Frauen in Dresden untersucht habe. Somit müssen wir diesen 2. Oktober 1877 als Geburtsstunde der Kystoskopie ansehen und nicht erst die Demonstration am Lebenden am 9. Mai 1889 in Wien.

Betrachten wir kurz den Weg der Endoskopie und den Nitzes bis zum Oktober 1877: Nach den ersten endoskopischen Versuchen des Frankfurter Arztes Bozzini 1806 folgten die von Ségalas 1826 und die von Désormeaux 1853 in Paris. Durch den Wiener Grünfeld konnten dann bis 1876 mit Hilfe von reflektiertem Licht einzelne kleine Teile der Blasenwand sichtbar gemacht werden, während der Breslauer Zahnarzt Bruck 1867 diaphanoskopisch mit Hilfe von glühendem Platindraht die Blase sichtbar machen wollte. Das verbesserte und mit Wasserkühlung versehene Bruck'sche Diaphanoskop wurde von dem Dresdener Frauenarzt Schramm-Vogelsang, bei dem der junge Nitze zu dieser Zeit tätig war, am 4. März 1876 demonstriert.

Nitzes Interesse war geweckt. Seit Frühjahr 1876 beschäftigte er sich mit endoskopischen Arbeiten. Nitze, geboren am 18. 9. 1848 in Berlin, hatte schon während seines Studiums in Heidelberg von einer der Großtaten auf urologischem Gebiet, der ersten Nephrektomie durch Simon am 2. 8. 1869, gehört. Nach Staatsexamen und Promotion 1874 in Leipzig und Absolvierung seiner Militärpflicht 1875 war Nitze seit 1876 in Dresden tätig. Dort entwickelte er in Zusammenarbeit mit dem Dresdener Instrumentenmacher Deicke und dem Berliner Universitätsoptiker Bénèche den Blasenleuchter unter zwei neuen Gesichtspunkten: 1. Einbringung der Lichtquelle direkt in die Blase und 2. Erweiterung des Gesichtsfeldes durch eine optische Linsenkombination. Daneben beschäftigte er sich noch bis Ende 1879 mit allgemein-endoskopischen Forschungen und erarbeitete schon die theoretischen Grundlagen der Magenspiegelung.

Da sich Deickes Werkstatt als zu klein erwies, mußte Nitze 1878 nach Wien gehen, um die weitere Entwicklung und serienmäßige Herstellung durch den Wiener Instrumentenmacher Leiter vornehmen zu lassen. In Dresden ließ Nitze mit Oberlaender einen Freund zurück, der sich besonders dem Ausbau der Urethroskopie widmete und mit seinem Schülerkreis im Raum Dresden-Leipzig ein Zentrum der Urologie aufbaute.

In die Wiener Zeit Nitzes von Dezember 1878 bis Dezember 1879 fiel die Demonstration des neuen Blasenleuchters am Lebenden am 9. Mai 1879 (nicht am 9. 3. 1879, wie fälschlicherweise oft behauptet wurde). – Während wir Deicke das Kystoskoprohr und die Umkehrlinse verdanken, mit dem man weitgehend nur den Blasenboden einsehen konnte, schuf Leiter das verbesserte Instrument mit der 90°-Optik durch das Dove'sche Ablenkprisma. Für Nitzes Versuche stellte v. Dittel seine Chirurgische Klinik zur Verfügung, aber die übrigen urologischen und chirurgischen Größen der damaligen Zeit verhielten sich weitgehend ablehnend, so daß die durch Leiter u. Nitze erhoffte Produktion nicht in Gang kam und die Beziehungen der beiden Männer zueinander über Jahre hinaus belastete. Der Hauptgrund lag noch immer in der komplizierten Anwendung des Instrumentes.

Ende 1879 verließ Nitze verbittert Wien und kehrte für einige Monate nach Dresden zurück. In Wien wirkte sich Nitzes Erfindung fördernd auf die Weiterentwicklung der dortigen Urologie aus. Besonders die Dittel'sche Klinik arbeitete mit dem Instrument weiter. Dieser Klinik verdanken wir auch den Begriff *Cystoskop* (vor 1885), wobei sich der Urheber dieses Begriffes schon bei früheren historischen Forschungen nicht mit Sicherheit feststellen ließ. Nitze, der bis dahin von Blasenendoskopie oder Blasenleuchter gesprochen hatte, übernahm diesen Begriff. Neben Dittel war es besonders Brenner, der in Wien mit dem Kystoskop weitere Untersuchungen anstellte und mit als einer der ersten den männlichen Harnleiter sondierte.

Von Dresden aus suchte Nitze jetzt ein neues Betätigungsfeld. Im April 1880 demonstrierte er zweimal sein Instrument in Berlin und begegnete hier nur geringer Kritik. So ließ er sich mit 32 Jahren als Arzt für Harn- und Blasen-Krankheiten in der Wilhelmstr. 43B in Berlin nieder. Später kam noch eine Privat- und Poliklinik im Humboldt-Haus in der Oranienburgerstraße hinzu, in der er seine Kranken operierte und die kystoskopischen Demonstrationskurse vor Ärzten aus aller Welt abhielt. Zunächst aber hüllte er sich nach seinem letzten Berliner Vortrag vom 22. 4. 1880 fast sieben Jahre lang in Schweigen, Jahre, in denen er seine Praxis aufbaute und Erfahrungen mit seinem neuen Blasenleuchter sammelte.

Hier hatte Nitze als Haupthindernis für die Einführung in die Praxis schon früh die komplizierte Beleuchtung erkannt. Bereits 1879 hatte er sich in seiner Patentschrift das Edison'sche Glühlämpchen als Lichtquelle vorsorglich patentieren lassen, als die erste Kunde davon nach Europa kam. Erst Anfang 1887 entsprach ihre Entwicklung Nitzes Forderungen zum praktischen Einsatz als Lichtquelle am Kystoskop. Dieses Jahr 1887 hat Nitze später als dasjenige angesehen, in dem nun das Kystoskop seinen endgültigen Einzug in die Praxis halten konnte. Mit einem Vortrag am 5. Januar 1887 vor der Berliner Medizinischen Gesellschaft beendete Nitze nun seine Schweigejahre. Es folgten zahlreiche Vorträge und Demonstrationen von neugeschaffenen Kystoskoptypen. Seine Berliner Instrumentenmacher waren bis zu seinem Tode Paul Hartwig in der Markgrafenstr. 79 und für das letzte Dezennium seines Lebens Louis und Heinrich Löwenstein. Durch den nun frei gewordenen Leitungskanal für die Wasserkühlung konnte 1889 das Irrigationskystoskop geschaffen werden. Bald wies Nitze auch auf die Häufigkeit der Blasengeschwülste bei Hämaturie hin, wobei die gutartigen überwogen. Durch frühzeitigen Einsatz des Kystoskops propagierte Nitze die nun mögliche Frühdiagnose und Therapie der Blasengeschwülste. Seine bisherigen Forschungsergebnisse veröffentlichte er 1889 in seinem „Lehrbuch der Kystoskopie", das ihn nun auch über die Grenzen seines Vaterlandes bekannt machte. Lehrzwecken sollte die photographische Darstellung der Blasenveränderungen dienen. 1893 berichtete Nitze über sein Photographierkystoskop und legte 1894 den ersten „Kystophotographischen Atlas" vor. Die Arbeit an diesem Problem beschäftigte ihn so, daß er die Weiterentwicklung des Harnleiterkystoskops zur Diagnostik der chirurgischen Nierenkrankheiten vorübergehend vernachlässigt hatte, bis ihm sein Nachbar aus der Wilhelmstr. 46, der Urologe Leopold Casper, auf der denkwürdigen Sitzung der Berliner Medizinischen Gesellschaft vom 9. Januar 1895 mit der Demonstration eines eigenen Harnleiterkystoskops zuvorkam. Die anschließenden Sitzungen dieser berühmten Gesellschaft 1895 waren überschattet von dem Prioritätsstreit Nitze-Casper bezüglich des Harnleiterkystoskops. Nitze be-

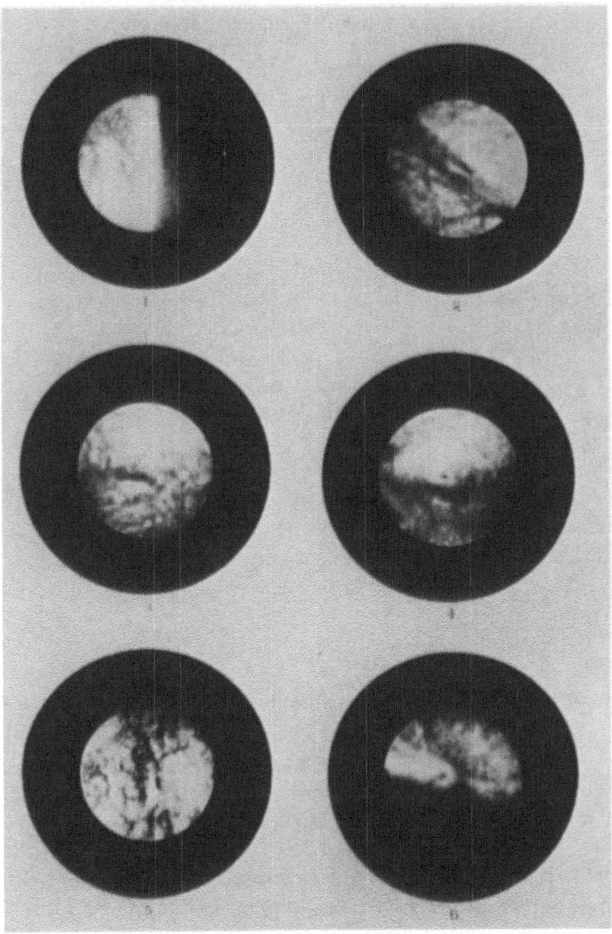

Abb. 2. Darstellungen von Harnleitermündungen aus dem „Kystophotographischen Atlas" von Nitze 1894 Abt. A. Normale Blase. Tafel II

hauptete dabei, seit 1891 mit seinem Harnleiterkystoskop in seiner Klinik gearbeitet und auch den männlichen Ureter sondiert zu haben.

Die vermehrt festgestellten Blasengeschwülste zwangen Nitze 1891 zur Schaffung eines Operationskystoskops, das 1895 und 1897 durch neue Modelle ersetzt wurde. Im gleichen Jahr 1897 empfahl er die Koagulation der Prostatahypertrophie durch seinen Galvanokauter an Stelle der Bottini'schen Operation und schuf im gleichen Jahr den kystoskopischen Evakuationskatheter, um in einer Sitzung nach der Lithotrypsie alle Steinreste zu entfernen, die Blase zu kontrollieren und seinen chirurgischen Gegnern, besonders v. Volkmann, die Argumente gegen die Lithotrypsie zu nehmen. Seine letzte

Konstruktion war 1905 der Harnleiter-Okklusiv-Katheter zur besseren chirurgischen Nierendiagnostik.

Auf literarischem Gebiet hatte er ab 1896 vom 7. Band ab das *Centralblatt der Harn- und Sexualorgane* herausgegeben, und leitete ab 1905 die Herausgabe des *Jahresberichtes über die Erkrankungen des Urogenitalapparates* ein. Für die zweite Auflage seines „Lehrbuches der Kystoskopie" konnte er noch das Manuskript weitgehend fertigstellen, ehe eine Apoplexie am späten Abend des 22. Februar 1906 seinem Leben ein Ende in seiner Praxis in der Wilhelmstraße bereitete. Von seiner Wohnung und Praxis ist heute nichts mehr zu sehen, die Geschichte wollte es, daß dort heute die Berliner Mauer verläuft. – Sein Grab wird noch heute von der Stadt Eisenach gepflegt.

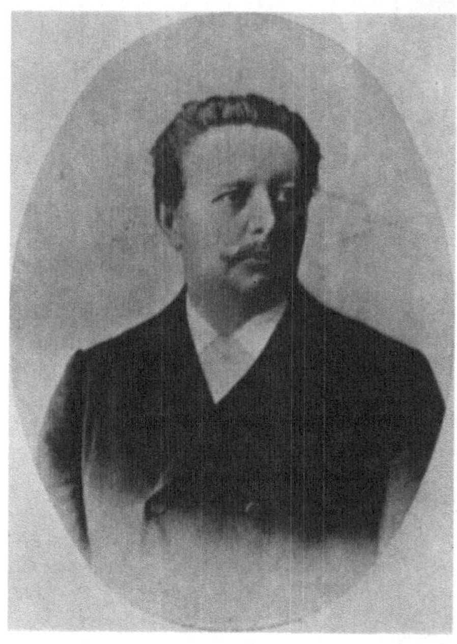

Abb. 3. Prof. Dr. Maximilian Nitze, geboren 18. 9. 1848 Berlin, gestorben 22. 2. 1906 Berlin

An äußeren Ehren waren ihm bis zu seinem Tode zuteil geworden: Die Zulassung zur Habilitation am 3. 12. 1889 durch den Minister v. Gossler, einem dankbaren Patienten und nicht gefördert durch die hervorragenden Chirurgen seiner Zeit, die seine kystoskopischen Dienste ständig in Anspruch nahmen. Auf Jahrzehnte hinaus (60 Jahre) war damit die Entwicklung der deutschen Schul-Urlogie gehemmt. Am 11. 8. 1900 erfolgte die Ernennung zum a. o. Professor, 1904 zum Geheimen Medizinalrat.

Durch sein Wirken hat Nitze die Entwicklung der modernen Urologie eingeleitet und Berlin bis zum zweiten Weltkrieg mit seinem Schülerkreis zu einem Zentrum der europäischen Urologie werden lassen.

Dr. F. Schultze-Seemann
Münchenerstr. 22
D-1000 Berlin 28

I. Hauptthema: Harnblasen-Karzinom

Übersichtsreferate

M. Eder: Pathologisch-anatomisches Referat

Die malignen Tumoren beim Menschen zeigen trotz vieler grundsätzlicher Gemeinsamkeiten je nach dem Organ, in dem sie entstanden sind, Besonderheiten. Dies ist vor allem auf Unterschiede in der Ätiologie, jedoch auch auf Unterschiede in Struktur und Funktion des maligne transformierten Ausgangsgewebes zurückzuführen, auch andere Faktoren können hierbei eine Rolle spielen. Für die Karzinome der Harnblase gilt diese Sonderheit in besonderem Maße, gibt es doch im Organismus nur wenige Gewebe, in denen bei entstandenen Tumoren etwa die Korrelation der histologischen Veränderungen zum klinischen Verhalten solche Probleme aufwirft, wie bei der Harnblase. Daraus wird verständlich, daß erst im Gefolge einer über mehrere Jahrzehnte gehenden Kooperation zwischen Klinikern und Pathologen entscheidende Fortschritte etwa in der Klassifikation der Harnblasenkarzinome, der Festlegung histologischer Malignitätsgrade und einer für die Therapie unerläßlichen Stadieneinteilung erzielt worden sind.

Ausgangspunkt der Harnblasenkarzinome ist das Urothel, das unter den Bauplänen der Körpergewebe eine Sonderstellung einnimmt. Zwar wird das Urothel heute meist als Übergangsepithel bezeichnet, es unterscheidet sich aber von anderen Übergangsepithelarten des Organismus. Dieses mehrschichtige Epithel zeigt eine variable Dicke, wobei auch die Zahl der übereinander geschichteten Zellagen je nach dem Dehnungszustand der Harnblase wechselt. Für den Menschen gilt, daß ungefähr 4–7 Zellschichten übereinander gelagert sind, von denen die basalen Zellen teilungsfähig sind und dem Zellersatz verlorengegangener Epithelien dienen. Wie in anderen Geweben reift das Epithel aus, die Kernvolumina nehmen hierbei zu. Eine Besonderheit stellt die Entwicklung differenzierter Zellen dar, die mit ihrem Zytoplasma an der Oberfläche der Schleimhaut schirmartig mehrere der darunter gelegenen Zellen bedecken, dabei aber gleichzeitig mit einem langen Zytoplasmafortsatz nach wie vor an der Basalmembran haften. Diese Zellen sind nicht selten doppelkernig. In ihrem Oberflächenzytoplasma weisen sie ultrastrukturelle Besonderheiten auf, z. B. ein besonderes Zisternensystem, das offenbar Bedeutung für das an der Oberfläche entwickelte Membransystem hat.

Die besondere entwicklungsgeschichtliche Herkunft des Urothels ist wohl dafür verantwortlich, daß dieses Deckepithel bei Irritationen ebenso wie andere Epithelarten die Fähigkeit zur metaplastischen Transformation besitzt, aber hierbei als Besonderheit die Fähigkeit zur metaplastischen Differenzierung in Plattenepithel einerseits und in Drüsenformationen andererseits aufweist. Für das Verständnis der bei den Harnblasenkarzinomen auftretenden Differenzierungsvarianten hat die Kenntnis dieser metaplastischen Differenzierungsfähigkeit Bedeutung. Neben den Metaplasien gibt es an der Harnblase am Urothel nichtneoplastische Epithelvermehrungen, Hyperplasien, die sich durch eine Verdickung der Zellschichten über 7 Zellagen hinaus darstellen. Epithelmetaplasien und Hyperplasien finden sich in Harnblasen bei chronischer Irritation unter vielen Umständen, wenn sie allerdings im Urothel bei gleichzeitig entwickelten Tumoren auftreten, liegt die Vermutung nahe, daß in solchen Fällen die Karzinomentwicklung an der Harnblase nur die lokale Expression einer allgemeinen, im Urothel weit verbreiteten Epithelirritation und -abnormität darstellt.

Bei der Fähigkeit des Urothels zur Plattenepithel- und zur drüsigen Metaplasie ist es verständlich, daß in der Harnblase Plattenepithelkarzinome und Adenokarzinome vorkommen. Rund 2% der Harnblasenkarzinome sind Adenokarzinome [Koss, 1975], die sich einerseits durch Metaplasie, wie bei der Exstrophie, entwickeln können, oder aber aus entwicklungsgeschichtlichen Resten die sog. Urachuskarzinome. Plattenepithelkarzinome sollten nur dann diagnostiziert werden, wenn die Tumoren überall eine Plattenepitheldifferenzierung erkennen lassen; sie finden sich in der westlichen Welt in etwa 1–2% [Pugh, 1959], bekanntlich treten sie sehr viel häufiger bei Patienten mit Blasenbilharziose auf [Dimmette et al., 1956].

Bei weit über 90% der Harnblasenkarzinome handelt es sich histologisch um unterschiedlich differenzierte Transitional- bzw. Übergangszellkarzinome, deren Haupterscheinungsform makroskopisch die papilläre Tumorbildung darstellt.

Nach jahrzehntelanger Diskussion über die Begriffe Papillom und papilläres Karzinom und ihre Grenzen besteht heute weitgehend Einigkeit darüber, daß die Transitionalzelltumoren mit ihrer Grunderscheinungsform der papillären Tumorbildung in einer geschlossenen Reihe zu sehen sind, die sich mit einer histologischen Gradeinteilung in die auch prognostisch relevanten Gruppen untergliedern läßt. Die internationale Tumorklassifikation der WHO [Mostofi, 1973] definiert diese Gruppen eindeutig. Dabei werden als Papillom oder Grad-0-Tumor nur noch jene Geschwülste bezeichnet, die bei papillärem Bau ein normal breites Urothel ohne jegliche Atypie aufweisen. Das papillär gebaute Urothel unterscheidet sich also in diesen Tumoren in keiner Form vom normalen Urothel. Ziemlich übereinstimmend in den verschiedenen Untersuchungsreihen ist die Häufigkeit dieser Papillome mit 2–4% ermittelt [Pugh, 1959]. Der invertierte Typ des Transitionalzellpapilloms ist ein außerordentlich seltener Tumor.

Als papilläres Übergangszell-(Transitionalzell)Karzinom mit dem histologischen Grad I werden die Tumoren bezeichnet, die mit einer z. T. beträchtlichen Verbreiterung des Epithels, weit über 7 Zellagen hinaus, einhergehen und eine nur vereinzelt in Epithelzellen erkennbare und zudem noch geringe Atypie der Zellkerne aufweisen. Die oft nur sehr geringen zellulären Abweichungen sind eine Ursache dafür, daß diese Tumoren in der Urinzytologie auf Grund der Zellmerkmale allein nicht mit Sicherheit erkannt werden können [Koss, 1975]. Beim Wiederauftreten papillärer Tumoren dieses histologischen Grades kann der gleiche hohe Differenzierungsgrad (also der niedrige Malignitätsgrad I) vorliegen, es können aber auch stärkere Entdifferenzierungen, also höhere Malignitätsgrade, im Rezidivtumor realisiert sein.

Als Übergangszellkarzonime Grad II werden Tumoren bezeichnet, in denen die Kernpolymorphie und Kernhyperchromasie sehr viel deutlicher ausgeprägt und auch weiter verbreitet ist. Etwa ein Viertel bis fast die Hälfte der Tumorzellen können dabei Kernhyperchromasien zeigen.

Mit dem histologischen Grad III werden alle stärker entdifferenzierten Übergangszellkarzinome bezeichnet, in denen die Zellatypien sehr viel stärker entwickelt sind und über die Hälfte der Epithelzellen des Tumors entsprechende Kernhyperchromasien und andere Kernabnormitäten aufweisen. Gemeinsam ist also allen Übergangszellkarzinomen im Unterschied zum Papillom die Verbreiterung des Epithels z. T. weit über 7 Zellschichten hinaus. Die weitere Gradierung von I–III orientiert sich an dem Schweregrad und dem Ausmaß der Zell- und Kernatypien. Vielfach ist eine weitere Gradstufe (IV) zur Charakterisierung jener Karzinome verwandt worden, die sich durch eine ausgeprägte Anaplasie auszeichnen. In der WHO-Einteilung sind aber diese Tumoren zum Grad III zusammengefaßt worden, da biologisch offenbar zwischen einem entdifferenzierten Transitionalzellkarzinom Grad III und einem rein anaplastischen Karzinom kein wesentlicher Unterschied zu bestehen scheint und eine histologische Gradeinteilung ausschließlich Aussagen über die Prognose, nicht aber über histologische Strukturmerkmale erbringen soll. Daß dabei histologisch Variationen vorkommen, soll nur kurz erwähnt werden. So treten Plattenepithelmetaplasien in Übergangszellkarzinomen vorwiegend bei Grad II und III auf, gleiches gilt auch für drüsige Metaplasien im Tumor, die weniger häufig sind.

Die bei Tumoren vom histologischen Malignitätsgrad II und III deutlich entwickelten Epithelatypien führen dazu, daß derart abgeschilferte Tumorzellen von Karzinomen dieser histologischen Gradierung urinzytologisch gut erkannt werden. In der Praxis ist es vielfach nötig, mit Zwischengruppen dieser histologischen Gradeinteilung zu arbeiten, was aus der kontinuierlichen Fortentwicklung des Krankheitsprozesses verständlich wird. Dabei finden sich die Tumorabschnitte mit höherem Malignitätsgrad in der Regel basal an der Invasionsfront. Die entscheidende Bedeutung dieser histologischen Gradeinteilung besteht in der direkten Korrelation zwischen diesen histologischen Malignitätsgraden und der Infiltrationstendenz der Harnblasenkarzinome. Es ist deshalb nötig, bei Biopsien die Invasionsfront zur histologischen Beurteilung mitzugewinnen, da oberflächlich manchmal durchaus noch Abschnitte eines papillären Tumors Grad I vorliegen können, wenn basal infiltrierend bereits der höhere Malignitätsgrad II entwickelt ist.

Mit der Stadieneinteilung wird das Ausmaß der Infiltrationstiefe sowie das Fehlen oder die Existenz von lokalen oder Fernmetastasen bestimmt. Bei der hohen prognostischen Bedeutung ist es verständlich, daß zahlreiche Versuche einer brauchbaren Stadieneinteilung vorgelegt worden sind. Sie sind mit den Namen Jewett, Marshall und anderen verknüpft, von der UICC wurde 1974 die TNM-Klassifikation vorgelegt. Für den Kliniker bestehen die Probleme der Stadieneinteilung in der richtigen Einstufung. Der Pathologe kann die Stadieneinteilung sehr gut durchführen, jedoch nur am Operations- und nicht am Biopsiepräparat. Zahlreiche Autoren haben sich mit den klinischen Problemen der Stadieneinteilung beschäftigt [Skinner, 1977]. Für eine pathologisch-anatomische Stadieneinteilung bietet die TNM-Klassifikation gewisse Vorteile, die vor allem darin bestehen, daß die verschiedenen Infiltrationstiefen des Primärtumors, das Vorliegen von Lymphknotenmetastasen mit ihren Stationen unterhalb und überhalb der Aortengabel und das Vorliegen von Fernmetastasen getrennt angegeben werden. Für den Pathologen ergibt sich hierbei noch ein besonderer Gesichtspunkt: Zwischen der Infiltrationstiefe und der Metastasenhäufigkeit besteht für viele Fälle von Harnblasenkarzinomen ein direkter Zusammenhang, aber es gibt auch Harnblasenkarzinome, die bei geringerer Tiefeninfiltration bereits Metastasen entwickelt haben können. Dies hängt je-

1946 Jewett-Strong	1952 Jewett	1952 Marshall		1974, TNM klin.	pathol.
		O	Keine sicheren Tumorveränderungen	T_0	P_0
		O	Carcinoma in situ	TIS	PIS
A	A	O	Papillärer Tumor ohne Invasion	T_1	P_1
A	A	A	Infiltration der Submukosa	T_1	P_1
B	B_1	B_1	Oberflächliche Muskelinfiltration	T_2	P_2
B	B_2	B_2	Tiefe Muskelinfiltration	T_{3A}	P_3
C	C	C	Infiltr. d. perivesik. Fettgewebes	T_{3B}	P_3
		D_1	Infiltration d. anliegenden Organe	T_{4A}	P_4
		D_1	Beckenlymphknoten	N_{1-3}	P_4
		D_2	Fernmetastasen	M_1	
		D_2	Lymphknoten oberhalb der Aortenbifurkation	N_4	

Abb. 1. Vergleich der verschiedenen Stadieneinteilungen (nach Skinner)

denfalls z. T. mit der Infiltrationsart zusammen [Sarma, 1969; Maltry, 1971]. Seit langer Zeit ist bekannt, daß rund 70% der Harnblasenkarzinome eine en-bloc-Invasion zeigen, 27% dagegen eine fingerförmige Infiltrationsart, bei der die Gefahr von frühzeitiger Ablösung und Metastasenentwicklung größer ist. 3% der Harnblasenkarzinome zeigen aber eine frühzeitige Tumorzellablösung, eine diskontinuierliche Ausbreitung und damit eine Verschleppung auf dem Lymphweg. Diese Infiltrationsart, bei der bei insgesamt noch geringer Infiltrationstiefe schon die Metastasenentwicklung auftreten kann, ist auch am Biopsiematerial, bei dem eine Stadieneinteilung nicht möglich ist, erkennbar. Meist handelt es sich bei diesen mit Lymphangiosis einhergehenden Karzinomen um Tumoren mit hohem Maliginitätsgrad (III).

Neben der papillären Erscheinungsform der Harnblasenkarzinome sind auch nichtpapilläre invasive Karzinome bekannt; die Mehrzahl von ihnen wird im Rahmen der sog. Rezidivtumoren beobachtet. Da bei den Rezidivtumoren nicht selten das sog. Rezidiv in der Harnblase an einer anderen Stelle entsteht als der erste Tumor und hierbei sowohl papilläre als auch nichtpapilläre invasive Karzinome auftreten, ergibt sich die Frage, wie die Frühveränderungen dieser Tumoren aussehen, und inwieweit bei einem entdeckten Harnblasentumor im übrigen Urothel der Harnblase Veränderungen auftreten, die als Ausgangspunkt für diese multiplen Tumoren in Frage kommen.

Es ist gut dokumentiert, daß die Frühform papillärer Tumoren mit niedrigem Malignitätsgrad eine Urothelhyperplasie darstellt, in der keine oder nur eine äußerst geringe Zellatypie entwickelt ist. Seit Melicow ist aber gut bekannt, daß im Urothel auch präkanzeröse Epithelveränderungen mit hoher Zell- und Kernatypie vorkommen können, die bei nicht entwickelter Infiltration dem Begriff des *Carcinoma in situ* entsprechen. Die Entdeckung derartiger Epithelveränderungen im Urothel von Harnblasen, die bereits einen entwickelten Tumor hatten, hat zu zahlreichen Untersuchungen geführt [Eisenberg et al., 1969; Koss, 1975 u. 1977; Schade, et al., 1968]. Großflächenschnittuntersuchungen an Cystektomiepräparaten, wie sie Schade et al. und andere Autoren durchgeführt haben, zeigen, daß oft neben multipel entwickelten papillären neuen Tumoren weit verbreitet im Urothel Veränderungen vorkommen können, die z. T. einem Carcinoma in situ entsprechen. Es liegen aber auch ausreichend Berichte darüber vor, daß nach einem operierten Harnblasenkarzinom im weiteren Verlauf urinzytologisch abgeschilferte atypische Zellen auftreten können, ohne daß bei der Zystektomie ein Tumor erkennbar ist, wobei in nachfolgenden Biopsien als Quelle dieser atypischen Zellen flächenhaft ausgebreitete Felder von Carcinoma in situ entdeckt wurden. Daß sich hieraus dann infiltrierend wachsende Karzinome entwickeln können, ist gut belegt. Damit stellt sich aber die wichtige Frage, wie oft bei einem entdeckten Harnblasenkarzinom das übrige Urothel unauffällig ist, oder aber bereits zum Zeitpunkt der Entdeckung weit verbreitet im Urothel präkanzeröse Veränderungen vorkommen. Die von Schade und Swinney vorgelegten Untersuchungsreihen, in denen sie bei 100 Harnblasentumoren Reihenbiopsien im übrigen Urothel durchführten, vermitteln einen Eindruck von der Häufigkeit dieser flächenhaft im Urothel nachweisbaren präkanzerösen Veränderungen. So beobachteten sie, daß bei 100 Harnblasenkarzinomen im übrigen Urothel in 30 Fällen Carcinoma-in-situ-Herde vorhanden waren, weitere 10 Fälle wiesen Carcinoma-in-situ-Veränderungen in einer nachweisbaren Cystitis glandularis auf, 42 weitere Fälle zeigten atypisches Urothel, das noch nicht einem Carcinoma in situ entsprach. Die restlichen Fälle zeigten entweder normales Urothel oder nichtatypische Epithelveränderungen, wie Plattenepithelmetaplasie, Cystitis glandularis oder chronische Entzündung. Besonders wichtig erscheinen dabei Beobachtungen von Schade wiederum an Großflächenschnitten, in denen gezeigt werden konnte, daß bei multiplen Rezidivtumoren in papillärer Form in den nichtpapillär umgewandelten Urothelabschnitten nebeneinander Carcinoma-in-situ-Felder, harmlose Plattenepithelmataplasien, aber auch papilläre Urothelhyperplasien gefunden wurden, wie sie als Frühstadium von papillären Tumoren mit niedrigem Malignitätsgrad beobachtet werden. Diese nebeneinander in ein und demselben Präparat zu beobachtenden Veränderungen erklären, wieso bei Rezidivtumoren papilläre Tumoren

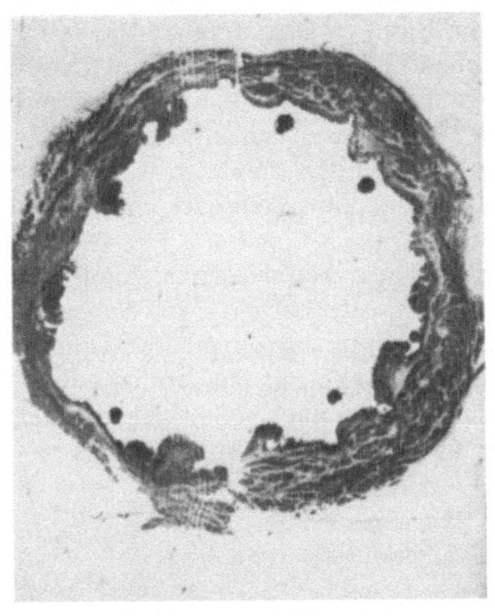

Abb. 2. Großflächenschnitt durch ein Zystektomie-Präparat mit mehreren papillären Tumorbildungen. Die neben den papillären Tumoren angebrachten 4 Punkte von links unten im Uhrzeigersinn sind ausschnittsweise in den Abbildungen 3a–d wiedergegeben (Präparat und Beobachtung von Dr. Schade)

mit niedrigem Malignitätsgrad, aber auch nichtpapilläre invasive Karzinome mit durchwegs hohem Malignitätsgrad auftreten können. Daß dabei nicht nur das Harnblasenepithel selbst, sondern auch das Urothel im distalen Ureteranteil, aber auch in der Urethra präkanzeröse Veränderungen zeigen kann, erklärt, wieso bei operierten Harnblasenkarzinomen Rezidive nicht nur in der Harnblase selbst, sondern auch in den weiteren urotheltragenden Abschnitten des Harnsystems auftreten können. Von diesen Beobachtungen ausgehend war es nur ein kleiner Schritt, bis von verschiedenen Seiten, vor

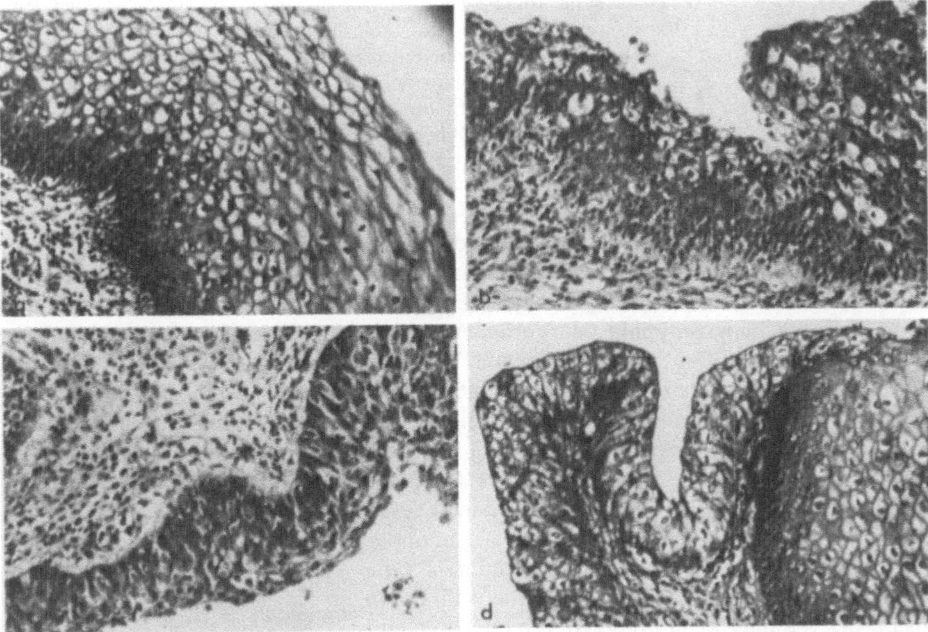

Abb. 3a–d. Die Veränderungen entsprechen den Punktmarkierungen aus Abb. 2. *(a)* einfache Plattenepithelmetaplasie; *(b)* Urothelhyperplasie mit Atypie; *(c)* Carcinoma in situ; *(d)* neben einer Plattenepithelmetaplasie (rechts) eine Urothelhyperplasie mit beginnender papillärer Tumorbildung (sog. sessiles Papillom)

allem von Utz u. Mitarb., berichtet wurde, daß Patienten mit positiver Urinzytologie bei der Zystoskopie keinen erkennbaren Tumor zeigten, Biopsien aber Veränderungen im Sinne eines Carcinoma in situ als Quelle der atypischen Zellen auswiesen. Zystektomiepräparate von solchen Patienten wiesen in histologischen Schnittstufenuntersuchungen ausgedehnte Felder von atypischem Urothel bis zum Carcinoma in situ auf, Veränderungen, die in ihrer flächenhaften Ausdehnung völlig identisch den Befunden waren, wie sie Koss in vergleichbaren Untersuchungen an Zystektomiepräparaten nach entferntem Karzinom erhoben hatte.

Daraus ergibt sich aber die Schlußfolgerung, daß wir beim Harnblasenkarzinom und dem vorhergehenden Kanzerisierungsvorgang am Urothel offenbar mit zwei Wegen zu rechnen haben: Einmal mit einer lokalen Veränderung in Form eines papillären Tumors bei sonst unverändertem Urothel und zweitens mit einer feldförmig im Urothel ausgebreiteten Veränderung, bei der neben einem umschriebenen Tumor im übrigen Urothel flächig präkanzeröse Veränderungen vorkommen, aus denen neue Tumoren, teils papillär, teils nichtpapillär, entstehen können

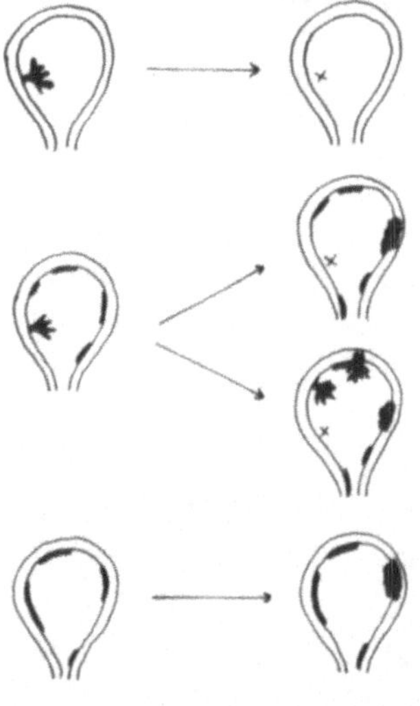

Abb. 4. Schema über die möglichen Entstehungswege der Harnblasenkarzinome: *Oben:* eine umschriebene Urothelveränderung führt zur Entwicklung eines papillären Tumors, während das übrige Urothel unverändert ist. Die Entfernung führt zur Heilung. *Mitte:* feldförmige Urothelveränderungen führen an einer Stelle zur Entwicklung eines Tumors. Nach dessen Entfernung können aus dem verbleibenden atypischen Epithel teils papilläre Tumoren, teils nichtpapilläre, infiltrierend wachsende Karzinome entstehen. *Unten:* feldförmig ausgebreitete Herde von Carcinoma in situ können zum infiltrierend wachsenden Karzinom führen, dieser Entstehungsweg stellt offenbar nur einen Sonderfall der in der Mitte dargestellten Entstehungswege dar

Die von Utz u. Mitarb. berichteten Beobachtungen flächenhafter Carcinoma-in-situ-Felder in Harnblasen, die noch kein Karzinom aufwiesen, aus denen aber dann Karzinome entstehen können, sind offenbar nur eine zeitliche Variante, möglicherweise ein anderer Entdeckungszeitpunkt der Veränderungen, die sich neben einem bereits entwickelten Tumor im Urothel finden können. Für die Praxis ergibt sich hieraus eine wichtige Konsequenz. Da die Patienten, die weitverbreitet im Urothel neben einem Karzinom präkanzeröse Veränderungen haben, besonders gefährdet sind, hieraus später einen neuen Tumor, oft mit niedrigem Malignitätsgrad, zu entwickeln, ist es nötig, parallel zur Tumoruntersuchung durch Biopsie aus den nichttumorös veränderten Harnblasenabschnitten weitere Biopsien durchzuführen. Diese sog. Quadranten-Biopsien sollten nach dem Vorschlag von Koss aus dem Trigonumbereich, der Hinterwand, den beiden Seitenwänden und der Blasenkuppel stammen. Eine vorsichtige Entnahmetechnik ist dabei nötig, da bei präkanzerösen Urothelveränderungen sehr leicht Artefakte mit Ablösung des veränderten Urothels vorkommen können.

Für die praktische Zusammenarbeit zwischen Urologen und Pathologen ergibt sich somit:

An der Biopsie oder bei der Lokalabtragung eines Harnblasentumors ist nicht nur eine morphologische Bestimmung der Tumorart möglich, sondern auch eine histologische Gradeinteilung. Bei der Bedeutung für die Prognose ist eine derartige histologische Gradbestimmung nötig. Eine komplette Stadieneinteilung dagegen ist an der Biopsie nicht möglich, sondern nur am Operationspräparat. Die Tiefeninfiltration ist an der Biopsie nur begrenzt beurteilbar, ein negativer Befund schließt eine Infiltration nicht aus, ein positiver Befund vermittelt eine Aussage, schließt aber eine tiefer reichende Infiltration wiederum nicht aus. Z. T. ist an der Biopsie die Infiltrationsart bestimmbar, besonders wichtig ist hierbei die Erkennung einer Lymphangiosis carcinomatosa, da ihre Diagnose wiederum prognostische Bedeutung besitzt. Begleitbiopsien aus der übrigen Schleimhaut, die vorsichtig und nach Lokalisation getrennt dem Pathologen zugesandt werden sollen, können eine wesentliche Hilfe bei der Beurteilung der zukünftigen Prognose und der Erkennung einer Risikogruppe von Patienten sein.

Literatur

Dimmette, R. M., Sproat, H. F., Sayegh, E. S.: The Classification of Carcinoma of the Urinary Bladder associated with Schistosomiasis and Metaplasie. J. Urol. **75,** 680–686 (1956). – Eisenberg, R. B., Roth, R. B., Schweinsberg, M. H.: Bladder Tumours and associated proliferative Mucosa Lesions. J. Urol. **84,** 544–550 (1960). – Farrow, G. M., Utz, D. C., Rife, C. C., Greene, L. F.: Clinical Observations on 69 Cases of in situ Carcinoma of the Urinary Bladder. Cancer Res. **37,** 2794–2798 (1977). – Jewett, H. J., Strong, G. H.: Infiltrating Carcinoma of the Bladder: Relation of Depth of Penetration of the Bladder Wall to Incidence of local Extension and Metastasis. J. Urol. **55,** 366–372 (1946). – Koss, L. G.: Tumors of the Urinary Bladder. In: Atlas of Tumor Pathology. Fascicle 11, Series 2, Washington D. C.: Armed Forces Inst. of Pathology 1975. – Koss, L. G.: Formal Discussion of „Clinical Observations of 69 Cases of in situ Carcinoma of the Urinary Bladder“. Cancer Res. **37,** 2799 (1977). – Maltry, E.: Benign and malignant Tumors of the Urinary Bladder. Bern–Stuttgart–Wien: Huber 1971. – Marshall, V. F.: The Relation of the preoperative Estimate to the Pathological Demonstration of the Extent of Vesical Neoplasms. J. Urol. **68,** 714–723 (1952). – Melicow, M. M.: Histological Study of Vesical Urethelium Intervening between Gross Neoplasms in Total Cystectomy. J. Urol. **68,** 261–269 (1952). – Mostofi, F. K., Sobin, L. H., Torloni, H.: Histological Typing of Urinary Bladder Tumors. (International Histological Classification of Tumors Nr. 10) Geneva: World Health Organization 1973. – Pugh, R. C. B.: The Pathology of Bladder Tumours. In: Wallace, D. M.: Tumours of the Bladder. Neoplastic Disease at various Sites. Vol. 2, 116–156. Edinbourgh: Livingstone 1959. – Sarma, K. P.: Tumours of the Urinary Bladder. London: Butterworth & Co. 1969. – Schade, R. O. K., Swinney, J.: Precancerous Changes in Bladder Epithelium, Lancet, **2,** 943–946 (1968). – Schade, R. O. K.: Some Observations on the Pathology and Natural History of Urothelial Neoplasms. Beitr. Path. **145,** 325–335 (1972). – Schade, R. O. K.: Persönliche Mitteilung. – Skinner, D. G.: Current State of Classification and Staging of Bladder Cancer. Cancer Res. **37,** 2838–2842 (1977). – Utz, D. C., Hanash, K. A., Farrow, G. M.: The Plight of the Patient with Carcinoma in situ of the Bladder. J. Urol. **103,** 160–164 (1970)

Prof. Dr. M. Eder
Pathologisches Institut der
Universität München
Thalkirchner Straße 36
D-8000 München 2

R. HOHENFELLNER: **Klinisches Referat**

Hinsichtlich der Therapie des Harnblasenkarzinoms wandeln wir auf dem schmalen Grat der Entscheidung zwischen Radikaloperation mit allen Konsequenzen der Harnableitung und der palliativen Elektroresektion, einschließlich Strahlentherapie, mit dem Risiko der verschleppten Indikation zum radikalen Eingriff.

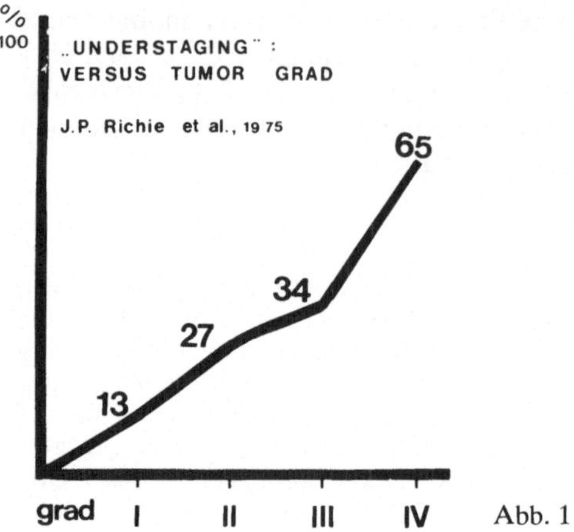

Abb. 1

Für diese schwierige Entscheidung benötigt man folgende Entscheidungshilfen:

1. Entscheidungshilfe

Bei fortgesetzter Kanzerogenausscheidung im Harn verschlechtert sich mit zunehmender Rezidivhäufigkeit der Tumorgrad. Parallel mit der Verschlechterung des „Tumorgradings" von G 1 bis G 4 geht parallel das vom Pathologen gefundene Infiltrationswachstum vom nicht infiltrierenden Tumor P 0 zum tief infiltrierenden Tumor P 3. Damit verschlechtert sich auch das sogenannte „Tumorstaging".

2. Entscheidungshilfe

Mit Hilfe des Erythrozytenadhaerenztestes, mit dem die Blutgruppen-Antigene auf den Tumorzellen bestimmt werden, kann zusätzlich noch ein Parameter für die Differenzierung der Tumorzelle gefunden werden:

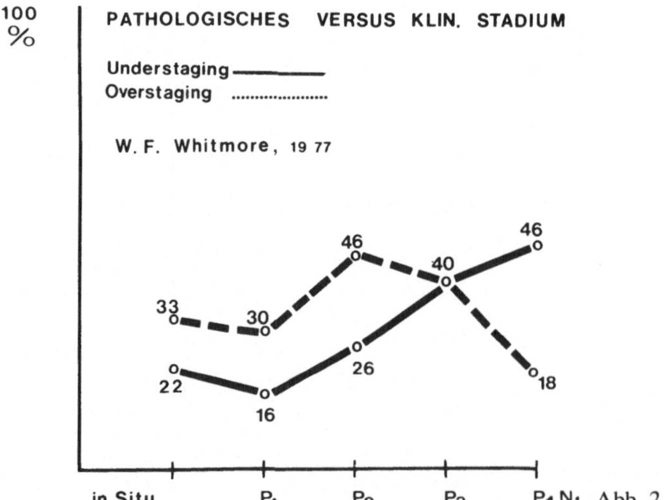

Abb. 2

Je weniger Blutgruppen-Antigene der Tumor auf seiner Oberfläche besitzt, um so schlechter ist die Prognose. Die laufende Kontrolle mittels Tumormonitoring ist somit eine klinisch wichtige Entscheidungshilfe.

Mit zunehmender Tiefeninfiltration des Tumors erhöht sich das Risiko, bei bimanueller Palpation in tiefer Narkose das Tumorstadium falsch einzuschätzen. Anhand Abb. 2 ergibt sich der Anteil der prozentual über- und unterschätzten Tumorinfiltration, besonders beim Tiefenwachstum.

3. Entscheidungshilfe

Die 3. Entscheidungshilfe sind die mit den verschiedenen therapeutischen Verfahren erzielten Behandlungsergebnisse.

Es ist einzusehen, daß sämtliche Statistiken, die sich lediglich auf das Tumorstadium T beziehen (das bis zu 70% falsch eingeschätzt wird – siehe Abb. 3) und den Tumorgrad unberücksichtigt lassen, als Entscheidungshilfe für den Kliniker wertlos sind.

Für das Papillom mit dem Grad G 1 und erhaltener Tumorantigenität ist die transurethrale Elektroresektion und eventuell lokale zytostatische Behandlung die Methode der Wahl.

Von den transurethral elektroreseziert und nachbestrahlten Patienten überlebten 6% bzw. 8% 5 Jahre (siehe Abb. 4). Jedoch ist es falsch, bei dieser Gruppe von einer

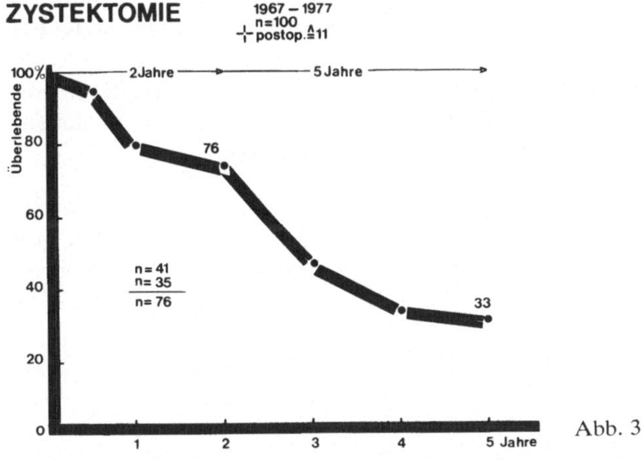

Abb. 3

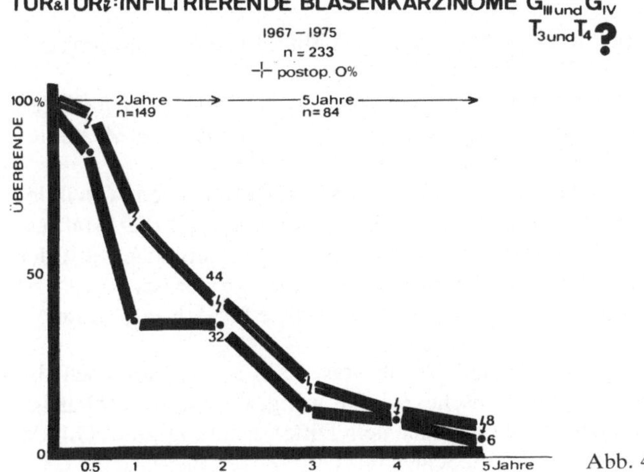

Abb. 4

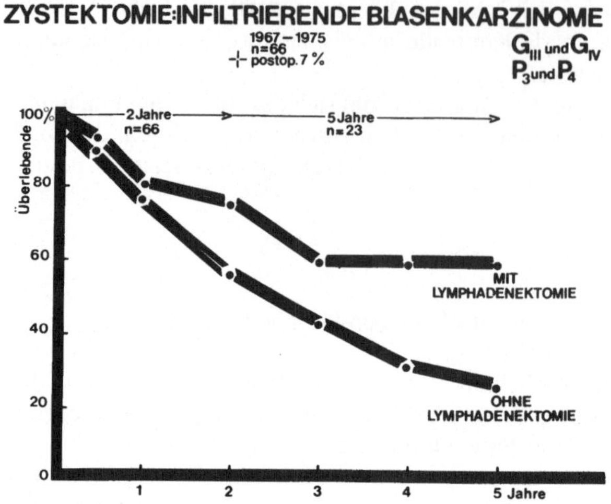

ZYSTEKTOMIE: INFILTRIERENDE BLASENKARZINOME

1967–1975
n=66
+ postop. 7 %

G_{III} und G_{IV}
P_3 und P_4

2 Jahre n=66 — 5 Jahre n=23

Überlebende

MIT LYMPHADENEKTOMIE

OHNE LYMPHADENEKTOMIE

Abb. 5

5-Jahresheilung zu sprechen. Immerhin konnte Miller zeigen, daß nach dem 5. Überlebensjahr weiterhin mit einer Mortalität von über 50% gerechnet werden muß.

Bei insgesamt 100 zystektomierten Patienten wird die negative Selektion deutlich: verschleppte Indikationsstellung, mehrfach vorausgegangene Operationen, Vorbestrahlung bis zu 18 000 rad, Notoperationen bei unstillbarer Blutung, verschlechtern die Ergebnisse.

Die bisherigen Ergebnisse der lymphadenektomierten Patienten, verglichen mit denen ohne Lymphadenektomie (siehe Abb. 5), deuten darauf hin, daß mit zunehmender Radikalität eine Verbesserung der Überlebenszeit zu erreichen ist.

	rad. Cy.	6000 R + rad. Cy.	4000 R + rad. Cy.	2000 R + rad. Cy.
pelvin	28%	15%	15%	14%
extrapelvin ± pelvin	21%	23%	29%	31%
TOTAL	49%	37%	44%	45%

Tabelle 1. Blasenkarzinom: Metastasen nach radikaler Cystektomie. N = 188 [Whitmore, W. F., 1977]

Sind bereits periphere Lymphknotenmetastasen nachweisbar, so kann immerhin noch eine 5-Jahres-Überlebenszeit von 17% erzielt werden.

Wird das tief infiltrierende Karzinom präoperativ vorbestrahlt, so ergibt sich nach den Ergebnissen von Withmore, daß die lokale Tumorrezidivausbreitung nach der Zystektomie durch die Vorbestrahlung eindeutig herabgesetzt wird (s. Abb. 6).

Für Tumoren, die kleiner als 3 cm im Durchmesser sind, im beweglichen Anteil der Blase gelegen, fernab der Ostien und mit negativem Lymphknoten, liegt die 5-Jahres-Überlebenszeit bei der reinen transurethralen Therapie bei 40%. Verglichen mit der globalen 5-Jahres-Überlebenszeit bei infiltrierendem Karzinom, größer als 3 cm und nicht im beweglichen Blasenteil gelegen, sprechen die Ergebnisse für den zystektomierten Patienten.

Aus dem Vorhergesagten ergibt sich, daß sowohl das TNM-System als auch die Jewett und Marshall'sche Einteilung für klinische Zwecke weitgehend unbrauchbar ist. Für den Kliniker erhebt sich als erstes die Frage nach dem Differenzierungsgrad: Gut differenzierter Tumor bedeutet Elektroresektion. Schlechter Differenzierungsgrad bei noch

BLASENTEILRESEKTION $G_{III und}G_{IV}$
1967–1975
n=10
$P_{3 und}P_4$!

ÜBERLEBENSZEIT

2 JAHRE	5 JAHRE
50%	40%

- TUMOR < 3cm
- BEWEGLICHER BLASENTEIL
- OSTIENFERN !
- No
- ERSTTUMOR – KEIN REZIDIV
- QUADRADRANTENBIOPSIE NEGATIV

Abb. 6

fehlender muskulärer Infiltration bedeutet Carcinoma in situ und erfordert die systematische Quadrantenbiopsie der Blase um festzustellen, ob dieses Carcinoma in situ unifokal oder multifokal ist.

Wurde vom Pathologen bereits ein infiltrierendes Wachstum nachgewiesen, lautet die nächste Frage: Ist der Tumor noch beweglich, somit eine Radikaloperation wahrscheinlich möglich, oder ist er an der Beckenwand fixiert? Der Versuch einer exakten Tumorklassifikation nach T ist rein spekulativ.

Ist der Tumor beweglich, lautet die nächste Frage nach dem M, d. h. liegen Fernmetastasen vor oder nicht, worüber Tomographie der Lunge, Leberscan und Knochenscan einigermaßen exakt Auskunft geben.

Hingegen ist die Frage nach dem N, den Lymphknotenmetastasen, aufgrund der Lymphographie, wiederum spekulativ, da im besten Falle große Lymphknotenmetastasen dem Patienten einen überflüssigen Eingriff ersparen können.

Für die Operabilität ist das biologische Alter entscheidend und nicht die magische 70-Jahresschwelle, entscheidend ist die kardiale und pulmonale Ausgangssituation.

Persky erzielte an 25 über 70-jährigen Patienten ohne postoperative Mortalität noch eine 5-Jahresheilung von über 50%.

Hinsichtlich der Abschätzung des Operationsrisikos und der Prognose ist der DNCB-Test eine zusätzliche Entscheidungshilfe. Patienten mit erhaltener Immunantwort haben eine bessere Prognose und geringere postoperative Komplikationsrate.

Zum gegenwärtigen Zeitpunkt ist eine sichere Aussage über den Wert einer kombinierten zytostatischen Therapie, einer Immuntherapie und einer Behandlung mit neuen strahlentechnischen Verfahren nicht möglich. Auch auf diagnostischem Gebiet können wir eine bessere Beurteilung des Stadiums T, beispielsweise durch die Computertomographie oder durch Ultraschallschnittbilder, noch nicht sicher einordnen.

Aufgrund der aufgezeigten Entscheidungshilfen wird die Differentialindikation zwischen der kurativen Chance durch Radikaloperation bei infiltrierendem Tumor und der palliativen lokalen Tumorkontrolle durch Elektroresektion, mit oder ohne Strahlentherapie, erleichtert. Die Entscheidung am einzelnen Patienten kann schicksalentscheidend sein.

Prof. Dr. H. Hohenfellner
Urologische Universitätsklinik
Langenbeckstraße 1
D-6500 Mainz

W. Mauermayer, R. Tauber, G. Steuer und W. Schwarz: **Die transurethrale Resektion des Harnblasenkarzinoms**

In diesem Referat kann ich Ihnen nur einen kurzen Überblick über unsere Erfahrungen mit der transurethralen Resektion des Blasenkarzinoms geben. Auf eine Schilderung der Operationstechnik muß daher weitgehend verzichtet werden. Dies fällt mir um so leichter, da ich dieses Thema in den letzten Jahren an mehreren Stellen ausführlich dargestellt habe, so z. B. im „Urologen" und in der „Urologia Internationalis". Wesentliches finden Sie auch in meiner transurethralen Operationslehre [8].

Lassen Sie mich aber zu Beginn doch eine ganz prinzipielle Feststellung treffen:

Diese Operation ist ein äußerst verantwortungsvoller Eingriff, der unter gar keinen Umständen darin bestehen kann, daß man z. B. einen Blasentumor oberflächlich nur bis zum Blasenniveau abträgt, oder was noch schlimmer wäre, ihn unter Sprechstundenbedingungen koaguliert. Dies wäre allenfalls eine Art Blasenkosmetik.

Die transurethrale Elektroresektion von Blasentumoren ist, so wie wir sie heute verstehen, ein Eingriff, der unter optischer Kontrolle durchgeführt wird und laufend durch pathologisch anatomische Gewebeuntersuchungen der tieferen Blasenschichten und peripheren Lokalisationen kontrolliert werden muß. Diesem Ziel kommen moderne Instrumente entgegen, die eine sehr genaue Erkennung der Tumorinfiltration des Gewebes erlauben. Das Vordringen in makroskopisch tumorfreie Bezirke der Blasenwand kann daher unter besten Sichtbedingungen durchgeführt werden. Jedes Vorgehen *unter* dem Niveau entspricht nicht mehr dem heutigen Stand unseres Faches.

Wir führen die Elektroresektion des Blasentumors unter zwei grundsätzlich verschiedenen Indikationsstellungen durch:

1. Die Kurativresektion

Sie wird immer dann vorgenommen, wenn durch die Diagnostik angenommen werden kann, daß die Geschwulst die Blasenwand noch nicht vollständig penetriert hat und daher eine Exzision im Gesunden möglich erscheint. Auf die Notwendigkeit der histologischen Kontrolle habe ich schon hingewiesen. Finden sich in Peripherie oder Tiefe noch Ca-Nester, muß in einer 2. Sitzung der Eingriff noch weiter ausgedehnt werden. Der Vorteil dieses Vorgehens ist der, daß sich in einer Zeit von etwa einer Woche um das Resektionsgebiet perivesikal ein entzündliches Infiltrat bildet, das es ermöglicht, im fixierten Teil der Blase die Blasenwand ganz bis zum perivesikalen Fettgewebe hin abzutragen. Dieses Vorgehen habe ich vor 15 Jahren in meiner Operationslehre als „gezielte Perforation" bezeichnet [8]. Nachdem über 80% aller Tumoren in diesem basalen Bereich liegen, ergibt sich daraus eine breite Indikationsstellung für die transurethrale Technik.

2. Die Palliativresektion

Nach unserem Verständnis ist sie ein Eingriff, bei dem die Zielsetzung nicht mehr darauf gerichtet sein kann, den Tumor im Gesunden zu exzidieren, da dies anatomisch unmöglich ist. Hier wird versucht, durch Verkleinern der Geschwulstmasse die Lebenssituation des Kranken zu verbessern. Rezidivierende Blutungen sowie Dysurien, die durch den zerfallenden, nekrotischen Krebs entstehen, werden dadurch eingeschränkt. Dieser Eingriff bringt oft eine erstaunliche, wenn auch befristete Verminderung der lokalen und allgemeinen Beschwerden. Bei vielen Kranken kann durch die Abtragung der Tumormasse auch die Blasenkapazität merklich vergrößert werden.

Nach diesen Vorbemerkungen darf ich Ihnen nun Rechenschaft über die Ergebnisse unserer, vorwiegend durch transurethrale Resektion, behandelten Tumorkranken geben:

In den letzten 10 Jahren haben wir 730 Patienten mit einem Blasenkarzinom gesehen. Von diesen Kranken wurden in einer retrospektiven Studie 96% erfaßt, d. h. wir kennen den Krankheitsverlauf von über 700 Patienten und können über die Heilung, die Rezidive oder den Tod dieser Menschen berichtn.

Die Altersverteilung der Kranken zeigt Tabelle 1.

Tabelle 1. Altersverteilung von 730 Patienten mit Harnblasentumoren

Jahre			
10–19	1 (0,14%)		
20–29	2 (0,27%)		
30–39	14 (1,9%)		
40–49	27 (3,7%)		
50–59	140 (19,2%)		
60–69	283 (38,8%)		
70–79	213 (29,2%)	Anzahl = 263	Anzahl = 546
80–89	48 (6,6%)	(36%)	(74%)
90–99	2 (0,3%)		
Anzahl 730: Männer 536 (73,4%), Frauen 194 (26,6%)			

Nur ein knappes Drittel aller Kranken gehörte einer jüngeren Altersgruppe an, aber 74% waren über 60 und 36% über 70 Jahre alt. Wir haben es hier also mit einer Alterserkrankung zu tun. Dies bedingt bei einem großen Teil der Kranken eine Einschränkung der Operabilität durch das Alter an sich bzw. durch altersbedingte Begleiterkrankungen. Trotz dieser Einschränkungen betrug die Operationssterblichkeit nur 1%, d. h. wir haben nur 7 Kranke verloren, obwohl bei vielen mehrere Eingriffe durchgeführt wurden.

Vergleichende Aussagen über den Wert einer Karzinomtherapie können heute nur dann erfolgen, wenn das Krankengut einheitlich nach vergleichenden Kriterien aufgeschlüsselt ist.

Die histologische Klassifizierung der Tumoren erfolgte entsprechend der 1973 erstellten Richtlinien der WHO.

Dabei fand sich die in Tabelle 2 (s. S. 14) angegebene Häufigkeitsverteilung.

Bei der Bestimmung der Infiltrationstiefe hielten wir uns an die klinische TNM-Einteilung sowie an die histopathologische P-Klassifizierung des UICC-Schemas.

Kombiniert man beide Einteilungsmöglichkeiten, indem man der histologischen Klassifizierung der Übergangszellkarzinome Grad I, II und III, ihre Eindringtiefe in die Blasenmuskulatur zuordnet, so zeigt sich in der synoptischen Darstellung (Abb. 1) dieser

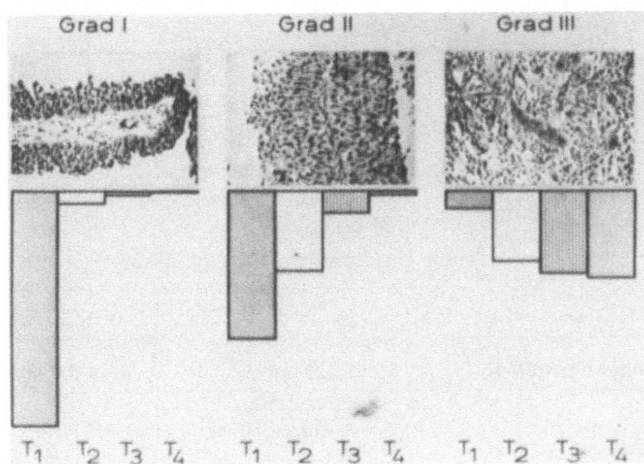

Abb. 1. Klinische Stadien T_1, T_2, T_3, T_4 der Übergangszellen-Carzinome Grad I, II, III – Verteilung in %

Tabelle 2. Häufigkeitsverteilung der zwischen dem 1. 7. 1965 und dem 31. 6. 1975 behandelten 730 Harnblasentumorkranken (Primärbefund).
Histologische Klassifizierung und klinische Einteilung nach den Empfehlungen der Weltgesundheitsorganisation

Histologische Klassifizierung	Anzahl	%	Klinisches Stadium T1S	T1	T2	T3	T4
A. Übergangszellen – Papillom	53	7,6	45	8			
B. Übergangszellen – Papillom invertierter Typ	1	0,1		1			
C. Plattenepithelpapillom	0	0					
D. Übergangszellen – Karzinom							
Grad I	124	17,8	1	113	6	3	1
Grad II	241	34,7		140	74	22	5
Grad III	183	26,3		12	47	56	68
E. Varianten des Übergangs zellenkarzinoms							
1. mit Plattenepithel-metaplasie	38	5,5					
2. mit drüsiger Meta-plasie	40	5,8					
F. Plattenepithelkarzinom	39	5,6		3	4	10	22
G. Adenokarzinom	4	0,6			1	1	2
H. undifferenziertes Karzinom	50	7,2			5	14	31
Keine Histologie						7	19
Summe			46	277	137	131	148
Summe in Prozent			6,4	38,4	19,0	15,7	20,5
Gesamtzahl	721						
ohne Behandlung entlassen	9						
	730						

Tabelle 3. Therapeutisches Vorgehen bei 730 an Harnblasentumoren erkrankten Patienten

Transurethrale Resektion allein	547	(74,9%)
TUR + Bestrahlung	51	(6,9%)
TUR + ^{198}Au-Seeds	6	(0,8%)
TUR + Zytostatika	6	(0,8%)
Transurethrale Resektion gesamt	610	(83,5%)
Teilresektion + Bestrahlung	8	(1,0%)
Teilresektion gesamt	27	(3,7%)
Zystektomie + Bestrahlung	2	(0,2%)
Zystektomie gesamt	20	(2,8%)
Symptomatische Behandlung (ohne Operation)	63	(8,6%)
Resektion nach Sectio alta	1	(0,1%)
Ohne Behandlung die Klinik verlassen	9	(1,2%)

beiden Parameter, daß mit zunehmendem Malignitätsgrad die Tendenz zum infiltrierenden Wachstum steigt.

Von den 730 Patienten wurden 610 ausschließlich transurethral behandelt (Tabelle 3, s. S. 14). Bei 105 dieser Patienten, also bei 17%, erfolgte eine palliative Resektion.

In Abb. 2 sind die Überlebenskurven der Kranken aufgetragen, die *primär* als operabel erschienen. Die oberste Kurve zeigt die statistische Überlebenszeit beim 65-jährigen. Das entspricht etwa dem Durchschnittsalter unseres Kollektivs.

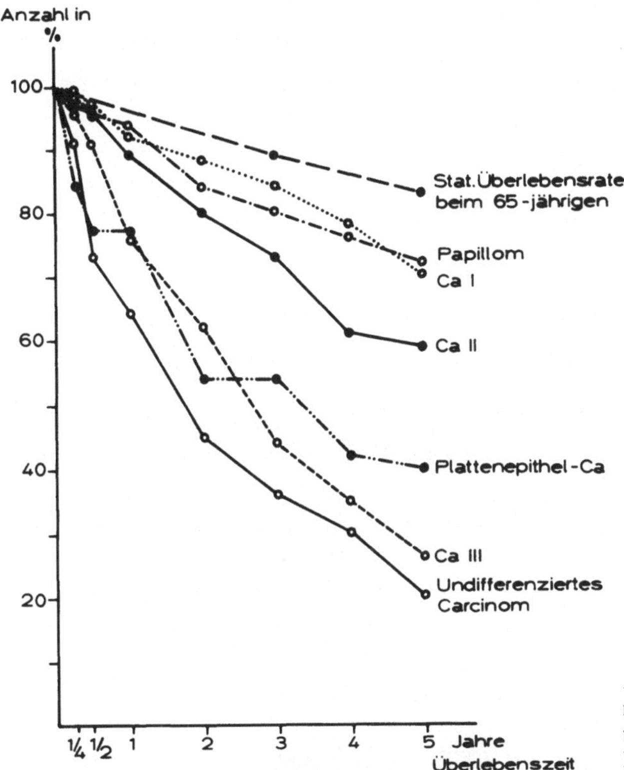

Abb. 2. Überlebenszeit bei primär operablen Harnblasentumoren – Histologische Einteilung (n = 505)

Sie sehen hier deutlich, daß zwischen der Lebenserwartung beim Papillom und beim Übergangszellkarzinom Grad I kein großer Unterschied ist. Hingegen findet sich ein signifikanter Unterschied zur *normalen* Überlebenszeit der 65-jährigen.

Dies zeigt deutlich, daß das Papillom nicht als gutartiger Tumor verharmlost werden kann. Unser bisheriges Vorgehen, den Papillomträger in der Behandlung und Nachsorge mit den übrigen Karzinomträgern gleichzusetzen, wird durch dieses Ergebnis bestärkt.

Deutlich schlechter in der Überlebensprognose sind aber die wenig differenzierten und die Plattenepithelkarzinome.

Ein ähnliches Verhalten zeigen die Kurven (Abb. 3), wenn man Penetrationstiefe und Überlebenszeit in Relation zueinander setzt. Auch hier überleben die Kranken mit Tumoren geringerer Infiltrationstiefe länger.

Dieses Verhalten des Blasenkarzinoms ist schon 1952 von Jewett in seinen klassischen Arbeiten festgestellt worden und deshalb so bedeutsam, weil erstmals die potentielle Kurabilität des Blasenkarzinoms als Funktion der Penetrationstiefe unabhängig

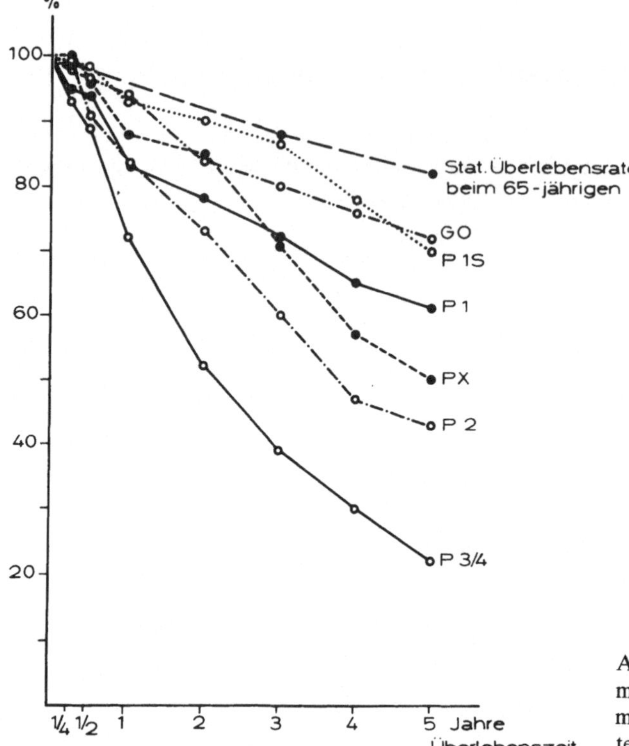

Abb. 3. Überlebenszeit bei primär operablen Harnblasentumoren – Histopathologische Einteilung (n = 505)

von der Art der Therapie gezeigt wurde (Abb. 4). Das heißt mit anderen Worten: Ein Kranker mit einem tief infiltrierten Karzinom der Harnblase überlebt nur kurz, auch wenn man ihn mit einer noch so radikalen Therapie behandelt.

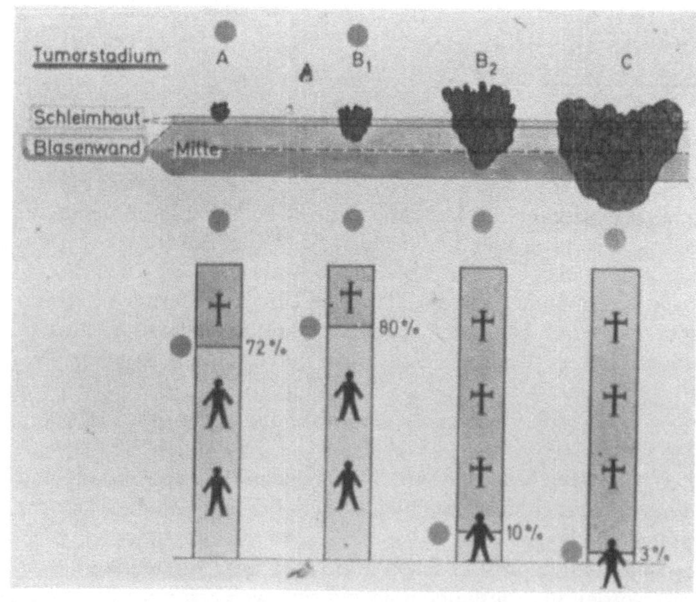

Abb. 4. Heilungschancen beim Blasen-Karzinom als Funktion der Eindringtiefe (nach Jewett)

Noch härter hat dies Higgins formuliert, der nach der kritischen Veröffentlichung einer größeren Zystektomieserie feststellte, „daß viele dieser Kranken, bei denen eine Zystektomie durchgeführt wurde, ebensolange, wenn nicht länger gelebt hätten, wäre ein mehr konservatives Verfahren zur Anwendung gekommen."

Diese allgemeinen Feststellungen bedürfen allerdings an Hand unserer Überlebensstatistiken einer gewissen Korrektur, die ich später noch vortragen werde.

Trotzdem, die Grundtendenz läßt sich nicht leugnen, daß die Überlebenszeiten *der* Kranken, bei denen eine ausschließliche transurethrale Therapie angewandt wurde, recht gut mit den Resultaten nach der Totalentfernung des Organs verglichen werden können. Ein Vergleich mit den Angaben in der Literatur macht das deutlich [2, 6, 7, 11, 12, 13, 15, 16]. Zum besseren Verständnis haben wir aus der großen Zahl der Veröffentlichungen nur solche graphisch dargestellt, die über *Fünfjahres*-Überlebenszeiten und mindestens *über* 70 Zystektomien berichten (Abb. 5). Dabei ist zu berücksichtigen, daß

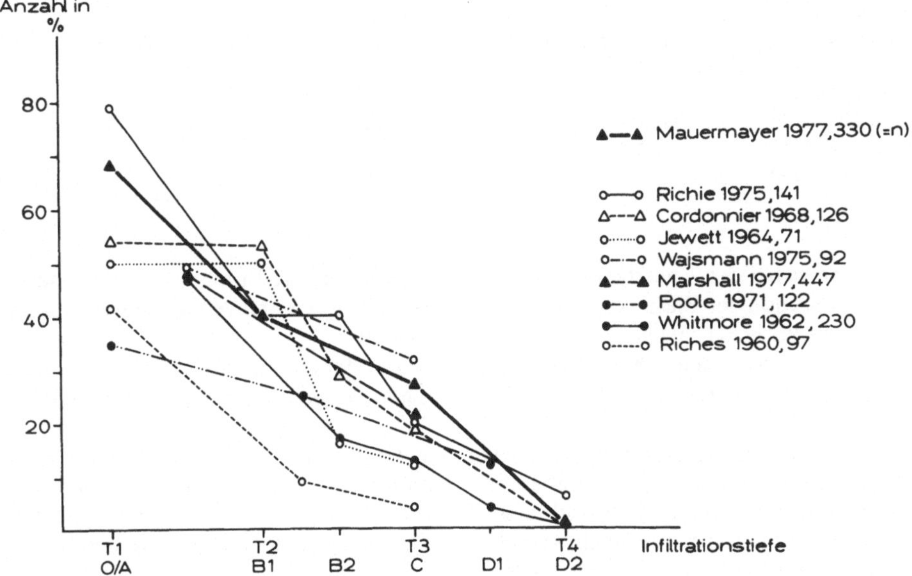

Abb. 5. Vergleich der 5-Jahresüberlebenszeiten nach Zystektomie aus Literaturangaben mit den eigenen Ergebnissen nach TUR

in unseren Zahlenangaben *alle* Patienten unabhängig vom Alter und Allgemeinzustand aufgeführt sind, deren Tumor im Sinne der obigen Definition als *operabel* angesehen wurde.

Dies soll aber unter gar keinen Umständen als eine unkritische Schlußbetrachtung gewertet werden. Dazu ist die Erkrankung des Blasenkarzinoms zu ernst und zu vielschichtig. Unsere Analysen zeigen, daß die wenig differenzierten Karzinome besonders aggressiv sind, auch wenn sie die Blasenwand noch nicht infiltriert haben.

Bei diesen Fällen sollte man schon beim ersten Rezidiv die radikalste Form einer Behandlung, in Form einer Zystektomie mit Lymphadenektomie anwenden. Dies ist bei der Größe des Eingriffs nur bei jüngeren Kranken oder älteren, in einem besonders guten Allgemeinzustand möglich. Gerade bei diesen Tumoren, auch wenn sie noch klein erscheinen, wäre das kritiklose Festhalten an der transurethralen Resektion wie der Versuch anzusehen, wollte man mit einem Fahrrad einen Sportwagen überholen.

Ob sich durch eine radikalere Chirurgie die traurige Statistik dieser besonders malignen Karzinome nachhaltig verbessern läßt, müssen weitere Beobachtungen zeigen. Wir selbst jedenfalls haben unsere Indikationsstellung seit einiger Zeit diesen Erkenntnissen angepaßt.

Ich möchte Ihnen nun unsere Indikationsstellung in Tabelle 4 darstellen. Hier gibt es allerdings noch einige Sonderfälle, die ich nur andeuten kann, z. B. das urethranahe Karzinom der Frau, bei dem wegen der Gefahr der Inkontinenz nicht radikal reseziert werden kann oder Tumoren des Trigonums, die zu einer Infiltration der Ostien geführt haben. Auch hier ist immer wieder das Abwägen der Vor- und Nachteile für jeden Einzelfall erforderlich. Leider gibt es keine Formel, die einem die Entscheidung im Einzelfall abnimmt.

Tabelle 4. Indikation zur

TUR	Zystektomie
Erstoperation bei allen Kranken = „erweiterte Biopsie"	Tief infiltrierende und undifferenzierte Karzinome
Papilläre, solitäre und multilokuläre Tumoren einschließlich der Übergangszellen-Karzinome Grad II	Rezidiv eines, wenn auch kleinen Übe gangszellen-Karzinoms Grad III
Rasche Rezidivfolge beim Papillom, Übergangszellen-Karzinom Grad I und II	Plattenepithel- und Adenokarzinome
Palliativresektion	

Uns lag es bei der Ausarbeitung dieses Vortrags daran, die Ergebnisse der transurethralen Resektion des Blasenkarzinoms kritisch zu beleuchten und den Stellenwert dieser Methode im Vergleich zu anderen Verfahren darzustellen.

Der Grund, warum ich mich selbst nach den Vorbildern von Flocks, Barnes, Thompson und anderen über 20 Jahre lang um diese Therapie bemüht habe, ist mit wenigen Worten gesagt:

Ich habe versucht, meine Patienten vor den Folgen der großen, verstümmelnden Operationen zu bewahren, ohne dabei ihre Heilungschancen zu mindern. Die zitierten Autoren waren mir dabei eine Richtlinie. Es war aber auch die nicht unbeträchtliche Operationssterblichkeit, die mich veranlaßt hat, die Zystektomie nur bei den schon geschilderten Indikationen durchzuführen.

Bei annähernd gleich guten Ergebnissen ist das transurethrale Operationsverfahren für den Kranken eben doch ungleich weniger gefährlich.

Der Patient muß sich allerdings ein Leben lang den zystoskopischen Kontrollen und, wenn nötig, auch den Nachoperationen unterziehen.

Das oft geäußerte Argument, daß der Patient mit einem inoperablen Blasenkarzinom nach der Zystektomie, auch wenn sie nicht kurativ sein konnte, im präfinalen Stadium weniger leidet, stimmt leider nur selten. Die Urämie, die bei 70% aller an einem Blasenkarzinom Erkrankten die Todesursache ist, erspart vielen im Finalstadium ein längeres Leiden.

Literatur

1. Barnes, R. W., Bergmann, R. T., Hadley, H. L., Love, D.: Control of bladder tumors by endoscopic surgery. J. Urol. (Baltimore) **97,** 864–868 (1967). – 2. Cordonnier, J. J.: Cystectomy for carcinoma of the bladder. J. Urol. (Baltimore) **99,** 172–173 (1968). – 3. Flocks, R. H.: Treatment of patients with carcinoma of the bladder. J. A. M. A. **145,** 295–300 (1951). – 4. Higgens, Ch. C.: An evaluation of cystectomy for exstrophy, for papillomatosis, and for carcinoma of the bladder. J. Urol. (Baltimore) **80,** 279–292 (1958). – 5. Jewett, H. J.: Carcinoma of the bladder: Influence of depth of infiltration on the 5-year results following complete extirpation of the primary growth. J. Urol. (Baltimore) **67,** 672–680 (1952). – 6. Jewett, H. J., King, L. R., Shelley, W. U.: A study of

365 cases of infiltrating bladder cancer: Relation of certain pathological charakteristics to prognosis after extirpation. J. Urol. (Baltimore) **92,** 668–678 (1964). – 7. Marshall, V. F., McCarron, J. P.: The curability of vesical cancer: greater now or then? Cancer Research **37,** 2753–2755 (1977). – 8. Mauermayer, W.: Die transurethralen Operationen. München: J. F. Lehmanns 1962. – 9. Mauermayer, W.: Die transurethrale Resektion des Blasencarcinoms: Indikationsstellung, Technik. Urol. int. **23,** 244–262 (1968). – 10. Mauermayer, W., Tauber, R.: Transurethrale Therapie der Harnblasentumoren. Urologe A **16,** 185–189 (1977). – 11. Poole-Wilson, D. S., Barnard, R. J.: Total cystectomy for bladder tumors. Brit. J. Urol. **43,** 16–24 (1971). – 12. Richie, J. P., Skinner, D. G., Kaufman, J. J.: Radical cystectomy for carcinoma of the bladder: 16 years of experience. J. Urol. (Baltimore) **113,** 186–189 (1975). – 13. Riches, E. W.: Choice of treatment in carcinoma of the bladder. J. Urol. (Baltimore) **84,** 472–480 (1960). – 14. Thompson, G. J., Kaplan, J. H.: Advantages of transurethral removal of certain bladder tumors. J. of Urol. (Baltimore) **73,** 270–279 (1955). – 15. Wajsman, Z., Merrin, C., Moore, R., Murphy, G. P.: Current results from treatment of bladder tumors with total cystectomy at Roswell Memorial Institute. J. Urol. (Baltimore) **113,** 806–810 (1975). – 16. Whitmore, W. F., Marshall, V. F.: Radical total cystectomy for cancer of the bladder: 230 Consecutive cases five years later. J. Urol. (Baltimore) **87,** 853–868 (1962)

Prof. Dr. W. Mauermayer
Urologische Klinik und Poliklinik rechts der Isar der TU München
Ismaningerstr. 22
D-8000 München 80

H. Marberger: **Die transurethrale Resektion als Palliativbehandlung beim Blasenkarzinom**

Das Wunschziel der Tumorbehandlung, die Ausrottung der Geschwulst, ist beim jetzigen Stand der Dinge nur bei der Hälfte der Patienten mit Blasenkarzinomen zu erreichen. Bei der anderen Hälfte ist jede Behandlung, wie immer sie sei, palliativ. Dazu ein paar Überlegungen:

Von 1957–67 kamen an die Innsbrucker Urologische Klinik rund 800 Blasentumoren zur Behandlung. 655 wurden vom Pathologen als Karzinom qualifiziert, reine Papillome vom Grad I und II wurden weitgehend ausgeschieden. 80% der Patienten waren Männer. Mehr als 46%, also fast die Hälfte aller Kranken, waren im Zeitpunkt der Diagnosestellung über 70 Jahre alt und hatten damit ein Alter erreicht, in dem
1. konkurrierende Erkrankungen eine hohe Absterberate verursachen,
2. ein erhöhtes Operationsrisiko die Indikationsstellung zu großen chirurgischen Eingriffen einschränkt und
3. sich der Patient nur sehr schwer zu Eingriffen entschließt, die den letzten Abschnitt seines Lebens einschneidend verändern.

Noch mehr als die Probleme der Altersmedizin entscheiden Grad und Stadium, ob kurative Behandlung möglich und anzustreben, oder nur palliative Behandlung angezeigt sei.

Von 655 Blasenkarzinomen sind in einer ersten Serie bis zum Jahr 1970 $^1/_3$ oberflächlich, zu 80% kurierbar, mehr als $^2/_3$ dagegen tief infiltrierende Tumoren, bestenfalls an der Grenze der Operabilität als T_3 zu klassifizieren. Berücksichtigt man die Tatsache,daß tief infiltrierende Tumoren meist hinsichtlich Infiltrationstiefe unterschätzt werden, haben von diesen 213 Patienten höchstens 60 Aussicht auf Heilung durch einen chirurgischen Eingriff.

In einer zweiten Serie nach den gleichen Gesichtspunkten qualifiziert, liegen die Verhältnisse etwas günstiger; die heilbaren Tumore überwogen.

Tabelle 1. Blasenkarzinome 1957–1976

Summe: 655

davon TUER 577 (allein, bzw.mit Hochvoltbestrahlung)
Cystektomien 24
Blasenteilresektionen 54

	0	A	B_1	B_2	C	D	
Cystektomien	—	3	2	6	9	4	24
Blasenteilresektionen	—	1	7	19	16	11	54
T U E R	38	110	129	114	137	49	577
Gesamt	38	114	138	139	162	64	655

Tabelle 2. Stadien von 655 Blasenkarzinomen

	Oberflächlich			Tief infiltrierend			
	0	A	B_1	B_2	C	D	
1957 - 1970	11	21	74	82	81	50	319
		106			213		
1971 - 1976	27	93	64	57	81	14	336
		184			154		655

Berechnet man Understaging bei B I und B II, finden wir auch bei dieser Serie nur etwa zur Hälfte heilbare Karzinome. *Staging* erfolgte bei beiden Gruppen nach den allgemein üblichen klinischen Parametern – Urethrozystoskopie, Tumorbiopsie, bimanuelle Palpation in Narkose, Ausscheidungsurographie und Thoraxröntgen.

Der Dedifferenzierungsgrad entspricht weitgehend dem Tiefenwachstum.

Der dritte Aspekt, der die Palliativbehandlung beim Blasenkarzinom interessant erscheinen läßt, ist deren Wirksamkeit. Die Statistiken zeigen, daß durch die Palliativbehandlung, sachgemäß durchgeführt, das Leben vieler Patienten nicht nur verlängert, sondern vor allem die Lebensqualität entscheidend verbessert werden kann.

Tabelle 3. Dedifferenzierungsgrad von Blasenkarzinomen

309 Patienten (80 %♂, 20 %♀)

T U E R

Stadium	0	A	B_1	B_2	C	D	Summe
Grad I	24	21	—	—	—	—	45
Grad II	3	55	29	3	—	—	90
Grad III	—	14	29	20	16	3	82
Grad IV	—	—	5	23	56	8	92
	27	90	63	46	72	11	309

Die *Palliativbehandlung* des Blasenkarzinoms umfaßt viele Möglichkeiten. Die wichtigsten sind die chirurgische Behandlung, die Bestrahlungsbehandlung, die Chemotherapie, unterstützende Maßnahmen immunologischer Art, die Infektbehandlung, etc. und die Kombination dieser Behandlungsarten.

Der TUR kommen in unserem therapeutischen Konzept mehrere Aufgaben zu. Sie dient zur Gewinnung von repräsentativem Gewebe für die histologische Untersuchung. Die Möglichkeit, Gewebsproben aus verschiedenen Tumorarealen, aus der Tumorumgebung, vor allem aus verschiedenen Etagen des befallenen Wandabschnittes in einer oder mehreren Sitzungen zu entnehmen, ist für uns das wichtigste Hilfsmittel zur Beurteilung der Infiltrationstiefe des Tumorstadiums. Der diagnostische Eingriff wird dabei zum therapeutischen Eingriff, bei dem der Tumor weitgehend entfernt oder zerstört, die Tumormasse signifikant verringert werden kann. Die Entfernung oder Verkleinerung des Primärtumors oder eines Rezidivs kann in einer oder mehreren Sitzungen erfolgen. Dabei kann man zerfallende Tumoranteile entfernen, Blutung stillen, ja unter Ausnützung der postoperativ entzündlichen Wandinfiltration kurz nach dem ersten Eingriff ganze Blasenwandareale bis zum perivesikalen Fett entfernen, ohne daß die Gefahr einer Perforation bestünde.

Über die *Ergebnisse der Resektionsbehandlung* beim Blasenkarzinom haben wir mehrfach berichtet. Sie sind bei oberflächlichen Karzinomen sehr gut, bei tiefen Tumoren, Stadium B_2/C und D schlecht. Sie können jedoch, Ceteris paribus, den Vergleich mit Resultaten nach Zystektomie, Radiotherapie oder Chemotherapie als Alleinbehandlung standhalten. Eine wesentliche Verlängerung der Überlebenszeit erreichten wir durch die Kombination von Resektionsbehandlung und Hochvoltbestrahlung. Unsere Ergebnisse entsprechen annähernd denen Whitmores bei tief infiltrierenden Karzinomen mit Vorbestrahlung und nachfolgender radikaler Zystektomie. Es wird die Zukunft zeigen, ob man durch die Bestrahlung des dezimierten Tumors oder durch die Entfernung des vorbestrahlten Karzinoms bessere Dauerergebnisse erreicht.

Wichtiger als die Überlebenszeit scheint uns die Verbesserung der Lebensqualität. Bei sachgemäß durchgeführter und richtig indizierter transurethraler Resektionsbehandlung und Kombination mit anderen unterstützenden Maßnahmen kann die Mehrzahl der Patienten trotz fortgeschrittener Tumorerkrankung weitgehend schmerz und beschwerdefrei gehalten werden, so daß sie durch lange Zeit ein annähernd normales Leben leben können.

Der Wert einer Behandlungsmethode ist weitgehend davon abhängig, um welchen Preis das Operationsziel erreicht wird, da wir ja dem Kranken helfen und nicht nur unsere Tumorstatistik verbessern wollen. Diesbezüglich liegt die transurethrale Resektion günstig. Der Eingriff ist nicht verstümmelnd, wiederholbar und wird von allen Altersgruppen ausgezeichnet toleriert. Von 336 Patienten starben sechs, zwei an einer operationsbedingten Sepsis, einer an Mesenterialthrombose und drei an altersbedingten vaskulären Komplikationen. Die Letalität von 1,8% verglichen mit anderen chirurgischen Behandlungsarten ist als günstig, auf die Zahl der Eingriffe bezogen, als gering zu bezeichnen.

Die Komplikationen sind zahlreich, jedoch nur zum Teil schwerwiegend; die Mehrzahl ist typisch für die Resektionsbehandlung, Perforation, Pyelonephritis, vor allem bei bereits bestehender oder postoperativer Harnabflußstörung und schließlich Komplikation von seiten der Harnröhre, die bei wiederholten Eingriffen mit großkalibrigen Instrumenten Schaden erleide. *3 Komplikationen* möchte ich herausheben:

Die Resektion des Ostiums führt zu Reflux und zur Harntransportstörung in der postoperativen Phase. Im ersten postoperativen Jahr sieht man häufig rezidivierende, aber kontrollierbare *Harnwegsinfekte*. Bei Spätuntersuchungen zeigte sich, daß nur bei einem Bruchteil Morphologie und Funktion der betroffenen Niere nachweisbar beeinträchtigt sind. Über die Untersuchung soll in Kürze berichtet sein.

Die zweite Komplikation ist die *interstitielle Zystitis*. Sie tritt gelegentlich – man weiß nicht, warum – nach multiplen Resektionen auf. Sie quält den Patienten meist mehr als der Tumor und täuscht sehr häufig Tumorinfiltration der Wand vor. Die Differentialdiagnose ist oft sehr schwierig. Man findet multilokuläre Epithelveränderungen, die von einem Carcinom in situ weder zytologisch noch histologisch sicher zu unterscheiden sind.

Wir sind bemüht, dieser Komplikation vorzubeugen, unnötige Eingriffe zu vermeiden, Infekte exakt zu behandeln und vor allem für ungehinderte Harnableitung Sorge zu tragen.

Die *dritte Komplikation*, noch wenig bekannt, beschäftigt uns außerordentlich seit wir sie sahen. Bei 5 Kranken traten im Anschluß an eine Resektionsbehandlung mit Perforation der Blasenwand 3 mal intraperitoneal und 2 mal perivesikal zahlreiche Metastasen auf, die rasch den Tod des Patienten herbeiführten. Wir betrachten diese Metastasen als Impfmetastasen, die bei Perforation aus der Blase verschleppt wurden. Deswegen, aber auch aus vielen anderen Gründen, halten wir die Perforation für eine Komplikation, die nach Möglichkeit vermieden werden soll.

Zusammenfassend möchte ich sagen, daß die transurethrale Resektion als Palliativbehandlung beim Blasenkarzinom durch nichts zu ersetzen ist und bei gleich guten Ergebnissen, wie radikale chirurgische Maßnahme, den Patienten ungleich weniger belastet. Die Resektionsbehandlung ergibt jedoch nur dann zufriedenstellende Ergebnisse, wenn sie sachgemäß von einem erfahrenen Operateur mit einem guten Instrumentarium durchgeführt wird.

Prof. Dr. H. Marberger
Urologische Universitätsklinik
Anichstr. 35
A-6020 Innsbruck

B. VAN DER WERF-MESSING: **Radiation Therapy of Carcinoma of the Bladder**

At the Rotterdam Radiotherapy Institute all patients with carcinoma of the bladder are seen together by urologist and radiotherapist. Staging is done together according to the rules of the TNM-classification of the UICC. Treatment is performed according to protocol which has been agreed by all Rotterdam urologists and the Rotterdam Radiotherapy Institute. Followup again is done together at regular intervals. No patients are lost to follow-up.

The main treatment consists of radium implant, a full course of external irradiation, since about 1965 preoperative irradiation followed by cystectomy, and in a few selected cases transurethral resection only. The average age of the patients treated by radium was about 63 years, of those treated by external irradiation about 72 years and of those treated by preoperative irradiation followed by cystectomy about 60 years. The indications for *radium treatment* were: a carcinoma of the bladder category T_1, T_2 or T_3 with a diameter of the growth not exceeding 5 cm, the general condition of the patient had to permit suprapubic intervention. Radium is implanted by suprapubic way; the abdomen is closed immediately after insertion of the needles. The threads of the needles leave the abdomen through a small opening in the suture. The needles are removed by pulling the threads at a time which is calculated for each patient individually in such a way that a dose is delivered to the tumour of the approximate biological equivalent of 6500 R in 168 hours. The removal of the needles does not require anesthesia.

The actuarial uncorrected 5-year survival rate for the T_1 category is about 75%, for the T_2 category 55%, and for the T_3 category 25% (Fig. 1). With increasing Tcategory the chance of dying due to intercurrent disease decreases, whereas the chance of dying

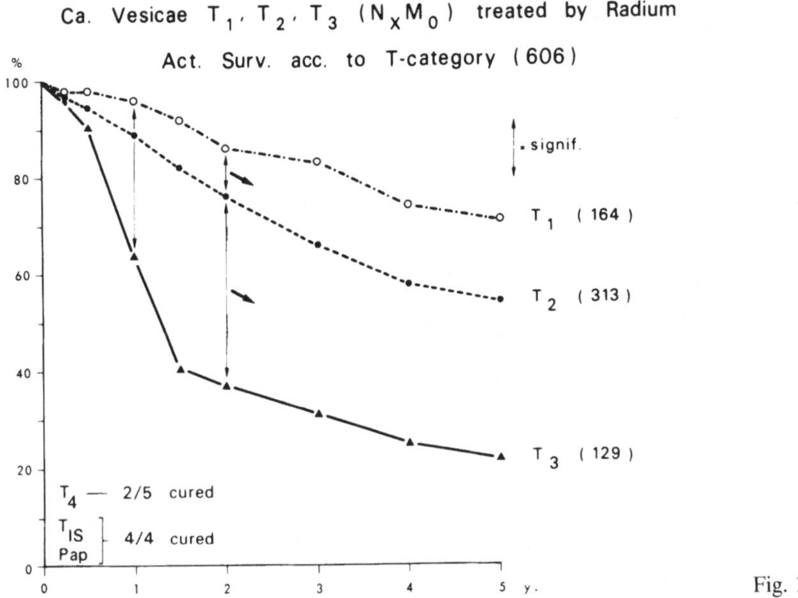

Fig. 1

due to metastases without local recurrence or due to local recurrence with or without metastases increases.

As in some instances a scar implant was noted, since 1955 external irradiation was delivered to the scar after complete healing of the wound. A dose of 3 times 350 rad was delivered to the skin. In 1962 this scar irradiation was replaced by preoperative irradiation of the true pelvis: a midplane dose of 3 times 350 rad was delivered prior to radium implant. By doing so it was hoped that scar implants could be reduced and that iatrogenic metastases, probably produced during implant, could also be reduced.

In all cases of the T_1 category not a single scar implant was noticed. In the T_2 category, of 32 patients 6% developed scar implants in case of radium implant only; this percentage was reduced to 1.3% in 79 cases treated by radium and scar irradiation, whereas no scar implant was noticed in 202 patients treated by preradium external irradiation. In the T_3 category, 7 out of 31 patients (23%) developed scar implants after radium only; this percentage was reduced to 5.5 in 55 patients receiving radium followed by external irradiation, no scar implant was noted in 43 patients treated by preradium external irradiation.

In the T_1 and T_2 category, additional external irradiation had no significant influence on prognosis. In the T_3 category prognosis improved from 10% 5year survival after radium only, to 20% after radium with scar irradiation and to 40% after preoperative irradiation and radium. This improvement was mainly due to a decrease in metastases (without local recurrence). Complications were seen in 9% of 606 cases; 2% were lethal due to operation (9 cases), urosepsis (2 cases), nephrectomy for necrosis and infection (1 case). 7% (42 of 606) were nonlethal complications: 16 required nephrectomy or ureteric deviation because of necrosis, bladder crippling, ureter stricture, hydronephrosis; in 17 instances lithotripsy had to be performed, 8 times a necrosis with complaints was cured within a year, 1 patient suffered from transient urosepsis.

The preclinically assessed T-category was compared with the surgical findings („T") at the open bladder. The staging appeared to be correct in 86% of the T_1 category, in 81% of the T_2 category, and in 87% of the T_3 category. The main mistake was understaging in the T_2 category (30 out of 172 patients appeared to be „T"$_3$). All patients

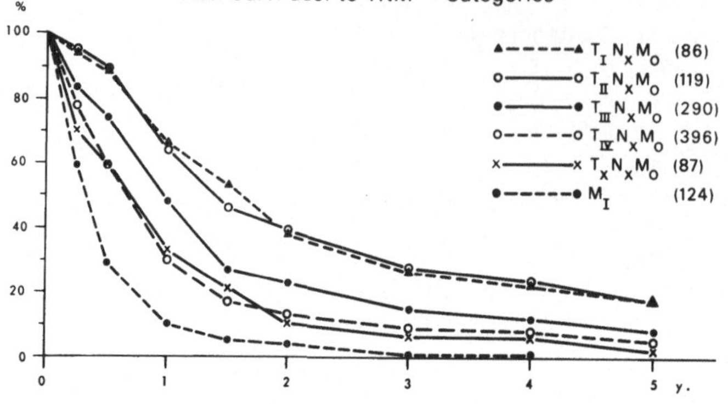

R.R.T.I. (1973)
Carcinoma Vesicae treated by Ext. Irradiation* (1102)
Act. Surv. acc. to TNM – Categories
%
100
80
60
40
20
0
0
1
2
3
4
5 y.
$T_I N_X M_O$ (86)
$T_{II} N_X M_O$ (119)
$T_{III} N_X M_O$ (290)
$T_{IV} N_X M_O$ (396)
$T_X N_X M_O$ (87)
M_I (124)
* 98 cases of $T_X N_X M_O$ and M_I have been treated by Ortovoltage, mainly before 1958.
All other cases received Supervoltage treatment.
W 200175-106

Fig. 2

remained in their clinical T-category for statistical assessment. Patients of the T_2 category who appeared to be understaged had a significantly worse prognoses than those who were correctly staged (5-year survival of 140 correctly staged T_2 patients was about 60%, whereas of 30 understaged T_2 patients – actually „T“$_3$ – it was about 40%).

Since about 1962, during radium implant a biopsy was taken at 2 cm distance from the growth from apparently healthy bladder mucosa. Carcinoma was found in this specimen in 17% of 103 T_1 cases, in 13% of 187 T_2 cases, and in 34% of 38 T_3 patients. The local recurrence rate, however, was not influenced by these microscopic findings: apparently the radium effect extended well beyond the implanted area. All local recurrences and all metastases were discovered within 50 months, hence in case of no local recurrence or no metastases after this period a patient could be considered as cured. This has been accepted by Dutch insurance companies. Since about 1972, some Rotterdam urologists agreed to do transurethral resection only in case of T_1 growths which could be completely removed. Thirteen out of 26 patients showed a recurrence within 3 years (50%), whereas only 13 out of 159 patients treated with radium developed a bladder recurrence (8%).

Patients not suitable for radium implant were treated by *external irradiation*. Their survival rate is extremely poor, however, they were selected according to bad tumour, old age and poor general condition (Fig. 2).

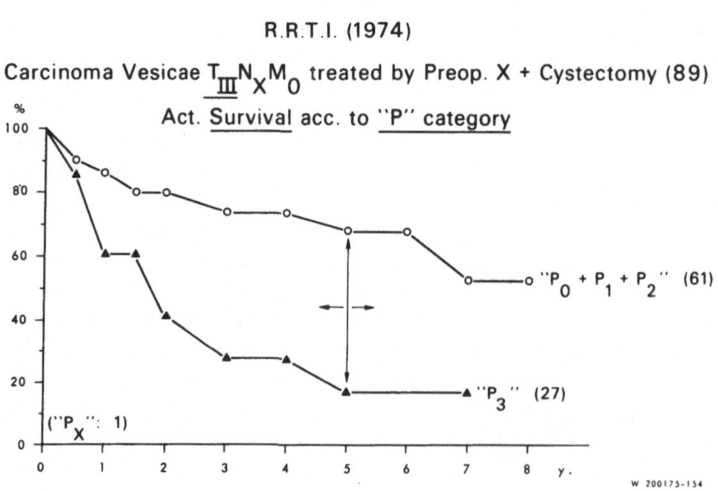

R.R.T.I. (1974)
Carcinoma Vesicae $T_{III} N_X M_O$ treated by Preop. X + Cystectomy (89)
Act. Survival acc. to "P" category
%
100
80
60
40
20
0
0
1
2
3
4
5
6
7
8 y.
"P_0 + P_1 + P_2" (61)
"P_3" (27)
("P_X": 1)
W 200175-154

Fig. 3

Since about 1965, patients not suitable for radium implant because of too large a growth but considered fit enough to undergo cystectomy were submitted to *preoperative irradiation* immediately *followed by simple cystectomy*. The preoperative irradiation consisted of 4000 rad given to the midplane of the pelvis in 20 daily fractions of 200 rad. Because of initial high operation mortality, T_1 cases were soon deleted from this treatment modality.

The depth of infiltration in the cystectomy specimen, as assessed by microscopic examination, was compared with the clinical Tcategory. It turned out that 25 of 36 patients with a clinical T_2 growth showed no evidence of muscle invasion.

Of 89 T_3 patients, 61 showed no evidence of invasion beyond the first half of the muscle (69%). This Treduction was attributed to the preoperative irradiation. It was not due to staging error as the incidence of muscle invasion, as seen in the diagnostic biopsy specimen, was similar in the group with and without Treduction. In the T_2 category, patients with T-reduction had a significantly better prognosis than those without T-reduction (5-year survival respectively 60% and 0%). In the T_3 category, 61 patients with T-reduction had a cure rate of about 70%, whereas of 27 patients without Treduction only about 15% were cured (Fig. 3). Treduction apparently reflects the effect of external irradiation on the probably involved lymph nodes: as the bladder is removed anyhow, reduction of the depth of infiltration of the primary cannot possibly influence prognosis to a large extent. The theory that possible sterilisation of lymphatic lymph nodes in the pelvis is reflected by Treduction gains support by comparing the causes of death in the T_3 category according to T-reduction: in case T_3 remains P_3, 41% of the patients died of metastases including lymph node involvement, whereas this happened only in 5% of patients with T-reduction ($P_{0,\ 1,\ 2,\ x}$) (Table 1).

Table 1. Carcinoma Vesicae $T_{III}N_XM_O$ treated by Preop. X + Cystectomy (89)
Causes of Death acc. to „P"-Category

	„P"$_3$ (27)		„P"$_{0,1,2,X}$ (62)	
Ly. Mets (with or without Haemat. Mets)	11	41% ⟷	3	5%
Haemat. Mets	2	7%	4	6%
Treatment (+ 1 Sepsis)	3		6[a]	
Intercurrent	1		3	

[a] 1/33 after 1972

Since about a year, patients with a T_3 growth suitable for radium implant receive external irradiation as in case of cystectomy, but instead of the mutilating operation a radium implant at reduced dose is performed. The preliminary results are encouraging.

Prof. Dr. B. van der Werf-Messing
Rotterdamsch Radio-Therapeutisch Instituut
Groene Hille Dijk 301
Rotterdam (Niederlande)

Die Chemotherapie des Blasenkarzinoms erstreckt sich in erster Linie auf die Behandlung von Patienten in weit fortgeschrittenen Stadien und die Verabreichung von Zytostatika in den Blasenhohlraum beim Papillom. Die folgende Abhandlung ist eine Zusammenfassung von bisherigen Erfahrungen mit Zytostatika. Es soll jedoch auch auf neue Gesichtspunkte für den Gebrauch von Zytostatika in verschiedenen Stadien des Blasenkarzinoms und auf neue Mittel eingegangen werden.

Oberflächliche gut differenzierte papilläre Tumoren der Harnblase bedeuten für einige Ärzte eine gutartige Krankheit. Für den Urologen sind diese jedoch keineswegs typisch gutartige Gewächse und werden von ihm mit Respekt behandelt. Sorgfältige zystoskopische Nachuntersuchungen sind nötig, da diese Tumoren häufig wiederkehren und sich zu einem infiltrierenden Karzinom entwickeln können. Jones, Swinney und Veenema berichteten 1961 und 1962 über den Gebrauch von Thiotepa in oberflächli-

Tabelle 1. Thiotepa-Therapie

	DOSIERUNG	
	30 MG	60 MG
MISSERFOLG	16	18
COMPLETTE REMISSIONEN	11 (41%)	17 (49%)
PATIENTEN	27	35

Tabelle 2. Thiotepa-Therapie

	STADIUM		GRAD			
	0	A	0	1	2	3
TUMORREZIDIV	41%	73%	50%	60%	59%	50%
TUMOR UNBERUEHRT	26%	0%	0%	7%	6%	50%
COMPLETTE REMISSION	33%	27%	50%	33%	35%	0%
SUMME	100%	100%	100%	100%	100%	100%
	(N=27)	(N=11)	(N=2)	(N=15)	(N=17)	(N=4)

chen Blasentumoren und fanden, daß mit intrakavitärer Anwendung dieses Mittels Papillome zerstört werden konnten [1,2]. Seitdem haben sich zahlreiche Veröffentlichungen mit der Anwendung von Thiotepa, sowohl als therapeutisches Mittel als auch prophylaktisches Medikament zur Verhinderung von Rezidiven, befaßt [3,4,5,6,7,8]. Die bisherigen Ergebnisse zeigen, daß Thiotepa bei einem Drittel der Patienten die Tumoren zerstört, bei einem weiteren Drittel die Anzahl und Größe der Gewächse vermindert und auf den Rest keinen Einfluß hat. Die Tabellen 1 und 2 zeigen die Resultate der NBCCGA Studien Gruppe[1]. Es konnte kein signifikanter Unterschied festgestellt werden zwischen Patienten, die entweder 30 oder 60 mg. Thiotepa erhielten. Patienten mit hochgradigen Tumoren hatten öfters Rezidive und Tumoren, die auf diese Therapie nicht ansprachen.

Der Gebrauch von Thiotepa als prophylaktisches Mittel soll die Implantation von Tumorzellen verhindern und in Gebieten des Blasenepithels wirken, die mikroskopisch Tumorzellen enthalten [9].

In zahlreichen histologischen Arbeiten ist wiederholt auf Epithelveränderungen des Harnblasenepithels in der unmittelbaren Umgebung eines Tumors und auch in anderen

[1] National Bladder Cancer Cooperative Group A

Gebieten der Blase hingewiesen worden. In Untersuchungen an unserem Institut hatte eine große Anzahl von Patienten positive zytologische Befunde oder positives Biopsiematerial, obwohl mit der Zystoskopie kein Tumor entdeckt worden war (Tabelle 3) [10]. Unsere NBCCGA Studien Gruppe untersuchte auch den prophylaktischen Gebrauch von Thiotepa. Tabelle 4 zeigt die über einen Verlauf von 2 Jahren beobachteten Ergebnisse. Um die weitere Frage zu beantworten, ob Tumorzellimplantation wirklich von Bedeutung und Thiotepa als prophylaktisches Mittel wirksam ist, wurde dieses Medika-

Tabelle 3

POSITIVE ZYSTOSCOPIE (153)		
	ZYTOLOGIE	
	POSITIVE-	NEGATIVE-
POSITIVE TUMOR-ODER SELECTIVE MUCOSA BIOPSIEN	102	32
NEGATIVE TUMOR-ODER SELECTIVE MUCOSA BIOPSIEN	8	11
	110	43

NEGATIVE ZYSTOSCOPIE (58)		
	ZYTOLOGIE	
	POSITIVE-	NEGATIVE-
POSITIVE SELECTIVE MUCOSA BIOPSIEN	12	11
NEGATIVE SELECTIVE MUCOSA BIOPSIEN	9	26
	21	37

ment im Anschluß an transurethrale Tumorresektionen in einer britischen Arbeit verwandt. Es zeigte sich, daß eine signifikante Verminderung von Tumorrezidiven erzielt werden konnte [11].

Thiotepa ist ein alkylierendes Mittel und unterbricht die Synthese der Nukleinsäure. Es ist teratogenetisch und soll nicht für Schwangere benutzt werden. Die hauptsächliche toxische Reaktion ist im Knochenmark festzustellen und manifestiert sich mit Leukopenie und Thrombozytopenie. Ein starker Abfall der Leukozyten oder Thrombozyten

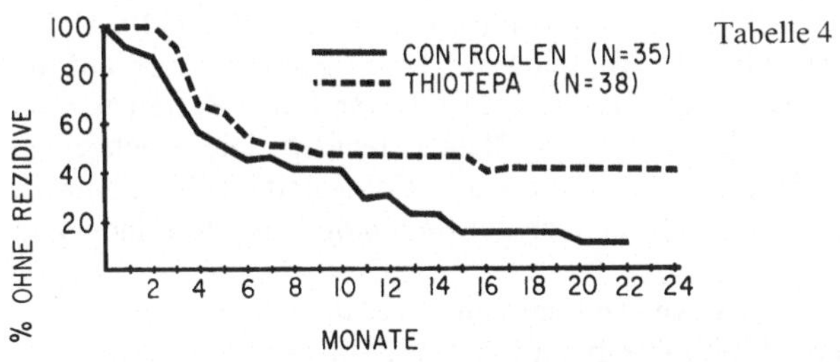

Tabelle 4

macht es notwendig, dieses Mittel abzusetzen oder die Dosis zu vermindern. Die Absorptionsrate ist erhöht bei Patienten mit sehr gefäßreichen Tumoren oder mit kürzlich vorangegangener Tumorresektion. Patienten mit Reflux haben eine hohe Absorption von dem dünnwandigen Ureter. Die toxischen Reaktionen können einen kumulativen Effekt bei Patienten mit vorheriger Röntgenbestrahlung oder Thiotepatherapie haben. Die übliche Dosierung von Thiotepa ist 30 mg in 30 ml oder 60 mg in 60 ml destilliertem Wasser. Veenema dehydriert Patienten zusätzlich für 12 Stunden vor jeder Instillation, um eine adäquate Konzentration des Mittels zu erreichen. Der

Patient wird beauftragt, das Mittel für die Dauer von 2 Stunden in der Blase zu belassen. Die Instillationen erfolgen wöchentlich für 4 Wochen, dann folgt eine vierwöchige Ruheperiode und daraufhin 4 zusätzliche Instillationen. In der prophylaktischen Anwendung wird Thiotepa monatlich über einen Zeitraum von ein bis zwei Jahren verabreicht.

Epodyl und Mitomycin C haben auch bei der intravesikalen Instillation bei Patienten mit Blasentumoren ihre Anwendung gefunden [12]. Abassin und Wallace behandelten 15 Patienten mit nichtinfiltrierenden Blasenkarzinomen mit Epodyl und beobachteten eine hohe Erfolgsrate [13]. Die Wirksamkeit dieses Mittels wurde von Riddel und Wallace bestätigt [14,15]. Es zeigte sich, daß wenigstens 50% der Patienten einen kompletten Erfolg zeigten und bei weiteren 25 bis 30% die Anzahl und Größe der Gewächse stark verringert waren. Im Verlaufe von drei Jahren wurden jedoch Rezidive beobachtet bei der nach Behandlung tumorfreien Gruppe, so daß nur ungefähr 25% der Patienten tumorfrei blieben.

Mitomycin C wird in Japan seit 8 Jahren für die Behandlung von Blasentumoren in den Anfangsstadien benutzt [12,16,17,18]. Das Mittel ist ausgesprochen toxisch, wenn es systemisch angewendet wird. Keine nenneswerte Absorption erfolgt jedoch von der Blase, so daß hier hohe Konzentrationen verwandt werden können. Mitomycin C hat keinen Effekt auf das normale Epithel. Die Therapie war besonders erfolgreich bei kleinen papillären Tumoren, auch wenn diese in großer Zahl vorlagen. Walnußgroße Tumoren wurden bei 25% und kleinere Gewächse bei nahezu 100% komplett zerstört.

Epodyl ist bei 50% der Patienten mit oberflächlichen Blasentumoren erfolgreich und Mitomycin bei 67%. Es sind keine Resultate vorhanden über die Wirksamkeit dieser Mittel bei Patienten, die nicht auf Thiotepa Therapie angesprochen haben. Es kann jedoch angenommen werden, daß bei diesen Patienten die Erfolgsrate geringer sein würde. Daten liegen nur für die prophylaktische Anwendung von Mitomycin C vor. Die Anzahl der Rezidive liegt bei 50% während einer zweijährigen Verlaufszeit. Im Vergleich zu der prophylaktischen Anwendung von Thiotepa sind die Ergebnisse mit Mitomycin C besser.

Die Vitaminforschung hat aufschlußreiche Ergebnisse über den Einfluß von Vitamin A auf das Epithel gebracht. Der Gedanke, durch perorale Medikation auch das Harnblasenepithel zu beeinflussen und eventuelle Tumorbildung zu verhindern, ist attraktiv. Der Begriff Retinoid wird für die Bezeichnung des Vitamins A und seiner Analoge gebraucht. Retinoidsäure hat prophylaktischen und therapeutischen Effekt auf durch Karzinogene hervorgerufene gut und bösartige Hauttumoren der Maus. Retinoid Mangel führt weiterhin bei tierexperimentellen Studien zu einer erhöhten Bereitschaft, auf chemische Karzinogene Lungen-, Blasen- und Kolonkarzinome zu bilden [20,21,22, 23]. Sporn führte Untersuchungen über die Wirkung der 13-cis-Retinoidsäure auf die Karzinogenese des Blasenkarzinoms bei der Ratte aus [24]. Wistar-Lewis Ratten wurden mit direkten Instillationen eines Karzinogens in die Blase behandelt. Die gleichzeitige Fütterung von 13-cis-Retinoidsäure unterdrückte die Ausbreitung und das Vorkommen von Blasenkarzinomen, auch wenn dieses Mittel nach der Behandlung mit Karzinogenen angewandt wurde.

Mehrere Studien haben sich mit der Anwendung von Vitamin-A-Säure bei Leukoplakien und Hyperkeratosen der Mundhöhle befaßt [25,26]. In nur einer Arbeit ist dieses Mittel bei Patienten mit rezidivierenden Harnblasenpapillomen untersucht worden [27]. Von 15 auswertbaren Fällen zeigten 4 ein vollständiges Verschwinden der Papillome. Bei 7 Patienten verminderte sich die Zahl bzw. die Größe der Papillome, während bei 4 Fällen kein Erfolg erzielt wurde. Dieses Medikament sollte weiter bei Patienten untersucht werden, die rezidivierende Papillome oder aber das Risiko eines infiltrierenden Harnblasenkarzinoms haben.

Ungefähr 20% der Patienten, die in unserer NBCCGA Studiengruppe übersehen werden, sind in einem Stadium, das chirurgisch nicht mehr behandelt werden kann. Von 250 Patienten, die von Januar 1974 bis Dezember 1976 in der Universitätsklinik in

Iowa City behandelt wurden, zeigten 26% bei Nachuntersuchungen die Ausbreitung des Karzinoms im Becken und 18% eine weitgehende Metastasierung [28]. Trotz radikalchirurgischer Eingriffe und Röntgenbestrahlung bleibt die Prognose für Patienten mit fortgeschrittenem Harnblasenkarzinom schlecht ($T_2 + G$). Dies weist jedoch auf die Notwendigkeit einer systemischen Therapie hin. Nur wenige Patienten haben eine langfristige Überlebenszeit, sobald das Karzinom die Blasenwand durchbrochen hat. In vier Veröffentlichungen, die 285 Patienten mit einem metastasierten Blasenkarzinom erfaßten, fanden sich nur 5 Patienten, die 5 Jahre lebten, trotz chirurgischer Behandlung und Bestrahlung [29,30,31,32].

Die tierexperimentellen Arbeiten erbrachten Informationen über die Wirksamkeit und Toxikologie der verschiedenen Chemotherapeutika. Tiermodelle geben qualitative Informationen über die gegen spezifische Tumoren gerichtete Aktivität, optimale Behandlungsschemata und den additiven Effekt von der Kombination mehrerer Medikamente, ohne dabei die Toxizität zu erhöhen.

FANFT, N-[4(5-nitro-2-furyl)-2-thiazolyl] formamide, ist ein wirksames Karzinogen der Harnblase bei der Maus und führt bei nahezu 100% zur Tumorentwicklung [33]. Zumeist sind es Tumoren des Übergangsepithels (92%), die sich über die Stadien der Hyperplasie, Atypie und des Carcinoma in situ in das papilläre oder sessile Karzinom entwickeln [34,35]. Soloway hat eine Reihe von Versuchen mit diesem Tiermodell ausgeführt [36,37,38].

Tabelle 5. Aktivität des Cytoxan beim Blasenkarzinom

	ANZAHL DER PATIENTEN	TUMOR-REGRESSION	ANSPRECH-RATE (%)
MERRIN ET AL.[41]	21	11	52
PAVONE-MACALUSO[39]	16	11	68
FOX	8	4	50
SUMME	45	26	57

Die bisherigen Ergebnisse der Chemotherapie bei Patienten mit fortgeschrittenem Blasenkarzinom sind nicht zufriedenstellend. Es gibt nur wenige Daten, die dem Onkologen oder Urologen bei der Wahl eines effektiven Behandlungsprogramms behilflich sein könnten. Die meisten Ergebnisse kommen aus Studien spezieller Medikamente, die gegen eine Vielzahl von Tumoren gerichtet sind. In diesen Arbeiten sind gewöhnlich nur wenige Patienten mit Blasentumoren enthalten. Die folgenden Ergebnisse beruhen auf Erfahrungen mit Chemotherapeutika bei Patienten mit weit fortgeschrittener Metastasierung.

Cyclophosphamid (Cytoxan) ist eines der wirksamsten Chemotherapeutika. Es ist eine alkylierende Substanz und greift in alle Phasen des Zellzyklus ein. Das CyclophosphamidSpektrum erstreckt sich sowohl auf hämatologische als auch solide Tumoren.

Obwohl dieses Mittel eine weite Anwendung gegen Brust und Lungenkarzinom gefunden hat, gibt es wenige Arbeiten, die sich mit der speziellen Aktivität des Cytoxans gegen das Blasenkarzinoms befaßt haben. In drei Veröffentlichungen wurde eine Verkleinerung der Tumormasse bei 50%, 52% und 68% der Patienten beschrieben (Tabelle 5) [39,40,41]. Die Dauer der Wirksamkeit in diesen kleinen Serien war jedoch nur kurz. Die Nebenwirkungen des Cytoxans sind hauptsächlich die Unterdrückung des Knochenmarkes, Übelkeit und Erbrechen. Weniger oft sieht man Ulzerationen der Mundschleimhaut, hämorrhagische Zystitis, Verlust der Kopfhaare, Azoospermie und interstitielle pulmonale Fibrose.

Adriamycin ist ein relativ neues Medikament und hat Aktivität gegen das Blasenkarzinom gezeigt. Dieses Glycosid Antibiotikum unterbindet sowohl die DNS als auch

	ANZAHL DER PATIENTEN	TUMOR-REMISSION*	ANSPRECH-RATE (%)
MIDDLEMAN/LUCE FREI	7	4	57
TAN ET AL.	5	0	0
O'BRYAN ET AL.	39	14	36
BONADONNA ET AL.	43	16	37
SWOG**	50	8	16
COG**	10	5	50
WOG**	17	3	18
WEINSTEIN & SCHMIDT	19	1	5
SUMME	190	51	27

* PARTIELLE + COMPLETTE OBJECTIVE REMISSIONEN

** SOUTHWESTERN, CENTRAL & WESTERN ONCOLOGIE GRUPPEN

Tabelle 6. Aktivität des Doxorubicin beim Blasenkrebs [43]

die RNS Synthese. Die bisherigen Daten zeigen, daß Adriamycin bei 24% der Fälle zu einer Verkleinerung des Tumors führte (Tabelle 6) [42]. Weinstein und Schmidt untersuchten dieses Medikament bei 25 Patienten, und von 19 auswertbaren Fällen zeigte nur ein Patient (5%) eine 50% Verringerung der Tumormasse [43]. Zehn Patienten (53%) fühlten sich subjektiv wohler, und diese Wirksamkeit hielt im Schnitt 6½ Monate an, zu welchem Zeitpunkt eine Tumorprogression festgestellt werden konnte. Die Toxizität und Nebenwirkungen des Adriamycins umfassen die Unterdrückung des Knochenmarkes, vollständigen Verlust der Kopfhaare, Übelkeit und Erbrechen und mit Extravasation dieses Mittels Gewebsnekrose. Seltener sieht man Herz und Leberversagen, Stomatitis und Diarrhoe. Bei kumulativer Dosierung über 550 mg/m^2 muß mit einer Schädigung des Herzmuskels gerechnet werden.

5-Fluorouracil ist am meisten untersucht worden. Dieser Pyrimidin Antagonist beeinflußt die teilende Zelle, und die Wirksamkeit ist deshalb vom Zellzyklus abhängig. Carter stellte die Resultate von 15 klinischen Untersuchungen zusammen und fand, daß bei 35% der Patienten eine Verkleinerung des Tumors eintrat (Tabelle 7) [42]. Ver-

	ANZAHL DER PATIENTEN	TUMORREGRESSIONEN
OLSON & GREENE	3	1
LEMON	5	1
WILSON	12	9
YOUNG ET AL.	4	1
KENNEDY & THEOLOGIDES	2	0
WEISS ET AL.	6	0
STALEY ET AL.	3	1
VAIGKEVICIUS ET AL.	3	0
ANSFIELD ET AL.	7	1
HALL & GOOD	2	0
CHOY ET AL.	1	0
FIELD	9	1
GLENN ET AL.	7	4
CRESSY & SCHELL	1	1
MOORE ET AL.	9	6
SUMME	74	26 (35%)

Tabelle 7. 5-Fluorouracil beim Blasenkrebs [42]

schiedene Behandlungsschemata waren jedoch angewandt worden und die Kriterien für den Effekt des Medikaments waren nicht klar definiert. Stein und Kaufman benutzten 5-FU in der Kombination mit einer Röntgenbestrahlung und fanden, daß 15 von 25 im Stadium T_1 und 7 von 17 Patienten in den Stadien T_2 und T_3 eine Tumorregression hatten [44]. Deren und Wilson berichteten über eine Tumorregression bei 7 von 10 behandelten Patienten [45]. Pavone-Malcaluse fand eine Tumorregression bei 20 von 42 behandelten Patienten [39].

Prout benutzte 5-FU als Adjuvans im Anschluß an eine totale Zystektomie und fand keinen Unterschied bei der Überlebenszeit im Vergleich mit Patienten, die ein Placebo erhielten [46]. Auch wenn 5-FU bei Patienten, die chirurgisch nicht mehr behandelt werden konnten, Anwendung fand, bestand kein Unterschied zu einer mit Placebo behandelten Gruppe [47].

Nevin infundierte 5-FU in die Arteria iliaca interna und beobachtete, daß ungefähr 90% der Patienten auf diese Therapie ansprachen [48]. Bei einigen Patienten waren jedoch Bleomycin und Adriamycin der Infusion beigefügt. Zusätzlich hatten einige Patienten eine Bestrahlungstherapie erhalten. Diese Studie zeigt, daß eine aggressive Behandlung des fortgeschrittenen Blasenkarzinoms beeindruckende Erfolge haben kann. Rückschlüsse auf die Aktivität von 5-FU können jedoch nicht gezogen werden, da eine Kombination von verschiedenen Behandlungsarten erfolgte.

Cis-Platinum, ein neueres Mittel, hat sich als wirksam bei der Behandlung von Patienten mit metastasiertem Blasenkarzinom gezeigt. Yagoda berichtete über ein Ansprechen bei 35% und Merrin bei 50% [49]. Die Nebenwirkungen sind Erbrechen und Übelkeit. Bei höheren Dosierungen muß eine Beeinträchtigung des Hörvermögens und der Nierenfunktion in Betracht gezogen werden.

Von allen chemotherapeutischen Medikamenten, die bislang genügend erforscht sind, ist Cytoxan das beste Mittel. Die Kombination von Cytoxan mit Adriamycin scheint jedoch den größten Antitumoreffekt zu haben. Merrin erreichte mit dieser Kombination eine größere Wirksamkeit als mit Cytoxan oder Adriamycin allein [41]. Vier Patienten (22%) hatten mit der Kombination eine objektive Tumorregression. Kein Patient mit Adriamycin und drei von 12 Patienten mit Cyclophosphamid hatten objektive Tumorregressionen (mehr als 52% zeigten eine Verringerung der Tumormasse). Die Kombination scheint synergistisch zu wirken. Bei Patienten mit metastatischem Brustkarzinom, ohne vorherige Chemotherapie, sind objektive Tumorregressionen von 84% mit dieser Kombination berichtet worden [50].

Die Kombination von Cytoxan und Cis-Platinum wurde von Yagoda benutzt und schien ebenfalls synergistische Eigenschaften zu haben [49]. Die Therapie wurde an Patienten mit palpablen Tumoren untersucht. Die Verringerung der Tumormasse war statistisch signifikant größer als bei Patienten, die nur Cytoxan oder CisPlatinum erhielten. Die Wirksamkeit hielt jedoch im Schnitt nur für 3 bis 4 Monate an. Die Patienten sprachen im allgemeinen schnell auf diese Kombination an, jedoch führten auch zusätzliche Medikationen nicht zu einer vollkommenen Tumorregression. Bonadonna benutzte die Kombination von Cytoxan, Methotrexat, 5-FU und Prednison bei Patienten mit Brustkrebs und beobachtete einen signifikanten Unterschied zwischen Patienten, die mit zyklischer Chemotherapie und Patienten, die mit einem Placebo behandelt wurden [51].

Es gibt nur wenige Informationen über andere Chemotherapeutika, wie Bleomcyin, Mitomycin C, Chlorambucil, Hydroxyurea und Prokarbazine. Mit Mitomycin C sind objektive Remissionen bei 25% beschrieben worden [52]. Die hauptsächliche Toxizität ist die Unterdrückung des Knochenmarkes. Dies kann regelmäßig beobachtet werden und ist gelegentlich schwerwiegend.

Im allgemeinen kann gesagt werden, daß mehrere Chemotherapeutika gegen das Harnblasenkarzinom wirksam sind und daß Kombinationen eine größere Wirksamkeit haben als der Gebrauch einzelner Medikamente.

Dies sind die Resultate der Chemotherapie beim metastasierten Harnblasenkarzinom. Es soll jedoch auch auf die zukünftigen Anwendungsmöglichkeiten der besprochenen Medikamente in den früheren Stadien des Blasenkrebses eingegangen werden. Der Prozentsatz von langfristig überlebenden Patienten mit Tumoren im Stadium T_2 und T_3 ist niedrig, da bei den meisten dieser Patienten zur Zeit der Diagnose das Karzinom schon metastasiert hat [53,54,55,56,57]. Da die Resultate der Bestrahlung oder der radikalen Chirurgie allein nicht zufriedenstellend sind, hat man die Bestrahlungstherapie mit der chirurgischen Behandlung kombiniert [58,59,60,61,62,63]. Die fünfjährige Überlebensrate in diesen Untersuchungen beträgt zwischen 35 und 53%. Es ist ersichtlich, daß die lokale Kontrolle mit der Kombination von Bestrahlung und Chirurgie erreicht werden kann. Die Anwesenheit von mikroskopischen Metastasen bei ungefähr 30% der Patienten macht den zusätzlichen Gebrauch von chemotherapeutischen Mitteln jedoch notwendig [59,60]. Bei mikroskopischen Metastasen mag der Einsatz von einzelnen Medikamenten effektiv sein, da die Tumorlast noch relativ klein ist. Sobald die Wirksamkeit von einzelnen Medikamenten bewiesen ist, können später Kombinationen benutzt werden.

Zusammenfassung

Von den ungefähr 30 zur Verfügung stehenden Chemotherapeutika haben nur wenige eine Anwendung und genügende Erforschung bei Patienten mit Harnblasenkrebs gefunden. Mit Ausnahme der Therapie mit Thiotepa liegen den bisherigen Erfahrungen nur Veröffentlichungen einzelner Autoren und Institute zugrunde. Die Wirksamkeit einzelner Medikamente oder ihrer Kombinationen liegt von null bis über fünfzig Prozent bei Patienten mit metastasiertem Blasenkrebs. Oft sind diese Prozentzahlen schwer zu deuten, dadie Kriterien für die Wirksamkeit der Mittel in den verschiedenen Veröffentlichungen wechseln. Es kann jedoch gesagt werden, daß die Lebensdauer auch der Patienten, die auf die Chemotherapie ansprechen, nur auf Monate begrenzt ist. Es fehlen objektive Ergebnisse, die auf der Zusammenarbeit verschiedener Institute beruhen. Diese letztgenannten Studien sind bei Patienten mit Brustkrebs durchgeführt worden und haben Richtlinien für zukünftige Therapieprogramme für das Harnblasenkarzinom setzen können.

Literatur

1. Jones, H. D., Swinney, J.: Thio-Tepa in the treatment of tumors of the bladder. Lancet II, 615 (1961). – 2. Veenema, R. J., Dean, A. L., Jr., Roberts, M., Fingerhut, B., Chewhwry, B. K., Tarassaly, H.: Bladder carcinoma treated by direct instillation of Thio-Tepa. J. Urol. **88,** 60 (1962). – 3. Veenema, R. J., Girgis, A. S., Dean, A. L., Jr., Uson, A. C.: Chemotherapy in bladder carcinoma. Proc. Nat. Cancer Conf. **5,** 295 (1965). – 4. Wescott, J. W.: The prophylactic use of Thio-Tepa in transitional cell carcinoma of the bladder. J. Urol. **96,** 913 (1966). – 5. Veenema, R. J.: The role of ThioTepa instillations in bladder cancer. J. A. M. A. **206,** 2725 (1968). – 6. Drew, J. E., Marshall, V. F.: The effects of topical Thio-Tepa ond the recurrence rate of superficial bladder cancers. J. Urol. **99,** 740 (1968). – 7. Veenema, R. J., Dean, A. L., Jr., Uson, A. C., Roberts, M., Longo, F.: ThioTepa bladder instillations: Therapy and prophylaxis for superficial bladder tumors. J. Urol. **101,** 711 (1969). – 8. Lunglmayr, G.: Zur Frage der cytostatischen Rezidivprophylaxe von oberflächlichen Blasentumoren. Der Urologe A. **11,** 94 (1972). – 9. Melicow, M. D.: Histological study of vesical urothelium intervening between gross neoplasms in total cystectomy. J. Urol. **68,** 261 (1952). – 10. Loening, S., Narayana, A., Hawtrey, C. E., Bonney, W. W., Fallon, B., Penick, G. D., Culp, D. A.: Urinary cytologies and bladder, biopsies in patients with bladder cancer. (Im Druck) – 11. Burnand, K. G., Boyd, P. J. R., Mayo, M. E., Shuttleworth, K. E. D., LloydDavies, R. W.: Single dose intravesical Thiotepa as an adjuvant to cystodiathermy in the treatment of transitional cell bladder carcinoma. Br. J. Urol., **48,** 55 (1976). – 12. Michina, T., Oda, K., Murata, S., Ooe, H., Mori, Y., Takahashi, T.: Mitomycin C bladder instillation therapy for bladder tumors. J. Urol. **114,** 217 (1975). – 13. Abbassian, A., Wallace, D. M.: Intracavitary chemotherapy of diffuse non-infiltrating papillary carcinoma of the bladder. J. Urol. **96,** 461 (1966). – 14. Riddle, P. R., Wallace, D. M.: Intracavitary chemotherapy for multiple non-invasive bladder tumors. Br. J. Urol. **43,** 181 (1971). – 15. Riddle, P. R.: The management of superficial bladder tumors with intravesical Epodyl. Br. J. Urol. **45,** 84 (1973). – 16. Shida, K., et al.: Treatment of

the bladder cancer with instillations of Mitomycin C. Jap. J. Clin. Urol. **21,** 1075 (1967). – 17. Nishiura, T., et al.: Effects of Mitomycin C intracavitary therapy for recurrent bladder cancers. Igaku no Ayumi **65,** 637 (1968). – 18. Sai, E., Hayakawa, T.: Intracavitary therapy for bladder tumors using Mitomycin C. Med. Consult and New Remedies **5,** 1933 (1968). – 19. Bollag, W.: Prophylaxis of chemically induced epithelial tumors with an aromatic retinoic acid analog (Ro 10–9359). Europ. J. Cancer **11,** 721 (1975). – 20. Nettesheim, P., Snyder, C., William, M. L., Cone, M. V., Kim, J. C.: Effect of Vitamin A on lung tumor induction in rats. Proc. Am. Assoc. Cancer Res. **16,** 54 (1975). – 21. Cohen, S. M., Wittenberg, J. F., Bryan, G. T.: Effect of hyper- and avitaminosis A on urinary bladder carcinogenicity of N-(4-(5-nitro-2-furyl)-2thiazolyl)-formamide (FANFT). Federation Proc. **33,** 602 (1974). – 22. Newberne, P. M., Rogers, A. E.: Rat colon carcinomas associated with aflatoxin and marginal vitamin A. J. Nat. Cancer Inst. **50,** 439 (1973). – 23. Rogers, A. E., Herndon, B. J., Newberne, P. M.: Induction by dimethylhydrazine of intestinal carcinoma in normal rats and rats fed high or low levels of vitamin A. Cancer Res. **33,** 103 (1973). – 24. Sporn, M. B., Dunlop, N. M., Newton, D. L., Smith, J. M.: Prevention of chemical carcinogenesis by vitamin A and its synthetic analogs (retinoids). Federation Proc. **32,** 1332 (1976). – 25. Ryssel, H. J., Brunner, K. W., Bollag, W.: Die perorale Anwendung von Vitamin-A-Säure bei Leukoplakien, Hyperkeratosen und Plattenepithelkarzinomen: Ergebnisse und Verträglichkeit. Schweiz. med. Wschr. **101,** 1027 (1972). – 26. Koch, H.: Erfahrungsbericht über die klinische Anwendung eines aromatischen Retinoids – Ro 10-9359 – bei Präkanzerosen der Mundhöhle. Die Quintessenz. Heft 6, Referat Nr. 5468 (1976). – 27. Evard, J. P., Bollag, W.: Konservative Behandlung der Harnblasenpapillomatose mit Vitamin-A-Säure. Schweiz. med. Wschr. **102,** 1880 (1972). – 28. Narayana, A., Loening, S., Culp, D. A.: Carcinoma of the bladder at The University of Iowa Hospitals and Clinics (Im Druck). – 29. Caldwell, W. L. Bagshaw, M. A., Kaplan, H. S.: Efficacy of linear accelerator x-ray therapy on cancer of the bladder. J. Urol. **97,** 294 (1967). – 30. Kenny, G. M., Hardner, G. J., Moore, R. M., Murphy, G. P.: Current results for treatment of stages C and D bladder tumors at Roswell Park Memorial Institute. J. Urol. **107,** 56 (1972). – 31. Laplante, M., Brice, M.: The upper limits of hopeful application of radical cystectomy for vesical carcinoma: Does nodal metastases always indicate curability? J. Urol. **109,** 261 (1973). – 32. Rubin, P.: The impact of supravoltage irradiation on the treatment of bladder cancer. J. Urol. **86,** 82 (1961). – 33. Erturk, E., Cohen, S. M., Bryan, T. T.: Urinary bladder carcinogenicity of N-4(5-nitro-2-furyl)-2-thiazolyl formamide in female Swiss mice. Cancer Res. **30,** 1309 (1970). – 34. Tiltman, A. J., Friedell, G. H.: The histogenesis of experimental bladder cancer. Invest. Urol. **9,** 218 (1971). – 35. Soloway, M. S., Myers, G. H., Jr., Marrone, J. C., DelVecchio, P. T., Malmgren, R. A.: Evaluation of urinary cytology as an indicator of bladder neoplasia in mice. J. Urol. **109,** 249 (1973). – 36. Soloway, M. S., DeKernion, J. B., Rose, D., Persky, L.: Effect of chemotherapeutic agents on bladder cancer: A new animal model. Surg. Forum **13,** 542 (1973). – 37. Soloway, M. S.: Single and combination chemotherapy for primarymurine bladder cancer. Cancer **36,** 333 (1975). – 38. DeKernion, J. B., Soloway, M. S., Persky, L.: Chemotherapy of experimental transitional cell carcinoma. Urol. **4,** 63 (1974). – 39. Pavone-Macaluso, M.: Chemotherapy ofvesical and prostatic tumors. Br. J. Urol. **43,** 701 (1971). – 40. Fox, M.: The effect of cyclophosphamide on some urinary tract tumors. Br. J. Urol. **37,** 399 (1965). – 41. Merrin, C., Cartegena, R., Wajsman, Z., Baumgartner, G., Murphy, G. P.: Chemotherapy of bladder carcinoma with Cytoxan and adriamycin, J. Urol. **114,** 884 (1965). – 42. Carter, S. K.: The chemotherapy of bladder cancer. In: Murphy, G. P., Mittelman, A.: Chemotherapy of urogenital tumors. Springfield: Thomas, 1975. – 43. Weinstein, S. H., Schmidt, J. D.: Adriamycin chemotherapy in advanced transitional cell carcinoma. Presented at North Central Section, AUA, October 5 (1975). – 44. Stein, J. J., Kaufman, J. J.: The treatment of carcinoma of the bladder with special reference to the use of preoperative radiation therapy combined with 5-Fluorouracil. Amer. J. Roentgen. **102,** 519 (1968). – 45. Deren, T. L., Wilson, W. L.: Use of 5-Fluorouracil in treatment of bladder carcinomas. J. Urol **83,** 390 (1960). – 46. Prout, G. R., Jr., Slack, N. H., Bross, I. D. J.: Irradiation and 5-Fluorouracil as adjuvants in the management of invasive bladder carcinoma. A cooperative group report after 4 years. J. Urol. **104,** 116 (1970). – 47. Prout, G. R., Jr., Bross, I. D. J., Slack, N. H., Ausman, R. K.: Carcinoma of the bladder, 5-Fluorouracil and the critical role of a placebo. Cancer **22,** 926 (1968). – 48. Nevin, J. E., III, Melnick, I., Baggerly, J. T., Jr., Hoffman, A., Landes, R. R., Easley, C.: The continuous arterial infusion of 5-Fluorouracil as a therapeutic adjuvant in the treatment of advanced carcinoma of the bladder and prostate. Cancer **31,** 138 (1973). – 49. Yagoda, A., Watson, R. C., Gonzales Vitale, J. G., Grabstald, H., Whitmore, W. F.: Cis-Dichlorodiammineplatinum (II) in advanced bladder cancer. Cancer Treat. Rep. **60,** 917 (1976). – 50. Salmon, S. E., Jones, S. E.: Chemotherapy of advanced breast cancer with a combination of adriamycin and cyclophosphamide. Proc. Am. Cancer Res. **15,** 90 (1974). – 51. Bona-

bination of adriamycin and cyclophosphamide. Proc. Am. Cancer Res. **15,** 90 (1974). – 51. Bonadonna, G. et. al.: Combination chemotherapy as an adjuvant treatment in operable breast cancer. N. Engl. J. Med. **294,** 405 (1976). – 52. Early, K., Elias, E. G., Mittelman, Albert D., Murphy, G. P.: Mitomycin C in the treatment of metastatic transitional cell carcinoma of urinary bladder. Cancer **31,** 1150 (1973). – 53. Whitmore, W. F., Jr., Marshall, V. F.: Radical total cystectomy for cancer of the colon: 230 consecutive cases five years later. J. Urol. **87,** 853 (1962). – 54. Bowles, W. T., Cordonnier, J. J.: Total cystectomy for carcinoma of the bladder. J. Urol. **90,** 731 (1963). – 55. Brice, N., Marshall, V. F., Green, J. L., Whitmore, W. F., Jr.: Simple total cystectomy for carcinoma of the urinary bladder: 156 cases five years later. Cancer **9,** 576 (1956). – 56. Wajsman, C., Merrin, C., Moore, R., Murphy, G. D.: Current results from treatment of bladder tumors with total cystectomy at Roswell Memorial Institute. J. Urol. **113,** 806 (1975). – 57. Prout, G. R., Jr.: The surgical management of bladder carcinoma. Urol. Clin. N. Am. **3,** 149 (1976). – 58. Wallace, D. N., Bloom, H. J. G.: The management of deeply infiltrating bladder carcinoma: control trial of radical radiotherapy vs. preoperative radiotherapy in radical cystectomy. Br. J. Urol. (1976). – 59. Miller, L. S.: Bladder cancer: superiority of preoperative irradiation therapy and cystectomy in clinical stages B_2 and C. Cancer **39,** 973 (1977). – 60. Van der Werf-Messing, B.: Vesical carcinoma treated at the Rotterdam Radiation Therapy Institute between 1950 and 1974. May, 1975. Report and analysis presented at the National Bladder Cancer Conference, Miami Beach, November 1976. – 61. DeWeerd, J. H., Colby, N. Y., Jr.: Bladder carcinoma treated by irradiation and surgery: interval report. J. Urol. **109** 409 (1973). – 62. Whitmore, W. F., Battata, N. A., Hilaris, B. F.: Radiation regimens and cystectomy vs. cystectomy alone in bladder carcinoma. Presented at American Society of Therapeutic Radiology, October, 1976. – 63. Ried, E. C., Oliver, J. A., Fishman, I. J.: Preoperative irradiation and cystectomy in 135 cases of bladder carcinoma. Urology **8,** 247 (1976)

Dr. S. A. H. Loening
The Department of Urology
University of Iowa Hospitals and Clinics
USA-52242 Iowa City, Iowa

Pathologische Anatomie und Urinzytologie

H. Rübben, J. Bubenzer und W. Lutzeyer: **Das Blasentumorrezidiv: Schicksal von Patienten mit mehr als 10 Rezidiven**

In einer retrospektiven Studie der Jahre 1960 bis 1977 fanden sich unter 1269 Harnwegstumoren 653 Rezidive, das sind 51%. Dabei zeigten 101 Patienten nur ein Rezidiv, 41 Patienten zwei, 23 Patienten drei, 16 Patienten vier, 19 Patienten fünf bis acht und 21 Patienten neun oder mehr Rezidive.

In 685 Fällen wurden die histologischen Präparate neu aufgearbeitet und die Diagnosen nach den Vorschlägen der „International Union against Cancer" (UICC 1974) und der „World Health Organization" (WHO 1973) revidiert.

Über die Vorschläge der UICC und WHO hinaus haben wir die Einteilung der Kategorie 1, also der Tumoren, die die Lamina propria nicht überschreiten, in a und b erweitert, je nachdem, ob sich das Karzinom im exophytischen Anteil (a) oder an der Basis, also in Blasenniveau (b) befindet.

Die Häufigkeitsverteilung der hier ausgewerteten Übergangsepithelkarzinome zeigt:

Papillome	(GO):	10%
auf den exophytischen Tumoranteil begrenzte und gut differenzierte Karzinome	(T1aG1):	30%
andere T1a Karzinome	(T1aG2–3):	8%
Karzinome der Tumorbasis ohne Infiltration in die Muskulatur	(T1bG1–3):	17%
in die Muskulatur infiltriert	(T2–3, G1–3):	22%
in andere Organe infiltriert	(T4, G2–3):	7%

Das heißt: Gutartige Tumoren der Harnblase sind mit 10 % relativ selten; der häufigste Tumor ist das auf den exophytischen Tumoranteil begrenzte Karzinom T1aG1 mit 30%. T1a und T1b Karzinome unterscheiden sich nicht nur durch ihre verschiedene Lokalisation; während Tumoren der Kategorie T1a in 80% gut differenziert (G1) sind, erscheinen T1b Karzinome in über 60% bereits mittelgradig entdifferenziert (G2).

Ohne Berücksichtigung des Gradings ist in der Kategorie T1a mit einer 3 Jahre Überlebenszeit in 95% der Fälle zu rechnen, bei T1b Tumoren nur in 76%. Dieser Unterschied könnte durch den verschieden großen Anteil an gut differenzierten Tumoren erklärt werden, aber auch bei gleichem Differenzierungsgrad ist die Prognose unterschiedlich; so beträgt die 3 Jahre Überlebenszeit der G2-Tumoren der Kategorie T1a 90%, der Kategorie T1b hingegen nur 75%.

Patienten aller anderen Kategorien überleben 3 Jahre in weniger als 55%.

Bei einem Primärtumor G1 ist als Rezidiv in 5% ein Papillom zu erwarten, in 63% kommt es erneut zu einem gut differenzierten Karzinom, in 17% nimmt die Enddifferenzierung zu; in 3% stirbt der Patient an Tumorfolgen. Bei einem Primärtumor G2 ist mit einer Verschlechterung des Krankheitsbildes in 37%, bei G3 in über 60% zu rechnen (Abb. 1, s. S. 36).

Die Geschwindigkeit, mit der es im Rezidivfall zu einer Zunahme von Grading oder Staging kommt, ist abhängig von der Kategorie des Primärtumors. So treten Rezidive mit einer Zunahme der Entdifferenzierung oder Invasionstiefe in Kategorie T1aG1 im Mittel erst nach 2 Jahren auf, bei T1bG2 bereits nach 14 Monaten, also ebenso rasch wie bei den Karzinomen, die in die oberflächliche Muskulatur eingebrochen sind; in Kategorie T3G3 nehmen Grading oder Staging bereits nach einem halben Jahr zu.

21 Patienten mit 9 und mehr Rezidiven, die nicht an Tumorfolgen verstarben, erkrankten ausschließlich an Tumoren der Kategorie T1. Bei 14 fand sich ein Primärtumor T1aG1; alle 14 zeigten keine Zunahme von Staging oder Grading im Verlauf der gesamten Überwachungszeit, die mindestens 6 und höchstens 20 Jahre betrug, d. h. alle Rezi-

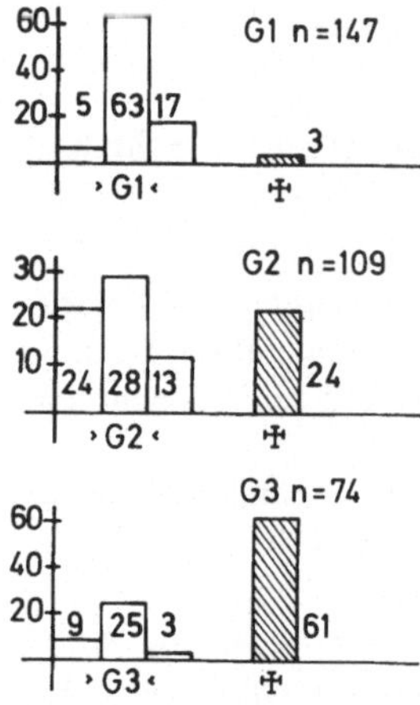

Abb. 1. Änderung des Gradings der Rezidivtumoren im Vergleich zu den Primärtumoren (%).
Bei den auf 100% fehlenden Angaben konnte im Rezidivfall keine histologische Diagnose gestellt werden

dive waren T1aG1 Tumoren. Bei 3 Patienten kam es zur Entdifferenzierung oder Infiltration in die Muskulatur im Sinne von T1bG2; von diesen starben zwei kurze Zeit später an Tumorfolgen, einer konnte durch eine ausgedehnte Blasenteilresektion wieder in das T1aG1 Kollektiv überführt werden.

4 Patienten wiesen bereits einen Primärtumor der Kategorie T1bG2 auf. Diese Patienten konnten ebenfalls durch eine offene Tumorresektion in die Gruppe T1aG1 eingegliedert werden, d. h. sie zeigten im weiteren Verlauf ausschließlich T1aG1-Karzinome. Acht Patienten mit Primärtumor T1bG2 erreichten keine 9 Rezidive, sondern kamen bereits nach dem 3. bis 6. Rezidiv ad exitum. Ebenso überlebten alle Patienten mit einem Primärtumor höheren Gradings oder Stagings mehrere Rezidive nicht (Abb. 2).

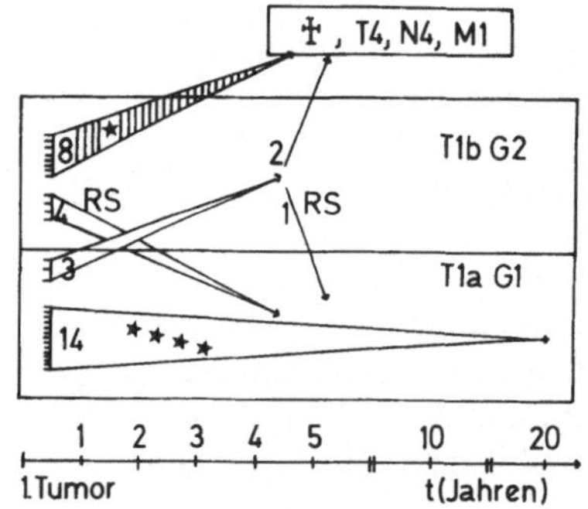

Abb. 2. Schematische Darstellung des Krankheitsverlaufs von 21 Patienten mit mehr als 9 Blasentumorrezidiven und acht weiteren Patienten mit einem Primärtumor T1bG2.
*: Bestrahlung mit einer Herddosis von 6000 rd
RS: Ausgedehnte Blasenteilresektion
Weitere Erläuterung siehe Text

Ein Einfluß der Bestrahlung auf die Rezidivhäufigkeit und Rezidivgeschwindigkeit konnte in 5 Fällen, in denen eine Bestrahlung mit 6000 rd durchgeführt wurde, nicht festgestellt werden.

Aus dieser retrospektiven Studie ergeben sich folgende Hinweise für die Therapie der Blasentumorrezidive: Papillome und Übergangsepithelkarzinome T1aG1 sind auch im wiederholten Rezidivfalle mit der TUR ausreichend behandelt, da die 3-Jahres-Überlebenszeit mit 97% als gut zu bezeichnen ist. Kommt es bei Primärtumoren anderer Kategorien zum Rezidiv, ist die Prognose ausgesprochen schlecht. Die TUR in Verbindung mit einer Bestrahlung ist nur bei Primärtumoren geringer Infiltrationstiefe gerechtfertigt. Bei Rezidiven der Kategorie T1bG2 oder höher ist eine ausgedehnte Blasenteilresektion oder Zystektomie indiziert.

Dr. H. Rübben
Abt. Urologie der Medizinischen
Fakultät der RWTH
Goethestraße 27–29
D-5100 Aachen

G. E. SCHUBERT, M. STEINERT, M. SCHIEJOK und K. F. ALBRECHT: **Histopathologie der Harnblasenkarzinome unter besonderer Berücksichtigung der Plattenepithelmetaplasie**

In vergleichenden Untersuchungen von insgesamt 877 Harnblasenkarzinomen sind wir der Frage nachgegangen, ob im Verlauf der vergangenen 50 Jahre ein Wandel im morphologischen Bild sowie der Alters- und Geschlechtsverteilung der Blasenkarzinome unseres Biopsiegutes eingetreten ist. Zu diesem Zweck wurden die Ergebnisse der in den Jahren 1927 bis 1957 am Pathologischen Institut der Stadt Wuppertal histopathologisch befundeten 234 Blasenkarzinome denen der 643 Karzinome des Zeitraumes 1972 bis 1976 gegenübergestellt.

Besonders auffällig ist die unterschiedliche Altersverteilung in beiden Zeiträumen (Abb. 1). Neben der allgemein bekannten Häufigkeitszunahme im hohen Lebensalter

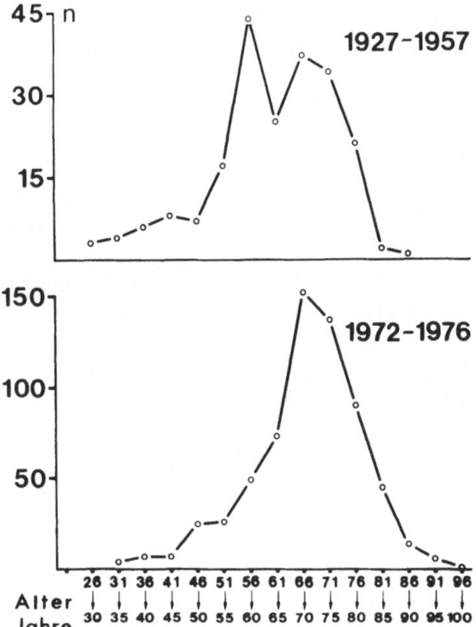

Abb. 1. Altersverteilung der Blasenkarzinome in den Jahren 1927 bis 1957 und 1972 bis 1976

findet sich in den Jahren 1927 bis 1957 ein Gipfel in der Gruppe der 56- bis 60jährigen, der im zweiten Zeitabschnitt fehlt.

Weiterhin fällt auf, daß der Anteil der jüngeren Patienten an der Gesamtheit aller Träger eines Blasenkarzinoms abgenommen hat (Tabelle 1). So ist der Prozentsatz der unter 50jährigen von 13,5 auf 6,8, der unter 40jährigen von 6,2 auf 1,7 gesunken, unter dem 30. Lebensjahr haben wir im Gegensatz zu den früheren Jahren in unserem Untersuchungsgut des zweiten Zeitraumes kein Karzinom mehr diagnostiziert.

Tabelle 1. Blasenkarzinome unter dem 50. Lebensjahr

	1927–1957		1972–1976	
	(Gesamt = 207)		(Gesamt = 636)	
	n	%	n	%
< 50 Jahre	28	13,5	43	6,8
< 40 Jahre	13	6,2	11	1,7
< 30 Jahre	3	1,5	0	0

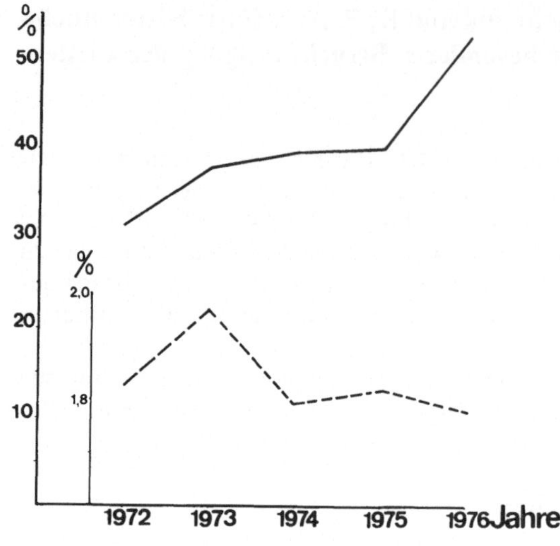

Abb. 2. Prozentualer Anteil der Blasenkarzinome an den Blasenbiopsien der Jahre 1972–1976 (——) und der Blasenbiopsien an der Gesamtheit aller Biopsien (-----)

Trotzdem ist eine Zunahme des Blasenkarzinoms vorwiegend im höheren Lebensalter festzustellen. So findet sich auch in den letzten Jahren ein kontinuierlicher Anstieg der Karzinomhäufigkeit bei etwa gleichbleibendem Anteil der Blasenbiopsien an der Gesamtheit aller Biopsien (Abb. 2). Allein in den vergangenen 5 Jahren hat die Häufigkeit in unserem Untersuchungsgut um 59% zugenommen.

Diese Divergenz – Abnahme des Anteils jüngerer Karzinompatienten bei Zunahme der Gesamthäufigkeit zu Lasten der höheren Altersgruppen – wäre am ehesten damit zu erklären, daß zwar die Einwirkung „kanzerierender Faktoren" auf jüngere Altersgruppen zumindest in einigen Bereichen abgenommen hat, die allgemeine Verbreitung dieser Faktoren dennoch einen weiteren Anstieg der Karzinomhäufigkeit verursacht, da infolge der höheren Lebenserwartung mehr Personen heute „ihr" Blasenkarzinom erleben.

Bei Frauen sind Blasenkarzinome in den letzten Jahren häufiger nachweisbar, das Geschlechtsverhältnis Männer zu Frauen ist von 3,4 : 1 auf 2,6 : 1 gesunken (Tabelle 2).

Tabelle 2. Geschlechtsverteilung der Blasenkarzinome

	1927–1957	1972–1976
Männer	181	470
Frauen	53	185
♂ : ♀	3,4 : 1	2,6 : 1

Aus unseren histopathologischen Untersuchungen geht hervor, daß der Anteil reiner Plattenepithelkarzinome heute mit 2,8% aller diagnostizierten Blasenkarzinome nur noch die Hälfte des Wertes der Jahre 1927 bis 1957 von 5,5% beträgt (Tabelle 3).

Tabelle 3. Typen der Blasenkarzinome

	1927–1957		1972–1976	
	n	%	n	%
Übergangszellen-Ca	196	89,5	596	92,7
Plattenepithel-Ca	12	5,5	18	2,8
Undifferenziertes-Ca	8	3,7	9	1,4
Adeno-Ca	3	1,4	13	2,0

89,5% aller Karzinome des ersten und 92,7% des zweiten Zeitabschnittes sind Übergangsepithelkarzinome. Die Aufschlüsselung nach den verschiedenen Differenzierungsgraden und Typen der urothelialen Tumoren mit plattenepithelialer und drüsiger Metaplasie hat keine signifikanten Veränderungen ergeben.

Der Anteil der Papillome an den epithelialen Tumoren des bioptischen Untersuchungsgutes ist in den letzten Jahren größer geworden, die Relation Papillom : Karzinom hat sich zwischen beiden Zeiträumen von 1 : 4 auf 4 : 5 verschoben (Tabelle 4).

Tabelle 4. Papillome – Karzinome der Harnblase

	1927–1957 310 Tumoren	1972–1976 1254 Tumoren
Papillome	19,7%	42,3%
Karzinome	75,5%	52,1%
Sonstige	4,8%	5,7%
Papillom Karzinom	1 : 4	4 : 5

Plattenepithelmetaplasien haben wir bei 20,2% aller infiltrierenden Übergangszellenkarzinome nachgewiesen. Diese Plattenepithelbezirke werden im Biopsiegut jedoch nur in etwa der Hälfte aller Fälle erfaßt (Tabelle 5), wie vergleichende histologische Untersuchungen mit Blasenteilresektion zeigen, bei denen der gesamte Tumor aufgearbeitet werden kann.

Tabelle 5. Plattenepithelmetaplasie bei Übergangszellen-Karzinomen

	Biopsie	Blasenteilresektion
Übergangszellenkarzinom		
Gesamt	596	89
Mit Plattenepithelmetaplasie	63	18
%	11,2	20,2

Bevorzugt finden wir Plattenepithelmetaplasien in Tumoren mittleren und niederen Differenzierungsgrades (Tabelle 6). Erste Anzeichen dieser Metaplasie sind besonders häufig in der invasiven Front des Tumors erkennbar und treten vor allem bei diffusem infiltrativem Wachstum auf. Von 18 systematisch daraufhin untersuchten Übergangszellenkarzinomen mit Plattenepithelmetaplasie war diese Metaplasie nur 9 mal an der

Tabelle 6

Tumortyp	Differenzierungsgrad I = hoch (n)	 II = mäßig (n)	 III = nieder (n)
Übergangszellen-Ca mit			
Plattenepithelmetaplasie	3	40	20
drüsiger Metaplasie	2	10	4
Plattenepithel- und drüsiger Metaplasie	0	4	4

Oberfläche, 13 mal im mittleren und 14 mal im basalen Tumorbereich lokalisiert. Beim Carcinoma in situ der Portioschleimhaut sind analoge Veränderungen nicht selten erstes Zeichen der Infiltration. Wir sollten daher im Hinblick auf mögliche prognostische Konsequenzen diesem Befund mehr Beachtung schenken.

Prof. Dr. G. E. Schubert
Pathologisches Institut der Kliniken
der Stadt Wuppertal
Arrenberger Str. 20–56
D-5600 Wuppertal 1

J. E. Altwein, K.-H. Kurth, G. Jakse und G. H. Jacobi: **Seltene und sekundär übergreifende Blasentumoren: Differentialtherapeutische Aspekte**

Aufgrund des metaplastischen Potentials der Blasenmukosa entwickeln sich durch onkogene Reize epitheliale Tumoren, deren urotheliale Abstammung lange Zeit Gegenstand der Diskussion war [Mostofi, 1954; Melicow, 1971; de Türe et al., 1975]. Histologisch gelten das aPlattenepithel- und Adenokarzinom als rein metaplasieogene Tumoren, während das Adenokarzinom der Harnblase in seinen Sonderformen Urachus- und mesonephrogenes Karzinom ebenso wie das Sarkom als dysontogenetische Neoplasie angesehen werden [Jacobs, 1967].

In einem Zehnjahreszeitraum wurden an der Urologischen Universitätsklinik Mainz 715 maligne Blasentumoren behandelt. Der Anteil der Plattenepithelkarzinome betrug 3,8%, der Adenokarzinome 2,5% und der Sarkome 2,0%. Insgesamt handelte es sich um 59 nicht-urotheliale, primäre Blasentumoren. Bei 2,6% wurde gemischte Blasenkarzinome mit Plattenepithel- und/oder drüsiger Metaplasie beobachtet. Differentialdiagnostisch kommen beim Plattenepithelkarzinom beispielsweise ein sekundär übergreifendes Kollumkarzinom und beim Adenokarzinom ein infiltrierendes Dickdarmkarzinom in Betracht.

Bei diesen nicht-urothelialen Malignomen der Blase ist es schwierig, therapiebestimmende Parameter zu ermitteln, da

1. das TNM-System nur bedingt anwendbar ist;
2. das Grading unsicher ist;
3. die Exfoliativzytologie meist falsch-negativ ist und
4. ein Immunogramm noch nicht praktikabel ist.

Dies hatte eine polypragmatische Therapie zur Folge. Anhand einer Analyse des eigenen und in der Literatur mitgeteilten Krankengutes lassen sich dennoch therapeutische Richtlinien aufstellen.

Plattenepithelkarzinom der Harnblase

Eine blasenerhaltende Therapie: Bestrahlung, TUR oder Zytostatika, erwies sich der Zystektomie unterlegen (Abb. 1). Im Krankengut von Richie et al. (1976) überlebten 48% 4 Jahre. Ein Drittel dieser Patienten war präoperativ bestrahlt worden. Es ist zu prüfen, ob die besonders günstigen Behandlungsergebnisse im Vergleich zur Zystektomie ohne Bestrahlung hierin ihre Ursache haben. Insgesamt scheint jedoch die pessimistische Einstellung des Therapeuten zu diesem Karzinom im Vergleich zum Urothelkarzinom nicht gerechtfertigt. Bei der Zystektomie sollte in jedem Fall eine Staging-Lymphadenektomie beginnend oberhalb der Aortenbifurkation unter Einschluß der

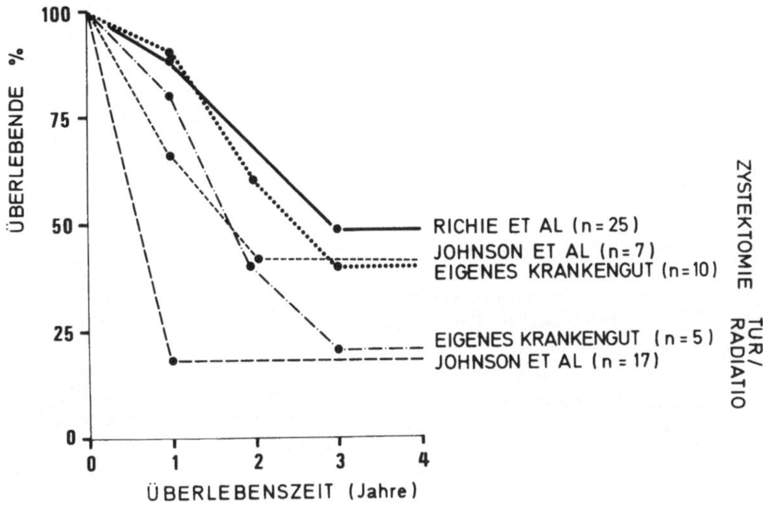

Abb. 1. Plattenepithelkarzinom: Differentialtherapie

obturatorischen Lymphknoten ausgeführt werden. Bei positivem Lymphknotenbefund ist eine Bleomycin-Nachbehandlung notwendig.

Adenokarzinom der Harnblase

Das Adenokarzinom scheint strahlenresistent zu sein (Abb. 2). Alle 30 radiotherapeutisch behandelten Patienten (Literatursammelstatistik, Thomas et al., 1971) waren nach 3 Jahren verstorben. Nicht wesentlich günstiger sind die Ergebnisse mit einer blasenerhaltenden Therapie in Form der TUR oder Teilresektion. Demgegenüber hat die rechtzeitige radikale Zystektomie mit Lymphadenektomie die Prognose entscheidend verbessert. Bei Lymphknotenmetastasen hat die systemische Chemotherapie selbst unter Anwendung von Cis-Platinum versagt [Yagoda et al., 1976]. Allerdings gelang es Nevin et al. (1975), über eine intraarterielle Perfusion der Blase mit 5-Fluorouracil 3 Patienten mit tief infiltrierendem Adenokarzinom über mehr als 3 Jahre rezidivfrei zu halten.

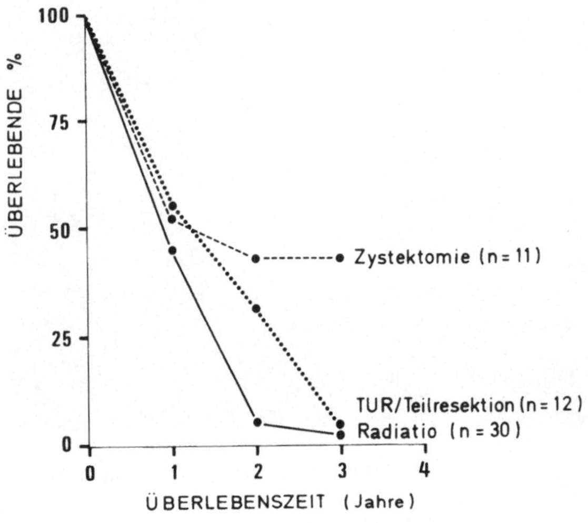

Abb. 2. Adenokarzinom: Differentialtherapie (n = 53; 13 eigene Beobachtungen)

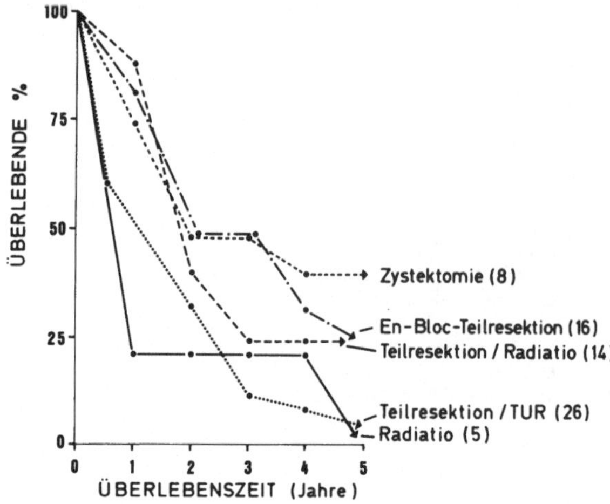

Abb. 3. Urachuskarzinom: Differentialtherapie (n = 69; 5 eigene Beobachtungen)

Eine Sonderform des Adenokarzinoms ist das Urachuskarzinom. Teilresektion en-bloc unter Einschluß des Nabels oder Zystektomie en bloc unter Einschluß des Nabels sind die wirksamsten Behandlungsverfahren [Beck et al., 1970] (Abb. 3). 3 von 8 Patienten überlebten nach der Zystektomie den Fünfjahreszeitraum, so daß auch hier ein radikal-chirurgisches Vorgehen dem Patienten die größte Überlebenschance bietet.

Sarkome

Sarkome im Erwachsenenalter werden meist als Einzelkasuistiken mitgeteilt. 7 von 14 Patienten überlebten 2 Jahre. Als wirksamstes Behandlungsverfahren erwies sich die Zystektomie (3/2 Überlebende) mit chemotherapeutischer Nachbehandlung. Die Bestrahlungstherapie hatte eine geringere Bedeutung, es überlebten 2/4 Patienten 2 Jahre.

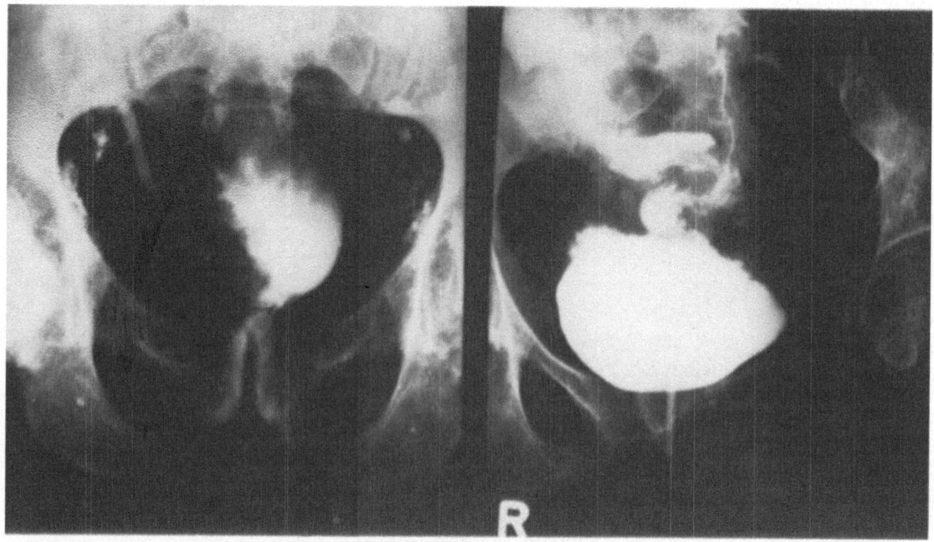

Abb. 4. Links: 64jähriger Mann, Adenokarzinom der Blase. Rechts: 70jährige Frau, Sigmakarzinom in die Blase einbrechend

Eine Ausnahme stellt das Retothelsarkom dar, bei dem aufgrund seiner Radiosensibilität eine klare Indikation zur Bestrahlung besteht.

Eine Sonderform stellt das kindliche Rhabdomyosarkom oder sarcoma botryoides dar. Bei dieser seltenen Geschwulst können nur durch Verbundstudien therapiebestimmende Daten ermittelt werden. Heyn et al. (1974) zeigt, daß bei alleiniger operativer Therapie 53% der Kinder binnen 2 Jahren ein Rezidiv entwickelten. Die Rezidivneigung konnte durch eine zyklische Chemotherapie auf 27,6% gesenkt werden. Wilbur et al. (1971) erzielten sogar bei 22 Kindern mit inoperablen oder metastasierenden Rhabdomyosarkomen mit alleiniger Chemotherapie bei 16 Kindern eine ein- bis vierjährige Remissionszeit. Es bleibt zu prüfen, ob angesichts der wirksamen Chemotherapie die radikale Chirurgie nicht entbehrlich geworden ist.

Sekundäre Blasentumoren

Beim Sarkom des Erwachsenen muß ein anaplastisches Urothelkarzinom, beim Plattenepithelkarzinom ein einwachsendes Kollumkarzinom und beim Adenokarzinom ein infiltrierendes Dickdarmkarzinom ausgeschlossen werden (Abb. 4) Bei 10 von 38 Patienten mit sekundär übergreifenden Blasentumoren war eine Therapie mit kurativer Zielsetzung vorgenommen worden (Abb. 5). Die vordere Exenteration ist Therapie der Wahl

	GESAMT	LEBT n. 2 JAHREN
VORDERE EXENTERATION	3	2 (1 x postop. ✠)
TOTALE EXENTERATION	2	1 (1 x postop. ✠)
RADIOTHERAPIE	3	2
TEILRESEKTION	2	2

Abb. 5. Sekundär übergreifende Blasentumoren: Therapie mit kurativer Zielsetzung bei 10/38 Patienten

beim strahlenresistenten, übergreifenden gynäkologischen Karzinom. Beim infiltrierend wachsenden Rektumkarzinom ist die totale Beckenexenteration, die mit einer hohen Mortalität behaftet ist, meist nicht zu umgehen. Keiner der nicht operativ behandelten Patienten lebte noch nach 2 Jahren. Anders ist die Situation jedoch beim in die Blase infiltrierenden Sigmakarzinom, bei dem sich in jüngster Zeit die Tendenz der Blasen- und Darmteilresektion durchzusetzen scheint [Whiteley et al., 1975]. 13 von 34 Patienten dieser Autoren lebten noch nach 5 Jahren. Die Ergebnisse werden noch besser, wenn die obligate Staging-Lymphadenektomie negativ ausfällt. Hierbei gelang es, mit einer konservativen Chirurgie 9 von 11 Patienten rezidivfrei über 5 Jahre am Leben zu halten.

Literatur

de Türe, F. A. et al.: Urology **6,** 240 (1975). – Heyn, R. M. et al.: Cancer **34,** 2128 (1974). – Jacobo, E. S. et al.: J. Urol. **117,** 54 (1977). – Jacobs, A.: In: Handbuch der Urologie Bd. XI/1, p. 103. Hrsg. Alken, C. E., Dix, V. W., Weyrauch, H. M. Berlin, Heidelberg, New York: Springer 1967. – Johnson, D. E.: J. Urol. **115,** 542 (1976). – Melicow, M. M.: J. Urol. **105,** 714 (1971). – Mostofi, F. K.: J. Urol. **71,** 705 (1954). – Nevin, C. R. et al.: J. Urol. **114,** 884 (1975). – Richie, J. P. et al.: J. Urol. **115,** 670 (1976). – Thomas, D. G. et al.: Brit. J. Urol. **43,** 4 (1971). – Whitehead, E. D., Tessler, A. N.: Brit. J. Urol. **43,** 468 (1971). – Whiteley, H. W., Grabstald, H.: Clin. Bulletin: Sloan Kettering Cancer Center **5,** 99 (1975). – Wilbur, J. R. et al.: Pediatr. Res. **5,** 408 (1971). – Yagoda, A. et al.: Cancer Chemotherapy Reports **60,** 917 (1976)

Prof. Dr. J. E. Altwein
Urologische Universitätsklinik
Langenbeckstr. 1
D-6500 Mainz

P. Rathert, H. Rübben und W. Lutzeyer: **Urinzytologie: Stellenwert in Diagnostik und Verlaufskontrolle des Blasenkarzinoms**

Seit den grundlegenden Untersuchungen von Papanicolaou im Jahre 1945 hat die Urinzytologie in der Betreuung von Patienten mit einem Blasenkarzinom zunehmende Bedeutung gewonnen. Die verschiedenen Untersuchungsmethoden und Färbetechniken sind in der Literatur ausführlich dargestellt [Übersicht bei de Voogt et al., 1977].

Nach Einwirkung einer kanzerogenen Noxe auf die normale Urothelzelle sollte theoretisch die Entartung einer Zelle im mikroskopischen Bild eher erkennbar sein, als es dies durch makroskopische Veränderungen, die durch das Zystoskop erkennbar sind, möglich wäre. Eine Ausnahme hiervon bilden selbstverständlich die zunächst gutartigen Veränderungen im Sinne eines Papilloms. Hierbei können keine pathologischen Veränderungen an der Einzelzelle erkannt werden.

Zur Eignung der routinemäßigen Anwendung der Urinzytologie als Screening-Verfahren zur Früherkennung von Urotheltumoren führten wir bei 1313 konsekutiven, stationären und ambulanten Patienten 1736 urinzytologische Präparate nach Papanicolaou aus. Entsprechend dem Patientenkreis einer Urologischen Klinik fanden sich relativ viel Urothelkarzinome. Von diesen 118 Karzinomen wurden 115 zytologisch erkannt. Das ist eine Rate von 97,5%. Unter den 1736 Präparaten fand sich in 1584 d. h. 91% kein Hinweis auf einen Tumor. Bei späteren Kontrollen konnte jedoch durch weitere klinische Untersuchungen bei 3 d. h. 0,2% dieser Patienten ein Tumor diagnostiziert werden. Von 152 Präparaten, bei denen die zytologische Diagnose eines Urothelkarzinoms gestellt wurde, waren 37 d. h. 24% falsch positiv. Diese hohe falschpositive Rate ergab sich aus der besonderen Untersuchungssituation. Für ein Screening-Verfahren ist die Spezifität dieser Untersuchungstechnik jedoch nicht ausreichend. Der hohe Kostenaufwand und die Verfügbarkeit zuverlässiger anderer Untersuchungsverfahren lassen erkennen, daß die Urinzytologie anach Papanicolaou für die routinemäßige Anwendung nicht geeignet ist. Für ein Screening-Verfahren sollten einfachere Methoden, wie die Phasen-Kontrast-Mikroskopie, die Methylenblau-Färbung oder auch ein vorpräparierter Objektträger, wie die Testsimplets, herangezogen werden.

Ganz anders sieht die Aussagekraft der Urinzytologie bei der Untersuchung von gefährdeten Patientenkreisen und der Betreuung von Patienten mit transurethral behandeltem Blasentumor aus. Von 596 Patienten mit einem histologisch gesicherten Blasenkarzinom wurden 1278 zytologische Präparate angefertigt (1960–1977). Zu 14% der Präparate fand sich kein adäquates histologisches Korrelat. Es handelt sich hierbei um Patienten, die einer erneuten transurethralen Elektroresektion unterzogen wurden, das histologische Bild jedoch lediglich nicht differenzierbare Entzündungs- und Koagulationszeichen ergab. 11% der Präparate waren technisch unzulänglich von seiten der Färbung bzw. der Präparateaufbereitung. In 376 Präparaten (29%) wurde die Diagnose Blasenkarzinom gestellt, 561 Präparate (46%) wurden als zytologisch unauffällig befundet. Von den 376 Präparaten wurden 12 (3%) aufgrund der späteren und begleitenden klinischen Untersuchungen als zytologisch falschpositiv eingestuft. Von den 581 Präparaten waren 13 (2%) falschnegativ, d. h. es wurde bei der zystoskopischen Untersuchung bzw. der Biopsie, ein Blasentumorrezidiv diagnostiziert. Insgesamt waren somit 95% der definitiven zytologischen Aussagen richtig.

Von besonderer Bedeutung in der Verlaufskontrolle von Patienten mit transurethral behandeltem Blasentumor ist jedoch die Tatsache, daß in 19% aller Befunde bei den 596 Patienten, zytologisch einen bis sechs Monate vor der Zystoskopie die Diagnose eines Tumorrezidivs gestellt wurde. Die Urinzytologie sollte daher ein essentieller Bestandteil in der Kontrolle von transurethral operierten Blasenkarzinom-Patienten sein. Wir empfehlen eine zytologische Kontrolluntersuchung alle 6 Wochen nach der Elektroresektion für 1 Jahr, anschließend können die Intervalle bei anhaltend negativem Befund verlängert werden.

Literatur

de Voogt, H. J., Rathert, P., Beyer-Boon, M. E.: Urinary Cytology. Phase-Contrast Microscopy and Analysis of Stained Smears. Berlin Heidelberg New York: Springer 1977

Priv.-Doz. Dr. P. Rathert
Abt. Urologie
Krankenanstalten Düren
Roonstr. 30
D-5160 Düren

A. ZIMMERMANN, E. BUCHARTZ und F. TRUSS: **Automatisierte Zytodiagnostik des Harnblasenkarzinoms**

Bereits auf dem letzten Deutschen Urologenkongreß haben wir über Methodik und Anwendungsmöglichkeiten der Impulszytophotometrie berichtet. Mit dem Verfahren ist es möglich, den DNS-Gehalt in tausenden von Einzelzellen zu messen. Da Karzinomgewebe in der Regel eine höhere Mitoserate und einen größeren DNS-Gehalt aufweisen als normale Zellverbände, bietet sich die Impulszytophotometrie als ergänzende diagnostische Maßnahme auch beim Blasenkarzinom an.

Wir haben Gewebe, Urin und Blasenspülflüssigkeit von Patienten mit unterschiedlichen Harnblasenerkrankungen impulszytophotometrisch untersucht und mit dem Ergebnis der Histologie verglichen.

Bei den Karzinomgeweben wurde, wie Abb. 1 zeigt, nur bei einem Patienten mit unserer Methodik die Geschwulst nicht erfaßt, möglicherweise, weil Gewebe an falscher Stelle entnommen worden ist. Dieser Patient hatte aber gleichzeitig einen pathologischen Befund in der untersuchten Spülflüssigkeit, so daß auch in diesem Fall das Verfahren nicht versagt hat. Umgekehrt wurden bei zwei Patienten impulszytophotometrisch Karzinome vermutet, die histologisch erst aufgrund der daraufhin veranlaßten Kontrollbiopsien verifiziert werden konnten.

Demgegenüber sind die Ergebnisse bei der Untersuchung von Urin oder Blasenspülflüssigkeit erwartungsgemäß ungünstiger, da Karzinomzellen überwiegend erst dann nachgewiesen werden können, wenn eine offene Verbindung zwischen Geschwulst und

Impulszytophotometrie	*N*	*positiv*	*negativ*
Gewebe	*18*	*17*	*1*
Urin	*9*	*5*	*4*
Spülflüssigkeit	*14*	*9*	*5*

Abb. 1. Harnblasenkarzinome

Impulszytophotometrie	N	positiv	negativ
Gewebe	16	7	9
Urin	7	2	5
Spülflüssigkeit	10	3	7

Abb. 2. Papilläre Blasenkarzinome Grad I + II. (Nomenklatur der WHO)

Blasenlumen besteht. Der Anteil positiver Ergebnisse läßt sich jedoch durch Mehrfachuntersuchungen steigern.

Bei Blasenpapillomen mit Zellatypien, also den papillären Karzinomen Grad I und II nach der neueren Nomenklatur der WHO, waren die Ergebnisse zwangsläufig schlechter (Abb. 2). Nur 7 der 16 Gewebsproben, 2 der 7 Urine und 3 der 10 Blasenspülungen zeigten ein pathologisches Resultat.

Von den 19 Patienten, bei denen histologisch kein Karzinom nachgewiesen wurde, hatten 18 ein negatives, nur einer ein karzinomverdächtiges Meßergebnis bei der Gewebeuntersuchung (Abb. 3). Die konventionelle Zytologie zeigte in diesem Fall jedoch

Impulszytophotometrie	N	positiv	negativ
Gewebe	19	(1)	18
Urin	9	⊖	9
Spülflüssigkeit	13	⊖	13

Abb. 3. Nicht karzinomatöse Blasenerkrankungen

eindeutig ein Übergangszellkarzinom, so daß unser impulszytophotometrischer Befund richtig war. Sämtliche Messungen an Urin und Blasenspülflüssigkeit blieben negativ. Ein falsch-positives Ergebnis ist insgesamt somit nie aufgetreten.

Die relativ günstigen Ergebnisse, die bisher mit der Impulszytophotometrie im Rahmen dieser Untersuchungen und in ähnlicher Form auch bei Saug- und Stanzbiopsien der Prostata gewonnen wurden, haben dieses einfache Verfahren zu einer wertvollen Zusatzuntersuchung werden lassen. Bei weiterer Verbesserung der Methodik, wie sie in neuentwickelten Geräten bereits begonnen wurde, ist zu hoffen, daß man dem Ziel einer teilweisen Automatisierung der urologischen Zytodiagnostik näher kommt.

Dr. A. Zimmermann
Urologische Universitätsklinik
Goßlerstr. 10
D-3400 Göttingen

A. Rost, B. Tschech, B. Riedel und H. J. Kirstaedter: **Aussagekraft der Exfoliativzytologie im Urin bei der Diagnostik des Harnblasenkarzinoms**

Seit einer Publikation von Sanderns 1864 ist bekannt, daß bei bösartigen Tumoren des harnableitenden Systems abgeschilferte maligne Zellen im Urin nachgewiesen werden können [22]. Durch Papanicolaou u. Marshall [20] begann 1945 die neue Ära der Exfoliativ-Zytologie im Urin. Sie war seither Gegenstand einer Reihe von Publikationen, die zu kontroversen Schlußfolgerungen über die Trefferquote dieser Untersuchungsmethode gelangten [4, 7, 8, 10, 16, 17, 18, 24, 26, u.a.].

98% der malignen Blasentumoren sind Übergangszell-Karzinome, die überwiegend papillär strukturiert sind und durch das Zystoskop entdeckt werden können [19]; doch läßt sich durch die Zystoskopie allein die Tumorqualität nicht bestimmen. Die Unterscheidung normaler Übergangsepithelien der physiologischen Zelldesquamation von malignen Zellen des Harnblasenkarzinoms scheint eine einfach durchzuführende Methode darzustellen, die dem Patienten keinerlei Unbequemlichkeit bereitet und zur Erkennung urothelialer Karzinome beitragen kann. In unserer Untersuchung sollten die Resultate der Harnzytologie bei zystoskopisch tumorverdächtigen Befunden vor der Behandlung mit den entsprechenden histologischen Befunden korreliert werden. Im Vergleich unserer Ergebnisse mit den Resultaten des Schrifttums sollte geprüft werden, in welchen Grenzen eine klare Aussage im Hinblick auf die Tumordiagnostik möglich ist und wie häufig mit einer Fehldiagnose gerechnet werden muß.

Methode

Zur Untersuchung gelangte bei Männern Mittelstrahlurin und Katheterurin bei Frauen, der an drei aufeinanderfolgenden Tagen nach morgendlicher völliger Entleerung der Harnblase und anschließender Zufuhr von 300 ml Flüssigkeit gewonnen wurde.

Die zytologischen Präparate wurden innerhalb von zwei Stunden wie folgt gefertigt:

1. Zentrifugieren des Urins (10 Minuten lang, 2300 r/min).
2. Ausstrich des Sedimentes,

3a. Lufttrocknung und Färbung nach Pappenheim oder
3b. Fixation mit Äther/Alkohol bzw. Fixationsspray und Färbung nach Papanicolaou.

Krankengut

Bei 175 Patienten mit zystoskopisch geäußertem Verdacht einer tumorösen Veränderung der Harnblasenschleimhaut wurde der Urin zytologisch untersucht. Dabei handelte es sich um 117 Männer und 58 Frauen im Alter von 22 bis 97 Jahren, mit einem Altersgipfel beim 69. Lebensjahr. Das Ergebnis der Exfoliativzytologie wurde mit den in der Folgezeit erstellten histologischen Befunden verglichen und Abweichungen festgehalten. Zur histologischen Begutachtung kamen

1. einzelne Probeexzisionen aus einem tumorverdächtigen Harnblasenbezirk,
2. Material nach transurethraler Elektroresektion ud
3. Operationspräparate nach Blasenteilresektion bzw. -totalexstirpation.

Entsprechend den Empfehlungen der WHO wurde der histologische Differenzierungsgrad wie folgt festgelegt:

Normale Harnblasenschleimhaut,
entzündliche Veränderunge,
Papillom (G_0, keine Atypie, weniger als 8 Zellagen),
Übergangszellkarzinom (G_1, geringe Atypien oder mehr als 8 Zellagen),
Übergangszellkarzinom (G_2, mäßige Atypien),
Übergangszellkarzinom (G_3, starke Atypien),
Plattenepithelkarzinom.

Den exfoliativzytologischen Betrachtungen legten wir die Klassifikation von Kirstaedter zugrunde.

1. Normale Zellen, normale Verteilung der ortsüblichen Zellen.
2. Normale Zelltypen, jedoch leicht abgewandelte Verteilung der Zelltypen.
3. Wie 2., jedoch ausgeprägter.
4. Als Metaplasie anzusehende typische Zellen, kein Verdacht auf malignen Tumor.
5. Atypische Zellen, zwischen Metaplasie und Tumorzellen ist nicht zu unterscheiden; es besteht Tumorverdacht Eine Wiederholung der Untersuchung ist erforderlich.
6. Stärker atypische Zellen mit mehreren oder besonders ausgeprägten Malignitätskriterien. Es besteht starker Verdacht auf Malignität.
7. Stark atypische Zellen. Nach zytologischen Kriterien sicher maligner Tumor.

Ergebnisse

Zunächst waren die zytologischen Befunde bei histologisch normaler oder entzündlich veränderter Harnblasenschleimhaut von Interesse. Abb. 1 zeigt die Korrelation der Zytologie bei zystoskopisch tumorverdächtigen Befunden, die sich histologisch nicht bestätigen ließen. Bei 28 Patienten wurde in vier Fällen (14,3%) ein falsch positiver histologischer Befund erhoben.

In Abb. 2 ist die Korrelation zwischen zytologischen und histologischen Befunden vor einer Behandlung dargestellt. Bezogen auf die 147 Patienten bestand eine Übereinstim-

ZYTOLOGIE		HISTOLOGIE NEGATIV
	NEGATIV	21
	VERDACHT Kontrolle erforderlich	3
	STARKER VERDACHT	3
	MALIGNE	1
	TOTAL	28

Abb. 1. Zytologische Befunde bei normaler oder entzündlich veränderter Harnblasenschleimhaut. In den schraffierten Feldern sind die falschpositiven Befunde dargestellt

ZYTOLOGIE		HISTOLOGIE					
	Atypie	G_0 Keine	G_1 Gering	G_2 Mässig	G_3 Stark	Plattenepithel-Karzinom	Total
	NEGATIV	33	9	4	3	1	50
	VERDACHT Kontrolle erforderlich	4	5	0	4	2	15
	STARKER VERDACHT	4	2	3	3	3	15
	MALIGNE	1	4	5	5	5	20
	Total	42	20	12	15	11	100

Abb. 2. Korrelation zwischen zytologischen und histologischen Befunden in % bei 147 Patienten mit zystoskopisch nachgewiesenem Tumor oder Tumorverdacht. In den schraffierten Feldern sind nicht übereinstimmende Befunde dargestellt

mung zwischen zytologischen und histologischen Befunden in 78% der Fälle. Falsch negative Befunde lagen in 17% und falsch positive in 5% vor. Bezieht man die histologisch tumorfreien Harnblasen (n = 175) mit ein, so liegen 10,3% falsch negative und 9,7% falsch positive Zytologiebefunde vor. Um einen Vergleich mit den Resultaten des Schrifttums zu ermöglichen, ist es erforderlich, die falsch negativen Befunde nur mit den histologisch gesicherten Malignomen zu korrelieren. Hierbei ergeben sich 21% falsch negative Befunde. An falsch positiven Zytologiebefunden (bezogen auf die nicht karzinomatösen Harnblasen) ergibt sich eine Rate von 11%.

Diskussion

Bei Durchsicht der Literatur stellt sich heraus, daß die Rate der falsch negativen Befunde breit gefächert ist. Das Spektrum reicht von 59% bis 0% der Fälle (Tabelle 1). Im

Tabelle 1. Falsch negative Zytologiebefunde beim histologisch gesicherten Harnblasen-Karzinom

Autor	Erscheinungsjahr	Fallzahl	Falsch negative Befunde %
Papanicolaou [21]	1947	55	13
Schmidlapp u. Marshall [24]	1948	67	12
Chute u. Williams [4]	1948	29	34
Harrison u. Mitarb. [10]	1951	67	0
Deden [5]	1954	50	6
Feeney u. Mitarb. [7]	1958	34	59
Harpst u. Mitarb. [9]	1961	19	26
Taylor u. Mitarb. [27]	1963	129	12
Simons [25]	1964	54	10
Umiker [29]	1964	28	0
Kern u. Mitarb. [13]	1968	56	30
Tsai u. Mitarb. [28]	1968	50	16
Kelâmi u. Kirstaedter [15]	1969	68	37
Esposti u. Mitarb. [6]	1970	128	15
Breinl u. Denhard [3]	1971	43	5
Kastner u. Mitarb. [12]	197	56	27
Boeck u. Dobrovits [2]	1973	220	20
		1153	19
Eigene Ergebnisse	1977	85	21

Durchschnitt ergibt sich rechnerisch bei einer repräsentativen Zahl (n = 1153) eine Trefferquote der Zytodiagnostik von 81%. Im eigenen Krankengut liegen analoge Ergebnisse vor. Die durchschnittliche Rate der falsch positiven Befunde in einer Sammelstatistik von 12 Autoren liegt bei 4,2% der Fälle (Tabelle 2, s. S. 50). In Relation dazu sind unsere Resultate mit 11% wesentlich höher.

Mit zunehmender Entdifferenzierung des Tumors nimmt die diagnostische Genauigkeit der zytologischen Untersuchungsmethode zu. Diese Feststellung deckt sich mit den Ergebnissen von Esposti u. Mitarb. [6] und Sarnacki u. Mitarb. [23], die differenzierte Karzinome nur in ca. 50%, entdifferenzierte aber in über 80% der Fälle zytologisch nachweisen konnten. Für den Zytologen bestehen Schwierigkeiten in der Unterscheidung von Tumoren des Differenzierungsgrades G_0 und G_1 von normalen Übergangsepithelien oder entzündlich veränderten Zellen [1, 14]. Ein negativer Zytologiebefund kann niemals den Ausschluß eines Karzinoms bedeuten.

Tabelle 2. Falsch positive Befunde bei der Zytodiagnostik im Urinsediment

Autor	Erscheinungsjahr	Fallzahl	Falsch positive Befunde %
Chute u. Williams [4]	1948	109	11,9
Harrison u. Mitarb. [10]	1951	532	2,8
Hazard u. Mitarb. [11]	1957	56	3,6
Foot u. Mitarb. [8]	1958	466	1,3
Harpst u. Mitarb. [9]	1961	81	3,7
von Haan [30]	1962	1513	2,1
Taylor u. Mitarb. [27]	1963	3428	1,3
Umiker [29]	1964	390	1,3
Kern u. Mitarb. [13]	1968	244	5,4
Tsai u. Mitarb. [28]	1968	88	10,2
Kelâmi u. Kirstaedter [15]	1969	67	7,5
Esposti u. Mitarb. [6]	1970	257	0,0
		7231	4,2
Eigene Ergebnisse	1977	90	11,0

Liegt ein positiver Zytologiebefund bei zystoskopisch tumorfreier Blase vor, müssen laufend Kontrolluntersuchungen erfolgen, da intraepitheliale Karzinomfrühstadien dem zystoskopischen Nachweis entgehen können.

Zusammenfassend läßt sich sagen, daß der Exfoliativzytologie in der Diagnostik des Harnblasenkarzinoms lediglich eine auxiliäre Funktion zugeschrieben werden kann, da sowohl falsch positive als auch falsch negative Befunde vorliegen. Sie sollte als Suchmethode und zur Verlaufsbeobachtung herangezogen werden, da es sich um eine gut erprobte, den Patienten nicht belastende Methode handelt. Vor Einleitung einer Therapie ist jedoch die histologische Karzinomsicherung erforderlich.

Literatur

1. Allegra, S. R., Broderick, P. A., Corvese, N. L.: Cytologic and histologic observations in well differentiated transitional cell carcinoma of the bladder. J. Urol. **107**, (1972). – 2. Boeck, D., Dobrovits, G.: Der diagnostische Wert der Harnzytologie. Helv. chir. Acta **40**, 545 (1973). – 3. Breinl, H., Denhard, F.: Zum Wert der Zytodiagnostik bei der Früherkennung prämaligner und maligner Epithelveränderungen im Bereich der unteren Harnwege. Öst. Z. Erforsch. u. Bekämpf. Krebskrankh. **26**, 419 (1970). – 4. Chute, R., Williams, D. W.: Experiences with stained smears of cells exfoliated in urine in diagnosis of cancer in Genitourinary tract. Preliminary Report. J. Urol. **59**, 604 (1948). – 5. Deden, C.: Cancer cells in urinary sediment. Acta radiol. suppl. (Stockholm) **115**, (1954). – 6. Esposti, P. L., Moberger, G., Zajicek, J.: The cytologic Diagnosis of Transitional Cell Tumors of the Urinary Bladder and its histologic Basis. A study of 567 cases of urinary tract disorder including 170 untreated and 182 irradiated bladder tumors. Acta Cytol. **14**, 176 (1970). – 7. Feeney, M. J., Mullenix, R. B., Prentiss, R. J., Martin, P. L., Slate, T. A.: Cytological studies of the urine. Preliminary Report. J. Urol. **79**, 589 (1968). – 8. Foot, N. C., Papanicolaou, G. N., Holmquist, N. D., Seybolt, J. F.: Exfoliative Cytology of urinary sediments: A Review of 2828 cases. Cancer **11**, 127 (1958). – 9. Harpst, H. C., Ware, R. E., Eisenberg, R. B., O'Deel, J. B.: Exfoliative Cytology of the urinary tract. Evaluation of the Millipore technic. Acta Cytol. **5**, 195 (1961). – 10. Harrison, H. J., Batsford, T. W., Tucker, M. R.: The use of the Smear of the urinary sediment in the diagnosis and management of neoplasm of the urinary and bladder. Surg. Gyn. Obst. **92**, 129 (1951). – 11. Hazard, J. B., McCormack, L. J., Belovich, D.: Exfoliative Cytology of the urine with the special reference to neoplasms of urinary tract. Preliminary Report. J. Urol. **78**, 182 (1957). – 12. Kastner, H., Haas, P., Bajardi, F.: Ergebnisse einfacher, ohne aufwendige Technik betriebener Harnzytologie an einem unausgewählten heterogenen Krankengut. Öst. Z. Erforsch. u. Bekämpf. Krebskrankh. **26**, 419 (1970). – 13. Kern, W. H., Bales, C. E., Webster, W. W:

Cytologic Evaluation of transitional cell carcinoma of the bladder. J. Urol. **100,** 616 (1968). – 14. Kern, W. H.: The Cytology of Transitional Cell Carcinoma of the Urinary Bladder. Acta Cytol. **19,** 420 (1975). – 15. Kelâmi, A., Kirstaedter, H. J.: Zytologische Tumordiagnose in der Urologie. Zschr. f. Urol. **62,** 519 (1969). – 16. Kirstaedter, H. J.: Exfoliativzytologie von Nieren und ableitenden Harnwegen. Verh. d. Dtsch. Ges. Inn. Med. **78,** 237 (1972). – 17. MacFarlane, E. W. E.: Some pathologic conditions affecting urine cytology. Acta Cytol. **7,** 196 (1963). – 18. Melamed, M., Koss, L. G., Ricci, A., Whitmore, W. F.: Cytohistological observations on developing carcinoma of the urinary bladder in man. Cancer **13,** 67 (1960). – 19. Miller, A., Mitchell, J. P., Brown, N. J.: The Bristol Bladder Tumour Registry. Brit. J. Urol. **17** (Suppl.) (1966). – 20. Papanicolaou, G. N., Marshall, V. F.: Urine sediment smears as diagnostic procedure in cancers of urinary tract. Science **101,** 519 (1945). – 21. Papanicolaou, G. N.: Cytology of urine sediment in neoplasms of urinary tract. J. Urol. **57,** 375 (1947). – 22. Sanders, W. R.: Cancer of the bladder. Fragments forming urethral plugs discharged in the urine. Edinburgh Med. J. **111,** 273 (1964). – 23. Sarnacki, C. T., McCormack, L. J., Kiser, W. S., Hazard, J. B., McLaughlin, T. C., Belovich, D. M.: Urinary Cytology and the clinical Diagnosis of urinary Tract Malignancy: A clinico-pathologic Study of 1400 Patients. J. Urol. **106,** 761 (1971). – 24. Schmidlapp, C. J., Marshall, V. F.: The Detection of cancer cells in the urine: A clinical Appraisal of the Papanicolaou Method. J. Urol. **59,** 599 (1948). – 25. Simons, E.: Die Wertigkeit der diagnostischen Maßnahmen beim Blasentumor. Z. Urol. **57,** 497 (1964). – 26. Suppan, A.: Über den Wert der Cytodiagnostik für die Urologie. Urol. int. **12,** 307 (1961). – 27. Taylor, J. N., MacFarlane, E. W. E., Ceelen, G. H.: Cytological studies of urine by Milipore Filtration Technique: Second Annual Report. J. Urol. **99,** 113 (1963). – 28. Tsai, S. Y., Laughlin, V. C., Goodsitt, E., Basa, A.: Exfoliative Cytology in urine. J. Urol. **99,** 342 (1968). – 29. Umiker, W.: Accuracy of Cytologic Diagnosis of Cancer of the urinary tract. Acta Cytol. **8,** 186 (1964). – 30. von Haam, E.: A comperative study of the accuracy of cancer cell detection by cytological methods. Acta Cytol. **6,** 508 (1962)

Dr. A. Rost
Urologische Klinik und Poliklinik
Klinikum Steglitz der Freien Universität Berlin
Hindenburgdamm 30
D-1000 Berlin 45

W. Jellinghaus und H. K. Wullstein: **Prognostische Wertigkeit des Übergangsepithel-Karzinoms Grad 1 (WHO)**

Um zu überprüfen, ob es sich bei dem Übergangsepithel-Karzinom Grad 1 nach der neuen histologischen WHO-Nomenklatur im Vergleich mit dem „potentiell malignen" Harnblasen-Papillom der alten Nomenklatur tatsächlich auch klinisch um ein Karzinom handelt, wurden die Erst- und Letztbefunde von Harnblasentumoren nach der WHO-Nomenklatur neu verschlüsselt und miteinander verglichen. Es konnten die Originalpräparate von 326 Patienten ausgewertet werden, die zwischen 1965 und 1975 an der Urologischen Universitätsklinik Würzburg operiert wurden. In der Tabelle 1 sind die Erstbefunde der 326 Patienten zusammengestellt. Von 326 Patienten weisen 59 Patienten (18%) ein Papillom und 79 Patienten (25%) ein Übergangsepithel-Karzinom Grad 1 auf. Ein Vergleich der neu verschlüsselten Befunde nach der WHO-Nomenklatur mit den alten histologischen Diagnosen in Tabelle 2 zeigt, daß ca. 25% aller Patienten, die früher in die große Gruppe der verschiedenartig benannten Papillome eingeordnet wurden, jetzt als Karzinom-Patienten eingestuft werden. Auffallend ist auch der Rückgang der Harnblasen-Papillome von 28% auf 18%; dies erklärt sich aus der stärkeren Beurteilung der epithelialen Anteile der Harnblasen-Tumoren.

Von den 79 Patienten, die beim Erstbefund ein Übergangsepithelkarzinom Grad 1 aufwiesen, wurden 34 Patienten wegen Tumorrezidiven transurethral reseziert. Insge-

Tabelle 1. Harnblasentumoren (Erstbefunde). Urologische Universitätsklinik Würzburg (1965–1975)

Tumorart (WHO)		Anzahl	%
Papillom		59	18
Übergangsepithel-Karzinom	Grad 1	79	25
	Grad 2	126	38
	Grad 3	28	9
andere Tumoren		34	10
	gesamt	326	100

Tabelle 2. Vergleich der alten Nomenklatur mit der neuen WHO-Nomenklatur

alte Nomenklatur	Anzahl	%	%	Anzahl	WHO Nomenklatur
Papillom	90	28	18	59	Papillom
prolif. Papillom	16	5	25	79	Übergangsepithel Karzinom Grad 1
prolif. Papillom mit Atypien	19	6			
Papillom mit beg. karz. Entartung	14	4			

samt handelte es sich um 103 Rezidive, die von $^1/_2$ Jahr bis zu 11 Jahren nach der Erstbehandlung auftraten. Bei 99 Tumorrezidiven zeigte sich histologisch keine Verschlechterung. Nur in 4 Fällen (bei 4 verschiedenen Patienten) trat ein Wandel zur höheren Malignität 2, 3, 9 und 11 Jahre nach dem Erstbefund auf. In 2 dieser 4 Fälle war infiltrierendes Wachstum in die Submukosa bzw. Muskulatur nachweisbar.

Ein Vergleich dieser Ergebnisse mit dem Verhalten von Harnblasen-Papillomen führt nach unserer gegenwärtigen Auffassung dazu, daß aus klinischer Sicht das Übergangsepithel-Karzinom Grad 1 in seiner prognostischen Wertigkeit eher dem „potentiell malignen" Harnblasen-Papillom als dem echten Harnblasen-Karzinom zuzuordnen ist.

Dr. W. Jellinghaus
Urologische Klinik und Poliklinik
der Universität Würzburg
Josef-Schneider-Straße
D-8700 Würzburg

Diskussion zu den Vorträgen Seite 35 bis 51
Pathologische Anatomie und Urinzytologie

Moderatoren: R. Hohenfellner, Mainz und M. Eder, München

B. Schreiber, Essen: Ich habe eine Frage an Herrn Professor Schubert: Haben Sie einen Zusammenhang zwischen der Plattenepithelmetaplasie und dem Karzinom gesehen? Sie haben darauf hingewiesen, daß häufig bei der Portio auch die Plattenepithelmetaplasie gesehen wird, und Sie vergleichen jetzt die Plattenepithelmetaplasie der Portio mit der der Harnblase. Sie sagten, daß man bei Vorsorgeuntersuchungen evtl. auch hier häufiger auf ein entstehendes Blasenkarzinom achten soll. Plattenepithelmetaplasien sieht man ja sehr häufig.

G. E. Schubert, Wuppertal: Das ist mißverstanden worden! Ich möchte klarstellen, daß ich nicht von der Plattenepithelmetaplasie oder Leukoplakie der Blasenschleimhaut einerseits und nicht von der Plattenepithelmetaplasie und Leukoplakie der Portioschleimhaut andererseits gesprochen habe. Mein Vortrag bezog sich ausschließlich auf die plattenepithelialen Bezirke innerhalb eines Karzinoms, sowohl in der Harnblase als auch an der Portio. Der Pathologe kennt bei der Portio dieses eigentümliche Phänomen, daß an der Basis eines Carcinoma in situ mit basophilen Zellen plötzlich kleine Gruppen eosinophiler Zellen auftreten, die wie echte Plattenepithelien aussehen, natürlich mit entsprechenden Atypien eines Karzinoms. Diese plattenepitheliale Formation ist für den Morphologen ein Warnsignal, hier beginnt oft das infiltrative Wachstum, das heißt, das Carcinoma in situ der Portioschleimhaut geht dann in ein diffus infiltrierendes Wachstum über. Es ist bekannt, daß Übergangsepithelkarzinome der Harnblase mit Plattenepithelmetaplasie in der Regel niederdifferenziert sind und eher infiltrieren als reine Übergangsepithelkarzinome. Wenn Sie also von Ihrem Pathologen die Diagnose bekommen: „Übergangsepithelkarzinom mit Plattenepithelmetaplasie", dann seien Sie auf der Hut. Dieser Tumor wächst, sofern die Infiltration nicht schon mit der Biospie bewiesen wurde, eher infiltrativ. Er hat damit meist eine schlechtere Prognose.

B. Schreiber, Essen: Danke, dieser Einwand war auch nur gedacht, um irgendwelchen Mißverständnissen aus dem Wege zu gehen.

Moderator M. Eder, München: Ja, ich stimme Ihnen zu, die Plattenepithelmetaplasie in einem Karzinom ist gehäuft bei niedrigen Malignitätsgraden anzutreffen. Bei der Plattenepithelmetaplasie müssen wir verschiedene Formen unterscheiden. Es gibt die Plattenepithelmetaplasie, die ausreift und von Karzinom umgeben wird, während die Plattenepithelmetaplasie selbst histologisch relativ harmlos aussieht. Das ist eine ähnliche Situation wie beim Adenokarzinom des Uterus. Es gibt aber auch Plattenepithelmetaplasien, die hochgradig atypisch sind wie ein Karzinom. Das sind dann die Mixtumoren. Diese Gruppe ist prognostisch außerordentlich ungünstig.

Feizelmeyer, Ulm: Ich habe eine Frage an Herrn Altwein: Es hat mich überrascht, Herr Altwein, was Sie zum Plattenepithelkarzinom gesagt haben und daß Sie es mit Bleomycin nachbehandeln, sofern ein positiver Lymphknotenbefund erhoben wurde. Vom Peniskarzinom wissen wir ja, daß das Bleomycin eigentlich nicht effektiv ist, sofern der Tumor gestreut hat. Es liegen ja bezüglich des Harnblasenkarzinoms andere Ergebnisse vor.

J. E. Altwein, Mainz: Das ist nicht der Fall. Das reine Plattenepithelkarzinom galt bisher als besonders bösartiger Tumor, das war auch in der Tat so gewesen, so daß man eine blasenerhaltende Therapie eingeschlagen hat. Es hat sich aber gezeigt, nach Richie und Skinner, daß die 5-Jahres-Überlebenszeiten nach radikalen Exstirpationen der karzinomtragenden Blase über 48% lagen und daß es offenbar doch nicht so ist. Der Hinweis auf eine Bleomycinbehandlung basiert auf einem Vorschlag von Jagoda, der über 2 Fälle berichtete. Es ist ja ein sehr seltener Tumor, und die Erfahrungen sind damit sehr klein. Mehr könnte man nur nach einer sehr großen Verbundstudie aussagen. Als bedeutungsvoll ist aber herauszustellen, daß das einzige Chemotherapeutikum, das beim Plattenepithelkarzinom überhaupt wirkt, Belomycin ist. Wenn Sie Ihre Lymphadenektomien machen im Rahmen der Zystektomie und Sie haben nur ein oder zwei positive Lymphknoten, dann ist dies praktisch die einzige Möglichkeit einer Nachbehandlung, es sei denn, Sie wollen postoperativ eine Art Expended field-Bestrahlung unter Einschluß der Aortengabel vornehmen.

Moderator M. Eder, München: Herr Rathert, wie stellen Sie sich zu der Frage des Praescreenings und Screenings? Wie sind die Kosten? Und vielleicht noch eine Zusatzfrage: Wie sind die falsch-positiven Befunde zum Beispiel bei einer Entzündung?

P. Rathert, Düren: Ich habe darüber vor 2 Jahren auf dem Kongreß der Nordwestdeutschen Gesellschaft in Hamburg berichtet. Wir haben eine Untersuchung vorgenommen, bei der wir jeden Patienten, der ambulant oder stationär in die Klinik kam, einer doppelten zytologischen Untersuchung unterzogen. Unter den etwa 2500 Patienten waren 119 mit Karzinomen, die bei 115 Patienten auch zytologisch nachgewiesen wurden. Auch hier bestätigt sich das Ergebnis, daß ich vorhin andeutete. Wenn die Zytologie „positiv" ist, das heißt, wenn Zellen mit den Kriterien der Malignität im Urin nachgewiesen wurden, muß man diesem Befund sehr intensiv nachgehen und – falls makroskopisch kein Tumor erkennbar ist – multiple Biopsien aus der Blase entnehmen. Ich nehme an, daß im Laufe des Tages oder morgen noch dargestellt wird, daß man 20 Biopsien, nicht nur Quadranten-Biopsien, sondern 20 Biopsien aus der Blase entnehmen muß, die dann histologisch untersucht werden. Ich glaube, es ist eine Verpflichtung bei zytologisch „positivem" Befund, diesen als einen direkten Hinweis auf ein bestehendes Karzinom anzusehen. Für den zytologisch „negativen" Befund ist das problematischer. Die zytologisch negative Rate ist im Hinblick auf die Gesamtzahl der Einsendungen sehr hoch. Das sollte uns aber nicht davon abhalten, im Falle des klinischen Verdachtes multiple Biopsien zu entnehmen. Im Rahmen einer Vorsorge scheitert aber alles derzeit an den hohen Kosten eines allgemeinen Screenings. Wenn man eine Papanicolaou-Färbung dazu anlegt, kostet diese 12,00 DM in der Abrechnung. Das ist insgesamt für den Kostenträger zu hoch. Wir untersuchen zur Zeit, ob man mit einem Teststreifen besser zurecht kommt, wenn man zum Beispiel einen mit Farbstoffen fertig präparierten Objektträger hat, einen Tropfen Urin draufgibt und unter dem Mikroskop ansieht. Vielleicht kommen wir damit zu einer verbilligten, vereinfachten und dennoch zuverlässigen Methode. Die Gebührenordnung ist hier ausnahmsweise einmal sehr weise und vorausschauend gewesen, sie hat diese Dinge berücksichtigt, und der Kostenträger honoriert es auch mit einem entsprechend höheren Kostensatz gegenüber der normalen Sedimentuntersuchung. Zur Zeit glaube ich, muß das Screening und die Färbetechniken auf Sedimente der Patienten konzentriert werden, bei denen ein Tumorverdacht besteht oder bei denen es sich um eine Verlaufskontrolle nach behandeltem Blasenkarzinom handelt. Was man zusätzlich machen sollte, im Rahmen der Vorsorgeuntersuchung, ist, nicht nur den Teststreifen auf Erythrozyten zu nehmen. Man sollte auch schlicht einmal den Objektivteller drehen und die Phasen-Kontrast-Mikroskopie beim Nativpräparat nutzen. Auch hierdurch kann man erhebliche Hinweise und in etwa 90% der Präparate richtige Diagnosen bekommen. Was wir auch an anderer Stelle dargelegt haben.

Göttinger, München: Ich möchte noch einmal eines unterstreichen: Die Treffsicherheit bei der Urinzytologie steigt sicherlich mit dem Malignitätsgrad. Das heißt, ein höherer Malignitätsgrad gibt mehr richtig-positive Ergebnisse. Ich möchte zudem noch ein Diapositiv zeigen. Nach unseren Erfahrungen kann man ein Übergangsepithelkarzinom Grad I zytologisch nicht erkennen. Dazu ist auch zu bemerken, was vorher auch schon mehrfach erwähnt wurde, daß sich nämlich ein Übergangsepithelkarzinom Grad I klinisch auch nicht wie ein Malignom verhält. Ein Grad II-Karzinom kann man in 50% der Fälle sicherlich zytologisch nachweisen, in 25% der Fälle kann man einen Verdacht aussprechen. Beim Grad III können 85% der Fälle zytologisch sicher diagnostiziert werden, in 10% kann man nur den Verdacht auf einen Tumor aussprechen. Falsch-negative Befunde finden sich somit bei Grad III bei 5%, Grad II bei 25% und bei Grad I bei 100%.

Moderator R. Hohenfellner, Mainz: Herr Rathert, steigt mit der wiederholten Untersuchung die Chance, bei den falsch-Negativen zu einer Trefferquote zu kommen, oder wie würden Sie überhaupt die Sequenz vorschlagen? Soll man das dreimal machen oder fünfmal oder einmal?

P. Rathert, Düren: Auch das ist anderweitig publiziert worden. Die Treffsicherheit steigt mit der Anzahl der Untersuchungen. Am besten ist es, an zwei, drei Tagen hintereinander jeweils ein Präparat aufzuarbeiten. Dann bekommt man eine um 5 bis 10% höhere Trefferrate. Das haben wir auch publiziert, und man mag es kaum sagen, man kommt dann zu einer Trefferquote bis zu 100% beim Grad III. Es ist dabei zu berücksichtigen, und das ist das Verwirrende für einen, der nicht in der Materie steht, die unterschiedlichen Prozentzahlen, der eine nennt 25%, der andere 95% oder 85%, beziehen sich auf verschiedene Kollektive, auf verschiedene Tumorgruppen, im Hinblick auf das so entscheidende Grading. Man weiß somit oft gar nicht, an welche Zahlen man sich halten soll. Was ich vorhin gesagt habe: 95% Zuverlässigkeit ist das, wo ein positiver zytologischer Befund G2–G4 mit entsprechender Histologie in Korrelation steht.

Mayerling, Wien: An der Urologischen Klinik in Wien ergab die Auswertung von 225 Blasentumoren eine Treffsicherheit von 80% an richtig-positiven und 88% an richtig-negativen Befunden, wobei der Prozentsatz an unverwertbarer Zytologie, der hier ausgeschieden ist, ca. 6% beträgt. Bei uns geschieht die Abnahme folgendermaßen: An drei aufeinanderfolgenden Tagen wird der Harn sedimentiert und nach May-Grünwald-Giemsa gefärbt. Ich möchte fragen: Haben Sie bei

Ihren 95% eine andere Methode der Zytologie angewandt oder verwenden Sie auch diese Methode?

P. Rathert, Düren: Bei uns wird routinemäßig die Papanicolaou-Färbung in einer geringen Modifikation nach Koss angewandt. Ich glaube, eine der wichtigen Differenzen kommt darin zum Ausdruck, daß die einen die G 1-Tumoren mit einbeziehen und die anderen nicht.

Moderator R. Hohenfellner, Mainz: Herr Marberger wollte noch etwas dazu sagen:

H. Marberger, Innsbruck: Ich wollte einige primitive Fragen stellen: Erstens: Herr Rathert, wann untersuchen Sie den Harn, wie entnehmen sie ihn, wird er sofort untersucht, bleibt er stehen? Zweitens: Haben Sie eine faßbare zahlenmäßige Relation zwischen Entzündung und positiven Proben Grad I gefunden? Haben Sie einen Unterschied feststellen können, ob beispielsweise die Art der Urinentnahme, zum Beispiel bei der Cystoskopie, einen Einfluß auf das Ergebnis hat?

P. Rathert, Düren: Der erste Morgenurin wird verworfen. Der Patient soll in die Praxis kommen oder von der Station, nachdem er etwas umhergelaufen ist. Dieser Urin wird verwertet. Nach Möglichkeit an zwei bis drei aufeinanderfolgenden Tagen. Der Urin kann sofort filtriert, zentrifugiert und die Suspension dann ausgestrichen, mikroskopiert oder fixiert werden. Eine Vorfixierung zur Weiterverarbeitung innerhalb von 24 Stunden ist durch Versetzung mit einer gleichen Menge 96% unvergälltem Aethylalkohol oder Eposti's Fixativ (10% Essigsäure, 48% Methylalkohol, 42% aqua dest.) möglich. Am besten ist die sofortige Aufarbeitung zur Vitalzytologie (Phasen-Kontrast, Testsimplets) bzw. bis zum fixierten Ausstrich für die spätere eigentliche Färbung.

Einflüsse von einer Entzündung her können sehr gravierend sein. Wenn eine schwere Entzündung besteht, muß man die zytologische Untersuchung wiederholen, wenn der Infekt beherrscht ist. Es gibt sehr problematische Fälle. Sehr problematisch sind zum Beispiel Steine, vor allem Prostatakonkremente, die sehr verwirrend sein können. Auch bei jugendlichen Patienten können Probleme auftreten. Wir hatten zum Beispiel drei Jugendliche, bei denen wir schon Biopsien vornehmen wollten, bis wir dann die Patienten genauer explorierten. Sie gaben zu, daß sie masturbatorischen Praktiken nachgingen, die suspekte Beimengungen aus der Urethra lieferten. Die Urinentnahmeart ist relativ unbedeutend, wenn man beachtet, daß Katheterurin viele mehrkernige Zellen enthalten kann.

Moderator R. Hohenfellner, Mainz: Noch eine Frage?

W. Leistenschneider, Berlin: Man steht mit der Urinzytologie eigentlich in einem gewissen Dilemma. Jeder weiß, daß die Tumoren im Stadium G 0, G I schlecht zytologisch zu erkennen sind. Jeder weiß auch, daß die Tumoren mit höherem Tumorgrad gut zu erkennen sind, aber was kann man letzten Endes für die Vorsorge von der Urinzytologie erwarten? Ich finde, die Urinzytologie ist doch entscheidend. Natürlich können wir durch Kliniksuntersuchungen einen enormen Aufwand erzeugen und müssen damit rechnen, daß wir tausende von Präparaten durchmustern, ehe wir überhaupt einen positiven Befund erhalten. Wir müssen zum Beispiel damit rechnen, daß wir eine große Zahl von Papillomen oder auch Grad I-Tumoren übersehen. Auf der anderen Seite ist es aber allgemein akzeptiert, daß das Carcinoma in situ eigentlich nur zytologisch prophylaktisch in der Vorsorge erkannt werden kann. Und wenn wir nun die Vorsorge mit der Urinzytologie nicht intensiv betreiben, laufen wir Gefahr, das Carcinoma in situ zu übersehen. Und da liegt eigentlich das Dilemma. Ich meine, man sollte die Vorsorge-Urinzytologie mit einer automatisierten Diagnostik verbessern, was zur Zeit natürlich einen noch nicht zu vertretenden Aufwand bedeutet. Das, was Herr Zimmermann gezeigt hat, ist letzten Endes nur die Bestätigung dessen, was der normale Zytologe auch sieht, der die Tumoren im niedrigen Stadium Grad 0, Grad I morphologisch ebensowenig erkennen kann wie derjenige, der mit dem Zytophotometer arbeitet.

Moderator R. Hohenfellner, Mainz: Ich glaube, es kam klar heraus, daß es bei der maskierten Symptomatik, zumindest bei gefährdeten Berufsgruppen, notwendig ist, die Zytologie zusammen mit der zystoskopischen Untersuchung einzusetzen. Dabei erscheint es bemerkenswert, daß der zytologische Befund dem histologischen Befund vorausgehen kann.
Herr Prof. Eder hatte aber noch eine Frage an Herrn Rathert.

Moderator M. Eder, München: Das Wichtigste ist doch wohl die Verlaufskontrolle. Würden Sie nicht doch noch einmal darauf präzise eingehen? Wie sieht das praktisch aus? Machen Sie diese Kontrollen bei jedem Fall Grad 0- oder Grad I-Tumor? Nehmen Sie diese Patienten in zytologische Kontrolle? Wie sieht es mit dieser Gruppe aus? Da stecken doch die in situ-Fälle neben dem hochgradigen Tumor drin. Es tritt das Problem der Rezidive auf. Wenn wir etwas verbessern wollen, können wir hier etwas tun, mit weniger Aufwand! Ich persönlich meine, dies ist das rationellere Vorgehen. Wie stehen Sie hier mit der Zytologie?

P. Rathert, Düren: Jeder wird regelmäßig nachuntersucht. Bei G 0 und G I um einmal den evtl. Wandel zu G II und G III zu erkennen und bei allen behandelten Karzinomen zur frühen Erkennung des Rezidivs.

Moderator M. Eder, München: Wie oft wird nachuntersucht?

P. Rathert, Düren: Häufig. Sooft der Patient in die Sprechstunde kommt.

Moderator M. Eder, München: Wie oft kommt er denn? Sagen Sie es doch genau! Das ist doch eigentlich der entscheidende Punkt. Das müssen wir messerscharf wissen.

P. Rathert, Düren: Nach den Erfahrungen mit Patienten, die wir später zystektomiert haben, würde ich sagen, alle 6 Wochen; daneben eine erste zystoskopische Kontrolle nach 6 Wochen, dann alle drei Monate über zwei Jahre. Dann verlängern sich zunächst die Intervalle der zystoskopischen Kontrolle und anschließend auch der zytologischen, bis zu einem Intervall von 6 Monaten. Ich glaube, damit kommen wir zu einer erheblichen Verbesserung unserer Überwachung. Die Kontrolluntersuchung nach bioptisch gesichertem transurethral therapiertem Blasenkarzinom ergab im ersten Halbjahr p. op. in 27,5% der Fälle einen zytologisch positiven Befund, bei zystoskopisch negativem Ergebnis. Dieser Teil aus dem Kuchen – wir haben damals einen Kreis aufgezeichnet – reduziert sich bis zu 3 Jahren postoperativ auf 7,5% der Fälle. Das war eigentlich auch der Ausgang für diesen Versuch einer graphischen Darstellung der Entwicklung, daß die Zytologie hier mehr bringen kann. Wir meinen, daß in diesen 27,5% bis 6 Monate und die Reduktion auf 7,5% bis zu 3 Jahren postoperativ die entscheidende Voraussage zur Verbesserung in der Prognose des Blasenkarzinoms liegt. Da wir diese Patienten mit einem Rezidiv eben rechtzeitig erfassen können.

Moderator H. Hohenfellner, Mainz: Meine Damen und Herren, ich glaube, daß wir eine sehr wichtige Diskussion über die Zytologie hatten, und ich bin sicher, sie wird von den interessierten Kollegen zusammen mit den Herren Rathert, Zimmermann und Rost noch in der Lobby fortgesetzt, während der Rest von uns zum Mittagessen geht.

Immunologie und Röntgendiagnostik

H.-U. Eickenberg, U. Thiel und R.-H. Ringert: **Die Immunbiologie des Blasenkrebses**

Urologen akzeptieren im allgemeinen die Tatsache, daß die Reaktion zwischen Tumor und dem Wirtsorganismus beim Blasenkarzinom immunologischer Natur ist. Hierbei scheint dieser maligne Tumor kein lokaler Prozeß zu sein, sondern stellt ein allgemeines Leiden dar, bei dem das Immunsystem und die Entstehung bzw. das Wachstum von Malignomen eng miteinander verknüpft sind. Da der Blasenkrebs ein verhältnismäßig häufiger urologischer Tumor ist, wurde die Immunbiologie dieser Geschwulst weitaus eingehender untersucht als die von anderen Tumoren. Auch wir haben unter den jährlich 2000 stationären Aufnahmen 400 Patienten mit urologischen Tumoren, von denen fast die Hälfte, im Jahr 1976 über 160, Patienten mit Blasentumoren waren. Die Fortschritte in der immunologischen Technik ermöglichen es inzwischen, die Wechselbeziehung zwischen Tumor und Wirt, insbesondere auf immunologischer Ebene, zu untersuchen. Ich will in den nächsten Minuten auf diese Immunkompetenz und auf das Immunstaging und die Immunüberwachung bei Patienten mit Blasentumoren eingehen, weil sie die Grundlage bieten für eine zukünftige Immunotherapie, die Herr Klippel in dem nachfolgenden Vortrag diskutieren wird.

Zum besseren Verständnis der Reaktion des Immunsystems auf die Tumorzelle möchte ich ganz schnell den strukturellen und funktionellen Aufbau des menschlichen lymphatischen Zellsystems erläutern (Abb. 1, s. S. 58).

Aus pluripotenten, undeterminierten Stammzellen entwickeln sich aufgrund bisher noch unbekannter Einflüsse zunächst allgemein-lymphatisch determinierte Stammzellen, aus denen dann wiederum spezifische Stammzellen einerseits für die thymusabhängigen sogenannten T-Zellen und andererseits für die nicht thymus-, sondern wahrscheinlich knochenmarksabhängigen sogenannten B-Zellen hervorgehen. Unter dem Einfluß des Thymus reifen die Nachkommen der T-determinierten Stammzellen zu Thymozyten heran. Diese wandern dann in die peripheren lymphatischen Organe ab und siedeln sich dort vorzugsweise in sogenannten thymusabhängigen Organregionen an. Sie stellen hier die immunkompetente T-Lymphozytenpopulation dar. Nach Kontakt mit einem Antigen wandeln sich die T-Zellen zu großen blastenartigen Zellen um, den sogenannten T-Immunoblasten, von denen eine klonale Proliferation entsprechend antigen-sensitiver T-Zellen ausgeht, welche man als T_3-Lymphozyten bezeichnet. Diese sind zu verschiedenen Funktionen fähig. Ich nenne nur die zytotoxischen „Killer"-Zellen, die Supressorzellen und die sogenannten Memory-Zellen.

Ähnliche Entwicklungsschritte ereignen sich auch im B-Zell-System. Während beispielsweise bei den Vögeln die B-determinierten Stammzellen unter dem Einfluß der Bursa Fabricii sich zu reifen immunkompetenten B-Zellen entwickeln, ist für den Menschen das entsprechende bursaäquivalente Organ noch nicht bekannt. Zur Diskussion stehen z. Zt. das darmassoziierte lymphatische Gewebe, das Knochenmark und die Leber. Die zur Immunkompetenz herangereiften B-Zellen besiedeln vorzugsweise die sogenannten B-ZellAreale der peripheren lymphatischen Organe. Erst nach Antigenzufuhr transformieren sich – analog den Ereignissen bei den T-Zellen – einige antigenspezifische B-Zellen zu B-Immunoblasten, welche sich klonal weiter proliferieren und über Zwischenstufen zu reifen Plasmazellen werden können. Durch den Antigenkontakt erwerben die Nachfolgezellen der B-Immunoblasten zunehmend die Fähigkeit zur Bildung von Immunglobulinen, die dann als Antikörper sezerniert und dem Blut beigemischt werden.

Diese Transformations- und Proliferationsvorgänge innerhalb der T- und B-Zellreihe lassen sich schematisch darstellen, obwohl es in natura doch noch weitaus komplizierter sein kann. Über Helfer- und Supressorzellen und Zwischenschaltung der Makrophagen besteht eine Interaktion zwischen diesen beiden Zellreihen. Die Makrophage selbst kann auch direkt an der Tumorzelle angreifen.

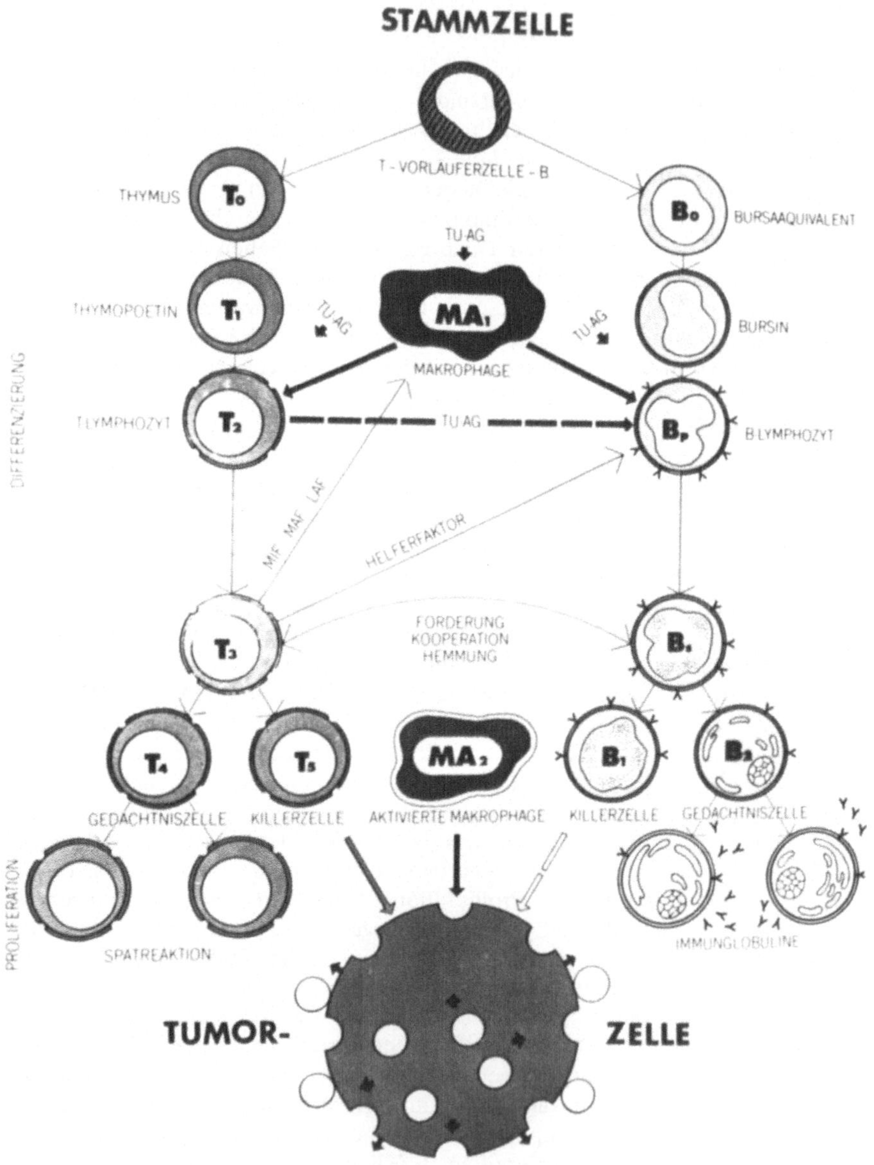

Abb. 1. Schema der tumorantigeninduzierten Zelltransformation und Entwicklungen der T- und B-Lymphozytenreihe mit Interaktion der Makrophagen (T_0 = T-Vorläuferzelle, T_2 = Immunkompetente T-Zelle, T_3 = Aktivierte immunkompetente T-Zelle, MA_1 = Makrophage, Ig = Immunglobulinrezeptoren, MIF = Makrophagenmigrationsinhibitionsfaktor, MAF = Makrophagenarmierender Faktor, LAF = Lymphozytenarmierender Faktor, B_0 = B-Vorläuferzelle, Bp = Immunkompetente B-Zelle, Bs = Aktivierte immunkompetente B-Zelle, MA_2 = Aktivierte Makrophage, Ag = Tumorantigen)

Experimentelle Untersuchungen sprechen dafür, daß sich die T- und B-Zellen durch eine unterschiedliche Antigenbeschaffenheit der Zelloberfläche und insbesondere durch verschiedene Membranrezeptoren unterscheiden. Mittels differenzierter immunologischer Methoden kann man nun innerhalb dieses Systems bestimmte Zellen herausgreifen und untersuchen. Wir alle kennen die Ausdifferenzierung von Lymphozyten aus dem peripheren Blut. Dies wurde retrospektiv bei 193 Patienten mit Blasenkrebs untersucht, und es zeigte sich eine Abhängigkeit zwischen der Lymphozytenzahl und der Überlebensrate der Patienten [Amin und Mitarb., 1974].

In einer prospektiven Studie wurden nun die immunologisch kompetenten Lymphozyten aus dem peripheren Blut über einen Dichtegradienten isoliert. Die auf diese Weise gewonnene Zellpopulation besteht überwiegend aus T- und B-Lymphozyten. Die T-Zellen sind charakterisiert durch ihre Fähigkeit, über einen bisher nicht näher definierten Rezeptor Schaferythrozyten an ihre Oberfläche zu binden und dadurch „Rosetten" zu bilden [Wybran et al., 1973]. Patienten mit Blasentumoren wurden prä- und postoperativ mittels dieser Methode untersucht und mit einer Kontrollgruppe verglichen. Postoperativ fanden wir einen Anstieg von 49,38% ± 7,08, verglichen mit präoperativ von 44,18% ± 10,14 ein Unterschied, der gemäß dem Student-t-Test (p = 0,01) statistisch signifikant ist. Ebenso zeigt das Normalkollektiv für T-Lymphozyten mit 51,45% ± 6,06 einen signifikanten Unterschied (p = 0,02) gegenüber den Patienten mit Blasentumoren mit 47,69% ± 8,62 (Abb. 2). Horizontale Verlaufsuntersuchungen sind hier jedoch notwendig.

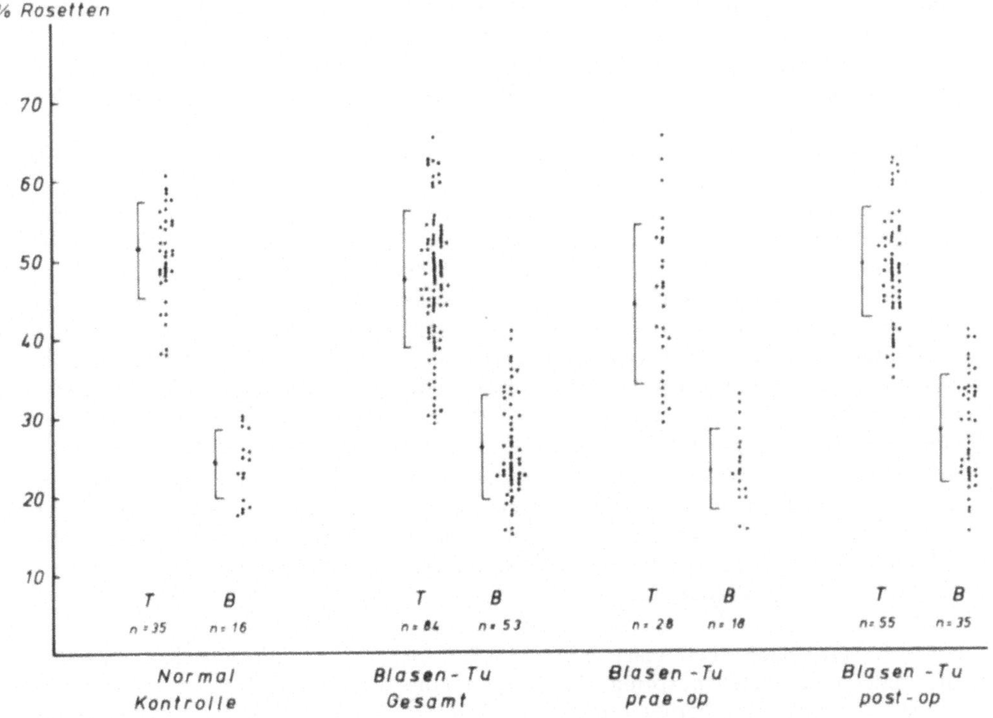

Abb. 2. T- und B-Zell-Rosetten im peripheren Blut von Patienten mit Blasenkarzinom aller Klassen prä- und postoperativ mit signifikantem Anstieg nach Operation (p = 0,01). Das Normalkollektiv liegt signifikant höher (p = 0,02) als die Blasentumoren

Weiter kann man die Funktion der einzelnen Lymphozytenpopulationen in vitro testen. Auf die Stimulierung mit unspezifischen Mitogenen wie Phytohämagglutinin (PHA) in der gemischten Lymphozytenkultur (MLC) wird Dr. Klippel in seinem Referat eingehen.

In vivo-Hauttestung mit einer Batterie von Antigenen ist in der Vergangenheit benutzt worden, um das immunologische Gedächtnis des Tumorträgers zu prüfen. Das sensibilisierende Hapten Dinitrochlorbenzol (DNCB), welches kutan appliziert wird, ist benutzt worden, um die zelluläre Immunität zu testen [Adolphs und Steffens, 1977]. Unsere Erfahrungen beschränken sich auf das Tabakantigen. Von der Annahme ausgehend, daß Blasenkrebs durch Rauchen exogen induziert wird, wurde 20 Patienten dieses Antigen subkutan gespritzt und auf eine Hautreaktion im Sinne einer zellulären verspäteten Hypersensitivitätsreaktion untersucht. Während bei einer Gruppe von Patienten mit Bronchialkarzinom – ebenfalls ein Malignom, welches durch Zigarettenrauchen induziert wird – in 100% der Fälle eine positive Reaktion gezeigt werden konnte, war dies bei den Patienten mit Blasenkarzinom nicht festzustellen. Ob dies als ein Zeichen der Anergie zu deuten ist, oder aber die Schlußfolgerung zuläßt, daß Blasenkrebs nicht durch den exogenen Reiz von Tabakmetaboliten verursacht werden kann, bleibt dahingestellt.

Auf der humoralen Seite des Immunsystems sind Ihnen allen die Immunoglobuline und Komplemente als Parameter der humoralen Immunität bekannt. Diese können mittels der Immunoelektrophorese oder der Immundiffusionsmethode bestimmt werden. Die Vorläufer der antikörperproduzierenden Plasmazellen sind, wie schon vorher gezeigt, die B-Lymphozyten. Sobald man zu den Lymphozyten ein Antigen gegen Schaferythrozyten hinzufügt, werden die Schaferythrozyten adhärent an den B-Lymphozyten und können so differenziert werden. Da nur ein kleiner Teil der B-Lymphozyten die Fähigkeit besitzt zu rezirkulieren, ist die absolute Zahl dieser B-Lymphozyten weitaus geringer als die der T-Lymphozyten. Diese wurden ebenfalls als Ausdruck der humoralen Immunlage bei den eben erwähnten Patienten mit Blasentumoren gemessen, vor und nach der Operation, und mit einer Kontrollgruppe verglichen. Im Gegensatz zu den T-Lymphozyten waren die B-Lymphozyten im peripheren Blut gegenüber den Normalpersonen signifikant nicht vermindert ($p = 0{,}2$), zeigten jedoch vor und nach Operation ein unterschiedliches Verhalten ($p = 0{,}01$).

Wie Sie alle wissen, produzieren maligne Zellen ein Variete von Antigenen, welche von dem Immunsystem des Wirts als „fremd“ erkannt werden. Diese tumorassoziierten Antigene sind beim Blasenkarzinom höchstwahrscheinlich spezifisch und einzig für diesen Tumor. Auf diese Antigene wie auch die fetalen Antigene, wie das CEA, und die HL-A-Antigene, wird Dr. Klippel näher eingehen [Klippel, 1978].

Ein faszinierendes, neues Kapitel der Tumorimmunologie sind die Lymphknoten, die ja immunologisch aktiv sein können und für die frühe regionale und lokale Kontrolle von Blasentumoren wichtig sind. Die Korrelation des histologischen Musters mit der 5-Jahre-Überlebensrate zeigt, daß die Patienten, deren Lymphknoten stimuliert erschienen, eine weitaus höhere Überlebensrate hatten, verglichen mit den Patienten, deren Lymphknoten „ausgebrannt“ oder nicht stimuliert erschienen [Herr, 1976]. Diese histologische Veränderung der Lymphknoten müßte nun mit der funktionellen in vitro-Immunreaktivität korreliert werden. Hierbei darf die lymphozytäre Infiltration von Blasentumoren nicht vernachlässigt werden [Sarma, 1970].

Zusammenfassend läßt sich sagen, daß die immunologische Zerstörung von Blasentumoren wahrscheinlich auf einer Interaktion von spezifischen und unspezifischen zellulären und humoralen Antworten, die durch tumorassoziierte Antigene hervorgerufen werden, veranlaßt und hervorgerufen wird. Wir sind gerade dabei, diesen komplexen Immunmechanismus, der abläuft, um das Tumorwachstum bei Patienten mit dieser Erkrankung anzuhalten oder anzukurbeln, zu verstehen. Es besteht berechtigte Hoffnung, daß das Immunsystem zum Vorteil des tumortragenden Patienten manipuliert werden kann. Jedoch kann nur ein genaues Verstehen der Grundfunktionen des Immunsystems beim Menschen die Grundlage für eine Immunotherapie beim Patienten mit Blasenkarzinom bedeuten.

Literatur

1. Amin, M. und Mitarb.: J. Urol. **111,** 165 (1974). – 2. Wybran, J., Fudenberg, H. H.: N. Engl. J. Med. **288,** 1072 (1973). – 3. Adolphs, H. D., Steffens, L.: Urol. Research **5,** 29–33 (1977). – 4. Klippel, K. F.: Verh. dtsch. Ges. Urol. **29,** 61 (1978). – 5. Herr, H. W.: J. Urol. **115,** 147 (1976). – 6. Sarma, K. P.: J. Urol. **104,** 843 (1970)

Dr. H.-U. Eickenberg
Urologische Universitätsklinik
und Abteilung für Experimentelle Urologie
der GHS Essen
Hufelandstr. 55
D-4300 Essen 1

K. F. Klippel: **Immunkompetenz und Immuntherapie beim Blasenkarzinom-Patienten**

Vor jeglicher Immuntherapie ist es notwendig, die Immunkompetenz, d. h. die immunologische Reaktionslage des Patienten zu überprüfen.

Der einfachste Test, der sich sowohl in der Praxis als auch am Krankenbett durchführen läßt, ist der DNCB-Test (Dinitrochlorbenzol), der in verschiedenen Stärken auf die Haut aufgetragen wird und dessen Ergebnis nach etwa einer Woche abgelesen werden kann.

Tabelle 1. Testanordnung

„Immunostaging beim Blasenkarzinom“		
Hauttest		DNCB
Serum	A: zellulär	1. Lymphozyten: T- und B-Zellen
		2. Lymphozytenkillerindex
	B: humoral	1. Immunglobuline
		2. Elektrophorese
		3. Karzinoembryonales Antigen
		4. HLA-Typisierung
Urin		1. Immunglobuline
		2. CEA

Der Kostenaufwand des Testes beträgt etwa 10 Pfennig pro Patient, und seine Korrelation zu den sehr aufwendigen immunologischen Lymphozytentestungen ist exzellent.

Mit Hilfe dieses Testes konnten sowohl verschiedene andere Autoren als auch wir eine Verminderung der Immunabwehr beim Blasenkarzinom in etwa 50% feststellen.

Interessant ist aber die Auswertung immunologisch anerger, d. h. DNCB-anerger Patienten.

Tabelle 2

DNCB-Anerge Patienten	Stadium					
	A	B_1	B_2	C	D	Gesamt
Anzahl der Patienten	2	3	11	9	2	27 (100%)
Davon gestorben in 12 Monaten	0	1	8	6	2	17 (63%)

Anhand von Tabelle 2 zeigt sich, daß die Prognose DNCB-anerger Patienten in den verschiedensten Stadien wesentlich schlechter ist als gegenüber dem Gesamtkollektiv. Es hat sich weiterhin rein empirisch gezeigt, daß DNCB-anerge Patienten nach der radikalen Zystektomie vermehrt zu ernsthaften Komplikationen neigen. Somit erfährt die Indikation zur Zystektomie durch den Test einen zusätzlichen Entscheidungsparameter.

Versucht man von der Morphologie der im Rahmen einer radikalen Zystektomie exzidierten Lymphknoten bzw. im Rahmen einer sogenannten „Staging-Operation" vorgenommenen Lymphadenektomie auf die immunologische Funktion zu schließen, wie das z. B. von Herr und Whitmore 1976 beim Blasenkarzinom beschrieben wurde, so ergab sich an unserem zystektomierten Patientengut folgende Verteilung:

Waren die Lymphknoten stimuliert mit Ausbildung von Lymphfollikeln und germinalen Reaktionszentren, so überlebten 70% 3 Jahre, waren sie verödet, überlebte keiner. Eine lineare Abhängigkeit, wie sie von Whitmore beschrieben wurde, konnten wir an unserem Krankengut nicht bestätigen.

Es muß bei allen immunologischen Tests immer darauf hingewiesen werden, daß man im Grunde nicht genau weiß, was getestet wird und welche klinische Relevanz der einzelnen Untersuchung zukommt.

Nach dem Versuch, den Patienten mit Hilfe des Immunprofils einzuordnen, ist der nächste Schritt die Entwicklung einer adjuvanten immunologischen Therapie. Bekannt ist das BCG (Bacillus calmette guerin), das als unspezifisches Immunstimulans bei zahlreichen Malignomen angewendet wird. Aus der Vielzahl der inzwischen beschriebenen Immunstimulatoren wählten wir das KLH (Key-hole-limpet Hemocyanin), mit dem Olsson bei intradermaler Vaccinierung gute Ergebnisse beim Blasenkarzinom erzielte.

In einer Toxizitätsstudie im Tierversuch konnte von uns gezeigt werden, wie an der Injektionsstelle es zu einer deutlichen Infiltration mononukleärer Zellen und Lymphozyten in der Blasenschleimhaut kommt.

In einer klinischen Pilotstudie wurde 4–5 Tage vor der Zystektomie am vorsensibilisierten Patienten das KLH mittels einer langen flexiblen Injektionsnadel intraläsional,

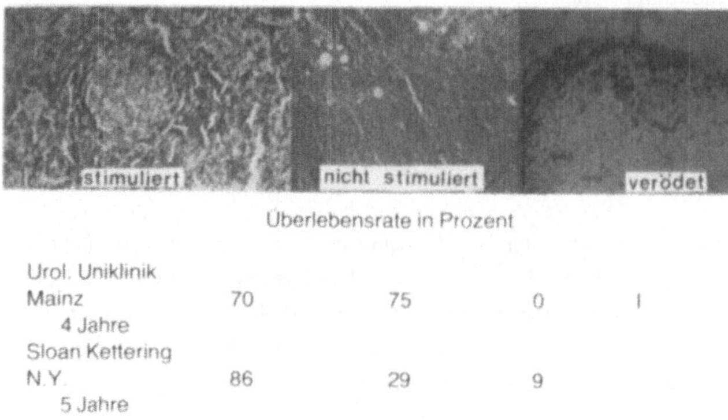

Abb. 1

d. h. in den Tumor, injiziert. Am Organpräparat wurde die mit Farbstoff markierte Stelle exzidiert und histologisch untersucht.

Im histologischen Schnitt zeigte sich eine deutliche Anschoppung lymphozytärer und mononukleärer Zellen im Injektionsbereich. Teilweise bildete sich ein Ulkus aus mit tiefem Krater unter völligem Verlust des Urothels.

In einer zweiten Phase der Studie, die z. Zt. läuft, wird in einer randomisierten prospektiven Untersuchung die klinische Effektivität der adjuvanten Immunstimulation geprüft. Ambulanten Patienten wird nach Immunostaging und Vorsensibilisierung das KLH intraläsional injiziert.

An verschiedenen Patienten konnte bereits eine totale Tumorregression beobachtet werden, teilweise bildeten sich die Tumoren unter vorausgegangener Adriblastin-Behandlung zurück.

Für eine endgültige Beurteilung ist der Beobachtungszeitraum von 12 Monaten zu kurz. Nebenwirkungen wurden bisher nicht gesehen.

Ob die adjuvante Immuntherapie beim Blasenkarzinom zusätzliche nützliche Effekte hat, bleibt zunächst abzuwarten. Unter einer Immuntherapie kam es insbesondere bei den jungen Blasenkarzinompatienten im Alter von 30 bis 50 Jahren, die vorher eine schlechte immunologische Ausgangslage hatten, zu einer Erhöhung des Lymphozytenkillerindex (T-24-Chromium-release-Test), d. h. die Lymphozyten waren in vitro in der Lage, mehr Tumorzellen nach der Therapie zu zerstören als vorher.

Literatur

Herr, H. W., Bean, M. A., Whitmore, W. F.: Prognostic significance of regional lymph node histology in cancer of the bladder. J. Urol. **115,** 264 (1976). – Klippel, K. F., Paulini, G., Hutschenreiter, G.: The effect of Keyhole limpet hemocyanine (KLH) on the rat bladder. Cancer Immunol. Immunother. **3** (1978, in print)

Dr. K. F. Klippel
Urolog. Univ.-Klinik
Langenbeckstr. 1
D-6500 Mainz

K.-H. Bichler, Ch. Tautz, R. Harzmann: **Immundiagnostik beim Harnblasenkarzinom**

Aufgrund umfangreicher Forschungen auf dem Gebiet der Tumorimmunologie kann heute als gesichert gelten, daß bei malignen Erkrankungen tumorspezifische Sensibilisierungen der Lymphozyten eintreten. Diese spezifische Sensibilisierung kann mit Hilfe immunologischer Untersuchungsverfahren nachgewiesen und zu diagnostischen Zwecken herangezogen werden.

Zum Nachweis der zellulären Immunreaktion stehen folgende in vitro Methoden zur Verfügung:

Lymphozytentransformationstest, Lymphozytentoxizitätstest, Migrationsinhibitionstest und der Elektrophoresemobilitätstest.

Für unsere Untersuchungen bei Patienten mit Harnblasenkarzinom haben wir den Elektrophoresemobilitätstest verwandt.

Er beruht auf dem Prinzip, daß spezifisch sensibilisierte Lymphozyten auf erneuten Kontakt mit einem sensibilisierenden Antigen mit der Freisetzung eines Mediators ant-

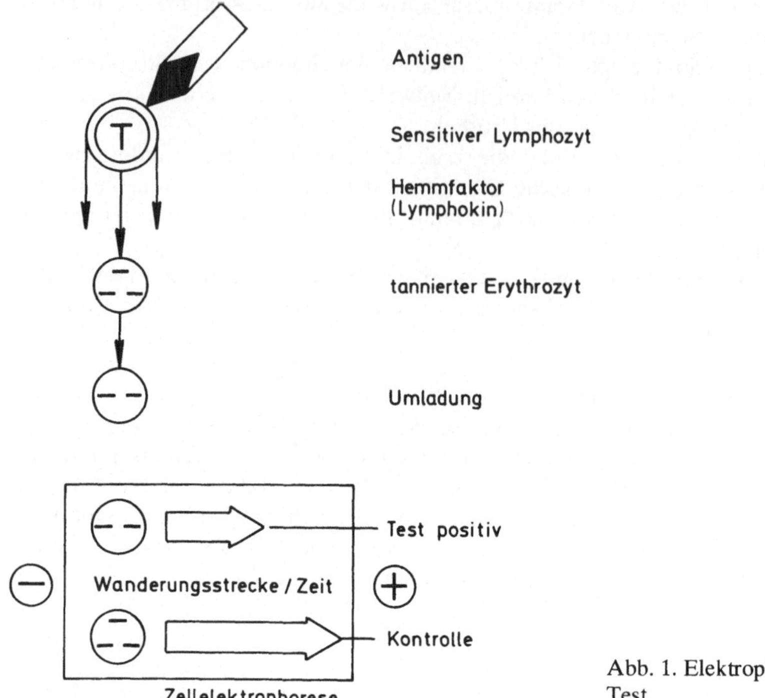

Abb. 1. Elektrophorese-Mobilitäts-Test

worten (Abb. 1). Diese freigesetzten Stoffe, Lymphokine bzw. Mediatoren verlangsamen die Wanderungsgeschwindigkeit von Indikatorzellen im elektrischen Feld. Als Indikatorzellen verwenden wir Schafserythrozyten [2].

Die meßbaren Unterschiede elektrophoretischer Wanderungsgeschwindigkeit spezifisch konditionierter Indikatorpartikel im elektrischen Feld sind kennzeichnend für die Wirkung von Tumorantigenen. Durch die Erfassung der veränderten Wanderungsgeschwindigkeit kann zwischen benignen und malignen Tumoren unterschieden werden.

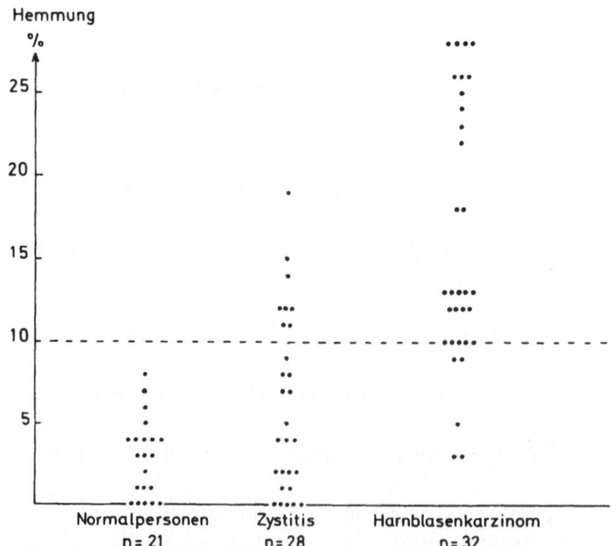

Abb. 2. Elektrophorese-Mobilitäts-Test (EMT) bei Patienten mit Harnblasenkarzinom (Normalpersonen/Zystitis $p < 0{,}01$, Normalpersonen/Harnblasenkarzinom $p < 0{,}001$, Zystitis/Harnblasenkarzinom $p < 0{,}001$)

Das elektrische Meßsystem „Zytopherometer“ von Zeiss[1] ist ein Instrument zur Messung dieser Wanderungsgeschwindigkeit.

Die Beweglichkeit der Erythrozyten kann an der Meßkammer abgelesen werden. Die Änderung der Wanderungsgeschwindigkeit wird in Prozent Hemmung bezogen auf den Nullstandard angegeben.

Wir haben dieses System zur Diagnostik bei Patienten mit Harnblasenkarzinomen verwandt. Die Entnahme der Blutprobe erfolgte präoperativ. Ein entsprechendes Kontrollkollektiv von Patienten mit chronischen Zystitiden wurde untersucht.

Dabei fand sich eine deutliche Hemmung der Wanderungsgeschwindigkeit bei 27 von 32 Patienten mit Harnblasenkarzinomen im Vergleich zu Patienten mit Zystitiden und einem Normalkollektiv (Abb. 2). Diese Werte entsprechen den Ergebnissen von anderen Autoren, die das Verfahren bei Patienten mit Bronchialkarzinomen, Adenokarzinomen des Magen-Darm-Traktes und malignen Lymphomen angewandt haben [1].

Eine Abhängigkeit des Testes von der Tumorausdehnung ergab sich anhand unseres Untersuchungsgutes bisher nicht.

Zusammenfassung:

Der Elektrophoresemobilitätstest beruht auf der Erkenntnis, daß spezifisch-sensibilisierte Lymphozyten von Tumorpatienten die Wanderungsgeschwindigkeit von Indikatorzellen hemmen. Zur elektrophoretischen Messung dient das Zytopherometer. Wir fanden bei 27 von 32 Patienten mit Harnblasenkarzinom eine mehr als 10%ige Hemmung im EMT.

Mit dem Elektrophoresemobilitätstest liegt ein immunologisches Verfahren vor, das die Diagnostik des Harnblasenkarzinoms unterstützen kann. Seine Bedeutung für die Frühdiagnostik des Harnblasenkarzinoms wird sich erst nach Anwendung bei größeren Patientenkollektiven zeigen.

Literatur

1. Douwes, F. R., Hüttemann, U., Mross, K.: Immundiagnostik maligner Erkrankungen. DMW **102,** 419–422 (1977). – 2. Porzsolt, F., Tautz, Ch., Ax, W.: Electrophretic Mobility Test. Behring Inst. Mitt. **57,** 128–136 (1975)

Prof. Dr. K.-H. Bichler
Urolog. Abt. der Univ. Tübingen
Calwerstraße 7
D-7400 Tübingen

[1] Fa. Carl Zeiss, Oberkochen/Württ.

R. ACKERMANN: **Tumorspezifische und unspezifische Immunreaktionen beim Harnblasen-Karzinom**

Die möglicherweise chemische Karzinogenese des Harnblasen-Karzinoms, bei der es im Tierexperiment zur Ausbildung tumorspezifischer Transplantationsantigene kommt, sowie das gute Wachstum in vitro, haben diese Tumorart für immunologische Studien besonders geeignet erscheinen lassen. Klinisch verwertbare immunologische Erkentnisse stehen dennoch auch für dieses Karzinom nur in bescheidenem Umfang zur Verfügung.

Obwohl von Bubenik, O'Toole und Bean gezeigt wurde, daß Lymphozyten von Patienten mit Blasen-Karzinomen spezifische zytotoxische Eigenschaften besitzen und Blasen-Karzinomzellen in vitro abzutöten vermögen, ließ sich diese Erkenntnis bislang klinisch weder für eine routinemäßige Diagnostik noch zur Verlaufskontrolle oder für eine Immunotherapie nutzbar machen. Dies hängt unter anderem damit zusammen, daß die Tumorspezifität solcher in vitro-Reaktionen z. T. nur statistisch zu beweisen ist, da Lymphozyten gesunder Kontrollpersonen ebenfalls eine Blasen-Karzinomzellyse in vitro bewirken können. Die Abgrenzung der *unspezifischen,* nicht krankheitsbezogenen Zytotoxizität von der *tumorspezifischen* Zytotoxizität bereitet aber immer noch erhebliche Schwierigkeiten. In den vorliegenden Untersuchungen wurde versucht, diese beiden Formen der Tumorzellyse gegeneinander abzugrenzen.

Die Zytotoxizität der peripheren Lymphozyten von Blasenkarzinompatienten und von Kontrollpersonen wurde in vitro mit dem ^{51}Cr-Freisetzungstest bestimmt. Als Tumorzellen wurde entweder die T 24[1]- oder MANO[1]-Zellinie, die von Blasen-Karzinomen stammen, verwendet. Abb. 1 zeigt die Zytotoxizität von Patienten mit nicht infiltrierenden Blasen-Karzinomen WHO Grad I. Im Vergleich dazu findet sich auf Abb. 2 die Zytotoxizität gesunder Kontrollpersonen. Die Zytotoxizität, d. h. der Prozentsatz vitaler Tumorzellen, der durch die Lymphozyten abgetötet wird, ist auf der Ordinate aufgetragen, während auf der Abszisse aufgezeichnet ist, bei welchem Lymphozyten-Tumorzell-

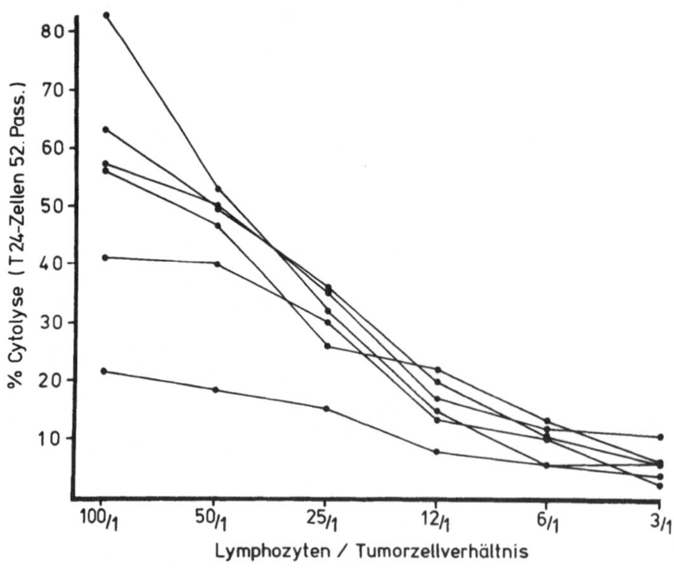

Abb. 1. Zellvermittelte Zytotoxizität mononukleärer Zellen von Patienten mit papillären nicht infiltrierenden Harnblasen-Karzinomen WHO Grad I

[1] Die Zellen wurden freundlicherweise von Dr. Perlmann, Stockholm, zur Verfügung gestellt

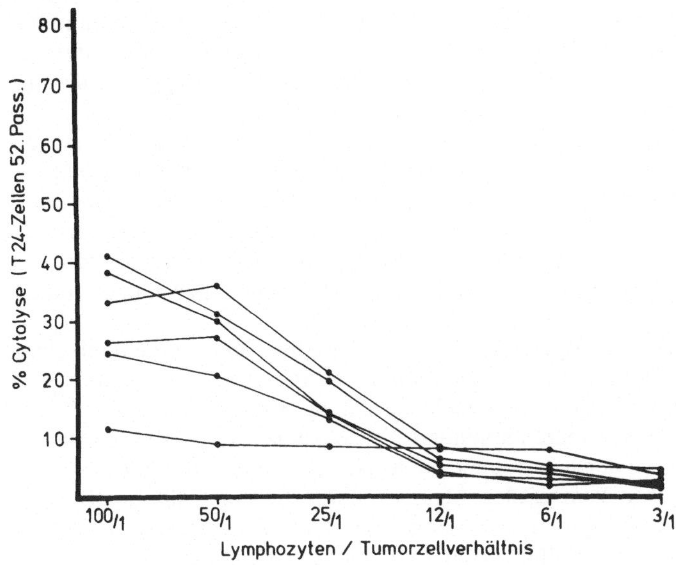

Abb. 2. Zellvermittelte Zytotoxizität von Kontrollpersonen

verhältnis die Zellyse zustande kam. Bei einem Verhältnis von 100 : 1 bedeutet dies, daß zu 10^4 Tumorzellen 10^6 Lymphozyten zugegeben wurden.

Obwohl Lymphozyten von Patienten mit papillären Tumoren statistisch signifikant eine stärkere Zellyse in vitro bewirken fällt auf, daß einzelne Kontrollpersonen annähernd gleichstark oder sogar stärker als Blasen-Karzinompatienten zu reagieren vermögen. Da nur T-Killer-Lymphozyten in der Lage sind, nach Sensibilisierung durch ein *tu-*

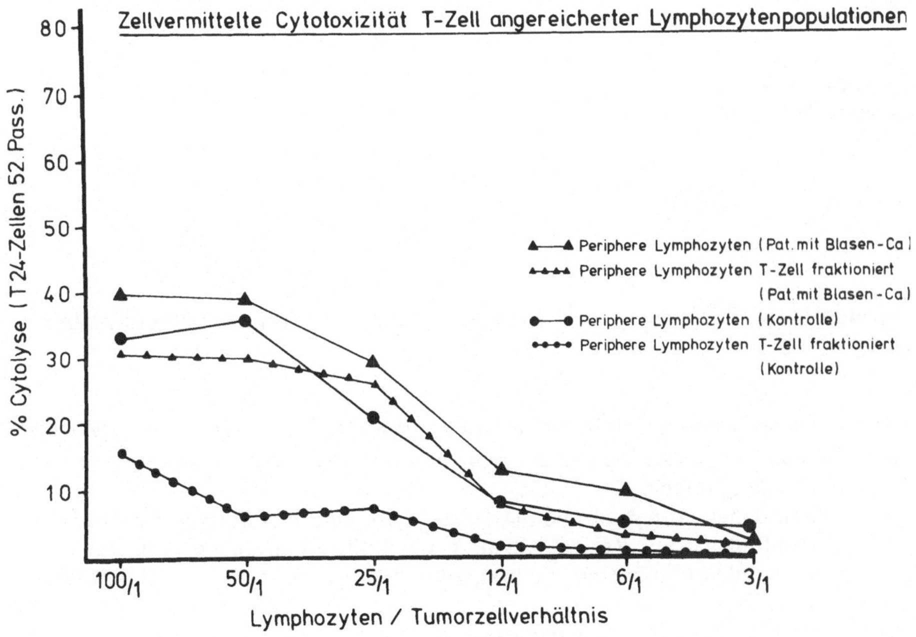

Abb. 3

morspezifisches Antigen ohne Antikörper, Komplement oder andere Mediatoren eine *spezifische* Tumorzellyse direkt zu bewirken, wurde mit mononukleären Zellen aus peripherem Venenblut eines Blasen-Karzinompatienten und einer Kontrollperson, die annähernd gleichstark reagierten, folgendes Experiment ausgeführt:

Aus den zunächst isolierten peripheren mononukleären Zellen beider Personen wurde jeweils die T-Lymphozytenfraktion gewonnen. Eine solche Fraktionierung ist möglich, da Nicht-T-Lymphozyten, d. h. B-Lymphozyten, Makrophagen, Monozyten und K-Lymphozyten Fc-Rezeptoren an der Zellmembran besitzen, durch die sie an antikörperbeladene Schafs-Erythrozyten gebunden werden, während T-Lymphozyten, die keine Fc-Rezeptoren besitzen nicht gebunden, und damit isoliert gewonnen werden können.

Wird die zellvermittelte Zytotoxizität des Blasen-Karzinompatienten erneut mit einer T-zellangereicherten Lymphozytenpopulation bestimmt, so ändert sich, wie Abb. 3 (s. S. 67) zeigt, der Prozentsatz der Tumorzellyse nicht wesentlich. Sie ist annähernd so hoch, wie wenn nicht fraktionierte periphere mononukleäre Zellen verwendet worden wären. Wird der gleiche Versuch bei der Kontrollperson vorgenommen, so kommt es zu einer deutlichen Verminderung der Tumorzellyse. Das bedeutet, daß im Falle des Blasen-Karzinompatienten die T 24-Zellyse in vitro weitgehend durch T-Lymphozyten bewirkt wurde. Die mit der nicht-T-zellfraktionierten Lymphozytenpopulation der Kontrollperson erfaßte Tumorzellyse wird dagegen von einer Zellart verursacht, die über ihren Fc-Rezeptor eliminiert wurde. Es handelt sich dabei um eine *unspezifische,* nicht krankheitsbezogene Zytotoxizität.

Obgleich erhebliche technische Schwierigkeiten bei der Fraktionierung einzelner Lymphozytensubpopulationen bestehen, ist zu erwarten, daß durch eine Verbesserung der Methodik T-zellspezifische Reaktionen in einem größeren Ausmaß gemessen werden können, die möglicherweise eine bedeutendere klinische Relevanz besitzen.

Literatur

Bean, M. A. et al.: Int. J. Cancer **14,** 186 (1974). – Bean, M. A. et al.: Cancer Res. **35,** 2902 (1975). – Bubenik, J. et al.: Int. J. Cancer **5,** 310 (1970). – O'Toole, C. et al.: Int. J. Cancer **10,** 77 (1972)

Dr. R. Ackermann
Urologische Universitätsklinik
Josef-Schneider-Str. 2
D-8700 Würzburg

U. Stöber: **Die Bedeutung der Lymphozyteninfiltration in Blasenkarzinomgewebe**

Die körpereigene Krebsabwehr beruht auf Zellen des lymphatischen und retikulo-endothelialen Systems, wobei die T-Lymphozyten im Mittelpunkt der immunologisch bedingten Tumorabstoßung stehen.

Wir wollten daher prüfen, ob die Stärke der Lymphozyteninfiltration in Tumorgewebe einen Einfluß hat auf Rezidivzeitpunkt und Infiltrationstendenz von Rezidiven. Alle Tumoren wurden primär transurethral vollständig reseziert. Eine Nachbestrahlung fand nicht statt.

45 Blasenkarzinomträger wurden entsprechend dem Ausmaß der Lymphozyteninfiltration in Tumorgewebe in zwei Gruppen unterteilt: Bei 17 Patienten fand sich eine

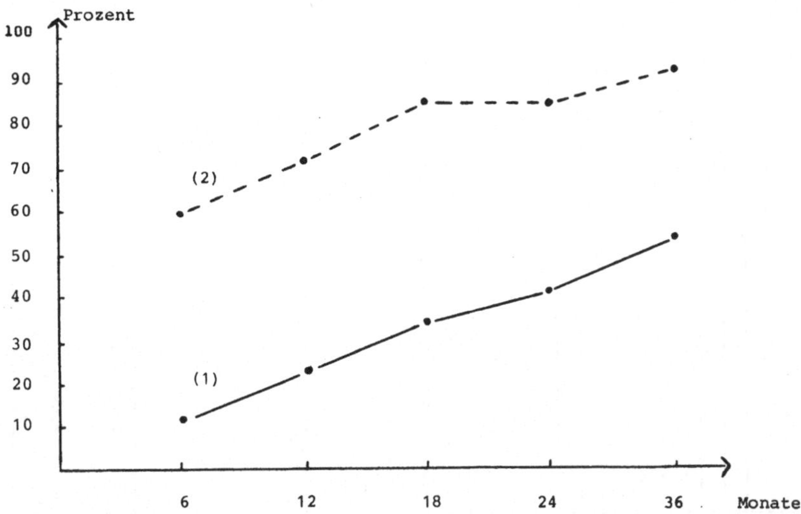

Abb. 1. Blasenkarzinomrezidivhäufigkeit unter Berücksichtigung der Lymphozyteninfiltration in Tumorgewebe. (1) Patienten mit deutlicher Lymphozyteninfiltration. (2) Patienten mit fehlender Lymphozyteninfiltration. Prozentangabe (n = 45)

starke oder deutliche Lymphozyteninfiltration, wie Lymphfollikel oder dichte Lymphozytenstraßen im tumorfreien Stroma = Gruppe 1. Die Gruppe 2 umfaßte 28 Patienten mit spärlicher bzw. fehlender Zellinfiltration in Tumorgewebe. Die gezeigten Abb. demonstrieren nochmals bei 1000 x Vergrößerung die unterschiedlich starke Lymphozyteninfiltration. Die Auswertung der Krankengeschichten erbrachte unter Berücksichtigung dieser Einteilung folgende Ergebnisse.

Die Rezidivneigung war bei den Patienten mit ausgeprägter Lymphozyteninfiltration gegenüber denen mit spärlicher oder fehlender Zellinfiltration deutlich geringer. Nach

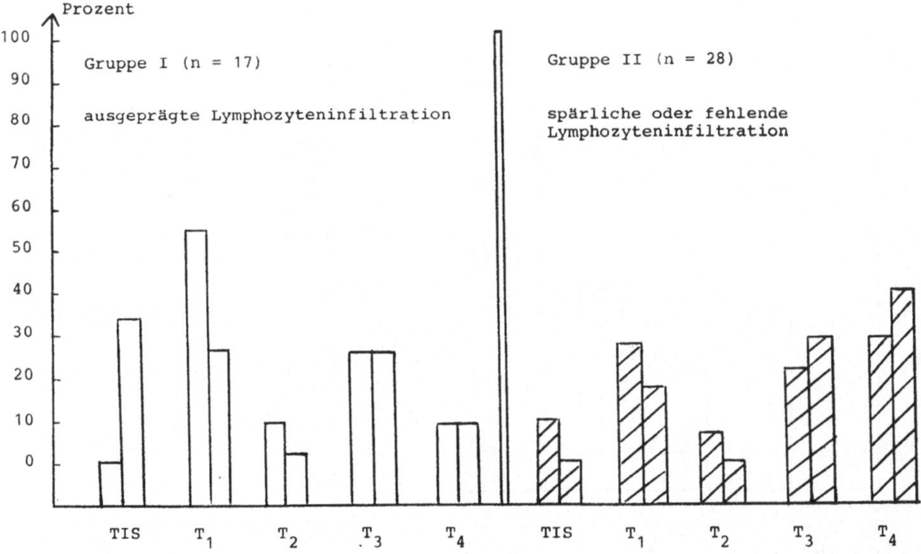

Abb. 2. Tumorstadien entsprechend der T-Klassifikation der WHO bei Blasenkarzinompatienten. Gegenüberstellung Erstbefund/Rezidivbefund unter Berücksichtigung der Lymphozyteninfiltration in Tumorgewebe

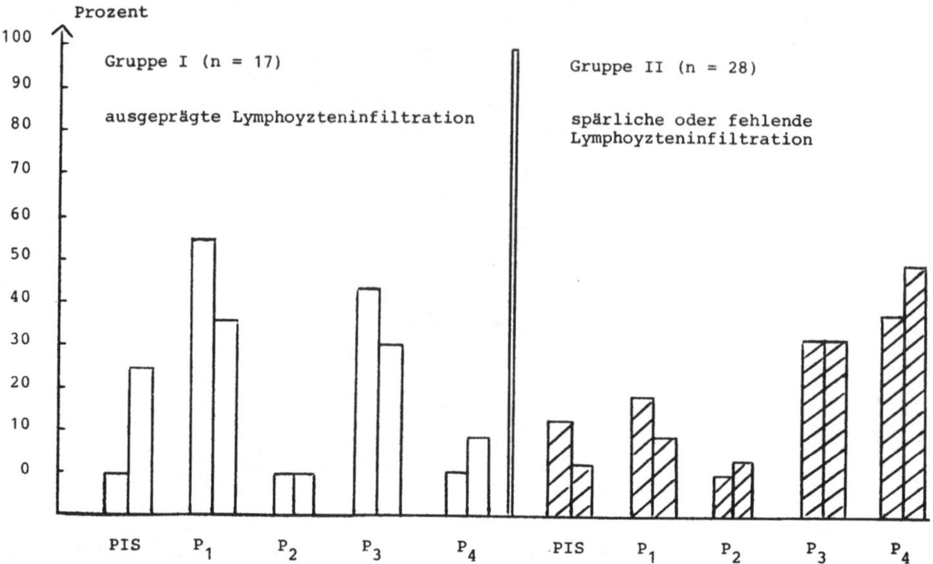

Abb. 3. Stadien der histologischen Infiltration entsprechend der P-Klassifikation der WHO bei Blasenkarzinompatienten.
Gegenüberstellung Restbefund/Rezidivbefund unter Berücksichtigung der Lymphozyteninfiltration in Tumorgewebe

einem halben Jahr hatten nur 12% der 1. Gruppe, aber bereits 60% der 2. Gruppe zumindest ein Rezidiv. Nach 2 Jahren lag das Verhältnis bei 40% zu 85%, nach 3 Jahren bei 52% zu 92% (Abb. 1, s. S. 69).

Nach der TMN-Klassifikation der WHO sehen Sie hier eine prozentuale Verteilung der T-Stadien von Erst- zu Rezidivbefund. Während nur 34% der Primärtumoren der

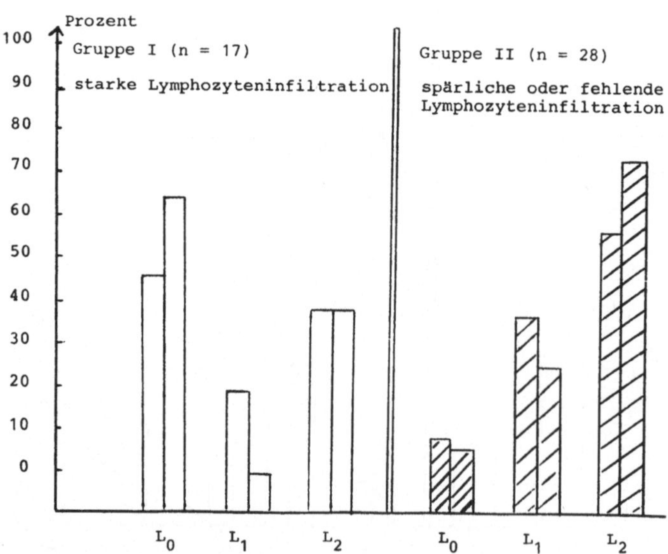

Abb. 4. Stadien der Lymphangiosis carcinomatosa entsprechend der L-Klassifikation der WHO bei Blasenkarzinompatienten.
Gegenüberstellung Erstbefund/Rezidivbefund unter Berücksichtigung der Lymphozyteninfiltration in Tumorgewebe

1. Gruppe eine tiefe Muskelinfiltration aufwiesen, lag die Tumorzellinfiltrationsrate der 2. Gruppe bereits bei 52%. Bei den Rezidivtumoren der 2. Gruppe stieg die Häufigkeit fortgeschrittener Stadien (T_3 u. T_4) noch um 16% (Abb. 2, s. S. 69).

Entsprechende Ergebnisse fanden sich bei Gegenüberstellung der P-Stadien von Erst- zu Rezidivbefund, wobei auch histologisch deutlich zum Ausdruck kam, daß bei den Rezidivtumoren der 2. Gruppe die Frühstadien ab, die Spätstadien aber prozentual zunahmen (Abb. 3).

Auch die unterschiedliche Häufigkeit der Lymphangiosis carcinomatosa bei den Primärtumoren sowie der fortschreitende Befall tiefer Lymphgefäße bei den Rezidivtumoren der 2. Gruppe ließen die Vermutung aufkommen, daß die günstigere Prognose der Gruppe 1 wesentlich auf ein intaktes zelluläres Immunabwehrsystem, erkenntlich an einer ausgeprägten Immunozyteninfiltration, zurückzuführen war (Abb. 4).

Die Ergebnisse der DNCB-Testung unterstützten diese Vermutung. Dieser Epikutantest gibt Auskunft über die Reaktionsfähigkeit des immunologischen Systems, speziell vom Spättyp. Wir sahen, daß die DNCB-Allergisierungsrate bei Patienten der 2. Gruppe weniger häufig positiv ausfiel.

Dr. U. Stöber
Urologische Klinik der Städtischen
Kliniken
Caprivistraße 1
D-4500 Osnabrück

J. Frick und G. Wirl: **Kollagenase-Aktivität in Blasentumoren**

Seit Herbst 1976 haben wir versucht, bei 17 Patienten mit verschiedenen Arten von Blasentumoren durch die Bestimmung der Kollagenase-Aktivität aus dem Tumorgewebe vielleicht einen Parameter zu finden, der etwas mehr über die biologische Aktivität des Tumors und über die Prognose der Tumorerkrankung auszusagen vermag.

Kollagen stellt als Eiweißkörper die Hauptkomponente der verschiedensten Bindegewebstypen adulter Organismen dar. Kollagen liegt in Form von Fibrillen außerhalb der Zellen vor. Der Abbau dieser Strukturen wirft insofern ein Problem auf, weil das dafür verantwortliche Enzym erst von den entsprechenden Zellen nach außen freigesetzt werden muß. Bis heute ist im Organismus nur eine Enzymgruppe bekannt geworden, die in der Lage ist, natives Kollagen bei physiologischem pH und Körpertemperatur zu spalten: die sogenannte Kollagenasen. Diese Enzyme spielen im Gewebe vor allem dort eine große Rolle, wo es zu einem raschen Auf- und Abbau von Kollagenstrukturen kommt wie z. B. beim Wundheilungsvorgang, in Granulationsgeweben und im Entzündungsprozeß. Enzyme dieser Art sind wiederholt auch in Extrakten und im Kulturmedium von verschiedenen tierischen und menschlichen Tumoren gefunden worden. In der Diskussion über die Bedeutung dieser Enzyme in Karzinomen gewann vor allem die Möglichkeit an Gewicht, die Auflösung der Kollagenkomponente von Kapillarwänden (Metastasierung!) und von Kollagenstrukturen im Randbereich von invasiv wachsenden Tumoren auf die Aktivität dieser Enzyme zurückzuführen.

Entsprechend dieser Interpretation müßte daher bei Blasentumoren mit starker Anaplasie und der Eigenschaft, die Blasenwand tief zu infiltrieren, auch ein Anstieg der Kollagenaseaktivität im Tumor vermutet werden.

Material und Methodik

Von den 17 in unsere Studie aufgenommenen Patienten waren zur Zeit der Operation zwölf älter als 60 Jahre, drei standen im 5. Lebensjahrzehnt und zwei im 4. Lebensjahrzehnt.

Bei 15 Patienten wurde das Gewebe durch transurethrale Resektion gewonnen, bei 2 Patienten aus Zystektomie-Präparaten.

Die Einteilung des Krankengutes nach dem histologischen Aufbau hält sich im wesentlichen an die Broders'sche Klassifikation.

Bei 6 Patienten wurde der Tumor als Grad I und Grad II klassifiziert, bei 4 Patienten lag ein Grad III und bei 7 Patienten ein Tumor vom Malignitätsgrad IV vor.

Die Stadieneinteilung erfolgte nach dem Schema von Jewett und Strong. Bei 5 Patienten wurde das Tumorstadium als A klassifiziert, bei 3 als B I, bei 2 als B II, bei 5 Patienten als C und in 2 Fällen als D.

4 Patienten wurde bei der suprapubischen Prostatektomie ein Stück Blasenwand zur Kollagenasebestimmung entnommen. Diese Werte dienten als Kontrollen.

Sämtliche Proben wurden innerhalb von 30 Minuten nach der Resektion gewaschen und in Sucrose homogenisiert. Nach der Zentrifugation bei 6000 x g wurde das Sediment für 2 Stunden mit 5 M Harnstoff unter Rühren extrahiert. Wir nehmen an, daß bei diesem Vorgang das Enzym zu einem guten Teil von seinem Substrat abgelöst wird. Nach Dialyse und Ammoniumsulfatfraktionierung wurde die Enzymaktivität unter Verwendung von ^{14}C-Kollagen gemessen.

Ergebnisse

Während der Überstand des Tumorhomogenates in allen Fällen kein aktives Enzym enthielt, ließen sich beträchtliche Enzymmengen im Sediment von Tumoren der Stadien C und D nachweisen, denen fast durchwegs der Malignitätsgrad IV zuzuordnen war. Die Kontrollen sowie die Tumoren des Stadiums A enthielten kein extrahierbares Enzym. In 2 Fällen waren in Tumoren der Stadien B II geringe Enzymmengen nachweisbar (Abb. 1).

Diskussion

Wenn man aus diesen Ergebnissen, gewonnen an einer bisher doch relativ kleinen Fallzahl, noch keine endgültigen Schlüsse ziehen sollte, so läßt sich vielleicht doch die Vermutung ableiten, daß allein auf Grund des Kollagenasegehaltes im Tumorgewebe eine Aussage über die biologische Aktivität des Tumors gemacht werden kann.

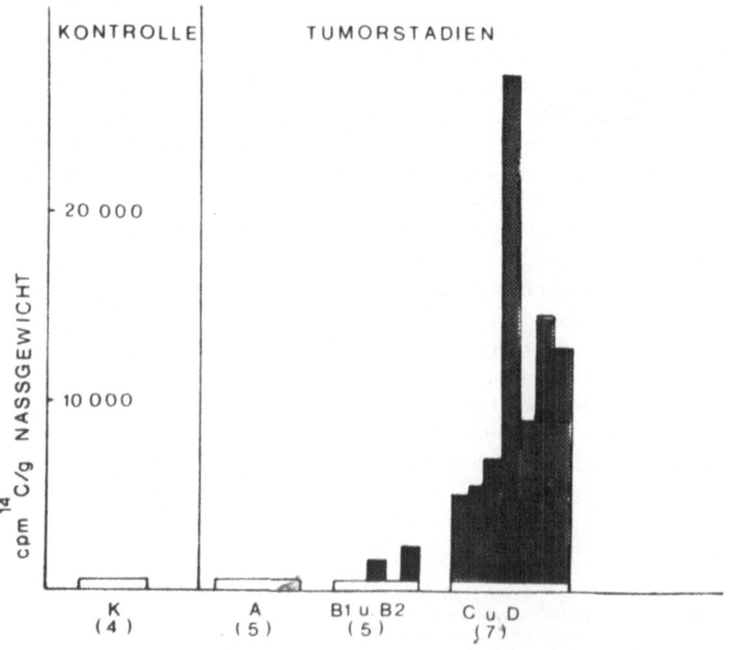

Abb. 1

Wir wissen heute noch nicht, ob die Kollagenase von den Karzinomzellen oder von Stromazellen freigesetzt wird. Die Enzymaktivität kann aber als Ursache einer Reihe von Veränderungen angesehen werden, wie sie elektronenoptisch an chemisch induzierten Blasentumoren der Ratte und menschlichem Vergleichsmaterial erst in jüngster Zeit von Chowaniec und Mitarbeitern beschrieben worden ist. Entsprechend dieser Arbeit kommt es im Nahbereich des Urothels und um die Kapillaren herum zu einer Degeneration der Basalmembran und zu intensiven Zerstörungen von Kollagenstrukturen.

Literatur

Broders, A. C.: The grading of cancer: its relationship to metastasis and prognosis. Texas State J. Med. **29,** 520–525 (1933). – Chowaniec, J., Hicks, R. M.: Ultrastructural changes at the epithelial-mesenchymal interface in experimentally induced bladder tumors. Brit. J. Cancer **25,** 254 (1977). – Jewett, H. J., Strong, G. H.: Infiltrating carcinoma of the bladder: relation of depth of penetration of the bladder wall to incidence of local extension and metastases. J. Urol. **55,** 366–372 (1946). – Wirl, G.: Kollagenaseaktivität in einem tierischen und einem menschlichen Karzinom. Wien. klin. Wschr. (in Druck)

Prof. Dr. J. Frick
Urologische Abt. der Landeskrankenanstalten
A-5020 Salzburg

R. Böcker und F. Huth: **Lymphographische und histologische Dokumentation einer lymphvaskulären Tumoraszension in die Ureterwand beim Harnblasenkarzinom**

Die lymphvaskulären Verbindungen zwischen Harnblase und Ureter müssen nach der Literatur noch als umstritten gelten [3].

Im Rahmen einer neu entwickelten Methode einer indirekten Harnblasenlymphographie [1] konnten wir eine interessante Beobachtung machen. Nach Injektion von Lipiodol Ultrafluid in die Submukosa der Harnblase sahen wir folgendes (Abb. 1, s. S. 74):
1. Eine röntgenologische Darstellung des lymphatischen Flußbettes mit Kontrastmitteltransport über klappenlose Lymphkapillaren, die weitläufig die Harnblasenwand durchqueren.
2. Einen kontinuierlichen Abtransport des submukösen Kontrastmitteldepots bis in die Lymphbahnen der Ureterwand unabhängig der Einstichlokalisation in der Blase. In diesem Fall (Abb. 2, s. S. 74) – es war ein anaplastisches Harnblasenkarzinom der linken Seitenwand – ließen sich die Ureterlymphgefäße bis auf eine Strecke von 8 cm weit verfolgen.

Abb. 3 (s. S. 75) zeigt das Röntgenbild des distalen Harnleiterpräparates, das bei einer Ureterhautfisteloperation gewonnen wurde. Die Ureterwand zeigt eine ausgeprägte, teils streifige, teils großtropfige Kontrastmittelzeichnung. Mikroskopisch (Abb. 4, s. S. 75) sieht man ektatische Lymphgefäße der Subserosa mit schaumiger Endothelzellschwellung als Reaktion auf den Lipiodol-Transport.

Nach diesen Befunden haben wir bei mehreren Harnblasenkarzinomen das Harnleitermündungsgebiet histologisch untersucht. Wiederholt ließ sich eine streifige karzinomatöse Ausbreitung nicht nur im intermuskulären Interstitium, sondern auch in den Lymphkapillaren und Lymphgefäßen entlang der intramuralen Ureterwandmuskulatur belegen.

Der lymphographische Befund einer von der Harnblaseninnenseite auf die mittleren Anteile der Ureterwand gerichteten Lymphdrainage läßt sich somit auch histologisch

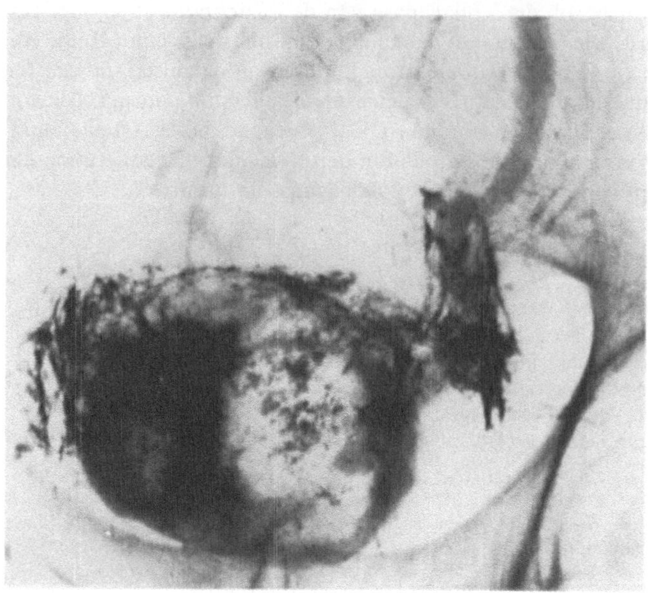

Abb. 1. Endovesikales Lymphogramm mit Darstellung von Harnblasen- und Harnleiterlymphbahnen

beim Harnblasenkarzinom darstellen. Aus allgemein lymphologischen und elektronenmikroskopischen Untersuchungen ist bekannt, daß die Lymphkapillaren über breite Endothelzellücken zelluläre und größere partikuläre Substanzen aufnehmen [2].

Das Problem der Aszension bei primären Harnblasenerkrankungen via Harnleiter ist nicht neu. Bei entzündlichen Erkrankungen spielt sie eine bedeutende Rolle. In der Literatur wird sie jedoch gegensätzlich als Aszension über Lymphgefäße oder über interstitielle Räume erörtert [3]. Nach unseren Untersuchungen können wir beim Harnbla-

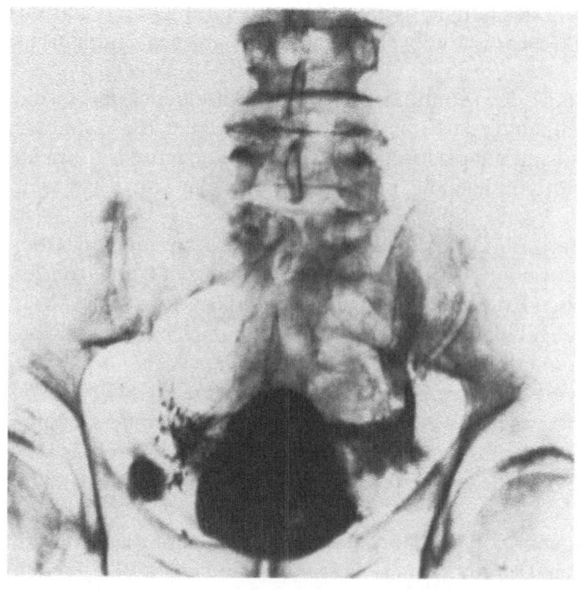

Abb. 2. Endovesikales Lymphogramm. Kontrastmittelabfluß in die Lymphbahnen des linken Harnleiters

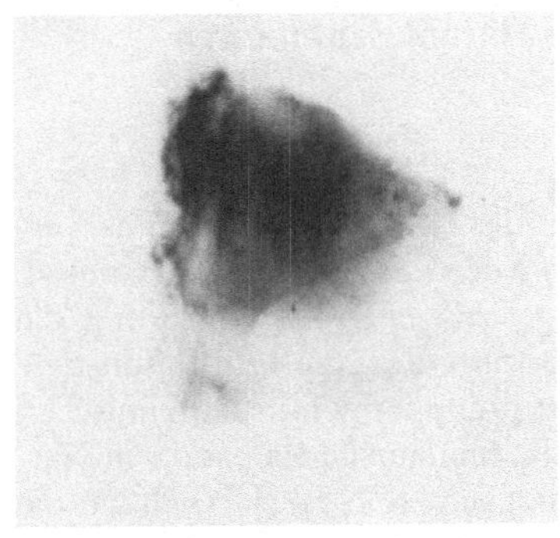

Abb. 3. Röntgenweichteilaufnahme eines distalen Harnleiteroperationspräparates mit ausgeprägter Kontrastmittelzeichnung nach vorausgegangener endovesikaler Lymphographie

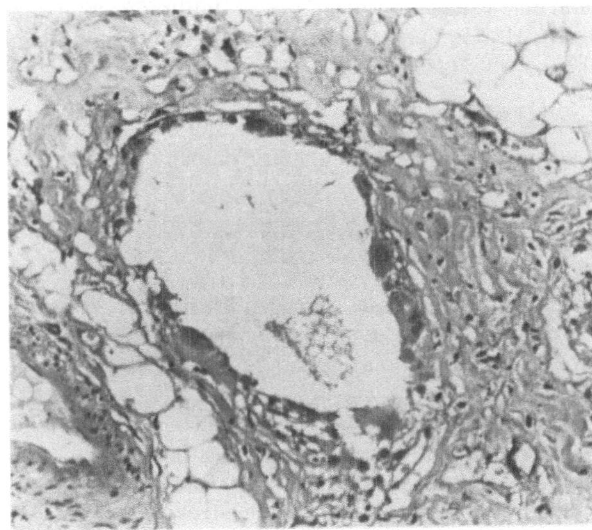

Abb. 4. Ektatisches Harnleiterlymphgefäß mit Endothelzellreaktion nach Kontrastmitteltransport. HE 1 : 160

senkarzinom die Aszension eindeutig über eine Verbindung des Lymphgefäßsystems der Harnblase mit dem des Ureters erklären.

Z. Zt. untersuchen wir an einem größeren Operations- und Obduktionsgut wie oft man bei einem Harnblasenkarzinom mit einer lymphvaskulären Aszension der Karzinomzellen in den Ureter in Abhängigkeit vom Tumorstadium und Tumorgrad rechnen muß und bis zu welcher Ureterhöhe sie reicht. Uns erscheint diese Frage von Interesse, weil als mögliche therapeutische Konsequenz die prävesikalen Ureterabschnitte bei einer offenen Blasentumorbehandlung reseziert werden müßten.

Literatur

1. Böcker, R., Huth, F., Jünemann, A.: Dtsch. med. Wschr. **101**, 1030 (1976). – 2. Leak, L. V.: The fine structure and function of the lymphatic vascular system. In: Handbuch der Allgem. Pathologie, 3. Band, 6. Teil (Lymphgefäß-System). Herausg.: Altmann, H. W., Berlin–Heidelberg–New York: Springer 1972. – 3. Remyi-Vamos, F.: Das innere Lymphgefäß-System der Organe. Kap. XVI. Verlag der Ungarischen Akademie der Wissenschaften: Budapest 1960

Priv.-Doz. Dr. R. Böcker
Urolog. Klinik der Universität Düsseldorf
Moorenstr. 5
D-4000 Düsseldorf 1

O. H. WEGENER, A. ROST, R. SOUCHON und U. FIEDLER: **Erste Ergebnisse der Computer-Tomographie bei der Klassifikation von Harnblasentumoren**

Die kurative oder palliative Therapie und die Prognose des Harnblasenkarzinoms werden durch die Tumorausdehnung und den Malignitätsgrad der Karzinomzellen bestimmt. Die Tumorstadien werden nach der von der UICC vorgeschlagenen Klassifizierung, die auf dem TNM-System basiert, festgelegt. Dazu ist es erforderlich, die Infiltrationstiefe des Tumors in die Harnblasenwand zu kennen. Dies ist präoperativ mit den klinischen Methoden Zystoskopie, Urographie, Stufenzystographie, bimanuelle Palpation in Narkose und kaudale Lymphographie nicht immer exakt möglich [1, 2, 5, 7]. Auch hat die Blasenarteriographie die in sie gesetzten Erwartungen bei der Abschätzung des Infiltrationsgrades eines Harnblasentumors nicht erfüllen können [3]. Anhand von Probeexzisionen und Resektionsmaterial kann eine genaue Aussage über die Infiltrationstiefe nur in 80% der Fälle gemacht werden [Zit. 4]. Wie Vergleiche von klinischen Parametern mit Operationspräparaten gezeigt haben, wird das klinische Stadium des Harnblasenkarzinoms häufig unterschätzt [4, 7].

Um zu einer besseren Abschätzung der Infiltrationstiefe und damit exakteren klinischen Stadieneinteilung zu gelangen, setzten wir die Computer-Tomographie zum Tumor-Staging ein.

Methode

Die Computer-Tomographie, zunächst nur am Schädel durchgeführt, ist jetzt auch für andere Körperregionen anwendbar und hat sich zur Diagnostik von Veränderungen im Bereich der Leber, des Pankreas und des Retroperitonealraums bereits bewährt [6, 8, 9]. Im Klinikum Steglitz wird ein 20 Sekunden Scanner vom Typ EMI CT 5005 eingesetzt. Gemeinsam mit der konventionellen Tomographie hat die Computer-Tomographie eine Röntgenröhrenbewegung um den Patienten. Das Empfängerorgan ist jedoch nicht der Röntgenfilm, sondern ein kompliziertes Detektor-System, dessen Signale durch Computer verarbeitet werden. Durch rechnerische Erfassung der verschiedenen Projektionen ist es möglich, ein Querschnittsbild aus 320 x 320 Bildpunkten zu rekonstruieren. Jeder Bildpunkt entspricht einem Absorptionswert, der durch einen Zahlenwert symbolisiert ist. Durch die Transversalschnittgeometrie – die Schnittrichtung ist etwa senkrecht zur Körperachse – lassen sich viele Organe in axialer Richtung erfassen. Für die Harnblase bedeutet dies, daß die gesamte Zirkumferenz auf einer Schnittebene erkennbar geworden ist. Das umgebende perivesikale Fettgewebe ist gut von der Harnblasenwand abgrenzbar. Bei unseren Blasenuntersuchungen wurden folgende Kriterien beurteilt:

1. Die Tumordicke, wobei Blasenaußenkontur und Tumor ausgemessen wurden.
2. Die Beurteilung der Außenkontur der Blase gegenüber dem perivesikalen Fettgewebe.
3. Die Form der Harnblase.
4. Die Beurteilung der Lymphbahnregionen.

Das Blasendach und der Blasenboden sind durch die relativ große Schichtdicke nicht scharf abbildungsfähig, so daß die Nachweisempfindlichkeit von Blasentumoren in diesem Bereich geringer ist. Erschwerend ist bei der Diagnostik zeitweise, daß Darmschlingen sich an die Außenkontur der Blase legen und diese somit kaschieren.

Krankengut

Bei 31 Patienten mit endoskopischem Nachweis eines Tumors der Harnblase wurden zusätzlich zu den konventionellen diagnostischen Methoden eine Computer-Tomographie der Harnblase durchgeführt. Dabei wandten wir zur Blasenfüllung zunächst Wasser an, das jedoch später durch verdünntes Kontrastmittel abgelöst wurde. In einer vergleichenden Studie sollen die Tumorstadien unter Einbeziehung der histologischen Befunde des durch transurethrale Elektroresektion gewonnenen Materials mit den Ergebnissen der Computer-Tomographie korreliert werden. Sechs Blasentumoren konnten durch offene operative Maßnahmen oder autoptisch verifiziert werden.

Kasuistik

An drei Beispielen sollen die Ergebnisse dieser Methode erläutert werden:

Fall 1:
W., C. J.: 83jähriger Mann. Intermittierende Makrohämaturie seit vier Wochen bestehend.
Zystoskopie: Kirschgroßer, exophytisch wachsender Tumor an der rechten Blasenseitenwand.

Der Patient kam an den Folgen einer intestinalen Blutung ad exitum. Abb. 1 A–C zeigt die Computer-Tomographie der Harnblase und die pathologisch anatomischen Befunde.

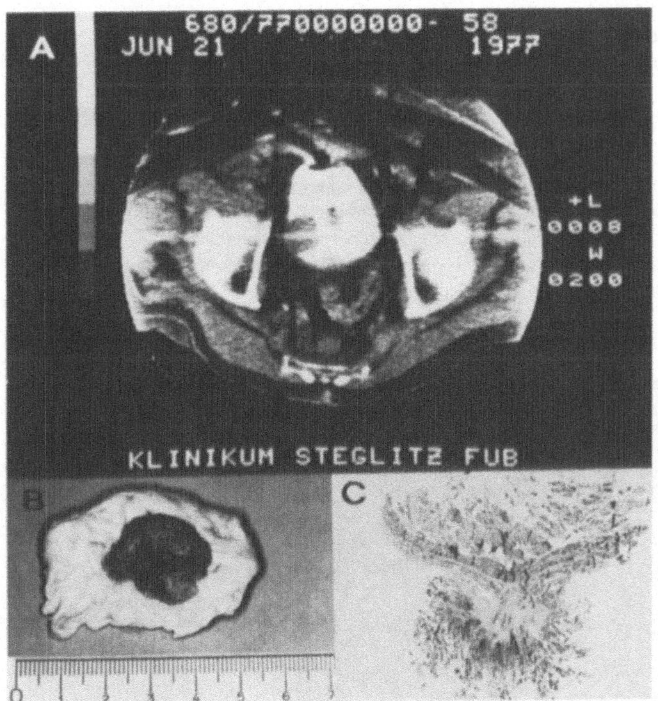

Abb. 1. *(a)* Computer-Tomographie: Blasentumor rechte Seitenwand ohne Wandinfiltration; *(b)* Sektionspräparat: Exophytisch wachsender, kirschgroßer papillärer Tumor; *(c)* Histologischer Schnitt: Papillomatöser Tumor. Keine Invasion in die Blasenwand

Fall 2:
E., E.: 75jährige Patientin. Der zystoskopische Befund zeigt einen kinderfaustgroßen, in das Blasenlumen ragenden Tumor links und einen kleineren an der rechten Blasenseitenwand. Der bimanuelle Palpationsbefund war wegen einer massiven Adipositas nicht aussagekräftig. Der histologische Befund des Tumorresektats lautete Übergangszellkarzinom (G_2, P_2).

In Abb. 2 (s. S. 78) ist der Befund der Computer-Tomographie dargestellt. Der Tumor hat die Blasenwand überschritten und ist höckrig ins perivesikale Fettgewebe vorgewachsen.

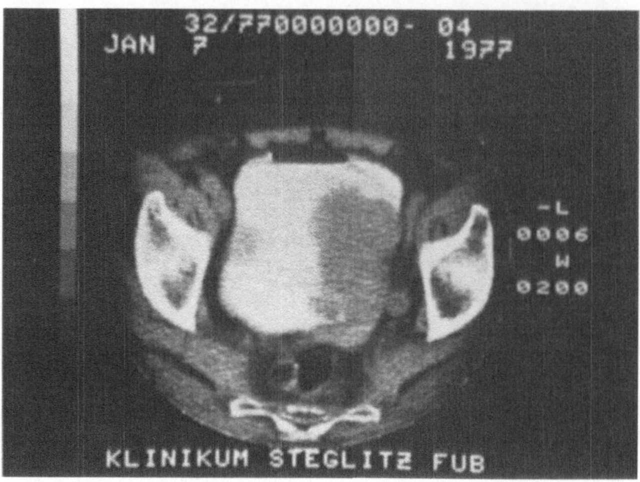

Abb. 2. Computer-Tomographie: Ausgedehnter, in das Blasenlumen ragender Tumor, linke Seitenwand. Kleiner Tumor rechts. Infiltration des Tumors ins perivesikale Gewebe links. Rechtsseitig keine Wandüberschreitung

Fall 3:
G., W.: 70jähriger Mann. An der rechten Blasenseitenwand teils papillär, teils solide wachsender Tumor. Die bimanuelle Palpation ergab eine Wandüberschreitung rechts. Lymphographisch bestand der hochgradige Verdacht auf Lymphknotenmetastasen beidseits iliacal.

Abb. 3: Die durch die Computer-Tomographie dargestellte Wandüberschreitung und der Verdacht auf Lymphknotenmetastasen konnten autoptisch gesichert werden.

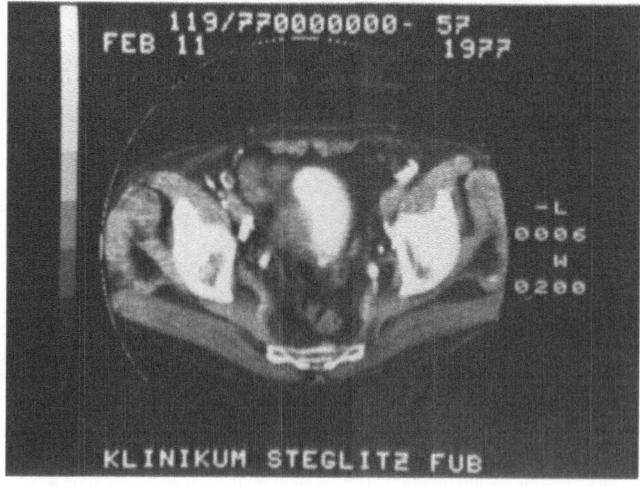

Abb. 3. Computer-Tomographie: Tumor durch die rechte Seitenwand der Harnblase durchgebrochen. Verdacht auf iliacale Lymphknotenmetastasen beidseits

Ergebnisse

Mit der Computer-Tomographie gelingt es, Tumoren von mehr als $^1/_2$ cm im Durchmesser zu erfassen. In zwei Fällen lagen lediglich entzündliche Schleimhautveränderungen vor, und zweimal lag die Tumorgröße unterhalb des Auflösungsvermögens. Weiterhin war die genaue Beurteilung bei drei Patienten eingeschränkt, da die Tumoren in ungünstigen geometrischen Bereichen, wie Blasendach und Blasenboden, gelegen waren. Die Analyse unserer Fälle zeigt, daß die mit konventionellen Methoden nachgewiesene Infiltrationstiefe in der Computer-Tomographie eine Bestätigung fand und darüber hinaus durch diese Untersuchungsmethode in einem $^1/_4$ der Fälle eine Zusatzinformation nachzuweisen war, die sich in einem „Understaging" der Tumoren mit den üblichen klinischen Mitteln äußerte (Tabelle 1).

Stadium	Konventionell	Computer-Tomographie
Kein TM	2	2
T_X	2	
T_0	6	6
T_1	5	2
T_2	8	3
T_3	7	7
T_4	1	11

Tabelle 1. Infiltrationsgrad des Harnblasenkarzinoms. Korrelation konventioneller Methoden mit der Computer-Tomographie, n = 31

Diskussion

Zunächst scheint es angezeigt, eine höckrige Kontur der Blasenaußenwand als transmurales Tumorwachstum (T_4) anzusehen. Eine Wandeinziehung der Außenkontur wurde einer intramuralen Infiltration (T_2 oder T_3) zugeordnet. Lymphknotenveränderungen der Iliaca interna Gruppe waren in mehreren Fällen nachweisbar. Die Objektivierung dieser Kriterien befindet sich noch in einem Stadium der Erprobung, da in der Literatur kein vergleichbares Material vorliegt und die Zahl der pathologisch anatomischen Korrelate noch zu gering ist. Am besten gelingt die Abgrenzung frühinvasiver von paravesikal infiltrierenden Blasentumoren. Um die diagnostische Genauigkeit zu verbessern, muß man künftig lernen, die radiologischen Kriterien anhand von Operations- resp. Autopsiebefunden zu überprüfen. Wie aus unserem Krankengut hervorgeht, findet nach Anwendung der Computer-Tomographie zum Tumor-Staging eine Verschiebung in Richtung der fortgeschrittenen Tumorstadien statt. Das würde auch die in der Literatur beschriebene Unterschätzung der Tumorstadien mit den üblichen klinischen Methoden bestätigen [7].

Um bessere Kontraste und damit schärfere Konturen zu erhalten, sollen künftig Blasenfüllungen mit unterschiedlich röntgendichten Medien und eine perivesikale Luftinsufflation erprobt werden.

Die Computer-Tomographie stellt eine neue effektive und akkurate Methode dar, die mehr Informationen gegenüber der bisherigen Diagnostik liefern kann. Sie eignet sich zur Bestimmung der präoperativen Tumorausdehnung und insbesondere zur posttherapeutischen Kontrolle von Harnblasentumoren.

Literatur

1. Albert, L.: Das sog. Infusionspolyzystogramm (IPZ) (Ein Beitrag zur Diagnostik des Harnblasenkarzinoms). Zschr. Urol. **66,** 271 (1973). – 2. Bowles, W. T., Silber, J.: Carcinoma of the bladder: A computer analysis of 516 patients. J. Urol. **107,** 245 (1972). – 3. Kelâmi, A., Taenzer, V.: Fehlinterpretationen bei der Harnblasenangiographie. Urol. int. **24,** 349 (1969). – 4. Nagel, R.: Urologische Aspekte des fortgeschrittenen Blasencarcinoms. Urologe A **12,** 45 (1973). – 5. Rost, A., Kelâmi, A., Tröger, J., Taenzer, V.: Lymphographische Befunde beim Harnblasenkarzinom. Therapiewoche **26,** 4328 (1976). – 6. Sagel, S. S., Stanley, R. J., Evens, R. G.: Early clinical ex-

perience with motionless whole body computed tomography. Radiology **119,** 321 (1976). – 7. Schröder, F. H., Jellinghaus, W.: Das Blasencarcinom – Grenzen der Operabilität und Ursachen des Versagens der radikalen Cystektomie. Urologe A **14,** 60 (1975). – 8. Sheedy, P. F., Stephens, D. H., Hattery, R. R., Muhm, J. R., Hartmann, G. W.: Computed Tomography of the Body: Initial clinical Trial with the Emi-Prototype. Am. J. Roentgenology **127,** 23 (1976). – 9. Stanley, R. J., Sagel, S. S., Levitt, G.: Computed Tomography of the Body: Early Trends in Application and Accuracy of the Method. Am. J. Roentgenology **127,** 63 (1976)

Dr. A. Rost
Urologische Klinik und Poliklinik
im Klinikum Steglitz der Freien Universität Berlin
Hindenburgdamm 30
D-1000 Berlin 45

F. JENTSCH, G. MOHEBBI, K. STRINGARIS und A. ZIMMERMANN: **Aussagewert der Computer-Tomographie beim Harnblasenkarzinom**

Der Einsatz der Ganzkörper-Computer-Tomographie bei Harnblasenkarzinomen gehört in Göttingen inzwischen zur festen prä- und postoperativen Routineuntersuchung sowie zur Verlaufskontrolle.

Häufig gelingt es im C-T-Scan ohne Anwendung irgendwelcher Kontrastmittel den endovesikalen Tumoranteil nachzuweisen (Abb. 1). Wenn dieses nicht möglich ist, kann man durch Instillation von Luft und wenig Kontrastmittel den Tumor in der Blase darstellen. Die Infiltration des perivesikalen Fettgewebes ist nur dann eindeutig als solche zu identifizieren, wenn der Zusammenhang mit dem Tumor erwiesen ist (Abb. 2). Jedoch erlaubt die Wandung der Harnblase aufgrund der geringen Absorptionsdifferenzen für Röntgenstrahlen und der engen räumlichen Anordnung der einzelnen Schichten keine Aussage über den Invasionsgrad des Tumors in die Muscularis hinein.

Lymphknotenvergrößerungen im retrovesikalen, hypogastrischen und präsakralen Bereich werden im Computertomogramm sichtbar, lymphographische Routineverfahren

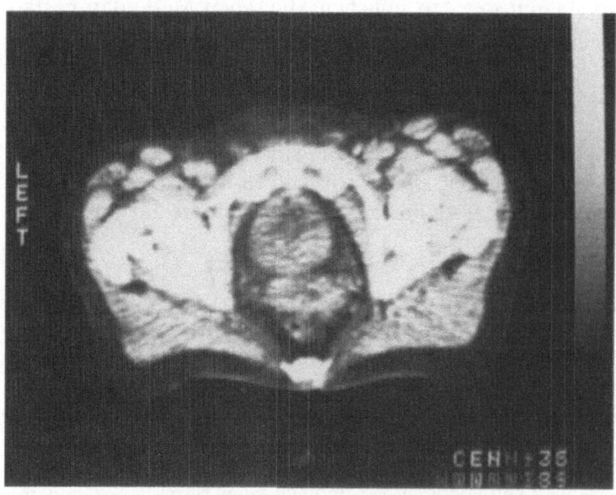

Abb. 1. Tumor an der Hinterwand der Harnblase mit Metastasierung in das Spatium vesico-rectale

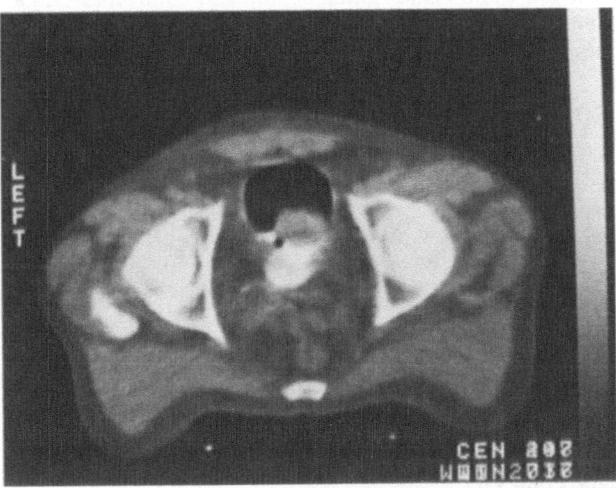

Abb. 2. Polypös in die Blase hineinwachsendes Karzinom mit Übergriff auf das perivesikale Fettgewebe (nach Kontrastmittel- und Luftinstillation)

erfassen diesen Bereich nicht (Abb. 3). Für den einweisenden Urologen ist es wichtig zu wissen, daß vor der Computertomographie durchgeführte Lymphographien zu Artefakten führen können und damit den Aussagewert der Untersuchung einschränken.

Das Computertomogramm bietet die Möglichkeit zu einer individuellen, befundentsprechenden Bestrahlungsplanung für den Strahlentherapeuten. Entsprechend erhält der Urologe präoperative Hinweise auf den intraoperativ zu erwartenden Befund. Darüber hinaus werden computertomographisch nachgewiesene Fernmetastasen die Indikation zur Operation beeinflussen.

Im Rahmen der Verlaufsbeobachtung nach stattgehabter Therapie ist es möglich, Rezidive oder auftretende Metastasen früh zu diagnostizieren, ohne dem Patienten aufwendige Eingriffe zumuten zu müssen.

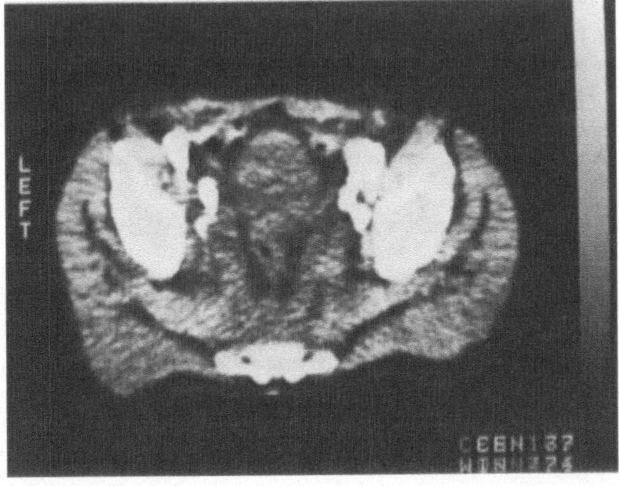

Abb. 3. Im C-T-Scan Metastasen nicht nur in den iliakalen Lymphknoten (nach Lymphographie), sondern auch in den nicht kontrastmittelgefüllten Lymphknoten der hypogastrischen und präsakralen Region

Entsprechend unseren Erfahrungen an 85 bisher untersuchten und kontrollierten Patienten mit Harnblasenkarzinomen aus einer Reihe von insgesamt über 550 untersuchten Becken, wobei mehr als die Hälfte dieser Patienten Tumoren oder Metastasen im Beckenbereich hatten, sind wir der Meinung, daß es gerechtfertigt ist, die Computertomographie vor und nach der Behandlung sowie zur Verlaufskontrolle des Blasenkarzinoms einzusetzen.

Dr. A. Zimmermann
Urologische Universitätsklinik,
Goßlerstr. 10
D-3400 Göttingen

Diskussion zu den Vorträgen Seite 57 bis 80
Immunologie und Röntgendiagnostik

Moderatoren: F. Truss, Göttingen und H. U. Eickenberg, Essen

R. Harzmann, Tübingen: Ich möchte Herrn Böcker folgendes fragen: 1. Hat er zur indirekten Lymphographie Tierversuche gemacht? 2. Wir haben in Würzburg 1976 die indirekte Lymphographie der Harnblase vorgestellt anhand von 37 Versuchen an Bastardhunden und haben ebenfalls Lipiodol verwandt. Wir hatten dabei keine Kontrastmittelresorption erlebt. Wir haben ein tierexperimentell einsetzbares Versuchspräparat verwandt – AG 6099 –, das eine wesentlich kleinere Teilchengröße hat, und dieses Präparat ist resorbiert worden. Wie erklären Sie sich diese Differenzen? Das Lipiodol ist bei uns nicht resorbiert worden.

R. Böcker, Düsseldorf: Ich habe keine Tierversuche durchgeführt, sondern die Erfahrungen der indirekten Lymphographien anderer Organe übernommen, vor allen Dingen die aus dem Magen-Darm-Trakt. Dabei konnte festgestellt werden, daß das Lipiodol gut von den Lymphwegen aufgenommen wird. Darauf basieren unsere Untersuchungen der indirekten Lymphographie der Harnblase. Ich habe also nicht nur die intramuralklappenlosen Lymphgefäße der Harnblase darstellen können, sondern eindeutig den Abfluß bis hinauf in die dritte Lymphknotenstation bis in die Communisgruppe nachweisen können.

Moderator F. Truss, Göttingen: Herr Rost, uns interessiert das Auflösungsvermögen bei der Computer-Tomographie. Jeder von uns möchte gerne wissen, welche Fläche am Patienten entspricht einem Punkt auf dem Computerbild?

A. Rost, Berlin: Genau kann ich es Ihnen nicht sagen, aber wir haben festgestellt, das Blasentumoren, die kleiner als $^{1}/_{2}$ cm im Durchmesser sind, nicht gut oder überhaupt nicht zur Darstellung gelangen.

Moderator F. Truss, Göttingen: Kann der Rechner, den Sie einsetzen, auch Artefakte setzen, die die Deutung erschweren?

A. Rost, Berlin: Die Frage erscheint wichtig, sie ist aber schwierig zu beantworten. Gesehen haben wir solche Artefakte nicht.

F. Jentsch, Göttingen: Ich kann zu diesem Thema folgendes sagen: Jeder Bildpunkt entspricht etwa einer Größenordnung von 1,8 x 1,8 x 1,3 x 1,3 cm. Es ist also eine kleine Säule, und Artefakte kann es in jedem Rechenprogramm geben. Das ist auch von Gerät zu Gerät verschieden, so daß man hier nicht sagen kann, das eine Gerät ist besser als das andere. Das eine rechnet da Artefakte hin, wo das andere keine hinmacht und umgekehrt.

Moderator F. Truss, Göttingen: Herr Jentsch, Sie sind gerade am Mikrofon, eine letzte Frage: Muß der draußen operierende Urologe Minderwertigkeitskomplexe haben, wenn er ein Blasenkarzinom operiert, ohne daß er vorher eine Computer-Tomographie hat durchführen lassen?

F. Jentsch, Göttingen: Ich meine, heute muß man das mit „nein“ beantworten. Die Computer-Tomographie ist noch so wenig vertreten, daß man sie einfach nicht überall durchführen kann. Zum anderen ist es so, daß die Genauigkeit in der Diagnostik von Weichteilprozessen etwa in der Größenordnung von 1 cm Durchmesser liegt. Das ist etwa die Genauigkeit einer normalen Röntgenuntersuchung der Lunge, die wir ja routinemäßig vor einer Operation machen, um Lungenmetastasen auszuschließen. Da sehen wir auch Metastasen, die unter dieser Grenze liegen, im normalen Röntgenbild nicht. Ich meine, so sollte man dieses Verfahren einschätzen und die Kritik besitzen und die Computer-Tomographie nicht ganz oben hinstellen.

Moderator F. Truss, Göttingen: Damit möchte ich die Diskussion abschließen.

Offene und transurethrale Operationen beim Harnblasenkarzinom

A. SIGEL und S. CHLEPAS: Einaktige radikale Zystektomie beim infiltrierenden Karzinom der Harnblase, Technik, Komplikationen, Indikationen

1. Technik

Wir halten uns an die deszendierende Methodik. Die einzelnen Schritte sind von MAYOR und ZINGG klar in Wort und Bild dargestellt. Das Wichtigste:

a) Blasennahes Durchtrennen der Strukturen zwischen flach gebogenen Klemmen führt ziemlich rasch an den Blasenhals.

b) Kreuzpunkte der Operation: Dorsal die Schicht zwischen den beiden Blättern der Denonvillier'schen Fascie. Ventral: Unblutiges Durchtrennen der Lig. puboprostatica.

c) Systematische Lymphdissektion besser nach der Zystektomie als synchron.

d) Modus der Ableitung s. Tabelle 1. Sämtliche Anastomosen einschichtig.

Tabelle 1. Urologische Universitätsklinik Erlangen. Art der Harnableitungen bei 59 Zystektomien

	1968–69	1970–71	1972–73	1974–75	1976–77	Gesamt
Ileal cond.	8	4	8	9	12	41
Coffey		4	1	2	2	9
Sigma-Conduit			1			1
Rektum-Blase					1	1
Neprostmie	4				2	6
Ur. cut. Stomie				1		1

Tabelle 2. Urologische Universitätsklinik

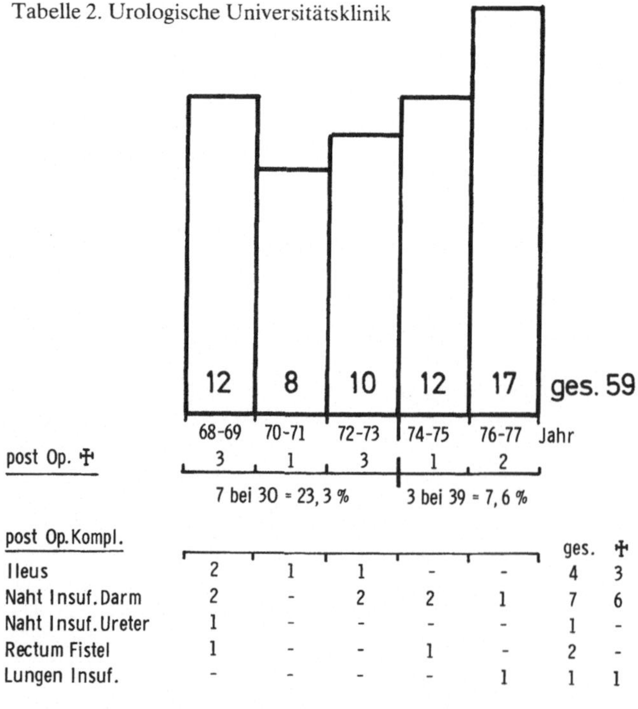

2. Nachbehandlung

a) Magensonde bis Darmperistaltik geordnet
b) Kava-Katheter für 8 Tage
c) Substitutionsgerechte Infusionstherapie. Täglich 100 g Eiweiß parenteral.

3. Komplikationen und Operationsmortalität (s. Tabelle 2)

4. Ergebnisse 1968–1976 (s. Tabelle 3)

Tabelle 3. Urologische Universitätsklinik Erlangen

Bei 50 bis einschl. 1976 operierten Patienten			
† post. op. 9			
† später 22	Intr. op. Lymphknoten Meta.	11	Überlebenszeit
	keine Lymphknoten Meta.	6	post. op.
	nicht untersucht	5	10,7 Mon.
leben 19	Lymphknoten positiv	5 = 26,3%	
	Lymphknoten neg.	14 = 73,7%	

Weder Vor- noch Nachbestrahlung waren bisher beteiligt. Für künftig vorgesehen. Nicht alle bis jetzt gut Lebenden haben die 5-Jahresgrenze überschritten. Jedoch zeigt sich ungünstiger Verlauf in der Regel binnen Jahresfrist. Unter den vermutlich Geheilten befinden sich 5 Patienten mit tumorpositiver Lymphdissektion.

5. Indikationen

Wenn man versucht, das größte urologische Problem, die Therapie des Blasenkrebses in den Griff zu bekommen, so läßt es sich in drei Tabellen zusammenfassen (Tabellen 4, 5, 6).

Tabelle 4. Dilemma zwischen TUR und Zystektomie

1. Große Mehrheit aller Fälle bleibt TUR vorbehalten
   80 : 20%-Defizit an Zystektomie
2. TUR bezieht Teil-Motiv aus Grauzone des Staging
   a) P is, P 1 = 20% N 1 –Kontra TUR
   b) P 2, P 3 = 25% N 0 = pro Zystektomie
3. TUR ist tentativ, defensiv, beläßt der Noxe das Erfolgsorgan
4. TUR bezieht parakanzerolog. Einflüsse
   a) Problematik u. Notwendigkeit der Harnableitung
   b) 5–6stündige schwierige abdominale Operation
5. Niedrige OP Mortalität (3–5%) verlangt hohe Fallzahl
6. Zentralisierung der Zystektomiefälle als Erfordernis

Erläuterung zu Tabelle 4:
Gewiß bleibt die große Mehrheit aller Fälle der TUR vorbehalten, überschlagsweise $^4/_5$. Wenn man ca. 20% der Zystektomie zuerkennt, oder 15%, wie Prof. Mauermayer ge-

sprächweise konzediert, und damit die tatsächliche Frequenz in Deutschland an Zystektomien vergleicht (s. heutige Zahlenangaben aus Innsbruck und München Rechts der Isar), so besteht ein Defizit an Zystektomie von ca. 600%.

Indikatorische Irrtümer entstehen aus der Grauzone des Staging (s. Punkt 2 der Tabelle 4). Punkt 3 und 4 dieser Tabelle definiert weitere Motivationen der Übergewichtung der TUR. Umgekehrt verlangt eine annehmbar niedrige Mortalität der Zystektomie eine größere Empirie, was Zentralisation der Zystektomiefälle voraussetzt. Große amerikanische Kliniken mit sehr großer Erfahrung kommen auf eine Mortalität der einaktigen Operation von 4% [1, 2]. Mit dieser Angleichung der Mortalität an diejenige der zweiaktigen Operation erhält auch die Kosten-Nutzen-Überlegung ihr Gewicht.

Aus der Sphäre des Subjektiven herauslösen ließe sich die Indikation nur mittels einer optimalen histologischen Klassifikation, wie sie der neuen Definition der WHO entspricht. Man braucht dazu perfekte Pathologen. Danach hat T (klinisches Tumorstadium), N (Lymphknoten), M (Fernmetastasen) präoperativ nur begrenzten Wert. Ausschlaggebend sind P, G, L (s. Tabelle 5). Nur zahlreiche, nicht vereinzelte Biopsieschnitte erlauben eine kompetente Einstufung. Bladder mapping ist der amerikanische Terminus dafür.

Tabelle 5. Harnblasenkrebs. Für Planung der Therapie notwendige Aussagen

1. Infiltrationstiefe:	
P IS	Keine Infiltration
P 1	Schleimhautstoma
P 2	Muskularis
2. Malignitätsgrad:	
G 1	gut differenziert
G 2	mäßig differenziert
G 3	schlecht differenziert
3. Lymphgefäßeinbrüche:	
L 0	keine
L 1	oberflächlich
L 2	tief

Vor dem Hintergrund einer solchen pathohistologischen Definition des Blasenkrebses läßt sich ein therapeutisches Schema aufstellen, das den Malignitätsgrad und den Lymphgefäßeinbruch und damit die zu erwartende Verlaufstendenz der Erkrankung entscheidend berücksichtigt (Tabelle 6). Örtliche begrenzte Tendenz bedeutet TUR, örtlich

Tabelle 6. Therapie des Harnblasenkrebses. Patienten in gutem AZ und EZ unter 65 Jahre

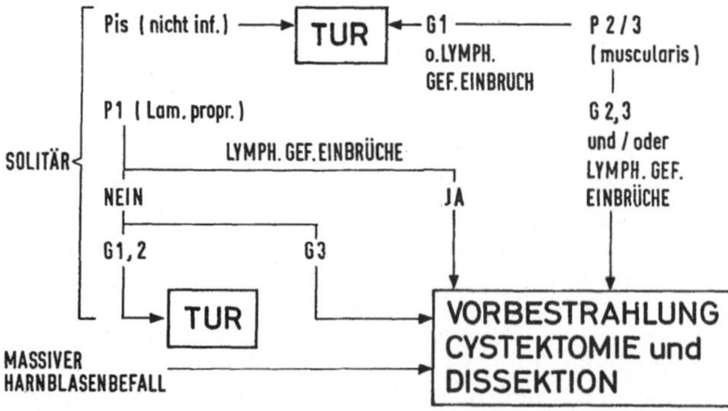

unbegrenzte Tendenz bedeutet Zystektomie. Welche morbidative Relation dabei zwischen den beiden therapeutischen Richtungen herauskommt, weiß vorläufig niemand. Aber sie wird anders sein als die derzeitig überwiegende Tendenz im mittleren Europa.

Literatur

1. Bredin, H. C., Prout, jr., G. R.: One stage radical cystectomy for bladder Carcinoma. Operative Mortality, Cost, benefit analysis. J. Urol. (Balt.) **117,** 447–451 (1977). – 2. Johnson, D. E., Lamy, S. M.: Complications of a single stage radical cystectomy and ileal conduit Diversion: Review of 214 cases. J. Urol. (Balt.) **117,** 171–173 (1977). – 3. Whitmore, W. F., Baiata, M. A., Chonheim, M. A., Grabstald, H., Unal, A.: Radical cystectomy with or without Prior Irradation in the treatment of bladder cancer. J. Urol. (Balt.) **118,** 184–187 (1977)

Prof. Dr. A. Sigel
Urologische Universitätsklinik
Niendorfstr. 15
D-8520 Erlangen

F. Eisenberger, P. Carl und U. Rattenhuber: **Ergebnisse offener Eingriffe beim Harnblasenkarzinom**

Die Erfolge beim Harnblasenkarzinom sind entmutigend und die Ergebnisse unterschiedlicher therapeutischer Vorgehen meist wegen fehlender exakter Tumorklassifikation und kleinen Fallzahlen schlecht vergleichbar. Erste Fortschritte in Richtung eines einheitlichen Therapiekonzeptes bringt die zunehmende Berücksichtigung des klinischen Stadiums, also des TNM-Systems, und des histologischen Malignitätsgrades.

Die grundsätzliche Forderung jeglicher Karzinombehandlung, nämlich die radikale Entfernung des Tumors mit den regionalen erreichbaren Lymphknoten im Frühstadium, gilt unserer Meinung nach auch für das Blasenkarzinom. Hinderungsgründe hierfür sind zum einen eine gewisse Scheu, verstümmelnde Radikaleingriffe dieser Art mit supravesikaler Harnableitung gerade beim jüngeren Patienten im Tumorfrühstadium ohne wesentliche Beschwerden durchzuführen, zumal einfachere Eingriffe wie die transurethrale Resektion zur Verfügung stehen, weiterhin die Operationsverweigerung und nicht zuletzt das relativ hohe Operationsrisiko.

Urolog. Univ. Klinik München

Operative Eingriffe bei Harnblasenkarzinomen
(1967 - 1975)

Offene Eingriffe	n	%
Cystektomie	37	12,3
Blasenteilresektion	29	9,7
TUR	235	78,0

Abb. 1

Ich möchte kurz und kritisch unsere Ergebnisse nach offenen Eingriffen beim Harnblasenkarzinom werten. Bedingt durch die Mißerfolge und dem allgemeinen Trend der letzten Jahre, nämlich dem Suchen nach der bestmöglichen Therapie, weisen unsere Nachuntersuchungen der Jahre 1966 bis 1975 die obengenannten Nachteile auf.

Im genannten Zeitraum wurden 66 Kranke mit einem Durchschnittsalter von 59 Jahren offen operiert (Abb. 1), 37 mit einer Zystektomie und 29 mit einer Blasenteilresektion. Ausschließlich transurethral reseziert wurden im gleichen Zeitraum 235 Kranke, wobei Rezidiveingriffe nicht berücksichtigt sind und somit der Anteil der offenen Eingriffe 22% beträgt.

Die Indikation zur Zystektomie wurde unter verschiedenen Gesichtspunkten gestellt. Kranke der Kategorie TIS (Carcinoma in situ) wurden radikal operiert, wenn eine rasche Rezidivierung zu beobachten war, der Primärtumor trotz oberflächlichen Wachstums einen hohen Grad an Anaplasie erkennen ließ oder Anzeichen einer Tumorinfiltration vorlagen. Eine eindeutige Indikation wurde bei operablen Patienten der Kategorie T2, also der Infiltration des Tumors in die oberflächliche Muskelschicht gesehen. In einer Reihe von Fällen, vor allem junger Patienten, der Tumorstadien T3 und sogar T4 haben wir zystektomiert, wenn der präoperative Lymphknotenbefund NO oder höchstens N1 vorlag. Hierzu ist zu bemerken, daß eine präoperative Beurteilung der Kategorie N, also des Tumorbefalls der Lymphknoten, nur durch eine Staging Operation und nicht durch Lymphographie möglich ist und meist unterschätzt wird.

Die Blasenteilresektion war lokalisierten Tumoren am Blasendach vorbehalten, wobei bei einigen Kranken die Weigerung zur supravesikalen Harnableitung den Ausschlag für die Blasenteilresektion gab.

Die primäre Operationsletalität von 18% bei offenen Eingriffen, die einzelnen Fallzahlen entnehmen Sie bitte Abb. 2, hat ihre Ursache meist in einer vorausgegangenen

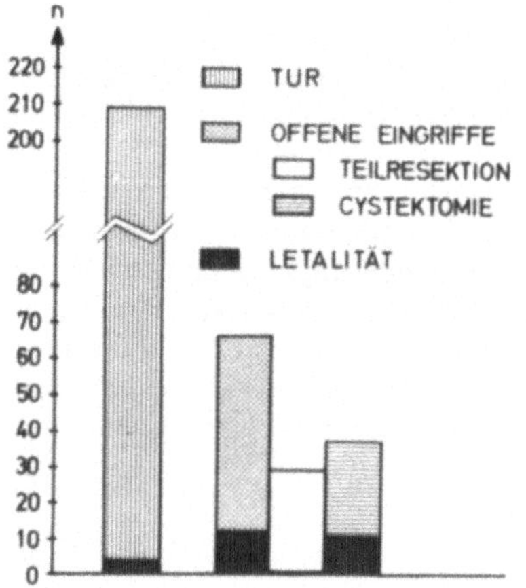

Abb. 2 Operationsletalität beim Harnblasenkarzinom

Radiotherapie und den hierdurch bedingten Strahlenfolgen. Seit der Einführung des Colon conduit in den letzten beiden Jahren haben wir keinen Patienten durch Operationsfolgen verloren.

Die kumulativ nach der Sterbetafel errechnete 5-Jahres-Überlebensrate liegt (Abb. 3) bei den offenen Eingriffen bei 61%. Berücksichtigen Sie bitte, daß bei diesen Angaben die primäre Operationsletalität nicht enthalten ist. Während nach einem Jahr noch 89% der Kranken mit Blasenteilresektion überleben, liegt dieser Anteil nach Zystektomie bei 76%. Interessant ist, daß sich in beiden Gruppen vom 3. postoperativen Jahr an keine spezifische Absterberate mehr findet, d. h. es stirbt kein Patient mehr an seinem Grundleiden. Rezidive und Metastasen traten nach Zystektomie ausschließlich im 1. postoperativen Jahr auf und zwar 4mal Lokalrezidive und 6mal Fernmetastasen. Bei 28 Blasenteilresektionen sahen wir in einem Drittel der Fälle ein lokales Rezidiv.

Die Überlebensraten nach offener Operation sind im Vergleich mit denen nach transurethraler Resektion kritisch zu bewerten. Die Überlebensraten nach der TUR enthalten sämtliche, also auch die palliativ resezierten Harnblasenkarzinome einschließlich der Rezidive nach Radiotherapie.

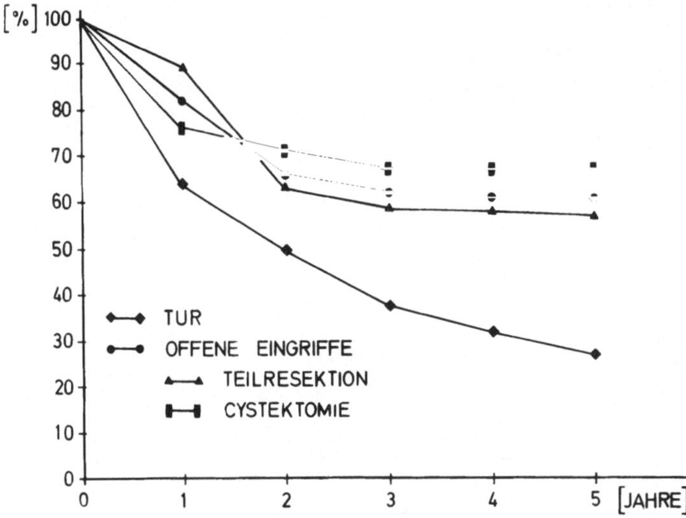

Abb. 3 Kumulative Überlebensrate nach der Sterbetafelmethode bei Harnblasenkarzinom

Das aktive radikale operative Vorgehen bietet den Blasentumorkranken eine echte Heilungschance. In erster Sitzung erfolgt die Staging operation mit Lymphadenektomie und ggf. die Anlage einer Harnableitung. In zweiter Sitzung wird dann die Zystektomie durchgeführt. In Frage für diesen Eingriff kommen Kranke unter 60 Jahren der Tumorstadien TIS bis T3 mit den Malignitätsgraden 2 bis 4, insbesondere bei ständiger Tumorrezidivierung ohne lokale Lymphknoten und Fernmetastasen, also NO, MO.

Mit der TNM-Qualifikation ist uns heute endlich eine Möglichkeit gegeben, die Effektivität verschiedener Operationsverfahren anhand von größeren Zahlen zu vergleichen.

Priv.-Doz. Dr. F. Eisenberger
Urologische Klinik der Universität
Thalkirchner Str. 48
D-8000 München 2

H. G. GENSTER, S. MOMMSEN und A. HOJSGAARD: **Zystektomie beim Blasenkarzinom**

An der urologischen Universitätsklinik in Aarhus wurde vor 1971 die Zystektomie nur bei ausgebreiteten Karzinomen und Rezidiven angewandt. Darüber hinaus wurde das Blasenkarzinom meistens durch Teilresektion und postoperative Bestrahlung behandelt. Die Prognose war schlecht, und seit 1971 verfahren wir deshalb nach einem festen, radikalerem Programm. Bei allen Patienten mit T_2- und T_3-Tumoren und mit niedrig

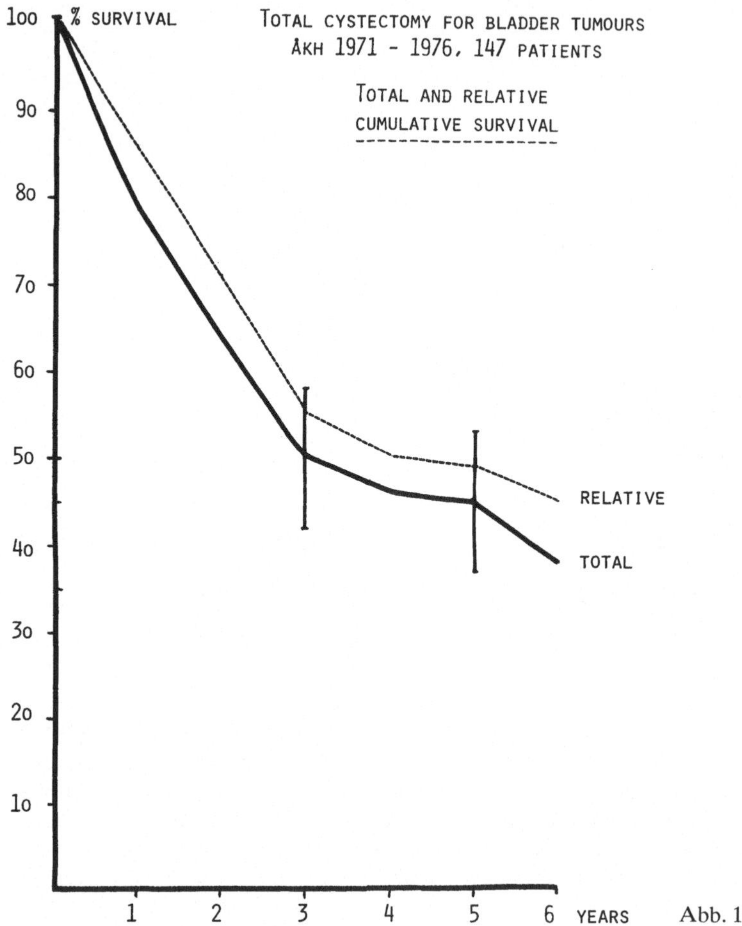

Abb. 1

differenzierten Tumoren der Kategorie T_1 wird zwei bis drei Monate nach einer präoperativen Bestrahlung (6000 rad/6 Wochen) die totale Zystektomie ausgeführt. Außerdem sind 7 Patienten mit T_4-Tumoren palliativ zystektomiert worden. In den Jahren 1971–1976 haben wir nach diesem Grundsatz 147 Patienten behandelt. 80% waren Männer, und 52% waren über 60 Jahre alt. Abb. 1 zeigt, daß die kumulative Überlebensrate nach 5 Jahren 45% war. Wenn man nur die Patienten, die am Tumor-Rezidiv gestorben sind, mitzählt, – also die Patienten, die von Komplikationen und aus irrelevanten Ursachen gestorben sind, ausschließt, – gelangt man an die relative Überlebenskurve, die eine Überlebensrate nach 5 Jahren von 50% zeigt.

Man kann diese relative Kurve in zwei Kurven aufteilen, nämlich im Hinblick auf die Infiltrations-Tiefe oder T-Kategorie des Tumors. In Abb. 2 sieht man, daß die T_1 + T_2-

Tumoren eine Überlebensrate nach 5 Jahren von 60% haben, während 35% von den Patienten mit T_3 + T_4-Tumoren nach 5 Jahren leben. In beiden Abbildungen sind die 95% Sicherheitsgrenzen angegeben. Diese Resultate sind viel besser als vor 1971. Am Anfang dieses festen und in den Augen vieler Kollegen sehr radikalen Programmes hatten wir aber die Hoffnung, daß die Überlebensraten der T_1- und T_2-Tumoren noch besser wäre. Daß dieses nicht der Fall ist, zeigt vielleicht eine Schwäche unserer Kategorisierung („understaging").

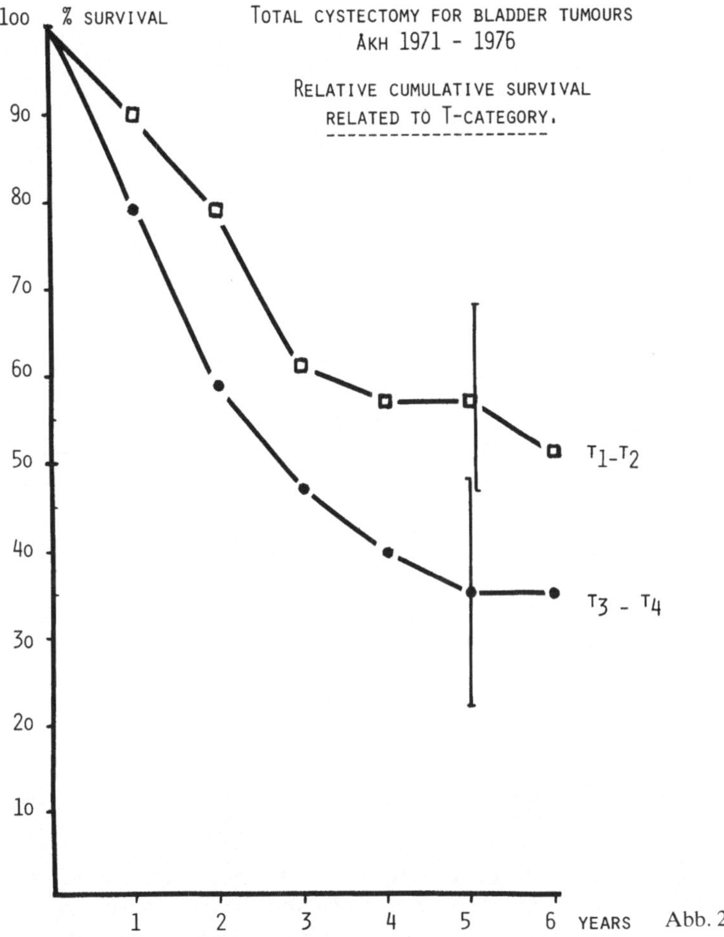

Abb. 2

Bei einem solchen Programm kann man also eine gewisse Verbesserung der Prognose des Blasenkarzinoms erreichen. Diese Verbesserung ist aber nicht kostenlos. Die kombinierte Behandlung hat Komplikationen, die unseren Optimismus ein bißchen eingeschränkt haben; unsere primäre oder operative Letalität ist unter 5% gewesen, aber auch später gibt es Probleme, die das Endresultat verschleiern. Wir sind jedoch der Meinung, daß eine Fortsetzung unseres Programmes berechtigt ist.

Dr. H. G. Genster
Urologische Abteilung K,
Aarhus Kommunehospital,
DK-8000 Aarhus C

H. Zoeckler, P. Kolle und S. Vieregge: **Erfahrungen und Ergebnisse mit der TUR als Monotherapie des Blasen-Karzinoms**

Von 1973 bis 1976 wurden in der Urologischen Klinik der Medizinischen Hochschule Hannover 131 Patienten mit Blasentumoren behandelt.

Wie Tabelle 1 zeigt, waren Männer etwa dreimal so häufig betroffen wie Frauen, bei 57% handelte es sich um papilläre, bei 37% um solide Urothel-Tumoren und bei 8,4% um Plattenepithel-Karzinome, bei den restlichen um seltene Geschwülste bzw. Metastasen oder Infiltrationen von Tumoren anderer Organe.

Tumorart	n	%	♂	♀
papillär	75	57,4	61	14
solide	37	28	28	9
Plattenepithel	11	8,4	5	6
Metastasen	6	4,6	4	2
Hämangiom	1	0,8	1	1
Sarkom	1	0,8	-	1
	131	100	99 =75,6%	32 =24,4%

Tabelle 1. Blasentumoren (MHH) 1973–1976

Tabelle 2 zeigt die Altersverteilung Der Anteil der über 60jährigen mit 80% stimmt der von Mauermayer und anderen Autoren vorgelegten großen Statistiken nahezu überein.

Alter	Fallzahl	%
31–40	1	0,8
41–50	9	7,3
51–60	16	13
61–70	49	39,8
71–80	39	31,7
81–90	6	4,9
91–100	3	2,4

Tabelle 2. Blasentumoren (MHH) 1973/1976; Altersverteilung

Die Therapie der Wahl bestand in der transurethralen Resektion, die in 2- bis 3wöchigen Abständen wiederholt wurde, bis histologisch keine Tumorzellen mehr nachweisbar waren. Bei den Sekundärresektionen wurden z. T. größere Perforationen der Blasenwand nicht gescheut und auf die Harnleiterostien keine Rücksicht genommen. Zu ernsteren Komplikationen kam es nicht. Der größte Tumor wog im übrigen 550 g.

Eine strahlentherapeutische Nachbehandlung wurde veranlaßt, wenn bei der primären Resektion bimanuell bereits ein eindeutiges Infiltrat zu tasten war oder trotz mehrfacher Resektion keine Tumorfreiheit erzielt werden konnte. Die relativ hohe Zahl von 34 strahlentherapeutisch nachbehandelten Patienten (27%) ist so zu erklären, daß die Indikation zur Strahlentherapie anfänglich weiter gestellt wurde.

Tabelle 3 zeigt die Stadieneinteilung.

Wir möchten nicht den Eindruck entstehen lassen, als hätten wir die Zystektomie völlig aus unserem Repertoire gestrichen. Wir haben sie bei 7 Patienten ausgeführt. Davon sind 3 bereits an Metastasen oder einem lokalen Tumorrezidiv verstorben, einer wird zur Zeit wegen inguinaler Lymphknotenmetastasen nachbestrahlt. Mehrere Patien-

Tabelle 3. Blasentumoren (MHH) 1973–1976; Stadieneinteilung

	T0–T1S P0–P1S	T1 P1	T2 P2	T3 (P3)	T4	
papillär	42	27	4	2	0	75
solide	3	11	8	8	7	37
Plattenepithel	2	1	5	1	2	11
total	47	39	17	11	9	123

ten lehnten den Vorschlag einer Zystektomie kategorisch ab, darunter eine 47jährige Frau mit einem soliden Urothel-Karzinom im Stadium T2, die jetzt seit 4 Jahren rezidivfrei ist. Bei einem weiteren Patienten, der die Zystektomie ablehnte, wurde zwar durch TUR lokal Tumorfreiheit erzielt, ein Vierteljahr später wurde jedoch eine Lungenmetastase entdeckt. Erwähnenswert ist der Fall einer 51jährigen Patientin mit einem riesigen Übergangsepithel-Karzinom der Blase (T3/G2), bei der 550 g Tumor reseziert wurde und die allerdings mit zusätzlicher Hochvolt-Bestrahlung jetzt seit 2 Jahren rezidivfrei ist.

Für eine statistische Auswertung der Überlebensrate oder der Rezidivneigung ist sowohl die Fallzahl zu klein als auch der Beobachtungszeitraum zu kurz. Die Aufschlüsselung der an Harnblasen-Karzinomen Verstorbenen (Tabelle 4) bestätigt lediglich die bekannte Tatsache, daß papilläre Tumoren eine wesentlich günstigere Prognose haben als solide oder Plattenepithel-Karzinome.

Tabelle 4. Blasentumoren (MHH) 1973–1976; Todesfälle

	Zahl der Verstorbenen	Tumoren insgesamt
Papillär	4	75
solide	12	37
Plattenepithel	4	11

Zusammenfassend sind unsere Erfahrungen mit der intensivierten transurethralen Resektion als der dominierenden Therapie des Harnblasen-Karzinoms vorerst sehr ermutigend. Die Indikation zur Zystektomie stellen wir relativ selten:

1. Weil wir bisher den Eindruck haben, die Tumorstadien, die nach Zystektomie eine günstige Prognose haben, auch transurethral beherrschen zu können,
2. weil wegen des hohen Alters der Patienten (nahezu 80% über 60 Jahre, nochmals Tabelle 2) mit einer hohen Operationsmortalität von 8–10% gerechnet werden muß, während die Operationsmortalität der TUR praktisch zu vernachlässigen ist und
3. weil die klinische Stadieneinteilung gerade bei den Stadien T 2 und T 3 als den Domänen der Zystektomie äußerst fragwürdig ist.

Durch Verweigerung der Patienten wird die Zystektomierate weiter gesenkt.

Unsere bisherigen Erfahrungen bedürfen selbstverständlich einer fortlaufenden Überprüfung.

Literatur

Althausen, A. F., Prout, G. R., Daly, J. J.: Noninvasive papillary carcinoma of the bladder associated with carcinoma in situ. J. Urol. **116,** 575 (1976). – Bowles, W. T., Silber, J.: Carcinoma of the bladder: a computer analysis of 516 patients. J. Urol. **107,** 245 (1972). – Lang, E. K.: The roentgenographic assessment of bladder tumors. A comparison of the diagnostic accuracy of roentgenographic techniques. Cancer **23,** 717 (1969). – Mahaffy, R. G.: The value of diagnostic lymphographic to the surgeon. Clin. Radiol. **20,** 440 (1969). – Mauermayer, W., Tauber, R.: Die Tumoren der Harnblase – Indikation, Technik und Ergebnisse der transurethralen Therapie. Urologe A **16,** 185 (1977). – Richie, J. P., Skinner, D. G., Kaufman, J. J.: Radical cystectomy for carcinoma of the bladder: 16 years of experience. J. Urol. **113,** 186 (1975). – Schröder, F. H., Jellinghaus, W.: Das Blasencarcinom – Grenzen der Operabilität und Ursachen des Versagens der radikalen Cystektomie. Urologe A **14,** 60 (1975). – Staehler, W., Völter, D.: Die operative Behandlung des Blasencarcinoms. Urologe A **12,** 50 (1973). – Wajsman, Z., Merrin, C., Moore, R., Murphy, G. P.: Current results from treatment of bladder tumors with total cystectomy at Roswell Park Memorial Institute. J. Urol. **113,** 806 (1975). – Withmore, W. F., Marshal, V. F.: Radical total cystectomy for cancer of the bladder: 230 consecutive cases five years later. J. Urol. **87,** 853 (1962)

Dr. H. Zöckler
Urologische Klinik der Medizinischen Hochschule Hannover
Karl-Wiechert-Allee 9
D-3000 Hannover 61

E. Elsässer, M. Praetorius, O. Bössner, K. Tüllmann und P. Faul: **Ergebnisse der „gezielten Perforation" bei der TUR maligner Blasentumoren**

Zwischen Juli 1974 und März 1977 haben wir bei 140 Trägern von Blasentumoren der Stadien T1–T3 ohne Lymphknoten- oder Fernmetastasen und des Malignitätsgrades G1–G3 versucht, durch sogenannte „gezielte Perforation" Tumorfreiheit zu erreichen.

107 dieser Kranken und 25 Patienten mit Papillomen ohne Epithelatypien, d. h. Grading 0 – also insgesamt 132 Patienten – konnten wir seither sechs Monate bis drei Jahre überwachen.

Wenn die Histologie der Erstresektion Grading 1–3 ergeben hat, wurden mindestens eine, notfalls mehrere Nachresektionen bis zur Tumorfreiheit angeschlossen.

Bei Tumoren des Stadium T1 erwies sich der Resektions*grund* fast stets als tumorfrei, atypisches Epithel fand sich, wenn überhaupt, nur in den *Rand*gebieten der Erstresektion. Über ein Drittel der T1-Fälle sind rezidivfrei geblieben (s. Abb. 1, Felder „a"). Bei

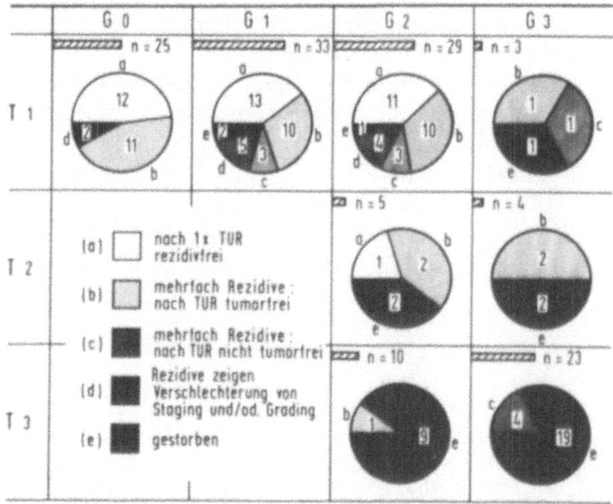

Abb. 1. Rezidivhäufigkeit und Mortalität nach TUR von Blasentumoren innerhalb von 33 Monaten. (n = 132)

einem zweiten Drittel (s. Abb. 1, Felder „b") traten ein- bis mehrfach Rezidive auf, die sich aber im Gesunden entfernen ließen. 96% dieser Rezidive entwickelten sich außerhalb des Narbenbereiches der Erstresektion; sie stellen somit nicht Tochter-, sondern heterotope „Schwestergeschwülste" des Primärtumors dar.

Die Fälle der Gruppe „a" und „b" sind zweifellos durch TUR und Überwachung ausreichend behandelt.

Die Probleme beginnen aber, wenn sich – wie in Gruppe „c" der Abb. 1 die Rezidive nicht im Gesunden entfernen lassen, weil sich die Atypie des Epithels offensichtlich weit in die angrenzende Blasenschleimhaut fortsetzt, oder wenn – wie in Gruppe „d" – eine Zunahme des Malignitätsgrades bei den Rezidiven erkennbar wird. Trotz fortgesetzter Resektionsbehandlung sind vier solcher Patienten – Gruppe „e" – ihrem nunmehr rasch fortschreitenden Tumorleiden erlegen.

Von den neun Patienten, die im Stadium T2 zur Erstbehandlung kamen, ist es in fünf Fällen gelungen, bei der Erstresektion Tumorfreiheit zu erzielen. Nur diese fünf haben seither, vier von ihnen mit Rezidiven, 1–3 Jahre überlebt.

Im Stadium T 3 sind 85% der Kranken innerhalb der ersten zwei Jahre ihrem Leiden erlegen.

Wegen dieser schlechten Ergebnisse beim Stadium T 2 und T 3 tendieren wir jetzt dazu, bei diesen Kranken, wie auch bei Patienten mit Stadium T1, sobald Rezidive mit Grading 3 oder beginnender Infiltration auftreten, die totale Zystektomie durchzuführen – oder wenn Alter, schlechte allgemeine Operabilität oder der Widerspruch des Kranken dies nicht zulassen – die Hochvolttherapie im Anschluß an eine möglichst radikale TUR zu veranlassen.

Priv.-Doz. Dr. E. Elsässer
Urologische Abteilung des Krankenhauses der Barmherzigen Brüder
Romanstraße 93
D-8000 München 19

H. Sachse und E. Roos: **Die transurethrale Tiefendenaturierung des Blasenkarzinoms mit Plattenelektroden**

„Transurethrale Tiefendenaturierung" nennen wir einen Eingriff, der nach Elektroresektion eines Blasentumors den Resektionsgrund mit eventuell noch vorhandenen Tumorresten durch Hitze zerstört. Es gibt für die Tiefendenaturierung – im Gegnsatz zur gezielten Perforation – keine Flächenbegrenzung, sie kann auch bei erhöhtem Operationsrisiko durchgeführt werden.

Kurz zur Technik:

Temperaturerhöhungen in tieferliegenden Gewebsschichten lassen sich mittels Diathermie grundsätzlich durch eine Kombination von folgenden drei Faktoren erreichen:
1. Verwendung von relativ „großflächigen" Plattenelektroden
2. geeigneter, in die Tiefe gehender Stromart
3. relativ langer Einwirkungszeit.

Die Plattenelektrode besteht aus einer 5 x 10 mm messenden, in einer kleinen Gabel beweglichen Platte aus rostfreier Nickellegierung.

Sie wird durch ein Resktoskop eingeführt und muß plan auf der Resektionsfläche liegen. Ein guter Gewebekontakt ist für den Übertritt der elektrischen Energie unerläßlich. Eine ausreichende Temperaturerhöhung in der Tiefe des Gewebes erreicht man ferner nur mit relativ gering gehaltener Stromintensität.

Bei zu hoher Stromeinwirkung oder Verwendung von Funkenstreckenstrom kommt es rasch zur Austrocknung der Kontaktfläche, zur Schorfbildung und damit zu einer starken Herabsetzung der elektrischen Leitfähigkeit.

Die optimale Stromdosierung ist für jedes einzelne Hochfrequenz-Chirurgiegerät gesondert zu ermitteln.

Zum Beispiel:

Bei Verwendung des Elektrotoms MARTIN 400 RFS, Röhrenstrom Stufe 2 erzielen wir bei 8 sec Einwirkungszeit eine Denaturierungstiefe von ca. 8 mm – applizierte Energie 448 Joule.

Der gesamte vorresezierte Tumorbereich wird mittels zahlreicher kleiner, aneinander gereihter Felder tiefendenaturiert. Dabei verwandelt die Denaturierung das durchblutete, rötliche Gewebe in einen blassen, gelblich-weißen Bezirk.

Die tiefreichenden Nekrosen brauchen bis zur völligen Abstoßung 4–6 Wochen.

Eine genaue Überprüfung der Tiefendenaturierung beim Menschen und Vergleich mit dem Modellversuch ist natürlich nur dann möglich, wenn man den tiefendenaturierten Blasenabschnitt operativ entfernt und untersucht.

Bei zwei Patienten zwang eine bei der Nachresektion erfolgte Blasenperforation zur Laparotomie. Hierkonnte der Pathologe in beiden Fällen histologisch eine erreichte Denaturierungstiefe von 8 mm bestätigen.

In einem anderen Fall haben wir vor Durchführung der Zystektomie tiefendenaturiert, um so die Methode zu überprüfen (solides, anaplastisches Ca.).

Komplikationen

Bei sachgemäßer Durchführung wird die Tiefendenaturierung vom Patienten gut toleriert.

Einmal kam es bei unsachgemäßer Anlegung der indifferenten Elektrode am Oberschenkel zu einer Hautverbrennung.

Besonders zu beachten! – vor allem im Bereich der Hinterwand: Nach vorangegange ner Tiefendenaturierung besteht bei einer Nachresektion erhöhte Perforationsgefahr. Die Tiefendenaturierung wandelt die Blasenmuskulatur zu einer homogenen Narbe um, die jede Gewebestruktur zur Orientierung vermissen läßt – daher die beiden zitierten Fälle.

Insgesamt haben wir seit 4 Jahren 124 Tiefendenaturierungen bei 88 Patienten mit Blasenkarzinom durchgeführt. Außer den eben erwähnten 3 Zwischenfällen kam es zu keinen weiteren Komplikationen.

Beurteilung

Es läßt sich im Einzelfall nicht sicher entscheiden, ob ein Blasenkarzinom-Kranker allein der Tiefendenaturierung die völlige Entfernung bzw. Zerstörung des Tumorgewebes verdankt oder ob nicht bereits die Resektion die Heilung brachte. Ferner können wir endoskopisch nicht feststellen, ob die Tiefendenaturierung die Tumorgrenze auch wirklich erreicht hat.

Aus diesem Grunde soll unsere Methode die Indikation zur Zystektomie oder Teilresektion zunächst nicht beeinflussen.

Wir halten jedoch die Tiefendenaturierung für eine sinnvolle Ergänzung der transurethralen Technik, die eine größere Radikalität, vor allem auch beim älteren Kranken erlaubt. Sie gestattet, noch in gleicher Sitzung mit der transurethralen Resektion, auch größere Abschnitte der verbliebenen Blasenwand mit eventuell vorhandenem Tumorgewebe zu zerstören – für eine vorgesehene Nachresektion verstärkt sie den perivesikalen entzündlichen Granulationswall.

Prof. Dr. H. Sachse
Urologische Klinik der Krankenanstalten
Flurstr. 17
D-8500 Nürnberg

Diskussion zu den Vorträgen Seite 84 bis 95
Offene und transurethrale Operationen beim Harnblasenkarzinom
Moderatoren: H. Marberger, Innsbruck, und E. Schmiedt, München

C. F. Rothauge, Gießen: Ich hätte eine Frage an Herrn Sigel: Wir haben ja heute morgen von Herrn Hohenfellner gehört, und das ging ja auch aus dem Bericht der Münchener Arbeitsgruppe hervor, daß heute die Blasenteilresektion nicht als obsolet zu bezeichnen ist. Nun hat uns Sigel ein sehr schönes Konzept vorgetragen, und ich hätte gerne gewußt, aus welchem Grunde er der Blasenteilresektion keinen Stellenwert zumißt?

A. Sigel, Erlangen: Ich habe einer Blasenteilresektion noch nie viel Vertrauen entgegengebracht, und da für den Malignitätsgrad der Lymphgefäßeinbruch maßgeblich ist, hilft auch eine Teilresektion nicht. Bei älteren Menschen wird wohl vereinzelt die Indikation bestehen, das mag sein, aber ein großes Feld möchte ich der Teilresektion nicht zubilligen.

K. Stockamp, Ludwigshafen: Die Zystektomie wird in vielen renommierten Kliniken offenbar nur zögernd eingesetzt, einfach deshalb, weil die Belastung für den Patienten sehr hoch im Verhältnis zu den Erfolgsaussichten ist. Das ging aus dem Material von Herrn Sigel sehr gut hervor. Ich habe deshalb die Frage, ob man den Patienten zystektomieren soll, wenn er ausgeprägte Lymphknotenmetastasen hat? Es wurde gezeigt, wie schlecht das Ergebnis ist. Soll man sich nicht die kleine Mühe machen, die Lmyphadenektomie, wie Herr Eisenberger das fordert, vor der Operation und nicht nach der Operation ausführen. Dann kann man nämlich die Operation abbrechen, weil der Patient inoperabel ist.

A. Sigel, Erlangen: Das habe ich vergessen: Selbstverständlich geht die Lymphinformation der Zystektomie voraus, das steht am Anfang, aber die Komplettierung der Lymphknotendissektion geschieht einfacher, wenn die Blase heraus ist. Treffen wir aber von vornherein eine dicke Lymphknotenmetastasierung an, dann wird der Eingriff natürlich als palliativ abgebrochen, dann kann wohl der Patient eine Ableitung bekommen, wenn er sehr stark geplagt ist, aber die Zystektomie selbst unterbleibt in der Regel. Manchmal wird sie aber bewußt palliativ ausgeführt. Die Erfahrungen von 10 bis 20 Jahren geben einige Begründungen dafür. Das hatte ich vergessen zu sagen.

Moderator H. Marberger, Innsbruck: Also, man operiert nicht, wenn man positive Lymphknoten findet.

A. Sigel, Erlangen: Nein. Dann im allgemeinen nicht, wenn die Metastasierung ausgedehnt ist. Eine umschriebene Metastasierung hält mich dagegen nicht von der Zystektomie ab. Wir haben 6 Fälle gesehen, wo wir eine positive Lymphknotendissektion hatten und die Patienten 2 bis 3 Jahre länger lebten. Wenn die positiven Lymphknoten aber über die Aortengabelung hinaus gehen, dann ist es wohl sinnlos.

R. Hohenfellner, Mainz: Ich möchte das auch unterstreichen. Ich glaube, man sollte mit der Lymphdissektion oberhalb der Aortenbifurkation beginnen. Finden wir hier positive Knoten, dann hat die Fortsetzung der Operation keinen Sinn. Aber ich glaube, daß die Teilresektion der Blase ihre Berechtigung hat. Und ich möchte nochmals auf die Indikation eingehen: 3 cm maximaler Tumorumfang und negatives Lymphknotenstaging. Diese Patienten haben auch in anderen Statistiken eine bis zu 40%ige Heilungschance.

Herrn Kolle möchte ich fragen: Wenn schon das Staging so unsicher ist, wenn man schon einen 70%igen Irrtum hat, dann ist es doch besser, hier radikal zu operieren, als nichts zu tun. Das habe ich in dem Vortrag nicht ganz verstanden.

P. Kolle, Hannover: Ich habe die Frage akustisch nicht verstanden.

R. Hohenfellner, Mainz: Sie haben gesagt, wenn eine Unsicherheit im T-Stadium bei der bimanuellen Palpation besteht, dann würden Sie diesen Patienten eher einer transurethralen Elektroresektion zuführen. Das kann ich nicht verstehen, denn mit zunehmender Eindringtiefe des Tumors haben Sie eine größere Lymphknotenmetastasierung. Sie haben gesehen, daß alle Statistiken, und auch Sie selbst bei N 1, noch eine fast 20%ige 5-Jahresheilung haben.

P. Kolle, Hannover: Die Frage ist insofern etwas schwierig zu beantworten, weil wir nur Ergebnisse mit alleiniger TUR haben. Und ich glaube, wir sind da zum Beispiel auch mit Mauermayer ziemlich einig, wir sind damit auch sehr gut gefahren, während die Ergebnisse der Zystektomie, wie ich das eben gezeigt habe, trotz negativem Lymphostaging nicht gut waren.

Moderator H. Marberger, Innsbruck: Ich glaube, es liegen eine Reihe von Statistiken vor, bei denen T3-Tumoren mit Zystektomie oder mit transurethraler Resektionsbehandlung gleich schlechte Ergebnisse bringen.

Moderator E. Schmiedt, München: Wenn ich Herrn Sigel richtig verstanden habe, dann nimmt er einzeitig die Zystektomie und Harnableitung vor und auch die Lymphknotendissektion. Nun ist es aber für den Pathologen bekanntlich sehr schwer, vorher lmyphographierte Lymphknoten zu untersuchen. Ich wollte fragen, wie das Herr Hermanek in Erlangen macht. Die Ergebnisse sind dabei doch oft sehr fragwürdig.

A. Sigel, Erlangen: Herr Hermanek sieht da keine Schwierigkeiten. Ich kann seine Arbeit natürlich nicht nachkontrollieren, er ist aber ein perfekter Histologe, und die Fehlerquellen sind minimal.

W. Mauermayer, München: Ich wollte doch eins sagen, man sollte doch die transurethralen Operateure nicht als Leute darstellen, die das Operieren scheuen. Wir operieren natürlich auch, und wir sind bei der Durchsicht unseres Materials zur Meinung gekommen, daß ein Teil unserer Patienten sicher in Zukunft, soweit sie operabel und operationsfähig sind, einem offenen Operationsverfahren zugeführt werden müssen. Daran ist gar kein Zweifel. Wir haben ja unsere Serie als einen Rechenschaftsbericht über eine sehr lange Periode monotherapeutischer Behandlung aufgefaßt. Da es hier echte Korrekturen gibt und Kursänderungen geben muß, daran gibt es gar keinen Zweifel. Ich glaube, daß wir hier alle in diesem Saal wissen, wie hoch unsere Zystektomiequoten sein werden. Das ist eine Frage, die auch sehr vom operativen Temperament des einzelnen und von der Art des Krankengutes abhängt. Aber ich glaube, die Phase, wo wir nur transurethral behandeln, müssen wir verlassen. In unserer Statistik sind 20 Zystektomien, und die Zahl wird ganz sicher nach den Kriterien, die wir uns jetzt gestellt haben, und die auch in der Literatur anerkannt sind, noch steigen.

J. E. Altwein, Mainz: Herr Sigel hat beim Carcinoma in situ die TUR vorgeschlagen. Das ist, glaube ich, etwas problematisch. Es ist gezeigt worden, daß erstens das Carcinoma in situ in einem hohen Prozentsatz ein G III-Tumor ist, also ein sehr unreifer Tumor, der darüber hinaus multifokal wächst. Und das ist gerade in der jüngsten Arbeit aus der Mayo-Clinic in Rochester nachgewiesen worden. Wir haben 21 Carcinoma in situ-Fälle zystektomiert. Bei $^2/_3$ dieser Patienten war weitab von der systematischen Biopsie, also jenseits multipler Biopsiestellen, noch Tumor nachzuweisen.

Moderator H. Marberger, Innsbruck: Also Herr Altwein, dazu möchte ich sagen: Meine ersten Begegnungen mit dem Carcinoma in situ war vor 25 Jahren. Ich bin vor 20 Jahren aus Amerika gekommen. Ich habe eine Biopsie gemacht, und die hat ein Carcioma in situ ergeben. Ich habe eine Zystektomie vorgeschlagen, dieser Patient hat es abgelehnt und ist 17 Jahre später an einem Prostatakarzinom gestorben. Die Blase war völlig tumorfrei. Nun, von solchen Fällen kenne ich mehrere, es ist nicht alles so, wie es im Buch steht.

Ich möchte bitten, nur noch zwei, drei oder auch noch eine Frage zu dem Vortrag Genster aus Aarhus zu stellen. Er hat uns heute wirklich die besten Ergebnisse präsentiert.

J. Kaufmann, Hamburg: Ich möchte Herrn Genster fragen, ob er der Vorbestrahlung oder seiner operativen Technik die guten Ergebnisse zuschreibt. Wenn ich Sie richtig verstanden habe, haben Sie mit 6000 R bestrahlt und 6 bis 8 Wochen bis zur Operation gewartet. Wären dieselben Ergebnisse Ihrer Meinung nach zu erzielen, wenn man zum Beispiel im Sinne einer echten Vorbestrahlung mit 1000 R nach 8 Tagen operiert, oder bestehen Sie auf der Forderung, 8 Wochen zu warten nach einer vollständig durchgeführten Bestrahlung?

H. Genster, Aarhus: Ja, wenn wir dieses Programm gewählt haben, dann hatten wir erst nach 6 bis 8 Wochen zystektomiert.

Das ist ja nur ein Prinzip, das ist der richtige Zeitpunkt, glaube ich. Ich weiß es aber nicht, wir haben nicht früher zystektomiert. Ich kann darauf nicht antworten, aber ich glaube, daß 6 bis 8 Wochen nach der Bestrahlung der richtige Zeitpunkt ist.

J. Kaufmann, Hamburg: Haben Sie technische Schwierigkeiten bei der Zystektomie nach 8 Wochen durch Bestrahlung gesehen Wir haben verschiedene Zystektomien nach Jahre vorher durchgeführten Ausbestrahlungen gemacht. Dann ist die Operation technisch ja doch chirurgisch nicht mehr ganz schön.

H. Genster, Aarhus: Vor 1971 haben wir auch später zystektomiert, das war sehr schwierig. Jetzt zystektomieren wir nach 2 Monaten, und dann ist es nicht so schlimm. Ich glaube, der Zeitraum von 2 Monaten ist akzeptabel.

Moderator H. Marberger, Innsbruck: Unsere Uhr ist abgelaufen. Staging und Grading sind die Basis unserer Therapie und sie muß es bleiben. Zystektomie ohne Lmyphadenektomie, ohne Staginglymphadenektomie scheint sicher nicht mehr am Platze zu sein. Die Zystektomie alleine gibt bei tiefen Tumoren schlechte Ergebnisse. Bei Tumoren, die schnell rezidivieren und hohe Grade aufweisen, multilokulär sind oder bei den Grenztumoren, die wir als T3 bezeichnen, oder bei den Tumoren B II, ist wohl eine aggressivere Behandlung mit Vor- oder Nachbestrahlung am Platz. Sie gibt offenbar die besten Ergebnisse.

Das Wichtigste, was aus der heutigen Vormittags- und Nachmittagssitzung mitgenommen werden sollte, ist, daß die Kombinationsbehandlung – Chirurgie und Bestrahlung – weitaus die besten Ergebnisse gibt. Wie sehr das für den Patienten angenehm ist, wird man in späterer Zeit erst sehen.

Spezielle Therapie beim Harnblasenkarzinom

D. LATAL und G. POWISCHER: **Beiderseitige Okklusion der Arteria iliaca interna bei unstillbaren Blasenblutungen**

Massive Blutungen bei ausgedehnten inoperablen Blasentumoren werden für den Urologen oft problematisch. Hämostyptische Maßnahmen, konsequent und mannigfaltig durchgeführt, bringen zwar manchmal vorübergehend Erfolg, versagen jedoch meistens.

Es war daher naheliegend, die Methode der arteriellen Katheterembolisation, die seit 1973 bei blutenden Nierentumoren sowohl palliativ als auch präoperativ erfolgreich angewendet wird, auf die Arteria iliaca interna zu übertragen.

Vor der Anwendungsmöglichkeit dieser Methode wurde bei unstillbaren Blasenblutungen oft – meist ohne nachhaltigen Erfolg – die beidseitige Ligatur der Arteria iliaca interna durchgeführt. Der Vorteil der Embolisation nach der Seldinger-Methode besteht darin, daß das Verstopfungsmaterial nicht nur den Stamm der Arterie, sondern auch kleine Äste und z. T. auch Kollateralen verschließt. Dies kann durch die Ligatur der Iliakalgefäße nicht erreicht werden, was durch das häufige Weiterbestehen der Tumorblutung bestätigt wird.

Von großer Bedeutung für einen guten Effekt ist die Wahl des Okklusionsmaterials. Körpereigenes zerkleinertes Muskelgewebe, autologe Blutgerinnsel, Silicon-Eisengemisch stehen in letzter Zeit nicht mehr im Vordergrund. Fibrinmaterial und Histoacryl sind augenblicklich am meisten in Gebrauch. Der Vorteil des Histoacrylgewebeklebers liegt darin, vom Organismus nicht aufgelöst zu werden, wodurch die Plombe von Dauer ist. Der Nachteil ist durch das sofortige Ausfällen des Klebers gegeben, der zwar eine komplette aber nur kurzstreckige Plombe setzt, die die Kollateralen also nicht erfaßt, und dadurch der Wirkung der erwähnten Ligaturmethode gleichkommt. Die Verwendung von Fibrospum, einem Fibrinmaterial, ist gegenüber Histoacryl problemloser und ungefährlicher, vor allem werden die Kollateralen wenigstens teilweise miterfaßt und somit der Verstopfungseffekt vollständiger. Allerdings kann Fibrinmaterial vom Organismus im Laufe von Wochen und Monaten wieder aufgelöst und dadurch die alten Zirkulationsverhältnisse wieder hergestellt werden. Nicht unerwähnt soll bleiben, daß bei der Okklusion der Arteria iliaca interna mitunter die Nutritivversorgung des Nervus ischiadicus gestört wird, was jedoch meistens nur vorübergehend beobachtet wurde. Diese Schädigung ließe sich vielleicht umgehen, wenn es gelänge, einen Katheter superselektiv in die Blasengefäße einzuführen.

Tabelle 1. Okklusion der Arteria iliaca interna beiderseits (8 Pat. – unstillbare Tumorblutungen der Blase). Urologische Universitätsklinik Wien 1976–1977

Verstopfungsart:	Verstopfunmaterial: Histoacryl:	Fibrospum:	Blutstillungs-effekt:	Nebenwirkungen:
„offen“: 3	3	-	2 x +	1 x flüchtige Parese
			1 x ±	1 x Ischiadicuslähmung
Angiographisch: 5	-	5	5 x +	1 x flüchtige Parese
				2 x passagere Schmerzen re. untere Extremität

An der Urologischen Universitätsklinik Wien wurde seit 1976 bei 8 Patienten eine Okklusion der beiden Iliakalarterien durchgeführt. 1mal handelte es sich um ein in die

Blase eingebrochenes Prostatakarzinom, 7mal waren es Blasenkarzinome bei Patienten, die zum Teil nach einer Strahlentherapie waren und sich in schlechtem Allgemeinzustand befanden.

Bei 3 Patienten wurde eine „offene“ Okklusion mit Histoacryl durchgeführt, bei 5 eine transfemorale Katheterembolisation mit Fibrospum. Die Blutung konnte dadurch bei 7 Patienten deutlich verringert bzw. zum Stehen gebracht werden;lediglich bei einem Patienten, dessen Iliakalarterien mit Histoacryl verstopft wurden, war kein eindeutiger Erfolg nachweisbar.

Bei 2 Patienten traten einseitig flüchtige Paresen und Schmerzen im Bein auf, es erfolgte jedoch eine Restitutio ad integrum. Bei 2 Patienten zeigten sich Schmerzen einseitig im Bein, ebenfalls mit deutlicher Rückbildungstendenz. 1 Patient hatte postoperativ eine eindeutige einseitige Ischiadicuslähmung, die zwar eine Besserung der Sensibilität, jedoch keine Besserung der Motorik zeigte. 3 Patienten hatten keine Nebenwirkungen.

Durch die beiderseitige Okklusion der Arteria iliaca interna bei unstillbaren Tumorblutungen in der Blase tritt ein nachweisbarer Effekt ein. Der Eingriff ist nach Versagen transurethraler Blutstillungsversuche und hämostyptischer Maßnahmen dem schwerkranken und blutenden Patienten zumutbar. Diese Katheterembolisation ist eine Bereicherung in der urologischen Notfalltherapie.

Dr. D. Latal
Urologische Universitätsklinik
Alserstraße 4
A-1090 Wien

P. Brühl und M. Thelen: **Die transfemorale permanente Iliaca-Interna-Embolisation mit Histoacryl bei Blasentumoren**

Die Möglichkeit der iatrogenen arteriellen Katheter-Embolisation der verschiedensten Organgebiete ist hinlänglich bekannt. So hat im urologischen Bereich die Katheter-Embolisation vor allem beim inoperablen hypernephroiden Nierenkarzinom mit Makrohämaturie Bedeutung erlangt. Hauptindikation ist die Okklusion einer Blutungsquelle. Außer der Beseitigung einer solchen Hämaturie wird die Möglichkeit der Wachstumshemmung eines Tumors durch unterbrochene bzw. reduzierte Blutversorgung diskutiert. Das blutende inoperable Blasenkarzinom oder aber auch die blutende Strahlenblase ist eine weitere Indikation zur Embolisation. Besonders bei geringer Blasenkapazität sind ja lokale Behandlungsverfahren wie die Formalin-Instillation [Eickenberg, 1976] oder aber auch die transurethrale Elektrokoagulation oft nicht durchführbar oder auch ohne Effekt.

Hier bietet sich dann die beidseitige transfemorale selektive Embolisation an, zumal auf eine Narkose verzichtet werden kann. Der Hauptnachteil der meisten bekannten und bei der Embolisationsbehandlung eingesetzten Materialien liegt darin, daß die dauerhafte Okklusion eines Gefäßes nicht garantiert ist. Der permanente Gefäßverschluß ist aber bei der eben dargestellten Indikation – Blutung und Inoperabilität – erwünscht.

Eine permanente Embolisation ist mit dem Gewebekleber Histoacryl möglich [Thelen u. Mitarb., 1976; Brühl u. Mitarb. 1976]. Die Embolisation der Aa. il. int. wird nach der diagnostischen Angiographie (Abb. 1) durchgeführt.

Zur Embolisation wird ein Oedmann-Katheter mit Kunststoffansatz in die jeweilige A. interna vorgeführt. 1 Ampulle Histoacryl wird mit 2 ccm 50%iger Glukose gemischt. Vor Injektion dieses Embolisationsmaterials wird der Katheter mit Glukoselösung durchspült; es darf kein arterielles Blut in die Katheterspitze zurückfließen. Nachdem die Histoacryl-Glukose-Spritze in den Katheter entleert worden ist, wird der Katheter unmittelbar anschließend über einen Zweiwegehahn aus Kunststoff mit 50%iger Glukose durchspült.

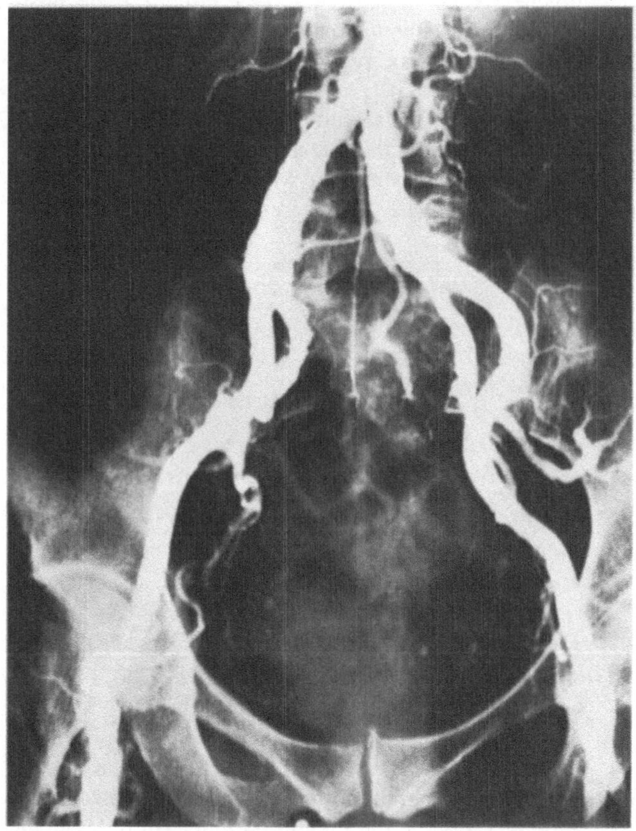

Abb. 1. Beckenübersichtsangiographie

Um ein retrogrades Abfließen des Histoacryl in die A. iliaca communis zu vermeiden, dürfen keine großen Injektionsdrücke angewendet werden. Bei Kontakt mit Blut tritt der gewünschte Effekt und damit eine sofortige und vor allem dauerhafte Gefäßokklusion ein (Abb. 2).

Wir haben bisher bei 5 Patienten mit inoperablem Blasenkarzinom im Stadium T_4N_2, teilweise nach Bestrahlung, die transfemorale beidseitige Iliaca-Interna-Embolisation durchgeführt und bei allen Fällen eine sofortige und dauerhafte Blutstillung erzielt. Komplikationen haben wir bei den von uns so behandelten Patienten nicht beobachtet.

Eine komplette Blockade der arteriellen Perfusion kann wegen der zahlreichen Gefäß-Kollateralen nicht erreicht werden [Chait u. Mitarb., 1968]. Von wesentlichster

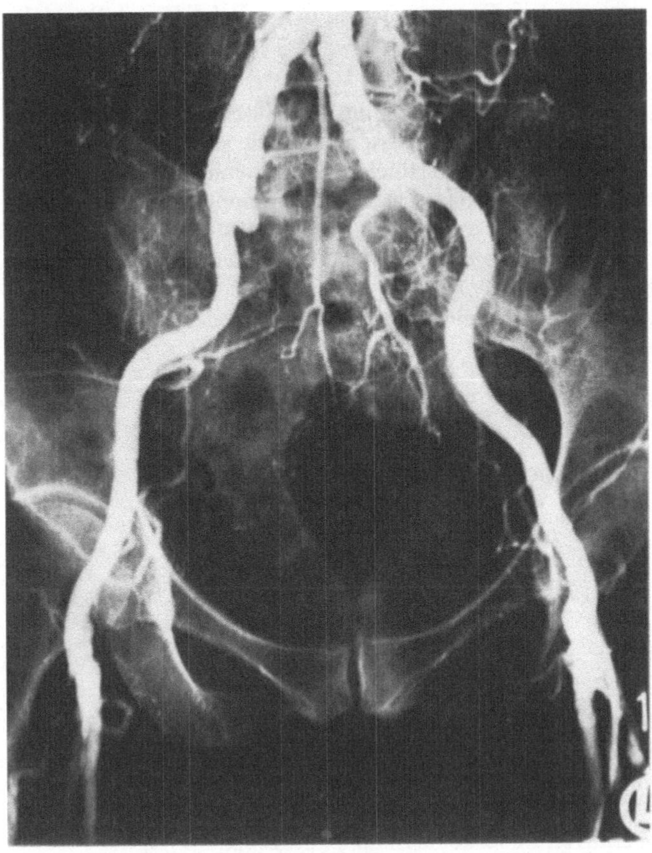

Abb. 2. Kontrollangiographie nach transfemoraler Katheter-Embolisation der bds. A. iliaca interna

Bedeutung für den blutstillenden Effekt erscheint eine deutliche Reduzierung des Blutdrucks und des arteriellen Flows im Kollateralbereich der okkludierten Arterie, wie es die eingehenden Untersuchungen von Burchell, 1964 ergeben haben.

Zusammenfassend ist festzustellen, daß die transfemorale Katheter-Embolisation der A. iliaca interna bei gegebener Indikation eine bessere Alternative zur offenen Unterbindung der Arterie darstellt. Histoacryl hat dabei als optimales Embolisierungsmaterial zu gelten.

Literatur

Brühl, P., Thelen, M., Vahlensieck, W., Thurn, P.: Katheterembolisierung bei Nierenkarzinom mit Histoacryl. Jahresvers. Schweiz. Ges. Urologie, Basel, 1976. – Burchell, R. C.: Internal iliaca artery ligation: Hemodynamics. Obst. gynec. **24,** 737–739 (1964). – Chait, A., Moltz, A., Nelson, J. H.:The collateral arterial circulation in the pelvis; an angiographic study. Radiology **102,** 392–400 (1968). – Thelen, M., Brühl, P., Gerlach, F., Biersack, H. J.: Katheter-Embolisation von metastasierten Nierenkarzinomen mit Butyl-2-Cyanoacrylat. Fortschr. Röntgenstr. **124,** 232 (1976)

Prof. Dr. P. Brühl
Urologische Univ. Klinik
D-5300 Bonn-Venusberg

G. STAEHLER, A. HOFSTETTER und E. SCHMIEDT: **Endoskopische Laser-Bestrahlung von Blasentumoren**

LASER ist die Abkürzung von „Light Amplification by Stimulated Emission of Radiation", d. h. Lichtverstärkung durch stimulierte Aussendung von Strahlung. Die hochenergetischen Laserstrahlen ermöglichen es, mit Hilfe eines sehr dünnen Strahlenbündels berührungsfrei große Wärmemengen auf kleinstem Raume zu applizieren. In biologischem Gewebe wird hierdurch eine Koagulation erzielt. Das Eindringvermögen der Laserstrahlen ist abhängig von der Wellenlänge des verwendeten Lasers und der damit zusammenhängenden Strahlabsorption.

In der Medizin werden derzeit 3 Laser eingesetzt: der Argon-, der Neodym-YAG- und der CO_2-Laser (Tabelle 1).

Tabelle 1. In der Medizin verwendete Laser

	Wellenlänge (nm)	Sichtbar +/−	Transmittierbarkeit über flex. Lichtleiter	Leistung (W)
Kohlendioxyd-(CO_2-)Laser	10600	−	−	50
Argon-Ionen-Laser	450–515	+	+	4
Neodym-YAG-Laser	1060	−	+	50

Die endoskopische Applikation von Neodym-YAG- und Argon-Laser-Strahlen erfordert einen leistungsfähigen flexiblen Lichtleiter. Wir verwendeten den Lichtleiter von NATH u. Mitarb., der den physikalischen Idealbedingungen am nächsten kommt [2]. CO_2-Laserstrahlen können bisher über flexible Lichtleiter nicht transmittiert werden; ihre Anwendbarkeit in der operativen Endoskopie ist daher begrenzt.

In dreijährigen Tierexperimenten untersuchten wir an der gesunden und an der tumorös veränderten Kaninchenharnblase endoskopische Einsatzmöglichkeiten aller 3 Laser [1, 3, 4].

Die Versuche mit dem Argon-Laser ergaben, daß es infolge der Oberflächenabsorption zwar zu tiefen Gewebsdefekten kommt, die Koagulationsnekrose aber den verbleibenden Teil der Blasenwand nicht vollständig erfaßt. Es besteht also wie bei der Transurethralen Resektion Perforationsgefahr.

In der Abb. 1 ist ein ca. 2 mm breiter Defekt der Blasenschleimhaut zu erkennen, der mit einer Energiedichte von 300 Joule/cm^2 (Leistung 8 Watt, Bestrahlungszeit 2 sec, Brennfleckdurchmesser 2 mm) gesetzt wurde. Die kraterartige Gewebsabtragung erfolgte durch die hohe Oberflächenabsorption der Laserstrahlen. Trotz des tiefen Gewebsdefektes, der etwa 50% der 1,5 mm dicken Blasenwand ausmacht, durchsetzt die Koagulationsnekrose den verbliebenen Teil der Blasenwand nicht vollständig. Auch im histologischen Bild sind diese Veränderungen deutlich zu erkennen.

Im Gegensatz hierzu tritt bei Bestrahlung mit dem Neodym-YAG-Laser eine totale Nekrotisierung der Blasenwand ohne gewebsabtragenden Effekt auf (Abb. 2). Im histologischen Bild ist die Koagulationsnekrose der Blasenwand deutlich zu erkennen, die sich entsprechend dem Gang des Strahlenbündels scharf gegen das gesunde Gewebe absetzt.

Aufgrund unserer Untersuchungen kamen wir zu dem Ergebnis, daß sich der Neodym-YAG-Laser zur Zerstörung von kleinen Blasentumoren und zur tiefreichenden Nekrotisierung der Blasenwand mit dem Ziel der Zerstörung von intramuralen Tumorzellnestern besser eignet als der Argon-Laser, der das konventionelle Verfahren der transurethralen Elektrokoagulation und Resektion weder ersetzt noch in der Kombination beider Verfahren sinnvoll ergänzt. Perforationen der Blasenwand wurden bei Punkt- und Flächenbestrahlungen nicht beobachtet.

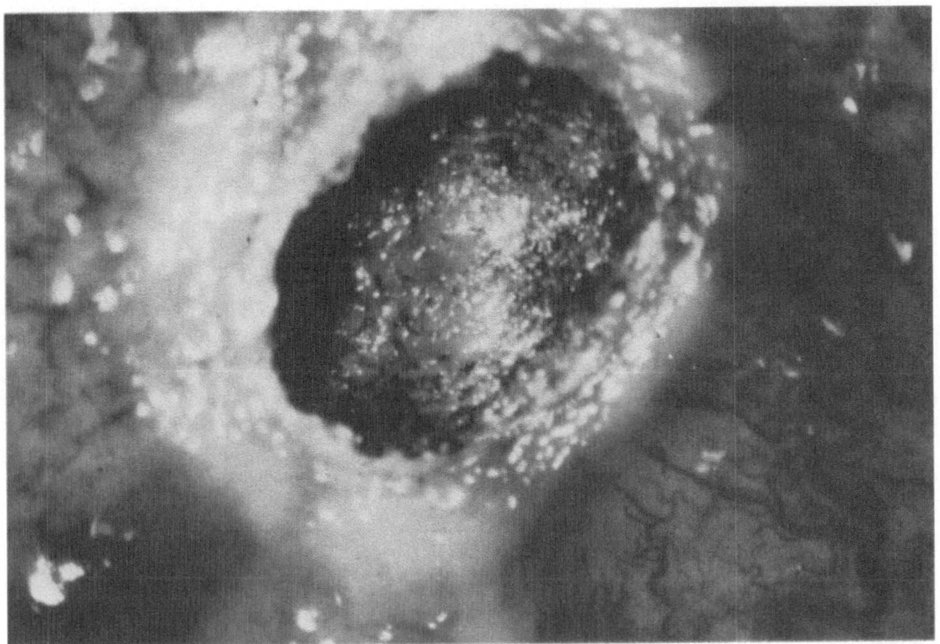

Abb. 1. Tiefer kraterartiger Defekt der Kaninchenblase nach Argon-Laserbestrahlung (Energiedichte 500 Joule/cm^2)

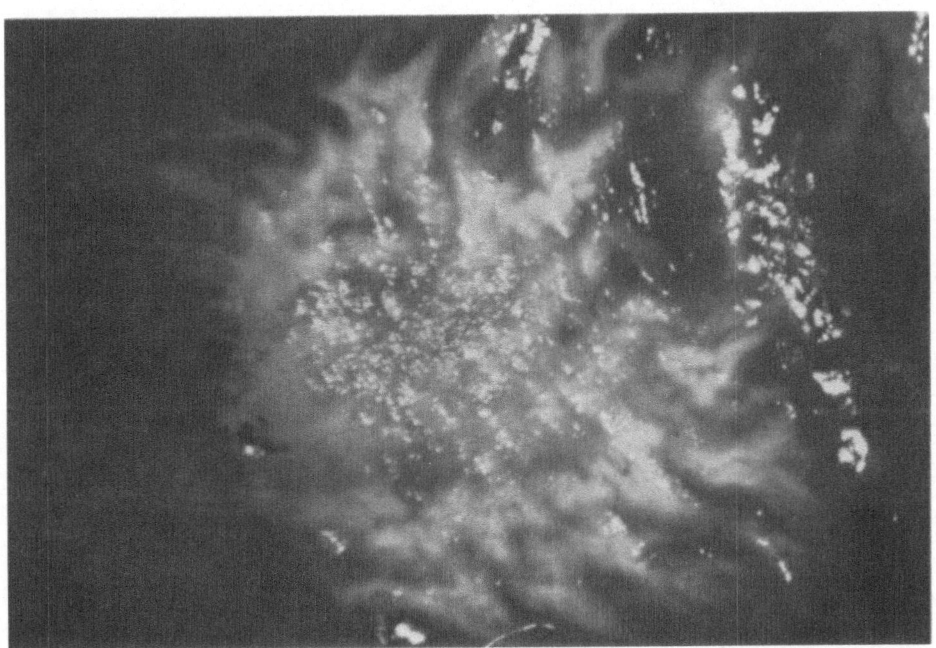

Abb. 2. Nekrotischer Bezirk der Blasenwand nach Neodym-YAG-Laser-Bestrahlung ohne Gewebsabtragung (2500 Joule/cm^2)

Für die endoskopische Applikation von Laserstraheln in der Humanmedizin war zunächst die Konstruktion eines geeigneten Laserzystoskops erforderlich [4]. Für die prograde Bestrahlung verwenden wir einen sog. Laserzystoskopeinsatz: In ein dünnwandiges Röhrchen, das mit einem feinen vergüteten Quarzfenster verschlossen ist, wird der flexible Lichtleiter bis zum Anschlag eingeführt. Um eine energiemindernde Streuung zu vermeiden, wird in gasgefüllter Blase gearbeitet. Während der Bestrahlung wird das Quarzfenster über schlitzartige Düsen ständig mit Gas (Helium oder CO_2) angeblasen. Für die abgewinkelte Bestrahlung verwenden wir statt des Quarzfensters ein festeingebautes Prisma, das den Strahl um 70° oder 90° ablenkt.

Seit 1 Jahr haben wir bei 25 Kranken 56 Tumoren von Linsen- bis knapp Haselnußgröße durch Neodym-YAG-Laserbestrahlung zerstört. Die histologische Gradeinteilung ist aus der Tabelle 2 ersichtlich. 5mal wurden Rezidive beobachtet, die in 3 Fällen mit Sicherheit auf unzureichendeErstbestrahlung zurückzuführen waren. In diesen Fällen wurde in einer zweiten Sitzung nach 4 Tagen nochmals koaguliert. In 7 weiteren Fällen wurde nach transurethraler Resektion größerer Blasentumoren (T_2-T_3, N_0, M_0) der Tumorgrund mit dem Laser nachbestrahlt.

Tabelle 2. Zerstörung von Blasentumoren durch endoskopische Neodym-YAG-Laser-Applikation (25 Kranke)

Histologie	Anzahl der Tumoren	Lokales Rezidiv
Papillom Grad 0	15	0
Übergangsepithel-Ca		
Grad I	29	4
Grad II	6	1
Grad III	6	0
Gesamt	56	5

In der Abb. 3 ist ein Übergangsepithelkarzinom Grad III vor und nach Laserbestrahlung zu erkennen. 4 Tage danach war der Tumor abgefallen, nach 6 Wochen der Defekt rezidivfrei abgeheilt. Ein weiteres Beispiel zeigt die Abb. 4 mit einem Papillom Grad O vor und nach Bestrahlung.

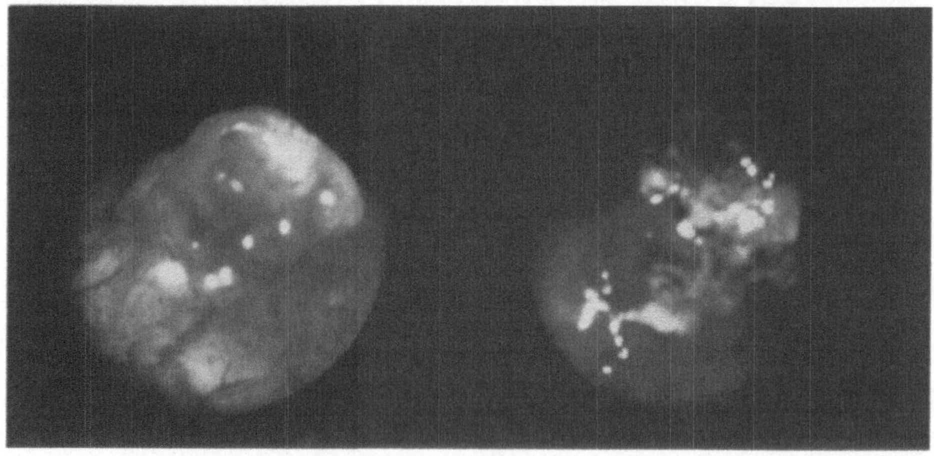

Abb. 3. Übergangsepithelkarzinom Grad III vor und unmittelbar nach Neodym-YAG-Laserbestrahlung (gut erbsgroßer Tumor)

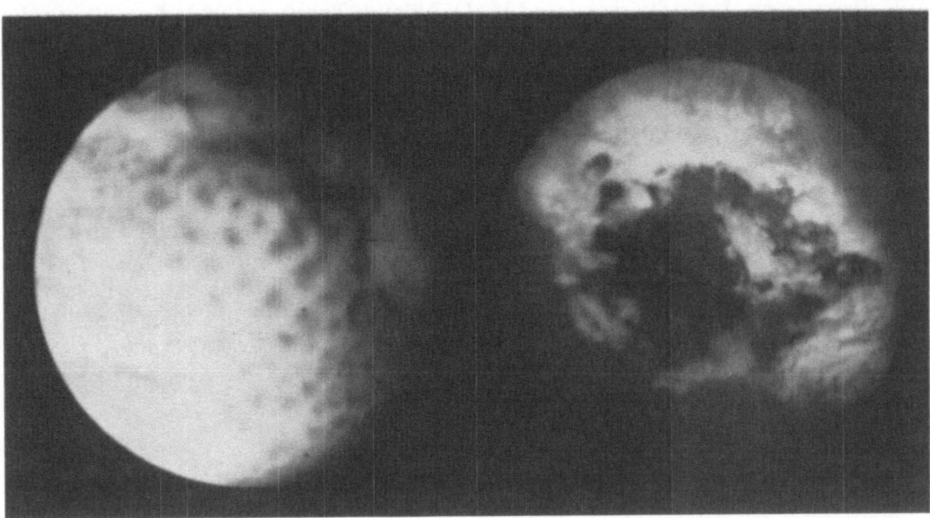

Abb. 4. Papillom Grad 0 vor und unmittelbar nach Neodym-YAG-Laserapplikation (haselnußgroßer Tumor)

Eine endgültige Aussage über den Wert der endoskopischen Laserapplikation bei Blasentumoren kann aufgrund der geringen Fallzahl und des kurzen Beobachtungszeitraumes noch nicht gemacht werden. Wir hoffen aber, das Spektrum der transurethralen Therapie-Möglichkeiten bei bestimmten Indikationen mit Hilfe des Neodym-YAG-Lasers sinnvoll erweitern zu können. Insbesondere erscheint uns die Kombination von transurethraler Resektion und Laserbestrahlung zur Zerstörung von tiefreichenden Tumorzapfen oder Tumorzellnestern sinnvoll.

Literatur

1. Keiditsch, E., Langer, E., Staehler, G., Hofstetter, A., Ebner, H.: Histologische Veränderungen an der Kaninchenharnblase nach Laserbestrahlung. Symposium Laser in Medizin und Biologie, Neuherberg, 22.–25. 6. 77, Proceedings (GSF-Bericht BPT 5). –2. Nath, G., Gorisch, W., Kreitmair, A., Kiefhaber, P.: First Laser Endoscopy via a Fiberoptic Transmission System. Endoscopy **5,** 200 (1973). – 3. Staehler, G., Hofstetter, A., Gorisch, W., Keiditsch, E., Müssiggang, H.: Endoscopy in Experimental Urology Using an Argon-Laser Beam. Endoscopy **8,** 1 (1976). – 4. Staehler, G., Hofstetter, A., Siepe, W.: Endoskopische Laserbestrahlung von Harnblasentumoren. Symposium Laser in Medizin und Biologie. Neuherberg 22.–25. 6. 77. Proceedings (GSF-Bericht BPT 5)

Dr. G. Staehler
Urologische Klinik der Universität München
Thalkirchnerstr. 48
D-8000 München 2

C. F. ROTHAUGE, J. KRAUSHAAR und H. D. NÖSKE: **Transurethrale Lasertherapie bei Blasentumoren**

Auf urologischem Fachgebiet wurde der therapeutische Einsatz von Laserstrahlen erstmalig an der Gießener Klinik durchgeführt. Der routinemäßigen Anwendung in der Humanmedizin war eine jahrelange tierexperimentelle Erforschung verschiedener Laser und ihrer Wirkungen vorausgegangen. Im Gegensatz zur Münchener Arbeitsgruppe haben wir ein Verfahren entwickelt, das die transurethrale Anwendung von Laserstrahlen unter Verwendung jedes normalen Operationszystoskopes in der wassergefüllten Blase ermöglicht. Die Applikation der Strahlungsenergie von Argon-Lasern in die Harnblase erfolgt über einen Breitband-Flüssigkeitslichtleiter, der durch den Arbeits kanal eines Operationszystoskopes in die Blase eingeführt wird, wie Sie auf der 1. Abb. ersehen können. Leider beträgt die Transmission der Strahlung durch diesen Lichtleiter

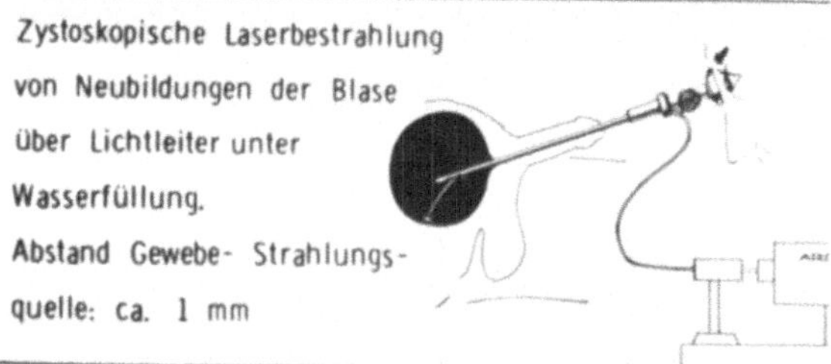

Abb. 1

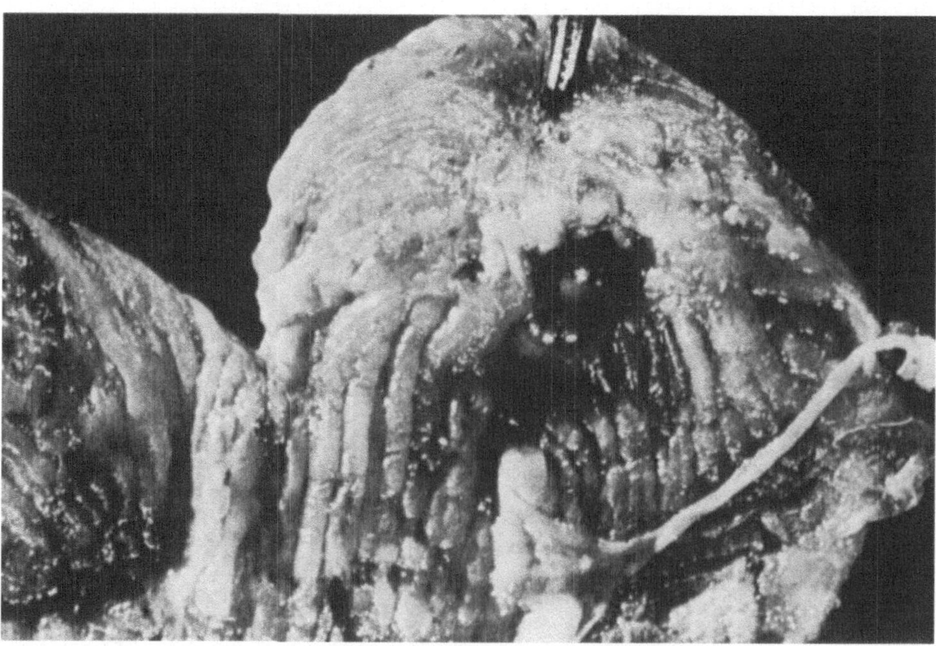

Abb. 2

nur 50%. Wegen dieses hohen Energieverlustes nehmen wir jetzt einen kunststoffummantelten Quarzfaser-Lichtleiter mit der Möglichkeit der Gasinsufflation in Erprobung, dessen Transmission wesentlich größer ist und unter optimalen Bedingungen bis 90% betragen soll. Bezüglich technischer Einzelheiten müssen wir aus Zeitgründen auf unsere Publikation in der Münchener Med. Wschr. verweisen.

Durch Versuche an weiblichen Hunden wurde die Toleranzgrenze der Blasenwand für die Laserstrahlung ermittelt. Wir fanden, daß eine Perforation der Hundeblase bei einer Leistungsdichte von 35 Watt/mm^2 und einer Bestrahlungsdauer unter 90 sec ver-

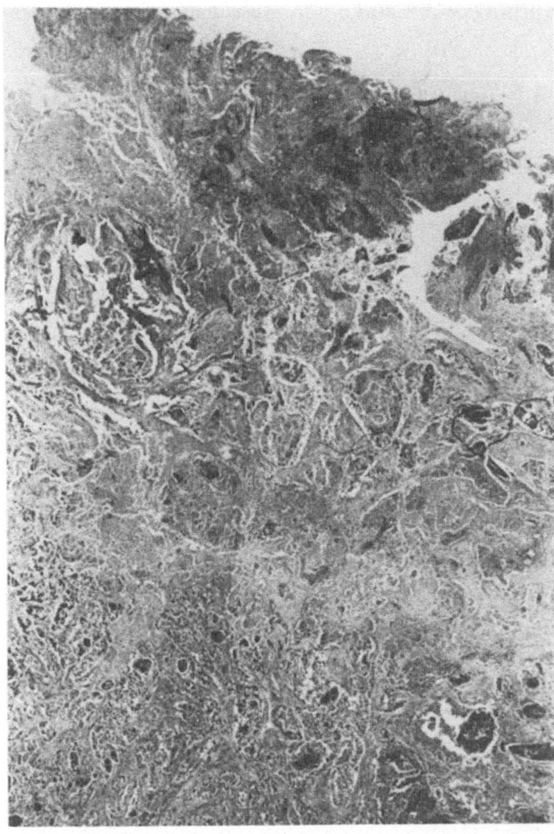

Abb. 3

mieden werden kann, wie Sie aus der Abb. 2 ersehen. Sie sehen den Stanzdefekt der Blasenwand und können erkennen, daß noch eine dünne Schicht der Blasenwand intakt geblieben ist. Die Abb. 3 zeigt das histologische Bild nach Laserkoagulation eines flächenhaften Blasentumors: oben im Bild eine von Blutungen durchsetzte Nekroseschicht, deren Ausmessung durch den Pathologen eine maximale Tiefe von 1 cm ergab. Unten im Bild noch intaktes Tumorgewebe.

Daraus ergibt sich die Indikation für die Behandlung von Blasentumoren: zur Lasertherapie kommen nur die Stadien T_1 und T_2 N_0M_0 in Frage. Wir setzen die Laserung gewissermaßen als Rezidivprophylaxe durch Bestrahlung des Tumorbettes nach transurethraler Resektion des Blasentumors ein. Der alleinigen Laserkoagulation haften die Nachteile der langwierigen postoperativen Nekroseabstoßung, wie bei der Kryotherapie an. Dagegen scheint die alleinige Laserkoagulation, besonders der exophytisch in das Blasenlumen vorwachsenden bis maximal kirschgroßen Rezidivtumoren der elektrochirurgischen Entfernung überlegen zu sein. Man sieht nämlich, wie diese sich unter der

Strahleinwirkung von der Basis abheben und flockenartig in das Blasenlumen abschwimmen.

Es wurden bisher 45 transurethrale Laserbehandlungen bei 38 Patienten mit Blasentumoren vorgenommen. Uns ermutigt die Tatsache, daß 1 Patient, bei dem rezidivierende Blasenkarzinome eine zweimalige Blasenteilresektion erforderlich machten, nach transurethraler Laserbestrahlung bisher rezidivfrei blieb, zu der Hoffnung, daß wir dem Ziel der transurethralen Laseranwendung, nämlich zur Senkung der hohen Rezidivquote der Blasentumoren, näherkommen können.

Zusammenfassend bietet die Laserbehandlung gegenüber der Elektrochirurgie von Blasentumoren folgende Vorteile:

1. Fehlender Stromfluß durch das Körpergewebe und damit Ausschaltung unerwünschter Zuckungen,
2. Vermeidung von Leckströmen,
3. Schmerzlosigkeit, so daß der Eingriff auch ohne Narkose durchgeführt werden kann.

Prof. Dr. C. F. Rothauge
Abteilung für Urologie
Justus Liebig-Universität
Klinikstraße 37
D-3600 Gießen

K. H. Bichler, R. Harzmann, D. Gericke, E. Altenähr und F. Dietzel:

Tierexperimentelle und klinische Anwendung der lokalen Hochfrequenz-Hyperthermie bei Karzinomen der Harnblase*

Veröffentlichungen aus neuerer Zeit haben gezeigt, daß Gewebe mit hohen Zellteilungsraten, also insbesondere maligne Gewebe, eine im Vergleich zu normalen Geweben hohe Thermosensibilität besitzen [1]. Auf dieser Beobachtung beruht eine Vielzahl von Untersuchungen zur therapeutischen Hyperthermie maligner Tumoren [1].

Kontrovers ist die von Ardenne propagierte *allgemeine* Hyperthermie. Demgegenüber wurde der therapeutische Wert der *lokalen* Hyperthermie experimentell [1] und vereinzelt – wie am Beispiel des malignen Melanoms – auch klinisch [12] zweifelsfrei belegt.

Das Harnblasenkarzinom erscheint auf Grund anatomischer Gegebenheiten besonders geeignet für dieses Behandlungsverfahren. Hall [3], Har-Kedar [4], Ludgate [9, 10], Lunglmayr [11] und Kishimoto [8] haben klinische Untersuchungen zur hyperthermen Perfusion beim Harnblasenkarzinom durchgeführt. Die Ergebnisse sind widersprüchlich. Tierexperimentelle Untersuchungen zu dieser Frage liegen bisher nicht vor.

Zum Studium der Wärmewirkung haben wir einen Modell-Tumor der Harnblase des Kaninchens (Rasse: Gelbsilber) entwickelt [2, 5]. Nach transurethraler oder offener Transplantation des harnblasenfremden Brown-Pearce-Karzinoms auf die Harnblase ist der Tumor innerhalb von 2 Wochen verfügbar. Bei geeigneter Transplantationstechnik bleibt dieses Karzinom ca. 3 Wochen in der Harnblase lokalisiert (Abb. 1) und metastasiert anschließend analog dem genuinen Harnblasen-Karzinom in Lymphknoten und Leber.

---

* Mit Unterstützung durch den Landesverband Baden-Württemberg zur Erforschung und Bekämpfung des Krebses

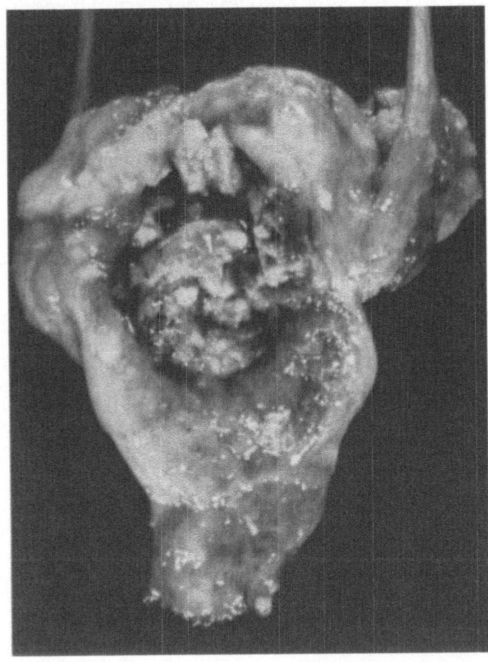

Abb. 1. Auf die Harnblase des Kaninchens transplantiertes Brown-Pearce-Karzinom. Zustand 14 Tage nach transurethraler Transplantation

Die lokale Hyperthermie mit Hilfe von Ultraschall, Mikrowelle oder erwärmtem Spülwasser führt nicht zu einer homogenen Durchwärmung der Harnblasenwand und läßt somit die intramurale Tumorausbreitung unberücksichtigt. Wir haben daher die Wärmeapplikation mittels hochfrequenten Stromes (500 kHz) im langwelligen Bereich durchgeführt [6, 7]. Verwandt wurden eine transurethral eingeführte aktive Innenelek-

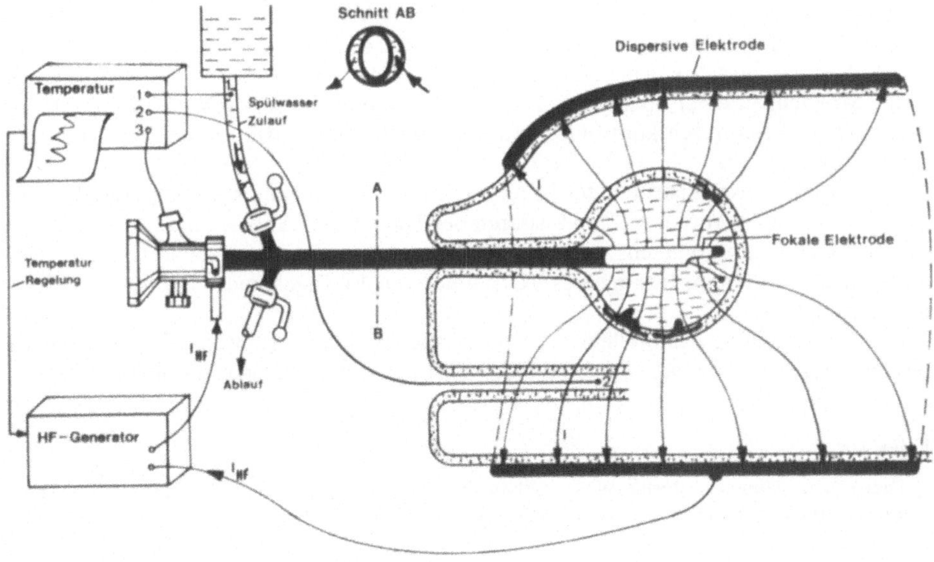

Abb. 2. Schematische Darstellung der transurethralen Hochfrequenzapplikation zur lokalen Hyperthermie der Harnblase

trode und eine inaktive gürtelförmige Außenelektrode[1] unter kontinuierlicher Perfusion der Harnblase mit vorgewärmtem Spülwasser (41 °C). Die Messung der resultierenden Erwärmung erfolgte an sechs Meßpunkten mit Hilfe von kapazitiv und induktiv abgeschirmten Thermoelementen.[1] Ein integrierter Temperaturregler[1] sorgte für die Konstanterhaltung von 43 °C für die Dauer von 30 Minuten (Abb. 2).

Tabelle 1 zeigt die Ergebnisse der 14 Tage nach der Transplantation des Brown-Pearce-Karzinoms durchgeführten lokalen Hochfrequenzhyperthermie im Vergleich zu unbehandelten tumortragenden Kontrolltieren. Hervorzuheben sind neben dem geringen Tumorvulumen das deutlich sichtbare Auftreten von Lymphknoten- und Lebermetastasen sowie die Verlängerung der Überlebenszeit wärmebehandelter Tiere. Darüber hinaus zeigen wärmebehandelte Tumoren nach Transplantation mit 20% gegenüber 100% eine erheblich geringere Angehrate als unbehandelte Tumoren. Einschränkend ist allerdings festzustellen, daß es sich bei diesem Tumor nicht um ein echtes Harnblasen-Karzinom handelt. Histologische Aussagen zum Wärmeeffekt sind darüber hinaus wegen der häufigen Nekrosen auch im unbehandelten Tumor problematisch. Weitere Untersuchungen führen wir daher am genuinen Harnblasen-Karzinom des Hundes durch.

Tabelle 1. Brown-Pearce-Karzinom der Kaninchenblase ohne und mit transurethraler lokaler Hochfrequenzhyperthermie (n = 30)

Gruppe	Tumortiere *ohne* Hyperthermie (Kontrolle)	Tumortiere *mit* Hypertherme	Transplantation in vivo hyperthermierter Tumoren
Angehrate	100%	100%	20%
Überlebenszeit	30 Tage	78 Tage	121 Tage
peritoneale Metastasen	30%	10%	0%
Lymphknoten-Metastasen	70%	30%	10%
Leber-Metastasen	50%	20%	1%
n =	10	10	10

Auf Grund unserer tierexpermentellen Erfahrungen und der in der Literatur mitgeteilten klinischen Ergebnisse [3, 4, 8, 9, 10, 11] haben wir das Verfahren der lokalen Hochfrequenzhyperthermie inzwischen bei 4 Patienten angewandt. Bei diesen Patienten bestand auf Grund des Allgemeinzustandes und des fortgeschrittenen Tumorleidens keine Möglichkeit einer operativen Therapie. Verwandt wurde ein nach unseren Angaben entwickeltes optisch kontrollierbares System für die transurethrale Hochfrequenzapplikation[2].

Der Schaft dieses Instrumentes ist teflonisoliert. Wesentliche Ergebnisse des bisherigen Beobachtungszeitraumes sind Sistieren der Hämaturie, Abblassen des Tumors, Reduktion des Tumorvolumens bis hin zur vollständigen Tumorregression. Diese Veränderungen wurden innerhalb eines Zeitraumes von 14 Tagen nach zweimaliger Therapie beobachtet.

Eine Beurteilung des Stellenwertes dieses Behandlungsverfahrens, das als auxiliäre oder alleinige Therapie denkbar ist, bleibt weiteren Untersuchungen vorbehalten.

Literatur

1. Dietzel, F.: München–Berlin–Wien: Urban & Schwarzenberg 1975. – 2. Gericke, D., Harzmann, R., Bichler, K.-H.:Naturwissenschaften **64,** 46 (1977). – 3. Hall, R. R., Schade, R. O. K.,

[1] Fa. Erbe Elektromedizin KG, Tübingen, BRD
[2] Fa. K. Storz, Tuttlingen, BRD

Swinney, J.: Brit. med. J. **4,** 593 (1974). – 4. Har-Kedar, J.: Brit. med. J. **3,** 345 (1974). – 5. Harzmann R., Gericke, D., Bichler, K.-H., Erdmann, D.: Urologe A **17,** 130 (1978). – 6. Harzmann, R., Bichler, K.-H., Gericke, D., Altenähr, E., Dietzel F.: 2. Int. Symp. Cancer Ther. Hyperth. and Rad., Essen 1977. – 7. Harzmann, R., Bichler, K.-H., Gericke, D., Altenähr, E., Dietzel, F., Erdmann, D.: Urologe A **17,** 125 (1978). – 8. Kishimoto, T., Okada, K., Takimoto, Y., Kitajima, K., Kumagai, S.: Japan J. Urol. **66,** 485 (1975). – 9. Ludgate, C. M., McLean, Carswell G. F., Newsam, J. E., Pettigrew, R. T., Tulloch, W. S.: Brit. J. Urol. **47,** 841 (1976). – 10. Ludgate, C. M., Tulloch, W. S., Pettigrew, R. T.: Int. Symp. Cancer Ther. Hyperth. and Rad., Essen 1977. – 11. Lunglmayr, G., Czech, G., Weissenhofer, W., Kellner, G., Zeckert, F.: Urol. int. **28,** 314 (1973). – 12. Stehlin, J. S., Giovanella, B. C., Ipoly, P. D., Muenz, L. R., Anderson, R. F.: Surg. Gynec. Obstet. **10,** 339 (1975)

Prof. Dr. K.-H. Bichler
Lehrstuhl und Abteilung
für Urologie
Universität Tübingen
Calwer Straße 7
D-7400 Tübingen

H. J. Reuter: **Die Kältechirurgie von Blasentumoren**

I. Einleitung

Die Endoskopische Kältechirurgie hat sich bei der Behandlung von Blasentumoren der TUR ebenbürtig, in gewissen Fällen (poor-risk Patient, Rezidivquote, Perforationsgefahr) sogar eindeutig überlegen erwiesen.

Wir behandeln seit 1968 Blasentumoren primär oder zusätzlich kältechirurgisch, bei denen die chirurgische Blasenteilresektion oder die Zystektomie nicht indiziert sind. Es wurden insgesamt 66 Blasentumoren eingefroren, davon 32 Papillome, 25 papilläre und 9 primäre Karzinome.

Folgende Einteilung bewährt sich zur Indikationsstellung (Abb. 1):

1. Exophytische Tumoren

werden in a) gutartige Papillome b) papilläre Karzinome eingeteilt.

Bei großen Tumoren, speziell im Stadium O und A, ist die Einfrierung der TUR eindeutig überlegen, bei kleineren gleichwertig. Oft ergänzen sich beide Methoden.

Bei infiltrierenden exophytischen Tumoren (papilläres Karzinom Stadium B und C) wird die Kältechirurgie mit der TUR kombiniert angewendet. Damit kann die Tiefenwirkung in der Blasenwand und ihrer Umgebung ohne Perforationsgefahr gesteigert werden.

2. Primäres Karzinom

Der Tumor wird in der Regel primär eingefroren und dann die Basis zusätzlich reseziert, anschließend ist ein nochmaliges Einfrieren der Basis empfehlenswert. Wenn sinnvoll, werden die Lymphadenektomie, die Tele-Kobalt-Bestrahlung und die evtl. Chemotherapie sofort angeschlossen.

Zwangsläufig sind hier nur Einzelerfolge zu erwarten (Abb. 1). Histologisches Material wird erst aus dem abgetöteten Gewebe durch Zangenbiopsie, TUR oder Stanzbiopsie gewonnen.

Die Endoskopische Kältechirurgie von Blasentumoren wird in zwei verschiedenen Techniken ausgeführt:

a) der Oberflächen-Einfrierung beim exophytischen Tumor

b) der zentralen Einfrierung mit Hilfe der Trokarkältesonde bei großen Tumoren oder

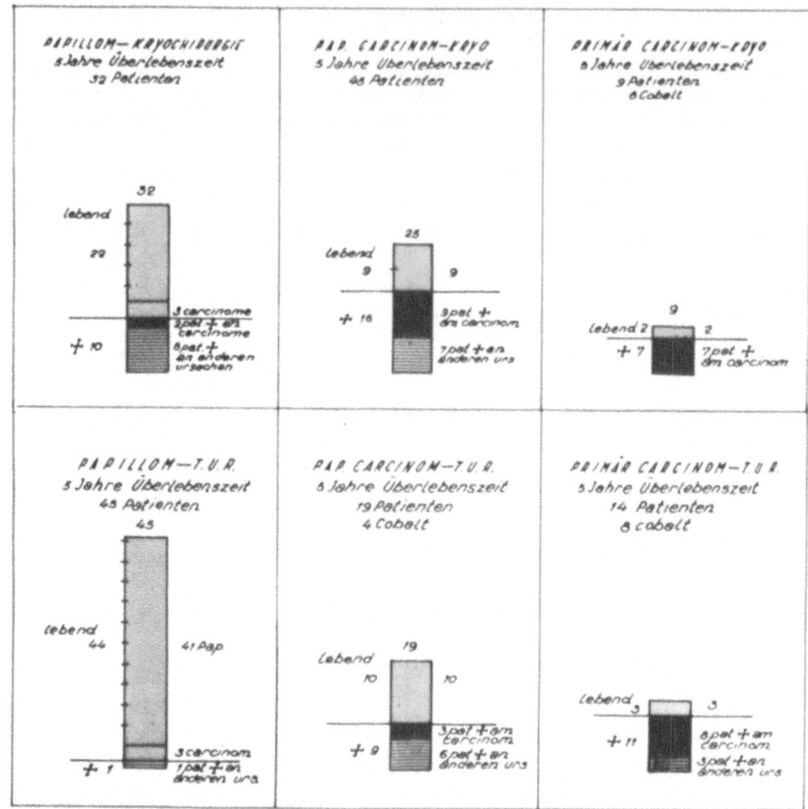

Abb. 1

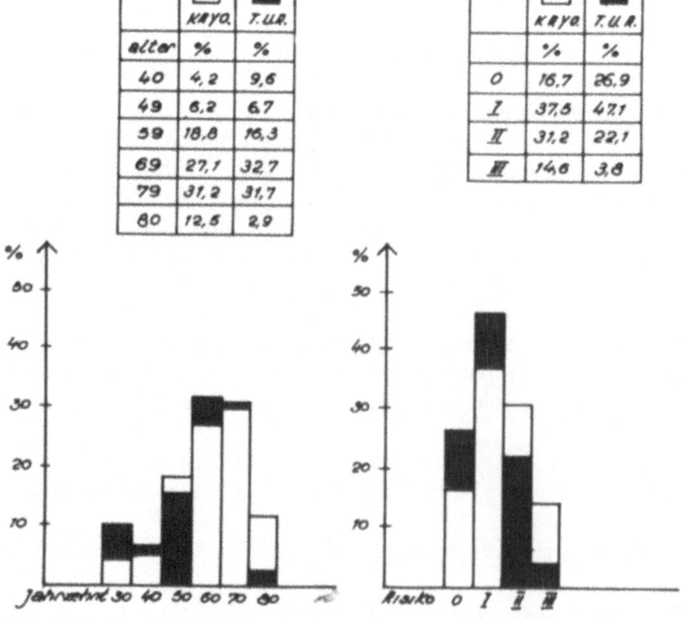

	KRYO.	T.U.R.
alter	%	%
40	4,2	9,6
49	6,2	6,7
59	18,8	16,3
69	27,1	32,7
79	31,2	31,7
80	12,5	2,9

	KRYO.	T.U.R.
	%	%
0	16,7	26,9
I	37,5	47,1
II	31,2	22,1
III	14,6	3,8

Abb. 2. Papillome Kryochirurgie und TUR

infiltrierenden Prozessen (Trokarkryochirurgie). Es können 3 Wege beschritten werden: Die transurethrale, suprapubische und perineale Einführung der Trokarkältesonde. Beide Verfahren können kombiniert angewandt werden.

Die Vorteile der Kältechirurgie sind hauptsächlich in folgenden Punkten zu sehen:
a) das Operationsrisiko entfällt weitgehend, auch bei Patienten mit hohem Risikograd
b) Lokal- oder Leitungsanästhesie reicht aus
c) es tritt keine nennenswerte Blutung auf
d) die suprapubische Trokarzystoskopie in der mit Lachgas oder Helium gefüllten Blase bietet eine wesentlich bessere Übersicht als die transurethrale Zystoskopie.
e) es kommt zu keiner Karzinomzelldissemination durch Spülwasser
f) bei richtiger Technik besteht keine Perforationsgefahr wie bei der TUR.
g) die Nachbehandlung ist einfach, der Katheter kann meist in der ersten Woche entfernt werden.

Über die bisherigen Erfahrungen wird auf Grund von Verlaufskontrollen berichtet.

II. Statistik

Wir vergleichen die 5-Jahres-Ergebnisse nach endoskopischer Operation eines Blasentumors bei 144 Patienten. Bei allen war eine chirurgische Blasenteilresektion oder Zystektomie nicht indiziert.

In Abb. 1 wird eine Gruppe von 66 Blasentumoren mit Kältechirurgie einer Gruppe von 78 Tumoren gegenübergestellt. Die Statistik ist nicht mit postoperativen Todesfällen belastet.

a) Von 32 Patienten mit eingefrorenen Papillomen überleben 22, nur 2 Patienten sind nach 5 Jahren am Tumorleiden infolge Umschlag in Malignität verstorben. 8 Patienten sterben an anderen Ursachen. Bei 5 Patienten entartete das Papillom zum Karzinom. Im Vergleich mit der Gruppe der resezierten Papillompatienten (untenstehende Kolumne) sehen wir, daß von 45 Patienten nur einer an anderer Ursache verstorben ist. 3 Papillome sind karzinomatös entartet.
b) Ein papilläres Karzinom wurde bei 25 Patienten eingefroren. In den 5 Jahren sterben 9 Patienten am Karzinom, 7 dagegen an anderen Ursachen. –
Dagegen wurden 19 Patienten reseziert, drei sterben am Karzinom, 6 an anderen Ursachen.
c) Beim primären Karzinom hält sich die 5-Jahres-Überlebensrate (zwei von neun eingefrorenen und drei von elf resezierten Patienten) die Waage.

Abb. 2 erläutert die Alters- und Risikoeinteilung der beiden Patientengruppen mit Papillomen. Man sieht, daß die resezierten Patienten im Durchschnitt jünger als die eingefrorenen sind. Dies drückt sich besonders im 8. Dezennium mit 2,9:12,5% aus. Noch deutlicher ist die Verlagerung der Indikation zur Kryochirurgie beim Risikograd der Patienten erkennbar. Patienten mit Risikogruppe III und II werden bevorzugt eingefroren, die Relation ist 45,8:25,9%.

Ein weiterer Faktor geht aus der Tabelle nicht hervor. Wir stellen die Indikation zur TUR bevorzugt bei kleinen Tumoren. Große Papillome mit zwei bis zehn Zentimeter Durchmesser werden bevorzugt mit Kältechirurgie behandelt, weil diese Methode hier entscheidende Vorteile in bezug auf Blutung, Perforationsgefahr und vor allem operative Einfachheit bietet.

Abb. 3 zeigt die 5 Jahresrezidivquote bei 77 Patienten mit Papillomen. Mit dem Vorbehalt der kleinen Zahl von 32 bzw. 45 Patienten tendiert die Rezidivquote deutlich zu einer Kurve unterhalb der mit TUR behandelten Papillome. Die Erklärung dieser Erscheinung liegt auf der Hand: Die Kältechirurgie vermeidet die Tumordissemination durch Spülwasser und offenes Trauma, welche bei der TUR unvermeidlich ist.

Abb. 4 zeigt die 5-Jahres-Überlebenszeit beim papillären Karzinom nach Kältechirurgie. Fast unabhängig von den Stadien T_1 bis T_3 sinkt die Durchschnittskurve Σ (Epsilon) auf eine Quote von 36% herab. Bei der TUR beträgt sie 53%. Der Vergleich dieser beiden Zahlen ist nur möglich, wenn man dieselben Fakten wie beim Papillom (Abb. 2)

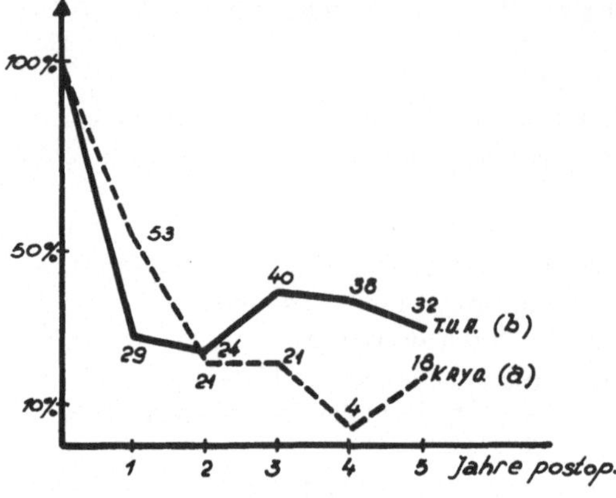

Abb. 3. Papillome: 5 Jahres Rezidivquoten bei 77 Patienten mit Papillom. *(a)* Kältechirurgie bei 32 Patienten († 10 Patienten, 8 an anderen Ursachen). Umschlag vom Papillom in Karzinom bei 5 Patienten (davon 2 verstorben). *(b)* TUR bei 45 Patienten, † 1 Patient (an anderen Ursachen), Umschlag vom Papillom in Karzinom bei 3 Patienten

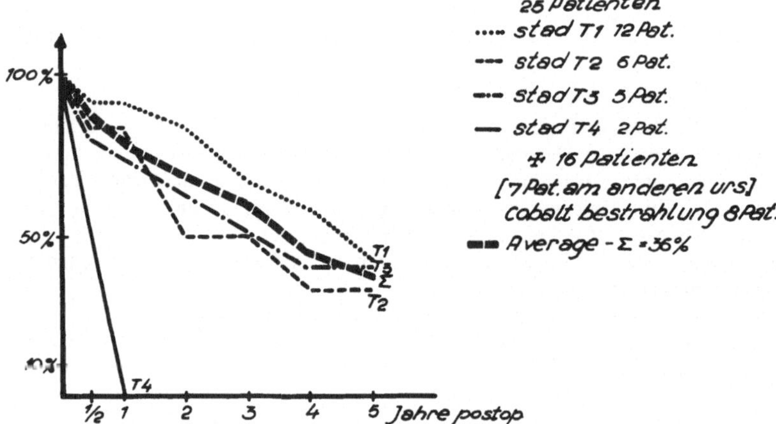

Abb. 4. Papilläres Karzinom: 5 Jahre Überlebenszeit beim papillären Karzinom nach Kältechirurgie

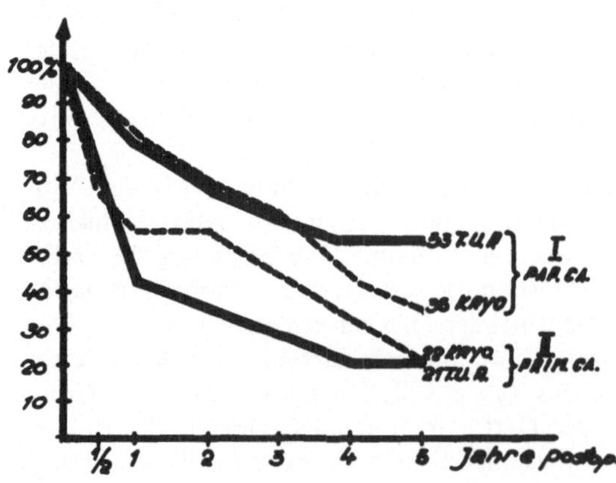

Abb. 5. Primäres und papilläres Karzinom: *I* 5 Jahres Überlebenszeit bei 23 Pat. mit Primärem Ca nach Kältechirurgie und TUR. *(a)* Kältechirurgie 9 Pat., davon 7 † am Karzinom, Kobaltbestrahlung 6 Patienten. *(b)* TUR 14 Pat., davon 11 † (3 an anderen Ursachen), Kobaltbestrahlung 8 Patienten.

II 5 Jahres Überlebenszeit bei 44 Pat. mit Papillär. Ca nach Kältechirurgie und TUR. *(a)* Kältechirurgie 25 Pat., davon 16 † (7 an anderen Ursachen), Kobaltbestrahlung 8 Patienten. *(b)* TUR 19 Pat., davon 9 † (6 an anderen Ursachen), Kobaltbestrahlung 4 Patienten

berücksichtigt. D. h. wir stellen die Indikation zur Kältechirurgie vorwiegend bei den schwierigen, also älteren und risikobelasteten Patienten, außerdem bei den größeren Tumoren.

Abb. 5 vergleicht die 5-Jahres-Überlebenszeit in Prozenten beim primären und papillären Karzinom nach Kältechirurgie bzw. TUR.

Die Interpretation dieser Zahlen ist schwierig; es überleben 36% der papillären Karzinome nach Kältechirurgie und 53% nach TUR; von den Patienten mit primären Karzinomen überleben immerhin ein Fünftel die 5 Jahresgrenze.

Zusammenfassung

Es wird erstmals über 5-Jahresergebnisse von 66 kältechirurgisch behandelten Blasentumoren berichtet und mit der TUR von 78 Tumoren verglichen. Grundsätzlich ist die Methode der TUR ebenbürtig; Rezidivquote und Perforationsgefahr sind dagegen beim Einfrieren deutlich geringer. Die TUR wird beim kleinen Tumor, die Kältechirurgie beim großen Tumor und beim Risikopatienten bevorzugt. Beide Verfahren werden häufig kombiniert, weil das Einfrieren nach der TUR eine fast risikolose Vertiefung des Effekts in der Blasenwand (im Gegensatz zur TUR) erlaubt. Andererseits ergänzt die TUR das Einfrieren großer Tumoren z. B. bei der Resektion eines basalen oder intramuralen Tumorrestes in zweiter Sitzung.

Literatur

Reuter, H. J.: Cryosurgery in Urology. Stuttgart: Thieme 1973

Dr. H. J. Reuter
Urolog. Privatklinik
Humboldtstraße 16
D-7000 Stuttgart 5

D. P. Byar, E. Blackard, P. O. Madsen* und U. Hoyme: **Über die Rezidivprophylaxe mittels Vitamin B_6, Thiotepa oder Placebo beim Blasenpapillom – eine prospektive, randomisierte Studie**

Stoffwechselprodukte des Tryptophanmetabolismus haben im Tierversuch karzinogene Wirkung an der Harnblase gezeigt [4]. Ebenso konnte belegt werden, daß Patienten mit abnormalem Tryptophanmetabolismus gehäuft rezidivierende Blasentumoren aufweisen [7, 10]. Die Stoffwechselstörung ist mit Hilfe von Pyridoxin (Vitamin B_6) zu beheben [2]. Eine Prophylaxe des rezidivierenden Oberflächenkarzinoms in der Harnblase mittels täglicher oraler Gabe von Vitamin B_6 erscheint von der Theorie her möglich, ist jedoch bisher mit methodisch einwandfreier Statistik nicht belegt. In unserer randomisierten Studie wird diese Prophylaxe mit Placebo sowie der Thiopeta-Instillation [6, 8, 9], die ebenfalls statistisch nicht analysiert ist, verglichen.

* Vortragender: P. O. Madsen

Material und Methodik

121 Patienten mit Blasenkarzinom T_1 N_0 M_0 bzw. auch mit Papillomatose, sofern dies mittels TUR komplett resizierbar war, wurden zwischen November 1971 und August 1976 von insgesamt zehn Veterans Administration Hospitälern dieser Studie zugeführt.
Patienten, die bereits mit Radio- oder Chemotherapie vorbehandelt waren, für die eine TUR als nicht ausreichend gefunden wurde oder die in schlechtem Allgemeinzustand waren, kamen für die Studie nicht in Betracht.

Die Randomisation erfolgte in drei Gruppen: Placebo, eine Tablette pro Tag; Pyridoxin oral, eine Tablette zu 25 mg pro Tag; Thiopeta, 60 mg in 30–60 ml Wasser, pro installatione einmal wöchentlich zwei Stunden für vier Wochen, dann monatlich.

Die Behandlung bestand in jedem Falle in einer kurativen TUR, der dann die zugeordnete Prophylaxe und Kontrollen folgten.

Ergebnisse

Die Verteilung der Patienten auf die Prophylaxegruppen sowie die Rezidivhäufigkeit sind in Tabelle 1 aufgezeigt. Nach Placebogabe zeigten 60,4% der Patienten einmal oder mehrfach Rezidive, nach Pyridoxin jedoch nur 46,9% bzw. nach Thiotepa 47,4%, wobei sich eine Signifikanz nicht zeigen ließ. Anders ist es jedoch, wenn man den Zeitraum bis zum Auftreten des ersten Rezidivs mit in Betracht zieht: Werden alle Patienten ausgeschlossen, die weniger als zehn Monate verfolgt werden konnten oder während dieser

Tabelle 1. Rezidive, auf Behandlungsmethode bezogen

Behandlung	Placebo	Pyridoxin	Thiotepa	Summe
Zahl der Patienten	50	33	38	121
Zahl der auswertbaren Patienten	48	32	38	118
Zahl der rezidivfreien Patienten	19	17	20	56
Zahl der Patienten mit Rezidiven	29	15	18	62
% der Rezidivfälle	60,4	46,9	47,4	52,5
Gesamtzahl aller Rezidive	84	57	44	192
Gesamtzahl der Beobachtungsmonate	1510	983	1169	3662
Rezidivrate pro 100 Patienten x Monate	5.56	5.80	3.76	5.24

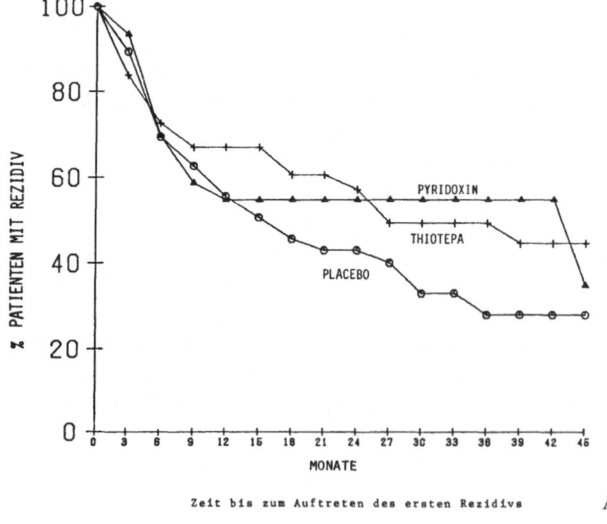

Abb. 1

Zeit bereits ein Rezidiv zeigten, so ist Pyridoxin gegenüber Placebo signifikant überlegen ($p = 0{,}03$), während sich für Thiotepa hier keine Signifikanz ergibt. Wird jedoch die Rezidivhäufigkeit zur Zahl aller Betrachtungsmonate in Beziehung gesetzt, so zeigt sich Thiotepa signifikant erfolgreich gegenüber Placebo ($p = 0{,}016$) und Pyridoxin ($p = 0{,}015$).

Kam es zu einem Rezidiv, so war die Anzahl der bei der Kontrolle vorgefundenen Tumoren in der Placebogruppe signifikant stärker angestiegen als bei Pyridoxin ($p = 0{,}026$) oder Thiotepa ($p = 0{,}001$). Bezüglich der Entwicklung einer Papillomatose oder eines Anstiegs der Malignität ließen sich keine Schlüsse ziehen (Tabelle 2).

Tabelle 2. Tumorveränderungen, auf Behandlungsmethode bezogen

Behandlung	N	Anstieg der Tumorzahl	Entwicklung von Papillomatosis	Anstieg in Tumorgrad
Placebo	48	22 (46%)	6 (13%)	13 (27%)
Pyridoxin	32	7 (22%)	5 (16%)	8 (25%)
Thiotepa	38	5 (13%)	2 (5%)	7 (18%)

Im Beobachtungszeitraum traten 30 Todesfälle auf, jedoch waren nur zwei karzinombedingt.

Diskussion

Da es Aufgabe dieser Studie war, die Wirksamkeit der Rezidivprophylaxe beim Blasenkarzinom an sich zu prüfen, verzichteten wir bewußt auf die Kontrolle des Tryptophanmetabolismus, allerdings auch unter dem Gesichtspunkt, daß für diese zusätzlichen Untersuchungen eine recht aufwendige Logistik notwendig gewesen wäre. Außerdem ist zu erwähnen, daß der Zusammenhang von Tryptophanstoffwechsel und Blasenkarzinom nicht unbestritten ist [1, 3, 5] und daß auch andere Erkrankungen wie etwa Morbus Hodgkin, rheumatoide Arthritis und Brustkarzinom mit Abnormalitäten des Tryptophanmetabolismus einhergehen. In späteren Studien sollte deshalb untersucht werden, ob der gegenüber Placebo signifikant gefundene Effekt der Pyridoxingabe mit einer Stoffwechselnormalisierung korreliert und ob Pyridoxin überhaupt über den Tryptophanmetabolismus seine prophylaktische Wirksamkeit ausübt. Es sei hier noch einmal darauf hingewiesen, daß Pyridoxin als wirksam gefunden wurde.

Thiotepa dagegen konnte die Zahl der Patienten mit Rezidiv nicht reduzieren, wohl aber die Häufigkeit und die Zahl, in der diese Tumoren in jedem Patienten auftraten. Sollten auch weitere Studien den guten Effekt der Rezidivprophylaxe des Blasenkarzinoms mit Pyridoxin belegen, so bleibt dennoch Thiotepa für die Fälle von Wichtigkeit, in denen eine Störung des Tryptophanstoffwechsels nicht vorliegt.

Zusammenfassung

In einer randomisierten Studie wird bei 121 Patienten mit Blasenkarzinom $T_1 N_0 M_0$ die Rezidivprophylaxe nach TUR verglichen. Es kommen Pyridoxin (Vitamin B_6), Thiotepa und Placebo zur Anwendung. Während Pyridoxin nach einer Latenzzeit von zehn Monaten die Zahl der Patienten mit Rezidiv signifikant verringert, kann Thiotepa nicht das Ereignis an sich, wohl aber die Häufigkeit des Rezidiveintritts reduzieren. Beide Verfahren zeigen sich wirksam bezüglich der Zahl der Tumoren, die je Rezidivereignis signifikant unter der der Placebogruppe liegt.

Literatur

1. Benassi, C. A., Perissinotto, B., Allegri, G.:Clin. Cbim. Acta. **8,** 822–831 (1963). – 2. Brown, R. R., Price, J. M., Satter, E. J., Wear, J. B.: Acta. Un. Int. Cancer **16,** 299–303 (1960). – 3. Brown, R. R., Price, J. M., Friedell, G. H., Burney, S. W.: J. Natl. Cancer Inst. **43,** 295–301 (1969). – 4. Bryan, G. T., Brown, R. R., Price, J. M.: Cancer Res. **24,** 596–602 (1964). – 5. Gailani, S., Murphy, G., Kenny, G., Nussbaum, A., Silvernail, P.:Cancer Res. **33,** 1071–1077 (1973) – 6. Jones, H. C., Swinney, J.: Lancet: **II,** 615 (1961). – 7. Price, J. M., Brown, R. R.: Acta Un. Int. Cancer **16,** 299–303 (1960). – 8. Staquet, M.: Eur. Urol. **2,** 265–270 (1976). – 9. Veenema, R. J., Dean, A. L., jr., Roberts, M., Fingerhut, B., Chowhury, B. K., Tarassoly, H.: J. Urol. **88,** 60 (1962). – 10. Yoshida, O., Brown, R. R., Bryan, G. T.: Cancer **25,** 773 – 780 (1970).

Prof. Dr. P. O. Madsen
Urology Service, Veterans
Administration Hospital
2500 Overlook Terrace
Madison, Wisconsin
USA 53705

B. Jannopoulos, M. Lykourinas, A. Kranidis, G. Iliopoulos und K. Dimopoulos: **Behandlung des fortgeschrittenen Blasen-Karzinoms durch Verabreichung von Adriamycin und 5-Fluorouracil**

Es soll hier über die Frühergebnisse nach Behandlung von fortgeschrittenen, infiltrativ wachsenden Blasen-Karzinomen nach intravenöser Verabreichung von Adriamycin und 5-Fluorouracil berichtet werden.

Die Resultate waren befriedigend, so daß die weitere Anwendung dieser Chemotherapie bei einem größeren Patientengut unternommen werden sollte. Dadurch könnte man den Erfolg genauer prüfen, um eventuell die quälenden Beschwerden dieser Patienten zu lindern.

Wichtig ist, daß vor dieser Behandlung ein operativer Eingriff oder eine Bestrahlung stattgefunden haben soll. Dadurch wird die Karzinom-Zellempfindlichkeit erhöht.

Bei 50% der Patienten wurde eine subjektive Beschwerdenbesserung erreicht. Bei 83% kam es zum Sistieren oder deutlicher Minderung der Blutung.

Das Zystogramm und die Zystoskopie vor und nach der Behandlung zeigten in 50% der Fälle einen Rückgang der Tumorausdehnung. Dadurch ist es zu einer Kapazitätserhöhung des Blasenlumens gekommen (Abb. 1 und 2).

Wie aus dem internationalen Schrifttum bereits bekannt, sind die Ergebnisse der Zystektomie und Röntgenbestrahlung alleine oder kombiniert bei infiltrativ wachsenden Blasentumoren im allgemeinen enttäuschend. Die Lebenserwartung nach 5 Jahren wird mit 9–18% bei infiltrierenden und 3% bei metastasierenden Tumoren [Jewett] angegeben.

Die Erfahrungen nach alleiniger Röntgenbestrahlung sind ähnlich [Cuccia, Edsmyr]. Das erklärt sich dadurch, daß meistens Tumorzellen bei infiltrativem Wachstum viel weiter fortgeschritten sind, als mit den üblichen diagnostischen Methoden festzustellen ist.

Die Tatsache dieser mikroskopischen Tumorinfiltration hat viele zu der Überlegung geleitet, doch andere Methoden alleine oder in Kombination für die Therapie der fortgeschrittenen Blasen-Tumoren anzuwenden, wie die i. v. Applikation von Chemotherapeutika.

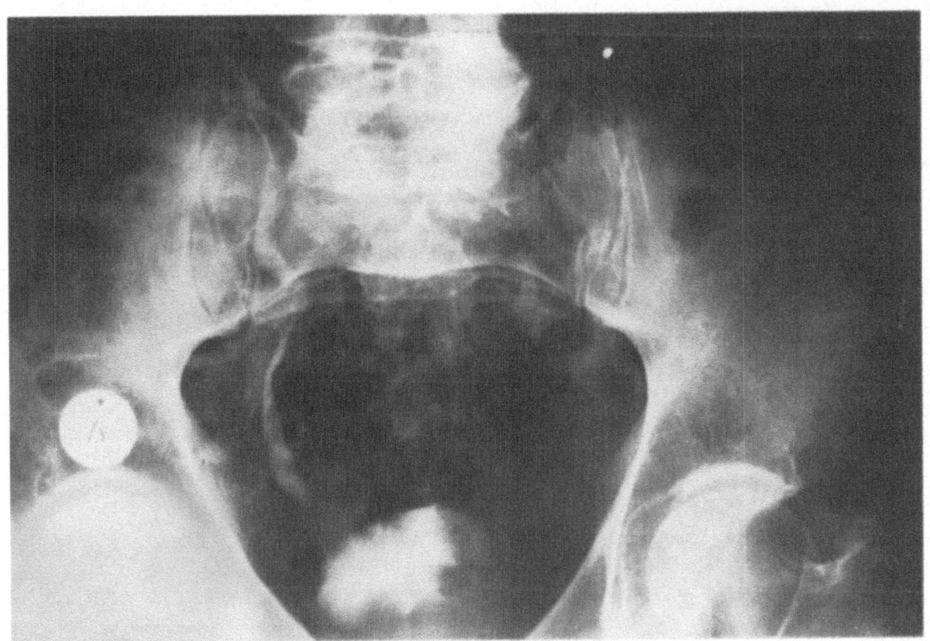

Abb. 1. Zystogramm vor der Behandlung

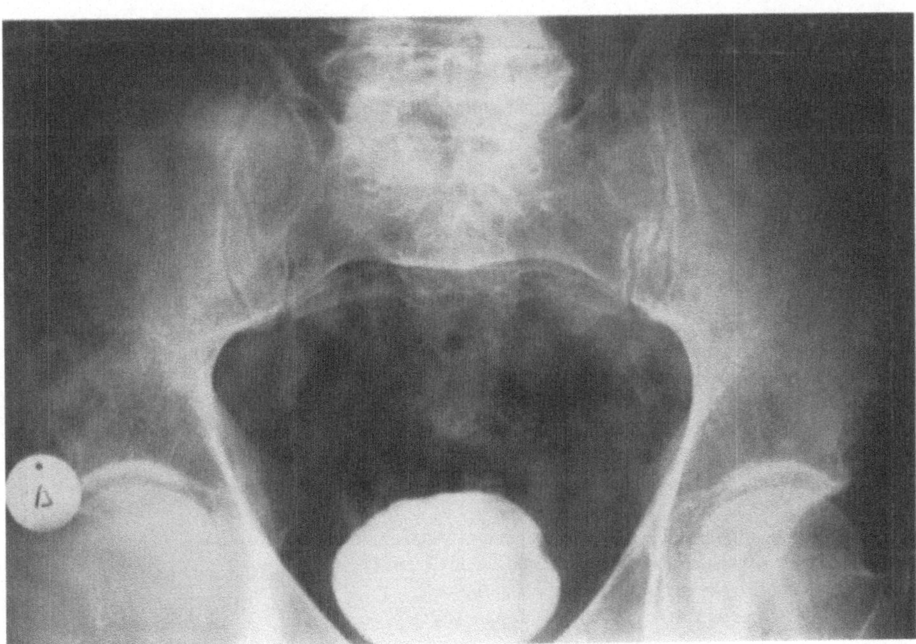

Abb. 2. Zystogramm nach 4 Monaten

Tabelle 1. Zusammenstellung der behandelten Patienten

Nr.	Alter	Geschl.	Vorausg. Behandlg.	Stadium	Metastasen
1	71	M	Bestrahlung	T3 N+	-
2	65	W	Bl-Teilresektion	T3 N+	-
3	68	M	Bl-Teilresektion + Bestrahlung	T4 M+	Leber
4	62	M	ER	T3 N+	-
5	72	M	ER	T4 N+	-
6	58	M	Bl-Teilresektion + Bestrahlung	T4 M+	Lunge
7	74	M	Bl-Teilresektion + Bestrahlung	T4 N+	-
8	67	M	ER	T3 N+	-
9	67	W	ER + Bestrahlung	T4	-
10	69	M	ER + Bestrahlung	T4	-
11	62	M	ER + Bestrahlung	T N+	-
12	69	M	ER + Bestrahlung	T4	-

Tabelle 2. Es zeigt sich eine deutliche Besserung der Beschwerden nach der Behandlung

Symptomatik	Patientenzahl	Besserung
Pollakisurie	8	4 50%
Algurie	7	5 71%
Hämaturie	12	10 83%
Tumorverkleinerung	12	6 50%

Material

Behandelt wurden 12 Patienten, 10 Männer und 2 Frauen. Davon hatten 8 ein Übergangszell-Karzinom im Stadium T4 und 4 im Stadium T3 N+.

Methodik

Vor jeder Behandlung erfolgte eine laborchemische Untersuchung. Zur Feststellung des Stadiums wurden Biopsie, i. v. Pyelogramm, Zystoskopie, bimanuelle Untersuchung, Szintigramm, Lymphogramm, Röntgen-Knochen-Aufnahmen durchgeführt.

Anschließend wurden 50 mg/m^2 Adriamycin und 500 mg/m^2 5-Fluorouracil in 250 cc 5% Dextroselösung i. v. in ziemlich schneller Tropfenfolge appliziert. Dieses Dosis wurde nach 3 Wochen wiederholt. Insgesamt waren es 4 Sitzungen. Vor jeder Sitzung wurden die Leukozyten gezählt und die Leberwerte bestimmt. Wenn die Leukozytenzahlen über 3000 mm^3 und Thrombozyten über 100000 cc lagen, wurde dieselbe Dosis wiederholt. Falls keine wesentliche Minderung bestand, konnte sie sogar erhöht werden. Bei niedrigen Zahlen wurde entsprechend niedriger dosiert.

Die Behandlungserfolge wurden in 4 Gruppen nach subjektiven und objektiven Befunden eingeteilt.

Gruppe I Rückgang sämtlicher Beschwerden und Verkleinerung des Tumors.
Gruppe II Mäßige Besserung mit Verkleinerung des Tumors.
Gruppe III Keine Besserung ohne Tumorverkleinerung.
Gruppe IV Verschlechterung.

Ergebnisse

Alle 12 Patienten wurden nach mindestens 6monatiger Beobachtungszeit kontrolliert.

6 Patienten zeigten eine Besserung der Gruppe II, also mäßiger Rückgang der Beschwerden mit Verkleinerung des Tumors, 3 Patienten zeigten eine gute Besserung ohne Verkleinerung des Tumors, 2 Patienten blieben ohne Erfolg und bei einem war eine eindeutige Verschlechterung festzustellen.

Komplikationen

Es traten keine gravierenden Komplikationen ein. Bei einem Patienten kam es zum Erbrechen, zu Nausea bei zwei, Durchfall bei einem und Haarausfall bei vier. Bemerkenswert war, daß es bei dieser Dosierung zu keinem einzigen Leukozytenabfall gekommen ist.

Komplikationen	Patientenzahl
Nausea	2
Erbrechen	1
Durchfall	1
Ulceration	-
Leukocytenabfall	-
Haarausfall	4

Tabelle 3. Bei keinem der Patienten mußte die Medikation abgesetzt werden

Diskussion

Die zytostatische Behandlung der Blasen-Tumoren hat noch keine breite Anwendung gefunden, da die genaue Wirkung und die Ergebnisse nicht ausreichend untersucht wurden. Wassermann und Carter u. a. behaupten, daß nur drei Medikamente überhaupt eine Wirkung zeigen können: Mikomycin, Adriamycin und 5-Fluorouracil.

Die Kombination von Adriamycin und 5-Fluorouracil in der von uns verabreichten Dosierung ist ein einfaches, nicht besonders belastendes Dosierungsschema und kann bei Patienten, bei denen andere Therapiemethoden versagten, angewandt werden.

Auch wenn nur eine subjektive Besserung erreicht werden kann, wäre das bei diesen Patienten mit fortgeschrittenem Blasen-Karzinom eine deutliche Erleichterung.

Es hat sich aber gezeigt, daß bei 83% eine Besserung der Blutung eintrat, bei 6 eine röntgenologisch und zystoskopisch festgestellte Tumorverkleinerung. Wenn wir in Betracht ziehen, daß es nur bei einem Patienten zu einer Verschlechterung kam, und daß alle 12 bereits eine lokale Behandlung, ob Operation oder Bestrahlung, ohne Erfolg durchgemacht hatten, kommen wir zu dem Schluß, daß bei fortgeschrittenen, infiltrierenden Blasentumoren eine i. v. Verabreichung von Zytostatika zumindest versucht werden muß.

Ergebnisse bei größeren Patientenzahlen und über längere Zeiträume werden dazu beitragen, den Gedanken über eine breitere Anwendung des Behandlungsschemas anzuregen oder abzuschwächen.

Literatur

Carter, S. K., Wassermann, T. H.: The Chemotherapy of urologic cancer. Cancer **36,** 729 (1975). – Cross, R. J., Glashan, R. W. et al.: Treatment of advanced bladder cancer with Adriamycin and 5-Fluorouracil. Brit. J. Urol. **48,** 609 (1976). – Cuccia, C. A.: The radiation attack. JAMA 347 (1969). – Edsmyr, F.: Radiotherapy in the management of bladder cancer. Blackwell 1975. – Jewett, H. J.: Treatment of carcinoma of the bladder, a summary in sixth national cancer conference proceedings. Philadelphia: Lippincoff 1970

Dr. B. Jannopoulos
Urolog. Universitätsklinik
D. Aiginitousstraße 4
GR-611 Athen

Diskussion zu den Vorträgen Seite 100 bis 120
Spezielle Therapie beim Harnblasenkarzinom
Moderatoren: D. Zoedler, Düsseldorf und M. Ziegler, Homburg/Saar

Moderator M. Ziegler, Homburg/Saar: Neue Techniken stehen zur Diskussion. Wir haben erfahren, daß nach langjährigen experimentellen Erfahrungen mit Lasergeräten sowohl in Gießen als auch in München jetzt die Pionierleistungen erste klinische Früchte tragen, das heißt, es konnten die beiden Verfahren in der Klinik erprobt werden.

Frage an Herrn Hofstetter und die gleiche Frage an Herrn Rothauge: Handelt es sich dabei bereits um technisch ausgereifte Geräte oder müssen wir noch warten? Und eine weitere Frage an beide Herren: Ist eine Dosierung der Tiefenwirkung mit beiden Geräten möglich?

A. Hofstetter, München: Unser Laserzystoskop ist zur Zeit technisch weitgehend ausgereift. Sie können auch sehr exakt eine Tiefensteuerung der Energieverteilung vornehmen, und ich glaube, mit unserem Zystoskop ist es jetzt möglich, den Laserstrahl abzulenken, was ja sehr lange Zeit ein sehr großes Problem war. Nach einigen weiteren Untersuchungen, vor allem hinsichtlich der Spätkomplikationen und evtl. der Spätrezidive, kann man dieses Verfahren auch für die klinische Anwendung empfehlen.

C. F. Rothauge, Gießen: Ich möchte die Frage dahingehend beantworten, daß der Laser an und für sich ausgereift ist, nicht jedoch der Lichtleiter. Ich hatte schon betont, daß unser Lichtleiter eine zu geringe Transmission hat. Mit dem neuen kunststoffummantelten Quarz-Lichtleiter mit der Möglichkeit der Gasinsufflation haben wir noch nicht so große Erfahrungen, daß wir ihn schon allgemein empfehlen können. Bezüglich der Steuerung der Tiefenwirkung ist die Bestrahlungsdauer entscheidend. Ich hatte darauf hingewiesen, daß man nicht zu lange bestrahlen darf, beim Kaninchen nicht über 90 Sekunden, beim Menschen geht es etwas länger. Unter diesen Bedingungen kann man mit Sicherheit eine Perforation vermeiden.

A. Hofstetter, München: Ich möchte zunächst noch kurz etwas zum Lichtleiter sagen. Der Lichtleiter, den wir verwenden, ist wirklich zu empfehlen und weitgehend ausgereift.

Moderator M. Ziegler, Homburg/Saar: Noch eine Frage an Herrn Rothauge. Worin sehen Sie die Vorteile Ihres Argonlasers, den wir auch geprüft haben, gegenüber der TUR? Sie wissen doch, daß der Argonlaser ein sehr geringes Eindringvermögen hat für einen gewebsabtragenden Defekt, den Sie genauso gut bei der TUR haben können? Sie besitzen doch ein relativ schlechtes Transmissionssystem.

C. F. Rothauge, Gießen: Das ist ganz einfach zu beantworten. Der Vorteil ist darin zu sehen, daß wir in der wassergefüllten Blase arbeiten können ohne Spezialzystoskop. Sie müssen in der luftgefüllten Blase arbeiten mit der Gefahr einer Luftembolie. Und im übrigen ist es so, daß wir gerade die Bildung der gewaltigen Nekrosen vermeiden wollen. Ich hatte ja betont, daß wir den Laser nur bei ganz kleinen Rezidivtumoren anwenden und daß wir den Sinn der Lasertherapie nur in einer Nachbestrahlung des Tumorbettes nach durchgeführter Elektrosektion sehen.

Moderator M. Ziegler, Homburg/Saar: Herr Staehler wollte dazu noch direkt etwas sagen:

G. Staehler, München: Ich muß dazu noch einiges richtigstellen. Diese beiden Laserartenunterscheiden sich ganz grundsätzlich durch ihre Gewebewirksamkeit. Und zwar ist das von der Wellenlänge abhängig. Der Argonlaser arbeitet bei einer Wellenlänge im sichtbaren Bereich, während der Neodym-YAG-Laser unsichtbar ist, weil er im infraroten Bereich arbeitet. Diese Eigenschaft bedingt, daß zum Beispiel der Argon-Laserstrahl sehr viel stärker absorbiert wird im stark durchbluteten Gewebe. Und gerade das finden wir ja bei stark vaskularisierten Papillomen in besonderem Maße. Wir haben jedenfalls in unseren Versuchen, und uns standen beide Laser zur Verfügung, gefunden, daß der Argonlaser nicht ausreichend eindringt und damit keine echte Alternative zur transurethralen Resektion darstellt, die ja auch eine gewisse Nekrosezone macht. Beim Neodym-YAG-Laser kann man aber durch Pulsen und durch vorsichtige Dosierung – wir konnten hier aus zeitlichen Gründen auf die genaue Technik leider nicht eingehen – wesentlich größere Nekrosetiefen erzielen. Das ist eine Antwort. Herr Prof. Rothauge sagte dann weiter: Wir müßten in der luftgefüllten Blase arbeiten. Wir müssen gar nicht in einer luftgefüllten Blase arbeiten. Wir können auch unter Wasser arbeiten. Aber dieses Arbeiten unter Wasser führt eben durch die Strahlenabsorption an der Oberfläche des Tumors leicht zu einer Karbonisation und diese behindert dann ein weiteres Eindringen der Strahlung. Wir könnten also mit dem Neodym-YAG-Laser genausogut unter Wasser arbeiten, allerdings haben wir das nicht für zweckmäßig gehalten, weil die Energie, die man vor Ort bringt, wesentlich größer ist, als wenn man in Luft arbeitet.

Moderator D. Zoedler, Düsseldorf: Wir kommen zum Vortrag Bichler und Mitarbeiter über die Hyperthermie als Mitoseblocker.

G. Lunglmayr, Wien: Darf ich Sie erstens fragen, Herr Bichler, wie hoch die Temperaturen waren, die Sie in Ihren Tumoren erreicht haben, und zweitens, wie lange Sie die Hyperthermie appliziert haben?

K. H. Bichler, Tübingen: Ich hatte gesagt, 43 Grad. Das ist natürlich ein Problem der Temperaturmessung, möglicherweise auch einmal 44 Grad, aber nach unseren Messungen 43 Grad.

K. Bandhauer, St. Gallen: Herr Bichler, Sie haben in Ihrer Zusammenstellung auch über einen Rückgang von Metastasen gesprochen. Wie können Sie sich bei einer lokalen Hyperthermieanwendung einen Rückgang von Metastasen vorstellen?

K. H. Bichler, Tübingen: Das sind die tierexperimentellen Ergebnisse dieses Brown-Pearce-Ca., das ist ein Karzinom, das sehr schnell wächst. Wir haben Kontrolltiere gehabt, die unbeeinflußt waren, und Tiere, die unter Wärmetherapie kamen. Bei diesen therapierten Tieren haben wir deutlich weniger Metastasen gesehen. Ich kann die genauen Zahlen zur Zeit nicht mit Punkt- und Kommastellen angeben – aber es gab eine deutliche Reduktion der Zahl der Metastasen. Wir haben 30 Minuten lang therapiert.

Moderator D. Zoedler, Düsseldorf: Wir kommen zum Vortrag über die Kältechirurgie von Herrn Reuter.

A. Sigel, Erlangen: Ich glaube, es würde zu weit gehen, wenn wir jetzt in die Kältebiologie einsteigen müßten, aber wir haben vor 5 oder 6 Jahren ziemlich verläßlich nachgewiesen, daß eine endoskopische, wirksam abtötende Wirkung auf Krebszellen nicht möglich ist. Wir hatten auch die offene Kältetherapie angewandt. Aber die mußten wir auch aufgeben, weil es damit Emboliekomplikationen gab, die natürlich nicht vertretbar sind. Es ist praktisch widerlegt, daß endoskopisch eine wirksame zelltötende Wirkung möglich ist. Man kann das aber nicht weiter ausdiskutieren.

H. J. Reuter, Stuttgart: Die praktischen Ergebnisse sprechen eigentlich gegen diese Theorie, ob das mit der Nekroseabstoßung oder womit sonst zusammenhängt, ist schwer zu eruieren. Ganz entscheidend ist das Gerät. Wir haben verschiedene Geräte getestet. Die deutschen Geräte haben absolut versagt, die Friergeschwindigkeit ist nicht schnell genug, und meines Wissens ist auch in Erlangen ein deutsches Gerät mit schlechter Frierleistung verwendet worden. Heute gibt es nur zwei Geräte, die eine gute Frierleistung bieten, eines ist das amerikanische und dann das Gerät von Erbe.

W. Haidlen, Stuttgart: Ich möchte sagen, daß wir eigentlich alle auf dem Gebiet der Blasentumorbehandlung Schwierigkeiten haben. Sowohl mit den offenen Operationen, wie auch mit den Elektroresektionen gibt es nicht immer befriedigende Ergebnisse. Es fiel mir nur auf, seit ich hier in Stuttgart bin, daß die Kältechirurgie im Grunde auch keine befriedigende Methode ist. Gelegentlich sehen wir schon Patienten, die vorher vereist wurden, die dann nicht ganz zufrieden waren, und die dann zu einer Nachbehandlung in die Klinik kamen. Aber wir sehen ja auch bei anderen Methoden, daß Komplikationen entstehen können.

Moderator D. Zoedler, Düsseldorf: Wir kommen zum Vortrag von Herrn Madsen:

H. Frohmüller, Würzburg: Es wurde heute bereits mehrmals über die Behandlung mit Thiotepa berichtet, und es klang so an, als sei die Behandlung damit recht risikolos. Ich darf darauf hinweisen, daß kürzlich im New English Journal of Medicine ein Bericht erschienen ist, wo nach Thiotepabehandlung bei einer Patientin eine Leukämie beobachtet wurde.

G. Lunglmayr, Wien: Wir haben Resorptionsuntersuchungen mit Zytostatika aus der Harnblase durchgeführt. Es wird sehr viel des Zytostatikums, sowohl bei der normalen Blase und noch wesentlich mehr bei der tumorbefallenen Blase, resorbiert, bis zu 90%. Die alkylierende Aktivität, die wir photometrisch gemessen haben im Serum, ist sehr hoch. Ich möchte nur darauf hinweisen, daß einige unserer Patienten nach jahrelanger Thiotepa-Rezidivprophylaxe eine chronische Leukämie gezeigt haben und außerem testikuläre Schädigungen.

H. Marquardt, R. Spranger und R. Nagel: Ergebnisse der Behandlung des Blasenkarzinoms durch transurethrale Resektion und Nachbestrahlung

Zwischen 1. 4. 1969 und 31. 12. 1975 wurde bei 303 Patienten wegen eines Blasenkarzinoms eine transurethrale Tumorresektion durchgeführt. Blasenkarzinome betrafen 2,5% der stationär behandelten Patienten der Urologischen Univ.-Klinik im Klinikum Charlottenburg. Papillome sind als T1 G0-Tumoren nicht berücksichtigt. Entsprechend der Ausdehnung des Tumors und des histo-pathologischen Befundes wurde die Resektion in mehreren Sitzungen durchgeführt. Der Resektionsgrund soll histologisch tumorfrei sein. Zur Erfassung des Infiltrationsgrades werden die einzelnen Resektionsabschnitte (Blasenwand- und exophytische Anteile) getrennt zur histologischen Untersuchung eingesandt. Wegen der Rezidivneigung und zur Überprüfung der Radikalität der Resektion wurde 6 Wochen nach der Erstresektion eine Nachresektion im dokumentierten Bezirk des Primärtumors durchgeführt. Bei allen Patienten der Tumorstadien T2–T4 erfolgte grundsätzlich eine postoperative Telekobaltbestrahlung der Blase mit einer Herddosis von 5500–6000 rad. Die regionären und ein Teil der juxtaregionären Lymphknoten wurden bis zu 4000 rad Herddosis mitbestrahlt.

292 Patienten (96,4%) hatten ein Übergangszellkarzinom, 9 Patienten (3%) ein Plattenepithelkarzinom und 2 Patienten (0,6%) ein Adenokarzinom der Blase. Fast 80% der Patienten waren über 60 Jahre alt und immerhin noch 42,2% über 70 Jahre alt.

Die Verteilung der Tumorstadien nach den WHO-Prinzipien geht aus Tabelle 1 hervor [1].

Stadium	T1	T2	T3	T4
Zahl der Patienten	30	74	158	41
%	9,9	24,5	52,1	13,5

Tabelle 1. Verteilung der Tumorstadien (UICC) bei 303 Patienten

Die Klassifizierung nach dem histologischen Malignitätsgrad ergab 29,9% Tumoren der Gruppe G1, 39,7% der Gruppe G2 und 30,4% der Malignitätsgruppe G3.

Die 5-Jahresüberlebensrate in den verschiedenen Tumorstadien ist aus Tabelle 2 ersichtlich. Bei 204 der 303 Patienten sind seit der Erstresektion 5 Jahre vergangen. Von den Patienten des Stadiums T1 lebten 62,3% nach 5 Jahren, im Stadium T2 35,3%, im Stadium T3 13,9%. Im Stadium T4 überlebte kein Patient trotz Bestrahlung 5 Jahre.

Die Überlebensrate von 62,3% im Stadium T1 deckt sich mit Literaturangaben [2].

Stadium	T1	T2	T3	T4
Zahl der Patienten	15/24	18/51	15/108	0/21
%	62,3	35,3	13,9	0

Tabelle 2. 5-Jahres-Überlebensrate (204 Patienten) TUR + RADIATIO

Der Anteil der Grad II- und Grad III-Tumoren lag im Stadium T1 bei 24%. Im Stadium T1 kam es bei Tumoren der Malignität G1 in 22% der Fälle zum Rezidiv, bei Tumoren G2–G3 in 54,5% der Fälle. Bei 13% der T1-Tumoren wurde bei der Resektion des Rezidivs eine Verschlechterung des primären Tumorstadiums nachgewiesen.

Die Beurteilung der Ergebnisse des Stadiums T2 ist schwierig, da sich in der Literatur sehr divergierende und meist nicht vergleichbare Angaben hinsichtlich der 5-Jahresüberlebensrate finden und meist nach TUR nicht bestrahlt wurde [3, 4, 5, 6, 7]. Da in den meisten Fällen der histologische Malignitätsgrad nicht mitgeteilt wird, ist die eigene 5-Jahresüberlebensrate von 35,3% im Stadium T2 nur bedingt mit Literaturangaben zu vergleichen. Die 5-Jahresüberlebensrate nach TUR *ohne* Bestrahlung liegt nach Mauermayer [2] im Stadium T2 bei 30% und nach Barnes [3] bei 40%. Die gleichen Vorbehalte gelten für die Stadien T3 und T4.

Zusammenfassend muß deshalb festgestellt werden, daß transurethrale Resektion *mit* Nachbestrahlung in den Stadien T2–T4 zumindest im eigenen Krankengut keine eindeutig besseren 5-Jahresergebnisse erkennen lassen als bei alleiniger TUR, soweit sie mit den Literaturangaben verglichen werden können. Die Strahlentherapie hat zudem im eigenen Krankengut eine lokale Komplikationsquote von ca. 8%. Die Operationsmortalität lag bei 1,3%.

Bei jüngeren Patienten mit Grad III-Tumoren sollte zumindest im Stadium T2 und T3 häufiger der Zystektomie mit Vorbestrahlung der Vorzug gegeben werden, um die Überlebenschancen zu verbessern.

Literatur

1. WHO: Histological typing of urinary bladder tumors. Genf: World Health Organisation 1974. – 2. Mauermayer, W., Tauber, R.: Urologe A **16,** 185 (1977). – 3. Barnes, R. W., Bergmann, R. T., Hadley, H. L., Love, D.: J. Urol. (Baltimore) **97,** 864 (1967). – 4. Nichols, J. A., Marshall, V. F.: Cancer **9,** 559 (1956). – 5. Whitmore, W. F., Batata, M. A., Ghoneim, M. A., Grabstald, H., Unal, A.: J. Urol. **118,** 184 (1977). – 6. van der Werf-Messing, B.: Cancer **32,** 1084 (1973). – 7. Prout, G. R.: J. Urol. **117,** 583 (1977)

Priv.-Doz. Dr. H. Marquardt
Urologische Klinik und Poliklinik
der Freien Universität Berlin
im Klinikum Charlottenburg
Spandauer Damm 130
D-1000 Berlin 19

K. Bandhauer und G. Kreutz: **Die palliative transurethrale Resektion, kombiniert mit Hochvoltbestrahlung beim inoperablen Blasenkarzinom**

Das an der Beckenwand fixierte Blasenkarzinom (Stadium T4b) ist zur Zeit einer kurativen Therapie praktisch nicht zugänglich. Trotzdem zwingen subjektive Symptome, vor allem dysurische Beschwerden, Hämaturie, Inkontinenz, zu palliativen Maßnahmen, welche eine Wiedereingliederung der Patienten in ihr gewohntes Lebensmilieu erlaubt. Die Voraussetzung dafür ist entweder die Wiederherstellung einer erträglichen und kontrollierbaren Miktion oder die Ausschaltung der Blase durch supravesikale Harnableitung mit oder ohne Zystektomie. Die Zystektomie ist bei dem fortgeschrittenen Stadium T4b kaum indiziert und sehr oft nicht durchführbar. Diese Meinung vertritt auch Whitmore, der sonst diesem Eingriff relativ großzügig gegenübersteht. Auch die supravesikale Harnableitung ist nicht selten aus physischen und psychischen Gründen, wie hohes Alter, Zerebralsklerose, Parkinsonismus etc. nicht durchführbar, so daß der lokalen palliativen Therapie besondere Bedeutung zukommt:

Folgende lokale Behandlungs-Möglichkeiten stehen unter diesen Umständen zur Verfügung:

1. Die Hochvolttherapie
2. Die palliative transurethrale Tumorresektion
3. Die palliative transurethrale Tumorresektion + Hochvolttherapie.

Krankengut

Von 296 Patienten, welche wegen eines Blasenkarzinoms von 1970 bis 1976 behandelt und kontrolliert wurden, hatten 42 (32 Männer und 10 Frauen) ein fortgeschrittenes Blasenkarzinom mit ausgeprägter Fixation an der Beckenwand (Stadium T4b) mit starken subjektiven Miktionssymptomen und Hämaturie. Bei allen bestand eine absolute Kontraindikation gegen die Zystektomie. Das Alter der Patienten lag zwischen 62 und 85 Jahren.

Therapiemaßnahmen

1. Supravesikale Harnableitung mit nachfolgender Hochvoltbestrahlung des Primärtumors – 9.
2. Supravesikale Harnableitung ohne Bestrahlung – 3.
3. Hochvoltbestrahlung – 4.
4. Palliative Tumorresektion und Hochvoltbestrahlung – 26.

Technik der Kombinationsbehandlung

Die Kombinationsbehandlung einer transurethralen Tumorresektion mit nachfolgender Hochvoltbestrahlung beim fortgeschrittenen Blasenkarzinom setzt eine tiefe und ausgedehnte transurethrale Resektion des Tumors mit Entfernung aller devitaler Gewebs- und Tumoranteile voraus. Die Resektion wird deshalb sowohl zentral als auch peripher bis in gut durchblutete Gewebsanteile geführt. Wenn dies in einer Sitzung nicht möglich ist, folgt nach 5–6 Tagen eine zweite Resektion. Die Resektion kann beim an die Beckenwand fixierten Blasenkarzinom ohne Perforationsgefahr bis in die tiefen Blasenwandschichten vorgetragen werden.

8–10 Tage nach der letzten Resektion wird unter gleichzeitiger antibiotischer Therapie eine Hochvoltbestrahlung mit 5000–6000 rad vorgenommen (5000–6000 rad Herddosis – Kobalt-Stehfeld – Kreuzfeuerbestrahlung).

Ergebnisse

Überlebenszeit: Keiner der Patienten überlebte den Zeitraum von 15 Monaten. Eine Differenz zwischen den verschiedenen Therapieformen war bezüglich der Überlebenszeit nicht feststellbar.

Tabelle 1. Blasenkarzinom – Stadium T4 B, palliative Therapie, Überlebenszeiten

Monate	Supravesic. HL + HV-Therapie	Supravesic. HL	Hochvolt-Therapie	TUR + HV-Therapie
3,5– 5	5 Pat.	2 Pat.	2 Pat.	12 Pat.
5 – 8	2 Pat.	- Pat.	2 Pat.	8 Pat.
8 –11	1 Pat.	1 Pat.	- Pat.	5 Pat.
11 –14	1 Pat.	- Pat.	- Pat.	- Pat.
15	- Pat.	- Pat.	- Pat.	1 Pat.

Lebensqualität

Die besten Ergebnisse bezüglich der subjektiv empfundenen Lebensqualität und des objektiven Verlaufes zeigte die Kombinationstherapie einer transurethralen Tumorresektion mit nachfolgender Hochvolttherapie.

	a	b	c	-
Supraves, HL. + HV-Therapie 9 Pat.	-	2 Pat.	5 Pat.	2 Pat.
Supraves. HL. 3 Pat.	-	1 Pat.	1 Pat.	1 Pat.
HV-Therapie 4 Pat.	-	-	-	4 Pat.
TUR + HV-Therapie 26 Pat.	3 Pat.	16 Pat.	5 Pat.	2 Pat.

Tabelle 2. Lebensqualität
a Verschwinden aller subj. Symptome und ungestörte Miktion
b Deutliche Verminderung der subj. Symptome. Gute Rehabilitation
c Mäßige Besserung der subj. Symptome, häusliche Pflege nur temporär möglich
- Subj. Symptome unverändert, häusliche Pflege unmöglich

Komplikationen der Kombinationstherapie

Im Vordergrund steht der persistierende, meist therapieresistente Harnwegsinfekt und in einzelnen Fällen die Gefahr postoperativer Nachblutungen, welche transurethral beherrschbar sind.

Intraoperat. Komplikationen	0
Postoperative Nachblutung	2
Persistierender Harnwegsinfekt	19

Tabelle 3. Komplikationen der Kombinationstherapie (TUR + HV-Therapie)

Obduktionsbefunde

Bei 16 Fällen konnte nach kombinierter Tumorresektion und Hochvoltbestrahlung eine Obduktion vorgenommen werden. 12 mal zeigte sich dabei eine gute Epithelialisierung des Resektions- bzw. Bestrahlungsgebietes bei sonst ausgedehntem extravesikalen Tumorbefall und diffuser Metastasierung. In 4 Fällen, bei welchen die Kombinationstherapie weniger als 6 Monate zurücklag, zeigten sich noch ausgedehnte nekrotische Gewebsschichten von 2–3 mm Tiefe.

Diskussion und Schlußfolgerungen

Die Kombination einer palliativen Resektion mit einer Hochvolttherapie zeigt beim fortgeschrittenen, lokal inoperablen Blasenkarzinom bezüglich der weiteren Lebensqualität vertretbare Ergebnisse. Voraussetzung dafür ist eine saubere Tumorresektion mit Entfernung aller nekrotischer Tumoranteile und einer massiven Minderung der Tumormasse. Die nachfolgende Hochvoltbestrahlung wird unter diesen Bedingungen in den meisten Fällen gut toleriert. Im Gegensatz dazu führt die Hochvoltbestrahlung bei noch vorhandenen devitalen Gewebsanteilen zu einer Verstärkung der subjektiven Miktionssymptome und damit zu unbefriedigenden Ergebnissen.

Nach unseren bisherigen Ergebnissen halten wir die beschriebene Kombinationstherapie beim fixierten, lokal inoperablen Blasenkarzinom mit starken Miktionsbeschwerden als die Behandlung der ersten Wahl, vorausgesetzt, daß die Blasenkapazität ohne Narkose noch mehr als 150 ml beträgt.

Literatur

Bandhauer, K.: Helv. Chir. Acta **40,** 421 (1973). – Barnes, R. W., Bergman, R. Th., Hadley, H. L., Love, D.: Surgery **97,** 864 (1967). – Cummings, B. Kenneth, Taylor, W. J., Correa jr., R. J., Gibbons, R. P., Mason, J. T.: J. Urol. **115,** 152 (1976). – Grob, H. U., Keller, U.: Helv. Chir. Acta **43,** 327 (1976). – Marberger, H.: VB 84. Tg. dtsch. Ges. Chir. Langenbecks Archiv klin. Chir. 1967. – Mauermayer, W., Tauber, R.: Urol. A **16,** 185 (1977). – Rummelhardt, J.:Urol. A **16,** 183 (1977). – Werf-Messing, B., von der: Cancer **32,** 1084 (1973). – Whitmore, W. F.: Total Cystectomy. In: The Biology and Clinical Management of Bladder Cancer. Ed. E. H. Cooper and R. E. Williams. Oxford–London–Edinburgh–Melbourne: Blackwell 1975

Prof. Dr. K. Bandhauer
Kantonspital St. Gallen
Klinik für Urologie
CH-9006 St. Gallen

K. Lindenberg und D. Hauri: **Unsere Erfahrungen mit der Radiozystitis beim bestrahlten Blasen-Karzinom**

Insgesamt wurden 1975 an unserer Klinik 106 Patienten, die zwischen 1970 und 1975 ein Harnblasenkarzinom aufwiesen und bestrahlt wurden, nachkontrolliert, bzw. es wurde deren Krankengeschichte überprüft. Dabei fand sich bei 51 Patienten (48 Prozent) eine zystoskopisch verifizierte Radiozystitis. Durchwegs handelte es sich um Strahlenspätreaktionen (Tabelle 1).

Tabelle 1

Kontrollbefund 1975	Anzahl Patienten
Radiozystitis	51 (48%)
Keine Spätreaktion	35 (33%)
Zystektomie vorher durchgeführt	3 (3%)
Gestorben	17 (16%)
Total	106 (100%)

Die Strahlenfrühreaktion tritt ja während der Strahlentherapie fast ausnahmslos auf, wird jedoch vom Radiotherapeuten selbst behandelt und vom Urologen in dieser Phase kaum je gesehen.

Das Durchschnittsalter dieser 106 Patienten betrug 65 Jahre, die Geschlechtsverteilung von Mann zu Frau war 3 : 1.

Tabelle 2

Symptom	Anzahl Patienten (n = 51) davon betroffen
Dysurie	14 (27%)
Hämaturie	31 (61%)
Pollakisurie/Nykturie	12 (24%)
Symptomlos	6 (12%)

Die Katamnese der 51 Patienten mit nachgewiesener Radiozystitis läßt folgende Häufigkeit der Symptome erkennen (Tabelle 2).

Die Überprüfung der Laborbefunde zeigt, daß drei Viertel der Patienten mit Radiozystitiden vor Bestrahlungsbeginn einen subklinischen Harnwegsinfekt aufwiesen. Wir verstehen darunter eine Bakteriurie $\leqq 10^4$/ml und/oder eine Leukozyturie von $\geqq 20$ Leukozyten pro Gesichtsfeld. Im Vergleichskollektiv ohne aktinische Therapiefolgen traf diese Feststellung nur bei einem Viertel der Nachkontrollierten zu (Tabelle 3).

Tabelle 3

Kontrollbefund	Subklinischer Infekt vor Bestrahlungsbeginn
Radiozystitis (n = 51)	38 (75%)
Kein pathologischer Befund (n = 35)	9 (25%)

Die Befragung nach dem Intervall zwischen Abschluß der Radiotherapie und Auftreten der genannten Symptome ergibt bei unseren Patienten je eine Spitze nach einem und nach drei Jahren.

Die Bestrahlung führt zu einer Fibrose der Blasenwand, was auch zur Schrumpfung und somit zum Kapazitätsverlust der Blase führen kann. Insgesamt 20 (39%) unserer 51 Strahlenblasenträger wiesen eine signifikant reduzierte Blasenkapazität von lediglich noch 0 bis 180 ml auf. Die Latenzzeit vom Bestrahlungsende bis zum Auftreten der Schrumpfblase wird ungeachtet des gewählten chirurgischen Vorgehens mit etwa 2 $^1/_2$ Jahren angegeben.

Bei den 20 Patienten mit Schrumpfblase kamen vor dem Auftreten der verminderten Blasenkapazität wegen des Blasenkarzinoms folgende therapeutische Vorgehen zur Anwendung (Tabelle 4).

Tabelle 4

Schrumpfblasen n = 20	Vorgängige Therapie wegen des Blasenkarzinoms
11	Partielle Zystektomie und Nachbestrahlung
6	Transurethrale Tumorresektion und Nachbestrahlung
3	Alleinige Bestrahlung

Ob das Auftreten einer Radiozystitis von der gewählten Therapieform abhängt, wurde durch Gegenüberstellung aller 106 bestrahlten Patienten mit und ohne konsekutive Strahlenzystitis geprüft. Es scheint, daß eine vorangegangene Blasenteilresektion gegenüber einer transurethralen Resektion (TUR) das Auftreten einer Radiozystitis begünstigt (Tabelle 5).

Tabelle 5

Therapie	Anzahl Patienten mit konsekutiver Radiozystitis	Anzahl Patienten ohne konsekutive Radiozystitis
Partielle Zystektomie	29 (57%)	22 (43%)
Transurethrale Resektion	14 (36%)	25 (64%)
Alleinige Bestrahlung	8 (50%)	8 (50%)
Total	51 (48%)	55 (52%)

Diskussion

Die Frühzystitis tritt unter Strahlenbehandlung praktisch ausnahmslos auf. Art der vorangegangenen Operation oder vorbestehende Infekte spielen hier eine untergeordnete Rolle. Eine Therapie kann meist mit Erfolg durchgeführt werden; unseres Erachtens ist ihr große Bedeutung beizumessen, um ein allfälliges späteres Auftreten von Spätreaktionen nicht zu prädisponieren. Diese Aussage soll nicht im Widerspruch zur Feststellung, daß zwischen Früh- und Spätreaktion kein nachweisbarer Zusammenhang besteht, verstanden werden.

Die Spätzystitis tritt definitionsgemäß frühestens 3 Monate nach Abschluß der Bestrahlung, nach unseren Beobachtungen jedoch meist nach 1 bis 3 Jahren auf. In der Genese dieser Affektion spielen vorbestehende Infekte eine entscheidende Rolle. Vor Bestrahlungsbeginn muß daher unbedingt jeder Infekt der ableitenden Harnwege saniert werden. Infektionsbegünstigende Faktoren wie Blasenausgangsobstruktionen oder Blasenkonkremente müssen zu Beginn der Radiotherapie ebenfalls beseitigt sein. Ebenso wichtig scheint uns, daß – insbesondere nach partiellen Zystektomien – das Vorhandensein einer ausreichenden Blasenkapazität (mindestens 180 ml) abgewartet werden muß. Damit erhält man die Chance, daß die immer wieder auftretenden postaktinischen Schrumpfblasen doch noch eine tragbare minimale Kapazität aufweisen.

Das Auftreten einer Radiozystitis ist in unserem Patientenkollektiv bei offenen Eingriffen an der Blase gegenüber geschlossenen transurethralen Resektionen häufiger. Die gleiche Feststellung gilt auch für das Zustandekommen von Schrumpfblasen. Es wäre jedoch falsch, die Entstehung der Radiozystitis und der Schrumpfblase dem offenen Operationsverfahren anzulasten. Entscheidender dürfte sein, daß bei diesen Fällen vor Bestrahlungsbeginn keine Infektfreiheit bzw. ausreichende Blasenkapazität vorhanden waren. Trotzdem sollte dem endoskopischen Operationsverfahren der Vorzug gegeben werden, wenn immer es die Infiltrationstiefe des Tumors noch zuläßt. Nach unseren Erfahrungen sollte dies bis und mit Tumorstadium T3a (Infiltration bis zur tiefen Tunica muscularis) möglich sein.

Nach durchgeführter Hochvolttherapie sind instrumentelle Eingriffe an der strahlengeschädigten Blase (Zystoskopie, Katheterisierung) unter bestmöglichen aseptischen Kautelen und strenger Indikationsstellung durchzuführen.

Der Verlauf der Spätzystitis wird für den Patienten immer wieder durch Komplikationen erschwert. Bei je 3 Patienten wurde wegen ausgeprägter Schrumpfblase das Anlegen eines Ileumconduit mit nachfolgender Zystektomie bzw. die Zwangszystektomie wegen unstillbarer Massenblutung notwendig. Diesen Extremfällen stehen die chronischen, unkomplizierten Verlaufsformen gegenüber. Im eigenen Patientengut ist erfreulicherweise unter adäquater Therapie mehrheitlich eine – wenn auch langsam fortschreitende – Besserungstendenz festzustellen.

Das Vorhandensein einer Radiozystitis bedeutet für die meist älteren Patienten einen lästigen Zustand, der für eine möglicherweise bessere Überlebenschance erkauft werden muß. Pollakisurie, Nykturie, Dysurie und rezidivierende Hämaturien – ganz zu schweigen von Inkontinenzerscheinungen oder bedrohlichen Massenblutungen – reduzieren die Lebensqualität doch in erheblichem Maße. Nach unseren katamnestischen Untersuchungen ist nahezu die Hälfte aller Behandelten von diesen Symptomen betroffen. Ein über längere Zeit und in größeren Serien nachkontrolliertes Krankengut wird zeigen müssen, ob eine verbesserte 5-Jahres-Heilungsrate die Inkaufnahme dieser Komplikationen rechtfertigt.

Dr. K. Lindenberg
Urolog. Universitätsklinik
Kantonspital
Rämistraße 100
CH-8006 Zürich

P. O. MADSEN, U. HOYME, P. BYAR und VETERANS ADMINISTRATION COOPERATIVE RESEARCH GROUP: **Eine randomisierte Studie der operativen, radiologischen und kombinierten Therapie des infiltrierenden Blasenkarzinoms**

Da die in der Literatur veröffentlichten Berichte über die Therapieerfolge beim Blasenkarzinom im Stadium T_2 oder T_3 unter dem Gesichtspunkt der statistischen Signifikanz nicht sicher erschienen, begannen acht Veterans Administration Hospitäler zwischen Januar 1965 und Dezember 1970 eine Studie, in der 72 Patienten, ausgewählt aus einer Gruppe von 412 mit dieser Erkrankung, nach Randomisation einem vorher festgelegten Therapiekonzept folgten. Neben der alleinigen operativen oder der radiologischen Behandlung stand als dritte Variante die Kombination beider Verfahrensweisen. Nach dem Zwischenbericht, der die ersten drei Jahre auswertete [1], berichten wir nunmehr über den Zeitraum von zehn Jahren.

Material und Methodik

Unsere Studie überschaut den Krankheitsverlauf von 72 Patienten (Altersdurchschnitt 65,5 Jahre) mit vor Behandlungsbeginn diagnostiziertem, nicht metasierenden Blasenkarzinom der Stadien T_2 oder T3 (Jewett-Klassifikation B_1, B_2 und C) [3, 5]. Patienten mit anderen Stadien, mit anderen zusätzlichen Malignomen, mit vorangegangener Karzinomtherapie (außer diagnostischer TUR) oder in schlechtem Allgemeinzustand kamen für die randomisierte Zuordnung der Therapieverfahren nicht in Betracht.

Der operative Eingriff wurde entweder als totale Zystektomie mit prostatoseminaler Vesikulektomie (n = 26) oder, nach Ermessen des Operateurs, als Zystektomie (n = 9) ausgeführt.

In der Strahlenbehandlung wurde eine Dosis von 6000 rad in fünf bis sechs Wochen (Minimum 5000 rad in vier bis fünf Wochen) oder eine vergleichbare Dosis/Zeit-Relation angestrebt, wobei Variationen dem Ermessen des Radiotherapeuten anheimgestellt blieben. Es kamen ausschließlich Tele-Kobalt-Strahlen zur Anwendung. Bezugspunkt war das Blasenzentrum. Im Falle von Ureterobstruktionen wurde eine supravesikale Harnableitung ermöglicht.

Die präoperative Bestrahlung bestand in 4500 rad binnen vier bis fünf Wochen; sodann folgte ein Erholungsintervall von weiteren vier bis sechs Wochen, wonach die o. a. operativen Eingriffe ausgeführt wurden. Die Tabelle 1 zeigt die Aufteilung der Gruppen, wobei der jeweilige Untersucher einen Therapiewechsel vornehmen konnte, wenn das Befinden des Patienten dies erforderte. Demzufolge wurde auch in 18 Fällen die vorbestimmte Therapie nicht komplettiert, sei es weil die Patienten in zu schlechtem Allgemeinzustand waren, sei es weil sie unter der Therapie verstarben (je vier Patienten) oder weil sie einen operativen Eingriff nachträglich ablehnten (zehn Patienten, sechs davon nach Bestrahlung).

Behandlung	Stadium T_2 Zahl	T_3 der Patienten	Total
Zystektomie	12	10	22
Bestrahlung	10	17	27
Kombination	12	11	23
Total	34	38	72

Tabelle 1. Randomisierte Verteilung der Patienten (n = 72) auf die Therapiegruppen

Die histologische Auswertung sowohl des Biopsiematerials nach TUR als auch der ganz oder teilweise vorliegenden Harnblasenpräparate wurde durch Dr. F. K. MOSTOFI, Armed Forces Institute of Pathology, Washington, D. C. vorgenommen. Nach abgeschlossener Behandlung, gemäß dem Protokoll der Studie, wurden die Patienten in zumindest halbjährlichen Intervallen nachuntersucht.

Ergebnisse

Die Überlebensraten wurden in Zuordnung zu den primär gewählten Therapieformen analysiert, wobei die Stadien T_2 und T_3 aus praktischen Gründen gemeinsam betrachtet wurden. Wir fanden keine signifikanten Unterschiede zwischen den Überlebensraten für die Patienten, behandelt mittels Zystektomie, Tele-Kobalt-Bestrahlung oder der Kombination beider Verfahrensweisen (Abb. 1). Auch bezüglich der Stadienverteilung

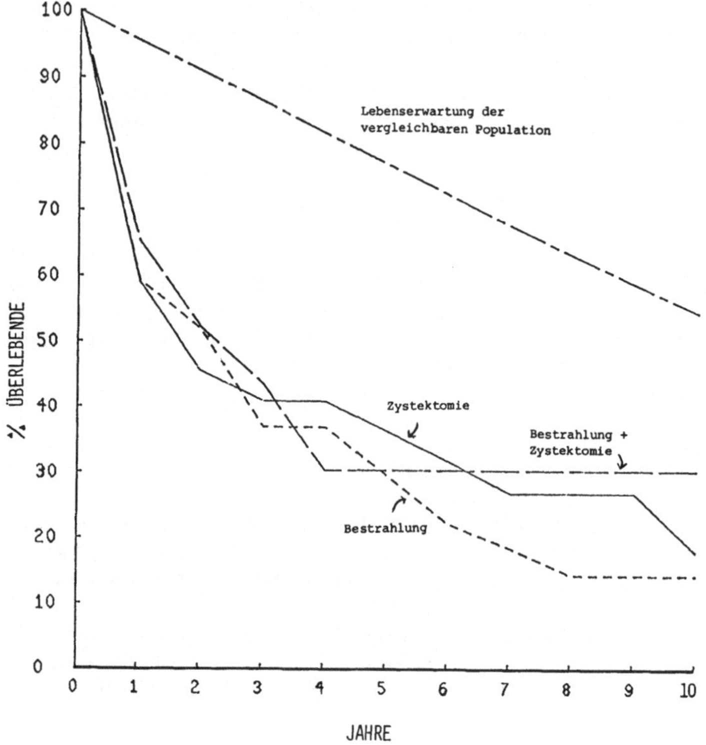

Abb. 1. Überlebensrate nach Zystektomie, Bestrahlung und Kombination beider Therapieformen

ergab sich kein Unterschied, ebensowenig bei der Betrachtung der karzinom- oder der nicht karzinombezogenen Todesfälle.

Während die postoperative Mortalität mit fünf von 35 Patienten (14%) recht beträchtlich erschien, fanden wir keine der Strahlentherapie zuzurechnenden Todesfälle. Dagegen war die Komplikationsrate in allen drei Therapiegruppen mit jeweils etwa 50% annähernd gleich.

Die histologische Untersuchung (n = 72) zeigte zumeist ein papillär-infiltrierend wachsendes Übergangszellkarzinom des Stadiums T_2 mit Invasion des Lymphsystems in 38, des Blutsystems in neun Fällen. In drei der 12 Zystektomiepräparate (25%) wurde nach vorangegangener Radiotherapie kein Karzinom mehr vorgefunden, verglichen mit einem tumornegativen Präparat (nach TUR) bei 17 ausschließlich operativen Behandlungen.

In 32 Fällen stand die volle Dicke der Blasenwand zur histologischen Auswertung zur Verfügung. Es zeigte sich, daß nur in elf Fällen die präoperative Stadieneinteilung korrekt war. In neun Präparaten infiltrierte der Tumor tiefer als zuvor diagnostiziert, in 12 Fällen dagegen weniger, letzteres vielleicht dadurch bedingt, daß TUR und/oder Bestrahlung allein schon zu einer Regression oder gar Heilung geführt hatten.

Diskussion

Unsere kooperative Studie hatte die Aufgabe, eine große Zahl von Patienten prospektiv zu erfassen, und den Vorteil, daß Stadieneinteilung und Behandlungsformen standardisiert werden konnten. Die vom gemeinsam erarbeiteten Protokoll gegebenen Richtlinien führten zum Ausschluß von 340 der 412 zur Verfügung stehenden Patienten im Interesse der Reinheit der Studie, der die danach relativ kleine Zahl von 72 teilnehmenden Patienten als Nachteil gegenüber stand.

Als weiteres Problem ist die Vielfalt der angewendeten operativen Prozeduren zu nennen, bedingt allein schon durch die Zahl der teilnehmenden Institutionen. Neun Patienten wurden einer partiellen Zystektomie unterzogen, 26 einer totalen Operation, davon aber nur sechs mit Einschluß der pelvinen Lymphknoten.

Bei der Radiotherapie konnte die Vergleichbarkeit besser gewahrt bleiben. Nur vier Patienten in der Bestrahlungstherapiegruppe und einer in der mit anschließender Operation erhielten weniger als die geforderte Minimaldosis.

Jede klinische Studie des Blasenkarzinoms hat mit dem Problem des Therapieabbruchs zu kämpfen. Auch in unsere Untersuchung haben 25% der Patienten die durch Randomisation gewählte Therapie aus unterschiedlichen Gründen nicht komplettiert. Diese Zahl ist zu hoch und zeigt, daß die Einwilligung des Patienten zu jeglicher Therapieform vor Randomisation sicher sein muß.

Unsere Studie zeigt auch nach Ablauf von bis zu zehn Jahren keine signifikanten Unterschiede der Überlebensrate nach Zystektomie, Bestrahlung und Bestrahlung mit nachfolgender Operation, wobei allerdings letztere Variante am günstigsten erscheint. In einer anderen Untersuchung wurde dieser Unterschied als signifikant gefunden [4].

Die Zystektomie in unserer Studie war mit einer Mortalität von 14% behaftet. Die enttäuschend schlechten Ergebnisse der Zystektomie können möglicherweise bei einer Aufteilung der Operation in supravesikale Diversion und radikale Zystektomie in zweiter Sitzung verbessert werden.

Auch unter Berücksichtigung der Tatsache, daß die Stadieneinteilung mit einiger Unsicherheit belastet ist, scheint die präoperative Bestrahlung in 10–50% der Patienten doch zu einer Elimination des Tumors zu führen [5, 7]. In diesen Fällen sind die 5 Jahre-Überlebensraten nach Zystektomie auch deutlich verbessert [2, 4]. Es muß auch in Betracht gezogen werden, daß die „diagnostische" TUR im Stadium T_2 eine ausreichende Therapie darstellen könnte.

Eine andere Frage ist, ob nach vorangegangener Bestrahlung, die nachweislich zur völligen Tumorregression führte, eine Zystektomie indiziert ist bzw. dem Patienten der ihn psychisch und sozial stark beeinträchtigende und zudem mit hoher Mortalität behaftete Eingriff anzuraten ist. Nach der Erfahrung der Autoren scheint es durchaus sinnvoll, ein Blasenkarzinom im Stadium T_2 mittels alleiniger, aggressiver TUR zu therapieren und dann mit Zystoskopie und Biopsie zu überwachen. Sollte jedoch die histologische Bewertung des TUR-Materials (Späne aus der Tiefe des Resektionsgebietes) entgegen der Erwartung postoperativ ein Stadium T_3 ergeben haben, so wäre die Indikation für die Bestrahlung gegeben. Verfehlt auch diese ihre Wirkung, was durch Zystoskopie und Biopsie zu überprüfen ist, so bleibt als ultima ratio die Zystektomie.

Zusammenfassung

72 Patienten mit Blasenkarzinomen der Stadien T_2 oder T_3 wurden in einer prospektiv randomisierten Studie entweder einer Zystektomie oder alleiniger Strahlentherapie oder Bestrahlung mit nachfolgender Operation unterzogen. Überlebensraten und Todesfälle zeigten keine signifikanten Unterschiede zwischen den Gruppen, wobei jedoch Bestrahlung mit nachfolgender Zystektomie numerisch am günstigsten erschien. Die Problematik der Zystektomie und, als mögliche Alternative, der TUR bei Blasenkarzinom Stadium 2 werden diskutiert.

Literatur

1. Blackard, C. E., Byar, D. P. and the Veterans Administration Cooperative Urological Research Group: J. Urol. **108,** 875–878 (1972). – 2. DeWeerd, J. H., Colby, M. Y., jr.: J. Urol. **109,** 409–413 (1973). – 3. Jewett, H. J., King, L. R., Shelley, W. M.: J. Urol. **92,** 668–678 (1964). – 4. Miller, L. S.: Supplement to Cancer **39,** 973–980 (1977). – 5. Prout. G. R., jr.: J. Urol. **117,** 583–590 (1977). – 6. Whitmore, W. F., jr., Marshall, V. F.: J. Urol. **87,** 853–868 (1962). – 7. Whitmore, W. F., jr., Grabstald, H., Mackenzie, A. R., Iswariah, J., Phillips, R.: Amer. J. Roentgen. **102,** 570–576 (1968)

Prof. Dr. P. O. Madsen
Urology Service, Veterans
Administration Hospital
2500 Overlook Terrace
USA-53705 Madison, Wisconsin

W. Brück, L. Keller, B.-M. Richter und W. Haase: **Klinische Erfahrungen mit der kombinierten Therapie des Blasenkarzinoms**

Von 1968 bis 1973 kamen 838 Patienten wegen eines Blasentumors in unsere Behandlung. Davon hatten 682 ein oder mehrere Papillome, während bei 155 ein invasiv wachsendes Karzinom vorlag.

70% der Karzinom-Patienten erkrankten zwischen dem 60. und 80. Lebensjahr. Das Durchschnittsalter betrug bei Männern 68,1, bei Frauen 71,1 Jahre.

Die Stadien-Einteilung nach Jewett und Strong wurde durch Interpretation der histologischen Beschreibung, des Operationsberichtes mit bimanueller Tastuntersuchung und der Röntgenbefunde festgelegt. Dabei war eine Differenzierung der Gruppen B 1 und B 2 nicht möglich. Die Daten der Strahlentherapie wurden durch die Strahlenklinik unseres Hauses zusammengestellt.

Es lag folgende Verteilung der Stadien vor: Stadium A 5,8%, B 31%, C 46,4%, D 16,8%.

Die Einteilung nach histologischem Typ ergab ein papillär wachsendes Übergangsepithel-Karzinom in 69%, Plattenepithel-Karzinome 9%, undifferenziertes Karzinom 11%, solides und oder medulläres Karzinom 9%, Adeno-Karzinom 2%.

Bei der primären operativen Therapie dominierte die transurethrale Resektion mit 128 Fällen = 90,1% aller Patienten mit bekannter Überlebenszeit. 8 mal wurde eine Blasenteilresektion und 6 mal eine Zystektomie durchgeführt. Die Rezidiv-Quote betrug 22,5%.

Eine strahlentherapeutische Nachbehandlung erfolgte in 106 Fällen = 74,7% durch die Strahlenklinik unseres Hauses. Dabei kamen verschiedene Techniken zur Anwendung. In 63 Fällen wurde mit schnellen Elektronen bis zu einer Herddosis von 5000 bis 6000 rad bestrahlt. Bei 28 Patienten wurde bis 3000 rad Herddosis mit Großfeldern unter Einschluß der iliakalen Lymphknoten bestrahlt und anschließend die Blase bis 6000 rad aufgesättigt. Bei 18 Patienten mußte die Strahlentherapie bei einer Herddosis bis 4000 rad wegen Verschlechterung des Allgemeinzustandes oder lokaler Komplikationen abgebrochen werden. 18 mal wurde eine Rezidivbestrahlung bis zu 4000 rad durchgeführt.

Die durchschnittliche Überlebenszeit aller 77 Patienten mit transurethraler Resektion und Strahlentherapie mit voller Herddosis lag bei 3,3 Jahren. Diejenigen, die außer der Resektion keine oder eine Strahlentherapie mit einer Herddosis von unter 4000 rad erhalten hatten, überlebten im Durchschnitt nur 1 Jahr. Diese Zeiten liegen deutlich über bzw. unter der durchschnittlichen Überlebenszeit aller Resektionspatienten mit 2,1 Jahren.

Nach 2 Jahren lebten in der Gruppe I mit voller Strahlentherapie 48%, in der Gruppe II mit fehlender oder unvollständiger Strahlentherapie nur 13,5%. 2 bis 5 Jahre überlebten in der Gruppe I 22,1%, in der Gruppe II 11,5%.

Nach 5 Jahren lebten in der Gruppe I noch 26%, in der Gruppe II nur 1,9%.

Berechnet man die Überlebenszeit aller resezierten Patienten, so ergeben sich für die einzelnen Stadien folgende Zeiten:
Für Stadium A 2,5 Jare, für Stadium B 2,8 Jahre,
für Stadium C 1,9 Jahre, für Stadium D 1,5 Jahre.
Die 5-Jahres-Überlebensrate betrug für das Stadium A 12,5%, für Stadium B 20%, für Stadium C 10,1%, für Stadium D 10%.

Die papillären Übergangsepithel-Karzinome und die undifferenzierten Formen zeigten keine wesentliche Abweichung von der durchschnittlichen Übrlebenszeit aller Patienten mit 2,1 Jahren.

Nur die solide und medullär wachsende Form liegt mit 2,7 Jahren über und die Plattenepithel-Karzinome mit 1,3 Jahren unter diesem Wert, wobei die letzteren beiden Gruppen jedoch nur kleine Kollektive bilden.

Zusammenfassend ergeben sich aus unseren Untersuchungen folgende Aussagen:
1. Das Blasenkarzinom zählt zu den prognostisch ungünstigen Karzinom-Erkrankungen. 64,8% aller Patienten, die transurethral reseziert wurden, starben innerhalb der ersten 2 Jahre.
2. Die Kombination der transurethralen Elektroresektion mit einer Hochvolt-Strahlentherapie unter Applikation der vollen Herddosis bringt günstigere Ergebnisse als ohne oder mit einer unvollständigen Bestrahlung.

Dr. W. Brück
Katharinen-Hospital
Urolog. Klinik
Kriegsbergstr. 60
D-7000 Stuttgart 1

G. Ravasini, P. Cavazzana und G. Dell'Adami: **Ergebnisse mit interstitieller Bestrahlung beim Harnblasen-Karzinom**

Es wird über die Ergebnisse berichtet, die in 25 Jahren bei 143 Patienten mit Blasen-Karzinom bei interstitieller Bestrahlung erzielt wurden.

Das Krankengut betrifft die gemeinsame Erfahrung von drei Abteilungen (Urologische Universitäts-Klinik Padua, Abteilungen Verona und Venedig) die alle von Urologen aus der selben Schule geführt werden.

Die Methode wurde bevorzugt für einzelne, mittel- oder hochgradige Karzinome, mit einem Durchmesser bis 4 cm, ohne entfernte Schleimhautveränderungen angewendet.

Die chirurgische Technik ist, mit kleinen Unterschieden, in allen Fällen die gleiche gewesen. Nach Abtragen der Tumormasse wurden in rund 20% der Fälle Radiumnadeln, in 80% radioaktiver, leicht mit Platinum überzogenem Draht, als Haarnadel geformt, eingesetzt. Um Verletzungen der restlichen Wand zu vermeiden, wurde die Blase durch einen gefüllten Ballon gedehnt gehalten. Die bestrahlte Fläche betrug im allgemeinen zwischen 9 und 20 cm^2. Der Harn wurde suprapubisch abgeführt.

Nur wenige Patienten aus dieser Serie erhielten eine Nachbestrahlung auf die pelvischen Lymphknoten, was wir jetzt, seit 3–4 Jahren, systematisch machen.

Es ist natürlich eine enge Zusammenarbeit mit dem Radiotherapeuten erforderlich.

Ergebnisse

Die Überlebensraten nach 5 Jahren, nach der TNM Klassifikation eingeteilt, können folgendermaßen zusammengefaßt werden: Im Stadium P_1 = 98% Überlebende; im Stadium P_2 = 76%; im Stadium P_3 = 9% (Tabelle 1).

Tabelle 1. Ergebnisse mit interstitieller Bestrahlung nach 5jähriger Beobachtung (Urologische Abteilungen von Padua – Venedig – Verona; 1952–1976 = 25 Jahre)

Fälle: 143

Infiltration	Patienten	Überlebende nach 5 Jahren	%
P_1	47	46	98
P_2	58	39	67[a]
P_3	38	3	9[b]

[a] Davon 3 an Metastasen ohne örtliche Recidive gestorben
[b] Davon 10 an Metastasen ohne örtliche Recidive gestorben

In der Tabelle sind die Patienten, die innerhalb der 5-Jahres-Frist an anderen Ursachen starben, nicht berücksichtigt.

Durchschnittliche Zahl der Überlebenden nach 5 Jahren = 56%. Der höchste Prozentsatz von lokalen Rezidiven wurde bei Tumoren mit epidermoidalen Veränderungen beobachtet. Für diese Gruppe scheint deswegen diese Therapie wenig angezeigt zu sein. Nennenswert ist, daß bei ca. 20% der Patienten, die durch Metastasen zu Tode gekommen sind, in der Harnblase keine Rezidive vorzufinden waren. In den meisten Fällen hat es sich um hochgradige Tumoren gehandelt.

Diese Beobachtungen sind als ein weiterer Beweis für die Häufigkeit der schon vorhandenen Lymphknotenmetastasen zum Zeitpunkt der Diagnose zu betrachten.

Es würde zu lange dauern, die Stellung der interstitiellen Blasenradiatio gegenüber den anderen therapeutischen Maßnahmen zu untersuchen. Aber ich denke, daß sie nicht selten als eine Alternative zu anderen Methoden zur Diskussion gestellt werden kann.

Zusammenfassend würde ich mir erlauben zu sagen, daß der Platz der Methode vielleicht in den Fällen zu sehen ist, wo man sich fürchtet, mit der TUR zu wenig, aber mit der Zystektomie zu viel, dem Patienten gegenüber zu machen.

Prof. Dr. G. Dell'Adami
Universita, Cattedra di Urologia
I-35100 Padova

Diskussion zu den Vorträgen Seite 126 bis 137
Bestrahlungstherapie
Moderatoren: K. Bandhauer, St. Gallen und B. van der Werf-Messing, Rotterdam

Moderator K. Bandhauer, St. Gallen: Man hat bis vor einigen Jahren über die transurethrale Resektion des Blasenkarzinoms sehr wenig diskutiert und bis vor kurzem den Stab über diese Methode weitgehend gebrochen gehabt, und zwar deshalb, weil die Technik der transurethralen Therapie des Blasenkarzinoms außerordentlich aufwendig ist und weil es eine technische Fertigkeit verlangt, die nicht alle haben, die über diese Ereignisse berichten. Ich glaube, daß die Ergebnisse jetzt doch besser werden, wie wir das auch vorher aus der Gruppe von Berlin gesehen haben. Das Verfahren einer Kombinationsbehandlung mit transurethraler Resektion und Nachbestrahlung scheint mir beim Blasenkarzinom eine diskutable Therapieform zu sein.

P. Carl, München: Wir haben 210 Blasenkarzinome in 8 Jahren ausschließlich reseziert. Ein Drittel – 68 Fälle – wurden mit 5000 RAD Herddosis nachbestrahlt, Sie sehen in beiden Gruppen in der 5-Jahres-Überlebensrate keine nennenswerten Unterschiede, mit einer Ausnahme in der Gruppe der G III-Tumoren, wobei bei den bestrahlten und auch bei den nicht bestrahlten eine gleich große Zahl der verschiedenen T-Kategorien vorhanden ist.

Moderator K. Bandhauer, St. Gallen: Wir müssen diese Zahlen vorläufig zur Kenntnis nehmen, Herr Carl, ich glaube, die echten Spätergebnisse sind bei dieser Therapie einfach noch nicht auf dem Tisch. Ich glaube aber, daß es eine Behandlung ist, die organerhaltend ist und die dem Patienten zugemutet werden kann. Und deswegen glaube ich, daß Sie auch mit Ihrer Statistik, Herr Carl, nicht einfach diese Kombinationstherapie ad acta legen sollten.

H. Marberger, Innsbruck: Die oberflächlichen Tumoren bieten keine Probleme. Etwa 10 bis 15% sind multilokulär, es sind die Grade 3 oder 4, aber die sind in der Minderheit. In der Mehrzahl kann man die oberflächlichen Tumoren mit allen möglichen Behandlungsmethoden therapieren und eine Heilungsziffer von 75 bis 80% erreichen. Die, die Schwierigkeiten machen, das sind die tiefen Tumoren, Herr Carl, und die haben Sie nicht unterschieden. Wenn Sie die zusammenwerfen, finden Sie keinen Unterschied. Wenn Sie aber die tiefen hernehmen und gut resezieren und dann nachbestrahlen oder zystektomieren, dann schnellen sie von 10% auf 30% hinauf.

Moderator K. Bandhauer, St. Gallen: Wir kommen zum Vortrag Lindenberg und Hauri über die Radiozystitis. Frau van der Werf-Messing möchte etwas dazu sagen:

Moderatorin B. van der Werf-Messing, Rotterdam: Ich wollte Herrn Kollegen Lindenberg fragen, welche Strahlendosis wurde gegeben?

K. Lindenberg, Zürich: Aus den Protokollen der Radiotherapeuten geht hervor, daß es immer zwischen 5500 und 7000 R waren.

Moderatorin van der Werf-Messing, Rotterdam: Wissen Sie, in welcher Zeit, denn 5000 kann man in 10 Wochen geben und in drei Wochen?

K. Lindenberg, Zürich: Da bin ich überfragt.

Moderator K. Brandhauer, St. Gallen: Welchen Unterschied würden Sie sehen, Frau van der Werf-Messing, ist die langsame Bestrahlung sicher die günstigere?

Moderatorin B. van der Werf-Messing, Rotterdam: Wenn man die Bestrahlung über eine längere Zeit fraktioniert, ist der Effekt auf das gesunde Gewebe günstiger. Man hat eine größere Chance, daß die ganze Blase sich wieder erholt, und man kann auf dem Tumor denselben Effekt erreichen. Also: Die Strahlungsschädigungschancen werden kleiner durch längeres Fraktionieren.

J. Frick, Salzburg: Ich möchte nun Herrn Lindenberg fragen: Welche konservativen Maßnahmen haben Sie zur Therapie der Radiozystitis angewandt? Haben Sie Kortison-Instillationen durchgeführt, oder Blasendehnungen oder andere Maßnahmen?

K. Lindenberg, Zürich: Wir haben einerseits Sulfonamide per os sowie Kortison-Präparate per os verabreicht, und wenn nötig, haben wir eine Instillationstherapie versucht.

H. Marberger, Innsbruck: Wir haben bei einer Serie von Radiozystitiden beim Kollum-Karzinom ein Metallprotein in die Blasenwand injiziert. Danach hatten wir bei 80% eine signifikante Besserung und bei 40% eine Heilung des Zustandes erzielt. Bisher ist diese Behandlung mit Ontosein (Orgotein) das beste gewesen und war dem Kortison und allen anderen Maßnahmen weit überlegen.

Moderator K. Bandhauer, St. Gallen: Ich glaube, wir sollten uns merken, was die Gruppe aus Zürich sehr gut demonstriert hat, daß eine eine Radiotherapie bei einem Blasenkarzinom oder im Anschluß an eine transurethrale Resektion, wenn möglich, immer mit einer antibiotischen Therapie kombiniert werden sollte, damit wir den Infekt zwar nicht zur Abheilung, aber zumindest einigermaßen unter Kontrolle bringen können.

Ich habe noch eine Frage an Herrn Madsen: Sie haben uns das Therapieschema Ihrer Klinik gezeigt, und Sie haben in einer Gruppe, wo ein Resttumor vorhanden ist, nach einer Bestrahlung von 4500 RAD die Zystektomie angeschlossen. Zuerst also die TUR, dann war ein Resttumor da, dann haben Sie mit 4500 RAD bestrahlt und dann die Zystektomie angeschlossen. Sie haben aber einleitend gesagt, daß Sie bei einer Bestrahlung von 4500 RAD als Vorbestrahlung in vielen Fällen keinen Tumor mehr finden konnten und daß Sie damit glauben, daß 4500 RAD in einzelnen Fällen zumindest eine Dosis ist, die zu einer Heilung führen kann. Wie lange warten Sie nach der Bestrahlunge, wenn Sie noch Restgewebe gefunden haben nach TUR, wie lange warten Sie nach diesen 4500 RAD, bis Sie dann eine Zystektomie durchführen?

P. O. Madsen, Madison: Wir würden 4 bis 6 Wochen warten.

Moderator K. Bandhauer, St. Gallen: Warum nicht länger, Herr Madsen? Ich meine, was ist das Kriterium, warum kontrollieren Sie nicht längere Zeit, vielleicht ist der Patient tumorfrei?

P. O. Madsen, Madison: Wenn ich meine persönliche Meinung sagen darf, würde ich gar keine Zystektomie durchführen, die Radiotherapeuten weigern sich aber, nur 4500 R zu geben, und wir sind dann gezwungen, eine Zystektomie durchzuführen.

Moderator K. Bandhauer, St. Gallen: Wenn Sie keine Zystektomie durchführen, würden Sie mehr, würden Sie 6000 bis 7000 RAD geben? Wir haben dann schwere Komplikationen.

P. O. Madsen, Madison: Ich muß dann auf einen Kompromiß eingehen, wir geben 4500 RAD und führen nach 4 bis 6 Wochen eine Zystektomie aus. Ich bin einigermaßen gezwungen, eine Zystektomie durchzuführen.

Moderatur K. Bandhauer, St. Gallen: Frau van der Werf-Messing, Sie haben jetzt den Ball zugespielt bekommen von Herrn Madsen, Sie weigern sich, eine niedrigere Strahlendosis zu geben?

Moderatorin B. van der Werf-Messing, Rotterdam: Ich glaube, daß Ihre Radiotherapeuten recht haben. Denn wir wissen aus Erfahrung, daß eine Dosis von 4500 RAD nie den Tumor bleibend beseitigt. Und wir wissen auch, daß nach 4000 RAD bei unseren Zystektomiepatienten in einem Drittel der Fälle der pathologische Anatom keinen Tumor findet. Und wir haben dieses mit ihm besprochen. Und er sagt, ja, das bedeutet aber nicht, daß kein Tumor mehr da ist, wenn ich ihn nicht mehr finde. Unsere Erfahrung ist es, wenn man aufhört, dann tritt der Tumor nach drei bis vier Monaten sicher wieder auf. Also wenn Sie nicht zystektomieren, dann ist eine Mindestdosis von 6500 RAD, vielleicht sogar mehr, nötig.

Moderator K. Bandhauer: Wir müssen das zur Kenntnis nehmen.

H. Marberger, Innsbruck: Diese Beobachtungsserie geht über viele Jahre, wie viele Jahre waren es?

P. O. Madsen, Madison: 10 Jahre.

H. Marberger, Innsbruck: Und da ist der Tumor nicht wieder aufgetreten? Da ist doch eine Gruppe, die nicht zystektomiert wurde?

P. O. Madsen, Madison: Ja, aber die sind alle mit 6000 RAD bestrahlt worden.

H. Marberger, Innsbruck: 4500 RAD aber vor der Zystektomie. Ohne Zystektomie ist die Bestrahlung allein mit 6000 RAD Herddosis durchgeführt worden?

P. O. Madsen, Madison: Jawohl. Allerdings darf ich dazu sagen, daß nach der TUR allein 10% von der zystektomierten Patienten keinen Tumor in der Blase gehabt haben.

Moderator K. Bandhauer, St. Gallen: Wir können leider dieses interessante Thema nicht ausdiskutieren, die Zeit ist zu weit fortgeschritten. Ich möchte fragen, ob noch jemand eine Bemerkung oder Anfrage an die Gruppe aus Padua hat über die interstitielle Bestrahlung, die ja offensichtlich ganz ausgezeichnete Ergebnisse in den Händen von Könnern gibt.

Moderatorin B. van der Werf-Messing, Rotterdam: Ich wollte sagen, daß es mir sehr leid tut, daß die interstitielle Therapie nicht öfters angewandt wird. Die Resultate sind ausgezeichnet, und es ist keine belastende Behandlung. Es ist traurig, daß diese gute Therapie in Europa am Aussterben ist, während sie in der Vereinigten Staaten sehr wahrscheinlich wieder aufgenommen wird.

Moderator K. Bandhauer, St. Gallen: Ich glaube, mit dieser Bemerkung und mit dieser Zukunftsaussicht möchten wir den heutigen Tag beschließen.

Spezielle Ursachen des Harnblasenkarzinoms und Erfahrungsberichte

P. Porpáczy: Blasenkarzinom und Phenacetin

1965 wiesen Hultengren [6] und 1968/69 Bengtsson [2] auf mögliche Zusammenhänge zwischen malignen Tumoren der harnableitenden Wege und chronischem Konsum phenacetinhaltiger Analgetika hin.

Als kanzerogenes Agens werden nicht Phenancetin selbst sondern dessen Metaboliten angesehen [7]. Das Hauptabbauprodukt N-Azetyl-para-Aminophenol wird zu einem Teil an Glukuronsäure gekoppelt ausgeschieden. Liegt nun gleichzeitig eine hohe Aktivität von β-Glukuronidase vor, so kommt es zum Anstieg von entkoppeltem Azetyl-para-Aminophenol, einer chemisch dem 4-Aminodiphenol nahe verwandten Substanz, die sowohl im Tierversuch als auch beim Menschen Blasenkarzinome hervorrufen kann. Die Voraussetzung für eine vermehrte Ausscheidung von Urin-β-Glukuronidase ist durch die pathologisch anatomischen Veränderungen bei Analgetikanephropathie gegeben (chronische Entzündung, Papillennekrose). Neben Azetyl-para-Aminophenol werden auch noch andere Metaboliten als potentiell kanzerogen angesehen (2-Hydroxy-acetophenetidin, 2-Hydroxy-phenetidin) [1].

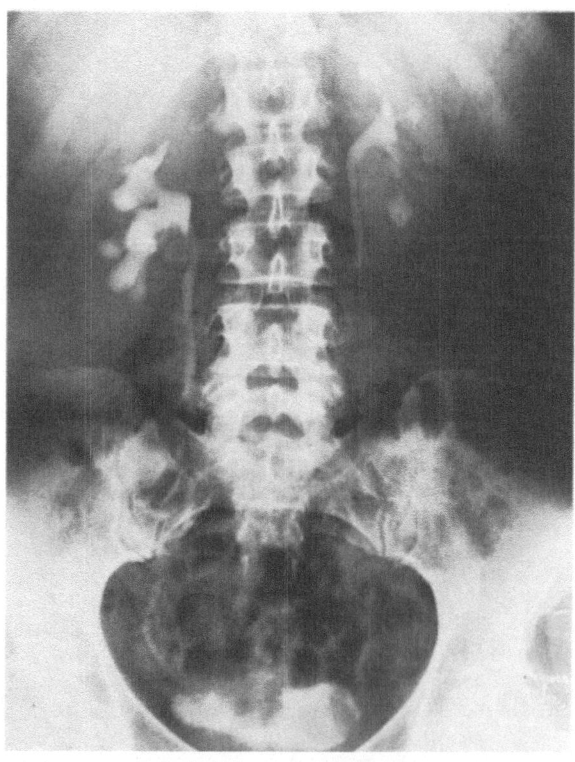

Abb. 1. Intravenöse Urographie, 50-jährige Patientin, chronische Analgetikaeinnahme (0,9–1,2 g Phenacetin durch 15 Jahre). Karzinom des Nierenbeckens und der Harnblase, bohnengroßer Kelchstein im unteren Kelch links mit zentraler Aufhellung (kalzifizierte Papille)

In der Literatur wird vor allem die hohe Koinzidenz von Übergangszellkarzinomen des Nierenbeckens und Phenacetineinnahme betont [1, 3, 5, 7, 9, 10, 11]. Diese bevorzugte Lokalisation konnten wir nicht bestätigen, bei uns überwiegen Karzinome der Blase.

Unter 250 seit 1960 beobachteten Fällen mit chronischer Schmerzmitteleinnahme – registriert wurden Patienten, die mindestens 2 Jahre lang tgl. 0,3 g Phenacetin konsumiert hatten – fanden wir insgesamt 17 Patienten mit malignen Urotheltumoren, das sind 6,8%. Und zwar 14 x ein isoliertes Karzinom der Harnblase, 2 x ein Karzinom der Harnblase und des Nierenbeckens und 1 x ein Karzinom der Blase und des Harnleiters. Alle diese Doppeltumoren wurden gleichzeitig diagnostiziert.

Bezüglich Alter, Geschlecht, Ursache der Schmerzmitteleinnahme, Nierenfunktion und Vorhandensein einer Harnwegsinfektion unterschied sich die Gruppe der Karzinompatienten nicht wesentlich vom Gesamtkollektiv der Phenacetinpatienten [8]. Häufigstes Erstsymptom war naturgemäß eine Hämaturie (14 x), 3 x traten initial dysurische Beschwerden auf.

Auffallend erscheint die längere Dauer der Einnahme, bei den 17 Patienten mit Karzinomen betrug sie im Durchschnitt 29 Jahre gegenüber 18,9 Jahren im Gesamtkollektiv. Auch wurden signifikant höhere Mengen Reinsubstanz Phenacetin konsumiert, nämlich 8,9 gegenüber 5,9 kg [8].

Alle unsere Patienten hatten bis zum Auftreten der ersten Symptomatik Analgetika genommen. Wir konnten bisher keinen Fall mit einer Latenzzeit zwischen Exposition und Auftreten des Tumors beobachten, obwohl ein Teil unserer Phenacetinpatienten bereits über viele Jahre in ständiger Kontrolle steht, die ersten Patienten seit 1960. Dieser Umstand steht im Gegensatz zu mehrfachen Untersuchungen, die ein Auftreten von Karzinomen auch nach vieljähriger Abstinenz beschreiben [1, 2].

Fallbeispiel

50-jährige Patientin, chronische Kopfschmerzen, 15 Jahre lang Einnahme eines phenacetinhaltigen Analgeticums (tgl. 3–4 Tbl., à 0,3 g Phenacetin). Erstsymptom: schmerzlose Hämaturie. Die intravenöse Ausscheidungsurographie zeigt einen wandständigen Füllungsdefekt im rechten Nierenbecken und mehrere Füllungsaussparungen in der Blase. Histologisch handelte es sich bei allen Tumoren um sämtliche Wandschichten infiltrierende Urothelkarzinome, Grad III WHO (siehe Abb. 1).

Welche Konsequenzen ergeben sich aus diesen Beobachtungen:

1. Wir müssen bei Phenacetinpatienten an die Möglichkeit eines Karzinoms der harnableitenden Wege denken und eine frühzeitige Diagnose anstreben. Intravenöse Urographie und Zystoskopie sind als Basisunterrsuchungen notwendig, für die Routinenachkontrollen jedoch zu aufwendig und riskant. Es sollten daher in Abständen von 3 Monaten zytologische Untersuchungen durchgeführt werden. Bei suspektem oder positiven Befund sowie bei Auftreten einer Mikro- oder Makrohämaturie muß das gesamte Programm der morphologischen Durchuntersuchung des Harntraktes ablaufen.
2. Die Therapie unterscheidet sich nicht von der sonst beim Blasenkarzinom üblichen, sie wird von Malignitätsgrad und Infiltrationstiefe abhängen. Bei Karzinomen des Nierenbeckens oder des Harnleiters und gleichzeitiger Analgetikanephropathie wird man unter Umständen organerhaltend vorgehen müssen. Die seitengetrennte Clearence muß als Entscheidungshilfe herangezogen werden, ob eine Nephroureterektomie durchgeführt werden kann.

Aus unseren Untersuchungen ergibt sich, daß neben den bekannten Zusammenhängen zwischen Phenacetin und Nierenbeckenkarzinomen auch eine hohe Koinzidenz zwischen Phenacetin und malignen Blasentumoren besteht.

Literatur

1. Angervall, L., Bengtsson, U., Zetterlund, C. G., Zsigmond, M.: Renal pelvic carcinoma in a swedish district with abuse of a Phenacetin-containing drug. British Journal of Urology **41,** 401–405 (1969). – 2. Bengtsson, U., Angervall, L., Ekmann, H., Lehmann, L.: Transitional cell tumors of the renal pelvis in analgesic abusers. Scand. J. Urol. Nephrol. **2,** 145–150 (1968). – 3. Bengtsson, U., Angervall, L., Johansson, S., Wahlqvist, L.: Phenacetin abuse and renal pelvic carcinoma. Probleme des Phenacetinabusus (Herausg.: H. Haschek), Facta Publication, p. 221–226. Wien: Verlag H. Egermann, 1973. – 4. Bock, K. D.: Analgeticaabusus und maligne Nierenbeckentumoren. Wie **3,** 227–233 (1973). – 5. Hoybye, G., Nielsen, O. E.: Renal pelvic carcinoma in phenacetin abusers. Wie **3,** 241–246 (1973). – 6. Hultengren, N., Lagergren, C. Ljungqvist, A.: Carcinoma of the renal pelvis in renal papillary necrosis. Acta chir. Scand. **130,** 314 (1965). – 7. Leistenschneider, W., Ehmann, R.: Nierenbeckenkarzinome nach Phenacetinabusus. Schweiz. med. Wschr. **103,** 433–439 (1973). – 8. Poropaczy, P., Schmidt, W.: Mehrjährige Verlaufskontrolle bei urologischen Patienten mit Phenacetinabusus. Wie **3,** 185–193 (1973). – 9. Rathert, P., Melchior, H., Lutzeyer, W.: Tumoren des Uroephithels nach Analgetikaabusus. Wie **3,** 235–239 (1973). – 10. Schabert, P., Nagel, R., Leistenschneider, W.: Zur Frage der Koinzidenz von Tumoren der oberen Harnwege mit chronischer Einnahme analgetischer Substanzen. Wie **3,** 257–261 (1973). – 11. Zetterlund, C. G.: Phenacetin takers with urinary tract tumors „Hjorton's Syndrome“. Wie **3,** 247–255 (1973)

Dr. P. Porpáczy
Urologische Abteilung der Allgemeinen
Poliklinik der Stadt Wien
Mariannengasse 10
A-1090 Wien

G. Bartsch, A. Decristoforo, F. Hofstätter und H. Marberger: **Interstitielle Zystitis und Blasenkarzinom (Carcinoma in situ)**

In den letzten Jahren wurden zunehmend klinische bzw. pathologische Studien über das Carcinoma in situ der Harnblase publiziert [Farrow et al., 1977; Utz et al., 1970; Daley, 1976; Moloney et al., 1974; Melamed 1976; Ahmed et al., 1976]. In Symptomatik und Zystoskopiebefund präsentiert sich diese Erkrankung nicht als typischer Harnblasentumor, sondern maskiert sich oft unter dem Bild einer chronisch interstitiellen Zystitis [Moloney et al., 1974; Utz und Zincke, 1974]. Entsprechend dem sehr großen Krankengut von Utz und Zincke (278 Fälle von interstitieller Zystitis) muß ursächlich bei der Frau in 1,3%, beim Mann in 23% an ein Blasen-Karzinom gedacht werden [Utz und Zincke, 1974].

In den Jahren 1968 bis 1976 wurden 22 Patienten mit interstitieller Zystitis behandelt. Während bei der interstitiellen Zystitis der Frau ein Blasenkarzinom in 2 Fällen die Ursache des Beschwerdebildes der interstitiellen Zystitis war, fand sich beim Mann von insges. 7 Patienten bei 5 ein multilokuläres Carcinoma in situ als Ursache der Beschwerden (Tabelle 1a und 1b). In ähnlicher Weise wurden Carcinoma in situ bei

Tabelle 1a. Urolog. Univ.-Klinik Innsbruck 1968–1976

Interstitielle Cystitis der Frau		
Idiopathisch		10
Tuberkulös		1
Chronisch	bakteriell	2
Blasentumor		2
		15

Tabelle 1b. Urolog. Univ.-Klinik Innsbruck 1968–1976

Interstitielle Cystitis des Mannes	
Idiopathisch	2
Blasentumor (Ca in situ)	5
	7

Tabelle 2. Urolog. Univ.-Klinik Innsbruck 1968–1976

Interstitielle Cystitis nach Recidiv. Transurethr. ER und Hochvolttherapie	
Frauen	6
Männer	8
	14

Patienten mit interstitieller Zystitis nach rezidivierenden transurethralen Eingriffen wegen eines Blasenkarzinoms beobachtet (Tabelle 2). Bei insgesamt 14 Patienten mit interstitieller Zystitis nach rezidivierenden transurethralen Elektroresektionen wegen eines Blasenkarzinoms fanden sich bei 5 Patienten Carcinomata in situ.

Der klinische Verlauf bzw. die Diagnosestellung Carcinoma in situ, das sich oft als interstitielle Zystitis klinisch maskiert, wird anhand von 2 Patienten besprochen.

Ein 71jähriger Patient (Abb. 1) wird auswärts nach einem durch 5 Jahre anhaltenden Beschwerdebild einer interstitiellen Zystitis prostatektomiert. Nach weiteren $1^1/_2$ Jahren wird der Patient erstmalig an unserer Klinik biopsiert, die Biopsie aus der Blase ergibt lediglich entzündliche Veränderungen. Der Patient wird in den weiteren 2 Jahren noch zweimal tief biopsiert. Es finden

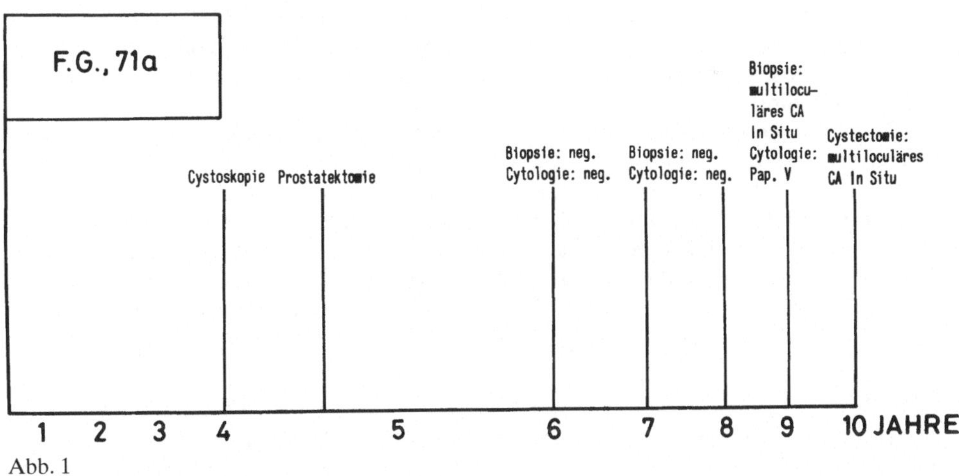

Abb. 1

sich jedoch wiederum nur entzündliche Veränderungen. Nach einem weiteren Jahr neuerliche multilokuläre tiefe Biopsie. Diese ergibt erstmalig ein multilokuläres Carcinoma in situ, die Zytologie ist zu diesem Zeitpunkt positiv. Die durchgeführte Zystektomie mit Lymphadenektomie ergibt ein multilokuläres Carcinoma in situ, kein Tiefenwachstum des Tumors, die Lymphknoten sind frei, jedoch intraduktales Carcinoma in situ in der Prostata.

Ein 2. Patient (Abb. 2), ein 58jähriger Mann, wird mit der Anamnese einer interstitiellen Zystitis innerhalb von $3^1/_2$ Jahren an unserer Klinik mehrfach zystoskopiert, jeweilige zytologische Verlaufskontrollen sind negativ. Eine nach $3^1/_2$ Jahren durchgeführte tiefe Biopsie ergibt erstmalig ein Carcinoma in situ, die Zytologie ist positiv. Das Gebiet des Carcinoma in situ wird ausgiebig

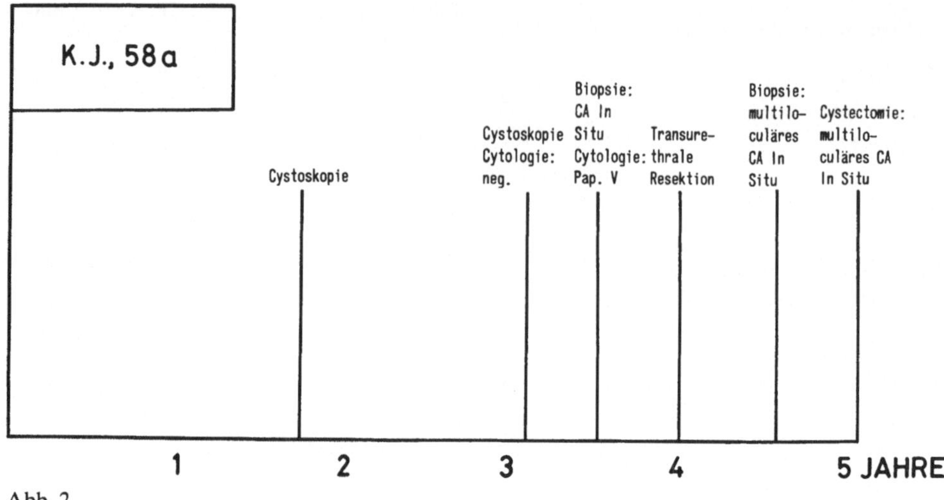

Abb. 2

transurethral reseziert, nach 6 Monaten wird neuerlich eine multilokuläre Biopsie durchgeführt, es findet sich ein multilokuläres Carcinoma in situ, die Zytologie ist wiederum positiv. Bei der Zystektomie findet sich ein multilokuläres Carcinoma in situ mit Carcinoma in situ im rechten Harnleiter. Die Lmyphknoten sind frei.

Das Beschwerdebild dieser Patienten deckt sich völlig mit jenen der idiopathisch interstitiellen Zystitis. Der hohe Prozentsatz von Carcinoma in situ als Maskerade einer interstitiellen Zystitis zwingt zur genauen Abklärung des Beschwerdebildes einer interstitiellen Zystitis, vor allem beim Mann [Utz und Zincke, 1974]. Das klassische Symptom des Blasenkarzinoms, die Makrohämaturie, fehlt. Zystoskopisch finden sich neben dem typischen Bild der interstitiellen Zystitis meist kleine lachsfarbene Erhabenheiten.

Da es sich beim Carcinoma in situ um einen Tumor mit hohem Malignitätsgrad handelt, erweist sich die Zytologie als eine ausgezeichnete Screening-Methode.

Die Diagnosestellung erfolgt allein durch die wiederholt durchgeführte multilokuläre tiefe transurethrale Biopsie.

Therapeutisch ist beim unilokulären bzw. erstmalig auftretenden Carcinoma in situ eine ausgiebige Resektion bzw. Koagulation möglich; mit dieser Art der Therapie ist in 80% der Fälle mit einem Rezidiv des Carcinoma in situ innerhalb 1 Jahres zu rechnen [Utz et al., 1970]. Beim multilokulären Carcinoma in situ hingegen muß die radikale Zystoprostatektomie mit hoher Ableitung der Harnleiter durchgeführt werden, da sich das Carcinoma in situ nicht nur allein auf das Urothel der Harnblase beschränkt, sondern sich auch im distalen Harnleiterabschnitt bzw. intraduktal in der Prostata ausbreitet.

Literatur

Ahmed, M. N., Lushpihan, A., Louis, C., Seemayer, Th. A., Thelmo, W. L., Wang, N. S.: Urology 538–540 (1976). – Daley, J. J.: Urologic Clinics of North America, Vol. **3**, No 1 (1976). – Farrow, G. M., Utz, D. C., Rife, C. C., Greene, L. F.: Cancer Research **37**, 2794–2798 (1977). – Melamed, M. R.: Compendium of diagnostic cytology, p. 405–412. Chicago: 1976. – Moloney, P. J., Elliot, G. B., Mc. Langhlin, M., Sinclair, A. B.: J. of Urology, 161–164 (1974). – Utz, D. C., Zincke, H.: J. of Urology 160–161 (1974). – Utz, D. C., Hanash, K. A., Farrow, G. M.: J. of Urology 160–164 (1970)

Doz. Dr. G. Bartsch
Urologische Univ.-Klinik
Anichstraße 35
A-6020 Innsbruck

A. LENZIN und E. ZINGG: **Tumorbildung in der Schrumpfblase**

Die Karzinomentstehung in der Schrumpfblase ist selten. Die Möglichkeit der Tumorverkennung in einer vorgeschädigten Blase ist groß, die Symptome sind uncharakteristisch: eine Exazerbation vorbestehender Beschwerden wird häufig unterschätzt oder nicht beachtet.

Maligne Degeneration in veränderten Blasen beobachtete man bei neurogen geschädigten Blasen, ferner bei Blasenekstrophie, Radiozystitis sowie nach Harnableitung ohne Zystektomie. Karzinombildung in der Schrumpfblase wird in der Literatur jedoch kaum beschrieben. Pathogenetisch muß für die Karzinomentstehung die chronische Irritation und Entzündung der Blasenschleimhaut mit Übergang in Metaplasie in Betracht gezogen werden.

Wir fanden in den letzten Jahren bei 5 Patienten mit bekannter Schrumpfblase ein Blasenkarzinom. Alle diese Fälle wurden früher eingehend abgeklärt, die Diagnose Schrumpfblase war gesichert und die Symptomatologie mit Schüben rezidivierender Harnwegsinfekte während vielen Jahren stationär.

Tabelle 1: Die Ursache, die zur Schrumpfblase führte, war in zwei Fällen die Radiotherapie bei Seminom und Portio-Karzinom, ferner eine spastische Blase neurogener

Tabelle 1. Genese der Schrumpfblase

FALL	GENESE SCHRUMPFBLASE	TUMORSYMPTOME	DAUER DER TU-SYMPTOME	LATENZZEIT*
1	Radiozystitis (Seminom)	Makrohämaturie,Dysurie $\uparrow$, Kapazität $\downarrow$	4 Monate	27 Jahre
2	Radiozystitis (Portio-Ka)	Makrohämaturie,Dysurie $\uparrow$, Kapazität $\downarrow$	6 Monate	20 Jahre
3	spastische Blase neurogener Art	Makrohämaturie, Dysurie $\uparrow$	13 Monate	35 Jahre
4	Tuberkulose	Blasentenesmen, Kapazität $\downarrow$	23 Monate	47 Jahre
5	chron.Zystitis unklarer Genese	Blasentenesmen, Kapazität $\downarrow$	8 Monate	4 Jahre

* Zeitintervall zwischen Diagnose "Schrumpfblase" und Auftreten des Karzinoms

Art, in einem Fall die Urogenitaltuberkulose sowie eine chronische Entzündung unklarer Genese. Die Tumorsymptome, die zur eingehenden spezialärztlichen Abklärung führten, bestanden in drei Fällen, in rezidivierender Makrohämaturie, Zunahme der Dysurie sowie weiterer Abnahme der Blasenkapazität. Bei zwei Patienten traten nach Harnableitung wegen Schrumpfblase erneut Blutungen sowie Unterbauchbeschwerden auf. Das Zeitintervall zwischen neu auftretenden Beschwerden und Karzinomdiagnose betrug 4 bis 23 Monate. Die Latenzzeit, d. h. das Zeitintervall zwischen Diagnose „Schrumpfblase" und Auftreten des Karzinoms liegt bei ca. 26 Jahren.

Tabelle 2: Bei den ersten drei Fällen wurde zweimal eine supravesikale Harnableitung und Zystektomie und in einem Fall lediglich eine kutane Transureterostomie wegen bereits vorhandenen Peritonealmetastasen durchgeführt. In den Fällen 4 und 5 wurde die Blase nach Tumordiagnose nachträglich entfernt. 3 Patienten leben bisher rezidivfrei.

Ein Fallbeispiel: Die 1904 geborene Patientin wurde 1928 rechts nephrektomiert wegen Nierentuberkulose. Danach Ausbildung einer Schrumpfblase mit Reflux links, gefolgt von häufigen Superinfektionen. 1972 Auftreten von Blasentenesmen und weiterer Abnahme der Blasenkapazität. Erst im November 1974 erfolgte eine urologische Abklärung: Zystoskopisch Zeichen einer ausgeprägten Zystitis mit einer Blasenkapazität von 50 ml. Urinzytologie auf Tumorzellen mehrmals negativ, ebenso Tbc-Kulturen. Die histologischen Untersuchungen der Blasenbiopsien ergaben lediglich Zeichen einer chronischen Entzündung. Urographisch bestand eine Harnstauung links wegen Reflux. Im Januar 1975 kutane Ureterostomie infolge massiver Blasentenesmen, die auf konser-

Tabelle 2. Therapie und Überlebenszeit

FALL	GENESE SCHRUMPFBLASE	TUMOR-TYP	THERAPIE	UEBER-LEBENSZEIT
1	Radiozystitis (Seminom)	solides Karzinom T3NoMo	Harnleiterdarmimplantation+Zystektomie	5 Monate †
2	Radiozystitis (Portio-Ka)	papilläres Karzinom T1NoMo	Ileal-Conduit + Zystektomie	2 Jahre
3	spastische Blase neurogener Art	papilläres Karzinom T4N4Mo	Kutane Trans-Uretero-Ureterostomie	3 Monate †
4	Tuberkulose	Plattenepithelkarzinom T2NoMo	1. Kutane Ureterostomie 2. Zystektomie	2 1/2 Jahre
5	chron. Zystitis unklarer Genese	Karzino-Sarkom T2NoMo	1. Harnleiterdarmimplantation 2. Zystektomie	3 Jahre

vativem Wege nicht mehr beherrschbar waren. Nach vorübergehender Besserung traten im März 1975 heftige Unterbauchschmerzen auf: Die Zystoskopie zeigte nun einen ausgedehnten Blasentumor, histologisch entsprechend einem verhornenden Plattenepithelkarzinom. Die Blase wurde entfernt, die Patientin lebt ohne Zeichen des Rezidivs.

Die fünf erwähnten Fälle sollen auf eine seltene Komplikation in der Schrumpfblase hinweisen. Sowohl Schrumpfblasen wie auch ausgeschaltete Blasen bedürfen regelmäßiger Kontrollen.

Dr. A. Lenzin
Urolog. Universitätsklinik
Inselspital
CH-3010 Bern

W. Leistenschneider, R. Nagel und R. Schnoy: **Harnblasenkarzinome als Spätfolge der neurogenen Blase**

Patienten mit neurogener Blasenentleerungsstörung und jahrelanger Überlebenszeit sind möglicherweise prädisponiert für die Entstehung von Harnblasenkarzinomen. Die folgenden beiden kasuistischen Mitteilungen sollen diese Hypothese erläutern:

Beim *1. Fall* handelt es sich um einen 70jährigen Patienten mit neurogener Blasenentleerungsstörung bei funikulärer Myelose seit 21 Jahren mit sowohl ungehemmten Kontraktionen als auch Zeichen der autonomen Blase. Die Behandlung erfolgte lediglich unzureichend mit Kondomurinal. Ständige, schwere Harnwegsinfekte waren die Folge.

In *unsere Klinik* kam der Patient erst 4 Tage vor dem Exitus letalis mit Überlaufblase und urämischem Zustand bei hochgradiger Harnstauungsniere beiderseits infolge ausgedehntem Harnblasenkarzinom.

Pathologisch-anatomisch wurden ein entdifferenziertes Harnblasenkarzinom und ausgedehnte Plattenepithelmetaplasien bei schwerer, rezidivierender Urozystitis nachgewiesen. *Neuropathologisch* fand sich eine ausgebrannte pseudosystematische Sklerose aufsteigender und absteigender Strangsysteme des Rückenmarks, somit ein für funikuläre Myelose typischer Befund.

Beim *2. Fall* handelte es sich um einen 57jährigen Patienten. Mit 20 Jahren war eine Kompressionsfraktur des 10. Thorakalwirbelkörpers und 3. LWK aufgetreten. Zunächst Remission innerhalb eines Jahres. 13 Jahre später dann Vollbild der neurogenen Blase mit ungehemmten Kontraktionen infolge Rückenmarkskompression durch Knochenkallus im Bereich von Thorakale 10. Keine Besserung durch Laminektomie und schwere rezidivierende Harnwegsinfekte. Mit 55 Jahren, also 22 Jahre nach Auftreten der neurogenen Blase, wurde ein Harnblasenkarzinom auswärts behandelt, an dessen Folgen der Patient 2 Jahre später verstarb.

Pathologisch-anatomisch handelte es sich um ein solides Harnblasenkarzinom bei schwerer rezidivierender Urozystitis. *Neuropathologisch* ließ sich eine hochgradige röhrenförmig zystische Rückenmarksdegeneration in Höhe des 10. und 11. Thorakalwirbelkörpers nachweisen.

Diskussion

Auf die Möglichkeit eines Zusammenhanges zwischen neurogener Blasenentleerungsstörung und Entstehung von Harnblasenkarzinomen wurde von einzelnen Autoren bereits hingewiesen (Tabelle 1).

Tabelle 1. Übersicht der bisherigen Mitteilungen über Koinzidenz von Harnblasenkarzinom und neurogener Blasenentleerungsstörung

Autor	Fälle	Alter	Geschl.	RM-Läsion	Klin. Manifest nach RM-Läsion (Jahre)
Brack (1957)	1	58	m.	Trauma	39
Melzak (1967)	11	37–68	9 m.	Trauma (10×)	13–42
			2 w.	Lues (1×)	
Donelly et al. (1972)	3	?	m.	Trauma	21–25
Hackler et al. (1977)					
Eigene Fälle (1977)	2	57	m.	Trauma	23
		70	m.	Funikuläre Myelose	21

So fand Melzak [3] in 0,33% von 3800 Patienten (11 Pat.) mit Para- und Tetraplegien ein Harnblasenkarzinom. Hackler [2] berichtete in seiner umfangreichen prospektiven Studie 1977 über 1,2% Harnblasenkarzinome bei 247 Paraplegikern (3 Pat.). Brack [1] fand unter 6 Narbenkarzinomen der Harnblase eins bei neurogener Blasenentleerungsstörung. Narbengewebe, wie es auch bei chronischer Entzündung anzutreffen ist, gilt als Prädilektionsstelle für Karzinome in verschiedenen Organen.

Den genannten Mitteilungen aus der Literatur und unseren beiden Fällen gemeinsam war eine begleitende Urozystitis, deren Bedeutung als karzinogener Faktor allgemein akzeptiert ist. Beispiele für einen Zusammenhang zwischen rezidivierender Urozystitis und Harnblasenkarzinomen sind das *Divertikelkarzinom*, das Karzinom bei Bilharziose und bei Blasenekstrophie. Diese Entzündung muß aber offenbar über viele Jahre vorliegen, denn auffälligerweise sind die bisher bekannten Harnblasenkarzinome bei neurogener Blase überwiegend erst nach einer Latenzzeit von über 15 Jahren entstanden.

Da die Überlebenszeiten bei neurogener Blase heute allgemein infolge besserer Therapiemöglichkeiten steigen, muß unter Umständen häufiger mit Harnblasenkarzinomen gerechnet werden. Vorsorgemaßnahmen, insbesondere urinzytologische Untersuchungen sind daher indiziert.

Literatur

1. Brack, K.: Zur Frage der Narbenkarzinome der Harnwege. Zschr. f. Urol. **50,** 310 (1957). – 2. Hackler, R. H.: 25-Year Prospective Mortality Study in Spinal Cord injured Patient: Comparison with long-term living Paraplegic. J. Urol. **117,** 486 (1977). – 3. Melzak, J.: The Incidence of Bladder Cancer in Paraplegia. Paraplegia **4,** 85 (1966)

Dr. W. Leistenschneider
Urologische Klinik und Poliklinik
der Freien Universität Berlin, Klinikum Charlottenburg
Spandauer Damm 130
D-1000 Berlin 19

O. Boden: **Aminotumoren der Harnblase (Offene Fragen bei Aminotumoren)**

Die Aminotumoren der ableitenden Harnwege werfen viele, z. Zt. noch ungelöste Fragen auf, die ich mir gestatte, noch einmal aufzuzeigen.

Da wäre zunächst die lange Latenzzeit, also die Zeit vom Beginn der Exposition bis zur Feststellung des Tumors zu nennen. Sie beträgt im Durchschnitt 17 Jahre, kann aber auch bis zu 36 Jahre und noch länger dauern.

Frage: In welchem Zellbereich hat die Noxe solange geruht, ohne irgendwelche Erscheinungen zu zeigen und in welcher Form war sie fixiert?

Welcher Umstand hat sie dann zur Aktivität veranlaßt? Ist vielleicht die Alterung der Zelle allein schuld oder eine Änderung der Zusammensetzung des Blutes? Könnte diese eine Störung des von Rohdenburg und Nagy angenommenen Gleichgewichts von karzinomzellhemmenden und karzinomzellfördernden Prinzipien bewirken? Weiterhin wäre das Hinzukommen einer zweiten Noxe zu diskutieren; hier könnte man an den Einfluß des Rauchens denken. Die Berufsgenossenschaft der chemischen Industrie gibt in diesem Sinne einen Fragebogen nach Rauchgewohnheiten heraus.

Betrachtet man die Expositionszeit, so sind hier Begriffe Dosis, Zeit und Wirkung von Bedeutung. Die Dosis zu messen allein ist schon schwer; vor 57 Jahren hat Kuchenbecker eine Methode gefunden, mit der man einigermaßen feststellen konnte, ob ein Exponierter aromatische Amine aufgenommen hatte oder nicht. Die aufgenommenen Mengen sind gering und man kann sie im Harn direkt nicht messen.

Die Expositionszeit ist festgelegt; aber auch hier stellen sich Fragen: Warum bekommt ein Arbeiter, der nur drei Monate exponiert war, ein Papillom und ein anderer, der jahrelang im gefährdeten Betrieb tätig war, überhaupt keinen Tumor?

Damit steht die Frage nach der Disposition im Raume, zunächst einmal im Sinne der Allgemeindisposition. Man fragt sich, besteht bei denen, die nicht erkranken, eine so kräftige Resistenz, daß sie in jedem Fall mit den Noxen fertig werden?

Daß eine Organdisposition bestehen kann, ist durch die Tierversuche mit der Harnableitung in den Darm von Brosig nachgewiesen worden. Wird der Harn in den Darm abgeleitet, so bekommt das Tier keinen Blasentumor, aber warum auch keinen Darmtumor? Mit diesen Harnblasenableitungsversuchen wurde gleichzeitig nachgewiesen, daß durch die Nieren Stoffe ausgeschieden werden müssen, die die Tumorentstehung bewirken. Und dies sind nicht die aromatischen Amine selbst, sondern ihre Metaboliten, die im Körper, wahrscheinlich in der Leber, durch Oxydation gebildet werden. Auf der Suche nach diesen Stoffwechselprodukten hat man verschiedene Beobachtungen gemacht.

So haben Appert und Richterich und auch Sorrentino und Romano bei Blasentumoren vermehrt Beta-Glukuronidase im Urin gefunden, die aber nur für das Vorhandensein und nicht sicher für die Entstehung von Blasentumoren spricht.

Interessanter sind da die Untersuchungen über die Metaboliten der aromatischen Amine. Hier fand Neumann, daß die N-hydroxylierten Amine erst die sogenannten ultimalen Karzinogene darstellen. Diese reagieren mit Proteinen und den Nukleinsäuren. Es entstehen so Metaboliten, welche dann eine spezifische Reaktionsfähigkeit besitzen, die entscheidet, ob und wo ein Tumor entsteht.

Mit dieser Annahme könnte man auch die von Reinl in größerer Zahl bei Chemiearbeitern gefundenen primären Zweit- oder Drittkarzinome erklären.

Warum treten die primären Zweit- oder Drittkarzinome einmal gleichzeitig, meist aber nacheinander auf? Ist ein Verbrauch von Proteinen schuld oder kreisen neue, vom Ersttumor stammende Produkte im Blut, die ihrerseits jetzt an anderer Stelle ein Tumorwachstum veranlassen?

Eine noch völlig offene Frage ist die spontane Rückbildung und das Verschwinden von Tumoren.

Bei einer Suche nach den Metaboliten der aromatischen Amine stießen Dunning, Curtis und Maun auf Verbindungen, die den Metaboliten des Tryptophans verwandt sind. Da Tryptophan im Körper normalerweise vorkommt, könnte man annehmen, daß seine Metaboliten für die Entstehung der Blasen-, Nierenbecken- und Harnleitertumoren allgemein verantwortlich wären; hier wird an einer der ersten Stellen die 3-Hydroxy-Anthranilsäure genannt, mit der bei Ratten in hoher Prozentzahl Blasentumoren erzeugt werden konnten. Da die Metabolisierung des Tryptophans auf verschiedene Art und Weise möglich ist, ist eine Auswertung bisher noch sehr erschwert.

Bei der weiteren Forschung in dieser Richtung wird es vielleicht gelingen, einen Test zu finden, mit dem man auf das Auftreten eines Blasentumors schließen könnte.

Sicherlich sind mit diesen kurzen Hinweisen noch lange nicht alle diesbezüglichen Probleme angesprochen.

Literatur

1. Appert, O., Richterich, R.: Die Urin- und Plasma-β-Glucuronidase in ihrer Beziehung zum Blasentumor. Urol. int. **20,** 206–221 (1965). – 2. Boden, O.: Über Aminotumoren der Blase. Vol. II. XIIIe Congrès de la SIU, 1964. – 3. Brosig, W.: Der Einfluß der Urinausschaltung auf das Wachstum von Blasentumoren, Bruns' Beiträge zur klinischen Chemie. **194,** Heft 3 (1957). – 4. Dunning, Curtis, Maun: Zit. bei Perissinotto, Benasse und Allegri: Urinary Excretion of Tryptophan Metabolites in Patients with Real Pelvis and Parenchyma Tumors, Urol. int. **17,** 175–182 (1964). – 5. Kuchenbecker, A.: Über den Nachweis aromatischer Aminoverbindungen im Harn. Zentralblatt für Gewebehygiene. S. 68/69 (April 1920). – 6. Neumann, H. G.: Über die Aktivierung krebserregender aromatischer Amine im Stoffwechsel. Klin. Wschr. **48,** 959–966 (1970). – 7. Reinl, W.: Zur Frage der Mehrfachtumoren durch aromatische Amine und über die Prognose der beruflich bedingten Blasentumoren, Int. Archiv für Gewerbepathologie u. Gewerbehygiene **23,** 281–299 (1967). – 8. Rohdenburg, Nagy: Zit. bei Schmitz, W.: Ein Beitrag zur spontanen Rückbildung von Blasentumoren nach Harnableitung, Z. Urol. **56,** 433 (1963). 9. Sorrentino, F., Romano, C.: Actual Urinary β-Glucuronidase Activitiy und Cancer of the Bladder. Urol. int. **11,** 232–239 (1961)

Dr. O. Boden
Dürener Straße 290
D-5000 Köln-Lindenthal

G. KIERFELD und W. HOLTERHOFF: **Neubildungen der Harnblase als Berufserkrankung**

Bösartige Erkrankungen der Harnblase müssen nach der Relevanztheorie als berufsbedingt bezeichnet werden, wenn mit Wahrscheinlichkeit ein chemisches oder physikalisches Agens am Arbeitsplatz eingewirkt hat und als maßgebliche oder wesentliche Ursache für die Erkrankung anzusehen ist [Valentin und Otto, 1976]. Der Weg vom Verdacht bis zum schlüssigen Beweis für die Kanzerogenität eines Stoffes ist häufig sehr lang. Von 1895 bis 1904 beobachtete Rehn 22 Fuchsin-Arbeiter, die an Blasenkrebs erkrankten [Rehn, 1885 und 1904]. Erst 34 Jahre später konnte im Experiment nachgewiesen werden, daß in erster Linie die aus dem Fuchsin stammenden Naphthylamine für den Entstehungsmechanismus solcher Blasenkarzinome verantwortlich gemacht werden müssen [Hueper et al., 1938]. Zur Ermittlung kanzerogener Substanzen führen *epidemiologische,* vornehmlich retrospektive *Studien* an Gruppen von belasteten Patienten und *Tierexperimente.* Nicht ohne weiteres lassen sich die Ergebnisse, die im Tierexperiment erzielt werden, auf den Menschen übertragen.

Die *aromatischen Amine* wie α- und β-*Naphthylamin, Benzidin* und *4-Aminodiphenyl* sind für den Menschen als blasenkanzerogen anzusehen (Abb. 1). Stark verdächtig sind

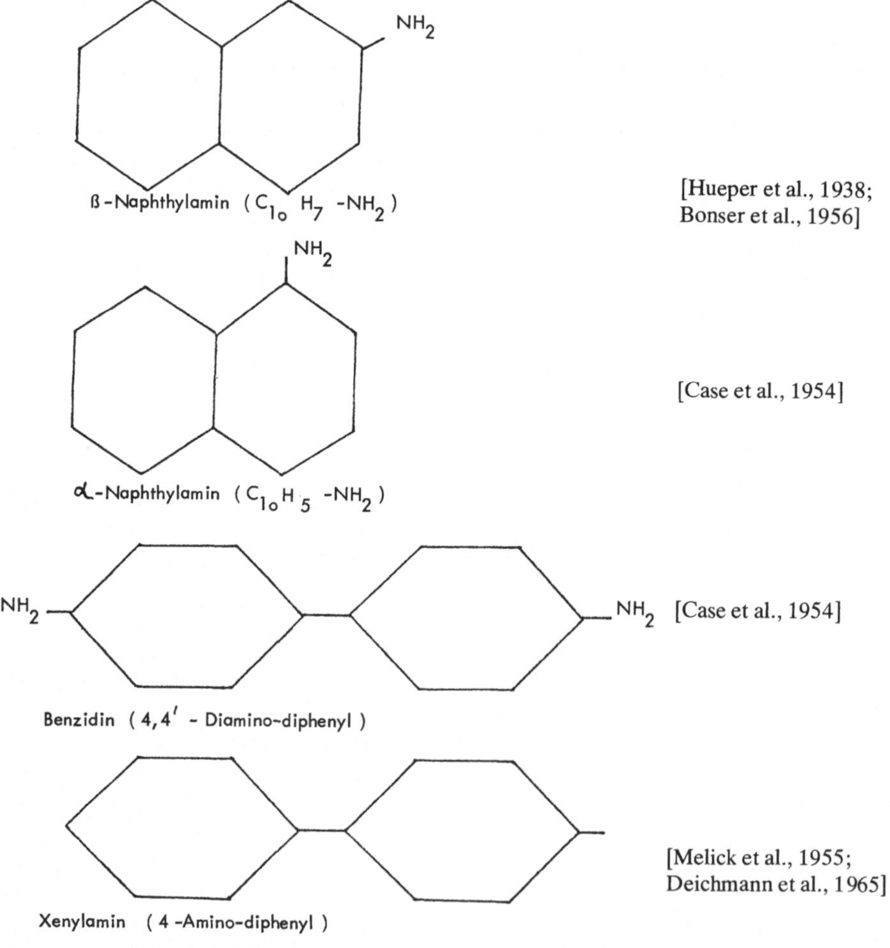

Abb. 1. Die wichtigsten, Blasenkarzinome erzeugenden aromatischen Amine

auch die Substanzen *O-Toluidin* und *O-Dianisidin.* Hinzu kommen chemische Substanzen, die entweder im Tierexperiment zur Entstehung von Blasenkarzinomen führen (2-Aminofluoran, Nitrosamine, Substanz aus dem Adlerfarn) oder denen aufgrund von epidemiologischen Untersuchungen eine Bedeutung bei der Entstehung bösartiger Tumoren der Harnblase zukommt (Chlornaphazin, Phenazetin, Cyclamat und Saccharin, Coffein und Zigarettenkonsum) s. Tabelle 1.

Tabelle 1. Substanzen mit nachgewiesenem oder möglichem Einfluß auf die Entstehung des Blasenkarzinoms

Chlornaphazin [Thiede et al., 1964]
Phenacetin [Bengtsson et al., 1968]
Nitrosamine [Ertürk et al., 1970]
Adlerfarn (Bracken fern) [Pamuksu et al., 1967]
Tryptophan und 2-Aminofluorid [Dunning et al., 1950]
Cyclamat und Saccharin [Price et al., 1970]
Coffein und Zigaretten [Cole, 1971]

Neubildungen der Harnblase als Berufserkrankung werden in der pharmazeutischen, chemischen Industrie, hier besonders in der Farbstoffindustrie und bei der Gummi- und Kabelherstellung beobachtet. Verantwortlich für die Karzinomentstehung ist die Ausscheidung von aromatischen Aminen bzw. ihrer Umbau- und Abbauprodukte über die Nieren und somit ihr direkter Kontakt zu den ableitenden Harnwegen. Aus der Literatur sind über zweitausend solcher sogenannter Aminotumoren bekannt, davon entfallen auf die Bundesrepublik Deutschland ca. 450 [Gross, 1967]. Epidemiologische Studien lassen auch Leder-, Textil, Blei-, Küchenarbeiter, Medizinisches Personal, Friseure, Schneider und Köche gefährdet erscheinen (Abb. 2).

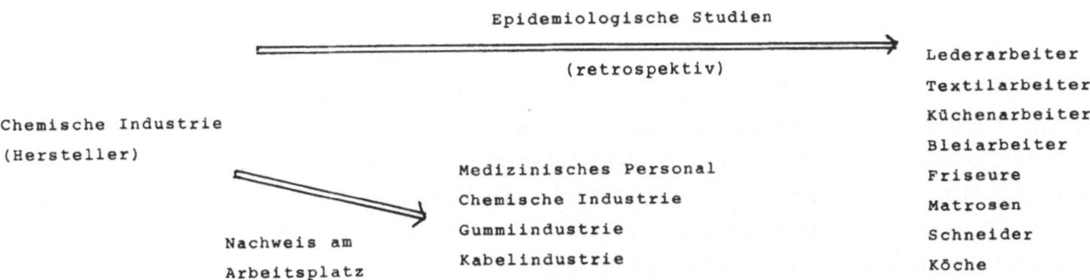

Abb. 2. Berufsgruppen mit Kontaktmöglichkeiten zu β-Naphthylamin, Benzidin, 4-Aminodiphenyl, Fuchsin, Auramin, O-Toluidin, O-Dianisidin. [Wynder et al., 1963; Dunham et al., 1968; Anthony and Thomas, 1971; Cole et al., 1972]

Zur Anerkennung einer Berufserkrankung wird gefordert, daß das chemische Agens wenigstens *mit Wahrscheinlichkeit* bei der Arbeit *über einen angemessenen Zeitraum vorhanden* gewesen sein muß. *Einwirkungsdauer* und *Einwirkungsintensität* sind für das Auftreten der Krankheit entscheidend. Eine Einwirkungsdauer von einem halben Jahr kann bei β-Naphthylamin genügen, um ein Blasenkarzinom zu erzeugen. Die Aminotumoren besitzen eine lange Latenzzeit, die zwischen 15 und 22 Jahren liegt, es wurden auch Fälle bis zu 40 Jahren beschrieben [Case, 1954].

Seit Bestehen der Abteilung für Urologie am Städtischen Krankenhaus Leverkusen wurden von Oktober 1974 bis Februar 1977 134 Patienten wegen eines Blasentumors stationär behandelt. 23 dieser Patienten (17,2%) hatten nachweislich Kontakt mit kanzerogenen Stoffen. Bei 11 mußte die Blasenerkrankung ursächlich in Zusammenhang mit der Exposition gegenüber aromatischen Aminen angesehen werden, hinzu kommen 12 Patienten mit dem Verdacht auf eine Berufserkrankung. Das Durchschnittsalter der erwartungsgemäß männlichen Patienten betrug 64,2 Jahre, der jüngste war 41, der älteste 77 Jahre alt. Es wurden 8 Papillome, 14 Transitionalzellkarzinome und ein Nierenbecken- und Blasenkarzinom gefunden, elfmal bestand eine Ersterkrankung, zwölfmal ein Rezidiv (Tabelle 2).

Tabelle 2. 23 Patienten mit Aminotumoren

Geschlecht:	alle ♂
Histologie der Blasentumoren:	
Papillome	8
Transitionalzellkarzinome	14
(davon invasiv wachsend)	(10)
Nierenbeckenkarzinom und Blasenkarzinom (Transitionalzellkarzinom)	1
Rezidive:	
Bei 11 Patienten Ersterkrankung	
Bei 12 Patienten Rezidiv	
Alter zum Zeitpunkt der Ersterkrankung:	
Durchschnitt: 64,2 Jahre	
(jüngster Patient: 41 Jahre)	
(ältester Patient: 77 Jahre)	

Beim Studium der Arbeitsanamnese ließen sich teils einzeln, teils in Kombination der Kontakt mit den kanzerogenen Substanzen *Benzidin*, *β-Naphthylamin*, *4-Aminodiphenyl* und *O-Toluidin* nachweisen. Die Expositionszeiten gegenüber diesen Stoffen betrugen durchschnittlich 2 bis 16 Jahre, die durchschnittliche Expositionszeit lag bei 8,5 Jahren. Die Latenzzeit vom ersten Kontakt mit der kanzerogenen Substanz bis zur festgestellten Erkrankung variierte zwischen 19 und 45 Jahren.

Zur Verringerung berufsbedingter Blasentumoren führte die Einstellung bestimmter Produktionsverfahren durch den Betrieb oder aber das Verbot kanzerogener Substanzen durch den Gesetzgeber.

In Großbritannien ist zum Beispiel die Verwendung von 2-Naphthylamin, Benzidin, 4-Aminodiphenyl und 4-Nitrodiphenyl verboten. In der Bundesrepublik hat die *Senatskommission zur Prüfung gesundheitsschädlicher Arbeitsstoffe* der Deutschen Forschungsgemeinschaft *maximale Arbeitsplatzkonzentrationen* gesundheitsschädlicher Arbeitsstoffe *(MAK-Werte)* festgelegt. Nach der MAK-Liste dürfen 4-Aminodiphenyl, Benzidin und seine Salze und das β-Naphthylamin am Arbeitsplatz nicht verwandt werden.

So wird heute statt β-Naphthylamin die Sulfo- oder Tobiassäure benutzt. Andererseits kann der Kontakt mit kanzerogenen Substanzen durch vollautomatische geschlossene Armaturen, spezielle Be- und Entlüftungsverfahren und regelmäßiges Wechseln der gesamten Kleidung einschließlich der Wäsche verringert werden.

Außer der technischen Vorbeugung ist eine intensive medizinische Überwachung berufsgefährdeter Personen erforderlich. Als Routineuntersuchung empfiehlt sich die regelmäßige Untersuchung des Harnsedimentes, besonders auf Erythrozyten sowie zytologische Untersuchungen mit der Blasenausspülmethode nach Papanicolaou. Untersuchungen des Urins auf aromatische Amine und Aminophenole können angeschlossen werden. Kaum routinemäßig durchführbar sein dürften die Röntgenuntersuchungen der ableitenden Harnwege und die routinemäßige prophylaktische Urethrozystoskopie. Beim geringsten Verdacht auf einen pathologischen Befund der Harnwege sollte sich jedoch die gefährdete Person einer erweiterten urologischen Diagnostik unterziehen.

Literatur

Anthony, H. M., Thomas, G. M.: J. Nat. Cancer Inst. **45,** 879 (1971). – Bengtsson, U., Angervall, L., Ekmann, H., Lehmann, L.: Scand. J. Urol. **2,** 145 (1968). – Bonser, G. M., Clayson, D. B., Jull, J. W., Pyray, L. N.: Brit. J. Cancer **10,** 533 (1956). – Boyland, E.: The Biochemistry of Bladder Cancer. Springfield: C. C. Thomas 1963. – Case, R. A. M., Hokser, M. E., McDonald, D. B.: Brit. J. Industr. Med. **11,** 75 (1954). – Clayson, D. B.: Brit. J. Cancer **7,** 460 (1953). – Cole, P.: Lancet **I,** 1335 (1971). – Cole, P., Monson, R. R., Hanning, H., Friedell, G. A.: New Engl. J. Med. **284,** 129 (1971). – Deichmann, W. B., Radouski, J., Glass, E., Anderson, W. A. D., Coplan, M., Woods, F.: Indust. Med. Surg. **34,** 640 (1965). – Dunham, L. J., Rabson, A. S., Stewart, H. L., Frank, A. S., Young, J. L.: J. Nat. Cancer Inst. **41,** 683 (1968). – Dunning, W. F., Curtis, M. R., Maun, M. E.: Cancer Res. **10,** 454 (1950). – Ertürk, E., Atassi, S. A., Yoshida, O., Cohen, S. M., Price, J. M., Bryan, G. T.: J. Nat. Cancer Inst. **45,** 535 (1970). – Gross, E.: Berufskrebs, Deutsche Forschungsgemeinschaft, Bad Godesberg 1967. – Hueper, W. C.: Occupational Tumors and Allied Diseases, Springfield: C. C. Thomas 1942. – Miller, J. A., Cramer, J. W., Miller, E. C.: Cancer Res. **20,** 950 (1960). – Melick, W. F., Escue, H. M., Naryka, J. J., Mezera, R. A., Wheeler, E. P.: J. Urol. **74,** 760 (1955). – Pamuksu, A. M. Göksoy, S. K., Price, J. M.: Cancer Res. **27,** 917 (1967). – Price, J. M., Biava, G. G., Oser, B. L. Vogin, E. E., Steinfeld, J. and Ley, H. L.: Science **167,** 1131 (1970). – Scott, W. W., and Boyd, H. L.: J. Urol. **70,** 914 (1953). – Rehn, L.: Langenbecks Arch. klin. Chir. **50,** 588 (1895). – Rehn, L.: Verh. Dtsch. Ges. f. Chir. **33,** 231 (1904). – Thiede, T., Chievitz, E. Christensen, B. C.: Acta Med. Scand. **175,** 721 (1964). – Valentin, H., Otto, H.: Berufsgenossenschaft **4,** 2 (1976). – Wynder, E. L., Onderdonk, J., Mantel, N.: Cancer **16,** 1388 (1963)

Prof. Dr. G. Kierfeld
Abteilung für Urologie
Städtisches Krankenhaus
Dhünnberg 60
D-5090 Leverkusen 1

R. WIENHÖWER und D. ZOEDLER: Ergebnisse von 148 Zystektomien beim Blasenkarzinom

Wie wir heute schon in mehreren Vorträgen gehört haben, sind sich alle Autoren einig in den Grundsätzen, daß, wie bei anderen Organ-Krebsen, eine erfolgversprechende Behandlung des Blasenkarzinoms eine Ausrottung des Tumors im Gesunden erfordert. Für die Wahl der einzuschlagenden Therapie, Tumorresektion, Blasenteilresektion, Zystektomie ist von entscheidender Bedeutung der Infiltrations- und der Malignitäts-Grad des Tumors.

Einig sind wir uns in der Vorstellung, daß die Tumoren, die nach dem TNM-System der Gruppe Tis bis T1, NO, MO Gi zugeordnet werden, kein Problem darstellen. Different sind jedoch die Meinungen in der Behandlung der Tumoren der Gruppe T2, NO, MO, also der Tumoren, die die Muskularis infiltrieren.

Wir sind der Ansicht, daß alle Tumoren mit einer Muskularisinfiltration einer radikalen Therapie zugeführt werden müssen. Da der Histologe keine Differenzierung des Infiltrationsgrades geben kann und insbesondere die soliden, anaplastischen Tumoren einen hohen Malignitätsgrad aufweisen und nebenbei eine Tendenz zur multilokulären Entstehung haben, sind wir zur Zystektomie gezwungen, wenn wir Anspruch auf Radikalität erheben.

In der Zeit von 1965 bis 1976 sind in unserer Klinik 148 Zystektomien durchgeführt worden. Bei einer Gesamtzahl von 1040 in diesem Zeitraum behandelter Tumor-Patienten wurde also in 14% der Fälle die Zystektomie vorgenommen. Die Aufteilung in Geschlechter war, wie Siesehen:

120 Männer = 81%
28 Frauen = 19%

Der Altersdurchschnitt betrug 64,5 Jahre.

Durch entsprechende Voruntersuchungen gingen wir davon aus, Tumoren der Einteilung T2, NO, MO zu operieren, also den Patienten durch einen radikalen Eingriff vom Tumor zu befreien. Die Blase war bei der bimanuellen Untersuchung frei beweglich, der Tumor hatte zu keiner Harnstauungsniere geführt. Die Histologie zeigte in jedem Fall eine Muskularisinfiltration des Tumors.

Die histologische Aufteilung der Tumoren war in Prozenten ausgedrückt:

differenziertes papilläres Karzinom	= 5%
anaplastisches papilläres Karzinom	= 29%
solides differenziertes Karzinom	= 41%
solides anaplastisches Karzinom	= 20%
Plattenepithelkarzinom	= 4%
Adenokarzinom	= 1%

Das Operationspräparat beinhaltete die Harnblase, die Prostata mit Samenblasen, die proximale Urethra und die distalen Ureteren beiderseits. Bei den Frauen zusätzlich den Uterus. Abgeschlossen wurde die Operation mit einer supravesikalen Harnableitung.

Die Histologie der nun total entfernten Blase zeigte, daß bei 67%, also bei 99 Patienten, die Blase im Gesunden entfernt wurde. Bei 49 Patienten = 33% wurde vom Pathologen das Stadium T3/T4 angegeben. Hier war also der Tumor über die Serosagrenze der Blase hinausgewachsen.

Erwähnenswert scheint uns, daß bei 3 Präparaten nach vorausgegangener Tumorresektion keine Tumorbestandteile mehr festgestellt wurden, obgleich die Nachresektion Tumornester in der Muskularis ergeben hatte.

Und nun zur 5-Jahres-Überlebenszeit: Hier wurden natürlich nur die Fälle von den Jahren 1965–1971 ausgewertet, insgesamt also 84 Fälle.

Bei 52 Patienten konnte die Blase im Gesunden entfernt werden, bei 32 Patienten war der Tumor über die Blasengrenze hinausgewachsen.

Von den Patienten, deren Blasentumor auch postoperativ dem Stadium T2, NO, MO zugeordnet wurden, lebten nach 5 Jahren 40% = 21 Patienten.

Von den 32 Patienten, deren Blasentumor dem Stadium T3, T4, NXzugeordnet wurde, lebten noch 6 = 19%.

Die 5-Jahres-Überlebenszeit nach histologischer Aufteilung der Tumoren war wie folgt:

differenziertes papilläres Karzinom	= 65%
anaplastisches papilläres Karzinom	= 33%
solides differenziertes Karzinom	= 25%
solides anaplastisches Karzinom	5%

Im Vergleich zu den 5-Jahres-Überlebenszeiten der Kliniken, die nur eine Tumorresektion durchführen, liegen unsere Ergebnisse um 9% günstiger beim Stadium T2, NO, MO.

Erstaunlicherweise ist, wie wir schon zuvor andeuteten, daß bei 19% der Patienten, die dem Stadium T3, T4, NX zugeordnet wurden, 5 Jahre nach der Zystektomie keine weitere Tumorausbreitung nachgewiesen wurde.

Ein Wort noch zur Operationsbelastung: Die von Marshall-Whitmore angegebene Opertationsmortalität von 14% konnte von uns nicht bestätigt werden. Die Operationsmortalität unserer Klinik liegt bei der Zystektomie bei 4,5%.

Unsere Ergebnisse bestärken uns in der Einstellung, dann eine Zystektomie durchführen, wenn die präoperative Diagnostik ein in die Muskularis infiltrierendes Karzinom aufweist. Es wäre verhängnisvoll, dieses Karzinom, das einer definitiven Heilung zugeführt werden könnte, in eine palliative Maßnahme zu verstricken und damit den günstigen Zeitpunkt für eine Heilung zu verpassen.

Dr. R. Wienhöwer
Urolog. Abt.
Klinik Golzheim
Friedrich-Lau-Straße 11
D-4000 Düsseldorf

U. Voss, M. Schiejok, B. Ortloff und K. F. Albrecht: **Vergleich von Zystektomie, Blasenwandresektion und transurethraler Elektroresektion beim Blasentumor**

Über die Behandlungsmethoden beim Blasenkarzinom soll aus der Sicht einer kommunalen urologischen Klinik berichtet werden.

Als operative Verfahren kamen Zystektomie, Blasenwandresektion und transurethrale Resektion zur Anwendung, deren Ergebnisse jetzt nach einem Beobachtungszeitraum von etwa 10 Jahren ausgewertet werden können (Tabelle 1).

Tabelle 1

Urologische Klinik Wuppertal
385 maligne Blasentumoren davon 66,8% palliative Indikation und 33,2% kurative Indikation

Das hier untersuchte Krankengut umfaßt insgesamt 385 Fälle von malignen Blasentumoren. Dabei konnten primär 128 Patienten als möglicherweise kurativ zu behandelnde angesehen werden. Bei den anderen kamen von vornherein nur noch palliative Maßnahmen in Frage (Tabelle 2).

Tabelle 2

Urologische Klinik Wuppertal
70 Zystektomien 102 Blasenwandresektionen 213 Transurethrale Resektionen
davon statistisch über 5 Jahre ausgewertet: 45 Zystektomien 89 Blasenwandresektionen 139 Transurethrale Resektionen

Die Indikation zur Zystektomie stellte man vorwiegend bei jüngeren Patienten, bei einem Tumorwachstum, das die Hälfte der Muskularis nicht überschritten hatte. Der Entschluß zum radikalen Eingriff entstand auch unter dem Einfluß der Forschungsergebnisse englischer und amerikanischer Pathologen, die eine besonders häufige multilokuläre Entstehung des Blasenkarzinoms postulieren.

Blasenwandresektionen erfolgten in den Fällen lokalisierten Tumorwachstums, auch bei fortgeschrittenen Infiltrationsgraden, bei meist älteren oder mit höherem Risiko behafteten Patienten.

Die transurethrale Resektion wurde bis auf wenige Ausnahmen in erster Linie als palliative Methode angewandt. In den letzten Jahren jedoch gewinnt dieses Verfahren unter kurativem Gesichtspunkt zunehmend Bedeutung, was die vorliegende Statistik, die in diesen Fällen bereits 1971 abgeschlossen wurde, noch nicht widerspiegelt (Tabelle 3).

Tabelle 3

Urologische Klinik Wuppertal
70 Zystektomien

kurative Indikation: 62/70 = „89%"
Operationsletalität: 10/70 = „14%"
5-Jahres-Überlebensrate: 8/45 = „18%"
Aufteilung nach Infiltrationsgrad:
P1S : 0/ 1
P1 : 3/ 8
P2 : 5/ 9

P3 : 0/17
P4 : 0/10

Bei insgesamt 70 Zystektomien ist eine relativ hohe Operationsletalität von 10/70 = 14% bemerkenswert. Davon wurden jedoch 5 Fälle bereits unter palliativem Gesichtspunkt zystektomiert. Das Vorhandensein auch höherer Infiltrationsstadien, was im Widerspruch zu unserer Indikationsstellung steht, wird erklärt durch die teilweise erhebliche Diskrepanz der Ergebnisse der präoperativen Biopsie und des Operationspräparates (Tabelle 4).

Tabelle 4

Urologische Klinik Wuppertal
102 Blasenwandresektionen

kurative Indikation: 54/102 = 53%
Operationsletalität: 9/102 = 8,8%
5-Jahres-Überlebensrate: 39/89 = „43,8%"
Aufteilung nach Infiltrationsgrad:
P1S : 6/ 8
P1 : 18/31
P2 : 7/19

P3 : 7/27
P4 : 1/ 4

Die Blasenwandresektion erbrachte auch in höheren Tumorstadien erstaunlich gute Ergebnisse. Eine Zeitlang wurde bei uns die Indikation zur Blasenwandresektion seltener gestellt zugunsten der Zystektomie. Diese Zurückhaltung war sicher unbegründet, wie ein Vergleich der Überlebensrate zeigt (Tabelle 5).

Tabelle 5

Urologische Klinik Wuppertal 213 Transurethrale Resektionen
kurative Indikation: nur 5,6% Gesamt-5-Jahres-Überlebensrate: 2,2% 5-Jahres-Überlebensrate der kurativen Indikation: 3/12 = „25%"

Die schlechten Ergebnisse der transurethralen Resektion erklären sich, wie schon erwähnt, durch die überwiegende Zahl der Fälle mit weit fortgeschrittenem Tumorwachstum.

Zusammenfassend kann festgestellt werden, daß die Zystektomie als erheblich belastender Eingriff mit großem Operationsrisiko in erster Linie jüngeren Patienten mit multilokulären Frühstadien vorbehalten sein soll.

Die Blasenwandresektion erscheint bei ausgesuchten Fällen risikoärmer und selbst bei höheren Infiltrationsstadien erfolgversprechend.

Zur Bedeutung der TUR als kurativer Behandlungsmethode kann anhand des vorliegenden Krankenguts nicht kompetent Stellung genommen werden. Die transurethrale Resektion als kurativer Eingriff beim Blasenmalignom wird aber jetzt bei uns zunehmend berücksichtigt, was die Statistik für 1976 mit 90 transurethralen Resektionen gegenüber 4 offenen Operationen deutlich zeigt.

Dr. U. Voss
Urologische Klinik der
Stadt Wuppertal
Heusnerstraße 40
D-5600 Wuppertal 2

H. Haschek und G. Studler: **688 Blasenkarzinome: Alter, Geschlecht, Stadium und internes Risiko (Ein Beantwortungsversuch der Frage: Transurethrale Elektroresektion oder Zystektomie?)**

Die Einstellung der einzelnen Autoren zur Behandlung des Blasenkarzinoms scheint wesentlich von der Bevorzugung des offenchirurgischen bzw. transurethralen Zugangsweges bestimmt zu sein und erinnert in gewissem Ausmaß an die bis heute bestehende Tendenz, eine dieser Operationsmethoden zur Behandlung des Prostataadenoms besonders anzuwenden. Anders wäre es nicht zu erklären, daß einzelne Kliniken 80% und mehr ihrer Patienten mit Blasenkarzinom transurethral versorgen [Marberger et al.; Mauermayer u.a.], andere dieser Operationstechnik eher reserviert gegenüber stehen [Mayor; Übelhör; Zoedler et al.]. Zu berücksichtigen ist bei derartigen Zusammenstellungen die mögliche Verschiebung nach der einen oder anderen Seite durch gezielte Zuweisung für ein bestimmtes operatives Verfahren [z. B. Whitmore].

Bei der Problematik hinsichtlich des Zugangsweges geht es weniger um die Frage der Blasenteilresektion mit und ohne Ureterumpflanzung, deren Platz im Therapieplan sich nach Ansicht vieler Autoren immer mehr auf die eher selteneren Tumorlokalisationen am Scheitel und die frei beweglichen Anteile der Blasenwand beschränkt. Im eigenen Patientenkreis kam dieser Eingriff im Zeitraum 1957–1967 noch in 50,1% zum Einsatz, von 1967–1977 nur mehr in 15,5%. Bestätigung findet diese Tendenz zur vermehrten

Anwendung der transurethralen Resektion in der Tatsache, daß von unseren 199 Blasenteilresektionen 53,7% bei der histologischen Untersuchung keine tieferen Wandschichten erreichten (A–B1 bzw. T1 und T2) und damit mit einigen Ausnahmen transurethral radikal entfernbar gewesen wären. Gleichzeitig ist zu vermerken, daß sich von diesen 199 partiellen Zystektomien 23% als unradikal erwiesen, da sich bei der histologischen Untersuchung am Schnittrand Karzinomgewebe fand. Diese Patienten wären aufgrund dieser retrospektiven Überlegungen vom Standpunkt der Tumorausdehnung mit Vorteil zystektomiert worden.

Vielmehr geht es um die entscheidende Frage: *transurethrale Resektion oder totale Zystektomie.* Dabei besteht offenbar weitgehend Einigkeit, daß lokalisierte Geschwülste ohne oder mit nur geringer, umschriebener Infiltration (sog. Innenschichtkarzinome A, B1 bzw. T1, T2) zur transurethralen Resektion geeignet sind; Tumorbildungen mit ungünstiger Lokalisation (Blasenvorderwand bzw. Scheitel) und die meisten Papillomatosen ausgenommen. Die Diskussion geht nach diesen Überlegungen im wesentlichen um die Frage, ob tiefere Wandschichten infiltrierende Blasenkarzinome (B2, C bzw. T3) transurethral angegangen werden sollen, wobei oft mehrere Sitzungen, unter Umständen auch mit sogenannter „gezielter Perforation", notwendig sind.

Es sollte daher aufschlußreich sein zu untersuchen, in welchem Alter, welchem Stadium der Erkrankung, mit welcher Tumorlokalisation und Größe, sowie in welchem All-

GESCHLECHT	ZAHL	PROZENT
♂	506	74%
♀	182	26%

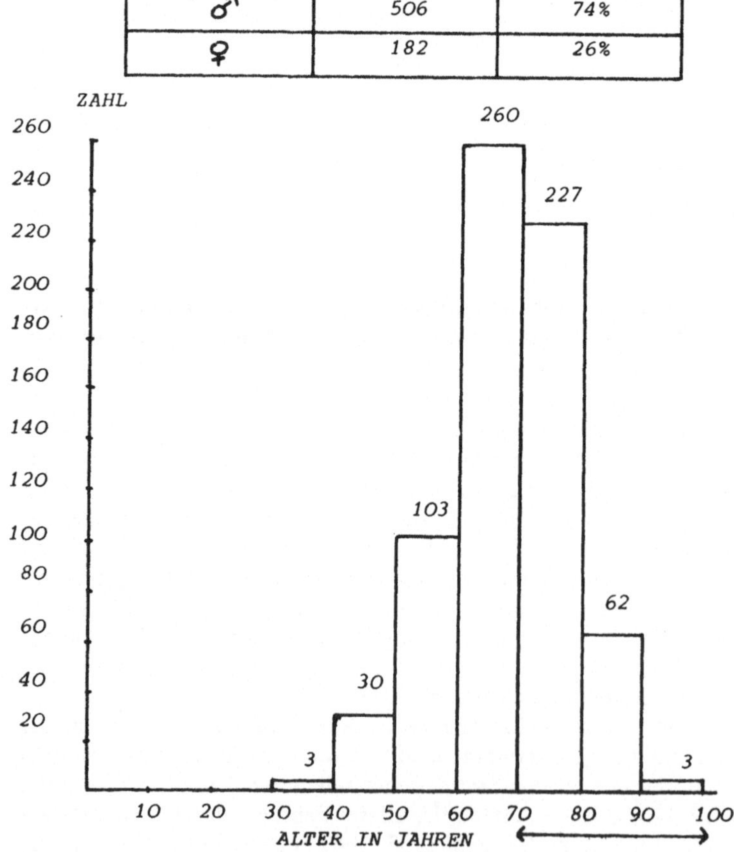

Abb. 1. Alters- und Geschlechtsverteilung 688 Patienten

gemeinzustand im Hinblick auf Durchführung einer eingreifenden Operation wie z. B. totale Zystektomie und Harnableitung, die Patienten mit Blasenkarzinom zur Erstuntersuchung kamen.

Die *Altersstruktur* unserer Patienten geht konform mit Angaben in der Literatur, der Gipfel der Erkrankung liegt im 7. und 8. Jahrzehnt, 42,5% sind älter als 70 Jahre (Abb. 1).

Die *Geschlechtsverteilung:* 74% Männer, 26% Frauen.

Die *Stadiumseinteilung* basiert bei den transurethral operierten Patienten (38,1%) neben i. v. Urographie auf gezielter Gewebsentnahme aus Basis und Rand des Tumors, gelegentlich mehrfacher Nachresektion, bimanueller Palpation in Anaesthesie. Lymphangiographie wurde nur in Einzelfällen ausgeführt. Auf die Problematik des „Staging" wurde vielfach hingewiesen [Whitmore, Zoedler et al.], vor allem auf die Gefahr des „Understaging" [Cox et al.].

Tabelle 1 zeigt, daß die nach allgemeiner Auffassung für transurethrale Resektion geeigneten Innenschichtkarzinome (A, B1 bzw. T1, T2) nur in 42% aller Patienten diagnostiziert wurden. Hingegen fanden sich in 58% tief infiltrierende Blasen-Karzinome, von denen zumindest 91 (= 30%) Patienten auf Grund der klinischen Untersuchung mit Nachweis von Metastasen bereits dem Stadium D bzw. T4 zugeordnet werden müssen und daher für einen radikal konzipierten Eingriff nicht mehr in Frage kommen.

Für die Problemstellung transurethrale Resektion oder Zystektomie verbleiben demnach 303 Patienten (44,0%) im Stadium B2, C bzw. T3. Eine Analyse der Größe und Lage dieser Tumoren zeigt, (Tabelle 2) daß wenigstens $^2/_3$ für eine transurethrale vollständige Entfernung kaum in Frage kommen und besser einer Zystektomie zugeführt

Tabelle 1. Stadienteilung 688 Patienten

Stadium		Zahl	Prozent		
A	T_1	136	19,8	42,8	Innenschicht
B_1	T_2	158	23,0		Karzinome
B_2	T_3	124	18,0	57,2	Tief infiltr.
					Karzinome
C		179	26,0		Davon zumindest
D	T_4	91	13,2		30% D

Tabelle 2. Auswertung von 303 Patienten Stadium B_2, C bzw. T_3 nach Größe und Lokalisation

Tumorgröße	Zahl	Prozent	Lokalisation	Zahl	Prozent
bis 3 cm ∅	60	19,8	Blasenscheitel	28	9,2
bis 5 cm ∅	157	511,8	Seitenhinterwand	149	49,2
darüber	86	28,4	Blasenboden	96	31,7
			Blasenvorderwand	10	3,3
			Multilokulär	20	6,6

werden sollten. Unserer Meinung nach war nur bei 51 Patienten (16,8%) dieser Gruppe auf Grund von Tumorgröße (kleiner als 3 cm Durchmesser) und Lokalisation (Blasenboden, Seiten-Hinterwand) eventuell mit „gezielter Perforation" eine radikale transurethrale Entfernung des Tumors zu erwarten.

Von den verbleibenden 252 Patienten waren 105 älter als 70 Jahre, ein Alter, in dem ein großer chirurgischer Eingriff wohl nur unter besonders günstigen Umständen erwogen wird.

Die Beurteilung des internen Risikos der restlichen 147 Patienten ergibt, daß bei 23 Patienten eine absolute Kontraindikation für Zystektomie besteht, 72 Patienten nach entsprechender interner Vorbereitung mit erhöhtem Risiko operabel waren. Nur bei 52 Patienten (= 7% aller Patienten) bestanden keine Bedenken des Internisten gegen eine radikale Operation.

Wir sind uns der Einwände gegen die ausgeführte statistische Auswertung durchaus bewußt, wir glauben aber, daß trotz aller Unsicherheit eine Aussage möglich ist, wie oft in einem nicht selektionierten Patientenkreis transurethrale Resektion bzw. Zystektomie mit Harnableitung in Erwägung gezogen werden sollte. Wohl kann auf Grund prinzipieller Einstellung einer Tendenz mehr zum offen-chirurgischen bzw. transurethralen Zugangsweg bestehen, es scheint aber doch eindeutig ablesbar, daß die TUR beim Großteil der Blasenkarzinome zu Recht die am häufigsten angewendete Methode ist (etwa 75%). Die Zystektomie kommt sicher in 10 bis 15% der Fälle als primäre Maßnahme in Frage. Offengelassen wurde bewußt der kleine Prozentsatz von Patienten mit nur symptomatischer Therapie oder ausschließlich Bestrahlung.

Wie weit diese Überlegungen durch strahlentherapeutische Erfolge modifiziert werden müssen, bleibt vorläufig noch offen. Man könnte sich vorstellen, daß im Zweifel eine Kombination von TUR und Bestrahlung gewählt wird, wobei dann nach relativ kurzer Beobachtungszeit bei Ausbleiben des Erfolges die Blasenentfernung doch durchgeführt werden sollte.

Analyse von Alter, Geschlecht, Stadium und internem Risiko bei 688 Patienten mit Blasenkarzinom. Diskussion der erhobenen Befunde und Versuch der Zuordnung zu den verschiedenen Therapieformen vor allem zur transurethralen Elektroresektion und Zystektomie. Beim nicht selektionierten Patientenkreis waren etwa 75% einer transurethralen Operation, 10–15% einer Zystektomie zuzuführen.

Literatur

Cox, C. E., Cas, A. S., Boyce, W. H.: Bladder Cancer, A 26-Year Review. J. Urol. **100,** 550–558 (1969). – Dimopoulos, J., Haschek, H., Vedrilla, D.: Radiotherapie des Blasenkarzinoms: Indikation u. Ergebnisse. Helv. chir. Acta **43,** 321–325 (1976). – Hascheck, H., Schimatzek, A., Vedrilla, D.: Indikation und Ergebnisse der Blasenteilresektion beim Blasenkarzinom. Helv. chir. Acta **40,** 453–457 (1973). – Haschek, H., Schimatzek, A., Vedrilla, D.: 450 Blasencarcinome – 5 Jahre später, Acta chir. Austriaca **6,** 75–85 (1974). – Marberger, H., Marberger, M., Decristoforo, A.: Die Stellung der transurethralen Elektroresektion in Diagnostik und Therapie des Blasenkarzinoms. Int. Urol. a. Nephrol. **4,** 35–44 (1972). – Mauermayer, W., Tauber, R.: Die Tumoren der Harnblase-Indikation, Technik und Ergebnisse der transurethralen Therapie. Urologe A **16,** 185–189 (1977). – Mayor, G.: Das fortgeschrittene Blasenkarzinom. Urologe A **12,** 59–60 (1973). – Mayor, G.: Zur Therapie des Blasenkarzinoms, Urologe A **16,** 175–176 (1977). – Übelhör, R.: Eine 16-Jahres-Statistik des Blasenkarzinoms. Klin. Medizin **20,** 480–494 (1965). – Whitmore, W. F.: Vortrag anläßlich des 10. Internationalen Krebskongresses in Houston 1970, Referat G. Lunglmayr. Urologe **10,** 95 (1971). – Zoedler, D., Hoffmeister, R., Wienhöwer, R.: Über die Indikation zur operativen Blasen-Tumor-Therapie (anhand einer 10-Jahres-Statistik). Urologe; A **16,** 177–179 (1977)

Prof. Dr. H. Haschek
Urologische Abteilung der
Allg. Poliklinik Wien
Mariannengasse 10
A-1090 Wien

D. VÖLTER und T. JUNGEBLOD: **Das Harnblasenkarzinom – Beziehungen zwischen präoperativen Befunden, Behandlungsmethoden und 5-Jahresheilung**

Die Daten von 344, 1957 bis 1969 erstmals in unserer Klinik wegen eines Harnblasenkarzinoms behandelten Patienten, wurden mit Hilfe der elektronischen Datenverarbeitung ausgewertet. Es handelte sich um 264 männliche und 80 weibliche Kranke. Das Blasenkarzinom trat somit 3,3 mal häufiger bei Männern als bei Frauen auf. Das Durchschnittsalter lag bei 65 Jahren. Das erste Symptom der Erkrankung war bei 294, also bei 85% der Patienten die Makrohämaturie und bei 50 Patienten (15%) eine Pollakisurie und Algurie.

Bei nahezu 50% der Patienten fand sich zwischen dem Auftreten der ersten Symptome und der Diagnosestellung ein Intervall von über 6 Monaten.

Bei 124 Patienten konnte der Tumor auf Grund der Unterlagen retrospektiv lokalisiert werden (Abb. 1). Es zeigte sich, daß über 70% der Tumoren an der Blasenseiten-

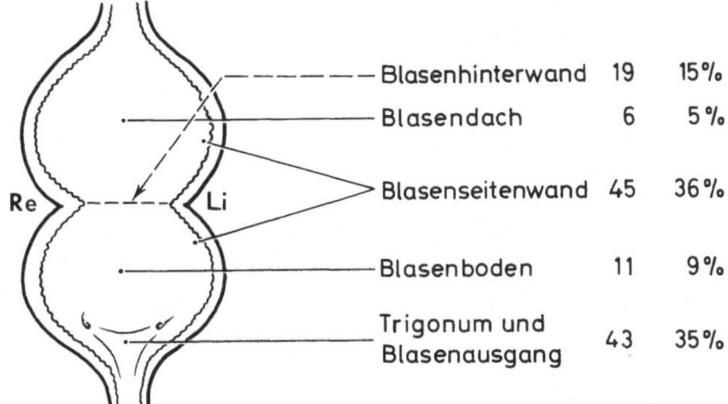

Abb. 1. Lokalisation der Harnblasentumoren von 124 Patienten

	transurethrale Resektion	Sectio alta	Blasenteilresektion	Zystektomie	Σ
Papillome + Übergangszellkarzinome Grad I	52 72%	16 22%	3 4%	1 1%	72
Übergangszellkarzinome Grad II - III + solide Karzinome	102 52%	38 19%	16 8%	40 20%	196
Plattenepithelkarzinome	15 50%	-- --	7 23%	8 27%	30
Adenokarzinome	1	1	2	1	5
Sarkome	--	1	--	--	1
Σ	170 56%	56 18%	28 9%	50 16%	304

Abb. 2. Aufgliederung der Blasentumoren von 304 Patienten nach histologischem Typ und Behandlungsmethode

wand oder im Trigonumbereich saßen. 15% der Tumoren saßen an der Blasenhinterwand, 9% am Blasenboden und nur 5% am Blasendach.

Aufgegliedert nach dem histologischen Typ handelte es sich um (Abb. 2) 72 Papillome und Übergangszellkarzinome Grad I, 196 Übergangszellkarzinome Grad II bis III und solide Karzinome, 30 Plattenepithelkarzinome, 5 Adenokarzinome und 1 Sarkom. Als Behandlungsmethode wurden bei den 304 Patienten in 5% die transurethrale Resektion, in 18% die Sectio alta, in 9% die Blasenteilresektion und in 16% der Fälle die Zystektomie durchgeführt. Aus der Abb. 1 ist weiterhin zu ersehen, daß die Papillome und die Übergangszellkarzinome Grad I vorwiegend einer transurethralen Resektion unterzogen wurden. Eine Zystektomie erfolgte im wesentlichen nur bei den Übergangszellkarzinomen Grad II–III, den soliden Karzinomen und den Plattenepithelkarzinomen [2].

Die Abb. 3 zeigt, daß mit steigendem Infiltrationsgrad (T_1–T_4) die 5-Jahresheilung der Patienten von 43% auf 2% rapide abnimmt. Desweiteren ist zu sehen, daß nach einer

	transurethrale Resektion	Sectio alta	Blasenteil-resektion	Zystektomie	Σ
T 1	78 (37 %)	23 (48 %)	8 (50 %)	10 (70 %)	119 (43 %)
T 2	42 (0 %)	11 (36 %)	6 (50 %)	16 (38 %)	75 (17 %)
T 3	30 (0 %)	11 (0 %)	8 (25 %)	15 (13 %)	64 (6 %)
T 4	20 (0 %)	11 (0 %)	6 (0 %)	9 (11 %)	46 (2 %)
Σ	170 (17 %)	56 (27 %)	28 (32 %)	50 (32 %)	304 (23 %)

in Klammer die 5-Jahresheilung in %

Abb. 3. Aufgliederung der Blasentumoren von 304 Patienten nach Infiltrationsgrad und Behandlungsmethode

Blasenteilresektion oder einer Zystektomie in einem höheren Prozentsatz eine 5-Jahresheilung zu erreichen war, als nach einer transurethralen Resektion. Dabei gilt es auch noch die Tatsache zu berücksichtigen, daß es sich in den Fällen, die einer transurethralen Resektion unterzogen wurden, doch vorwiegend um Patienten mit einem geringeren Infiltrationsgrad des Tumors handelte. Zusätzlich ist zu bemerken, daß die transurethral resezierten Patienten alle einer postoperativen Strahlentherapie mit 6000 RHD unterzogen wurden, während nur 12 der 50 zystektomierten Patienten postoperativ bestrahlt wurden [2].

Die geringe 5-Jahresüberlebenszeit, die wir mit der transurethralen Resektion erreichten, mag teilweise darauf beruhen, daß zu dem damaligen Zeitpunkt in unserer Klinik noch keine Nach- bzw. Sicherheitsresektion der Tumoren durchgeführt wurde. Bekanntlich ist jedoch bei einem undifferenzierten Karzinom, das bereits in die Blasenmuskulatur eingebrochen ist (T_2), auch eine mehrmalige transurethrale Resektion häufig überfordert. Wie unsere Nachuntersuchungen zeigen, sollte die Zystektomie nicht den letzten verzweifelten Therapieversuch darstellen. Spätestens beim ersten Rezidiv eines undifferenzierten Karzinoms sollte die Zystektomie durchgeführt werden, sofern dies vom Allgemeinzustand des Patienten aus möglich ist. Durch die Frühzystektomie kann die ungünstige Prognose dieser undifferenzierten Blasenkarzinome verbessert werden.

Literatur

1. Jungeblod, T.: Das Harnblasenkarzinom. Diss., Tübingen (1978). – 2. Staehler, W., Völter, D.: Die operative Behandlung des Blasenkarzinoms. Urologe A **12,** 50–54 (1973)

Prof. Dr. D. Völter
Urologische Abteilung
St. Trudpert-Krankenhaus
D-7530 Pforzheim

Diskussion zu den Vorträgen Seite 142 bis 163
Spezielle Ursachen des Harnblasenkarzinoms und Erfahrungsberichte

Moderator: E. Zingg, Bern, H. Marberger, Innsbruck

Moderator E. Zingg, Bern: Man hat in diesen Vorträgen gehört, daß die chronische Entzündung wahrscheinlich in manchen Fällen der Boden eines Blasenkarzinoms sei. Der Boden, auf dem das Karzinom wachse. Nun könnte man sich vorstellen, daß dieses Wachstum durch die Behandlung der Entzündung etweder verhindert oder daß ein bereits angelegter im Wachsen begriffener Tumor sein Wachstum nicht mehr fortsetzt, und ich möchte fragen, es ist fast eine ketzerische Frage, ob einer der Vortragenden gesehen hat, daß die Tumoren auch verschwinden? Die Frage steht im Raum. Sie ist, glaube ich, sehr wichtig, vor allem dann, wenn bei einem Carcinoma in situ das Karzinom verschwunden ist.

H. Zincke, Rochester: Ich kann mit Herrn Marberger nicht übereinstimmen. Wenn Sie diese Patienten lange genug nachuntersuchen, und zwar bis zu 15 Jahren, dann werden Sie wieder das Carcinoma in situ sehen. Wenn Sie einen guten Zytologen haben und multiple Biopsien durchführen. Es kann aber temporär wieder verschwinden.

H. Haschek, Wien: Ich möchte nach meiner Erfahrung nicht dazu Stellung nehmen, daß ich einen Tumor hätte verschwinden gesehen. Aber, wenn wir durch transurethrale Resektion eines umschriebenen Tumors eindeutige Heilungen haben, die über 10 Jahre gehen in 70 bis 80% der Fälle, und mir der Pathologe sagt, daß er in 20% einzelne Zellnester findet, dann gibt es keinen anderen Schluß als den, anzunehmen, daß der Körper imstande ist, mit einzelnen Zellnestern fertig zu werden. Sonst müßten alle unsere partiell operierten Patienten sterben oder zumindest zum großen Teil.

G. Bartsch, Innsbruck: Ich glaube, das Carcinoma in situ sollte nicht unter dem Namen von atypischen Epithel- oder Zellnestern laufen. Das Carcinoma in situ ist ein malignes Karzinom mit einem hohen Malignitätsgrad, und ich glaube, Epithelnester oder atypisches Epithel sind etwas anderes.

Moderator E. Zingg, Bern: Eine Frage an Herrn Bartsch: Was machen Sie in Fällen – ich überblicke jetzt einige – mit einer positiven Urinzytologie, bei denen die Biopsie immer negativ ist? Die Zytologie ergab eindeutig Carcinoma in situ G III.

G. Bartsch, Innsbruck: Von unsren Pathologen wird die Nomenklatur von Eposti verwendet, mit der wir ausgezeichnete Erfahrungen gemacht haben. Insbesondere, weil diese Zytologie mit dem DNS-Gehalt der Zellen korreliert. Unsere Carcinoma in situ-Methoden sind nach Eposti und Zajicek 4er und 5er. Bei diesen Patienten findet man eine positive Zytologie. Entscheidend ist aber, daß man anscheinend bei diesem Krankheitsbild Jahre braucht, um die Diagnose bei positiver Zytologie mit Hilfe der Histologie zu verifizieren. Ferrow hat eine Latenzzeit von 11 Monaten bis zu 144 Monaten bis zur histologischen Diagnosestellung. Unser Patient mit der längsten Latenzzeit geht über 10 Jahre.

Moderator E. Zingg, Bern: Also warten und weiter kontrollieren?

G. Bartsch, Innsbruck: Ich glaube schon, ja!

H. Marberger, Innsbruck: Gestern habe ich von einem Fall gesprochen, der 17 Jahre überlebt hat und dessen Blase man – ich möchte fast sagen – in Serie geschnitten hat. Bei der Autopsie war bei einem nachgewiesenen Carcinoma in situ nach 17 Jahren am post mortem-Präparat kein Tumor mehr feststellbar. Sie können mir natürlich sagen, daß der Pathologe den Blasentumor nicht gefunden hat. Das muß man eben zur Diskussion stellen.

R. Hohenfellner, Mainz: Ich glaube, beim Carcinoma in situ kann der zytologische Befund der endgültigen Diagnose viele Jahre vorauseilen. Die Zytologie war über viele Jahre positiv, und dann kommt erst der positive pathologische Befund. Es ist eben das Problem, daß 8 oder 9 Jahre vergehen können, bevor etwas passiert. So daß wirklich die Frage offen ist, welche dieser Carcinomata in situ explodieren, und welche man somit sofort operieren soll. Ich glaube, diese Frage ist noch nicht beantwortet.

G. Bartsch, Innsbruck: Ich möchte noch etwas zur Zytologie sagen: Ferrow hat 63 Fälle von Carcinomata in situ bei 42000 zytologischen Untersuchungen an 35000 Patienten gefunden. Das ist zu viel Aufwand. Ich glaube daher, daß wir das Carcinoma in situ bei Risikogruppen suchen sollten. Eine Risikogruppe ist die interstitielle Zystitis, und ich könnte mir vorstellen, eine andere Risikogruppe ist die klinisch ungeklärte Mikrohämaturie.

H. Zincke, Rochester/Minnesota: Ich möchte Herrn Bartsch korrigieren. Ich arbeite an der oben erwähnten Klinik. Die Untersuchung an 35000 Patienten mit 42000 Zytologien wurde nicht durchgeführt, um ein Carcinoma in situ zu finden. Sie wurden routinemäßig durchgeführt. Jeder Patient, der ein Zystitis-Symptom bot oder andere urologische Symptome hatte, wurde automatisch einer Harnzytologie-Untersuchung unterzogen.

Moderator E. Zingg, Bern: Danke für diese Präzision.

Wir kommen dann zur Diskussion der Berichte aus Düsseldorf, Wuppertal, Wien und Tübingen. Zuerst der Vortrag der Herren Wienhöwer und Zoedler, Düsseldorf.

K. Bandhauer, St. Gallen: Ich hätte eine Frage an Herrn Wienhöwer und Herrn Zoedler: Die Ergebnisse Ihrer Zystektomie waren ja eigentlich schlecht. Beim Stadium T2, wenn ich mich recht erinnere, 40% 5 Jahre Überlebenszeit. Haben Sie mit der Zystektomie eine Lymphadenektomie verbunden, und wenn ja, wie oft waren die Lymphknoten befallen, und wie oft hat es sich um einen metastasierenden Tumor gehandelt?

Und die zweite Frage, die mich besonders interessiert: Würden Sie aufgrund dieser Statistik Ihrer Klinik Ihr Therapiekonzept beim Blasenkarzinom ändern, und würden Sie die Indikation zur Zystektomie, die doch ein verstümmelnder Eingriff ist, strenger stellen?

R. Wienhöwer, Düsseldorf: Ich finde unsere Statistik gar nicht so schlecht. Wir haben eine 40% 5-Jahres-Überlebenszeit bei Tumoren des Stadiums T2. Wobei man natürlich die T3-Stadien mit hineinnehmen kann, so daß man sagen kann, T3A. Es ist so, daß unser Histologe die Grenzen gesetzt hat bezüglich der Zellsituation: Über die Serosa hinaus oder nicht. Wir haben die Tumoren so gewertet, daß, wenn keine Infiltration in die Blasenserosa vorgelegen hat, die Blase im Gesunden entfernt worden ist.

Zur Lymphknotenausräumung: Wir testen generell die Lymphknoten. Sie wissen, daß in unserer Klinik zum größten Teil die Harnableitung nach Coffey gemacht wird. Wenn wir absehen, daß es zu einer Bestrahlung kommen muß, wird auch nur eine Harnleiterhautfistel ausgeführt. Wir sehen keinen Grund, unsere Indikation zur Zystektomie zu ändern. Insbesondere kann man nicht sagen, daß die Zystektomie ein verstümmelnder Eingriff ist. Ich glaube, wenn man 40% der Patienten von dem Tumor befreien kann und sie eine 5-Jahres-Überlebenszeit haben, dann ist das doch ein ganz gutes Ergebnis.

Moderator E. Zingg, Bern: Herr Wienhöwer, wenn ich hier gerade an Herrn Bandhauer anschließen darf: Was mich erstaunt hat, ist Ihre histologische Einteilung. Ich verstehe unter einem soliden differenzierten Karzinom eigentlich nicht viel, und vor allem, der Prozentsatz von 41% scheint mir sehr hoch. Was ist bei Ihnen in Düsseldorf ein solides differenziertes Karzinom?

R. Wienhöwer, Düsseldorf: Das ist die Einteilung unseres Histologen.

R. Tscholl, Bern: Noch eine Frage an Herrn Wienhöwer: Es spricht für eine konsequente Indikation, bei T2 die Zystektomie auszuführen. Aber ich verstehe die Bemerkung nicht ganz, daß man im Nachresektat noch Zellnester gefunden hat. Mit anderen Worten, irgendwann resezieren Sie doch, wenn der Tumor in die Muskularis eingebrochen ist, die Zystektomie wird nicht in allen Fällen durchgeführt?

R. Wienhöwer, Düsseldorf: Wir resezieren bei einem Tumor des Grades II und III. Dann resezieren wir nach. Sehen wir dabei, daß eine Muskularisinfiltration vorliegt, dann führen wir die Zystektomie durch. Ich hatte von drei Fällen gesprochen, bei denen nachreseziert wurde, bei denen dann Tumornester gefunden wurden, und daß dann bei der Zystektomie keine Tumorzellen mehr vorlagen.

D. Zoedler, Düsseldorf: Wenn ich noch etwas Ergänzendes sagen darf. Es ist doch so, daß die Diagnostik durch die Elektroresektion vorgenommen wird. Der Pathologe kann letztlich erst entscheiden, ob eine Muskularisinfiltration vorliegt oder nicht. Nicht Zystoskopie und nicht die makroskopische Untersuchung entscheiden. Aus diesem Grunde führen wir bei Tumoren, bei denen die erste Elektroresektion keine Muskularisinfiltration ergeben hat, also T1, eine Nachresektion nach 6 Wochen durch. Ergeben sich dann im Tumorgrund, in der Muskularis, verbleibende Zellnester, dann ist es ein Stadium T2. Dann ist die Zystektomie indiziert.

Ich darf vielleicht noch zusätzlich zu den Lymphdrüsen etwas sagen: Die Lymphdrüsenausräumung führen wir nicht durch. Wir nehmen nur aus diagnostischen Gründen einzelne Drüsen weg. Ergibt sich dann bei diesen Drüsen eine Metastasierung, dann ändert sich natürlich automatisch die Indikation zur Harnableitung, denn ich kann bei Zellen, die ich evtl. einer Nachbestrahlung unterziehen muß, nicht einen Coffey machen, der ja letztlich gerade in dem Bereich liegt, der der intensivsten Bestrahlungstherapie zugeführt werden muß, nämlich im iliacalen Bereich. Ich muß mich dann auf eine andere Art der Harnableitung beschränken.

Nur noch einige Worte zur Letalität. Wir haben gesehen, daß es sehr unterschiedliche Letalitätszahlen gibt, 4,5% bis 15%. Ich glaube, daß die Frage der Letalität nicht eine Frage der Zystektomie ist, sondern eine Frage der Harnableitung und die Harnableitung den Letalitätsgrad beeinflußt.

Dem Letzten stimme ich zu. Zum Beispiel hat die Zystektomie allein in unserem Krankengut, wenn wir sie im Stadium T2 machen, keine Letalität. Sonst haben wir eine Letalität von 2,3%.

R. Hohenfellner, Mainz: Ich wollte noch eine Frage zur Lymphadenektomie stellen. In unserem Krankengut ist der Unterschied zwischen den Lymphadenektomierten und den nicht Lymphaden ektomierten doch 15%, und ich glaube, wenn man von einer radikalen Zystektomie ausgeht, sollte man unbedingt primär mit einem Lymphknoten-Staging beginnen. Ich glaube nicht, daß es gerechtfertigt ist, heute noch eine einfache Zystektomie zu machen. Man sollte unbedingt eine Lymphadenektomie zusätzlich ausführen.

F. Orestano, Palermo: Die Frage der Letalität hängt doch mit der Lymphadenektomie zusammen. Denn bei der radikalen Lymphadenektomie beginnt das ganze Drama des Eiweißverlustes und der parenteralen Ernährung. Es ist nicht nur die Komplikation der Harnableitung, sondern es sind die Komplikationen einer ganz akkuraten und wichtigen parenteralen Ernährung nach der radikalen Zystektomie.

Moderator E. Zingg, Bern: Weitere Diskussionsbemerkungen liegen nicht vor.

Rundtisch-Gespräch – Moderator R. Nagel, Berlin

„Diagnostik und Therapie des Harnblasenkarzinoms in fünf verschiedenen Ländern."

Teilnehmer: J. Auvert, Creteil, Frankreich; E. Lindstedt, Lund, Schweden; F. Orestano, Pálermo, Italien; H. Zincke, Rochester, USA; E. J. Zingg, Bern, Schweiz

R. NAGEL: **Einleitung**

Meine sehr verehrten Damen und Herren!
Zuerst möchte ich allen Teilnehmern an diesem Rundtisch-Gespräch dafür danken, daß sie sich zur Verfügung gestellt haben, einen einleitenden Vortrag über die Behandlung des Blasenkarzinoms in ihren Ländern zu halten und danach dann Diskussionsfragen zu beantworten.

Zuvor möchte ich kurz schildern, wie es zu diesem Rundtisch-Gespräch kam:

Wie wir aus den gestrigen Vorträgen gehört haben, sind ja viele Aspekte von Pathologie, Diagnostik und Therapie des Blasenkarzinoms in Deutschland beleuchtet worden und der Vorstand der Deutschen Gesellschaft für Urologie beabsichtigte bei der Aufstellung des Programmes, von prominenten Vertretern aus verschiedenen Ländern Informationen darüber zu bekommen, wie dort die Diagnostik und die Therapie des Blasenkarzinoms betrieben wird.

Dazu wurden die bereits genannten Herren eingeladen, jeweils zuerst einen Vortrag zu halten über

„Trends in der Behandlung der verschiedenen Stadien des Blasenkarzinoms"

wobei es jedem der Herren überlassen bleiben sollte, welchen Trend er in seinem Lande besonders hervorheben will.

Im Anschluß an die Vorträge sollen dann noch Fragen zur Klassifikation, zu den verschiedenen Behandlungsschemata, zur Zytologie, Röntgenbestrahlung u. a. besprochen werden soweit die Zeit reicht.

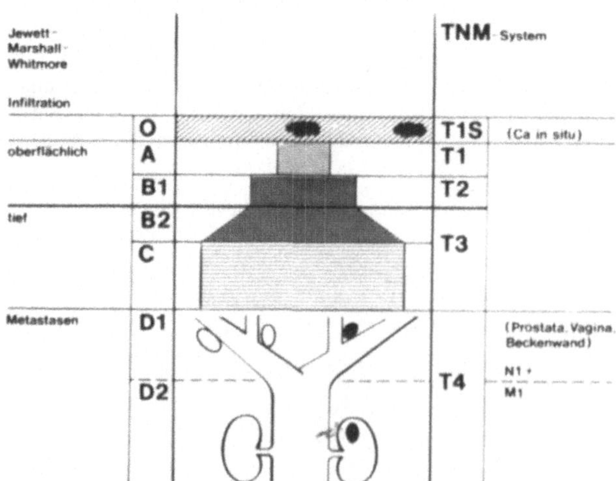

Abb. 1. Nomenklatur zur Stadieneinteilung des Blasenkarzinoms

Da in den verschiedenen Vorträgen sicher nicht nur das TNM-System, sondern auch noch die bisherigen Einteilungen verwendet werden, sollten zur Einführung noch einmal die verschiedenen Stadieneinteilungen dem von der WHO vorgeschlagenen TNM-System gegenüber gestellt werden (Abb. 1).

Wie aus der Abbildung hervorgeht, entspricht das Stadium 0 jetzt dem Stadium Tis, d. h. dem Carcinoma in situ, das oberflächliche Stadium A und B_1 ist jetzt im TNM-System zu T_1 und T_2 geworden, während die Stadien B_2 und C zum Stadium T_3 zusammengefaßt wurden. Das Stadium D_1 beinhaltet Lymphknoten bis zur Bifurkation der A. iliaca interna und das M stellt dann die Fernmetastasen dar. Der Punkt in der Niere ist nur symbolisch als Organmetastase gemeint, denn das Blasenkarzinom metastasiert ja eher in Lunge, Knochen und Leber als in die Niere (Abb. 1).

Bei der Gegenüberstellung der „alten" und der neuen Klassifikation entspricht in der Regel dem T, d. h. dem Tumorstadium, auch das P, d. h. also das *pathologische Stadium*. Entsprechend der Klassifikation der UICC werden die Blasentumoren dann noch entsprechend dem Grading die Symbole G_0 (Papillom) bzw. die verschiedenen Malignitätsgrade G_1–G_3 zugeteilt.

Nach dieser kurzen Einleitung darf ich nun die Teilnehmer des Rundtisch-Gespräches in alphabetischer Reihenfolge bitten, zuerst einmal ihre vorbereiteten Kurzvorträge zu halten.

Prof. Dr. R. Nagel
Urolog. Klinik und Poliklinik d. FU
Klinikum Charlottenburg
Spandauer Damm 130
D-1000 Berlin 19

J. Auvert: **Die Behandlung des Blasenkarzinoms in Frankreich**

Zuerst möchte ich zu Ihrer Erinnerung auf einige grundsätzliche Gegebenheiten hinweisen:

- △ Jede *Hämaturie* macht bei einem über 50 Jahre alten Menschen nicht nur eine Zystoskopie sondern auch eine I. V. U. nötig.
- △ Hinter jeder *Zystitis*, die nach dem 50. Lebensjahr festgestellt wird, kann sich ein Blasenkarzinom verbergen.
- △ Der Urologe darf den Blasentumor nicht durch Elektrokoagulation zerstören, sondern muß eine tiefe Resektion machen, damit an der Basis des Karzinoms eine histologische Untersuchung vorgenommen werden kann.
- △ Papillomatöse Tumore dürfen nicht bestrahlt werden.
- △ Tabakvergiftung ist eine direkte Ursache von Blasenkrebs, vor allem wenn über 30 Jahre lang mehr als 1 Paket pro Tag geraucht wird.

I. Häufigkeit

Im Laufe von 5 Jahren habe ich in meiner 60-Betten-Klinik 130 Fälle von Blasentumoren beobachtet, d. h. 2 neue Fälle pro Monat. Es handelt sich meistens um Männer (88%).

II. T. N. M.-Klassifikation

Die *T. N. M.-Klassifikation* ersetzt allmählich das Jewett-Marshall-System.

T läßt sich durch klinische Untersuchung nur ungefähr abschätzen. Klarer sieht man durch I. V. U. und noch klarer durch endoskopische Resektion. Die ganze Wahrheit kommt schließlich erst durch die Chirurgie zutage.

N ist durch Lymphographie schwierig festzustellen (es gibt viele falsch-negative und falsch-positive Ergebnisse, ungefähr 25%). Lymphadenektomie ist schließlich die wichtigste Begründung für „staging".

Die Differenzierungsgrade und Zellatypien, wie sie bei Broders beschrieben sind, werden in TNM als G_1, G_2 und G_3 beschrieben.

Unser Kollege in Besançon, M. Bittard, hat eine neue Tendenz entwickelt. Er spricht von einer Histoprognose. Die sorgfältige Untersuchung des histologischen Präparates ergibt zu jeder Eigenheit eine Aufzeichnung (Oberfläche, Tiefe, Differenzierung, mitotischer Index, entsprechender Einfall usw.).

Wenn die ganze Berechnung den Wert von etwa 2000 erreicht, tritt der Tod noch im gleichen Jahr ein, bei 1000 überlebt der Kranke weniger als 4 Jahre, und bei weniger als 800 ist ein Überleben von 5 Jahren möglich.

Metastasen bilden sich erst ziemlich spät (Lunge, Leber, Peritoneum). Bei guter Behandlung der Blase können sie sich erst sehr spät bilden.

III. Zytologie

Ich habe mit der Zytologie in unserer Klinik keine gute Erfahrung gemacht.

Camey jedoch berechnet bei Zellen der Klassen 3 und 4 80% als echte Blasenkarzinome und nur 20% als falsch-negative.

Auch von Steg wird diese Methode mit Erfolg zur Erforschung der in-situ Blasenkarzinome benützt.

IV. Behandlungsschema

Zuerst möchte ich Ihnen zwei Regeln ins Gedächtnis rufen:
- Jedem chirurgischen Eingriff an der Blase soll eine Flash-Bestrahlung vorausgehen.
- Bei jeder Zystektomie soll auch eine Lymphadenektomie vorgenommen werden.

1. Frühstadium (T1–T2)
Es muß zwischen zwei Kategorien unterschieden werden:
- Trigonum
- Blasenkörper

a) Trigonum
Stadium A (T1) = Endoskopische Resektion. In Rezidivfällen: Chemotherapie, Blaseninstillation mit VM 26 oder Thiotepa.
Stadium B1 (T2) = Totalzystektomie. Der Schnitt wird in der Mitte der Prostata vorgenommen. Im Falle N(+): Brickerblase und postoperative Bestrahlung (4500 R). Im Falle N(−) und bei jüngeren Kranken (unter 65 Jahren) Blasenplastik in-situ.

b) Blasenkörper
Stadium A (T1) = Endoskopische Resektion. Ein Tumor B1 (T2) = Iridium I92 (ebenfalls nach partieller Zystektomie). Mehrere Tumore B1 (T2) = Totalzystektomie mit nachfolgender plastischer Rekonstruktion.

Dies sind unsere Ziele, aber nicht überall in Frankreich geht man auf diese Weise vor.
- Einige Urologen führen nie Totalzystektomien durch, sondern machen stets partielle Zystektomien mit nachfolgender Bestrahlung.
- Dieselben Urologen führen nur endoskopische Resektionen aus bei Fällen von Trigonum-T2, unter Zuhilfenahme der Bestrahlung.
- Merkwürdigerweise schreiten diese Urologen leicht zur Operation bei großen Papillomen und öffnen dabei die Blase ohne vorherige Bestrahlung. Dies ist jedoch wegen der Bauchwand-Rezidive sehr gefährlich.
- Lymphadenektomie wird nicht von allen durchgeführt. Teils wird sie systematisch angewendet oder nur sehr partiell.

2. Fortgeschritteneres Stadium
Dringt das Karzinom tief in die Blasenwand (B2 und C = T3) vor, so wird die Totalzystektomie unentbehrlich und, wenn es sich um ein Trigonum-Karzinom handelt, auch eine totale Prostatektomie. Mit Bricker-Blase oder Coffey wird abgeschlossen.
Wenn der Patient nach 6 Monaten gut geheilt ist, wird in diesen Fällen eine Total-Urethrektomie durchgeführt.

Im Falle von N3 Lymphknoten wird keine Totalzystektomie durchgeführt, lediglich als eine palliative Behandlung.

V. Immunologieforschungen

Alle unsere Blasenkarzinome werden immunologisch untersucht.
- Blutsenkungsgeschwindigkeit (normal unter 10 mm)
- Lymphozytenberechnung (normal 2000)
- Untersuchung der zellulären Spätempfindlichkeit bei Hauttests mit
  - Tuberkulin
  - Varidas
  - Candidine

  (intradermale Injektion). Abgelesen wird nach 2 Tagen (normal 8 oder 10 mm).
  - DNCB führen wir nicht mehr durch, wegen der bei Kranken und Schwestern aufgetretenen allergischen Zwischenfälle.

Im Alter von über 70 Jahren und im Stadium der Metastasen haben wir eine allgemeine Verminderung dieser Reaktionen festgestellt. Wir untersuchen ebenfalls den LIF (Lymphocytes Inhibiting Factor) und den P I 5 (Rosetten, Komplement usw.), was beides im Labor erforscht wird.

VI. Röntgenbestrahlung

Röntgenbestrahlung ist ein wichtiger Teil bei der Behandlung des Blasenkarzinoms.

1. Vorbestrahlung
Vor jedem chirurgischen Eingriff an der Blase soll eine Bestrahlung vorgenommen werden, um die Aktivität der Zellen zu vermindern und eine Ausbreitung in die Bauchwand zu vermeiden. Dabei genügen 1200 rad während 6 Tagen, oder in 2 Tagen (J1–J3) oder schließlich 850 rad auf einmal. 2 Tage nach Abbruch der Bestrahlungen wird der chirurgische Eingriff gemacht. Wir verwenden eine Hochenergie-Bestrahlung von 25 MeV. Der Tumor ändert sich hierdurch nie sichtbar, denn wir operieren schnell danach. Wenn wir 2 Wochen gewartet hätten, wäre die Flashbestrahlung ungefähr die gleiche wie 2000 rad in 10 Tagen gewesen. Eine solche Bestrahlung erleichtert die chirurgischen Eingriffe und alle plastischen Operationen können danach vorgenommen werden.

Eine stärkere Bestrahlung (4000 rad während 4 Wochen) ist für weit vorgeschrittene Karzinome nützlich. In 25% dieser Fälle erreicht man eine Reduktion des Tumors, deren Bedeutung sehr positiv ist. 15 Tage nach Ende der Bestrahlung kann die Tumorverminderung durch Endoskopie sichtbar gemacht werden. Nach dieser starken Bestrahlung ist es angebracht, die plastische Chirurgie zu vermeiden (nur Bricker oder kutane Ureterostomie). Diese Behandlungsweise ist in Frankreich weit verbreitet.

2. Nachbehandlung nach operativer Therapie
Nur in Fällen von T3 (C) und N1,2 + wird eine Nachbehandlung durchgeführt. Die Bestrahlung, die eine Totaldosis von 6000 rad erreicht, wird über die Lymphketten geleitet.

3. Als alleinige Maßnahme
Die Bestrahlung ist eine wichtige Waffe für Patienten, die man aus verschiedenen Gründen nicht operieren kann:
– wegen zu hohem Alter (über 72 J.), wegen Lungen-, Herz- oder Leberkrankheiten, Nierensuffizienz, zu hohem Körpergewicht, oder weil das Stadium schon zu fortgeschritten ist (T4–N3 +). Das Becken wird 6 Wochen lang mit 6000 rad bestrahlt.

VII. Bedeutung der Chemotherapie

Es ist von großem Nutzen, wenn sich für die Chemotherapie
– der Urologe
– der Röntgenarzt
– und der Krebsspezialist
untereinander absprechen können.

Wir wenden dies Programm auf alle urologischen Karzinome in unserer Klinik an und ganz besonders für den Blasenkrebs.

Die Chemotherapie wird für Karzinome im fortgeschrittenen Stadium T3–T4 angewendet, die unheilbar oder Rezidive sind oder Metastasen gebildet haben. Für diese Fälle wenden wir nacheinander folgende Mittel an:
– Adriamycin (50 mg/m2/I. V., gefolgt von
– S. F. U. 400 mg/m2/I. M. während 3 Tagen.

ADM ist eine Kontraindikation, wenn der Patient herzkrank ist. 6 Monate lang wird diese Behandlung jeden Monat durchgeführt. Bei 35% der Fälle trat eine Besserung ein (Carter u. Wassermann, 1975). Die Behandlung wird am 1. Tag im Krankenhaus vorgenommen, dann kann der Patient sie zu Hause weiterführen.

Eine andere Art der Chemotherapie sind Instillationen in die Blase für rezidivierende T1 Tumoren oder Tumoren mit Metastasen. Für diese Fälle verwenden wir
– entweder Thiotepa
– oder VM 26
jeden Monat, ein Jahr lang. Beide Behandlungsweisen werden gegenwärtig von der E. O. R. T. C. untersucht.

VIII. Behandlung des terminalen Stadiums

a) Geschrumpfte Blase: Es ist ohne Bedeutung, ob sie durch häufige Endoskopien oder durch die Folgen der Behandlung hervorgerufen worden ist, sie rechtfertigt immer eine Ableitung des Urins oberhalb der Blase (Bricker oder kutane Ureterostomie).
b) Ein solches Vorgehen ist ebenfalls gerechtfertigt bei *unstillbaren Blutungen,* (gleichgültig ob diese durch die Blasentumoren oder durch die Behandlungsfolgen ausgelöst wurden).

– Die Ableitung des Urins oberhalb der Blase ist vertretbar, wenn es sich außerdem auch noch um eine Schrumpfblase handelt;
– wenn die Unterbindung der Unterbaucharterien nicht ausreicht.
Vorzuziehen ist jedoch die selektive Embolisierung der Blasenarterien (Merlan und Kuss).
Uns ist dies Verfahren bis jetzt jedoch noch nicht gelungen.
– Wir haben 3 mal versucht, an einer durch Bestrahlung geschädigten Schrumpfblase eine Formolisierung vorzunehmen. Der Erfolg war jedoch unterschiedlich.

Prof. Dr. J. Auvert
Service d'Urologie
Hopital Henri Mondor
F-94010 Creteil

E. Lindstedt und S. Collen: **Trends in der Behandlung der verschiedenen Stadien des Blasenkarzinoms in Schweden**

Anfangs möchten wir gern über die Betreuung von urologischen Patienten in Schweden etwas berichten.

Schweden mit seinen 8 Millionen Einwohnern ist in sieben Krankenpflegeregionen eingeteilt. In jeder Region gibt es ein Regions-Krankenhaus, wo hoch spezialisierte Behandlung angeboten wird.

Die Regions-Krankenhäuser haben u. a. urologische und onkologische Kliniken und pathologische und zytologische Laboratorien. Fach-Urologen gibt es auch an vielen anderen größeren Krankenhäusern. Nur einzelne Urologen arbeiten als praktische Ärzte in Stockholm und Göteborg und diese behandeln nicht Blasentumoren. An Krankenhäusern ohne Urologie behandeln Allgemein-Chirurgen die urologischen Krankheiten.

Die Anzahl der Blasenkarzinom-Fälle nimmt jedes Jahr zu, und 40–60% der urologischen Behandlungs-Kapazität wird gegenwärtig von Blasenkarzinomen in Anspruch genommen. Während der Zeit 1945–1965 wurden die Behandlungs-Ergebnisse bei Blasenkarzinomen kaum verbessert. Diese Tatsache hat dazu beigetragen, daß die Schwedische Gesellschaft für Urologie während der letzten zehn Jahre für eine Zentralisierung der Blasenkarzinom-Behandlung gearbeitet hat. Gemeinsame sogenannte „Pflege-Programme" für das ganze Land werden für diese Krankheiten vorbereitet.

Die Behandlungs-Ergebnisse bei Blasenkarzinomen sind schwierig zu beurteilen. Um dieses zu erleichtern, sind unsere jetzt 2000 Fälle seit 10 Jahren datenverarbeitet.

Die Medizinische Akademie in Lund ist Regions-Krankenhaus für Süd-Schweden mit einer Bevölkerung von etwa 1,3 Millionen, die Stadt Malmö ausgenommen. In dieser Gegend werden jedes Jahr etwa 250 neue Fälle von Blasenkarzinomen diagnostiziert. In Lund wird die Behandlung jedes Blasenkarzinom-Patienten in einer Konferenz mit Urologen, Onkologen, Patho-Zytologen und Röntgenologen entschieden. Wir streben danach, einem für alle urologischen Abteilungen der Region gemeinsamen Behandlungs-Programm zu folgen. Dieses Programm ist mit wenigen Ausnahmen für alle Regions-Krankenhäuser in ganz Schweden identisch.

Unserer Meinung nach sollten alle Patienten mit neu-diagnostizierten Blasenkarzinomen von Fach-Urologen stationär beurteilt und behandelt werden. Alle Patienten mit nur einer Niere oder verminderter Nierenfunktion, mit Papillomatose, mit gleichzeitigem Tumor des Nierenbeckens oder des Ureters und alle mit niedrig differenzierten oder undifferenzierten Karzinomen sollten in Krankenhäusern behandelt werden, wo Urologe, Onkologe und Pathologe/Zytologe zugänglich sind.

Während der 50er Jahre war eine offene Blasenresektion die gewöhnlich primäre Behandlung von Blasenkarzinomen. Bei uns in Lund wurden der Blasenresektion in

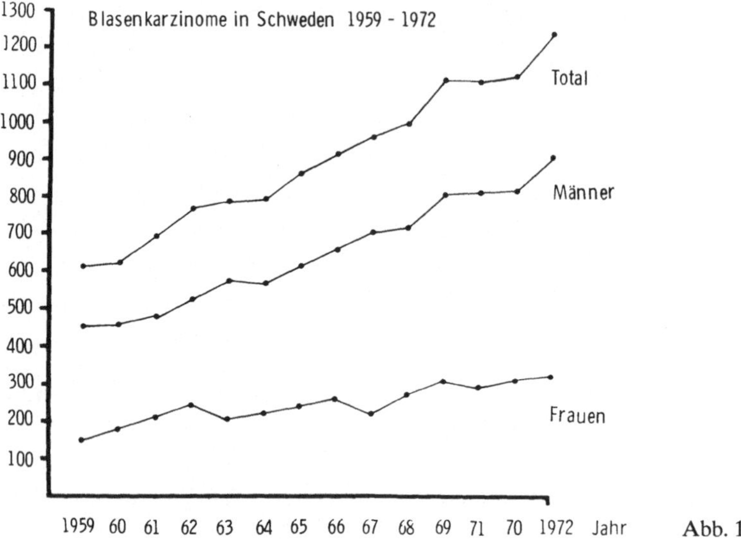

Abb. 1

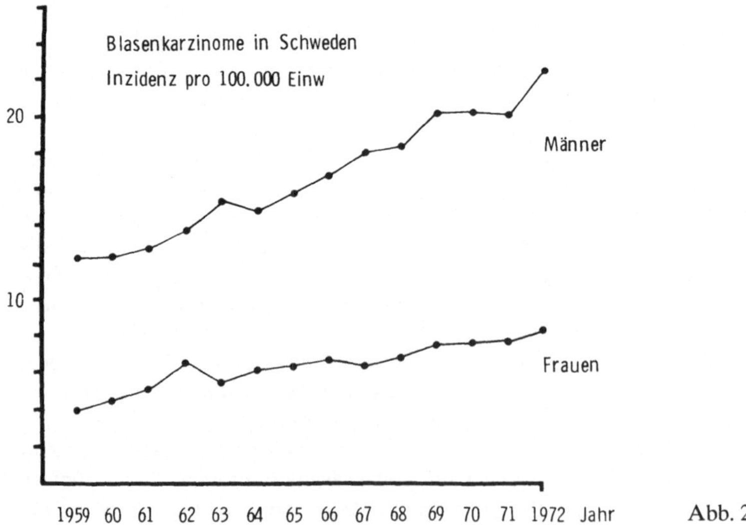

Abb. 2

Fällen mit solitären Tumoren Stadium T1-T2 eine interstitielle Radiotherapie durch Implantation einer Nadel aus Tantalum -[182] an beiden Seiten des Resektions-Randes hinzugefügt. Diese Behandlung wurde im Jahre 1955 angefangen und praktisch unverändert bis zum Ende der 60er Jahre durchgeführt. Die Bewertung der Ergebnisse zeigte, daß Lokal-Rezidive praktisch niemals auftraten.

Bei niedrig differenzierten T1 und hoch oder mittelhoch differenzierten T2, wo eine totale Zystektomie sonst in Frage kommen könnte, behalten wir immer noch die Tantalum-Behandlung in unserem Programm. Offene Blasenteilresektion kommt übrigens in Schweden nur bei Tumoren im Blasendivertikel vor. Erst Ende der 60er Jahre, wurde die transurethrale Resektion bei großen Blasenkarzinomen allgemein akzeptiert. Beim Stadium T2 meinen wir immer noch, daß die transurethrale Resektion mit unserer Technik nicht genügend ist.

Das Radiumhemmet in Stockholm, übrigens jetzt ein WHO Referenz-Zentrum für Blasenkarzinom-Behandlung, hat immer eine hohe Stellung bei der Abfassung der Behandlungs-Prinzipien für Blasenkarzinome gehabt. Bei infiltrierenden und bei niedrig differenzierten Karzinomen wandte Radiumhemmet Ende der 50er und während der 60er Jahre ausschließlich eine externe Radiotherapie an. Die frühe posttherapeutische Morbidität war niedrig, und die Überlebensrate nach 3 Jahren sehr gut. Diese Behandlungs-Prinzipien wurden deshalb allgemein anerkannt. Als die Erfahrungen der Spätkomplikationen der Radiotherapie und die schlechten Spätresultate offenbar wurden, sind die Grundsätze geändert worden. Eine kombinierte radiologisch-chirurgische Behandlung von behandelbaren infiltrierenden Blasenkarzinomen wurde deshalb in ganz Schweden während der 70er Jahre immer mehr allgemein akzeptiert. Das bedeutet in der Regel präoperative externe Radiotherapie und Zystektomie. Ausschließlich externe Radiotherapie kommt nur in solchen Fällen vor, wo der Patient die Zystektomie ablehnt oder Kontraindikationen zur Operation bestehen.

Die präoperative Radiotherapie mit einer Dosis von 4000 rad in 4 Wochen für die Blase und die regionalen Lymphknoten ergibt unserer Erfahrung nach ein erhebliches Risiko für postoperative Komplikationen. Diese Komplikationen haben hauptsächlich die Darm-Darm- oder die Ureter-Darm-Anastomosen betroffen, wenn eine distale Ileum-Schlinge für die kutane Urinableitung verwendet wurde. Deshalb haben wir die Verwendung anderer Darm-Abschnitte versucht. In 4 von 6 Fällen, wo eine proximale Jejunum-Schlinge benutzt wurde, traten ernste Elektrolyt-Störungen mit Hyperkaliämie und Azidose auf. Das Kolon haben wir mit größerem Erfolg angewendet, lieber Transversum als Sigmoideum, wenn eine präoperative Bestrahlung gegeben wurde. Um die Komplikationen der Radiotherapie zu vermeiden, machen wir seit einem Jahr wieder die Eingriffe in zwei Sitzungen, zuerst Urin-Ableitung mit Ileum- oder Kolon-Schlinge, darauf externe Radiotherapie und 4–6 Wochen danach die Zystektomie.

Acht Fälle von Urethra-Rezidiven nach 72 Zystektomien haben uns dazu veranlaßt, seit 4 Jahren die Zystektomie zu einer Zysto-Urethrektomie en bloc zu erweitern. Bei Frauen werden zusätzlich Uterus und Adnexe entfernt. Bevor ein Patient mit neuentdecktem Blasenkarzinom behandelt wird, machen wir die präoperativen Untersuchungen und verwenden die Kriterien für Klassifikation die UICC und WHO vorgeschlagen haben. Lymphangiographie ist bei niedrig differenzierten Karzinomen angewandt worden. Sie hat aber bei uns so große Fehlerquellen, daß sie keine diagnostische Bedeutung gehabt hat. Die Becken-Angiographie wurde in Lund Ende der 50er und in den 60er Jahren von Jan Nielsson entwickelt. Diese Methode hat in einigen Fällen die Beurteilung eventueller extravesikaler Ausbreitung erleichtert. Sie wird aber nicht routinemäßig für die Stadium-Klassifikation benutzt.

Je nach Stadium, Grad, Größe, Multiplizität und Lokalisation wird dem Patienten die Behandlung nach unserem Programm mit Rücksicht auf das Alter, den Allgemein-Zustand und die eigenen Wünsche angeboten.

Dr. E. Lindstedt
Urologische Universitätsklinik
Lasarettet in Lund
S-22185 Lund

F. ORESTANO: **Trends in der Behandlung der verschiedenen Stadien des Blasenkarzinoms**

Trends in der Behandlung einer Erkrankung werden durch die Ausnützung der zur Verfügung stehenden technischen Möglichkeiten, durch Erfahrung und Ergebnisse mit bestimmten Behandlungsmethoden, durch die Einstellung der Patienten gegenüber der Erkrankung und der Behandlung bedingt.

Die schulmäßige chirurgische Einstellung dem Problem des Blasenkarzinoms gegenüber hat bis vor wenigen Jahren in Italien allein der radikalen operativen Therapie Zugang gelassen. Endoskopisch wurden lediglich einzelne kleine Papillome koaguliert oder Gewebe zur bioptischen Untersuchung entnommen. Lediglich die urologische Schule in Padua pflegte die TUR in der Behandlung der Blasentumoren.

Neuerdings hat ein Umschwung den therapeutischen Kurs dieser Erkrankung geändert. Die breite Einführung der endoskopischen Therapie neben der Beherrschung der radikalen Chirurgie hat den Weg zur sorgfältigen Auswahl der möglichst besten Behandlungsmethode geebnet.

Es muß vorangestellt werden, daß jeder Blasentumor als maligne angesehen wird; dadurch ist jede Diskussion über Behandlung der benignen oder der malignen Geschwulst überflüssig geworden. Die Therapie richtet sich selbstverständlich nach der Bestimmung des histopathologischen Tumorstadiums P und des histologischen Tumorgrades G. Urographie, Zystoskopie, bimanuelle Untersuchung, Laborstatus, Röntgenuntersuchungen des Thorax und Lymphographie werden durchgeführt.

Eine breite, primär als kurativ anzusehende TUR schließt den diagnostischen Teil ab und öfter gilt sie als alleinige ausreichende therapeutische Maßnahme.

Die klassischen Kriterien der getrennten Entnahme und der histologischen Untersuchung des exophytischen Gewebes, der Tumorbasis, des peritumoralen Gewebes, der tiefen Schichten der Blasenwand werden befolgt. Das pathohistologische Stadium P, der histologische Grad G nebst Berücksichtigung des Alters und des Allgemeinzustandes des Patienten erlauben die Wahl des weiteren therapeutischen Vorgehens.

Von 230 Patienten in den letzen zwei Jahren wurden 182 transurethral ein- oder mehrfach reseziert. Die Ausnutzung der technischen Vorteile der TUR bis zur mehrfachen Resektion mit breiter gezielter Perforation der Blasenwand haben das Pendel zur Seite der TUR schwingen lassen. Tumoren im Stadium P1 und die meisten im Stadium P2 werden ausschließlich transurethral behandelt. P2 mit histologischem Grad G3 oder 4 bei einem Patienten im jüngeren Alter zwingen aber noch zum radikalen chirurgischen Vorgehen.

P2 ist der Schwebebalken. Individuelle Einstellung zum Problem des verstümmelnden Eingriffes, der Morbidität und der postoperativen Mortalität der radikalen Chirurgie sowie zum Problem der Rezidiventstehung nach konservativer transurethraler Behandlung mit Gefahr des allzu späten radikalen Eingriffes führen zur Bildung einer persönlichen Lebensweisheit. Bei Anwendung des objektiven Maßstabes sollte ein Tumor P2 G3 oder 4, der mehr als 3 x 3 cm im Durchmesser mißt, bei einem operablen Patienten radikal chirurgisch entfernt werden. Bei kleineren Tumoren mit dieser Klassifikation wird die TUR durchgeführt und eventuell 8 Tage später wiederholt. Die Lage des Tumors spielt eine weitere wichtige Rolle. Ein Tumor, der im Trigonum oder in der Blasenhinterwand entsteht, wird eher radikal chirurgisch behandelt als bei anderweitiger Lokalisation.

Von 48 Blasentumoren, die chirurgisch behandelt wurden, lagen 25 im Trigonum oder in der Blasenhinterwand.

Tumoren im Stadium P3, Grad 3 oder 4 werden bei gutem Allgemeinzustand und jüngerem Alter noch chirurgisch radikal angegangen, um eine letzte Chance für den Patienten zu gewinnen. Bei intraoperativem Nachweis von regionalen oder Fernmetastasen wird selbstverständlich das chirurgische Bemühen abgebrochen.

Als Alternative stehen die palliative TUR und die Nachbestrahlung oder die antiblastische Therapie zur Verfügung.
Tumoren im Stadium P4 sind Domäne der palliativen Therapie, d. h. TUR eventuell antiblastische Therapie mit Adriblastin, Vincristin, 5 Fluorouracil.

Zusammenfassend kann die Behandlung der Blasentumoren wie folgt schematisch dargestellt werden:

1. In erster Sitzung breite diagnostische, wenn möglich radikale TUR;
2. bei P1 regelmäßige zystoskopische Kontrolle, eventuell bei Rezidiv neue Resektion;
3. bei P2 und P3 neue Nachresektion nach 8 Tagen. Bei nochmaligem Nachweis von Tumorgewebe in den tiefen Schichten bei entsprechender Kondition des Patienten radikale Chirurgie;
4. falls kein Tumorgewebe mehr nachgewiesen wird, neue Resektion eventuell nach 6 Wochen. Bei negativem Nachweis von Tumorgewebe zystoskopische Kontrolle in Abständen von 3 Monaten, anderenfalls chirurgische Therapie;
5. bei P4 palliative Therapie mit TUR, Bestrahlung, antiblastische Therapie.

Prof. Dr. F. Orestano
Via Pietro D'Asaro 48
I-Palermo

H. Zincke: **Das Blasenkarzinom**

Innerhalb dieses kurzen Zeitraumes kann eine Beschreibung und Beurteilung von Behandlungsmethoden des Blasenkarzinoms mit seinen verschiedenen Zelltypen und Stadien nur oberflächlich sein. Daher möchte ich meinen Vortrag auf die „Mayo Clinic"-Praxis limitieren, da ich glaube, daß der Versuch einer Beurteilung der Behandlungsmethoden des Blasenkarzinoms in den USA im allgemeinen unvollständig und nicht genügend informativ sein kann.

Ich möchte mich mit 3 Variationen des Übergangsepithelkarzinoms befassen, deren Behandlungsmethoden von vielen Urologen als umstritten angesehen werden. *Erstens,* das sogenannte *Blasenpapillom,* das wir als Grad 1 Übergangsepithelkarzinom (Stadium T1 oder 0) ansehen. *Zweitens* die Diagnose und Behandlung des *Carcinoma in situ* (Stadium Tis oder 0); und im besonderen die Betreuung des Patienten mit negativen Biopsiebefunden bei positiver Harnzytologie (Stadium T0); und *drittens,* die Behandlung des *infiltrierenden Blasenkarzinoms* mit dem Versuch einer kritischen Beurteilung der präoperativen Bestrahlung unter besonderer Berücksichtigung der sogenannten sterilisierten Blase.

Harnblasenpapillom (benigne ?) oder Grad 1 Übergangsepithelkarzinom (Stadium T1 oder 0) der Harnblase

Der Tumor ist papillär und bedeckt mit Übergangsepithel, dessen Zellen auf einer Basalmembran aufgereiht sind. Das Stroma ist delikat. Das Übergangsepithel der Papillen unterscheidet sich weder zytologisch noch histologisch vom normalen Übergangsepithel der Blase (Abb. 1).

Dr. L. F. Greene von unserer Institution berichtete im Jahre 1973 über 100 Patienten mit der Diagnose „Blasenpapillom", die über einen Zeitraum von insgesamt 15 Jahren regelmäßig nachuntersucht worden waren.

Dieses Papillom wurde weniger differenziert bei 22% aller Patienten und entwickelte sich zu einem infiltrierenden Karzinom bei 10 Patienten. Nach unserer Meinung sollte

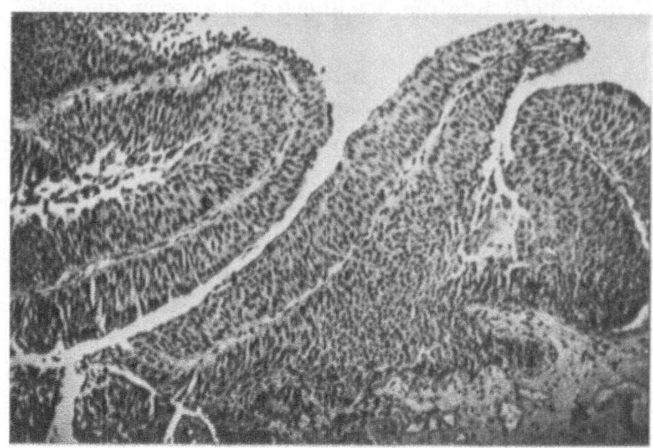

Abb. 1. 1° papilläres Übergangsepithelkarzinom (? Papillom)

man daher diesen Tumor als Grad 1 Übergangsepithelkarzinom ansehen. Die Patienten sollten in regelmäßigen Abständen nachuntersucht werden, da sich bei 73% der Behandelten ein Rezidiv ergibt, und dies meistens innerhalb des ersten Jahres (Tabelle 1).

Tabelle 1. Ergebnisse der Behandlung des „Blasenpapilloms"

„Benignes Papillom" Verlauf über 15 Jahre – Mayo Clinic	
	Fälle
Papillom, Grad 0	100
Rezidiv	73
Höherer Grad (Broders)	22
Infiltrierend	10

Dieser Tumor kann meistens erfolgreich transurethral behandelt werden. Die Instillation von Thiotepa sofort im Anschluß an die transurethrale Operation scheint die Rezidivneigung zu vermindern und wird von uns angewandt. Die Langzeitbehandlung mit Thiotepa findet ebenso Anwendung; die sehr variablen Ergebnisse sind jedoch insgesamt etwas entmutigend. Im Einzelfalle kann sich die Notwendigkeit eines transvesikalen Eingreifens ergeben. Äußerst selten ist eine Teil- oder Totalentfernung der Blase indiziert, wenn z. B. die Ausdehnung des Tumors eine transurethrale Resektion unmöglich macht. Die externe Hochvolttherapie ist bei hochdifferenzierten papillären Blasentumoren nicht sehr wirkungsvoll und wird deshalb an unserer Institution nicht als die primäre Therapieform für nicht infiltrierende Tumoren angesehen. Andererseits sind uns die ausgezeichneten Resultate von van der Werf-Messing bekannt, die eine interstitielle Radiotherapie für die Stadien T1 und T2 anwendet.

Die Nachkontrolle des Patienten muß lebenslang sein. Rezidive sind besonders dann zu erwarten, wenn der ursprüngliche Tumor multipel oder größer als 4 cm im Durchmesser war (Rezidivrate 100%). Von besonderer Bedeutung ist, daß sich bei etwa 35% der Patienten, bei denen sich ursprünglich angrenzend an den Originaltumor eine zelluläre Atypie nachweisen ließ, ein infiltrierendes Blasenkarzinom entwickeln kann.

Carcinoma in situ (Stadium Tis oder 0)

Im Vergleich zu normalen Übergangsepithelzellen sind die Zellen des Carcinoma in situ vergrößert, pleomorph, anisomorph und hyperchromatisch mit grober Chromatinstruktur. Mitosen sind häufig. Der Zellenzusammenhalt ist verloren. Definitionsgemäß dürfen sich in der Submukosa keine Tumorzellen finden. Dafür ist aber typischerweise in der Submukosa ein entzündliches Infiltrat zu finden, das vorwiegend aus Lymphozyten und Plasmazellen besteht (Abb. 2).

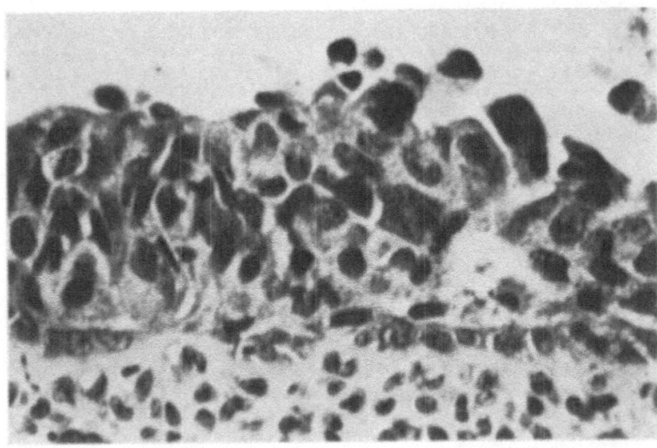

Abb. 2. Carcinoma in situ

Das Carcinoma in situ ist per se nicht infiltrierend, es besitzt jedoch ein großes Potential, sich zu einem infiltrierenden Tumor zu entwickeln. Charakteristisch für dieses Karzinom ist der multiple Befall des Epithels. In „bladder mapping" Studien (Abb. 3) fanden wir, daß bei der Mehrheit der Patienten mehr als die Hälfte der Blase und etwa 60% der distalen Harnleiter vom Karzinom befallen waren. Befall der Urethra zeigte sich bei der Hälfte der Patienten und in 30% der totalresezierten Blasen hatte schon eine Infiltration der Prostatagänge stattgefunden. Mikroinfiltrationen ergeben sich häufig (14%), und in nahezu allen Fällen ist das trigonum vesicae vom Karzinom befallen.

Die häufigsten Symptome sind Pollakisurie, Dysurie, Harndrang und Hämaturie und zeigen sich in etwa 90% aller Fälle. Es scheint, daß die Intensität der Symptome proportional der Ausdehnung des Carcinoma in situ ist.

Als *frühdiagnostische Hilfsmittel* sind die Zystoskopie und Biopsie unzuverläßlich und multiple Biopsien, auch von scheinbar normaler Mukosa, sind absolut notwendig. Die Harnzytologie ist von großer Verläßlichkeit, da die Tumorgrade gewöhnlich hoch sind (Grad 3–4).

In einem späteren Stadium läßt sich das Carcinoma in situ auch zystoskopisch darstellen. Man findet dann gewöhnlich eine rötliche, samtartige, gelegentlich auch granulierte Veränderung der Blasenmukosa, nicht selten auch die sogenannten gelben Punkte, die sich besonders gut bei nur teilweise gefüllter Blase von der Seite her gesehen iden-

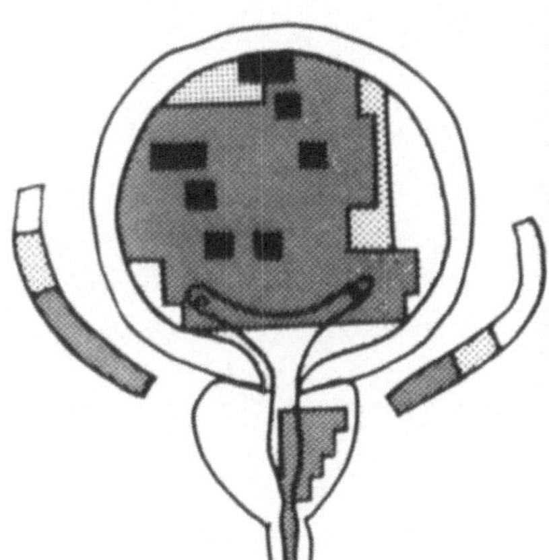

Abb. 3. „Bladder mapping" Beispiel für C. i. s. *Schwarz:* Infiltration. *Dicht schraffiert:* C. i. s. *Gepunktet* Atypie. *Weiß:* Normales Epithel

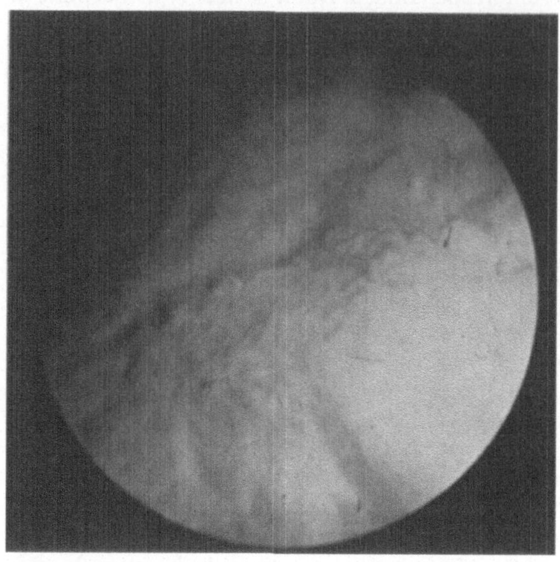

Abb. 4. Carcinoma in situ (Zystoskopie)

tifizieren lassen (Abb. 4 u. 5). Diese „gelben Punkte“ entsprechen in den meisten Fällen den sogenannten von Brunn's Nestern, nämlich kleinen Einbuchtungen im Übergangsepithel, die mit Carcinoma in situ ausgefüllt sind.

Das verläßlichste Diagnosemittel zur Blasenkarzinomdiagnose in unseren Händen heutzutage ist die Harnzytologie, die nach unserer Meinung den wichtigsten Fortschritt in der Urologie in den letzten Jahren im „screening“ des Harnblasenkarzinoms darstellt. Gleichzeitig ist sie unerläßlich für die Nachuntersuchung bei Patienten mit behandeltem Blasenkarzinom. Die Genauigkeit ist bei Grad 1–2 papillären Tumoren von einem Durchmesser von mehr als 2 cm etwa 50% und etwa 80% bei Tumoren der Grade 3–4, während die Genauigkeit bei hochgradigen Tumoren von einem Durchmesser von mehr als 2 cm 100% ist.

Wir haben beobachtet, daß Patienten bis zu 3 und 4 Jahre eine positive Harnzytologie ohne jegliche Symptome oder Befunde hatten. Den Wert der Harnzytologie möchte ich

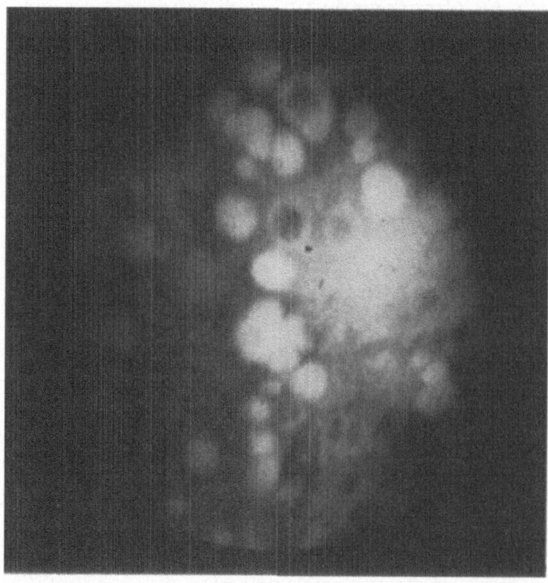

Abb. 5. Carcinoma in situ mit gelben Punkten (Zystoskopie)

besonders auf diesem Gebiet hervorheben. Über einen Zeitraum von $6^1/_2$ Jahren wurden z. B. insgesamt 46322 Harnzytologien an insgesamt 35000 Patienten an unserer Institution durchgeführt. Aus dieser Gruppe hatten insgesamt 106 Patienten eine positive Harnzytologie, jedoch ohne nachweisbare positive zystoskopische oder bioptische Befunde. Während der Periode der Nachuntersuchung konnte die Diagnose Carcinoma in situ bei 69 Patienten mittels positiver Biopsien gestellt werden. Bei den übrigen Patienten konnte trotz regelmäßiger Nachuntersuchungen, einschließlich multipler Biopsien, ein Carcinoma in situ bioptisch noch nicht nachgewiesen werden.

Die Therapie und die natürliche Entwicklungsgeschichte des Carcinoma in situ sind nicht klar festgelegt. Es scheint, daß alle unsere Patienten ohne Lymphknotenbefall, die sich einer radikalen Zystektomie unterzogen haben, geheilt sind. *Die Bestrahlungstherapie ist bei diesem Karzinom ohne jeglichen Wert.*

Das Carcinoma in situ entwickelt sich über längere Zeiträume, wahrscheinlich über 8 und mehr Jahre. Von unseren ersten Erfahrungen mit diesem Karzinom – ohne Zystektomie – wissen wir, daß ein Rezidiv in mehr als 80% der konservativ behandelten Patienten vorkommt, und daß sich innerhalb von 5 Jahren nach der Diagnose bei 73% der Patienten eine Infiltration entwickeln kann, während mehr als die Hälfte der Patienten innerhalb von 5 Jahren versterben können (Tabelle 2). In der internationalen Statistik

Tabelle 2. Entwicklung des C. i. s. ohne Zystektomie

Carcinoma in situ der Harnblase 62 Patienten mit über 5 Jahren Nachuntersuchung		
	No.	%
Rezidiv	51	82 (von 62)
Infiltrierend	37	73 (von 51)
Karzinom als Todesursache	21	57 (von 37)
Blieb Carcinoma in situ	14	27 (von 51)

ergeben sich ähnlich schlechte Prognosen. Von insgesamt 126 Fällen von mehreren Zentren, die ich in der Weltliteratur finden konnte, beobachtete man innerhalb von 5 Jahren eine Infiltrationsrate von 67%, während sich bei den insgesamt120 Fällen von unserer Institution eine Infiltrationsrate von 38% feststellen ließ (Tabelle 3).

Tabelle 3. Infiltrationsrate des C. i. s.

Blasenkrebs Vom Carcinoma in situ → Infiltration		
	Weltliteratur gesamt	Mayo Clinic
Patienten, no.	127	120
Später Infiltration	67%	38%
Jahre nach Diagnose	>5	>5
Therapie	Variabel	Variabel (→Zystektomie)

Die Behandlung des C. i. s. war, wie man aus Tabelle 4 ersehen kann, sehr variabel. Dies reflektiert zweifellos unser Unvermögen in den frühen Jahren, wie dieser Tumor zu behandeln sei. Wir wissen, daß dieses Karzinom mit der radikalen Zystektomie geheilt werden kann, auf der anderen Seite tendiert man dazu, von diesem radikalen Schritt

Abstand zu nehmen, wenn sich noch keine Infiltration nachweisen läßt. Andererseits wissen wir von unseren „bladder mapping"-Studien, daß sich bei 14% der untersuchten Präparate schon eine Mikroinfiltration ergeben hatte, die präoperativ nicht nachzuweisen war. *Von großer Bedeutung ist bei dieser Karzinomform die transurethrale Biopsie der Prostata,* da bei einem positiven Befund die Zystektomie absolut indiziert zu sein scheint. Nach unserer Erfahrung sind diese Fälle mit dem Befall von regionalen Lymphknoten und weit verbreiteten Metastasen verbunden.

Es scheint von größter Wichtigkeit zu sein, herauszufinden, ob lokal anzuwendende Chemotherapie, wie z. B. Thiotepa, das C. i. s. in seiner frühen Phase reversibel machen kann. Dies scheint in einzelnen Fällen nach unserer Erfahrung in den letzten Jahren der Fall zu sein. Gleichwohl widerspricht dies unseren früheren Erfahrungen mit der Thiotepa Instillationstherapie (Tabelle 4 und 5). Wie man aus der Tabelle 4 ersehen

Tabelle 4. Behandlung von 90 Patienten mit C. i. s.

Carcinoma in situ der Harnblase Behandlung von 90 Patienten	Alle Fälle	Primäre Therapie	Mit Nachbehandlung
Radikale Zystektomie	31	31	29
Partielle Zystektomie	5	0	5[a]
TUR-Koagulation	24	15	12
Thiotepa	20	16	14
Bestrahlung	6	3	3
Keine Therapie	4	0	0
Total	90	65	58

[a] Enthalten in anderen Behandlungsformen

Tabelle 5. Primäre und sekundäre Zystektomie beim C. i. s.

Carcinoma in situ der Harnblase (Radikale Zystektomie)		
Sofort		15
Später		14
TUR-Koagulation	3	
TUR-Koagulation + partielle Zystektomie	2	
Bestrahlung	3	
Thiotepa	4	
Keine Behandlung	2	
Total		29

kann, hatten insgesamt 16 Patienten eine lokale Thiotepa Behandlung als primäre Therapie. Dreizehn dieser Patienten hatten nach einer durchschnittlichen Nachuntersuchungszeit von insgesamt 28 Monaten keine nachweisbare Infiltration. Weitverbreitete Metastasen, wahrscheinlich via Prostatagänge, hatten sich jedoch bei den anderen Patienten entwickelt. Insgesamt 4 Patienten hatten später eine radikale Zystektomie (Tabelle 5), wobei das Präparat in allen Fällen einen restlichen Tumor zeigte. Von den

3 Patienten, die nach Bestrahlung einer Zystektomie unterzogen wurden, hatten alle ein nachweisbares C. i. s., in einem Falle mit Zeichen der Infiltration. Von Bedeutung erscheint uns, daß die 5 Patienten, die ursprünglich lediglich eine Teilresektion der Blase hatten, in der Folgezeit sich einer Totalresektion unterziehen mußten. Die transurethrale Behandlung mittels Koagulation scheint eine sehr unzuverläßliche Behandlungsmethode für diese Karzinomform zu sein, da zwei der Patienten die zur Totalresektion kamen, einen infiltrierenden Tumor zeigten und ein Patient positive Lymphknoten bei der Exploration hatte.

Der behandelnde Arzt sollte darauf vorbereitet sein, bei einem relativ jungen Mann (32–65 Jahre) mit Symptomen wie Hämaturie, suprapubischen Beschwerden, Harndrang und Pollakisurie an die Diagnose C. i. s. zu denken. Dies trifft besonders auf den Patienten zu, bei dem sich eine Prostatahypertrophie, Harninfektion oder neurogene Blasenstörung ausschließen lassen. Mit der Diagnosestellung „interstitielle Zystitis" sollte man bei einem männlichen Patienten sehr vorsichtig sein, da die Mehrheit dieser Patienten ein C. i. s. hat. Patienten mit diesem Symptomenkomplex sollten nach Ausschluß von anderen Erkrankungen, neben einer Zystoskopie multiple Blasenbiopsien, einschließlich der Prostata, unterzogen werden, mit u. U. mehreren Harnzytologien (einschließlich retrograden) und regelmäßigen Nachuntersuchungen.

Wenn die befallenen Gebiete klein und nicht multifokal sind, ist eine Behandlung mit transurethraler Koagulation und Instillation von Thiotepa angezeigt. Falls innerhalb von etwa 9 Monaten mit regelmäßigen Kontrolluntersuchungen und Behandlung keine Verbesserung der pathologischen Befunde, nach Biopsieergebnissen und Harnzytologie erzielt werden kann, und sich zystoskopisch eine Ausdehnung des Tumors feststellen läßt, ist nach unserer Meinung die radikale Zystektomie ohne Vorbestrahlung angezeigt.

Das C. i. s. scheint unserer Meinung nach die früheste Form des später infiltrierenden Blasenkarzinoms zu sein. Nach unserer Auffassung (G. M. Farrow) handelt es sich wahrscheinlich um zwei verschiedene pathogenetische Formen von infiltrierendem Blasenkarzinom. Die eine Variation scheint von einem ausgedehnten Feld von abnormalen Zellen auszugehen, z. B. einem infiltrierenden Karzinom, das von C. i. s. umgeben ist. Die andere Variation geht von einem limitierten Feld aus, es läßt sich jedoch kein C. i. s. in der Umgebung des infiltrierenden Blasenkarzinoms nachweisen.

Die Behandlung des rezidivierenden infiltrierenden Blasenkarzinoms

Der Urologe ist oft mit der Entscheidung über die Behandlungsart des rezidivierenden infiltrierenden Blasenkarzinoms konfrontiert. Unsere diagnostischen Hilfsmittel sind limitiert. Zu einem müssen wir uns auf die ungenaue präoperative Interpretation mit Hilfe der bimanuellen Untersuchung, der Zystoskopie und der Biopsie, verlassen. Weiterhin wird uns empfohlen, zur Entdeckung von Kleinmetastasen die fraglichen Mittel

Tabelle 6. Ergebnisse der prä- und intraoperativen Stadieneinteilung beim Blasenkarzinom

Blasenkrebs
Klinische gegen operative Stadieneinteilung
(Marshall, Prout, Kenny)

Klinisches Stadium No.	Pat.	Operativ 01	A1	B1	B2C	D
0 A	103		59 (57%)		30	14 (43%)
B1						
B2 C	154		24 (15%)		72 (47%)	58 (38%)

der Angiographie, der Lymphgefäßdarstellung und nun auch die Computer-Tomographie anzuwenden. In der Hälfte aller Fälle unterschätzen wir den Grad und das Stadium des Karzinoms mit diesen Hilfsmitteln. Gleichzeitig vernachlässigen wir die Tatsache, daß der Tumor durch Bestrahlung verkleinert werden kann, und wir übersehen zu oft, daß wir unseren Therapieplan nach unvollständigen und ungenauen Informationen gestalten.

Als Beispiel sei Tabelle 6 herausgestellt, die zeigt, daß eine Gruppe von erfahrenen Urologen nur in 57% der Fälle korrekt die Stadien 0–B1 voraussagen konnte; ein ähnlicher Wert ergab sich bei der Einschätzung der Stadien B2 und C nach Jewett's Einteilung der Tumorstadien. Es ist offensichtlich, daß die klinische Stadieneinteilung völlig inadäquat und unzuverlässig ist.

An unserem Institut ist die bevorzugte Behandlung für das rezidivierende infiltrierende Blasenkarzinom die kombinierte Bestrahlungs- und Operationstherapie. Seit dem Beginn dieser Behandlungsmethode wurden insgesamt 341 Patienten in ein kombiniertes Behandlungsverfahren von präoperativer Bestrahlung und radikaler Zystektomie mit Lymphknotenausräumung aufgenommen. Von am Ende 323 verfügbaren Patienten erhielten 282 Patienten insgesamt 4800 rad, während 41 Patienten 1500–2400 rad erhielten (Tabelle 7). Die Patienten der ersten Gruppe wurden 6 Wochen nach der Be-

Tabelle 7. Protokoll für die kombinierte Bestrahlungs- und Operationstherapie des infiltrierenden Blasenkarzinoms

Infiltrierendes Blasenkarzinom 323 Patienten		
	Protokoll I (282 Pat.)	Protokoll II (41 Pat.)
Radiotherapie		
Zeit	2 x 12 Tage (mit 3 Wochen Ruhe Intervall)	3–5 Tage
Total Dosis	4800 rad	1500–2400 rad
Operation		
Zeit	6 Wochen nach Bestrahlung	Nach Bestrahlung
Typ	Zystoskopie + radikale Lymphadenektomie partielle oder totale Zystektomie	

strahlung operiert, während Patienten der Gruppe 2 sofort im Anschluß an die Bestrahlung einer Operation unterzogen wurden. Wegen der Unzuverlässigkeit der klinischen Stadieneinteilung möchte ich mich auf die Operationsbefunde beschränken (Tabelle 8). Die Mehrheit der Patienten hatte undifferenzierte Tumoren (Grad 3 nach Broders' Gradeinteilung) und die meisten Patienten waren im Stadium B1, B2 und C,

Tabelle 8. Infiltrierendes Blasenkarzinom. Kombinierte Bestrahlungs- und Operationstherapie; Pathologische Befunde bei 323 Patienten

Grad (Broders)	0	A	B1	B2	C	D	Total
1	...	...	...	...	...	...	0
2	2	14	12	...	2	1	31
3	6	13	*56*	*51*	*23*	15	*164*
4	...	...	5	10	21	8	44
Total	8	27	73	61	46	24	239[a]

[a] 84 Patienten hatten kein Residualkarzinom

nämlich insgesamt 130 Patienten. Interessant ist, daß insgesamt 84 Patienten (26%) keinen Anhalt für ein Karzinom, weder in der Blase noch in den Beckenlymphknoten, hatten (Tabelle 8). Unsere Krankenhausmortalität ist von ursprünglich 3,5% in den letzten Jahren mit der „one stage" Operation auf 1,5% gesunken. Die meisten der karzinombezogenen Todesfälle ergaben sich innerhalb des ersten Jahres. Die Überlebensrate der Patienten ist nach 5 und mehr Jahren 50% (Tabelle 9). Allerdings war die 5-Jahresüberlebensrate der Patienten ohne restliches Karzinom 60% und nach 10 Jahren noch 50% (Tabelle 10). Es ist interessant festzustellen, daß die Mehrheit dieser Patienten undifferenzierte Tumoren und höhere Stadien in der klinischen Beurteilung hatten (Tabelle 11).

Tabelle 9. Infiltrierendes Blasenkarzinom. Kombinierte Bestrahlungs- und Operationstherapie: Überlebensrate von 323 Patienten

Jahre nach Operation	Überlebensrate in Jahren				
	1	2	3	4	>5
1	197/323 *61%*	...	...	...	...
2	...	133/247 *54%*	...	...	...
3	...	...	112/208 54%	...	...
4	...	...	...	94/174 54%	...
>5	...	...	...	...	63/125 50%

Tabelle 10. Überlebensrate von 84 Patienten ohne Residual-Karzinom, nach komb. Bestrahlungs- und Operationstherapie

Jahre nach Operation	Zahl d. Patienten	Überlebens-rate, %
1	84	90
2	73	85
3	56	82
4	50	72
5	*45*	*60*
6	38	55
7	31	52
8	22	53
9	13	54
>10	10	50

Tabelle 11. Klinische Stadieneinteilung von 84 Patienten ohne Residual-Karzinom

Grad (Broders)	0	A	B1	B2	C	D	Total
1	...	...	...	...	...	...	0
2	...	6	1	4	...	...	11
3	3	11	*26*	*15*	7	...	*62*
4	...	...	2	4	5	...	11
Total	3	17	29	23	12	...	84

Von insgesamt 24 Patienten, die aus der Gruppe ohne restliches Karzinom verstarben, starben 11 an einem urothelialen Karzinom (Tabelle 12), und zwar die meisten innerhalb des ersten Jahres nach der Operation (Tabelle 13).

Todesursache		Zahl d. Patienten
Malignität		15
Urothelial	*11*	
Andere	4	
Operativer Tod		2
Herzinfarkt		4
Andere		3
Total		24

Tabelle 12. Todesursache von 24 Patienten ohne Residual-Karzinom. 1–2 Jahre nach kombinierter Bestrahlungs- und Operationstherapie

Intervall, Jahren	Zahl d. Patienten
>1	5
2	1
3	2
4	2
5	1
	11

Tabelle 13. Zeit des Todes mit wiederkehrendem Urothelial-Karzinom

Es scheint, daß die präoperative Bestrahlung bei der Behandlung des infiltrierenden Blasenkarzinoms einen günstigen Einfluß auf die Überlebensrate der Patienten hat. Der Wert der Nachbestrahlung bei dem restlichen Karzinom im Sinne einer Heilung ist von fraglicher Bedeutung. Andererseits scheint sie einen lindernden Effekt auf die Symptome zu haben.

Prof. Dr. H. Zincke
Mayo Clinic and Mayo Medical School
USA-55901 Rochester, MN

E. J. Zingg und J. Kukleta: **Trends in der Behandlung der verschiedenen Stadien des Blasenkarzinoms**

Im Rahmen dieses Rundtischgesprächs haben wir den Auftrag erhalten, über Trends in der Behandlung der verschiedenen Stadien des Blasenkarzinoms in der Schweiz zu sprechen. Unsere Ausführungen stützen sich auf Unterlagen, die wir freundlicherweise beinahe von allen urologischen Kliniken und Spezialabteilungen der Schweiz erhalten haben. An dieser Stelle möchte ich mich bei meinen Kollegen für ihre Bemühungen herzlich bedanken.

Unsere Mitteilung gliedert sich in die Abschnitte über
- Häufigkeit der Blasentumoren in der Schweiz
- pathologisch-anatomisches Staging und Grading
- chirurgische Therapiemaßnahmen
- Radiotherapie/Chemotherapie

1. Häufigkeit der Blasentumoren in der Schweiz

Die folgenden Zahlenangaben sollen Ihnen einige Anhaltspunkte über die urologische Versorgung der Schweizer Wohnbevölkerung geben:

In der Schweiz stehen 72438 Spitalbetten für akute und chronische Kranke zur Verfügung. Die Bettenzahl der urologischen Kliniken und Abteilungen beträgt rund 360 (0,5%). Dazu kommen approximativ etwa 425 (0,6%)Belegbetten in Privatspitälern, die von urologischen Fachärzten in der freien Praxis versorgt werden.

Tabelle 1

Gesamtzahl der Betten in den Krankenanstalten in der Schweiz		72438
Bettenzahl der Urologischen Spezialkliniken oder Abteilungen		360 (0,5%)
Approximative Bettenzahl für urologische Patienten in Belegspitälern	ca.	425 (0,6%)

1976 zählte die Schweiz eine Wohnbevölkerung von 6,3 Mio. Im gleichen Jahr betrug die Gesamtzahl der Todesfälle 57095. Die häufigste Todesursache waren kardiovaskuläre Erkrankungen mit 24664. Bei 12778 Fällen waren maligne Tumoren Todesursache; Blasenmalignome machen 371 Fälle oder 2,9% der Karzinom-Todesfälle aus. Dieser Prozentsatz steht in Übereinstimmung mit Angaben aus Europa und den Vereinigten Staaten.

Tabelle 2

Mittlere Wohnbevölkerung in der Schweiz im Jahre 1976	6346000
Gesamttodesfälle in der Schweiz im Jahre 1976	57095
davon: kardiovaskuläre Ursache	24664
Total maligne Tumoren	12778
Blasenmalignome	371 = 2,9%

Leider besteht in derSchweiz noch kein zentrales Krebsregister, aus dem die Zahl der jährlich neu auftretenden Blasenkarzinomfälle herauszulesen wäre. Auch in den mir zur Verfügung stehenden Unterlagen der einzelnen Spitäler ist teilweise nicht aufgeschlüsselt, ob es sich um neu aufgetretene Karzinomfälle, oder um Rezidivtumoren handelt. Die folgenden Angaben beziehen sich damit jeweils auf alle behandelten Blasentumoren, sowohl neue Fälle wie auch Rezidivtumoren. Die in die Studien einbezogenen Kliniken sind aus der Tabelle 3 ersichtlich. Die Angaben von der Urologischen Klinik in Lausanne habe ich einem offiziellen Jahresbericht von 1972 entnehmen müssen.

Tabelle 3. Urologische Kliniken und Abteilungen in der Schweiz

Urologische Univ.-Klinik	Basel:	Prof. G. Rutishauser
	Bern:	Prof. E. Zingg
	Genf:	Prof. P. Graber
	Lausanne:	Prof. W. von Niederhäusern
	Zürich:	Prof. G. Mayor
Urologische Klinik	St. Gallen:	Prof. K. Bandhauer
Urologische Spezialabteilung	Biel:	Dr. J. Baumann
	Chur:	Dr. D. Maranta
	Luzern:	Dr. L. von Segesser
	Zürich/Triemli:	Dr. P. Zwahlen
	Zürich/Limmattal:	Dr. F. Pupato

In den urologischen Kliniken und Abteilungen machen die wegen Blasentumor hospitalisierten Patienten etwa 10–12% der Gesamtzahl der Spitalaufnahmen aus. Ein Vergleich der Jahre 1973–1976 zeigt, daß keine wesentliche Zunahme der Blasenkarzinomfälle zu verzeichnen ist.

Tabelle 4. Urologische Kliniken und Abteilungen (CH 1976)

Klinik	Bettenzahl	Anzahl der Hospitalisationen	Hosp. wegen Blasen-TU	%
Basel	43	1300	149	11,5
Bern	54	1373	169	12,3
Genf			57	
Lausanne[a]	36	695		
Zürich	40	1100	135	12,3
St. Gallen	55	1098	115	10,5
Biel	18	447		
Chur	15		41	
Luzern	28		29	
Zürich/Limmattal	15	309	34	11
Zürich/Triemli	27		59	

[a] offizielle Angaben aus der Spitalstatistik 1972

2. Pathologisch-anatomisches Staging und Grading

Die einheitliche Klassifikation der Blasentumoren hat sich nur langsam durchgesetzt. Schließlich wurde die Klassifikation nach Jewett, Strong und Marshall allgemein anerkannt. Auf Grund der Empfehlungen der UICC verwenden heute die Mehrzahl der Kliniken zumindest im internen Gebrauch und für Publikationen das TNM-System. Damit besteht heute Gewähr, daß endlich Therapieresultate der einzelnen Kliniken miteinander verglichen werden können.

Es bestehen aber meines Erachtens zahlreiche Argumente gegen eine generelle Übernahme dieser Klassifizierung (Skinner):

1. Die Erfassung der NM-Bereiche ist methodisch fragwürdig.
2. Das Papillom der Blase ist im TNM-System nicht eingeschlossen.
3. Die Beurteilung der oberflächlichen und tiefen Muskelinfiltration ist klinisch nicht möglich;für die Prognose entscheidend ist nur die Tatsache, ob überhaupt eine Muskel-

Tabelle 5 (nach Skinner)

1946 Jewett Strong	1952 Jewett	1952 Marshall		1974 TNM Klinik	1974 TNM Patholog
			Kein Tumor vorhanden	To	Po
		0	Carcinoma in situ	Tis	Pis
A	A		Papillärer Tumor ohne Infiltration		
			Infiltration lamina propria	T1	P1
	B1	B1	Oberfl. Muskel-Infiltration	T2	P2
B	B2	B2	Tiefe Muskel-Infiltration	T3A	P3
C	C	C	Infiltration perivesikales Fettgewebe	T3B	P3
		D1	Invasion Nachbarorgane	T4A	P4
			Beckenlymphknotenbefall	N1–3	
		D2	Fernmetastasen		M1
			Lymphknotenmetastasen oberhalb Aortenbifurkation	N4	

infiltration vorhanden ist. Ich verweise diesbezüglich auf die Arbeiten von Whitmore und Skinner.

4. Im Umgang mit den zuweisenden Ärzten hat sich das TNM-System nicht durchgesetzt. Es wirkt oft verwirrend, vor allem auch dadurch, daß diese Einteilung dem Nicht-Facharzt keine Hilfe bedeutet.

Die Verteilung in unserem Krankengut liegt wie folgt (Tabelle 6): Papillome, Tumoren der Stadien (Tis, T1) = 63%, Tumoren mit muskulärer Infiltration (T2 und T3A) = 28% und Karzinome mit paravesikaler Infiltration (T3B) = 9%.

Tabelle 6. Verteilung der Tumoren gemäß TNM-System (1976)

Papillome (n = 536[a])	
Tis, T1	63%
T2, T3A	28%
T3B	9%

[a] Tumoraufschlüsselung nach TNM-System nicht in allen Urologischen Kliniken/Abteilungen

Die große Bedeutung der histologischen Klassifizierung ist heute erwiesen und es wurde auch auf dieser Tagung bereits mehrfach darauf hingewiesen. Diese Histologieklassifikation wird von den meisten pathologischen Instituten der Schweiz lediglich in beschreibender Form durchgeführt, z. B. als wenig, mäßig bis gut, bis sehr gut differenziertes Karzinom; die meisten Schweizer Pathologen verzichten auf die zahlenmäßige Klassifikation im Sinne des G-Grades.

3. Chirurgische Therapiemaßnahmen

1976 wurden in den urologischen Kliniken und Spezialabteilungen der Schweiz 956 Operationen wegen Blasenkarzinom durchgeführt. Dabei machen in den Universitätskliniken diese Operationen 10–14%, in den kleineren urologischen Abteilungen 4–8% aller operativen Eingriffe aus. Vielleicht ist damit eine gewisse Tendenz ersichtlich, vor

Tabelle 7. Urologische Kliniken und Abteilungen (CH 1976). Beziehung zwischen Gesamtzahl der Urologischen Operationen und Eingriffen bei Blasentumoren

		Total Operationen	Operationen bei Blasentumor	
Univ.-Kliniken	Basel	ca. 1500	213	(14,2%)
	Bern	1365	185	(13,6%)
	Genf		81	
	Lausanne[a]	622	87	(14,0%)
	Zürich	1066	140	(13,1%)
Urol. Klinik	St. Gallen	1209	123	(10,2%)
Urol. Abteilungen	Biel	454	33	(7,3%)
	Chur	1007	37	(3,7%)
	Luzern	702	28	(4,0%)
	Zürich/Limmattal	697	43	(6,2%)
	Zürich/Triemli	1032	67	(6,5%)
	Total	9654	1037	(10,7%)

[a] offizielle Angaben aus der Spitalstatistik 1972

allem fortgeschrittene Blasenkarzinome und komplexe Fälle den Schwerpunktskliniken zuzuweisen.

Es sei hier nochmals darauf hingewiesen, daß in unserem Zahlenmaterial neue Karzinomfälle *und* Rezidivtumoren berücksichtigt werden. Daraus erklären sich die etwas differenten Zahlenangaben z. B. gegenüber der Mitteilung von Herrn Sigel. Es ist offensichtlich, daß bei Berücksichtigung der Rezidivtumoren die relative Zahl der transurethralen Elektroresektionen größer wird.

Die operativen Eingriffe sind in unserer Aufstellung in transurethrale Elektroresektionen, Blasenteilresektionen und radikale Zystektomien unterteilt (Tabelle 8). Im schweiz. Mittel machen die transurethralen Elektroresektionen mit 87,6% den Hauptanteil der operativen Maßnahmen aus. Die Blasenteilresektion spielt eine wesentlich kleinere Rolle. 1976 wurden an den Kliniken lediglich 65 Blasenteilresektionen, oder

Tabelle 8. Urologische Kliniken und Abteilungen (CH 1976). Aufschlüsselung der Operationsverfahren bei Blasentumoren (absolute Zahlen)

	TUR	Blasenteilresektion	Zystektomie
Basel	199	7	7
Bern	166	6	13
Genf	71	3	4
Lausanne[a]	82	1	4
Zürich	85	13	13
St. Gallen	114	1	6
Biel	31	0	2
Chur	28	5	3
Luzern	24	2	1
Zürich/Limmattal	30	4	4
Zürich/Triemli	40	24	1
Total	870	66	58

[a] offizielle Angaben aus der Spitalstatistik 1972

Tabelle 9. Urologische Kliniken und Abteilungen (CH 1976). Aufschlüsselung der Operationsverfahren bei Blasentumoren (in Prozenten)

	TUR	Blasenteilresektion	Zystektomie
Basel	93	3,5	3,5
Bern	90	3,5	6,5
Genf	91	3,9	5,1
Lausanne[a]	94,2	1,2	4,6
Zürich	76	12	12
St. Gallen	94	1	5
Biel	94	0	6
Chur	76,5	14,5	9,5
Luzern	89	3,5	7,5
Zürich/Limmattal	79	11,5	11,5
Zürich/Triemli	61,5	37,5	1
Total	87,6	6,6	5,8

[a] offizielle Angaben aus der Spitalstatistik 1972

6,6% aller Blasentumoroperationen durchgeführt. Dieser niedrige Anteil dürfte bei den praktizierenden Fachärzten für Urologie wesentlich höher liegen. Nach unserer Schätzung umfassen dort die Blasenteilresektionen bis zu 60% aller Blasentumoroperationen.

In 7 der 11 Spezialkliniken werden 90% und mehr der Blasentumoren mit eine *Elektroresektion* angegangen. An 4 Kliniken liegt der Prozentsatz der Elektroresektionen zwischen 61% und 79%. Parallel dazu ist hier der Anteil der Blasenresektionen erhöht. In Klammern sei erwähnt, daß sich hier der Einfluß meines Lehrers Mayor geltend macht: Bei den vier oben erwähnten Abteilungen handelt es sich durchwegs um Kliniken die von Schülern von Herrn Mayor geleitet werden; lediglich Bern tanzt etwas aus der Reihe!

Die Indikation zur Elektroresektion ist durchwegs eindeutig. Tumoren der Infiltrationstiefe T1 und T2 und des Differenzierungsgrades G1 und G2 werden elektroreseziert. Bei Tumoren des Stadiums T2 mit niedrigem Differenzierungsgrad führen zwei Kliniken bereits radikale Zystektomien durch. Elektroresektionen bei tief infiltrierenden Karzinomen der Stadien T3 werden nur in zwei Abteilungen noch vorgenommen.

Bei 58 Patienten wurde 1976 eine *radikale Zystektomie* durchgeführt. Zu dieser Zahl kommen approximativ etwa 10 Zystektomien, die von Chirurgen und niedergelassenen Urologen durchgeführt werden. Im Prinzip wird in der Schweiz bei der radikalen Zystektomie eine Operation in zwei Sitzungen angestrebt: vorerst Harnableitung, dann Vorbestrahlung und schließlich Zystektomie. Auf die radikale Lymphonodulektomie wird fast in allen Kliniken verzichtet; dagegen führen einzelne Abteilungen eine Lymphknotenentfernung im Sinne der Staging-Operation durch.

Die Zahl der Zystektomien ist in den letzten Jahren in etwa gleich geblieben. Aus der Tabelle geht hervor, daß vor allem an den Kliniken Zürich und Bern die Indikation zur Zystektomie häufiger gestellt wird.

Tabelle 10. Radikale Zystektomie 1974–1976. Urologische Universitätskliniken Bern und Zürich

	1974	1975	1976	Total
Bern	15	15	13	43
Zürich	11	21	13	45
Total	26	36	26	88

4. Radiotherapie

Ein völlig uneinheitliches Bild bietet sich in der Frage der Nach- und Vorbestrahlung. Bei der Durchsicht der früheren Statistiken aus den Jahren 1960–1970, und auch bei der Prüfung verschiedener wissenschaftlicher Arbeiten ist ersichtlich, daß im Prinzip die konsequente Vor- oder Nachbestrahlung empfohlen wird. In der Praxis liegt die Situation völlig anders. Aus den mir zur Verfügung stehenden Unterlagen geht hervor, daß nach transurethraler Elektroresektion der Stadien T1 und T2 bei hohem Differenzierungsgrad nur in einer Klinik eine Nachbestrahlung empfohlen wird, in allen anderen verzichtet man auf die Bestrahlung. Die Hälfte der Urologen führt nach einer Elektroresektion bei T1- resp. T2-Tumoren mit niedrigem Differenzierungsgrad eine Nachbestrahlung durch, zum Teil allerdings erst nach dem ersten Rezidiv. Noch eindeutiger ist die Situation bei der Blasenteilresektion. Nur gerade in zwei Kliniken wird für die konsequente Nachbestrahlung bei T1- und T2-Tumoren plädiert.

Die Kombination totale Zystektomie und Strahlenbehandlung in Form einer Vor- und/oder Nachbestrahlung wird von allen Fachurologen nicht angezweifelt. Die im Ganzen aber zunehmende kritische Einstellung gegenüber der Nachbestrahlung nach Elektroresektion, resp. Blasenteilresektion erklärt sich durch die auffallend hohe Komplikationsquote.

5. Chemotherapie

Die chemotherapeutische Behandlung der Blasenkarzinome steckt noch in den Anfängen. Eine Ausnahme stellt die intravesikale Instillationstherapie mit Thiotepa dar. Die Zahl der so behandelten Fälle hat aber in den letzten Jahren stark abgenommen. Die Erwartungen sind gedämpft: die Indikation beschränkt sich lediglich auf Fälle diffuser Papillomatosen oder zur Prophylaxe gehäuft rezidivierender Papillome.

Die perorale oder parenterale Chemotherapie mit Adriamycin, Cis-Platinum, Velbe, Endoxan, wird nur in Ausnahmefällen an einzelnen Kliniken durchgeführt. In Bern haben wir vor kurzem zusammen mit der Onkologischen Abteilung eine prospektive Studie begonnen unter hauptsächlicher Verwendung von Cis-Platinum in Kombination mit Adriamycin.

6. Zusammenfassung

Die Blasentumorfälle machen im urologischen Krankengut in der Schweiz etwa 10–12% aus. Die TNM-Klassifikation hat sich im klinischen Bereich durchgesetzt, das Grading ist noch nicht einheitlich. Oberflächliche Tumoren der Stadien T1 und T2 werden heute durchwegs mittels transurethraler Elektroresektion angegangen. Der Anwendungsbereich der Blasenteilresektion ist sehr klein geworden. Die Zahl der radikalen Zystektomie hat sich im Laufe der letzten drei Jahre nicht geändert.

Obwohl in der Literatur auf den Wert der kombinierten Radiotherapie immer wieder hingewiesen wird, stehen viele Urologen in der Schweiz heute der Telecobalt- wie auch der Betatronbestrahlung kritisch gegenüber. Die Zystektomie wird in der Regel mit der Strahlenbehandlung kombiniert. Nach Elektroresektionen, wie auch nach Blasenteilresektionen hingegen ist das Verfahren uneinheitlich und beschränkt sich auf Fälle mit niedrigem Differenzierungsgrad. Die Chemotherapie hat sich noch nicht durchgesetzt, auch nicht als Palliativmaßnahme in fortgeschrittenen Fällen.

Prof. Dr. E. J. Zingg
Urolog. Universitätsklinik
Inselspital
CH-3010 Bern

Diskussion zum Rundtischgespräch über vorbereitete Fragen

Moderator: Nachdem wir nun alle Vorträge mit recht unterschiedlichen Aspekten gehört haben, möchte ich die Diskussion eröffnen, die dadurch vorbereitet wurde, daß allen Herren verschiedene Fragen zugesandt wurden, die im Rahmen der zur Verfügung stehenden Zeit hier besprochen werden sollten.

1. Frage:
„Wie häufig ist das Blasenkarzinom in Ihrem Land?"

Wir haben gehört, daß es zentrale Karzinomregister nicht gibt, außer in Schweden und leider müssen wir sagen, daß wir auch in Deutschland nur in Hamburg ein zentrales Karzinomregister haben. Nach meinen Informationen aus diesem Register kann man mit 20 Erkrankten pro Jahr auf 100000 Einwohner rechnen. Bemerkenswert für Schweden finde ich die hohe Behandlungsquote durch die hohe Frequenz an Blasentumoren, die ja doch 40–60% aller Behandlungen ausmachen. Dies ist deshalb besonders bemerkenswert, da es bei uns an der Klinik nur 4% sind und Herr Zingg 10–12% für die Schweiz angab. Damit möchte ich Herrn Auvert fragen, wie hoch er die Behandlungsquote wegen eines Blasentumors, gerechnet auf das gesamte urologische Krankengut, das er betreut angibt.

J. Auvert, Creteil: Ich sehe nur 2 neue Fälle jeden Monat, d. h. also etwa 24 pro Jahr.

Moderator: Als **2. Frage** hatte ich vorbereitet:
„Welches Klassifikationsschema halten Sie für am geeignetsten:
a) für die Klinik,
b) zur Information für den nachbehandelnden Arzt?"

Diese Frage hat Herr Zingg ja bereits beantwortet und zwar in dem Sinne, daß sich das TNM-System für den nachbehandelnden Arzt noch nicht durchgesetzt hat. Damit möchte ich nun die übrigen Rundtisch-Teilnehmer fragen, für wie geeignet sie das TNM-System, das ja 1974 in Genf neu überarbeitet wurde, überhaupt halten.

Ich möchte aber gleich ausdrücklich betonen, daß wir uns nicht nur auf das Stadium T, sondern auch wirklich auf die Beurteilung von N (Lymphknoten) und M (Metastasen) beziehen wollen, wobei das P (Pathologie) und das G (Grading) mit eingeschlossen sind.

Herr Auvert, für wie geeignet halten Sie dieses Verfahren?

J. Auvert, Creteil: Ich benutze die TNM-Klassifikation, jedoch wird in Frankreich von vielen Kollegen noch die amerikanische Klassifikation verwendet. Außerdem gibt es noch eine andere französische Klassifikation, die in verschiedene Klassen einteilt. Ich bin jedoch der Meinung, daß das TNM-System alle anderen Klassifikationen ersetzen sollte.

E. J. Zingg, Bern: Ich habe bereits gesagt, daß sich das TNM-System durchgesetzt hat, stehe ihm selbst aber etwas kritisch gegenüber. Soweit ich weiß, soll es auch erst einmal in den nächsten 5 Jahren ausprobiert werden. Es ist also noch nicht definitiv eingeführt, und wenn man jetzt die kritischen Publikationen von Whitmore und Skinner u. a. liest, fragt man sich, ob nicht dann, wenn wir uns vielleicht im deutschsprachigen Raum voll durchgesetzt haben, die Amerikaner doch wieder davon abgehen, so daß bezüglich der Klassifikation der Zug wieder einmal mehr abgefahren ist.

Moderator: Dieser Bemerkung würde ich voll zustimmen, schon deshalb, weil ja auch Prout und Whitmore das Stadium B1 und B2, d. h. also T2 und T3 bereits heute schon zusammenfassen (obgleich das Stadium T3 ja noch das frühere Stadium C beinhaltet), da die histologischen Stadien P2 und P3 die gleichen Ergebnisse bei der Zystektomie ergeben. Aus diesen bisherigen Statistiken werden sich sicher auch noch in Zukunft Schwierigkeiten ergeben. Hinzu kommt noch das *under- und overstaging* bei der einfachen T-Tumor-Klassifikation durch transurethrale Resektion oder bimanuelle Palpation.

Darf ich Sie, Herr Orestano, fragen, was Sie zu diesem Problem für Ihr Land sagen würden.

F. Orestano, Palermo: Ich glaube, daß das TNM-System lediglich ein Verständigungsmittel ist, das uns im Augenblick zur Verfügung steht und auch in der Diskussion zwischen den Urologen angewandt wird. Für die Information für den nachbehandelnden Arzt ist es sicher nicht brauchbar, da er dazu noch nicht genug vorbereitet ist. Zur Zeit jedoch, besonders unter Berücksichtigung einer strengen Einführung des pathologischen Stadiums (P) und des Gradings (G) ist für die Diskussion das TNM-System zwischen den Urologen sicherlich anwendbar.

E. Lindstedt, Lund: Wir verwenden in Schweden fast ausschließlich das TNM-System und das P-System und die Malignitätskategorien nach der WHO.

Moderator: Ich glaube, Herr Zincke, in Amerika sind die Meinungen doch sehr unterschiedlich, denn Whitmore hat ja auch noch in seiner letzten Arbeit im Juli 1977 das alte A-D-System verwandt.

H. Zincke, Rochester: Wir verwenden auch das Jewett-System, und zwar sicher in den meisten Zentren. Ich glaube allerdings, daß sich das TNM-System auch in Amerika durchsetzen wird. Aber die Zusammenfassung von B2- und C-Tumoren halte ich für nicht akzeptabel.

Moderator: Ich sagte allerdings B1 und B2.

H. Zincke, Rochester: Aber nicht B2 und C.

Moderator: Das würde aber schon wieder eine Überschneidung geben von T2 nach T3.

H. Zincke, Rochester: Das ist richtig, denn in diesen Stadien gibt es nach unserer Erfahrung nach der Zystektomie große Unterschiede in den Überlebensraten.

Moderator: Nun hat Whitmore in seiner letzten Publikation jedoch nachgewiesen, daß entsprechend dem alten Schema in den Stadien B1 und B2 gleich gute Ergebnisse zu erzielen waren, entsprechend der histologischen P-Klassifizierung, sofern eine Vorbestrahlung durchgeführt wurde.

Ich glaube, wenn man zusammenfassen darf, was bisher zur Klassifikation von den Rundtisch-Teilnehmern festgestellt wurde, sich sagen läßt, daß die großen Kliniken mit diesem Schema arbeiten sollten, dem niedergelassenen Urologen aber vielleicht noch in näherer Erläuterung mitgeteilt werden muß, um was für einen Tumor es sich im Einzelfalle gehandelt hat. Auf diese Weise ist der niedergelassene Urologe befriedigt und die großen Kliniken können dann in 5 oder 10 Jahren ihr Material miteinander vergleichen.

Als **3. Frage** hatte ich die Teilnehmer gebeten, sich Gedanken darüber zu machen:
„Zu welchem Behandlungsschema tendiert man in Ihrem Land?:
a) im sogenannten Frühstadium,
b) im sogenannten fortgeschrittenen Stadium?“

Dabei verstand ich unter dem sogenannten „Frühstadium“ nach Marshall-Jewett die Stadien O, A und B1 bzw. jetzt Tis, T1 und T2 und als „fortgeschrittene“ Stadien B2–D bzw. T3 und T4.

Darf ich vielleicht zuerst Herrn Auvert bitten, sich zu diesem Problem zu äußern?

J. Auvert, Creteil: Wir müssen sehr gut unterscheiden zwischen Blasenkörper und Trigonum.

E. J. Zingg, Bern: Ich glaube, wie ich bereits festgestellt habe, daß im „Frühstadium“ die Elektroresektion eine nicht mehr geeignete Therapie ist, wobei ich als Frühstadium ein Stadium bis T2 verstehe, jedoch G1 und NO, was ja heute auch angezweifelt wird, z. B. von Whitmore und auch von Prout in den neuesten Arbeiten; denn ein Tumor, der das Stadium T2 erreicht hat, d. h. auch in die oberflächliche Muscularis eingebrochen ist, hat damit bereits eine schlechtere Prognose, und wenn ich es so sagen darf, dann hat in diesem Stadium der eigentliche „count down" bereits begonnen, fast unabhängig vom Malignitätsgrad des Tumors. Ich möchte allerdings nicht soweit gehen, festzustellen, daß der Malignitätsgrad nicht doch eine ganz entscheidende Rolle bei der Behandlung des Karzinoms spielt.

F. Orestano, Palermo: Ohne polemisch auf gestrige Ausführungen einzugehen, habe ich aber fast den Eindruck, daß es Urologen gibt, die nur operieren und andere, die offenbar nur resezieren können, weil sie entweder das eine oder das andere besser beherrschen. Einer, der beides beherrscht – und ich glaube die Tendenz sollte dahingehen – sollte im Frühstadium auch bei den G2- und P1- oder P2-Tumoren resezieren und zwar gut resezieren. Spätestens nach 6 Wochen oder 2 Monaten muß dann eine erneute Kontrolle durch eine TUR durchgeführt werden. Wenn dann eine weitere Infiltration in der Muskulatur festzustellen ist, dann sollte die radikale Zystektomie durchgeführt werden. Beim Spätstadium T4 wird man in Italien – wegen der Einstellung der Bevölkerung zur Zystektomie – auch die TUR mit einer Bestrahlung durchführen. Man hat dann allerdings als Arzt die Pflicht, diesen Patienten beizustehen, akzeptabel mit ihrem Tumor zu leben.

E. Lindstedt, Lund: Für oberflächliche Tumoren führen wir die TUR durch und für T2 Grad I–II, das sind wenige Fälle, ist die Behandlung verschieden. Wir führen in solchen Fällen mit solitärem mittelgroßem Tumor die offene Blasenteilresektion und Tantalumimplantation ohne Vorbestrahlung durch.

H. Zincke, Rochester: Bei T1-Tumoren und hochdifferenzierten Tumoren nach der TNM-Klassifikation tendieren wir zur TUR. Ich persönlich nehme Thio-Tepa sofort im Anschluß an die Resektion. Es *werden 90 mg in die Blase für etwa 1 Stunde instilliert.* Englische Arbeiten haben gezeigt, daß dies definitiv die Rezidivrate senkt. Diese Patienten werden dann weiter mit Thio-Tepa behandelt über längere Zeiträume. Wenn sich der Tumor einmal in die Form B1 oder B2 entwickelt hat, dann bestrahlen wir und führen die Zystektomie durch. Vielleicht darf ich noch feststellen – ich glaube, das gilt vielleicht für alle, die hier am Tisch sitzen –, daß das Stadium T1, das man durch die TUR feststellt, ja doch erst dann als T1 klassifiziert werden kann, wenn eine zweite Resektion erfolgt ist, die dann keinen Tumor mehr ergeben hat. Oder ist diese Annahme falsch?

E. J. Zingg, Bern: Die Frage nach dem fortgeschrittenen Stadium sollte man noch einmal aufwerfen; denn es wurde bisher nur gesagt, daß im fortgeschrittenen Stadium die TUR und die Bestrahlung erfolgen soll. Wir sind beim fortgeschrittenen Stadium, z. B. bei einem T3b-Tumor – selbstverständlich individuell auf den Patienten abgestimmt – für alle palliativen Harnableitungen, eventuell sogar in Kombination mit einer Bestrahlung. Wir sind uns allerdings bewußt, daß wir hiermit die Überlebenszeit wohl doch nicht verbessern können.

Moderator: Entscheidend scheint mir nun für hoch- oder weniger hochdifferenzierte bzw. fortgeschrittene oder weniger fortgeschrittene Tumoren zu sein, wo nun die *Grenzlinie für eine TUR* zu ziehen ist. Diese Grenzlinie wäre also nach der jetzigen Diskussion letztlich bei T1 und gut ausgereiften Tumoren anzusetzen.

J. Auvert, Creteil: Auch T2-Tumoren kann man mit der TUR gut heilen. Wenn der Tumor jedoch unter die Lamina propria eindringt, dann gibt es viele Rezidive, so daß wir gerne in diesen Fällen die Iridiumimplantation der Tantalumimplantation vorziehen.

H. Zincke, Rochester: Ich glaube, wir sind alle damit einverstanden, daß es sich bei einer guten Resektion nicht um echte „Rezidive" sondern um Neubildungen in anderen Bereichen der Harnblase handelt. Das ist allerdings eine andere Diskussion.

Bei einem T2-Tumor mit einem guten Grad und häufigen Rezidiven wäre jedoch auch die Indikation zur Zystektomie gegeben. Es kommt allerdings auf die Einstellung der Patienten an, und möglicherweise reagiert der amerikanische Patient anders als der deutsche und auch anders als der Italiener auf die Zystektomie.

Moderator: Ich bin der Meinung, daß diese Festellung durchaus zutrifft.

Die **4. Frage** sollte lauten:
„Welche Bedeutung hat die Zytologie in Ihrem Land?"

H. Zincke, Rochester: In unserem Lande hat die Zytologie eine sehr große Bedeutung. Allerdings bedarf es eines guten Pathologen, der auch willens ist, mit dem Urologen zusammen zu arbeiten. Wir an der Mayo-Klinik haben den großen Vorteil, bereits Karzinome zu diagnostizieren, ehe wir sie zystoskopisch überhaupt sehen. Bezüglich der Genauigkeit der Zytologie möchte ich folgendes sagen: bei Grad I–II der Broders'schen Klassifikation papillärer Tumoren beträgt die Genauigkeit etwa 50%, bei Tumoren des Grades III und IV 80% und wenn die Tumoren größer als 2 cm sind, liegt die zytologische Genauigkeit bei 100%.

Moderator: Ich möchte Herrn Lindstedt folgendes fragen: Herr Edsmyr hat vor einiger Zeit in einer Publikation geschrieben, daß eine TUR für die Tumorbestimmung nicht nötig sei, das könne man mit der Zytologie machen, man würde dadurch einen instrumentellen Eingriff und einen Dauerkatheter für einige Tage vermeiden und könnte durch die Zytologie dann genau so gut das Tumorstadium bestimmen. Stehen Sie auf dem gleichen Standpunkt?

E. Lindstedt, Lund: Nein. Und ich glaube, das gilt für ganz Schweden. Man hatte im Radiumhemmet das Prinzip, nur eine Zytologie durchzuführen und nicht die Biospie. Dies war *früher* jedenfalls so, während es heute anders ist. Wenn wir einen Patienten behandeln wollen, dann machen wir auch histopathologische Untersuchungen wie Biopsie oder transurethrale Resektion. Man braucht zweifellos die Zytologie, vor allem für die Nachkontrollen.

F. Orestano, Palermo: Es liegen uns z. Z. keine großen Erfahrungsberichte über die Zytologie vor, sie wird auch noch nicht allgemein für die Verlaufskontrolle bei uns angewandt. Es wird die TUR mit der Biopsieentnahme nach der klassischen Methode durchgeführt.

E. J. Zingg, Bern: Bei uns wird die Zytologie nur an wenigen Zentren durchgeführt. Wir haben 2 ganz hervorragende Zytologen in Genf und Bern, die jetzt damit beginnen, Schüler auszubilden. In Bern verwenden wir ausschließlich Blasenspülflüssigkeit zur zytologischen Untersuchung mit einer außerordentlich hohen Trefferquote.

J. Auvert, Creteil: Ich halte es für sehr schwierig, die Zytologie allgemein anzuwenden. Nach meinen Erfahrungen ist die Trefferquote in den Kliniken, in denen eine gute Zytologie durchgeführt wird, bei Tumoren des Grades III und IV 80%, während 20% der Blasenkarzinome negativ sind.

Moderator: Als **5. Frage** hatte ich vorgesehen:
„Zeichnen sich in Ihrem Lande Fortschritte in der Immunologie ab?"

H. Zincke, Rochester: Wir arbeiten das recht gut aus und führen besonders Hauttests, insbesondere bei Blasenkarzinomen durch.

Wir machen 4 Hauttests und haben festgestellt, daß im Alter von über 70 Jahren bezüglich der Bildung von Metastasen eine allgemeine Verminderung der Reaktion auf die Tests festzustellen ist. Wir untersuchen auch die Lymphozytenzahl und den P15, das ist eine Rosettenbildung.

Für alle Krebsarten führen wir einen Hauttest zur Prüfung der allgemeinen Abwehrlage durch.

Moderator: Wie ist nun die Situation in der Schweiz?

E. J. Zingg, Bern: Ich kann über Fortschritte nicht berichten, sondern lediglich über Anfänge.

E. Lindstedt, Lund: Immunologische Untersuchungen beim Blasenkarzinom-Patienten haben in Schweden noch keine klinische Bedeutung gewonnen. Wissenschaftlich wurden immunologische Untersuchungen beim Blasenkarzinom in der Art vorgenommen, wie Sie gestern von Herrn Ackermann angedeutet wurden. Bis jetzt haben diese Untersuchungen jedoch keine klinische Bedeutung für die Prognose.

H. Zincke, Rochester: Ich möchte betonen, daß diese immunologischen Tests bisher prinzipiell experimentell sind und nicht so praktikabel, wie es zu sein scheint. Ich glaube, an der Mayo-Klinik arbeiten wir sehr pragmatisch und ich möchte fragen, ob es Ihre Entscheidung bezüglich der Behandlung eines Patienten ändert, wenn Sie z. B. von einer Lymphknotenverödung sprechen oder einer Infiltration von Lymphozyten und Mastzellen?

Gewisse Tests sind zwar einigermaßen verläßlich in der Nierentransplantation, beim Karzinom jedoch völlig unzuverlässig. Deshalb meine ich, daß die meisten Tests nicht pragmatisch sind. Bei T1-Tumoren sind die Antigentests anscheinend von einiger Bedeutung.

Moderator: Die Frage zielte daraufhin ab, ob sich in Ihrem Lande gewisse Trends, Fortschritte auf dem Gebiet abzeichnen.

H. Zincke, Rochester: Trends bzw. gewissen Fortschritte zeichnen sich sicher ab. Man probiert mit den Blutgruppenantigenen, mit den deformierten Chromosomen im Stadium T1 und das ist im wesentlichen alles. Auf meinem Flug nach Deutschland habe ich mit einem Experten für Immunologie bei Blasentumoren gesprochen und der bestätigte mir, daß es zur Zeit noch keine zuverlässigen Tests gibt.

Moderator: Als weitere Diskussionsgrundlage war die **6. Frage** gedacht:
„Welche Rolle spielt die Röntgenbestrahlung in den verschiedenen Ländern?:
a) als Vorbestrahlung,
b) als Nachbestrahlung nach operativer Therapie,
c) als alleinige Maßnahme."

Zur Vorbestrahlung hatten Sie, Herr Auvert, sich bereits geäußert. Darf ich fragen, ob Sie auch die Nachbestrahlung anwenden?

J. Auvert, Creteil: Wir führen die Nachbestrahlung dann durch, wenn die Lymphknoten positiv sind und bestrahlen dann die Lymphbahnen mit 6000 rad.

Moderator: Wie ist die Situation in der Schweiz?

E. J. Zingg, Bern: Bei der Zystektomie besteht die Tendenz, eine Vorbestrahlung durchzuführen, während nach der TUR bzw. Blasenteileresektion die Ansichten außerordentlich divergierend sind. In der Regel geht man allerdings so vor, daß bei undifferenzierten Tumoren nachbestrahlt wird. Als alleinige Maßnahme ist die Bestrahlung heute sicher nicht mehr gerechtfertigt. Wir überblicken in Bern im Rahmen des dortigen zentralen Strahleninstitutes eine recht große Zahl von Tumoren, die lediglich bestrahlt wurden. Die Resultate sind nicht gut. Dabei ist interessant, daß alle Patienten, die lediglich bestrahlt wurden, an einer Stauung der oberen Harnwege innerhalb eines Jahres verstorben sind, so daß also diese alleinige Maßnahme nicht mehr durchgeführt wird.

Moderator: Herr Hohenfellner berichtete ja sogar über eine Röntgenbestrahlung von 16000 rad und einem sich noch in der Blase befindlichen Karzinom, das dann schließlich die Zystektomie erforderlich machte. Es gibt auch Hinweise darauf, daß man durchaus durch die Bestrahlung Karzinome induzieren kann, und zwar beim Kollumkarzinom: bei diesem Karzinom ist das Blasenkarzinom bei der Frau 58x häufiger nach der Bestrahlung, als wenn das Kollumkarzinom nicht bestrahlt wurde oder eine gynäkologische Bestrahlung nicht erfolgte. Wie ist es nun in Italien?

F. Orestano, Palermo: Die Vorbestrahlung ist bisher kaum angewandt worden, wird jetzt allerdings vereinzelt durchgeführt. Als Nachbestrahlung, meist nach TUR, wird sie durchgeführt, vor allem bei einem ersten Rezidiv. Als alleinige Maßnahme wurde sie ebenfalls vereinzelt in Italien angewandt. Die Ergebnisse waren jedoch schlecht. Ich glaube, daß kaum ein Patient das zweite Jahr nach der Bestrahlung erlebt hat.

E. Lindstedt, Lund: In unserem eigenen Krankengut aus früheren Jahren stellten wir fest, daß $^2/_3$ der Patienten röntgenbestrahlt wurden, und zwar nicht als primäre Bestrahlung, sondern während ihrer gesamten Behandlungszeit. Die Radiotherapie, die heute gegeben wird, besteht in $^1/_3$ präoperativer Behandlung und $^2/_3$ palliativer Behandlung. Nur wenige Fälle werden postoperativ bestrahlt. Die Durchführung der präoperativen Bestrahlung ist in den verschiedenen Zentren in Schweden recht unterschiedlich. Sie reicht von 2000 rad in 5 Tagen, 4000–4500 rad in 4 Wochen, 6000 rad in 6 Wochen oder einer Superfraktionierung bis zu 8000 rad. In unserem Krankenhaus geben wir 4000 rad in 4 Wochen auf die Blase und die regionären Lymphknoten und führen 4 Wochen später die Zystektomie durch.

H. Zincke, Rochester: Wie ich bereits angedeutet habe, ist in den USA die Vorbestrahlung in den großen Zentren allgemein akzeptiert worden. Ich möchte allerdings hinzufügen, daß z. B. Whitmore lediglich 2400 rad präoperativ gibt und dann sofort die Zystektomie anschließt, da er offensichtlich nach 4800 rad Komplikationen hatte. Frau van der Werff-Messing erwähnte gestern schon, daß man nach einer Bestrahlung von 4800 rad abwarten muß und nicht sofort die Zystektomie anschließen kann. Man sollte, wie wir und wie es Herr Orestano erwähnte, mindestens 4–6 Wochen warten. Man wollte vorübergehend in den USA an verschiedenen Stellen die Bestrahlung auch schon wegen hoher Komplikationsraten aufgeben. Wir selbst haben eine operative Mortalität von 1,5% bei der Zystektomie mit vorangegangener Vorbestrahlung.

Moderator: Nach der Vorbestrahlung wird ja immer wieder einmal ein sogenanntes *„down-staging"* beobachtet und es wird dann betont, daß sich die Prognose wesentlich bessert.

Frau van der Werff-Messing geht ja soweit, festzustellen, daß man keine Zystektomie durchführen sollte, wenn bei T3-Tumoren nach der Vorbestrahlung kein *„down-staging"* eintritt.

H. Zincke, Rochester: Die Urologen in den USA sind sehr aufgeregt über die Feststellung, daß die Zystektomie eine mutilierende Operation ist. Ich finde diese Feststellung nicht fair; denn wenn sie einen Patienten nach einer Bestrahlung von etwa 7000 rad mit einer Blasenkapazität von nur noch 50 ml haben, was machen Sie dann mit ihm? Und von diesen Patienten gibt es viele. Man muß Frau van der Werff-Messing zweifellos ihre Feststellung bezüglich des *„down-staging"* zubilligen, da sie auch nur mit 4000–4500 rad vorbestrahlt. Ich stimme mit ihr darin überein, daß in den Fällen, in denen durch die Vorbestrahlung ein *„down-staging"* nicht erreicht werden konnte, d. h. das Tumorstadium nicht zurückging, daß dann eine wesentliche Verbesserung der Überlebensrate *nicht* stattfindet. Mit den anderen Schlußfolgerungen stimmen wir allerdings nicht überein.

E. Lindstedt, Lund: Wir führen auch die Vorbestrahlung durch und fanden, daß die Ergebnisse nach einem *„down-staging"* viel besser sind. Wir meinen auch, daß in den Fällen, in denen nach einer Vorbestrahlung von 4000 rad kein Tumor mehr zu finden ist, man doch die Zystektomie durchführen sollte. Dies sind Patienten, die man retten kann.

E. J. Zingg, Bern: Ich bin der Ansicht, daß die Patienten eine bessere Prognose haben, bei denen der Tumor nach Vorbestrahlung kleiner wird oder verschwindet. Allerdings muß ich feststellen, daß es mir große Schwierigkeiten bereitet, dieses sogenannte *„down-staging"* festzustellen. Wenn ich einen Patienten nach 4500 rad untersuche, finde ich oft eine Fibrosemasse und fühle mich dann kaum noch in der Lage, zu unterscheiden, ob es sich um einen Tumor oder um eine Strahlenfolge handelt. Wenn Frau van der Werff-Messing feststellte, daß man eine Zystektomie nicht mehr durchführen sollte, wenn ein *„down-staging"* nicht eingetreten ist, so halte ich diese Feststellung wegen der sehr schwierigen Untersuchung für sehr problematisch.

J. Auvert, Creteil: Wir haben dieses *„down-staging"* besonders bei Tumoren G3 beobachtet. Herrn Zincke möchte ich folgendes fragen: Wieviel von den Patienten, bei denen nach der Vorbestrahlung kein Karzinom mehr gefunden wurde, sind später an einem Karzinom gestorben?

H. Zincke, Rochester: Von 84 Patienten sind 11 Patienten innerhalb von 1–2 Jahren an einem Urothelkarzinom verstorben. Die meisten innerhalb des ersten Jahres.

Moderator: Abschließend möchte ich noch die **7. Frage** stellen:
„Wie ist die Behandlung des terminalen Stadiums des Blasenkarzinoms?:
a) zur Schmerzausschaltung,
b) bei der stark blutenden,
c) bei der stark geschrumpften Blase."
Hierzu haben wir ja gestern einige Vorträge gehört. Darf ich Herrn Auvert bitten hierzu Stellung zu nehmen.

J. Auvert, Creteil: Gewöhnlich machen wir eine Harnableitung im Sinne einer Bricker-Blase oder einer Ureterostomie. Das gleiche gilt bei starken Blutungen. Weiterhin haben wir auch die Embolisierung der Blasearterien bei Blutungen geprüft. Dieses Verfahren ist allerdings sehr schwierig und der Radiologe muß außerordentlich geübt sein. Ich persönlich bin der Meinung, daß man bei offener Operation die hypogastrische Arterie katheterisieren und dann mit einem Fremdkörper embolisieren sollte.

H. Zincke, Rochester: Wir machen in der Regel, wenn der Patient es aushält, eine supravesikale Harnableitung bei stark blutenden Tumoren. Bei diesen haben wir auch die Embolisierung versucht. Allerdings haben wir nicht die guten Resultate erzielt, wie sie gestern dargestellt wurden; denn es kam nach relativ kurzer Zeit zur erneuten Blutung und die Patienten hatten ausgeprägte Schmerzen in den Extremitäten und der Glutealgegend. Es mußte dann also doch die supravesikale Harnableitung durchgeführt werden.

F. Orestano, Palermo: Die supravesikale Harnableitung ist jetzt eine weit verbreitete Methode. Bei der superselektiven Embolisation muß besonders darauf geachtet werden, daß die Katheterspitze unterhalb der Arteria glutea superior eingeführt wird, da die Patienten sonst Nekrosen im Gesäß bekommen. In Padua wird eine Methode der transurethralen Abtragung der gesamten Blasenschleimhaut durchgeführt. Ferner kommt noch die Formalin-Installation in Betracht. Die Erfolge sollen recht gut sein.

E. Lindstedt, Lund: Wir versuchen, die Patienten zuerst konservativ zu behandeln. Geben auch Formaldehyd- oder Alkoholinstillationen in die Blase oder führen die Überdruckbehandlung durch. Wenn diese Maßnahmen nicht zum Erfolg führen und die Blutungen weiter sistieren, erfolgt entweder eine supravesikale Harnableitung oder aber auch palliative Zystektomie. Bei der Überdruckbehandlung handelt es sich um das Einlegen eines Ballonkatheters in die Blase, der aufgeblasen wird, wobei der Druck mindestens 10 mm Hg über dem diastolischen Blutdruck liegen soll. Der Ballonkatheter bleibt 6 Stunden liegen.

H. Zincke, Rochester: Ich stimme mit Herrn Zingg bezüglich der Embolisation bzw. der Ligatur der Arteria iliaca interna darin überein, daß die Resultate enttäuschend sind. Wir versuchen eine supravesikale Harnableitung, und in den Fällen, in denen der Patient in einem ausreichend guten Allgemeinzustand ist, versuchen wir noch eine Zystektomie durchzuführen, weil bei vielen Patienten im terminalen Stadium die Schmerzen weiter bestehen. Entfernt man die Blase, so werden die Patienten in der Regel schmerzfrei. Ist dies nicht möglich und muß die Blase belassen werden, verwenden wir auch die Formalin-Instillation.

Moderator: Meine sehr verehrten Damen und Herren!
In Ihrer aller Namen möchte ich den Teilnehmern des Rundtisch-Gespräches sehr herzlich für die Mühe danken, die sie sich gemacht haben, uns verschiedene Aspekte des Blasenkarzinoms bezüglich Klassifikation, Diagnostik und Behandlung in den verschiedenen Stadien in ihren Ländern darzulegen. Ich glaube, wir haben nach den ausführlichen Vorträgen aus unserem eigenen Lande und durch diese Vorträge und die anschließende Diskussion dieses Rundtisch-Gespräches eine wesentliche Bereicherung erfahren. Da die Zeit abgelaufen ist, möchte ich mich auch in Ihrem Namen nochmals bei den Herren Auvert, Lindstedt, Orestano, Zincke und Zingg herzlich bedanken.

II. Hauptthema: Die einseitige kleine Niere bei Erwachsenen und bei Kindern

Übersichtsreferate

W. Selberg: **Pathologisch-anatomisches Referat***

I. Einführung

Das Thema dieses Referates „Die einseitige kleine Niere“ ist bisher im deutschen Sprachraum in dieser Formulierung kaum je behandelt worden. Im deutschen Schrifttum herrschen Ausdrücke wie „einseitige Schrumpfniere“ bei den Pathologen oder „die einseitige stumme Niere“ bei den Klinikern vor. Beide Begriffe sind enger gefaßt als unser heutiges Thema. Dagegen gibt es diesen Begriff seit 15 Jahren in der französischen Literatur.

„Le petit rein unilatéral“ lautet die Überschrift, die der französische Pathologe Batzenschlager für seine sehr ausführliche Untersuchung wählte, die in Straßburg im Jahre 1962 abgeschlossen wurde. Wegen der verschiedenen Sprache der Kliniker, Radiologen und Pathologen wählte Batzenschlager diesen nichts präjudizierenden Ausdruck und ging damit den Problemen der verschiedenen Nomenklaturen aus dem Wege.

Viel älter sind die Untersuchungen, die die wesentlichen Grundlagen zum Verständnis der Pathogenese und Auswirkungen der einseitigen kleinen Niere schufen. Vor genau 40 Jahren legten Th. Fahr seine Arbeit über die hypogenetische Nephritis, wie er sie nannte, und H. Goldblatt seine Ergebnisse über die Pathogenese des experimentellen Hochdruckes auf dem Boden der renalen Ischämie vor. Das sind bis heute die beiden tragenden Säulen für die klinische Pathologie der einseitigen kleinen Niere geblieben.

II. Begriffsbestimmung

In Übereinstimmung mit Batzenschlager definieren wir die einseitige kleine Niere folgendermaßen: Beim Erwachsenen gehen wir von einer Untergröße von 1–2 cm der verschiedenen Diameter und einem Untergewicht von mindestens 40 g gegenüber der anderen gesund erscheinenden Niere als Grenzwerte aus. Da hier auch die Verhältnisse beim Kind zu berücksichtigen sind, wird ganz allgemein ein Untergewicht von mindestens 30% gegenüber der anderen Niere in Ansatz zu bringen sein. In diesen Größenunterschieden steckt vom Standpunkt der funktionellen Auswirkung ein besonderer Grund; von dieser Grenze an wird nämlich auf die andere normal erscheinende Niere ein hypertrophogener Reiz ausgeübt. Jenseits dieser Werte kommt es daher zu einer kompensatorischen Hypertrophie der Gegenseite.

Innerhalb des Normbereiches, den wir mit Differenzen bis zu 20% der Nierengewichte ansetzen, ist mit solchen Auswirkungen auf das andere Organ nicht zu rechnen. Geschwulstbedingte Prozesse und Hydronephrosen seien von diesen Angaben ausgenommen.

* Herrn Professor Heinrich Berning zum 70. Geburtstag

III. Klassifikation

Bei der einseitigen kleinen Niere können wir drei Formenkreise unterscheiden. Sie lassen sich in ihrer formalen und kausalen Pathogenese leicht trennen und befallen auch die einzelnen Lebensalter verschieden stark. Wir sprechen von Syndromen, die z. T. eine Altersbindung besitzen.

Tabelle 1. Einseitige kleine Niere bei Erwachsenen und Kindern

1. Hypogenetisches Syndrom
   a) echte reine Hypoplasie
   b) Dysplasie
   c) Ask-Upmark-Niere (partielle Dysplasie)

2. Entzündliches Syndrom
   a) pyelonephritische Schrumpfniere
   b) kleine Stein-Niere
   c) Kitt-Niere

3. Vaskuläres Syndrom
   a) Einseitige Ostium-Stenose
   b) fibromuskuläre Hypertrophie der Art. renalis
   c) Infarkt-Schrumpfniere
   d) Gefäßmißbildungen (a. v. Aneurysma)

Das hypogenetische Syndrom umfaßt alle angeborenen einseitigen kleinen Nieren in ihren verschiedenen Manifestationen. Dabei handelt es sich entsprechend der Definition um Prozesse, die von Geburt an bestehen und vom frühesten Kindesalter an beobachtet werden.

Das zweite Syndrom betrifft die einseitigen Entzündungen der Niere. Die pyelonephritische Schrumpfniere steht hier obenan. Sie kommt auch in Kombination mit den genannten Fehlbildungen vor. Besondere Formen der pyelogenen Schrumpfniere sind die kleine Stein-Niere und die tuberkulöse Kitt-Niere. Am vielfältigsten und gegenwärtig häufiger als das entzündliche Syndrom ist das vaskuläre, das vornehmlich eine Erkrankung der zweiten Lebenshälfte darstellt. An erster Stelle stehen die Folgen der einseitigen Ostium-Stenose der Art. renalis. Ferner sind hier die arteriosklerotische Schrumpfniere, die Infarkt-Schrumpfniere sowie die Auswirkungen von Gefäßmißbildungen, zu denen auch die fibromuskuläre Hypertrophie der Art. renalis gehört, schließlich Traumafolgen und Kompressionsvorgänge an der Art. renalis zu nennen. Weitere seltene Vorkommnisse seien hier übergangen.

IV. Vorkommen

Da es im deutschen Schrifttum Arbeiten zu dem Titel unseres Referates bisher meines Wissens nicht gibt, hinken auch alle entsprechenden Statistiken, soweit sie uns zur Verfügung stehen. Als Beispiele seien die Untersuchungen aus dem Zollingerschen Institut genannt. Unter 10 000 Obduktionen fanden sich 172 einseitige Schrumpfnieren, das entspricht einem Prozentsatz von 1,7%. Diese umfassen aber nicht alle hier von uns genannten Prozesse, so z. B. nicht die reine Hypoplasie. Eigene Untersuchungen an 8462 Obduktionen ergaben in den Jahren 1953–1958 285 einschlägige Beobachtungen; das sind 3,4%, also das Doppelte der von Zollinger genannten Zahl (Manegold). Das beruht einmal auf der Berücksichtigung sämtlicher kleinen Nieren, zum anderen in der Aufnahme auch der Frühstadien der einseitigen vaskulär-bedingten Schrumpfnieren, die den Gewichtsunterschied von 30% noch nicht aufwiesen. So kommt es, daß unter diesen 285 Fällen bei der Aufgliederung die vaskulären Formen mit 114 an der Spitze stehen, während die pyelonephritische Schrumpfniere mit 70 und die hypogenetische Nephritis mit 39 Fällen weit dahinter zurücktreten. Andere Zahlen stammen von Barrie und Mitarbeitern (1961), die unter 5000 Obduktionen 160 einseitige Schrumpfnieren (2,12%), darunter 32% pyelonephritische und 33% vaskuläre Formen fanden. Bei einer sehr strengen Auslese liegen die Zahlen noch niedriger. Batzenschlager und Mitarbeiter gaben im Jahre 1962 unter 4234 Erwachsenen-Autopsien nur 52 einschlägige Beobachtungen an, was einem Prozentsatz von 1,2 entspricht. Darunter befanden sich 63,5% vaskuläre, 23% kongenitale und 13,5% entzündlichbedingte Schrumpfnieren.

Eigene Untersuchungen an über 295 einseitigen kleinen Nieren der Jahre 1967–1976 lassen eine gleichmäßige Zunahme der einseitigen diffusen, vaskulären Atrophie erkennen. Ihr Anteil beträgt 56%, was einem Anstieg innerhalb von fast 20 Jahren um 15% entspricht.

V. Phänomenologie der einseitigen kleinen Niere

a) Das hypogenetische Syndrom: Das hypogenetische Syndrom umfaßt die einseitige Agenesie, die Aplasie, die Dysplasie und die Hypoplasie. Darunter ist die reine Hypoplasie am seltensten, eine kleine Niere, die häufig eine völlig normale Form besitzt, aber dabei nur etwa die Hälfte der normalen Zahl der Renculi aufweist. Der mikroskopische Bau der verbliebenen Mark- und Rindenanteile bleibt normal. Häufiger ist diese Unterentwicklung in Verbindung mit einer Dysplasie, d. h. mit einer Verformung des ganzen Organes, vielfach unter Entwicklung von Zysten zu beobachten. Beim Kind werden solche Nieren mit Gewichten von nur 5, 10 oder 30 g gesehen. Eine besondere Form dieser Art stellt die Ask-Upmark-Niere dar, bei der nur Teile des Organes unterentwickelt sind, daher der Ausdruck: „partielle Dysplasie".

Alle diese Formen bekommen wir ebenso häufig im Obduktionsgut schon bei Foeten und Neugeborenen mit multiplen Mißbildungen, als auch im chirurgischen Einsendegut der Urologen zu sehen. Diese Nieren gehen in einem auffällig hohen Prozentsatz mit einer Hochdruckerkrankung einher und sind im allgemeinen klinisch stumm. Daraus ergeben sich dann die Indikationen zur Nephrektomie.

b) Das entzündliche Syndrom: Etwa 40% der Fälle mit Pyelonenphritis verlaufen nach unseren Erfahrungen einseitig, wenn man vom Obduktionsgut ausgeht. Die Faustregel der Kliniker (Berning) lautet: ein Drittel aller sog. aufsteigenden Niereninfektionen sind einseitig. Somit treffen wir die ungleichmäßig stark geschrumpfte pyelogene Zwergniere relativ häufig an. Sie ist ausgezeichnet durch breite eingezogenen Narbenfelder an den Flanken, also in Nierenbeckennähe, zumeist mit dunklem, grauem Grunde. Sonderformen dieser pyelogenen kleinen Niere sind die kleine Stein-Niere und das Endstadium der käsigen Pyonephrose, die Kitt-Niere.

c) Das vaskuläre Syndrom: An Häufigkeit übertrifft die vaskuläre Form alle übrigen gegenwärtig bei weitem. Hier steht die Ostium-Stenose als Ursache an erster Stelle. Im Gegensatz zu den Koronarostien und zu den Ostien des Aortenbogens findet sich am Abgang der Art. renalis ein Trichter, dessen Wand dem der Bauchaorta entspricht, d. h. er gehört dem elastischen Gefäßsystem an. Erst am Ende des Trichters, etwa 6–7 mm von der Aorta entfernt, besteht ein ziemlich abrupter Übergang in das muskuläre arterielle Nierengefäß.

Da die Pathoklise des elastischen Gefäßsystems bezüglich der Atherosklerose eine durchaus andere als die der muskulären Gefäße ist, nimmt das Ostium an den Erkrankungen der Bauchaorta, nicht aber der Art. renalis teil. Erfahrungsgemäß ist die Atherosklerose in der Bauchaorta bei Mann und Frau, besonders bei der letzteren, im Gefäßsystem führend. So ist der relativ häufige Befall der Ostien der Bauchaorta schon aus diesem Grunde verständlich.

Der Altersgang der Lumenweite zeigt also entsprechend der Aorten-Angiektasie eine gleiche alterssynchrone Erweiterung am Anfang des Ostiumtrichters, dagegen nicht an seinem Ende. Die muskulären Arterien weisen in der Regel keine altersabhängige Ektasie auf.

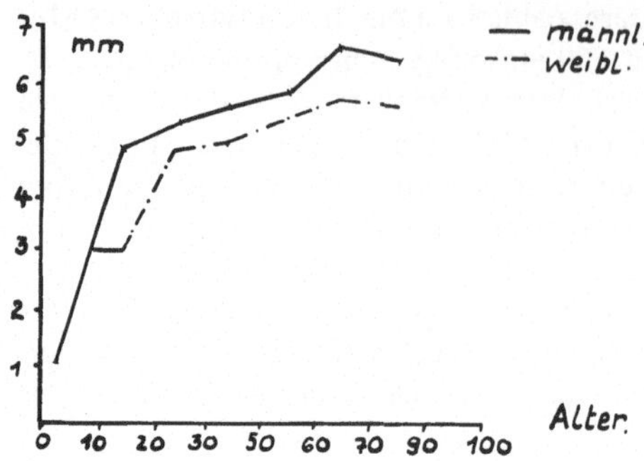

Abb. 1. Durchmesser des re. Nierenarterienabganges

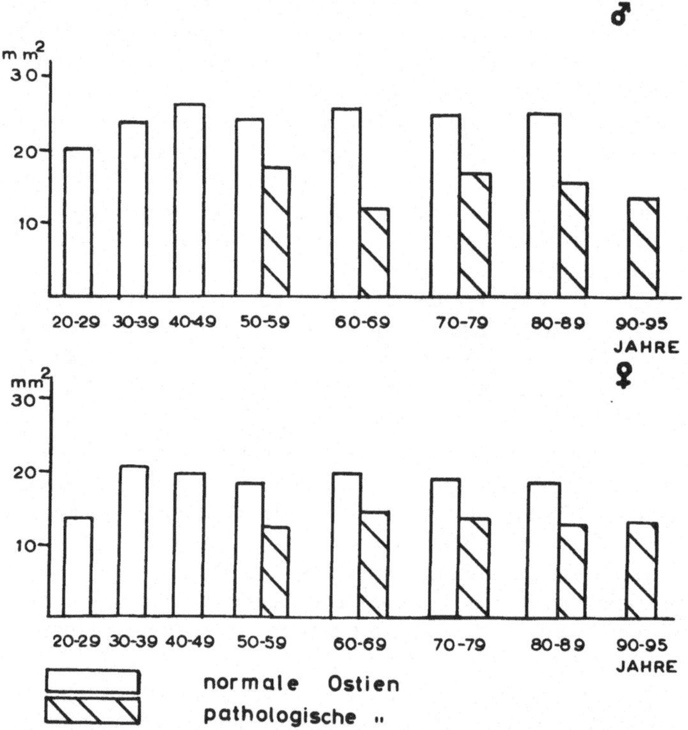

Abb. 2. Altersgang der A. renalis sinistra bei Männern und Frauen

Somit entwickelt sich leicht eine altersabhängige relative Stenose am Ende des Trichters. Pfropft sich dieser eine Artherosklerose der Bauchaorta auf, wird auch der Eingang in der Trichter mehr oder weniger stark verlegt. Kommt es zu einer Reduktion des Lumens um 50% und mehr, dann tritt in der zugehörigen Niere eine sehr charakteristische, makroskopisch schon erkennbare Veränderung auf, die sich von dem großen akuten Niereninfarkt ganz und gar unterscheidet. Makroskopisch und mikroskopisch lassen sich drei Stadien unterscheiden, die nacheinander durchlaufen werden.

Am Anfang steht eine kaum verkleinerte, dunkelrot verfärbte Niere, am Ende eine kleine, blasse, glatte Niere mit hochgradig verschmälerter Rinde aber normalgroßem Nierenbecken; dieser Befund ist für die makroskopische Differentialdiagnose gegenüber der Hypoplasie von Bedeutung. Die drei Stadien können sich in ihrer Entwicklung über mehrere Jahre erstrecken. Im Durchschnitt haben wir für das dritte Stadium 2–5 Jahre errechnet. Parallel dazu entwickelt sich an der anderen Niere eine kompensatorische

Hypertrophie, die vom zweiten Stadium an deutlich wird. Besteht schon vor Auftreten der Ostium-Stenose ein Hochdruck, so erfährt dieser in der Regel eine Zunahme in Verbindung mit Symptomen einer Herzmuskelinsuffizienz.

Die einseitige kleine Niere auf dem Boden einer Ostium-Stenose ist praktisch an die zweite Lebenshälfte gebunden. Vom 40. Lebensjahr an ist mit diesen Prozessen mehr bei der Frau als beim Mann zu rechnen. Dieser renin-abhängige Hochdruck spielt eine besondere Rolle in dem Bündel ursächlicher Faktoren der Herzinfarktes (W. W. Höpker u. a.).

Die ungleichmäßige, arteriosklerotisch-bedingte Schrumpfniere hat in den letzten 20 Jahren ebenfalls an Häufigkeit zugenommen, aber bei weitem nicht die klinische Bedeutung wie die ebengenannte. Das trifft in gleicher Weise für die Infarktschrumpfniere zu. Beiden Prozessen liegen Verschlüsse der kleineren intrarenalen Gefäße zugrunde, ohne daß die Nierenfunktion dadurch wesentlich eingeschränkt zu sein braucht. Eine Indikation zur Entfernung ergibt sich folglich in der Regel nicht; ein etwaig vorhandener Hochdruck ist mit dieser Art kausal in der Regel nicht verknüpft. Umgekehrt liegen die Verhältnisse bei der sog. fibromuskulären Hypertrophie und Aneurysmabildung der Art. renalis und ihrer großen Äste, beides Veränderungen, die im klinischen Schrifttum eine große, im pathologisch-anatomischen nur eine kasuistische Rolle spielen. Beide Prozesse kommen offensichtlich zumeist ohne Verbindung mit der Entwicklung einer kleinen Niere zur Beobachtung, obwohl sie laut klinischen Angaben für das Auftreten einer renovaskulären Hypertonie nicht ohne Bedeutung sind. Auch dem Pathologen begegnen solche Prozesse namentlich die Aneurysmabildungen an der Arterie nicht selten, und auchhier in der Regel ohne makroskopisch erkennbare Folgen am Nierenparenchym.

VI. Zusammenfassung

Fassen wir die Gefahren der einseitigen kleinen Niere zusammen, so ergibt sich für alle hypogenetischen Formen eine hohe Disposition zum Auftreten einer aufgepfropften Pyelonephritis. Dabei spielen wahrscheinlich anatomisch Anomalien mit einer Insuffizienz der Ureter-Harnblasenverbindung eine wesentliche ursächliche Rolle.

Für die einseitige kleine Niere auf dem Boden des entzündlichen und vaskulären Syndroms gelten als Gefahren neben der renin-abhängigen Hypertonie die benigne oder auch maligne Nephrosklerose sowie die Glomerulonephritis der gesunden Niere. Solche Beobachtungen werfen in jedem Fall therapeutische Probleme auf. Nach den bisherigen Erfahrungen hat es dann keinen Sinn, die einseitige kleine Niere herauszunehmen. Der letale Verlauf wird dadurch nicht mehr verhindert. Solche Patienten werden allenfalls durch die Dialyse zu retten sein.

Literatur

1. Baldus, O.: Messungen und mikroskopische Untersuchungen an Aortenostien, Diss. Hamburg 1970. – 2. Batzenschlager, A.: Le petit rein unilatéral. Ann. Anat. Path. **7,** 427–469, 539–606 (1962). – 3. Fahr, Th.: Über pyelonephritische Schrumpfniere und hypogenetische Nephritis. Virch. Arch. path. Anat. **301,** 134 (1937). – 4. Goldblatt, H.: Studies on experimentel Hypertension due to renal ischemia. Ann. Intern. Med. **11,** 69–103 (1937). – 5. Höpker, W. W., Nüssel, E., Grühn, G.: Bündelungsmuster der arteriellen Hypertonie. Virch. Arch. A. **374,** 105–129 (1977). – 6. Leichsenring, Fr.: Die Weite der Nierenarterienostien bei normalen und krankhaft veränderten Aorten, Zf. Kreislauffschg. **46,** 188–196 (1957). – 7. Manegold, B. Chr.: Die einseitige diffuse vaskuläre Schrumpfniere. Diss. Hamburg 1967. – 8. Meine, J. L.: Die einseitige Schrumpfniere: Häufigkeit, Nosologie und Beziehungen zur Hypertonie (Statistische Untersuchungen an 10000 Sektionen). Schweiz. Med. Wschr. **95,** 799–805 (1965)

Prof. Dr. W. Selberg
Allgemeines Krankenhaus Barmbek
Rübenkamp 148
D-2000 Hamburg 60

K. F. ALBRECHT: **Die einseitige kleine Niere bei Erwachsenen und bei Kindern**

Klinisches Referat

Zur Klärung der Genese einer kleinen Niere können wir Kliniker nur wenig beitragen, wenn man von der stauungsbedingten Schrumpfniere absieht, bei der es natürlich möglich ist, das angeborene oder später erworbene Hindernis an den ableitenden Harnwegen zu erkennen und ggfs. operativ zu behandeln.

Eine kleine, ebenmäßig geformte Niere entspricht der seltenen echten Hypoplasie oder einer durch Veränderungen an den großen Gefäßen verkleinerten Niere. Ich denke dabei an Stenosen oder Verschlüsse der Arteria renalis oder an die sehr seltene Nierenvenenthrombose.

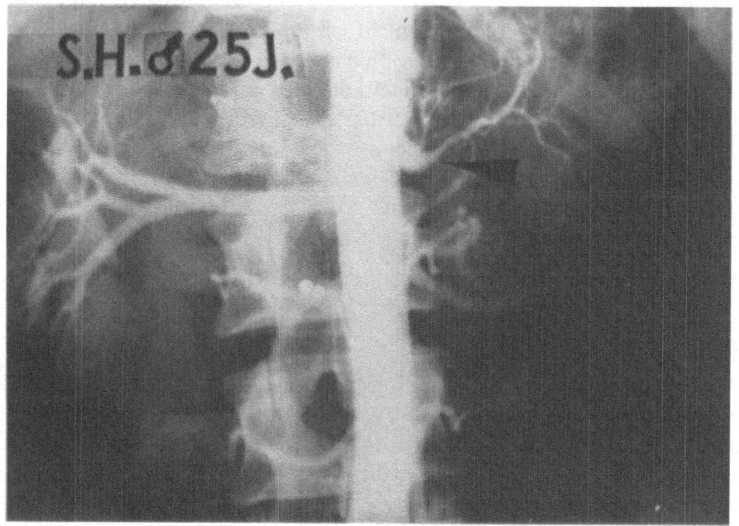

Abb. 1. Trompetenförmiger Abgang der Arteria renalis links

Die „möhrenförmige“ Konfiguration des Nierenbeckenkelchsystems mit kolbig erweiterten Kelchen spricht dagegen für eine entzündlich geschrumpfte Niere.

Einen Hinweis, wann sich eine Niere verkleinerte oder klein blieb, kann unter Umständen die Übersichts-Aortographie bringen (Abb. 1).

Ein weiter trompetenförmiger Abgang der Arteria renalis von der Aorta spricht für eine Schrumpfung der Niere in einem Alter, in dem der Patient bereits erwachsen war (Abb. 1).

Die Hypoplasie der gesamten Arteria renalis mit engem Abgang von der Aorta weist dagegen auf eine angeborene hypoplastische Niere oder einen Schrumpfungsprozeß hin, der bereits in der frühen Jugend stattfand (Abb. 2).

Die Vorstellung einiger Autoren, daß praktisch alle Schrumpfnieren durch einen vorhandenen oder aber nicht mehr nachweisbaren vesiko-renalen Reflux entstanden seien, ist sicher bestechend. In dieser apodiktischen Form kann diese Theorie aber nicht stimmen. Trotzdem glauben wir, daß ein beträchtlicher Anteil von Schrumpfnieren bei Erwachsenen bereits in der Jugend durch einen Reflux entstanden ist.

Ist der Reflux bei diesen Fällen nicht mehr nachweisbar, so muß man annehmen, daß er durch Maturation des Trigonums verschwand, die frühkindliche Niere aber schon zerstört war. Ich möchte hier aber nicht Herrn Sigel oder der Berner Arbeitsgruppe mit

Herrn Winkler und Herrn Tschäppeler vorgreifen, die uns zu diesem Problem genauere Informationen geben werden.

Da die Möglichkeit besteht, daß eine kleine Niere durch einen Reflux entstand, erscheint mir der Hinweis wichtig, daß man vor Entfernung einer Schrumpfniere prüfen sollte, ob nicht doch noch ein vesiko-renaler Reflux vorliegt.

Wir bekommen immer wieder Patienten zugewiesen, die nach Entfernung einer Schrumpfniere auf der entsprechenden Seite nicht beschwerdefrei wurden und Restinfekte behielten. Die Miktions-Zystourethrographie ergibt einen persistierenden Reflux in den belassenen Harnleiter.

Vor Entfernung einer Schrumpfniere sollte man immer durch Miktions-Zystourethrogramm oder eine Zystoskopie prüfen, ob nicht ein Reflux oder ein refluxbereites Ostium auf der entsprechenden Seite vorliegen.

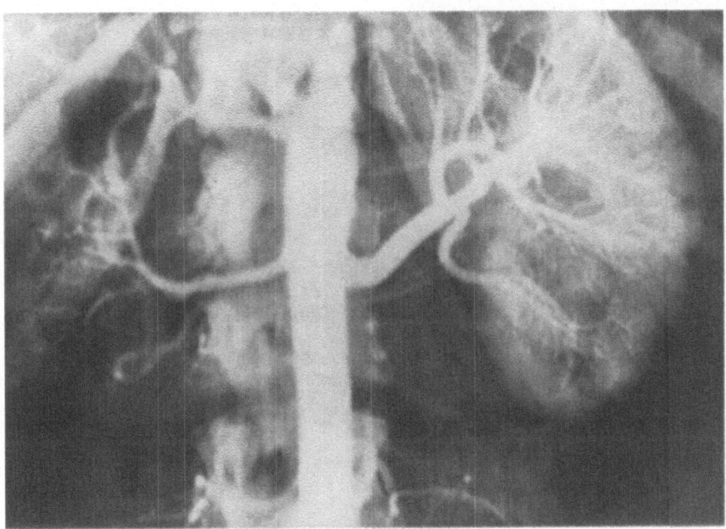

Abb. 2. Hypoplasie der ganzen Nierenartiere rechts

Wir führen in Zweifelsfällen bei Schrumpfnieren lieber eine Nephroureterektomie als die alleinige Nephrektomie durch, um Ureterstumpfempyeme oder andere Harnleiterprobleme zu vermeiden.

Viel wichtiger als die Genese einer Schrumpfniere erscheint uns Klinikern die Frage, was wir mit einer bekannten oder erst zufällig entdeckten kleinen Niere machen. Grundsätzlich muß man zwei Fragen stellen:

1. Hat die kleine Niere eine klinische Bedeutung für den Patienten (Hochdruck, chronischer Harninfekt, Schmerzen)?
2. Wenn ja, welchen Nutzen bringt die Niere dem Patienten und welche Gefahren?

Das bedeutet einerseits, daß man den Wert der befallenen Niere als Ausscheidungsorgan für den Organismus und zum anderen die aktuelle oder potentielle Gefahr durch diese Niere abschätzen muß.

Auch bei einem jüngeren Patienten ohne Operationsrisiko, der keine Beschwerden hat, keinen Harninfekt und keinen Hochdruck, würde ich eine kleine Niere immer belassen und mich auf regelmäßige Kontrollen beschränken. In Zweifels- oder Grenzfällen steht uns heute mit der seitengetrennten Isotopen-Clearance eine einfache, schnelle und den Patienten nicht belastende Methode zur Verfügung, mit der man den Wert einer kleinen Niere für den Organismus abschätzen kann.

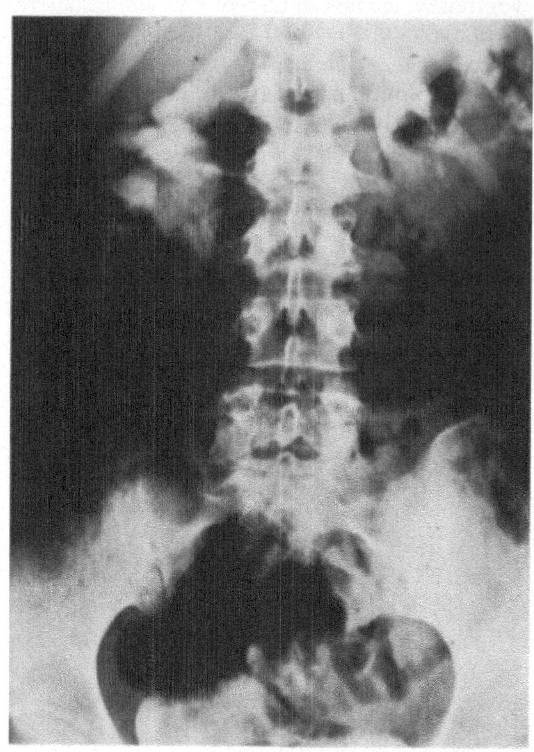

Abb. 3. 21jährige Frau. Urogramm: Harnstauungsniere rechts

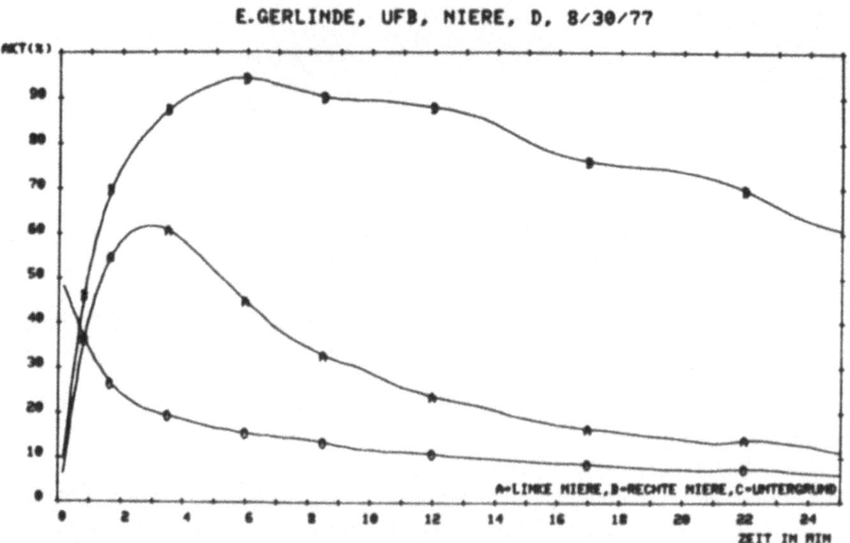

Abb. 4. Isotopennephrogramm der gleichen Patientin

Bisher haben wir die Funktion einer Niere im wesentlichen nur nach dem Urogramm bestimmen können. Damit sind wir sicher in den meisten Fällen gut ausgekommen. Es kann aber auch Überraschungen geben, die uns der Kollege aus der Klinik für Nuklearmedizin bereitet (Abb. 3 und 4).

Hier das Urogramm einer jungen Frau mit ektatischer Schrumpfung der rechten Niere. Links erscheint die Niere von normaler Größe ohne Stauung (Abb. 3).

Das Isotopennephrogramm zeigt den verlangsamten Abfluß rechts, die seitengetrennte Hippuran-Clearance ergibt aber überraschenderweise, daß die gestaute rechte Niere, die urographisch schlechter aussieht, doch den besseren renalen Plasmafluß und eine bessere tubuläre Funktion hat. Diese gestaute Niere trägt wesentlich mehr als 50% zur gesamten Nierenfunktion bei. Bei der Operation fand sich eine tiefe Ureterabgangsstenose mit aberrierendem unteren Polgefäß. Wir führten eine Anderson-Hynes-Ureterabgangsplastik durch. Sicher hätte man auch ohne den Clearancebefund auch heute diese Niere bei der jungen Frau erhalten. Ich erinnere mich aber an frühere Zeiten, wo es durchaus üblich war, bei entsprechenden Beschwerden eine solche Harnstauungsniere zu entfernen, was sicher falsch gewesen wäre.

In anderen Fällen bestätigt die seitengetrennte Isotopen-Clearance unsere klinischen Befunde, die auch heute noch wichtige Entscheidungshilfe für die Indikation zur Entfernung einer einseitigen kleinen Niere sind und auch bleiben werden.

Die folgenden Vorträge und insbesondere der Vortrag von Herrn Möhring und Mitarbeitern aus Heidelberg werden uns zum diagnostischen Wert der seitengetrennten Isotopenuntersuchungen ausführlichere Informationen bringen.

Zusammenfassend kann gesagt werden, daß uns Kliniker neben der Genese einer Schrumpfniere besonders die therapeutischen Konsequenzen interessieren. Dabei muß man zwischen Schaden oder noch möglichem Nutzen der kleinen Niere für den Organismus und natürlich auch dem Operationsrisiko abwägen.

Die seitengetrennte Isotopen-Clearance ist in Zweifelsfällen eine wichtige Entscheidungshilfe, auf die wir heute nicht mehr verzichten möchten.

Prof. Dr. K. F. Albrecht
Urologische Klinik der Stadt Wuppertal
im Klinikum Barmen
Heusnerstraße 40
D-5600 Wuppertal 2

H. Helber, K. A. Meurer, W. Hummerich, G. Bönner, G. Wambach und D. Dvorac: **Diagnostik der Hochdruckwirksamkeit einer einseitigen, vaskulären Nierenerkrankung**

Die Entwicklung einer arteriellen Hypertonie ist eine der wesentlichsten Komplikationen auch der einseitigen Nierenerkrankungen. Sie ist bei über 50% aller Patienten mit einseitigen Schrumpfnieren nachzuweisen, häufiger bei Schrumpfnieren renovaskulärer Genese als bei entzündlicher oder hydronephrotischer Ursache [3]. Hieraus ergibt sich die Notwendigkeit, die Hochdruckwirksamkeit der erkrankten Niere bei all den Patienten zu überprüfen, bei denen sich eine Nierengefäßoperation oder eine Nephrektomie nicht grundsätzlich wegen Alter oder Inoperabilität verbieten.

Unter den bekannten renalen Hochdruckmechanismen spielt bei einseitigen, vor allem vaskulären Nierenerkrankungen die Fehlregulation im Renin-Angiotensin-System die wesentlichste Rolle.

Die alleinige Bestimmung der Plasmareninaktivität oder der Plasmareninkonzentration im pheripheren Blut hat jedoch keinen Fortschritt in der Diagnostik der Hochdruckwirksamkeit der einseitigen Nierenerkrankungen erbracht: Bei präoperativ erhöhter Plasmareninkonzentration ist nach Nierenarterienstenosenoperation oder Nephrektomie wegen vaskulärer Schrumpfniere nur bei 50% der Operierten eine Blutdrucknormalisierung zu erwarten. Bei präoperativ normaler Plasmareninkonzentration werden immerhin noch etwa 30% der Operierten normoton [2]. Die Aussagefähigkeit der peripheren Plasmareninkonzentration für die Frage: Soll operiert werden oder nicht, ist also nicht sehr groß.

Entscheidend ist deshalb heute die Messung der Reninaktivität oder der *Reninkonzentration im beiderseitigen Nierenvenenblut.* Besteht ein signifikanter Nierenvenenreninquotient zugunsten der kranken Niere, so ist bei etwa 60% der Fälle nach Operation der Stenose oder Nephrektomie mit einer Blutdrucknormalisierung zu rechnen und bei weiteren 15 bis 20% eine Verbesserung der medikamentösen Hochdrucktherapie zu beobachten. Bei fehlendem Nierenvenenreninquotienten ist nur noch bei etwa 20% der Operierten ein günstiges Operationsergebnis mit Blutdruckabfall zu erwarten [2].

Ein signifikanter Nierenvenenreninquotient wird von den meisten Untersuchern oberhalb von 1,5 zugunsten der kranken Niere angenommen [1, 4, 5, 9, 10]. Es handelt sich um einen Erfahrungswert, der von verschiedenen Autoren auch etwas unterschiedlich hoch angegeben wird.

Aber auch bei signifikantem Nierenvenenreninquotienten werden noch eine ganze Reihe Operationsversager beobachtet. Dies hat im wesentlichen zwei Gründe:

Die Erhöhung der Reninkonzentration in einer Nierenvene im Vergleich zur kontralateralen Seite ist nicht notwendigerweise Ausdruck einer Reninmehrsekretion dieser Niere. Eine unterschiedliche Nierenvenenreninkonzentration zwischen stenosierter und nicht stenosierter Niere kann durch eine pathologische Reninmehrsekretion der stenosierten Seite entstehen, ergibt sich aber auch bei gleichbleibender Reninsekretion und verminderter Durchblutung der stenosierten Seite. Welcher Mechanismus im Einzelfall überwiegt, ist dem Nierenvenenreninquotienten nicht anzusehen. Wir haben deshalb bei allen unseren Patienten mit der Nierenvenenreninkonzentration auch die beiderseitige Plasmadurchströmung mittels Jod^{131}-Hippuran-Clearance [7] gemessen. Dabei ergab sich bei hochdruckwirksamen und nicht hochdruckwirksamen

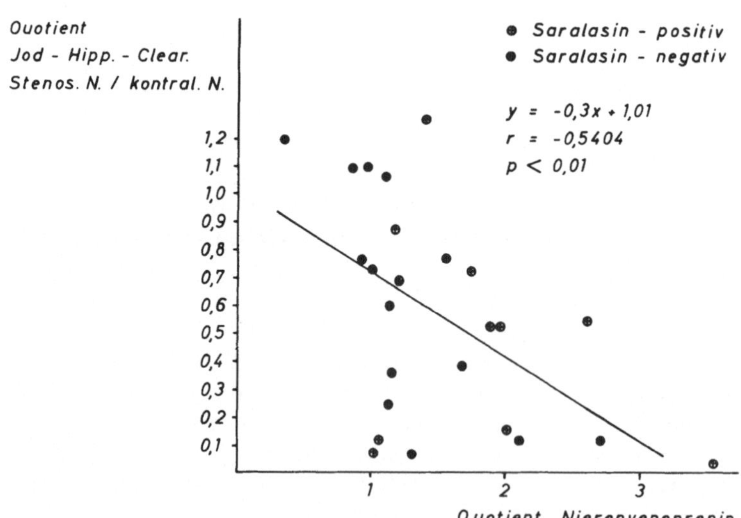

Abb. 1. Korrelation von Quotient J-Hipp. Clear. (stenos./kontral. Niere) zum Nierenvenenreninquotienten bei Patienten mit Nierenarterienstenose und hypoplast. Niere

Patienten zusammengenommen eine signifikante Korrelation zwischen dem Quotienten der beiderseitigen Durchblutung – stenosierter zu nichtstenosierter Seite – und dem Quotienten der Nierenvenenreninkonzentration (Abb. 1). Je kleiner die Durchblutung der stenosierten Seite im Vergleich zur Gegenseite, um so höher war der Nierenvenenreninquotient zugunsten der stenosierten Niere verschoben. Die nach den biochemischen Kriterien hochdruckwirksamen Nierenerkrankungen waren von den nicht hochdruckwirksamen Nierenerkrankungen allein dadurch zu unterscheiden, daß sie in der Regel im Vergleich zum seitendifferenten Durchblutungsquotienten einen höheren Nierenvenenreninquotienten hatten als das Gros der Patienten mit nicht hochdruckwirksamer Erkrankung. Der Nierenvenenreninquotient sollte deshalb stets in Relation zur Durchblutung beider Nieren gesehen werden, die sich heute unblutig mit befriedigender Genauigkeit mit Hilfe der Jod^{131}-Hippuran-Clearance messen läßt.

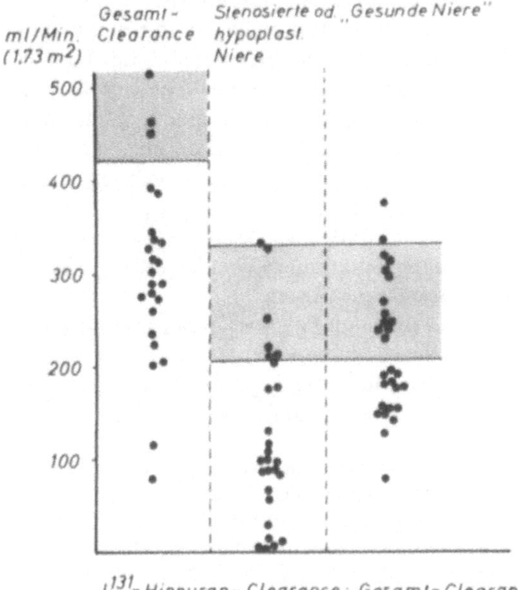

Abb. 2. J^{131}-Hippuran-Clearance bei Patienten mit Nierenarterienstenose und einseitig hypoplastischer Niere

Außerdem sind trotz signifikantem Nierenvenenreninquotienten dann Operationsversager zu beobachten, wenn die Reninkonzentration im Nierenvenenblut der kontralateralen Seite nicht auf die Höhe der peripher-venösen Reninkonzentration supprimiert ist, d. h. wenn die gegenseitige Niere ebenfalls Renin zuproduziert. Hierauf haben vor allem Laragh und Mitarbeiter [10] hingewiesen: Trotz signifikanter Nierenvenenreninquotienten war die Operation bei den Patienten ohne Erfolg, bei denen sich im kontralateralen Nierenvenenblut ein gegenüber dem peripheren Blut erhöhte Plasmareninkonzentration fand. Die hochdruckbedingte vaskuläre Schädigung der kontralateralen Niere hat bei diesen Patienten postoperativ die Hochdrucknormalisierung verhindert.

Eine Einschränkung auch der kontralateralen Nierendurchblutung war in unserem Untersuchungskollektiv schon bei einer großen Zahl der Patienten nachweisbar (Abb. 2): Bei etwa 50% der Patienten mit Nierenarterienstenose oder hypoplastischer Niere und Hypertonie lagen die Jod^{131}-Hippuran-Clearance-Werte der kontralateralen Seite unterhalb des Normbereiches.

In den vergangenen 2 Jahren ist mehrfach über erste Erfahrungen mit dem *Saralasin-Test* bei renovaskulärer Hypertonie berichtet worden. Seine Wertigkeit in der Diagnostik der Hochdruckwirksamkeit einseitiger Nierenerkrankungen ist noch nicht gesichert: Saralasin ist ein Angiotensin II-Derivat, das hochspezifisch kompetitiv die Angiotensin II-Wirkung an der Gefäßwand inhibiert undso bei angiotensinbedingten Hochdruckformen zu einem Blutdruckabfall führt. Es wirkt bei angiotensinbedingten Hochdruckformen blutdrucksenkend, bei solchen durch Nierenarterienstenose aber auch bei anderen reninbedingten Hochdruckformen, z. B. bei maligner Hypertonie mit maligner Nephroangiosklerose. Das Ergebnis des Saralasin-Testes korreliert dementsprechend, wie mehrere Untersucher übereinstimmend feststellen konnten, signifikant mit der Höhe der peripheren Plasmareninkonzentration. Hieraus ist zu schließen: Beim Saralasin-Test handelt es sich um eine gute Methode um angiotensinbedingte Hochdruckformen zu diagnostizieren. Er kann aber allein nicht unterscheiden, ob die Ursache eine Nierenarterienstenose oder eine andere Form des Hyperreninismus ist und er hat allein auch wenig Aussagekraft, ob bei Nierenartierenstenose oder vaskulärer Schrumpfniere eine Operation oder Nephrektomie zur Blutdrucknormalisierung führen werden. Seine Aussagefähigkeit in der Frage der Hochdruckwirksamkeit einer einseitigen Nierenerkrankung wird etwa bei der der peripheren Plasmareninkonzentration liegen. In Kombination mit der seitendifferenten Durchblutungsmessung und mit der Bestimmung der Nierenvenenreninkonzentration kann er jedoch einen weiteren wichtigen Hinweis auf die Hochdruckwirksamkeit einer Nierenarterienstenose oder einer vaskulären Schrumpfniere liefern: In Abb. 1 sind die Patienten noch nach ihrem Verhalten im „Saralasin-Test" unterschieden: Die Mehrzahl der Patienten mit in bezug zur seitengetrennten Durchblutung hohen Nierenvenenreninquotienten war Saralasin-positiv, sie zeigten einen signifikanten Blutdruckabfall unter Saralasin-Infusion. Saralasin-positiv waren jedoch auch 3 Patienten mit eingeschränkter Nierenfunktion und beiderseitiger Nierenschädigung und nicht signifikantem Nierenvenenreninquotienten.

Die genannte Problematik ist an den beiden folgenden Fallbeispielen zu demonstrieren. Sie verhielten sich in bezug auf den Nierenvenenreninquotienten und im Saralasin-Test gleichartig, unterschieden sich lediglich in den Durchblutungsparametern und zeigten einen ganz unterschiedlichen Operationserfolg in bezug auf die Hypertonie:

In Abb. 3 sind die Funktionswerte eines 45jährigen Patienten mit linksseitiger Nierenarterienstenose zusammengefaßt: Er zeigte einen Nierenvenenreninquotienten von 1,95, einen eindeutigen positiven Saralasin-Test mit Blutdruckabfall während der Saralasin-Infusion. Die Jod[131]-Hippuran-Clearance war auf der stenosierten Seite auf 101 ml/Min eingeschränkt und lag auf der Gegenseite mit 192 ml/Min im unteren Normbereich. Dieser Patient zeigte ein sehr gutes operatives Resultat mit Blutdrucknormalisierung.

	Re.	Li.
Jod - Hipp. - Clear. *(ml / min)*	192	101
Nierenvenenrenin: *(µU / ml)*	533	1044

Saralasintest:

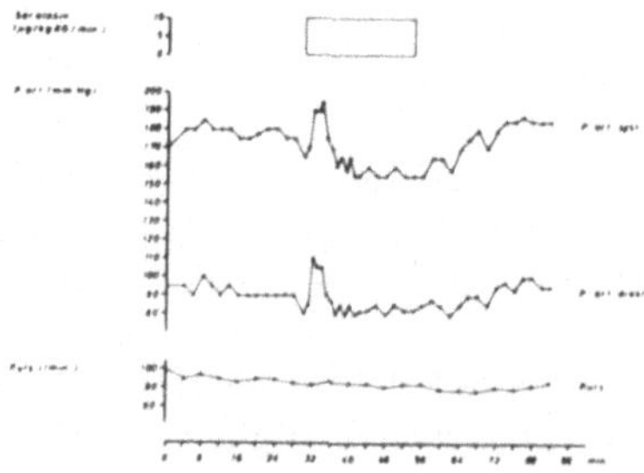

Abb. 3. Pat. S. W., 45 J.: Nierenarterienstenose li.

Nicht dagegen der zweite Patient (Abb. 4), der wegen maligner Hypertonie mit Verschluß der rechten Nierenarterie rechtsseitig nephrektomiert wurde. Er hatte ebenfalls eine stark erhöhte Plasmareninkonzentration, einen Nierenvenenreninquotienten von 2,0 und einen hochpositiven Saralasin-Test. Die Durchblutung der rechten Seite war mit 16,2 ml/Min praktisch vollständig eingeschränkt, die Durchblutung der kontralateralen Seite mit 102 ml/Min ebenfalls schon deutlich erniedrigt. Durch die rechtsseitige Nephrektomie kam es bei diesem Patienten nicht zu einer Blutdruckabnahme: In Korrelation zu der stark unterschiedlichen Nierendurchblutung war der Nierenvenenreninquotient von 2 noch nicht signifikant und außerdem wurde die Blutdrucknormalisierung durch die vaskuläre Schädigung auch von der kontralateralen Seite verhindert.

	Re.	Li.
Jod-Hipp.-Clear.: (ml/min)	16,2	102
Nierenvenenrenin: (μU/ml)	911	448

Saralasintest:

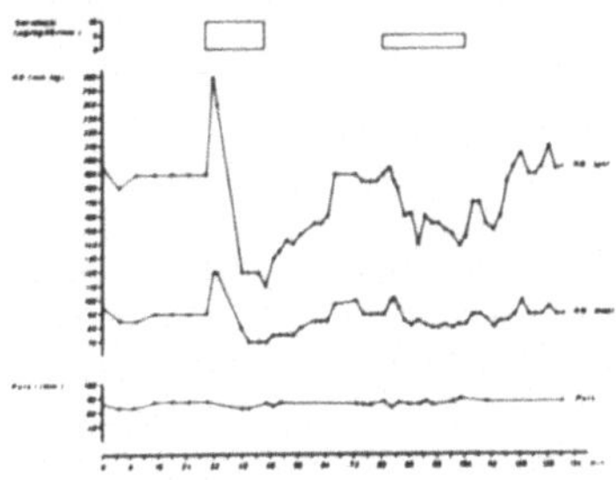

Abb. 4. Pat. D. H., 69 J.: Nierenarterienverschluß re.

Zusammengefaßt ist festzuhalten: Eine Hochdruckwirksamkeit einer Nierenarterien stenose oder vaskulären Schrumpfniere, gelegentlich auch einseitiger Schrumpfnieren anderer Genese, ist mit hoher Wahrscheinlichkeit dann anzunehmen, wenn ein in Relation zur seitendifferenten Durchblutung hoher Nierenvenenreninquotient meßbar ist, wenn die Reninkonzentration im kontralateralen Nierenvenenblut auf periphere Werte supprimiert ist, wenn die kontralaterale Nierendurchblutung noch weitgehend normal ist ist und wenn der Saralasin-Test als Hinweis auf eine angiotensinbedingte Hypertonie positiv ausfällt. Bei negativem Ausfall dieser Kriterien ist eine Hochdruckwirksamkeit der einseitigen Nierenerkrankung wenig wahrscheinlich.

Literatur

1. Fitz, A.: Renal venous renin determinations in the diagnosis of surgically correctable hypertension. Circulation **36,** 942 (1967). – 2. Lohmann, F. W., Dißmann, Th., Gotzen, R., Molzahn, M., Oelkers, W., Rücker, G., Baumgärtel, H., Bachmann, D.: Funktionsdiagnostik und Spätergebnisse bei operierten Hypertonie-Patienten mit Nierenarterienstenose. Dtsch. Med. Wschr. **96,** 1347 (1971). – 3. Meine, J. L.: Die einseitigen Schrumpfnieren: Häufigkeit, Nosologie und Beziehungen zur Hypertonie. Schweiz. Med. Wschr. **95,** 799 (1965). – 4. Meurer, K. A., Helber, A., Tauchert, M., Schröder, A., Eisenhardt, H. J.: Plasma-Renin-Aktivität, Durchblutung und Sauerstoffverbrauch der Nieren als Parameter zur Beurteilung der funktionellen Wirksamkeit von Nierenarterienstenosen. Verh. Dtsch. Ges. Inn. Med. **81,** 1077 (1975). – 5. Michelakis, M., Foster, J. H., Liddle, G. W., Rhamy, R. K., Kuchel, O., Gordon, R. D.: Measurement of Renin on both renal veins. Arch. Int. Med. **120,** 444 (1967). – 6. Palmer, J. M.: Prognostic value of contralateral renal plasma flow in renovascular Hypertension. Analysis of 55 surgically treated patients with proved unilateral lesions. JAMA **27,** 794 (1971). – 7. Pixberg, H. U., Just, G.: Die Bestimmung des effektiven Nierenplasmastroms mit der ^{131}Jod-Hippursäure-Ganzkörperclearance. Dtsch. Med. Wschr.

96, 156 (1971). – 8. Schambelan, M., Glickman, M., Stockigt, J. R., Biglieri, E. G.: Selective renal-vein renin sampling in hypertensive patients with segmental renal lesions. New Engl. J. Med. **290,** 1153 (1974). – 9. Simmons, J. L., Michelakis, A. M.: Renovascular Hypertension: The diagnostic value of renal vein renin ratios. J. of Urology **104,** 497 (1970). – 10. Vaughan, E. D., Bühler, F. R., Laragh, J. H., Sealey, J. E., Baer, L., Bard, R. H.: Renovascular Hypertension: Renin Measurements to indicate Hypersecretion and contralateral suppression, estimate renal plasma flow, and score for surgical curability. Amer. J. Med. **55,** 402 (1973)

Priv.-Doz. Dr. A. Helber
Medizinische Klinik
Köln-Merheim
Ostmerheimerstraße 200
D-5000 Köln-Merheim

A. Sigel und A. Herrlinger: **Die einseitig kleine Niere bei Kindern**

Versucht man als Kliniker das Thema in den Griff zu bekommen, so stößt man auf Unsicherheit. Nach längerer Analyse bieten wir ein Konzept an, das die Tabelle 1 zusammenfaßt.

Tabelle 1. Klinische Pathologie u. Genese d. kleinen Niere bei Kindern

1. Strukturelle Hypoplasie – selten
2. Obstruktions-Nephropathie fetal = dysplastisch hypoplasierende, postfetal = tonogen hyperplasierende Schwundniere
3. Dysplastisch, refluxiv u. pyelonephritisch koexistente Nepropathie
   a) ohne Doppelung   b) mit Doppelung
4. Dysplastische Nephropathie ohne Ostium-Dystopie
   a) segmental   b) Verschmelzungsniere   c) Organdystopie
5. Vasale Nephropathie:
   a) Renovaskulär   b) Renoparenchymal RR

Unsere Morbidität zeigt die Tabelle 2:

Tabelle 2. 121 Kinder mit einseitig verkleinerter Niere. Urologische Universitätsklinik Erlangen 1972–1976

Parenchymreduktion um	$^1/_2$	$^1/_4$	$^3/_4$	insges.
Reflux-Nephropathie	17	23	10	50
Doppelniere Ektopie in Cauda-Zone	1	5		22
Ektopie in Cranio-Zone	6	8	2	
asymmetr. Hufeisenniere		2		2
caudale Dystopie u. Rotationsstörung	3	1	2	6
übrige (überwiegend PN u. Dysplasie, selten Hypoplasie, Ask-Upmark)	13	17	11	41

I. Klinische Pathologie und Genese

Ad 1) Alleinige Hypoplasie, ein verkleinertes Organ, darin normal gestaltet, ohne Krankheitszeichen, wird mehr der Vollständigkeit halber erwähnt. Überzeugend belegt ist diese Struktur wenig zu finden. Die normale Zahl von 7 Pyramidenpaaren soll vermindert, das Kaliber der Arteria renalis verschmächtigt sein [1, 2].

Ad 2) Obstruktive Minderung der Nierensubstanz: An jeder Niere bestimmen die Markpyramiden, Derivate der Ureterknospe, formativ das Gerüst und die fetale Lappung der Niere [3]. Der Gefäßbaum mit den Nephronen, Derivaten des endodermalen Metanephros, bildet den egalisierenden Überzug. Unter Obstruktion gesetzt, nimmt der Binnendruck des Hohlsystems zu und induziert ein verstärktes Wachstum der Niere mit allen ihren Strukturen, je jünger das Kind, um so mehr [4]. Zugleich aber verdünnt die Obstruktion druckatrophisch den vasal-parenchymalen Mantel und bringt damit die pyramidal-gelappte Gestalt wieder an die Oberfläche. Die Niere erscheint trotz äußerer Vergrößerung infolge stärkerer innerer Aushöhlung quantitativ verkleinert. Es ist dies die *hyperplasierende* Stauungs-Schwundniere [5].

Obstruktion zu einem sehr frühen embryonalen Zeitpunkt geht nicht mit Wachstumreiz, sondern mit Dysplasie und Hypoplasie einher, verbunden auch mit kleinzystischer Degeneration [6]. Je früher und je tiefer die Obstruktion angreift, um so stärker ist Dysplasie beteiligt [7]. Es ist das die *hypoplasierende* Stauungs-Schwundniere.

Ad 3a) Dysplastisch – refluxiv – pyelonephritisch zusammengesetzte Nephropathie – ohne Doppelung. In bisheriger, klinisch gestützter, aber kausal-genetisch wohl ungenügender

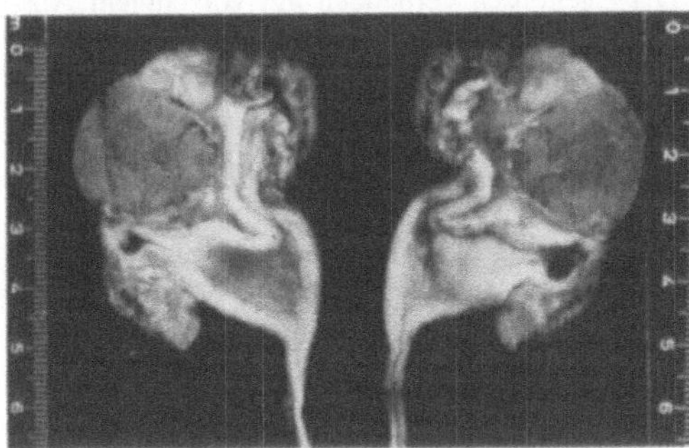

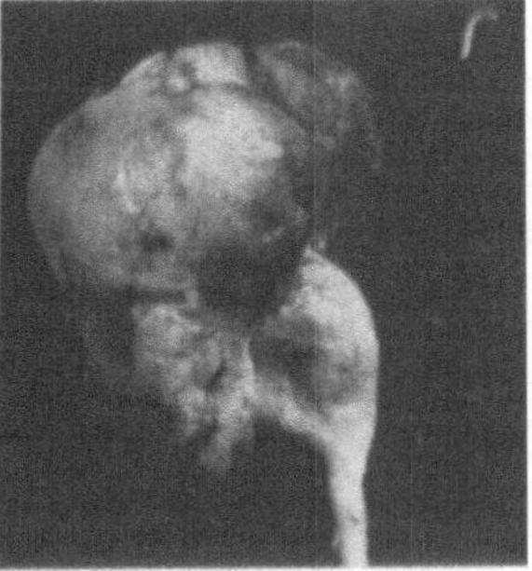

Abb. 1. 10 J. O, Reflux, oberer und unterer Pol Y-Reduktion, Mittelgeschoß β-Reduktion (s. Abb. 5). Histologische Pyelonephritis

Sicht geht die refluxive und pyelonephritische Nephropathie Hand in Hand. Es ist die Regel mit Ausnahmen. Danach besteht die Refluxkrankheit aus drei Stufen. Die erste behindert den Mechanismus der Selbstreinigung der Harnblase (Turbulenzen am Blasenauslaß und rücklaufbedingten Restharn). Die zweite trägt jede Infektion aus der Harnblase in die Niere. In der dritten entsteht *fakultativ pyelotubulär, intrarenaler Reflux,* was wahrscheinlich eine bestimmte Struktur der Papillenverschmelzung voraussetzt [15, 16, 1, 14]. Die bakterielle Infektion geht dann interstitiell weiter und fibrotisiert entlang den Lymphspalten der Arterien [17, 18]. Ihre Narbenfelder bringen (wie die Obstruktion) die fetale Lappung wieder an die Oberfläche, jedoch jetzt nicht mehr gleichmäßig, sondern ungeordnet, dies infolge vaskulärer Schrumpfung (Abb. 1, 7 [10, 20]). Diese vollzieht sich zwar primär in der Peripherie, schließt aber die Aa. interlobares und Arcuatae ein [17, 19]. Ob eine Arteriitis synchron mit der Pyelonephritis abläuft [20] oder ihr als *Anpassungsfibrose der Intima* nachfolgt [17], erscheint unklar. Die partielle von der kompletten pyelonephritischen Schrumpfniere unterscheidet möglicherweise nur der Anteil der refluxiven Pyramiden und der mitbetroffenen Gefäßreale. Die gefäßkonforme Vernarbung, die Massennarben erscheinen bei Kindern viel zerstörender als bei Erwachsenen [17].

In dieser herkömmlichen Sicht fehlt jedoch das *genetisch-dysplastische* Element. Die Histologie als klärendes Verfahren scheint methodisch in Schwierigkeiten. Die Melbourner Gruppe in erster und schwedische Gruppen in zweiter Linie leisten Pionier-

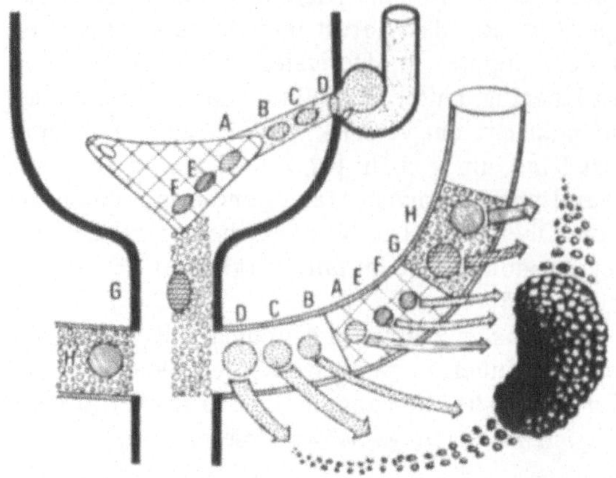

Abb. 2. Beziehung zwischen der Topik des Ostiums und Ursprung der Ureterknospe aus dem Wolff'schen Gang, sowie deren Verhältnis zum nephrogenen Blastem. Normale Positionen des Ostiums: A, E, F. Kraniale Positionen: B, C, D. Kaudale Position: G = urethral, meist obstruktiv, auch refluxiv, oft mit Cele verbunden, H: vestibulär, vaginal Mündung des ektopen Harnleiters. Zu B, C, D: Zwangsläufig refluxiv, weil kurze Pars intravesicalis, ganz fehlend bei D, was einer Mündung in einem Divertikel entspricht.

Die Harnleitermündung in der Normalzone A, E, F ist genetisch verbunden mit zeitgerechtem Aussprossen der Harnleiterknospe und zentralem Treffen mit dem metanephrogenen Blastem. So entsteht eine normale Niere.

Der Harnleiter in der Cranio-Zone B, C, D ist genetisch verbunden mit vorzeitigem Aussprossen der Harnleiterknospe. Sie trifft nicht zentral, sondern kaudal randständig auf das metanephrogene Blastem und induziert damit eine dysplastische Niere, unterschiedlich ausgeprägt in Abhängigkeit vom Grad der Dystopie der Harnleitermündung.

Die Harnleitermündung in der Cauda-Zone G, H, ist genetisch gebunden an ein verspätetes Aussprossen der Harnleiterknospe. Sie trifft kranial randständig auf das metanephrogene Blastem und induziert (wie kaudal randständiges Auftreffen) eine dysplastische Niere.

Jede dystope Mündung eines Harnleiters ist, wiederum parallel gehend dem Grade der Dystopie, nicht nur mit Reflux, sondern auch mit Megasierung des Harnleiters verbunden. Dem entspricht im Schema der verschieden große Durchmesser der Harnleiterknospe (nach Mackie und Stephens 1975).

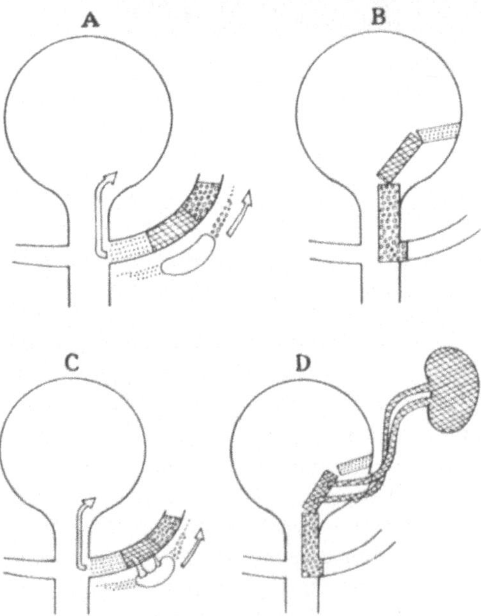

Embryogenese einer geordneten Doppelniere

A - Beziehung der Wolff'schen Gang-Zonen zum nephrogenen Blastem

B - Die Integration der Wolff'schen Gang-Zonen i. d. Blase abgeschlossen

C - Von der normalen Wolff'schen Gang-Zone entspringende Doppelureterknospen treffen das Zentrum des nephrogenen Blastems

D - Resultat: eine normale Doppelniere (nach MACKIE u. STEPHENS 1975)

Abb. 3. Rekonstruktion der normalen Doppelniere auf der Grundlage der Abb. 2. Text im Bild

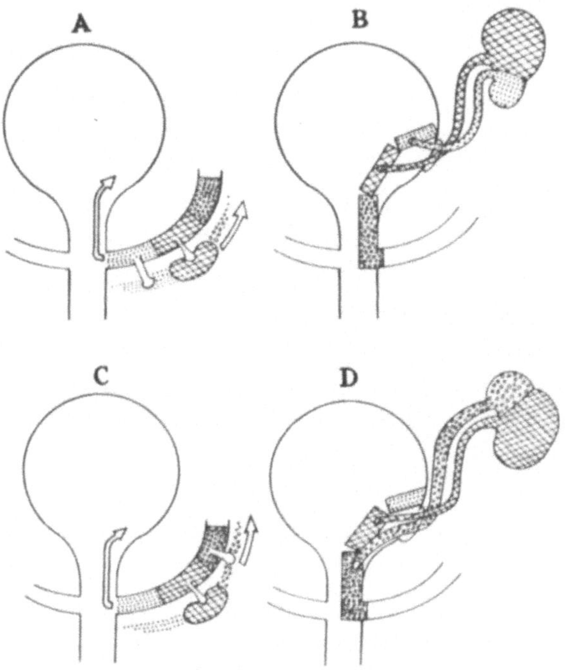

AB: Embryogenese einer Doppelniere m. pathologischer unterer Anlage.
Die cranial-ektope Ureterknospe verfehlt d. nephrogene Blastem caudal.

CB: Embrygenese einer Doppelniere mit patholog. oberer Anlage.
Die caudal-ektope Ureterknospe verfehlt d. nephrogene Blastem cranial.
(nach MACKIE u. STEPHENS, 1975)

Abb. 4. Genese der pathologischen Doppelniere.
A) Aus dem Wolff'schen Gang sproßt kaudal ein zweiter Harnleiter aus. Er gerät bei aufwärts gerichteter Migration der Anlage mit seiner Mündung ektop in die Cranio-Zone. Das zugehörige Blastem wird zur unteren Nierenanlage. Sie ist dysplastisch reduziert, weil die zugehörige ektope Harnleiterknospe das Zentrum des Blastems verfehlt hat. Die Harnleiterknospe der oberen Anlage entspringt regelrecht, traf das Blastem zentral und ist deshalb normal angelegt, ihr Harnleiter normotop in der Trigonumzone mündend. B) Aus dem Wolff'schen Gang sproßt kranial ein zweiter Harnleiter aus. Er gerät bei der kranialen Wanderung ektop in die Cauda-Zone und wird damit pathologisch, meist obstruktiv. Sein zugehöriges Blastem wird zur oberen Nierenlage, zwangsläufig dysplastisch, weil die Knospe das Zentrum des Blastems verfehlt hat. Die untere Anlage ist ureteral wie parenchymal normal konstruiert

dienste [8, 9, 19, 26]. Das Entscheidende der Melbourner Beiträge: Dystopie der Harnleitermündung korreliert nicht nur mit Verlust der physiologischen antirefluxiven Funktion, sondern auch mit Dysplasie der ableitenden Harnwege und des Nierenparenchyms, hier mehr an den Polen als in der Mitte (Abb. 1). Die Pyelonephritis ist erst der Dritte im Bunde, eine pure Folge des Refluxes (s. Abb. und Legenden 2–5). Diese zusammengesetzte Nephropathie, bestehend aus Dysplasie, Pyelonephritis, obstruktiven und urodynamischen Schäden hat als Ergebnis eine unregelmäßig verkleinerte Niere. Der Grad der Ostium-Dystopie läßt die Folgen graduell erkennen. Die Refluxkrankheit ist damit primär als Dysplasie definiert [10]. Diese neue Erklärung widerlegt nicht die fundamentale Entdeckung von Tanagho u. Mitarb. (1965), die trigonale Hypoplasie, die mangelhafte Verbundspannung zwischen Harnleitermündung und Blasenhals als Ursache des Refluxes. Sie schließt sie ein als Teil der embryonalen Störung, die jedoch über die ureterale Beziehung hinaus eine noch weitergehende Beziehung zum Nierenblastem besitzt.

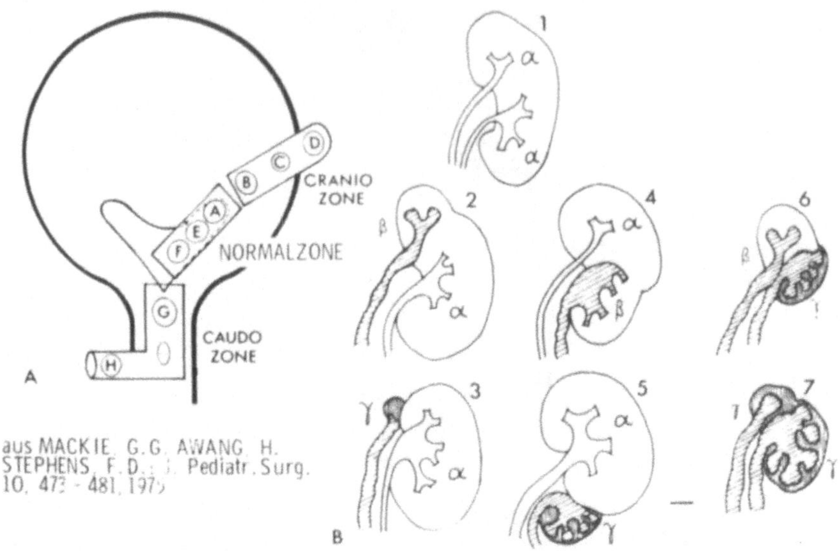

Abb. 5. Pathologie der Doppelniere. Aufbauend auf der Kenntnis der Abb. 2–4 bietet sich folgende Synopsis an:
A) zeigt schematisch die 3 Zonen der Harnleitermündung, die Normalzone (A, E, F), die ektope kraniale Zone (G, H). B) 1. Normal angelegte Doppelniere. Beide Anlagen mit Alpha bezeichnet, übereinstimmend mit der Definition von Löfgren [3], welche der oberen Anlage 3/7, der unteren Anlage 4/7 der paarigen Pyramidensubstanz zuerkennt. 2. Obere Nierenanlage dysplastisch reduziert, mit β bezeichnet, ihr Harnleiter mündet ektop in die Kaudalzone. Dysplastische und obstruktive Minderung gehen Hand in Hand. Untere Anlage normal. 3. Obere Anlage noch stärker dysplastisch reduziert, mit γ bezeichnet. Ob das substantielle Verhältnis zwischen oberer und unterer Anlage primär so war, oder ob kompensatorische Vergrößerung der unteren Anlage und pyelonephritische Reduktionen der oberen beteiligt sind, bleibt vorläufig unklar. 4. Obere Anlage normal, untere Anlage dysplastisch reduziert, zwangsläufig refluxiv und damit auch der Refluxnephropathie unterworfen, die ihrerseits einen dysplastischen Anteil (Pyramidenverschmelzung) und einen pyelonephritischen Anteil hat (intrarenaler Reflux). 5. Gleiche Konstellation wie bei 4., nur stärkergradiger dysplastischer Anteil, mithin noch frühzeitigeres Aussprossen des zweiten Harnleiters und noch mehr randständig angetroffenes Blastem (vgl. Abb. 2). Entsprechend vergrößert obere Nierenanlage, strukturell, nicht nur kompensatorisch vergrößert. 6. Beide Nierenanlagen pathologisch, was Ektopie beider Harnleiterknospen voraussetzt. Der Harnleiter der oberen Anlage muß in der Kaudalzone münden, derjenige der unteren Anlage in der Craniozone. Beide Anlagen können unterschiedlich reduziert sein, entsprechend dem Grad der Ektopie und Verfehlen des Blastems. 7. Beide Anlagen hochgradig reduziert, verwandt der Konstellation der Abb. 5 und 6, jedoch nicht unterscheidbar vom pathologischen Ureter bifidus

Mit so veränderter embryonal-morphologischer Einsicht verliert der bisherige therapeutische Optimismus etwas an Überzeugungskraft. Die Therapie kann nur refluxive und urodynamische Schäden abwehren und rechtzeitig vermeiden. Zirrhosen, das Scarring, sind demnach mehr dysplastisch als pyelonephritisch entstandene Reduktionen. Damit erhebt sich die Frage nach der zeitlichen Entstehung der Verkleinerung.

Wann und wie entsteht die Verkleinerung der Niere?

Nahezu alle Beobachtungen stimmen überein, daß die Schrumpfung in den ersten 1–4 Lebensjahren entsteht. Spätere einsetzende Verkleinerung einer vorher normal entwickelten Niere ist nur als große Ausnahme bekannt [19. 28]. Entstehung auf dysplastischer Grundlage postuliert zwangsläufig frühen Beginn. Wer, wie bisher die meisten Untersucher, vorzugsweise refluxiv-entzündliche Entstehung annimmt, sieht sich veranlaßt, intrarenalen pyelotubulären Reflux schon in utero- zu postulieren, um Narben-Nieren im Säuglingsalter zu erklären. Bakterielle Infektion gilt dabei als nicht obligat [28]. Diese Argumentation trägt Züge der Verlegenheit und zielt unbewußt auf die Erklärung mit Dysplasie. Sie ist damit das Primäre, die Pyelonephritis das Sekundäre, refluxiv aufgesetzt auf einen vorangegebenen Locus minoris resistentiae [8, 9]. Dysplasie erklärt auch ohne weiteres die bekannten Fälle von sterilem Scarring.

Der Platz der frühkindlichen pyelonephritischen Zwergniere

Die kleine Niere, pyelonephritisch zerschrumpft, vier–acht Zentimeter lang, frühkindliches Format, bei Kindern wie bei Erwachsenen anzutreffen – wo ist diese bekannteste aller Nierenverkleinerungen einzuordnen? Refluxiv sind diese Nieren nahezu ausnahmslos. Ihr Harnleiter erscheint wenig verändert, bei Erwachsenen noch weniger als bei Kindern. Um die Extremform der Refluxkrankheit, die Dystopie in die Cranio-Zone, handelt es sich bestimmt nicht. Ist es eine streng einseitige Form der refluxiven Dysplasie, ohne viel funktionellem Wachstumsreiz, weil die gesunde Gegenniere kompensatorisch alles übernimmt? Ist es Folge einer einseitig vaskulär foudroyant ablaufenden Entzündung, eine perakute Nephropyelitis bzw. intestitielle Nephritis mit Angiitis? Das Gleiche doppelseitig gibt es auch, aber sehr selten, dann natürlich mit der Folge der Insuffizienz in jüngeren Jahren. Die weit überwiegende Einseitigkeit, oft mit leerer Anamnese, spricht gegen eine hämorrhagische Entstehung, spricht mehr für die aszendierende oder aber einseitig dysplastische Genese. Man muß die Morphologen bitten, ihre bisherige Beurteilung zu überprüfen.

Einseitig, mit der bekannten stark ausgeprägten kompensatorischen Vergrößerung der anderen Niere, ruft die Assoziation der Renal counter Balance herbei [Hinman, sen., 1929). Danach unterbleiben in der einseitig grob erkrankten Niere Kompensationsmechanismen, wenn die zweite Niere gesund ist.

Ad 3 b) Dysplasie mit Doppelung der ableitenden Harnwege

Eine Doppelniere ist charakteristisch verkleinert, wenn die obere, die untere oder beide Anlagen in einen Schrumpfungsprozeß geraten (Abb. 6–8). Alle drei Varianten sind genetisch vorbestimmt. Der Harnleiter der oberen Anlage, nach der Weigert'schen Regel distaler mündend, ektopiert in die Kaudalzone der entstehenden Harnblase, erscheint mithin dann urethral, vestibulär oder vaginal. Ob nur dysplastisch oder zusätzlich auch

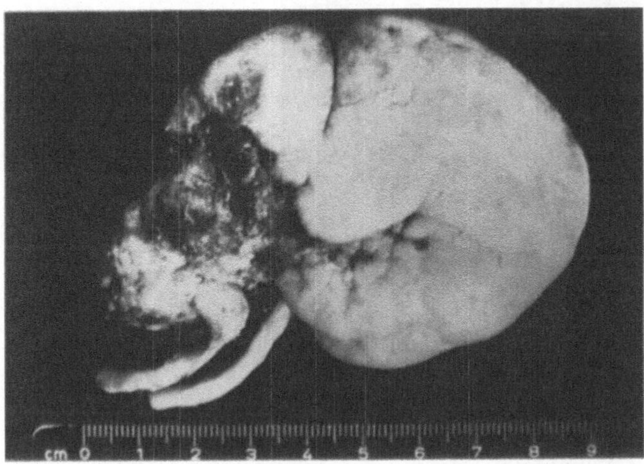

Abb. 6. Die Konstellation entspricht Abb. 5, B 5. 12 J. O, normoton, obere Anlage kompensatorisch hypertrophiert, untere Anlage refluxiv und stark zirrhotisch reduziert. Partielle Nephrektomie mißglückt

obstruktiv (Ureterocele), differenziert hier zwischen hypo- und hyperplasierendem Schwund des Segments (Abb. 7). Der Harnleiter der unteren Anlage, der größeren, ist in ca. 30% aller Doppelnieren assoziiert refluxiv [14], dann belastet mit dysplastischer Minderentwicklung [1] und/oder abgestufter zirrhotischer Reflux-Nephropathie (Abb. 6, 7).

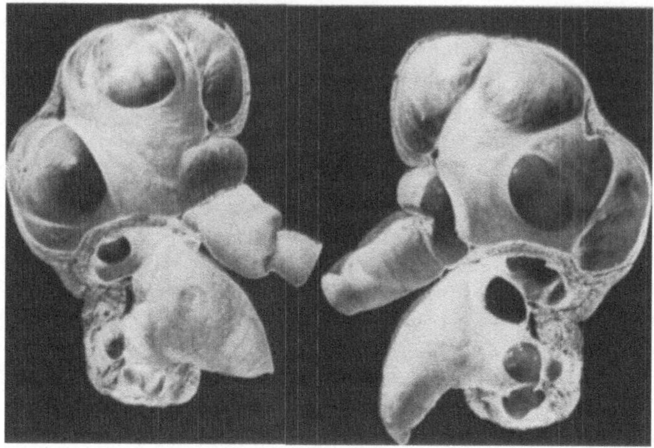

Abb. 7. 3 J. O. Die Konstellation entspricht der Abb. 4, B 7. Beide Anlagen der Doppelniere sind bis auf ihre pyramidale Ruine geschrumpft. Die obere Anlage ist obstruktiv zerstört, als Folge einer terminalen Cele, daher die Ausweitung des Hohlsystems, dies der Unterschied zu Abb. 4, B 7. Die untere Anlage war refluxiv und pyelonephritisch zerstört. Dysplasie histologisch nicht bestätigt

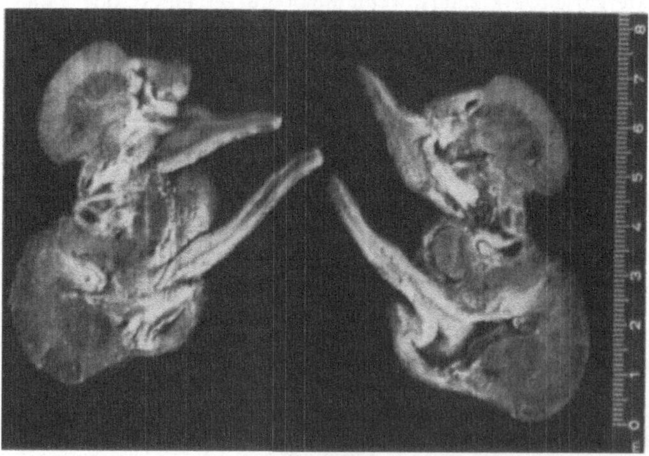

Abb. 8. 18 J. O. Symptome der Hypertonie. Linke Niere: Kleine Doppelniere, nicht (mehr) refluxiv. Beide Anlagen stark zirrhotisch. Histologie: Pyelonephritis, RR postoperativ normalisiert. Gegenniere kompensatorisch vergrößert

Ad 4) Dysplasie ohne Ostium-Dystropie

a) Eine *segmentale Dysplasie*, die Ask-Upmark-Niere [11] (Abb. 9) ist äußerlich gekennzeichnet von einer (oder mehreren) tiefen Quer-Furche, meist in der Mitte des Organs, versehen mit den histologischen Kriterien der Dysplasie. Vaskuläre Dysplasie steht dabei

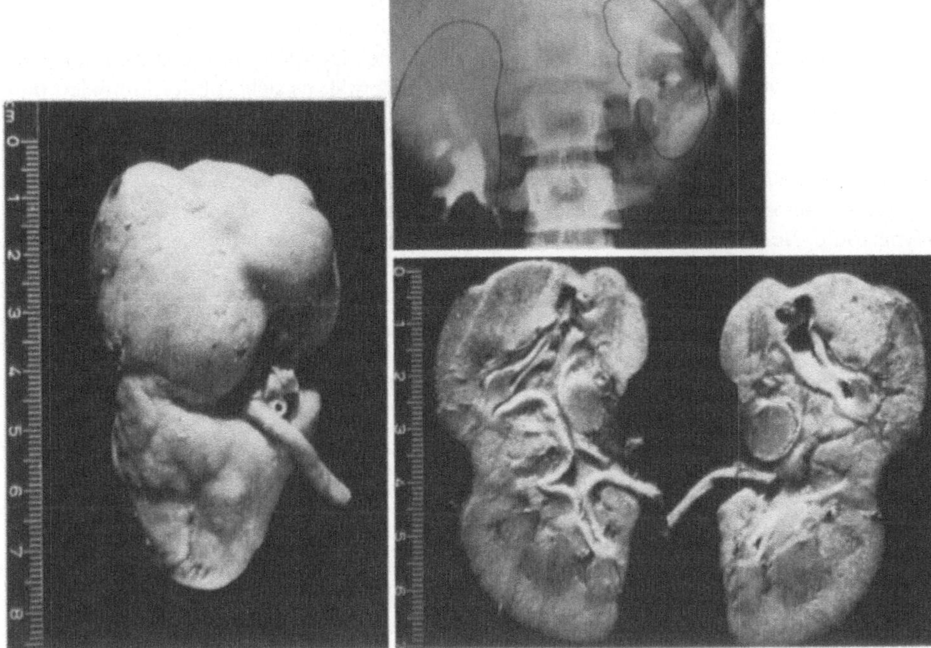

Abb. 9. 15 J. Ask-Upmark-Niere? 1971 Symptome der Hypertonie. Linke Niere urographisch um die Hälfte kleiner als die kompensatorisch vergrößerte rechte Niere. Das Nephrektomiepräparat zeigt große Buckelung als Ausdruck der Dysplasie und der Einengung der Gefäße. Querschnitt der A. renalis zeigt vermindertes Kaliber. Histologie: Hypogenese + Pyelonephritis. Hypertonie geht nach Nephrektomie dramatisch zurück. Vor Operation 230/140, 5 Jahre später 150/100 mmHg

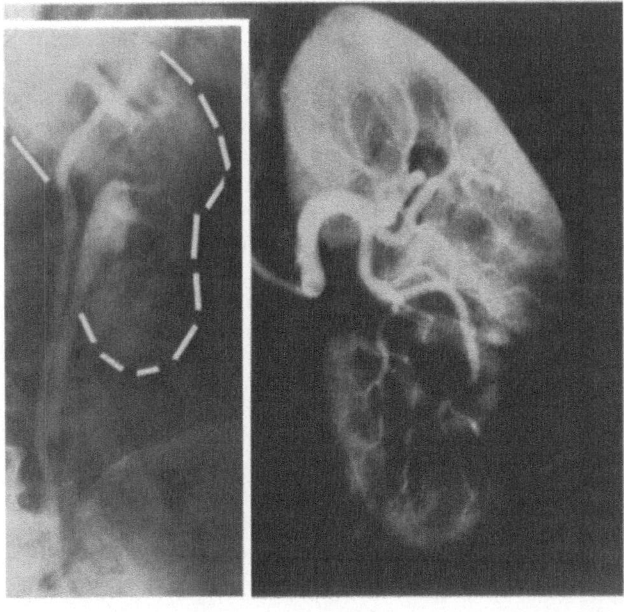

Abb. 10. a) Die Konstellation entspricht Abb. 5, B 4. Die obere Nierenanlage normal strukturiert, kompensatorisch hypertrophiert, untere Anlage reduziert, früher wahrscheinlich refluxiv.
b) Zugehöriges selektives Angiogramm. Einengung der Arteriae interlobares und arcuatae. Verschmächtigung des arteriellen Gefäßbaumes der unteren Anlage der Doppelniere. Ob primär Gefäßdysplasie (Ask-Upmark) oder Anpassungsfibrose der Intima an die chronische Pyelonephritis bleibt offen (Patientin nicht operiert)

im Vordergrund (Abb. 10), daher auch die umschriebene und generalisierte Schrumpfung und zugleich die hypertone Potenz. Doppelseitiges Vorkommen ist bekannt, auch Manifestierung erst im Erwachsenenaler [11 b, 32, 33].
b + c) Manchmal sieht man *Hufeisennieren* in grob asymmetrischer Gestalt und Verteilung der Substanz. Die histologischen Kriterien der Dysplasie neben denen der Entzündung und Obstruktion sind belegt [1]. Ähnlich verhält es sich mit der lumbalen und pelvischen Dystopie.

Ad 5) Einseitig kleine Niere und Hypertonie im Kindesalter.
Man muß auseinanderhalten die *renoparenchymal* von der *renovaskulär* bedingten Hypertonie. Beide entstehen über den Mechanismus dr Hyperreninämie [21]. Die erste entsteht fakultativ, die zweite fast obligat.
a) *Renovaskuläre Hypertonie.* Ursachen sind die Stenose der A. renalis (Teil einer Systemerkrankung) [22], einschließlich der traumatisch entstandenen, weiter das Aneurysma, die Neurofibromatose. 15–20% aller Hypertonien im Kindesalter haben hier ihre Ursache [23, 24]. Der Grad an Nierenverkleinerung, verglichen mit der Gegenseite, ist gering und beträgt nur 1–2 cm [25].
b) *Renoparenchymal-bedingte Hypertonie.* Es sind die 80% aller einseitig renal verursachten Hypertonien im Kindesalter [24]. Die pyelonephritische Reduktion stellt die größte Gruppe und darunter wiederum die refluxive Genese. Hyperton sind oder werden 4% aller Kinder mit Pyelonephritis, 60% aller mit gravierender Pyelonephritis, 6% aller Refluxkinder, 33% aller gravierenden Refluxfälle [25, 27]. Nachdem Dysplasie zunehmend als Ursache der urologisch-refluxiven Nierenverkleinerung gilt und Dysplasie die Gefäße mit einbezieht, muß man viele Hypertonieerkrankungen regelrecht als angeboren erkennen, sie im voraus beobachten und womöglich exstirpativ behandeln.

Ad 6) Das ungenaue Verhältnis von Dysplasie und Pyelonephritis.
Die Unterscheidung geschieht verbindlich nur histologisch, jedoch gibt die Makroskopie schon Hinweise, vor allem wenn es sich um Doppelungen handelt. Dysplasiebefunde werden allerdings viel seltener bestätigt als man es erwarten sollte. Teilursache mag sein, daß es schwierig ist, in Endstadien der Erkrankung Dysplasie und Pyelonephritis histologisch auseinanderzuhalten [1, 13, 19]. Frühere Stadien zu untersuchen haben die Pathologen wenig Gelegenheit. Eine Stockholmer-Gruppe unterstellt den Pathologen ein traditionalistisch begründetes Verkennen der Dysplasie [26]. Die Hälfte ihrer Fälle stuft sie dysplastisch ein. Dysplasie sei der Locus minoris resistantiae, der die Pyelonephritis sekundär erst begünstige. Zollinger [17} und Ericson [26] markieren am stärksten das strittige Verhältnis von Dysplasie und Pyelonephritis. Eine Göteborger-Gruppe sieht sich an Hand von 76 einschlägigen Nephrektomie-Präparaten außerstande, immer verbindlich zwischen Dysplasie und Pyelonephritis zu differenzieren, läßt aber keinen Zweifel, daß mehr als $^1/_3$ anlagemäßig dys- und hypoplastisch waren [19]. Sie sah auch die Ask-Upmark-Niere in 12% ihrer Fälle. Mittelfurchen, eines ihrer Kennzeichen, sieht man tatsächlich öfter an rein pyelonephritisch deklarierten Nieren (Abb. 8). Umgekehrt hat ein spezieller Kenner der Nierenpathologie wie Zollinger (1965) der Ask-Upmark-Niere eine eigenständige Bedeutung nicht zuerkannt. Er findet darin Unterstützung [27]. Amerikanische u. britische Autoren beziffern das Verhältnis von Dysplasie zu Pyelonephritis an exstirperten Nieren mit 1 : 7 [7, 16]. Damit stimmt unsere kleine Fallzahl überein.

II. Klinik der kleinen Niere im Kindesalter

1. Funktionswert der kleinen Niere – Verhalten der Gegenniere

Die herkömmliche Diagnostik mittels Infusions-AUR informiert planimetrisch über den Grad an Nierenschrumpfung. $^1/_4$, $^1/_2$ und $^3/_4$ sind Schätzanhalte. Bezogen auf die Körperoberfläche wird dieses Messen verbindlicher. Darüber informiert ein nachfolgender Vortrag der Bonner-Gruppe.

Aufschluß gibt auch die Planimetrie der Gegenseite. Besteht eine kompensatorische Hyperthropie, so hat die geschrumpfte Niere erfahrungsgemäß die Hälfte und mehr an Substanz eingebüßt oder nie besessen. Jedoch gibt es darüber wenig klärende Beiträge. Kamera-Szintigraphie und vergleichende Isotopenclearance objektivieren genauer, wie aus zwei anderen nachfolgenden Vorträgen hervorgehen wird. Der funktionelle Vergleich zwischen links und rechts gerät aber etwas in die Irre bei der Doppelniere, wenn das gesunde Segment kompensatorisch hypertrophiert und dahinter sich die Minderleistung des kranken Segments verbirgt.

2. Das Verhältnis von Ein- und Doppelseitigkeit

Die überwiegend angeborene und distal lokalisierte Genese macht pure Einseitigkeit der Erkrankung fraglich. Grobe Asymmetrie, was Verkleinerung betrifft, überwiegt jedoch, zumal der Effekt der kompensatorischen Hypertrophie der besseren Seite zugute kommt. Ungefähr $^1/_3$ aller urologisch reduktiven Nierenerkrankungen ist es, das bei jeder Indikation die andere Niere zu bedenken zwingt.

3. Therapeutische Indikationen

1. Exstirpartion der oberen dysplastischen Nierenanlage bei kaudaler Ektopie des Harnleiters.
2. Exstirpation der unteren dysplastischen Nierenanlage bei Ektopie des Harnleiters in Cranio-Zone und Gamma-Reduktion, fallweise auch bei Beta-Reduktion (Abb. 5).
3. Antirefluxive Operation bei der Mehrzahl aller Beta-Reduktionen, mit oder ohne Doppelniere.
4. Nephrektomie bei $^3/_4$ Zirrhose und mehr, wegen Hypertoniegefahr.
5. Nephrektomie bei manifester Hypertonie, diastolisch über 100 mmHg.
6. Operative Korrektur eines stenosierten Harnleiters.

4. Prophylaxe

Wo die Dysplasie im Vordergrund steht, ist Prophylaxe naturgemäß nicht möglich. Aber wo bakterielle Entzündung und gestörte Urodynamik vorherrschen, ca. knapp die Hälfte (Tabelle 2), läßt sich Prophylaxe der Nierenschrumpfung betreiben mittels *früherer Diagnostik und früherer Therapie.* Jeder fieberhafte Harninfekt, am besten der erste, auch beim Säugling, verpflichtet zu röntgenologischer Abklärung [29], denn das Scarring entsteht meistens in den ersten 1–4 Lebensjahren [14, 28]. Intrarenaler Reflux, im MCU erkennbar, kündigt es (ziemlich sicher) an. Der sekundär-kausale Zusammenhang zwischen Reflux, Pyelonephritis und Scarring steht außer Zweifel [28, 30]. Das Narbenfeld selbst bedeutet bereits eine gewisse Defektheilung.

Hypertonie-Prophylaxe empfiehlt bei Kindern Nephrektomie (partiell oder komplett) aller einseitig hochgradigen Schrumpfnieren (auch partiell bilateral), besonders wenn es sich bestätigt, daß, erwachsen, Männer alle und $^3/_4$ aller Frauen hyperton geworden sind [19].

Zusammenfassung

Es wird ein Konzept angeboten, welches das anscheinend heterogene Thema der einseitig kleinen Niere im Kindesalter zu ordnen versucht. Dysplasie steht als Primäres im Vordergrund. Entzündung, Reflux, Hypertonie und Obstruktion stehen mehr an zweiter Stelle einer genetischen Koexistenz. Die Tabelle 1 enthält Leitsätze der klinischen Pathologie und deren Genese. Tabelle 2 gliedert unsere Empirie an Hand von 120 Fällen. Diagnostik und Therapie werden kurzgefaßt dargestellt.

Literatur

1. Heptinstall, R. H.: Pathology of the Kidney. 2nd Edition Boston: Little, Brown and Company 1974. – 2. Netter, F. H.: Kidneys, Ureters and urinary bladder, Vol. 6, Ciba collections of medical illustrations. New York: Ciba 1975.– 3. Löfgren, F.: Das System der Markpyramiden. Monographie, Lund 1949. – 4. Grauhan, M.: Die allgemeinen und umschriebenen Erweiterungen der Nierenbecken-Kelchsysteme und des Harnleiters. Z. Urol. **32,** 161–191 (1938). – 5. Sigel, A.: Lehrbuch der Kinderurologie. Stuttgart: Thieme 1971. – 6. Beck, A. D.: The effect of intrauterine urinary obstruction upon the developement of the fetal Kidney. J. Urol. **105,** 784–789 (1971). – 7. Filmer, R. B., Taxy, J. B.: Cysts of the Kidney, Renal Dysplasia and Renal Hypoplasia in Clinical pediatric urology, edited by P. P. Kelalis and L. R. King, Vol. II. Saunders 1976. – 8. Mackie, G. G., Awang, H., Stephens, F. D.: The ureteric orifice the embryology key to radiologic status of the ureter. J. Pediatr. Surg. **10,** 473–481 (1975). – 9. Mackie, G. G., Awang, H., Stephens, F. D.: Duplex Kidneys: A correlation of Renal Dysplasia with position of the Ureteric orifice, 313–323. In: Urinary system malforation in Children Vol. XIII. Birth defects: Original article Series – The national foundation – A. R. Liss. New York 1977. – 10. Schülman, G. G.: Fehlbildungen des Ureters und Nierendysplasie – eine embryologische Hypothese. Kongreßbericht – Vereinigung Norddeutscher Urologen S. 37, Hansisches Verlagskontor Lübeck 1977. – 11. a) Ask-Upmark, E.: Über juvenile Nephrosklerose und ihr Verhältnis zu Störungen in der Nierenentwicklung. Act. Path. Microb. Scand. **7,** 383 (1929). – 11. b) Royer, P., R. Habib et al.: Pediatric Nephrology. Vol. XI. In: Mayor Problems in Clinical pediatries. Philadelphia: Saunders 1974. – 12. Williams, D. J.: Urology in Childhood, Chapter F. Handbuch der Urologie, XV, Berlin, Heidelberg, New York: Springer 1974. – 13. Dehner, L. P., Kissane, J. M.: Kidney in Pediatric surgical pathology, Saint Louis: Mosby 1975. – 14. King, L. R.: Vesicoureteral reflux, history, etiology and conservative management, p. 328–341. In: Kelalis, P. P. and L. R. King: Clinical pediatric urology. Philadelphia: Saunders 1976. – 15. Ransley, P. G. Risdon, R. A.: Renal Papillary Morphology and Intrarenal Reflux in the Young Pig. Urol. Res. **3,** 105–109 (1975). – 16. Risdon, R. A.: Renal Dysplasia I. A clinico – pathological study of 76 cases. J. Clin. Pathol. **24,** 57 (1971). – 17. Zollinger, H. U.: Niere u. ableitende Harnwege, Band 3. In: Spezielle pathol. Anatomie. Berlin, Heidelberg, New York: Springer 1966. – 18. Mohr, H. J.: Pyelonephritis u. Harnweginfektion im Tierexperiment. Verh.-bericht dtsch. Ges. f. Urol. S. 13–19. Berlin, Heidelberg, New York: Springer 1977. – 19. Bengtson, C., Falkheden, Th., Hansson, L., Hood, B.: Renal Hypoplasie. Scand. J. Urol. Nephrol. **4,** 117–124 (1970). – 20. Kincaid – Smith, P.: Vascular obstruction in chronic pyelonephritic Kidneys and its relations to hypertension. Lancet **II,** 1263 (1955). – 21. Chan, J. C. M.: Hypertension in Pediatric Patient–Review article. Urology **10,** 183–189 (1977). – 22. Perry, M. O.: Fibro muscular Dysplasia. Surgery, Gynecrology und Obstetrics **139,** 97–103 (1974). – 23. Still, J. L., Cottom, D.: Severe hypertension in children Dis. Childh. **42,** 34–39 (1967). – 24. Stickler, G. B., Kelalis, P. P.: Hypertension in children in Clinical pediatric urology, edited by P. P. Kelalis u. L. R. King. Philadelphia: Saunders 1976. – 25. Kaufman, J. J., Fay, R.: Renal Hypertension in children in Reviews in Pediatric urology, edited by J. H. Johnston and W. E. Goodwin. Amsterdam: Excerpta 1974. – 26. Ericson, N. D.: Renal Dysplasia, p. 25–37. In: Reviews in Pediatric Urology, edited by J. H. Johnston and W. F. Goodwin. Amsterdam: Excerpta 1974. – 27. Rubin, M. C., Barratt, T. M.: Pediatric nephrology. Baltimore: Williams Wilkins 1975. – 28. Catell, W. R.: Urinary tract Infection, p. 75–112. In: Recent advances in Urology. Livingstone, Edinbourgh, London, New York: Churchill 1976. – 29. a) Olbing, H.: Aktuelle klinische Probleme in der Kinder-Urologie. Der Radiologe **17,** 312–316 (1977). – 29. b) Bulla, M., Yuasa, M., Müller, J.: Renale Hypertonie im Kindesalter. Therapiewoche **26,** 5132–5142 (1976). – 30. King, L. R.: Nonobstructive uropathy, Chapter 11. In: Kelalis, P. P. and L. R. King, Clinical pediatric urology. Philadelphia: Saunders 1976. – 31. Fischer, C., Smith, J. F.: Renal dysplasia in nephrectomy spezimens from adolescents and adults. J. Clin. Pathol. **28,** 879–890 (1975). – 32. Benz, G., Willich, E., Schäfer, K.: Segmental Renal Hypoplasia in Childhood. Pediatr. Radiol. **5,** 86–92 (1976). – 33. Verebelyi, V., Szabo, Frang, D.: Nierenhypoplasie und Hochdruck. Zschr. Urol. **70,** 633–640 (1977)

Prof. Dr. A. Sigel
Urologische Universitäts-Klinik
Maximiliansplatz
D-8520 Erlangen

Ätiologie der einseitig kleinen Niere

B. Aeikens, H. J. Haenschke und A. Neumann: **Morphologische und morphometrische Messungen an der Rattenniere bei einseitiger Ureterligatur**

Morphometrische Messungen einseitig ligierter Rattennieren wurden erstmals 1975 von Schubert und Mitarb. an Paraffinschnitten durchgeführt. Mit dem Ziel, die Gewebsstrukturen annähernd dem intravitalen Zustand zu erhalten, haben wir erstmals an Semidünnschnitten von in Araldit eingebetteten, perfusionsfixierten Nieren morphometrische Messungen durchgeführt. Insgesamt untersuchten wir 55 Ratten über einen Zeitraum von 6 Stunden bis 8 Tagen, bei denen wir den linken Harnleiter im mittleren Abschnitt ligierten.

Folgende Ergebnisse konnten wir erheben: Über den gesamten Beobachtungszeitraum von 8 Tagen fanden wir keine Veränderungen des Durchmessers des Glomeruluskapillarkonvolutes, insbesondere konnten wir keine Dilatation feststellen. Ebenfalls war die Bowman'sche Kapsel unauffällig.

Das Lumen der Hauptstücke der Nierentubuli zeigte einen leichten Kollaps innerhalb der ersten 12 Stunden (Abb. 1). Nach dem 6. Tag tritt jedoch eine deutliche Erweiterung des Tubuluslumens ein, jedoch kommt es zu keiner wesentlichen Vermehrung von Tubulusepithelgewebe.

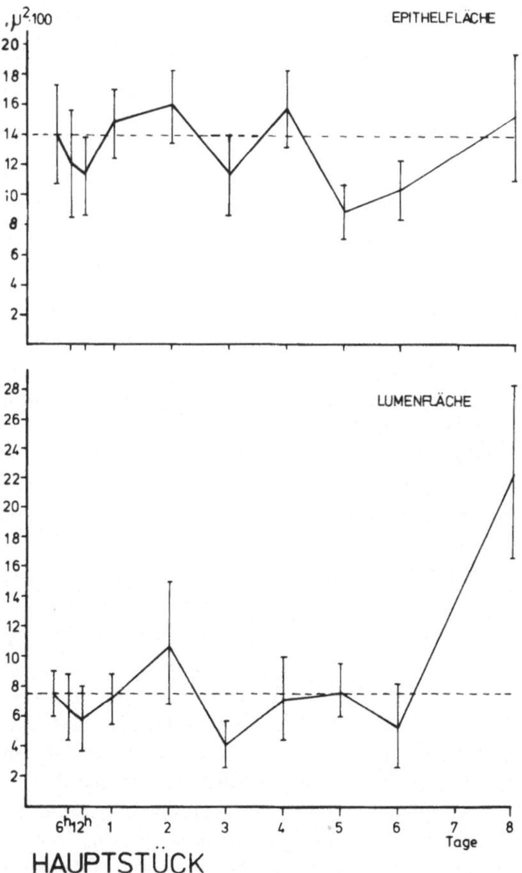

Abb. 1

Der Bürstensaum des Hauptstückes geht kontinuierlich zugrunde und ist nach dem 6. Stauungstag kaum noch nachzuweisen. Im Gegensatz zum Hauptstück erweitert sich das Lumen des Mittelstückes (Abb. 2), um sich am Ende der Untersuchungsdauer nach 8 Tagen wieder fast auf den Ausgangswert zu verengen. Die Tubulusfläche verkleinert sich dabei als Ausdruck einer mechanischen Schädigung.

Am histologischen Schnitt erkennt man bereits nach dem 2. Tag der Ureterligatur eine deutliche Dilatation der Sammelrohre als Folge eines erhöhten intratubulären Druckes. Ähnlich wie beim Mittelstück nimmt auch die Epithelfläche des Sammelrohres

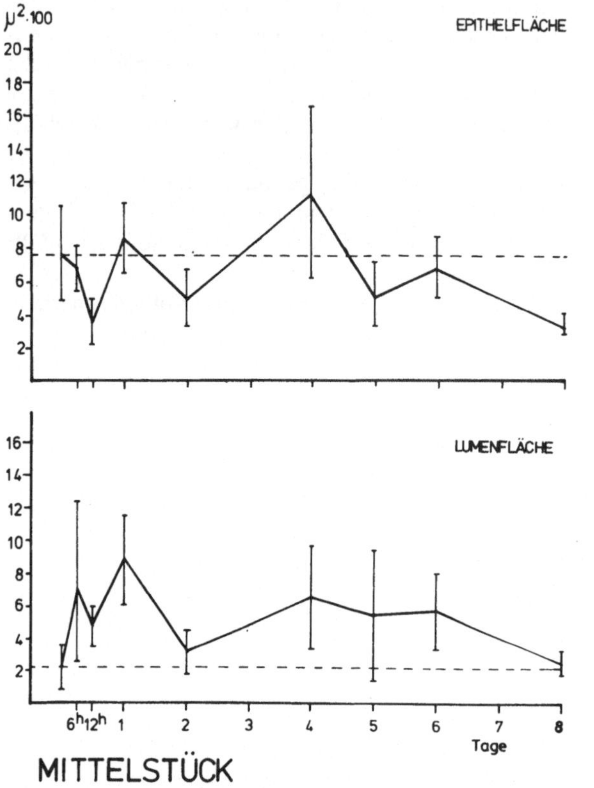

Abb. 2

in den ersten Stunden nach akuter Stauung als Ausdruck einer erheblichen mechanischen Schädigung ab (Abb. 3). Bereits nach dem 6. Stauungstag setzt eine vermehrte Mitoserate ein und es kommt zu einer Regeneration des geschädigten Gewebes.

Der interstitielle Raum vergrößert sich ebenfalls nach einigen Tagen. Als weitere Folge kommt es zu einer Vermehrung von interstitiellen Zellen, und damit setzt der Prozeß der interstitiellen Fibrose als Ausdruck einer irreversiblen Schädigung ein.

Fassen wir zusammen, so lassen unsere morphologischen Daten folgende Deutung zu:

Bei der akuten vollständigen Stauung der Niere kommt es zu einer Einschränkung der glomerulären Filtration. Unsere morphometrischen Daten zeigen jedoch keinerlei Veränderungen des Kapillarkonvolutes, so daß die Glomerulumfiltration als ein weitgehend passiver Vorgang angesehen werden muß. Das Epithelgewebe der Hauptstücke zeigt eine erhebliche Schädigung, die aufgrund der morphometrisch gewonnenen Daten nicht nur durch eine alleinige intratubuläre Druckerhöhung erklärt werden kann. Als Folge einer verminderten Gewebsdurchblutung kommt der Ischämie eine besondere Bedeutung zu. Während beim Hauptstück die Minderversorgung mit Sauerstoff sicherlich eine wesentliche Rolle spielt, scheint beim Sammelrohr die intratubuläre Druckerhöhung und als deren Folge die mechanische Schädigung des Epithelgewebes im Vordergrund zu stehen. Der hohe Mitosereichtum und die rasche Anpassungsfähigkeit des Sammelrohres lassen diese Vermutung erhärten.

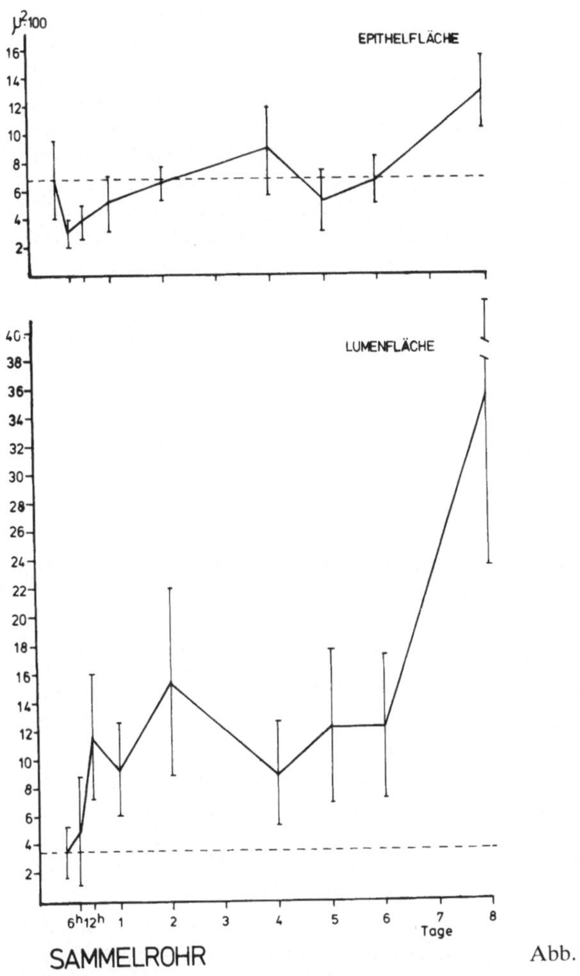

Abb. 3

Literatur

Boeminghaus, H., Zeiss, L.: Zur Erholungsfähigkeit mechanisch bedingter Stauungszustände im Nierenbeckenharnleitersystem. Z. Urol. **29,** 83 (1935). – Buerkert, J., Alexander, E., Purkerson, M. L., Klahr, S.: On the site of decreased fluid reabsorption after release of ureteral obstruction in the rat. J. Lab. Clin. Med. **87,** 397 (1976). – Dhom, G.: Pathologie der sekundären Harnabflußstörungen im Bereich der Niere und der oberen Harnwege. Langenbecks Arch. Chir. **325,** 617 (1969). – Feldman, R. A., Siegel, N. J., Kashgarian, M., Hayslett, J. P., Lytton, B.: Intrarenal hemodynamics in postobstructive diuresis. Invest. Urol. **12,** 172 (1974). – Gottschalk, C. W., Mylle, M.: Micropuncture Study of pressures in Proximal Tubules and peritubular Capillaries of the Rat Kidney an their relation to ureteral and renal venous Pressures. Am. J. Physiol. **185,** 430 (1956). – Harris, R. H., Yarger, W. E.: Renal function after release of unilateral ureteral obstruction in rats. Am. J. Physiol. **227,** 806 (1974). – Hinman, F.: Hydronephrosis. I. The structural changes. Surgery **17,** 816 (1945). – Jaenike, J. R.: The renal response to ureteral obstruction: A model for the study of factors which influence glomerular filtration pressure. J. Lab. Clin. Med. **76,** 373 (1970). – Jaenike, J. R.: The renal functional Defect of postobstructive Nephropathy. J. Clin. Invest. **51,** 2999 (1972). – Moffat, D. B.: Medullary blood flow during Hydropenia. Nephron **5,** 1 (1968). – Nagle, R. B.,

Bulger, R. E., Cutler, R. E., Jervis, H. R., Benditt, E. P.: Unilateral obstructive nephropathy in the rabbit. I. Early morphologic, physiologic, and histochemical changes. Lab. Invest. **28**, 456 (1973). – Navar, L. G., Baer, P. G.: Renal autoregulatory and glomerular filtration responses to gradated ureteral obstruction. Nephron **7**, 301 (1970). – Schubert, G. E., Staudhammer, R., Rolle, K., Kneissler, U.: Tubular Dimensions and Juxtaglomerular Granulation Index in Rat Kidneys after Unilateral Obstruction on the Ureter. Urolog. Research **3**, 115–122 (1975). – Scott McDougal, W., Wright, F. S.: Defect in proximal and distal sodium transport in post-obstructive diuresis. Kidney Internat. **2**, 304 (1972). – Sheehan, H. L., Davis, J. C.: Experimental hydronephrosis. A. M. A. Arch. Path. **68**, 185 (1959). – Strong, K. C.: Plastic studies in abnormal renal architecture: Parenchymal alterations in experimental hydronephrosis. Arch. Path. **29**, 77 (1940). – Thomasson, B. H., Esterlyand, J. R., Ravitch, M. M.: Morphological changes in the fetal rabbit kidney after intrauterine ureteral ligation. Invest. Urol. **8**, 261 (1970). – Wilson, D. R.: Micropuncture study of chronic obstructive nephropathy before and after release of obstruction. Kidney Internat. **2**, 119 (1972). – Yarger, W. E., Aynedjian, H. S., Bank, N.: A micropuncture study of postobstructive diuresis in the rat. J. Clin. Invest. **51**, 625 (1972)

Dr. B. Aeikens
Urologische Klinik der
Medizinischen Hochschule
Karl-Wiechert-Allee 9
D-3000 Hannover

B. Winkler und H. Tschäppeler: **Die Refluxnephropathie als Ursache einseitig kleiner Nieren beim Kinde**

In den letzten $1^1/_2$ Jahren wurde in unserer Kinderchirurgischen-Poliklinik 128 Kinder mit vesiko-ureteralem Reflux gesehen. Darunter fanden wir bei 21 Patienten eine signifikante einseitige Nierenverkleinerung. Kleine Nieren auf Grund anderer Ätiologien sahen wir in derselben Zeit vergleichsweise nur wenige.

Die Nierengrößenbestimmung erfolgte nach der 1976 beschriebenen Methode von Eklöf und Ringertz. Dabei werden die Längsdurchmesser beider Nieren, gemessen auf einem IVP-Frühbild, in Korrelation zum Abstand L1 – L3 gebracht. Diese Korrelation ist streng linear. Mittels Nomogramm können für beliebige Abstände L1 – L3 altersunabhängige Mittelwerte der Nierenlängen abgelesen werden.

14 dieser 21 Kinder wiesen einen vesiko-ureteralen Reflux bds. auf, 6 einen unilateralen Reflux links, nur ein Patient einen unilateralen Reflux rechts. Alle Patienten wurden bei der Diagnosestellung endoskopiert. Bei 16 Kindern fanden sich klaffende Ostien, bei 4 Kindern zystitische Veränderungen, bei einem Kind eine Blasenhalsstenose, wobei der Reflux nach operativer Korrektur derselben persistierte. Bei allen 4 Kindern, bei welchen eine Zystitis Ursache des Refluxes war, wurden bei der ersten Abklärung sowohl die Zystitis wie pyelonephritische Veränderungen festgestellt.

Bei 11 der Patienten lag die Nierenverkleinerung schon bei der ersten Abklärung vor, bei den übrigen 10 Patienten ließ sich der Wachstumsrückstand radiologisch erst im weiteren Verlauf feststellen, in einem Fall erst nach 4 Jahren. In 3 Fällen konnte eine echte Größenabnahme der betroffenen Niere festgestellt werden, bei den übrigen handelte es sich lediglich um einen signifikanten Wachstumsrückstand.

Bei allen Patienten wurde der Reflux operativ korrigiert (in der Regel nach Leadbetter-Politano), die postoperative Beobachtungszeit lag zwischen 0–15 Jahren. Auffallend ist, daß bei allen Kindern nach Behebung des Refluxes wieder ein zunehmendes Nierenwachstum festgestellt werden konnte, allerdings zum Teil mit einer gewissen Latenz.

Zusammenfassend scheint die Refluxnephropathie eine sehr häufige und wichtige Ursache der einseitig kleinen Niere beim Kind zu sein. Die genaue Pathogenese der

Refluxnephropathie ist nach wie vor unbekannt, dies zeigt sich besonders bei den Fällen mit beidseitigem Reflux, bei welchem meist nur eine Seite einen Wachstumsrückstand aufweist, die andere dagegen eine reaktive Hypertrophie durchmachen kann. In allen Fällen schien die Anti-Refluxoperation auf die Nephropathie einen guten Einfluß zu haben, es konnte bei allen operierten Kindern im postoperativen Verlauf ein zunehmendes Nierenwachstum festgestellt werden, wobei jedoch keine der betroffenen Nieren je wieder eine Normallänge erreichte.

Dr. B. Winkler
Chirurgische Universitäts-Kinderklinik
Inselspital
CH-3010 Bern

M. Marberger, E. Straub und I. Greinacher: **Ureter duplex – Renale Folgen und deren Therapie**

Die komplette Doppelung des Harnleiters kann aus zweierlei Ursachen renale Veränderungen bewirken:
1. Die überschüssige, embryonale Ureterknospe trifft das Nierenblastem abnorm peripher und löst dadurch die Bildung hypoplastischer oder dysplastischer Abschnitte aus [1].
2. Die mangelhafte hydrodynamische Leistung führt durch Obstruktion und Infekt zum sekundären Parenchymverlust.

Das Auftreten und Ausmaß der Störungen zeigt dabei eine strenge Abhängigkeit von der Lokalisation und Form der Ostien.

In der Mainzer Klinik wurden in den letzten 9 Jahren 97 Patienten, darunter 87 Kinder, wegen Störungen operativ behandelt, die ursächlich auf eine komplette Doppelung des Harnleiters zurückzuführen waren. Stark vereinfachend können die insgesamt 104 reno-ureteralen Doppeleinheiten eingeteilt werden in
– 51 Doppeleinheiten mit einfachem Reflux – der bei 73% in den unteren und beim Rest in beide Nierenanteile erfolgte,
– 38 Doppeleinheiten mit Ureterozelen, von denen allerdings 37% zusätzlich auch einen Reflux in die untere Nierenhälfte hatten,
– 15 Doppeleinheiten mit extravesikal ektop mündenden Harnleitern ohne Ureterozele.

Die Nierenveränderungen im Urogramm wurden nach den Empfehlungen von Smellie [3] in 5 Stadien klassifiziert, die von 0, der normalen Niere, bis zu 4, der völlig zerstörten Schrumpfniere, reichen. Oberer und unterer Anteil wurden getrennt beurteilt.

Bei den Doppelureteren mit einfachem Reflux wird dabei ersichtlich, daß die Rückwirkungen auf die Nieren in der Regel gering und fast ausschließlich auf die untere Nierenhälfte beschränkt blieben (Abb. 1). Zwei Drittel der Einheiten zeigten keine oder nur geringe Veränderungen entsprechend Grad 0 und 1. Trotz dem meist massiven Reflux waren die Harnleiter urographisch bei ca. $^{3}/_{4}$ der Fälle nicht dilatiert. Nur bei 15% war die untere Hälfte und bei 2% waren beide Nierenhälften völlig zerstört.

Im Gegensatz hierzu geht die Ureterozele fast immer mit einer schwerwiegenden Schädigung des zugehörigen Nierenabschnittes einher. Die obere, zur Ureterozele gehörende Nierenhälfte, war bei ca. 80% der Fälle entsprechend dem Stadium 3 oder 4 weitgehend oder völlig zerstört (Abb. 2). Der entsprechende Harnleiter war immer massiv dilatiert. Es handelte sich dabei fast ausschließlich um ektope Ureterozelen. Die

PARENCHYMDEFEKT* - EINFACHER REFLUX (n = 51)

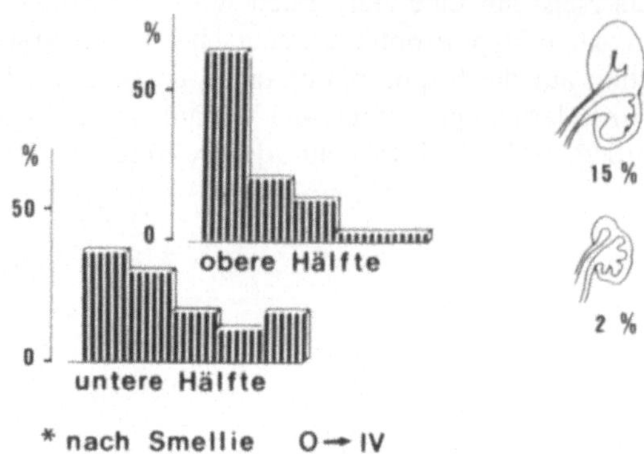

Abb. 1

PARENCHYMDEFEKT* - URETEROCELE (n = 38)

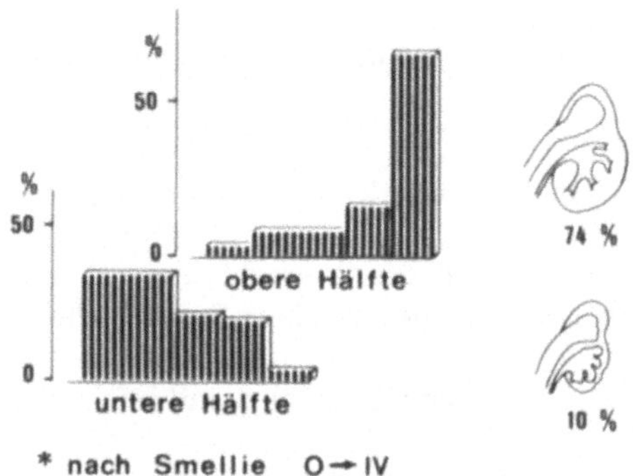

Abb. 2

PARENCHYMDEFEKT* - EXTRAVES. EKTOPIE (n = 15)

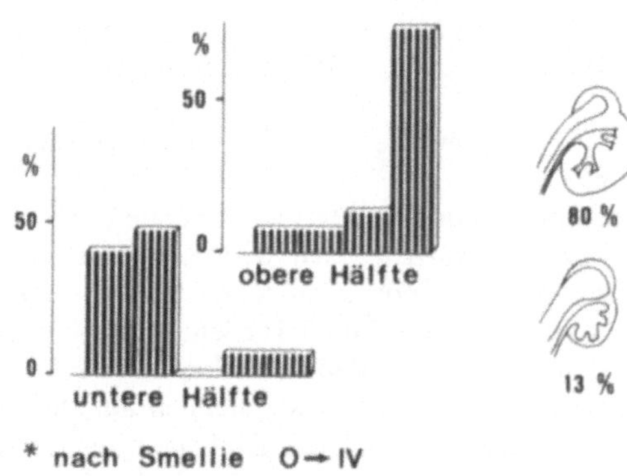

Abb. 3

knapp 10% gering geschädigten oberen Anteile wurden bei orthotopen Ureterozelen gesehen, die vorwiegend bei Erwachsenen auftraten, häufig mit einer Steinerkrankung verbunden waren und offensichtlich getrennt betrachtet werden müssen. Die untere Nierenhälfte war hingegen in der Regel erhaltungswürdig. Nur bei knapp 10% war die gesamte Doppelniere durch assoziierten Reflux oder Stauung der unteren Hälfte zerstört.

Ein ähnliches Bild ergibt sich beim extravesikal-ektopen Harnleiter (Abb. 3). Die zum ektopen Harnleiter gehörende obere Nierenhälfte war praktisch immer funktionslos und bei 73% mit einer massiven Harnleiterdilatation verbunden. Bei 80% war hingegen die untere Nierenhälfte noch erhaltungswürdig.

Das relativ uniforme Schädigungsbild des oberen Harntrakts bei den verschiedenen Formen des Ureter duplex ermöglicht daher eine weitgehende Standardisierung der Therapie: Beim einfachen Reflux ist bei ca. 80% der Fälle die Antirefluxplastik nach Gregoir Therapie der Wahl, wobei die beiden Ureteren nicht getrennt und in einen Tunnel versenkt werden [2]. Bei 37 Eingriffen lag unsere Mißerfolgsrate bei 2,7%. Bei $^3/_4$ aller Fälle ektoper Ureterozele kann organerhaltend durch Heminephrektomie der zerstörten oberen Hälfte vorgegangen werden. Der überflüssige Ureter wird nur so weit abgetragen, daß die Durchblutung des orthotopen nicht gestört wird. Die Resektion der Ureterzele erfolgt transvesikal in gleicher Sitzung, mit Rekonstruktion der Blasenwand und Reimplantation des zweiten Harnleiters. Bei der extravesikalen Ektopie können ca. 80% der Doppelanlagen organerhaltend durch Heminephroureterektomie des zerstörten oberen Anteils saniert werden. Lagen Harnwegsinfekte vor, wird die operative Therapie zudem durch eine prophylaktische Chemotherapie über mindestens 6 Monate ergänzt [4].

Literatur

1. Mackie, G. G., Awang, H., Stephens, F. D.: The ureteric orifice: the embryologic key to radiologic status of duplex kidneys. J. Ped. Surg. **10,** 473 (1975). – 2. Marberger, M., Altwein, J. E., Straub, E., Wulff, H. D., Hohenfellner, R.: The Lich-Gregoir antireflux plasty: experiences with 371 children. J. Urol., im Druck (1978). – 3. Smellie, J., Edward, D., Hunter, N., Normand, I. C. S., Prescod, N.: Vesico-ureteric reflux and renal scarring. Kidney Int. **8,** 65 (1975). – 4. Straub, E., Stockamp, K.: Zur Prognose der „urologisch bedingten" Pyelonephritis nach operativer Korrektur angeborener Harnwegsanomalien. Akt. Urol. **7,** 65 (1976)

Prof. Dr. M. Marberger
Urolog. Universitätsklinik
Langenbeckstr. 1
D-6500 Mainz

M. Westenfelder, J. H. Johnston und L. W. Mix: **Nierenatrophie als Folge der Pyelonephritis: Endotoxinabhängige Mechanismen in der Pathogenese einseitig kleiner Nieren**

Die Frage nach der Ätiologie einseitig kleiner Nieren oder Nierensegmente läßt sich meist nur aus der Anamnese oder dem histologischen Befund beantworten. Dabei ist die Unterscheidung zwischen primärer Dysplasie oder pyelonephritischer Schrumpfung beim Erwachsenen kaum und beim Kind nur sehr schwer möglich. Aus Mangel an exakt dokumentierten Fällen ist unser Wissen über die Voraussetzungen, Entstehungsgeschwindigkeit und den zu erwartenden Endzustand, d. h. unser Wissen über die Entstehung einer pyelonephritischen Schrumpfniere sehr begrenzt.

An zwei Fällen soll gezeigt werden, daß pyelonephritisch entstandene einseitig kleine Nieren in ihrem Endzustand nicht mehr von kongenitalen Dysplasien unterschieden werden können.

Bei einem 5jährigen Mädchen (B. E. 244085) mit vesikoureteralem Reflux li. bestand mindestens 4 Jahre lang ein unbehandelter Harnwegsinfekt, bis die Ureterreimplantation durchgeführt wurde und der Harnwegsinfekt verschwand. In diesen 4 Jahren war es zu einer pyelonephritischen Schrumpfung li. gekommen. Nach weiteren 2 Jahren trat ein unbeherrschbarer renaler Hypertonus von 180/120 mm Hg auf. Der Reningehalt in der re. Nierenvene wurde mit 24 pcg/ml, der in der li. Seite mit 41 pcg/ml, d. h. ein Verhältnis von 1 : 1,7 gemessen. Nach der Nephrektomie li. ging der Hypertonus zurück (siehe Abb. 1).

Die Niere des nun 11jährigen Mädchens maß 5 × 3 cm, wies zwei tiefe Einziehungen auf und alle Zeichen der 1929 von Ask-Upmark [1] als kongenital beschriebenen segmentale atrophische Nephrosklerose. Es fanden sich multiple dickwandige gewundene Gefäße, wenige atrophische, mit kolloidem Material gefüllte Glomeruli und Tubuli, Lymphzyteninfiltraten in den betroffenen Bezirken, und eine scharfe Abgrenzung zum gesunden Gewebe.

Bei dem zweiten Fall (M. B. 245194) handelte es sich um einen 4jährigen Jungen mit Hydronephrose li., Doppelniere re. mit bifidem Ureter und rezidivierendem Harnwegsinfekt. Nach Durchführung der Ureterabgangsplastik li., trat ein Klebsielleninfekt auf, der wohl dokumentiert über 2 Jahre relativ asymptomatisch bestand und erst behandelt wurde, als schwere Symptome

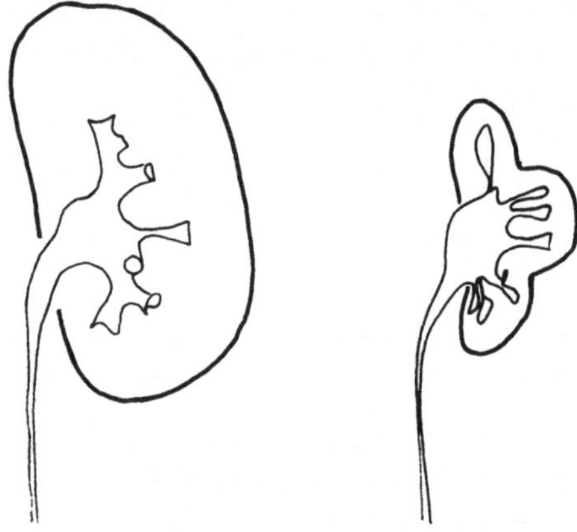

Abb. 1. Fall B. E., 244085. In vier Jahren rezidivierender Harnwegsinfekte entstand, bei vesikoureteralem Reflux, aus der zuvor normalen Niere (links) eine Ask-Upmark-Niere mit Hypertonus (rechts)

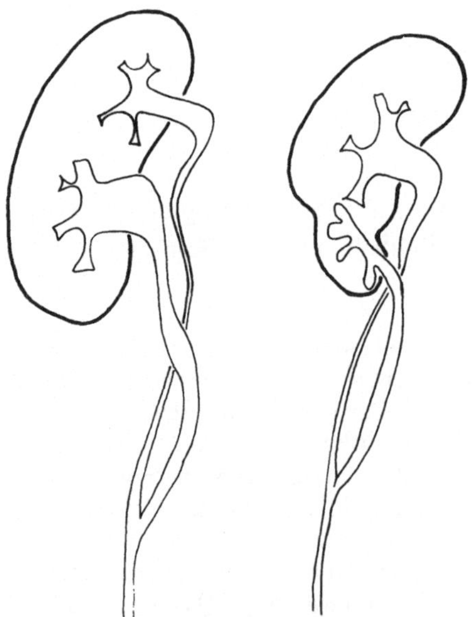

Abb. 2. Fall M. B., 245194. In 2 Jahren führte ein kontinuierlicher Klebsielleninfekt zu einer vollständigen Atrophie (rechts) des zuvor normalen unteren Segmentes (links) einer Doppelniere, mit bifidem Ureter, ohne vesikoureteralen Reflux

von seiten der li. Niere auftraten. Danach war der untere Anteil der Doppelniere vollständig atrophiert (siehe Abb. 2).

Er imponierte nur noch als dysplastischer Anteil, sein Nierenhohlsystem wurde durch einen Reflux vom oberen Segment her mit Urin gefüllt.

Es stellt sich somit die Frage, wie und unter welchen Bedingungen im Kindesalter unerkannt ablaufende Harnwegsinfekte solche Nierenveränderungen hervorrufen können und wie zuverlässig der histologische Befund auf die Ätiologie hinweist [2].

Nach Hodsen [3] ist das Auftreten pyelonephritischer Narben an die Existenz urodynamischer, den intrapelvinen Druck steigernder Anomalien wie Reflux gebunden. Da 30–50% aller primären Refluxe spontan ausheilen [4], unabhängig von dem Schaden, der evtl. an der Niere entstanden ist, mag diese Schädigung später als kongenital gedeutet werden. Aber auch die Anamnese kann stumm sein, und dies läßt sich wie die Parenchym schädigung als Entzündungsfolge überhaupt, auf die biologischen Eigenschaften der Bakterienendotoxine bzw. ihres Lipoid A's zurückführen [5].

Bei gesteigertem intrapelvinem Druck gelangen die Bakterien leichter ins Nierengewebe und verbleiben dort längere Zeit. Das Endotoxin löst dann durch Freisetzung lysosomaler Fermente, endogenem Pyrogen, Komplementaktivierung, Thrombozytenaggregation und Änderung der Kapillarpermeabilität eine direkte Entzündungsreaktion aus. Persistiert die Infektion, z. B. durch Reflux, so tritt das Phänomen der Toleranz gegen Endotoxin auf [6], bei dem vermindert endogenes Pyrogen vom Körper freigesetzt wird. Fieber und Schmerzen gehen dabei zurück bei fortbestehender, dann asymptomatischer Entzündung. Diese kann im weiteren durch eine Endotoxin induzierte pathologische Immunreaktion für lange Zeit weiter unterhalten werden [5].

Die fehlende Symptomatik, d. h. die leere Anamnese, das Fehlen eines Refluxes und der histologische Nachweis einer kongenitalen Dysplasie können also die infektiöse Genese einseitig kleiner Nieren oder Nierensegmente nicht ausschließen.

Zusammenfassung

Es wird an zwei Fällen mit pyelonephritisch entstandener einseitig kleiner Nieren bzw. eines kleinen Nierensegmentes die Möglichkeit aufgezeigt, wie „kongenitale Dysplasien", z. B. die Ask-Upmark-Niere, entzündlichen Ursprungs sein können. Als Voraussetzung muß die Kombination obstruktiv wirksamer Harnwegsanomalien mit chron. Harnwegsinfekten durch gramnegative Bakterien angesehen werden. Das Endotoxin gramnegativer Bakterien ist für die Parenchymschädigung verantwortlich, die bei Toleranzinduktion asymptomatisch ablaufen kann. Im Endzustand ist die primäre Dysplasie histologisch kaum noch von der pyelonephritischen Schrumpfung abzugrenzen.

Literatur

1. Ask-Upmark, E.: Über juvenile maligne Nephrosklerose und ihr Verhältnis zu Störungen in der Nierenentwicklung. Acta Pathologica et Microbiologica Scandinavica **6**, 383–442 (1929). – 2. Johnston, J. H., Mix, L. W.: The Ask-Upmark-Kidney: A Form of Ascending Pyelonephritis? British Journal of Urology **48**, 393–398 (1976). – 3. Hodson, C. J.: Vesico-ureteric reflux and renal scarring with and without infection. In: Proceeedings of the Fifth International Congress of Nephrology, Mexico 1972, ed. H. Villarreal. Abstract page 598. New York: Karger 1974. – 4. Williams, D. Innes.: In: Handbuch der Urologie, Bd. XV. Urology in Childhood, S. 111. Berlin, Heidelberg, New York: Springer 1974. – 5. Westenfelder, M., Galanos, C., Madsen, P. O., Marget, W.: Pathological Activities of Lipid A: Experimental Studies in Relation to Chronic Pyelonephritis. Microbiology 277–279 (1977). – 6. Miller, T. E., North, J. D. K.: Host response in urinary tract infection (Editorial). Kidney Int. **5**, 179–186 (1974)

Priv.-Doz. Dr. M. Westenfelder
Abteilung für Urologie
Klinikum der Universität
Hugstetterstr. 5
D-7800 Freiburg i. Br.

H. Birzele, H. A. Hienz und F. Baumbusch: **Funktionelle und morphologische Befunde bei Strahlenschädigung der Niere**

Die Niere galt lange Zeit als strahlenunempfindliches Organ. Seit jedoch abdominelle Tumoren häufiger hochdosiert bestrahlt werden, sieht man auch öfter Strahlenschäden an den Nieren. Mit Schädigungen ist ab einer Herddosis an der Niere von etwa 2000 R zu rechnen. Die Entstehung einer radiogenen Schrumpfniere konnten wir unter fast experimentellen Bedingungen bei einer Patientin beobachten, die 1972 wegen eines embryonalen Rhabdomyosarkoms der langen Rückenstrecker rechts erfolgreich operiert und bestrahlt wurde. Die rechte Niere wurde dabei mit einer errechneten Herddosis von 3000 R belastet.

Ein Urogramm, das von dieser Patientin 1971 – also vor Bestrahlung – angefertigt wurde, zeigt beiderseits normal große Nieren (Abb. 1, oben), während in einem Urogramm von 1975 – also nach Bestrahlung – die rechte Niere geschrumpft erscheint (Abb. 1, unten). Inzwischen hatte sich auch ein Hochdruck mit Werten von 210/110 mm Hg entwickelt. Zunehmende Beschwerden, mehrfache Spontanabgänge kleiner Oxalatsteine sowie der medikamentös schlecht einstellbare Hochdruck ergaben Anfang 1977 die Indikation zur Nephrektomie rechts. Der Blutdruck liegt seither im Normbereich.

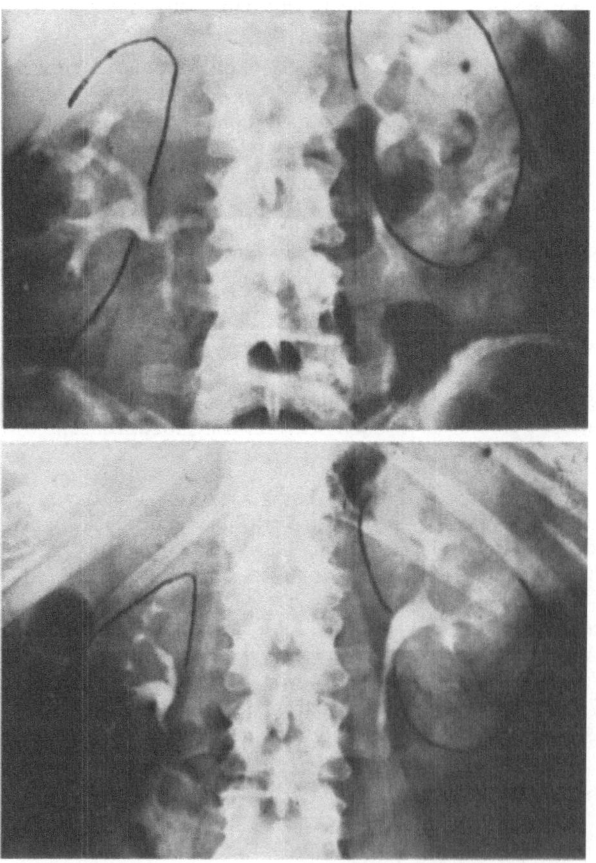

Abb. 1. *Oben:* Urogramm von 1971, vor Bestrahlung; *unten:* Urogramm von 1975, nach Bestrahlung

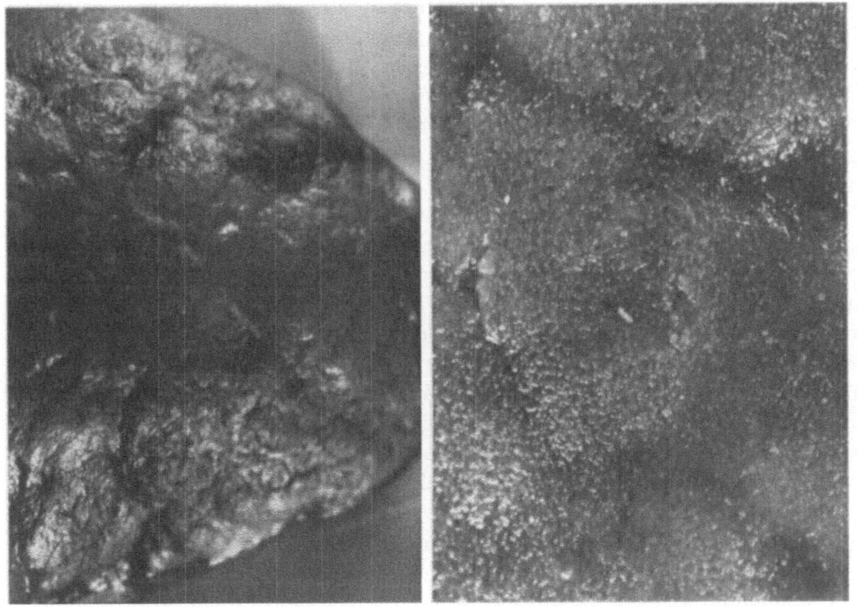

Abb. 2. *Links:* pyelonephritische Schrumpfniere; *rechts:* radiogene Schrumpfniere

An der 63 g schweren entfernten Niere fiel nach Abzug der verdickten fibrösen Kapsel eine fein granulierte Oberfläche auf (Abb. 2, rechts), die ein deutlich anderes Aussehen zeigt als die Oberfläche einer pyelonephritischen Schrumpfniere mit groben narbigen Einziehungen (Abb. 2, links). Histologisch zeigt sich, daß die Feinhöckerung

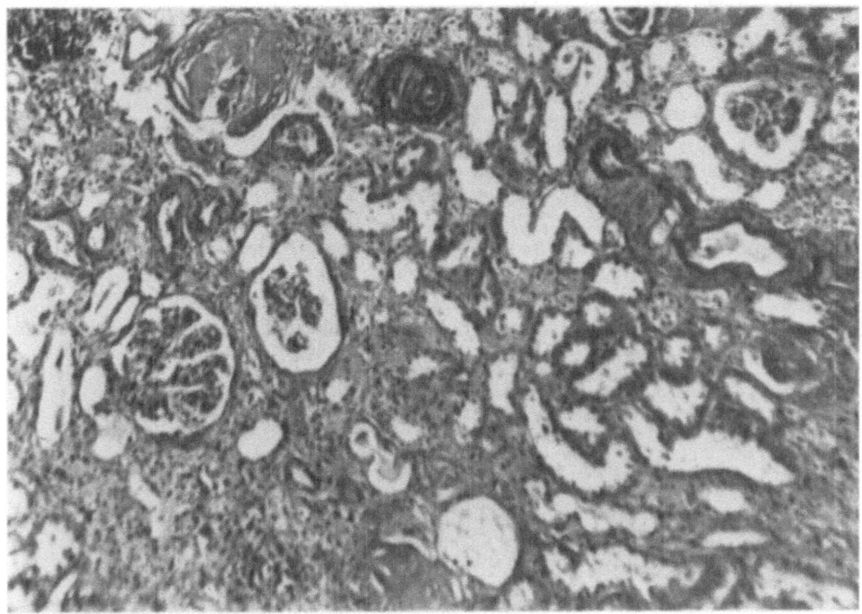

Abb. 3. Radiogene Schrumpfniere

der radiogenen Schrumpfniere bedingt ist durch in ziemlich gleichmäßigen Abständen nachweisbare Gruppen von meist völlig hyalinisierten Glomerula, die in diesem Bereich stärker aneinander gerückt sind. Weiter finden sich eine schwere Tubulusatrophie mit ausgeprägter interstitieller Fibrose und teils primären radiogenen und teils sekundären hypertensiven Gefäßveränderungen. Im Vergleich zu einer pyelonephritischen Schrumpfniere fällt besonders das Fehlen bzw. das geringe Vorkommen von entzündlichen Infiltraten auf (Abb. 3).

Im Fall unserer Patientin lag eine „chronische Strahlenephritis" (nach Mostofi „sklerosierende Nephrose") vor, die Monate bis Jahre nach entsprechender Einwirkung ionisierender Strahlen auftritt. Proteinurie, Verminderung der körperlichen Leistungsfähigkeit, Hochdruck,Verschlechterung der Nierenfunktion und Anaemie können die klinischen Symptome sein. Abhängig von der Strahlendosis und Technik kann es auch in kürzerem Abstand zur Bestrahlung zu einer „akuten Strahlennephritis („Nephroglomerulose" nach Mostofi) kommen. Hierbei sind die Nieren groß und glatt, die Glomeruli vergrößert und zellarm, die Kapillarschlingen verschmolzen und die Kapillarwände verdickt. Klinisch zeigen sich Symptome wie bei der „chronischen Strahlennephritis"und zusätzlich Gesichts- und Knöchelödeme sowie eine Dyspnoe nach Belastung.

Für die Schwere der Strahlenveränderungen spielt neben der Dosis auch die individuelle Strahlenempfindlichkeit der Nieren eine Rolle. Bekannt ist z. B., daß eine Einzelniere strahlenempfindlicher ist als eine Niere bei paarigem Organ. Wahrscheinlich hängt dies mit der besseren Durchblutung und Sauerstoffversorgung der Einzelniere zusammen. Auch aus der Strahlentherapie ist ja der „Sauerstoffeffekt" bekannt, wonach gut durchblutete und gut mit Sauerstoff versorgte Tumoren strahlenempfindlicher sind als schlecht durchblutete. Im Tierexperiment und im klinischen Versuch ist es Steckel et al. (1974) gelungen, die Strahlensensibilität der Niere durch Verringerung der Organdurchblutung herabzusetzen.

Im Hinblick auf die praktischen Belange ist somit zusammenfassend festzustellen: Die Niere ist ein strahlenempfindliches Organ. Mit Strahlenschäden ist ab etwa 2000 R Herddosis an der Niere zu rechnen. In etwa der Hälfte der Fälle entwickelt sich ein renaler Hochdruck. Einzelnieren sind besonders strahlengefährdet. Die sorgfältige Überwachung nach Mitbestrahlung einer Niere ist wichtig, besonders um den die Prognose entscheidenden Hochdruck rechtzeitig zu erkennen.

Literatur

Cottier, H.: Histopathologie der Wirkung ionisierender Strahlen auf höhere Organismen. In: Strahlenbiologie, Teil 2, Handbuch der Medizinischen Radiologie. Berlin–Heidelberg–New York: Springer 1966. – Dean, A. L., Abels, J. C.: J. Urol. **52,** 497 (1944). – Grossmann, B. J.: The Journal of Pediatrics **47,** 424 (1955). – Jernigan, J. A.: Annals Internal Medicine **51,** 1084 (1959).– Luxton, R. W., Kunkler, P. B.: Acta radiologica **2,** 169 (1964). – Mostofi, F. K.: The Kidney. Baltimore: Williams and Wilkins 1966. – Steckel, R. J., et al.: Cancer **34,** 1046 (1974). – Wilson, C., et al.: Lancet **I,** 9 (1958). – Zollinge, H. U.: Radio-Histologie und Radio-Histopathologie. In: Handbuch der Allgemeinen Pathologie. Berlin–Heidelberg–New York: Springer 1960

Dr. H. Birzele
Urolog. Klinik der Städt. Krankenanstalten
Lutherplatz 40
D-4150 Krefeld

Diskussion zu den Vorträgen Seite 225 bis 236
II. Hauptthema: Die einseitige kleine Niere bei Erwachsenen und bei Kindern

Moderatoren: K. F. Albrecht, Wuppertal, A. Sigel, Erlangen, und W. Selberg, Hamburg

Moderator K. F. Albrecht, Wuppertal: Wir kommen zum Vortrag von Herrn Aeikens und Mitarbeitern über die morphologische und morphometrische Messung an der Rattenniere bei einseitiger Ureterligatur.

Dunzendorfer, Frankfurt: Ich möchte Herrn Prof. Selberg fragen, ob Karzinome in diesen kleinen, hypoplastischen Nieren gehäuft auftreten.

Moderator W. Selberg, Hamburg: Die dysplastischen und auch alle anderen Schrumpfnieren zeigen eine merkwürdig geringe Koinzidenz mit Malginomen. Das trifft ja auch für die Zystennieren zu.

S. Rummelhardt, Wien: Nachdem ich mich Jahre hindurch diagnostisch und operativ mit der Nierengefäßchirurgie beschäftigt habe, möchte ich Herrn Selberg fragen, was er vom sog. atypischen Arteria renalis-Abgang hält? Wir hatten im Anfang Schwierigkeiten, diesen überhaupt zu diagnostizieren, d. h., ob die Arteria renalis ideal rechtwinkelig weiter vorne oder weiter hinten abgeht. Bis uns dann ein deutscher Gefäßchirurg aus Mannheim in wunderbaren Angiogrammen gezeigt hat, daß man gedrehte Aufnahmen machen muß, um einen atypischen Renalisabgang von einer Stenose zu unterscheiden. Mich würde es interessieren, wie oft Sie glauben, daß es eine Parenchymschädigung durch die veränderte Windkesselwirkung gibt?

Moderator W. Selberg, Hamburg: Bei 70% der Nieren sind die Abgänge typisch. Bei 20 bis 30% sind sie variabel, d. h. es gibt mehrere Abgänge, und es gibt auch nach kaudal und nach dorsal versetzte Abgänge. Das ist die Antwort summa summarum. Die Windkesselwirkung und ihr Zusammenhang mit der Durchblutung der Niere ist nicht erforscht. Ich kann Ihnen prima vista darauf keine Antwort geben.

B. von Rütte, Bern: Ich möchte Herrn Prof. Selberg fragen, was die Ursache ist, daß sich die Ostiumektasie bei der Frau weniger häufig als beim Mann entwickelt?

Moderator W. Selberg, Hamburg: Eine Ostiumstenose oder was meinen Sie genau?

B. von Rütte, Bern: Eine Ostiumektasie der Arterie.

Moderator W. Selberg, Hamburg: Die Säulen sind bei der Frau generell niedriger als beim Mann, weil die Gefäße kleiner sind. Das hängt mit der kleineren Körpergröße zusammen. es ist eine echte Relation unserer Gefäßweite mit der Körpergröße, weiter nichts.

C. F. Rothauge, Gießen: Ich habe eine Frage an Herrn Helber: Auch beim einseitig ausgelösten Hochdruck ist es ja so, daß im Laufe der Zeit sich dieser Hochdruck durch Entwicklung einer Arteriosklerose der verbleibenden Niere fixiert. Und das führt dazu, daß diese kontralaterale Niere ihre Gefäßreagibilität verliert und daß dann der Wegfall des Goldblattmechanismus durch die Nephrektomie der geschrumpften Niere der verbleibenden Niere nicht mehr zugute kommt. Das war der Fall, den sie uns zuletzt demonstriert hatten. Meine Frage geht nun konkret dahin: Können Sie uns sagen, bis zu welchem PAH-Clearanceäquivalent ist mit einer Normalisierung des Hochdrucks zu rechnen, und bis zu welchem Wert ist noch eine Besserung des Hochdrucks zu erwarten, so daß die Nephrektomie noch indiziert erscheint?

Wir haben die Erfahrung gemacht, daß eine Normalisierung des Hochdruckes nur dann eintritt, wenn die Durchblutung bzw. das PAH-Clearanceäquivalent der verbleibenden Niere im Normbereich liegt, d. h. etwa bei 300 ml/min.

A. Helber, Köln: Diese Werte werden heute allgemein sicherlich niedriger angesetzt. Und ich habe in der Wertigkeit dieser vier Punkte diesen Punkt an die dritte Stelle gesetzt, wenn die PAH-Clearance erniedrigt ist. Wir haben aber noch keinen Hinweis von seiten des Renin-Angiotensin-Systems, daß diese Niere Renin produziert. Wenn ja, würde ich diese Niere operieren lassen. Und ich würde mich nicht an die Durchblutungswerte halten.

J. E. Altwein, Mainz: Ich möchte Herrn Sigel fragen: Wie Sie die Wertigkeit oder die krankmachende Bedeutung des sterilen Refluxes sehen. Gibt es den Wasserhammer-Effekt?

Moderator A. Sigel, Erlangen: Wenn wir auf diese Fragen eingehen wollten, würde das eine halbe Stunde dauern, sollten wir das jetzt machen? Wir haben keine Zeit mehr, darf ich Sie bitten, Herr Altwein, nachher hierher zu kommen, wir setzen uns dann am Mittagstisch zusammen.

M. W. Köllermann, Hamburg: Herr Prof. Sigel: Sie zitierten eine schwedische Arbeit, nach der eine Schrumpfniere, die beim Kind entdeckt wird, später immer zu einer Hypertonie führt. Das ist eine wichtige Aussage. Danach müßte man jede Schrumpfniere entfernen. Ich würde meinen, wir haben alle andere Erfahrungen. Ich beobachtete bei Kindern seit5 Jahren Schrumpfnieren, bei denen nicht ein einziges eine Hypertonie bekommen hat. Entweder war die Hypertonie von vornherein klar, oder aber es entwickelte sich eine Hypertonie später. Wir kennen alle erwachsene Patienten mit Schrumpfnieren, die keine Hypertonie haben. Inwiefern können Sie das belegen?

Moderator A. Sigel, Erlangen: Das stimmt alles, Herr Köllermann. Ich habe es auch im Konjunktiv gesagt. Das basiert auf einer Arbeit von Bendson aus Lund oder aus Göteborg im Jahre 1949, veröffentlicht in der schwedischen Zeitschrift für Urologie. Da steht diese aufsehenerregende Mitteilung drin, daß sämtliche Männer, die als Kind eine einseitige Schrumpfniere hatten, später hyperton geworden seien, wie auch $^3/_4$ aller Frauen. Das ist ein Grund zum Nachuntersuchen.

Wenn Sie nur ein einziges Kind mit Hypertonie gesehen haben, dann ist das sehr wenig, ich habe vorneweg 20 in Erinnerung. Entweder sie hatten eine Hypertonie, aber keines hatte später eine Hypertonie entwickelt.

K. Bandhauer, St. Gallen: Ich habe noch eine Frage an Herrn Sigel und an die Gruppe aus Bern: Es ist klar, daß der vesikorenale Reflux eine ganz entscheidende Rolle in vielen Fällen bei der Entwicklung der kleinen pyelonephritischen Schrumpfniere spielt. Aber es ist eigentlich niemand darauf eingegangen, wann man diesen Reflux operativ korrigieren soll. Es gibt immer noch Ansichten, daß es einen unteren Grenzwert von 20% der Nierenfunktion in der Isotopennephrographie bzw. in der seitengetrennten Isotopenclearance gibt. Herr Sigel, wie ist da Ihre Ansicht? Bis zu welchem Grenzwert würden Sie eine Antirefluxoperation durchführen und wann würden Sie die Niere entfernen?

Moderator A. Sigel, Erlangen: Zur Exstirpation ist zunächst überhaupt kein Grund vorhanden, solange sich nicht eine Hypertonie ankündigt oder schon da ist. Sonst ist die Grenze eine willkürliche. Ich denke 20 bis 30% ist die Grenze. Aber eine zwingende Notwendigkeit, die Niere herauszunehmen, ist zunächst überhaupt nicht vorhanden. Eine ganze Menge von diesen kleinen Nieren haben wir antirefluxiv versorgt. Und wir behalten sie selbstverständlich in Kontrolle wegen der Hypertonie.

Der Hinweis von Herrn Westenfelder war wichtig, daß es die Gefäßdysplasie alleine nicht sein kann. Er hat dann die Endotoxine diskutiert. Darüber wissen wir noch zu wenig. Das ist wirklich ein schwieriges Thema, und ich glaube, das können wir nicht in drei bis vier Minuten abhandeln.

Moderator K. F. Albrecht, Wuppertal: Wir kommen zur Strahlenschädigung der Niere, zum Krefelder Vortrag.

Dazu gibt es keine Diskussionsbemerkung.

Herr Brühl aus Bonn hat eine Diskussion angemeldet:

P. Brühl, Bonn: Das radiologische Substrat einer kleinen Niere im Urogramm ist ja eine Momentaufnahme. Die Frage taucht auf, ob es eine angeborene oder eine erworbene kleine Niere ist. Dies kann häufig nicht beantwortet werden. Röntgenaufnahmen aus früheren Lebensjahren der Patienten fehlen in der Regel. Die Patienten kommen, wenn die Niere schon verkleinert ist. Sie sehen im Bild einen intramural gelegenen Harnleiterstein. Dieser Stein wurde 1971 durch Ostiumdachschlitzung entfernt. Die Nieren waren zu diesem Zeitpunkt gleich groß. Nach der Ostiumschlitzung entwickelte sich ein chronischer Harnwegsinfekt mit rezidivierenden Fieberschüben. Nach einem Jahr war die betroffene Niere bereits kleiner geworden. Vor oder direkt nach der Ostiumdachschlitzung war die Nierenfunktion bds. gleich. Jetzt ergibt sich ein prozentualer Anteil von nur noch 10% der befallenen Niere. Die Ursache war ein vesikorenaler Reflux nach der Ostiumdachschlitzung.

Moderator K. F. Albrecht, Wuppertal: Schönen Dank Herr Brühl für diesen Hinweis. Es erscheint mit aber wichtig, darauf hinzuweisen, daß die erwachsene Niere nicht so anfällig für eine Schrumpfung ist wie die wachsende Niere. Der kindliche Reflux ist sehr viel maligner in bezug auf eine Schrumpfung, als ein Reflux, der beim Erwachsenen auftritt. Dieser Patient war wohl 37 Jahre alt, wie ich gesehen habe, und es ist nicht die Regel, daß erwachsene Nieren so rasch schrumpfen. Aber deswegen ist dieser Beitrag besonders wichtig, und ich möchte Herrn Brühl für diese Diskussionsbemerkung danken.

Wir sind am Ende unserer Zeit. Es ist natürlich schwierig, eine Zusammenfassung zu bringen. Aber ich glaube, die kleine Niere ist von pathologisch-anatomischer und auch von klinischer Seite so gut abgehandelt worden, daß sich zur Zeit keine weiteren Fragen ergeben.

Diagnostik und Therapie der kleinen Niere

P.-J. Funke, P. Becker, R. Chiari, St. H. Flüchter und C. Planz: **Kritische Wertung der Dilatationsurografie in der Differenzierung der einseitig kleinen Niere**

Bei Hypertonikern mit einseitig kleiner Niere wird nach urografischem Ausschluß einer renoparenchymatösen Erkrankung in der Praxis der Nachweis einer renovaskulären Genese durch eine modifizierte Urografie versucht [1].

Die gängigen Methoden und deren Bewertungskriterien sind in Abb. 1 zusammengefaßt [2, 3]. Das Dilatationsurogramm, in einer Modifikation der 1973 von Wolf [4] inaugurierten Methode, ermöglicht die kombinierte Beurteilung von Frühurogramm und Auswaschtest bei gleichzeitiger Bewertung der Größenzunahme der Niere in der wash-out-Phase durch planimetrische Messung.

METHODE	BEWERTUNGSKRITERIEN
UROGRAMM	Nierengrößendifferenz 1-2 cm
FRÜHUROGRAMM	Verzögerte Füllung des NBK-Systemes
AUSWASCHUROGRAMM	Verlängerte KM-Ausscheidung
DILATATIONSUROGRAMM	Fehlende Größenzunahme der Niere

Abb. 1. Radiologische Untersuchungsverfahren zum Ausschluß einer Nierenarterienstenose

Bei dieser Methode werden 50 ml eines viskösen Kontrastmittels (Telebrix 380, Fa. Byk Gulden) i. v. verabreicht, es folgen Röntgenaufnahmen nach 1, 2 und 3 Minuten. Nach Injektion von 50 ml Etacrynsäure i. v. (Hydromedin, Fa. Sharp & Dohme) kommt es zu einer Größenveränderung der Nieren, die auf 5, 8 und 15 Minuten Röntgenaufnahmen dokumentiert wird. Auf sämtlichen Röntgenaufnahmen wird der Nierenumfang gemessen und miteinander verglichen. Eine Nierengrößenzunahme von 10% gilt als anormal, liegt der Wert unter 5% besteht der Verdacht auf eine Nierenarterienstenose.

Ziel der Untersuchung war, an 28 Patienten mit angiografisch nachgewiesener Nierenarterienstenose die Wertigkeit der optimierten Urografie zu überprüfen und mit einem nuklearmedizinischen Screeningverfahren, der renalen Perfusions-Serienszintigrafie mit 99-m-Technetium-Pertechnetat zu vergleichen.

Diese Untersuchung der Patienten erfolgt ohne besondere Vorbereitung im Liegen, wobei der Patientenrücken der Gamma-Kamera zugewandt ist. Nach Bolusinjektion von 15mCi 99-m-Technetium-Pertechnetat in eine Kubitalvene werden nach Einstrom der Aktivität in die Bauchaorta eine schnelle Kamera-Sequenz über 1 Minute mit 3 Szintigrammen pro Sekunde gestartet und abgelaufene Impulse on-line im Rechner gespeichert. Die szintigrafischen Aufzeichnungen erfolgen mit einer Nuklearohio-Großfeldkamera unter Verwendung eines 140 keV Medium-Resolution-Parallellochkollimator. Zur computergestützten Auswertung stand das Datenverarbeitungssystem Gamma 11 der Fa. Digital Equipment zur Verfügung. Mit Hilfe der Regions-of-interest-Technik wurden Zeit-Aktivitätskurven der gesamten Niere abgeleitet. Die Auswertung erfolgte über ein Computerprogramm. Die Ergebnisse wurden numerisch über einen Bedienungsblattschreiber und grafisch über ein Sichtgerät ausgegeben. Seitendifferenzen des Kurvenverlaufes konnten somit qualitativ beurteilt werden.

Die Wertigkeit der einzelnen Untersuchungsmethoden in bezug auf ihre Treffsicherheit in der Diagnostik der Nierenarterienstenose in unserem Kollektiv von 28 Patienten

Tabelle 1. Treffsicherheit verschiedener Untersuchungsverfahren in der Diagnostik der Nierenarterienstenose

Untersuchungsverfahren	richtig positiv		falsch negativ	
	n	%	n	%
Frühurogramm	15	54%	13	46%
Auswaschurogramm	13	46%	15	54%
Dilatationsurogramm	17	62%	11	38%
Perfusions-Serienszintigramm (99-m-Tc-Pertechnetat)	22	78%	6	22%

ergibt sich aus Tabelle 1. Das Früh- und Auswaschurogramm zeigte mit nur 54% bzw. 46% richtig positiven Fällen die geringste Sensibilität. Die geringe Verläßlichkeit beider Methoden spiegelt sich zusätzlich im Ergebnis einer unabhängigen Beurteilung der Urogramme durch 8 verschiedene Untersucher wieder. Übereinstimmende Beurteilungen wurden beim Frühurogramm nur in 21% der Fälle, beim Auswaschurogramm nur in 18% der Fälle erzielt. Die Perfusions-Serienszintigrafie zeigte in 78% die größte Übereinstimmung mit der angiografischen Diagnose. Abb. 2 zeigt die Vorteile dieses wenig

VORTEILE

•Sensitivität/Spezifität ↑

•Strahlenbelastung Ø

•Allergie Ø

•Meßungenauigkeiten Ø

•Zeit ↓

•Kosten ↓

NACHTEILE

▲Hoher technischer Aufwand

Abb. 2. Renale Perfusions-Serienszintigraphie

belastenden Verfahrens auf. Das Dilatations-, Früh- und Auswaschurogramm sollte aufgrund der geringen Treffsicherheit, der hohen Zahl an falsch negativen Fällen und der Strahlenbelastung in der Diagnostik der renovaskulären Hypertonie durch die Kamera-Sequenzszintigrafie ersetzt werden. Da in den meisten Fällen letztlich die endgültige Diagnose durch Angiografie gestellt wird, sollten insbesondere in Hinsicht auf die Strahlenbelastung die weniger aussagekräftigen röntgenologischen Verfahren in der Vorfelddiagnostik der Nierenarterienstenose verlassen werden.

Literatur

1. Abrams, H. L.: Invest. Radiol. 240–279 (1972). – 2. Bookstein, J. J. et al.: J. Amer. Med. Ass. **220,** 1218–1224 (1972). – 3. Bookstein, J. J. et al.: J. Amer. Med. Ass. **220,** 1225–1230 (1972). – 4. Wolf, G. L.: Amer. J. Roentgenol. **119,** 692–699 (1973)

Dr. P.-J. Funke
Urologische Abteilung der
Städtischen Kliniken Fulda
D-6400 Fulda

K. Möhring, P. Georgi, H. Ostertag, E. Raptou und U. Ikinger: **Aussage der Oberhausen-Clearance bzw. der Kameraszintigraphie mit anschließender Bestimmung der GFR und des ERPF bei einseitig kleinen Nieren**

Kritische Bemerkungen zum Aussagewert der Oberhausen-Clearance [1] haben uns veranlaßt, bei 130 Patienten mit unterschiedlichen Nierenfunktionszuständen sukzessiv die sogenannte Ganzkörper-Clearance der 131-J-ortho-Jodhippursäure nach Oberhausen und die Infusionsclearance der ortho-Jodhippursäure bzw. des 111-In-DTPA im induzierten „steady state" zur simultanen Berechnung des effektiven, renalen Plasmaflusses (ERPF) und der glomerulären Filtrationsrate (GFR) nach Möhring durchzuführen [3].

Beim Vergleich der individuellen Wertpaare ergaben sich deutliche Abweichungen zwischen den nach beiden Methoden berechneten Werten, insgesamt aber eine systematische Überschätzung des ERPF, wenn die nach Oberhausen berechneten Clearancewerte der ortho-Jodhippursäure zugrunde gelegt wurden [5]. Darauf stellte sich die Frage nach dem Wert der Oberhausen-Clearance zur seitengetrennten Clearancebestimmung im Vergleich zu Kameraszintigraphie mit nachfolgender Infusionsclearance, insbesondere bei Funktionsbeurteilungen einseitig kleiner Nieren.

Patienten und Methoden

Im Zeitraum der Vergleichsuntersuchung wurden 22 Patienten mit einseitig kleinen Nieren zur nuklearmedizinischen Funktionsdiagnostik überwiesen. Davon zeigten 14 (Gruppe I) urographisch normal oder vergrößert erscheinende kontralaterale Nieren. In einem zweiten Kollektiv von 8 Patienten (Gruppe II) bestanden außer einer einseitig kleinen Niere auch radiologische Veränderungen der Gegenseite.

Die Clearanceuntersuchung nach Oberhausen erfolgte nach Einmalinjektion von 30 μCi 131-J-ortho-Jodhippursäure unter Verwendung des Nucleopan M (Fa. Siemens, BRD), ausgerüstet mit zwei 8-Zoll-Obertischdetektoren, wobei die Körpereliminationskurve sowohl analog als auch digital (PDP 11/40, Fa. Digital-Equipment-Corporation, USA) registriert wurden. Die numerische Differenzierung der Kurve sowie die Berechnung der Clearancewerte zum Zeitpunkt der beiden Blutentnahmen (7–8 und 14–17 Minuten p. i.) wurde nach Eingabe der Plasmakonzentrationen über den elektronischen Rechner durchgeführt.

Zur Bestimmung der Plasmakonzentrationen wurde ein Bohrlochprobenwechsler (Fa. Wallac, Finnland) verwendet. Aus den Clearancewerten zum ersten und zweiten Zeitpunkt wurde durch Mittelung die Globalclearance errechnet. Ebenfalls über ein spezielles Rechenprogramm wurde die seitengetrennte Clearance nach Oberhausen berechnet [2].

Alle Clearancewerte wurden nach der von Du Bois angegebenen Formel zur Berechnung der Körperoberfläche [4] auf Clearancewerte in ml/min/1,73m^2 korrigiert.

Zur seitengetrennten Bestimmung von ERPF und GFR wurde die Kamera-Funktionsszintigraphie (Dyna-Kamera, Fa. Picker, USA) mit der Infusionsclearance im „steady state" kombiniert [3].

Ergebnisse

Bei urographisch normal oder vergrößert erscheinenden kontralateralen Nieren (Gruppe I, n = 14) wurde für die kleine Niere im Durchschnitt ein renaler Plasmafluß von 53 ml/min/1,73 m^2 gemessen, was 14% des globalen ERPF von 365 ml/min/1,73 m^2 entspricht (Abb. 1a). Im Mittel stimmten zwar globale und seitengetrennte Clearancewerte nach Oberhausen mit solchen des ERPF, bestimmt aus der Infusionsclearance, überein. Beim Vergleich der Einzelwerte aber zeigte sich, daß die mit beiden Methoden gemessenen Werte in 9 Fällen mehr als 25% voneinander abwichen. Die zur Kontrolle simultan bestimmte GFR ergab in diesen 9 Fällen, daß die ERPF-Infusionsclearancewerte die bekannte Relation zu den entsprechenden GFR-Werten hatten, während die globale Nierenleistung, mittels der Oberhausen-Clearance bestimmt, 2mal über-, in 7 Fällen signifikant unterbewertet wurde. Bei nur geringer prozentualer Restfunktion der kleinen Niere führte dies zu einer gleichsinnigen Überschätzung der Nierenfunktion der kontralateralen Niere in den genannten 2, und zu einer Unterschätzung ihrer aktuellen Leistung in den erwähnten 7 Fällen (Abb. 1b).

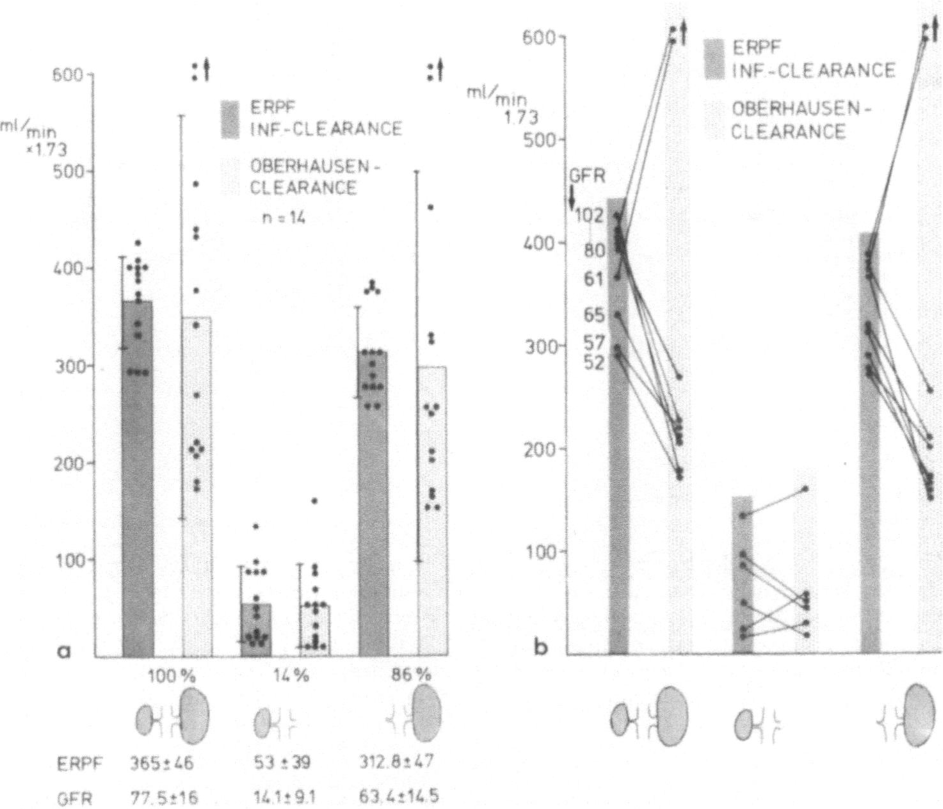

Abb. 1a und b. Vergleich zwischen global- und seitengetrennt nach Oberhausen bestimmten Clearancewerten und solchen der ERPF- und GFR-Infusionsclearance in Kombination mit Kamera-szintigraphie bei 14 Patienten der Gruppe I. (a) Prozentuale und absolute Seitenverteilung der Globalclearancewerte (Oberhausen-Clearance, ERPF und GFR) mit Angabe der Standardabweichungen. (b) Unterschiede zwischen Werten der Oberhausen-Clearance und solchen der ERPF- bzw. GFR-Infusionsclearance von mehr i. als 25% in 9 von 14 Fällen der Gruppe I

Bei einseitig kleinen Nieren sowie radiologischen Veränderungen der Gegenseite (Gruppe II, n = 8) wurde im Durchschnitt ein deutlich eingeschränkter globaler ERPF von 212 ml/min/1,73 m² gemessen – 24% der Globalfunktion entfielen auf die kleinere, 76% auf die gegenseitige Niere. Letztere zeigte also bei durchschnittlich 163 ml/min/ 1,73 m² renalem Plasmafluß im Mittel ebenfalls eine deutliche Funktionseinschränkung (Abb. 2a). Auch bei dieser Gruppe wurde der renale Plasmafluß nach den Werten der Oberhausen-Clearance einmal zu hoch, viermal zu niedrig gemessen; denn in diesen 5 Fällen ergaben die zur Kontrolle simultan bestimmten GFR-Werten lediglich im Vergleich zu den ERPF-Werten der Infusionsclearance die bekannte Relation der Filtratfraktion (Abb. 2b).

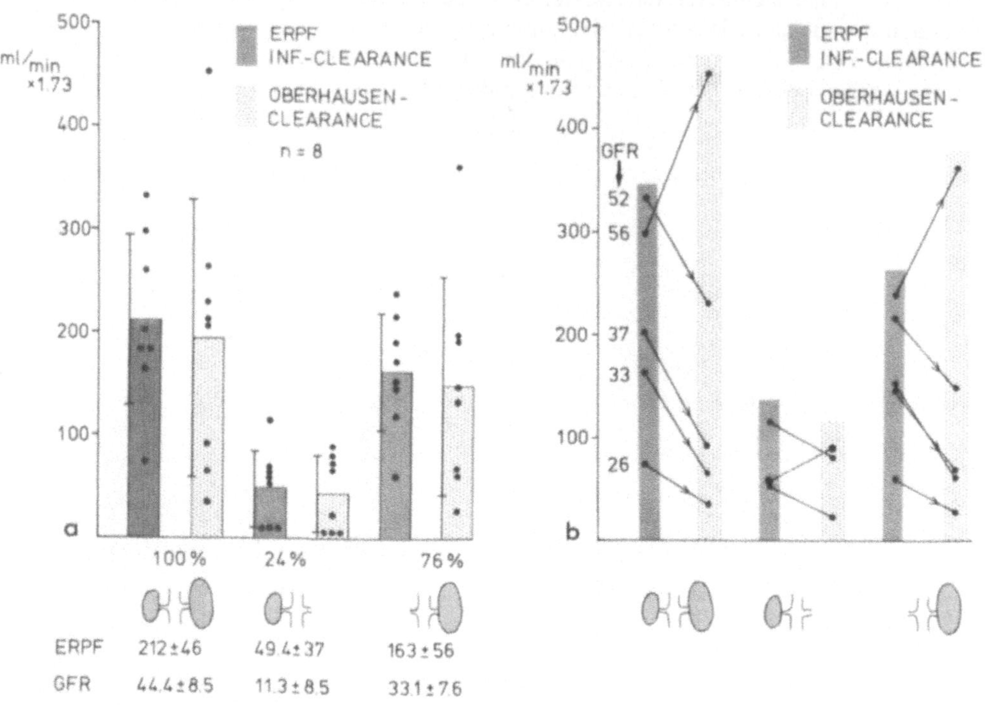

Abb. 2a und b. Vergleich zwischen global- und seitengetrennt nach Oberhausen bestimmten Clearancewerten und solchen der ERPF- und GFR-Infusionsclearance in Kombination mit Kameraszintigraphie bei 8 Patienten der Gruppe II. (a) Prozentuale und absolute Seitenverteilung der Globalclearancewerte (Oberhausen-Clearance, ERPF und GFR) mit Angabe der Standardabweichungen. (b) Unterschiede zwischen Werten der Oberhausen-Clearance und solchen der ERPF- bzw. GFR-Infusionsclearance von mehr als 25% in 5 von 8 Fällen der Gruppe II

Diskussion

Nach den vorliegenden Ergebnissen ergibt die Infusionsclearance in Kombination mit der Kamera-Sequenzszintigraphie für die globale und die seitengetrennte Beurteilung der Nierenfunktion die verläßlicheren Werte. Dies konnte bei voneinander abweichenden Befunden der Oberhausen-Clearance bzw. Infusionsclearance durch simultane Kontrolle der GFR, d. h., durch eine zweite unabhängige Clearancegröße mit bekannter Relation zum effektiven renalen Plasmafluß (ERPF) nachgewiesen werden. Mit der Über- bzw. Unterschätzung des globalen, renalen Plasmaflusses durch die Oberhausen-Clearance war in der Regel auch die Funktion der größeren der beiden Nieren über- bzw. unterschätzt worden, da die seitengetrennte Bestimmung auf der Methode des prozentualen Anteils jeder der beiden Nieren an der Gesamtfunktion beruht und deshalb maßgeblich von der exakten Bestimmung des globalen ERPF beeinflußt wird. Die genaue Kenntnis der Funktion jeder der beiden Nieren ist aber vor allem dann wichtig, wenn bei einseitig kleinen Nieren eine globale Funktionseinschränkung vorliegt oder die kontralaterale Niere röntgenologisch verändert erscheint.

Als Gründe für die in den genannten Fällen nachgewiesene Abweichung der Oberhausen-Clearance vom aktuellen Wert des ERPF bzw. von seiner Relation zur aktuellen GFR nehmen wir wie H. Kuni, K. Naber und E. H. Graul systematische Fehler bei der Durchführung der sogenannten Ganzkörper-Clearance nach Oberhausen an. Nach Durchführung einer vergleichenden Untersuchung an 130 Patienten [5] mußten wir in Übereinstimmung mit den genannten Autoren feststellen, daß die theoretischen Voraussetzungen für die Durchführung der Oberhausen-Clearance zur globalen Bestimmung des ERPF mittels des teilabgeschirmten sog. Ganzkörperzählers und zweimaliger Blutentnahme nicht in jedem Falle gewährleistet sind. So müßten die Clearancewerte nach Einmalinjektion von 131-J-ortho-Jodhippursäure, nach Oberhausen bestimmt aus der ersten Plasmaprobe in der Regel mit den Werten, errechnet aus der zweiten Plasmaprobe, übereinstimmen bzw. eng korrelieren; d. h., die Clearance müßte in der Regel unabhängig sein vom Zeitpunkt der Blutentnahme. Wir stellten jedoch zum Teil erhebliche Unterschiede bei Zugrundelegen der Plasmakonzentrationen zm 1. bzw. 2. Zeitpunkt der Blutentnahme fest. Abweichend von der Originalmethode nach Oberhausen zur Vermeidung von Diskrepanz zwischen 1. und 2. Clearancebestimmung beim gleichen Patienten sind andere Zeitpunkte für die zweimalige Blutentnahme als optimaler empfohlen worden.

Ob sich ein weiterer Nachteil der Einmalinjektionsmethode in Kombination mit Ganzkörperzählung durch Messung der Eliminationskurve über einem „repräsentativeren" Körperareal (z. B. Schulter)vermeiden läßt, bedarf der Nachprüfung.

Denkbar ist, daß bei Registrierung der Eliminationsrate über der Schulter in Kombination mit optimaleren, die Verteilungskinetik der 131-J-ortho-Jodhippursäure eher berücksichtigenden Blutentnahmenzeiten, die genannten systematischen Fehler der Oberhausen-Clearance kleiner gehalten werden könnten. Vor allem im Hinblick auf die weite Verbreitung des Oberhausen-Clearanceverfahrens zur seitengetrennten Clearance-Diagnostik und das inherente Risiko der Fehlbestimmung erscheint eine entsprechende, kontrollierte Studie dringend notwendig.

Literatur

1. Kuni, H., Naber, K., Graul, E. H.: Zwei systematische Fehler der „Ganzkörper"-Clearance bei abfallendem Blutspiegel und ihre gegenseitige Beeinflussung. 10. Int. Jahrestg. der Ges. f. Nuklearmedizin, Freiburg 1972. – 2. Oberhausen, E., Berberich, R., Heinrich, W.: Nuklearmedizinische Bestimmung der Nierenclearance. (Methode, Auswertung und Ergebnisse) Electromedica **2,** 52 (1972). – 3. Möhring, K., Röhl, L., Clorius, J., Georgi, P., Sinn, H.: Nierenfunktionsszintigraphie und simultane seitengetrennte Clearance-Diagnostik, eine Entscheidungshilfe für den Urologen. Verhandlungsbericht der Dtsch. Ges. f. Urol. 25. Tag. Oktober 1973, p. 192. Berlin–Heidelberg–New York: Springer 1974. – 4. Documenta Geigy, Wissenschaftliche Tabellen 6. Auflage, p. 596 bis 597 (1960). – 5. Möhring, K., Ostertag, H., Raptou, E., Wesch, H., Reinbold, F., Georgi, P.: Vergleichende Ganzkörper- und Doppeltracerinfusions-Clearanceuntersuchungen bei Nierenerkrankungen. 58. Tag. der Dtsch. Röntgengesellschaft, Münster 1977

Priv.-Doz. Dr. K. Möhring
Urologische Abteilung
Chirurgisches Zentrum
Im Neuenheimer Feld 110
D-6900 Heidelberg

J. Fehling, F. Truss und A. Zimmermann: **Röntgenologische Differentialdiagnose einseitig kleiner Nieren unterschiedlicher Ätiologie**

Eine kleine Niere im Röntgenbild zu erkennen, ist leicht. Meist bereitet es jedoch erhebliche Schwierigkeiten, aus dem Röntgenbild allein Aussagen zur Ätiologie der Veränderungen zu machen. Meine Aufgabe soll lediglich darin bestehen, Röntgenbilder kleiner Nieren kaleidoskopartig zu zeigen, deren Ätiologie mit Sicherheit bekannt ist sowie auf Charakteristika und Täuschungsmöglichkeiten hinzuweisen (Abb. 1).

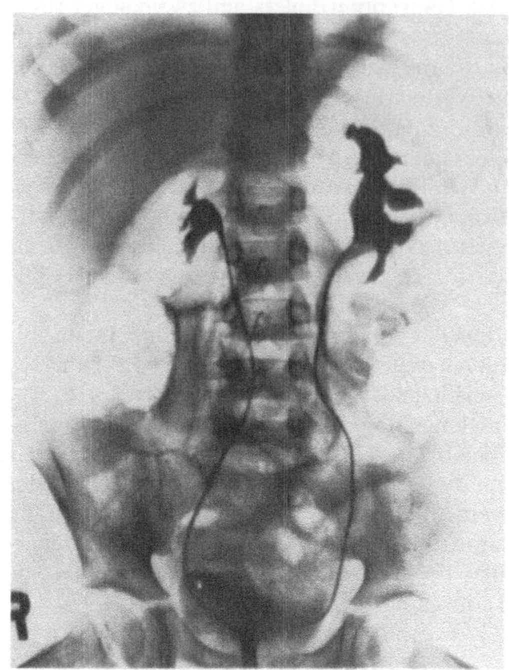

Abb. 1. B. Sch. 4 Jahre. Röntgenologische Differentialdiagnose einseitig kleiner Nieren unterschiedlicher Ätiologie

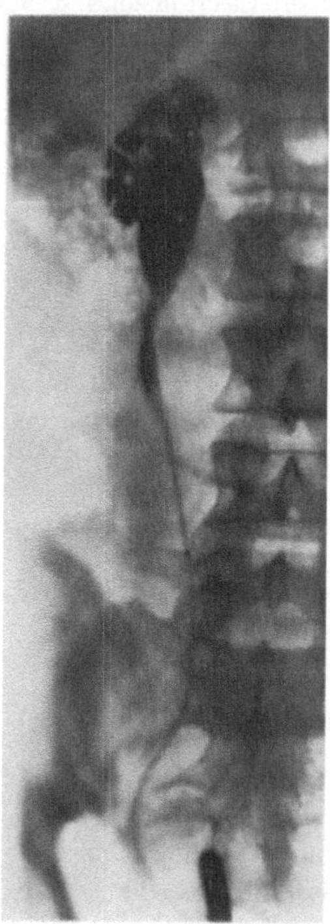

Abb. 2. K.-H. K. 40 Jahre. Röntgenologische Differentialdiagnose einseitig kleiner Nieren unterschiedlicher Ätiologie

Hier das typische Bild der Nierenhypoplasie. Charakteristisch ist die Medialverlagerung aufgrund des zu kurzen Nierenstiels (Abb. 2).

Im Gegensatz dazu das Bild der rein pyelonephritischen Schrumpfniere. Die typische Konfiguration erklärt sich aus dem Umstand, daß das schrumpfende Organ die Kelchgruppen zusammendrängt (Abb. 3).

Problematischer wird es dann eine eindeutige Aussage zu machen, wenn eine primär hypoplastische Niere sekundär aufgrund der Pyelonephritis schrumpft. Eine derartige Situation deutet dieses Röntgenbild an.

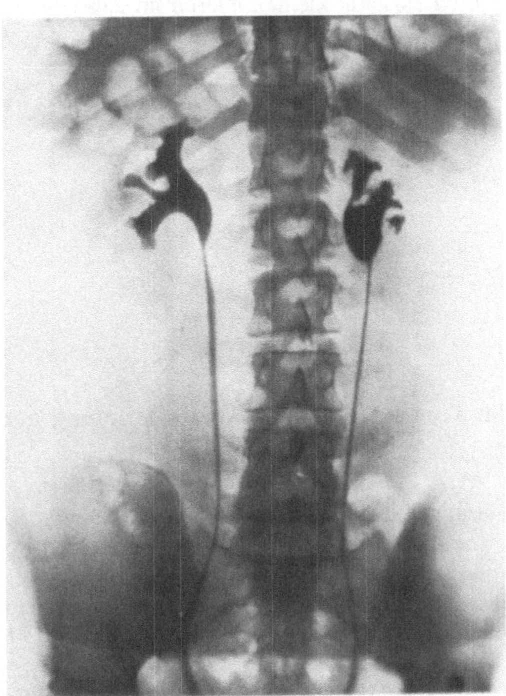

Abb. 3. R. Sch. 18 Jahre. Röntgenologische Differentialdiagnose einseitig kleiner Nieren unterschiedlicher Ätiologie

Das gleiche gilt für den folgenden Fall. In beiden Fällen erkennt man sowohl die Medialverlagerung des Organes als auch die Zusammendrängung der Kelche.

Im Rahmen der differentialdiagnostischen Überlegungen darf man nicht vergessen, daß auch die Tuberkulose in ihrem Spätstadium zum Bild der kleinen Niere führen kann. Ein Beispiel ist die Uro-Tuberkulose, die keinen Rückschluß auf die Ätiologie einer kleinen Niere zuläßt.

Etwas mannigfaltiger sind die röntgenologischen Veränderungen an der traumatisierten Niere. War es zur Schädigung großer Nierenäste gekommen, so resultiert eine verkleinerte Niere, die urographisch stumm ist.

Bei konservativ behandelten schweren Nierenrupturen pflegen die nicht mehr ernährten Teile zugrunde zu gehen, so daß unter Umständen nur noch eine Kelchgruppe, die eine kleine Niere vortäuscht, übrigbleibt.

Bei der frischen Ruptur, die vielfach primär vom Chirurgen beurteilt wird, ist es wichtig, den Kontrastmittelaustritt zu registrieren und nicht die ausschließlich dargestellte obere Kelchgruppe für eine kleine Niere zu halten.

Schließlich resultiert das Bild der kleinen Niere nach operativer Verkleinerung des Organs. Es wird die Situation nach Entfernen eines Tumors aus einer Einzelniere demonstriert.

Auch Mikrotraumen können zu einer röntgenologisch kleinen Niere führen, wenn sie eine Zystenniere treffen. Es werden verschiedene Phasen nach einer Zystenruptur nebeneinander gestellt. Auch wenn der Maßstab etwas unterschiedlich ist, kann man die resultierende Verkleinerung des Organs erkennen.

Die gezeigte Auswahl von zum Teil seltenen Aufnahmen röntgenologisch kleiner Nieren bieten dem erfahrenen Urologen naturgemäß nichts Neues. Dennoch war es uns wichtig, als Kontrapunkt zu den sich mehr mit speziellen Problemen befassenden Vorträgen eine bunte Palette der röntgenologisch einseitig kleinen Nieren im Zusammenhang darzustellen.

Dr. J. Fehling
Urologische Universitätsklinik
Goßlerstraße 10
D-3400 Göttingen

L. Weissbach, H. J. Biersack und M. Thelen: **Quantitative Bestimmung der Funktion planimetrisch kleiner Nieren**

Eine Organverkleinerung hat die Reduzierung der funktionellen Kapazität zur Folge. Die Funktionsminderung einer Niere ist vor therapeutischen Eingriffen aus folgenden Gründen zu beachten:

1. Plastische Eingriffe an dem der kleinen Niere zugehörenden harnableitenden System sind dann nicht mehr angezeigt, wenn der effektive renale Plasmastrom unter 66–91 ml/min beträgt [4].
2. Die kleine Niere ist funktionell abzuschätzen, bevor kontralateral Operationen durchgeführt werden, die evtl. zum Organverlust (z. B. Nierentumor) bzw. zur Funktionsminderung (Ausgußstein) führen können.

Wir haben geprüft, inwieweit sich Funktion und Organgröße bei kleinen Nieren korrelieren lassen. Dabei wurden die zur Organverkleinerung führenden Faktoren wie folgt unterschieden:

1. Angeborene (Hypoplasie, Dysplasie) bzw. vaskuläre Verkleinerung
2. Steinbedingte Organschrumpfung
3. Refluxbedingte Organschrumpfung

Material

Bei der vorliegenden Untersuchung wurden 65 Patienten unserer Klinik mit kleiner Niere berücksichtigt. In allen Fällen wurden eine Urographie und eine seitengetrennte 131-Jod-Hippuran-Clearance durchgeführt. In Fällen mit Organentfernung erfolgte eine Gewichtsbestimmung.

Methode

Die Bestimmung der Nierengröße erfolgte mit Hilfe des OTT-Kompensations-Polarplanimeters, indem die Fläche am Röntgenbild unter Berücksichtigung des Vergrößerungsfaktors ausgemessen wurde. Die ermittelten Werte bezogen wir auf 1 m^2 Körperoberfläche [1, 3]. Die Diagnose

„Nierenverkleinerung" wurde an Hand der von MOELL angegebenen normalen Nierengrößen gestellt [3]. Diese betragen ohne Berücksichtigung evtl. Seitenunterschiede
für Männer 36,1 cm^2/m^2 [3,3 cm^2
für Frauen 35,05 cm^2/m^2 [2,7 cm^2

Zusätzlich nahmen wir eine Volumen-Bestimmung durch Konstruktion eines Rotationsellipsoids aus der Längsachse (a) und der Querachse (b) der Niere mit Hilfe eines Computerprogramms (Formel):

$$V = \frac{4\pi}{3} ab^2)$$

vor [2]. Das Volumen wurde dem Nierengewicht gleichgesetzt. Fläche und Gewicht korrelierten wir bei den verschiedenen Formen der Organverkleinerung mit den Funktionswerten der seitengetrennten Isotopen-Clearance.

Ergebnisse

Die mit Hilfe eines Rotationsellipsoids ermittelten Volumina bzw. Gewichte korrelierten nicht immer exakt mit den nach Organentfernung bestimmten Nierengewichten. Daher wird als verläßlicher Parameter für die Nierengröße nachfolgend nur die Nierenfläche angesehen und in Beziehung zur Nierenfunktion gebracht.

Organgrößen unter 10 cm^2/m^2 erbrachten Clearancewerte unter 25 ml/min. Diese Nieren (n = 11) sind funktionell bedeutungslos. Größere Organe besitzen eine unterschiedliche funktionelle Kapazität, die zwischen 4 ml und 243 ml/min. beträgt (vgl. Abb. 1–3).

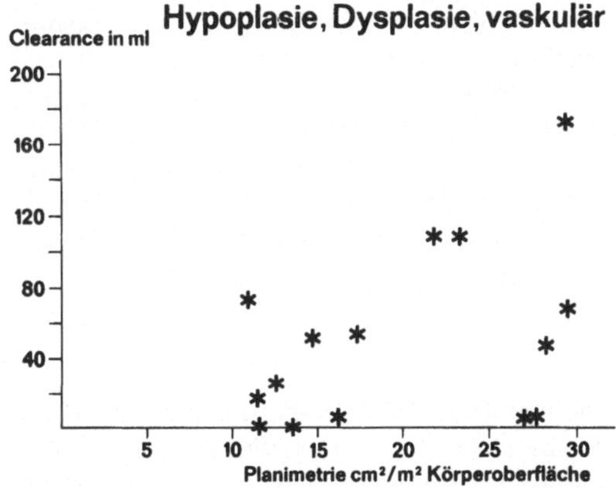

Abb. 1

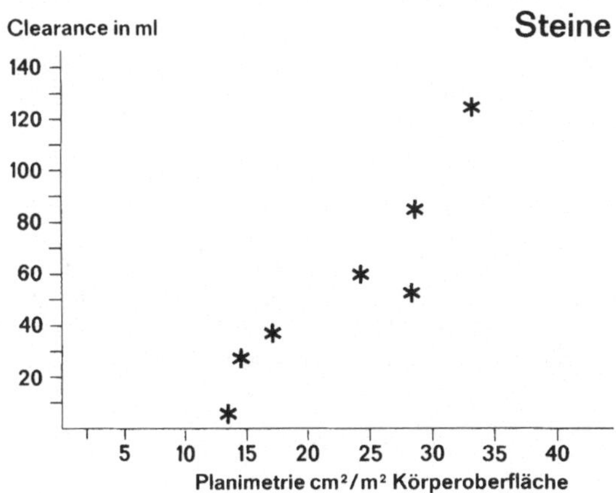

Abb. 2

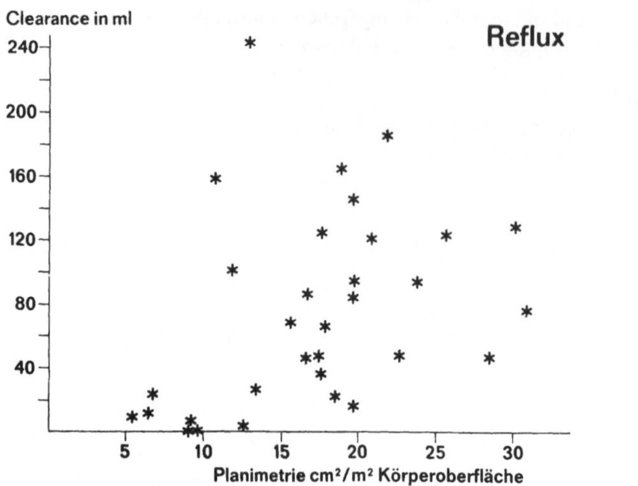

Abb. 3

Für die verschiedenen Formen der kleinen Nieren ergeben sich entsprechend der oben getroffenen Einteilung Funktionsgruppen mit folgender mittlerer Clearance-Leistung:

1. Steinbedingte Organschrumpfung 2,5 ml/cm^2 Nierenfläche
2. Primäre Hypoplasie bzw. Dysplasie, vaskulär bedingte Nierenverkleinerung 2,9 ml/cm^2 Nierenfläche
3. Refluxbedingte Nierenverkleinerung 4,6 ml/cm^2 Nierenfläche

In Gruppe 2 (Hypoplasie, Dysplasie, vaskulär) zeigen Nieren mit einer Größe von 20–30 cm/m^2 Funktionsreserven bis 120 bzw. 170 ml/min (Abb. 1), was bei entsprechender Konstellation für eine Organerhaltung spricht. Bei steinbedingter Organschrumpfung ist in fast allen Fällen die Funktionsreserve so stark eingeschränkt, daß eine operative Steinsanierung nur in Ausnahmefällen lohnenswert erscheint. Auch Nieren mit einer Größe zwischen 20 und 30 cm^2/m^2 haben eine schwere Funktionseinbuße (Abb. 2). Im Gegensatz hierzu zeigen kleine Refluxnieren erstaunliche funktionelle Reserven (Abb. 3), so daß auch Organgrößen von 15–20 cm^2/m^2 nach Durchführung der seitengetrennten Isotopen-Clearance organerhaltende Eingriffe rechtfertigen.

Zusammenfassung

Bei insgesamt 65 Patienten wurden eine planimetrische Größenbestimmung der Niere und eine seitengetrennte 131-Jod-Hippuran-Clearance durchgeführt. Die mittlere Clearance-Leistung war bei steinbedingter Organschrumpfung am geringsten und bei refluxbedingter Organverkleinerung am besten. Organgrößen unter 10 cm^2/m^2 sind funktionell bedeutungslos. Besonders beim Reflux kann von der Nierengröße nicht auf die Funktion geschlossen werden, so daß vor der Entscheidung „Organerhaltung oder Nephrektomie" die Durchführung einer seitengetrennten Isotopen-Clearance erforderlich ist.

Literatur

1. Frotscher, U., Thelen, M., Wilbrandt, R.: In: Aktuelle Probleme der Dialyseverfahren und der Niereninsuffizienz. V. Symposion in Innsbruck. Hrsg. Dittrich, P. V., Skrabal, F., Stühlinger, W. D., 360 (1974). – 2. Hünermann, B.: Therapiewoche **26,** 129 (1976). – 3. Moell, H.: Acta radiol. Suppl. **206** (1961). – 4. Weißbach, L., Brühl, P., Hünermann, B.: Akt. Urologie **7,** 331 (1976)

Priv.-Doz. Dr. L. Weißbach
Urolog. Univ.-Klinik
D-5300 Bonn-Venusberg

K. Hayduk, J. Beyer, G. Liebau, P. Reifferscheid, D. Völter und D. Meyer:

Hypertonie bei einseitigen Nierenveränderungen

Die „klassische" renovaskuläre Hypertonie wird durch die Stenose einer oder beider Nierenarterien oder durch Einengung von Nierenarterienästen oder Polarterien verursacht. Renin ist höher im Venenblut der minderdurchbluteten Nierenbezirke als im Venenblut anderer Nierenareale bzw. der gesunden kontralateralen Niere. Dem Renin-Angiotensin-System wird für die Entwicklung und Aufrechterhaltung der Hypertonie bei Nierenarterieneinengung und bei den sehr seltenen reninproduzierenden Nierentumoren [Übers. s. 2] die entscheidende Rolle zugeschrieben (Abb. 1a, b).

Die Hochdruckgenese bei anderen einseitigen Nierenerkrankungen ist dagegen noch umstritten. Wir konnten innerhalb der letzten 5 Jahre 14 Patienten mit Hypertonie beobachten, bei denen durch Angiographie eine Stenosierung der Nierenarterien ausgeschlossen war (Abb. 1c–f). Bei den Patienten wurde Renin im Nierenvenenblut und im Blut der Vena cava inferior unterhalb Einmündung der Nierenvenen bestimmt. Bei den Patienten, die einer Nephrektomie zugeführt wurden, erfolgte zusätzlich die Bestimmung des renalen Renins und die quantitative Auswertung des juxtaglomerulären Apparates.

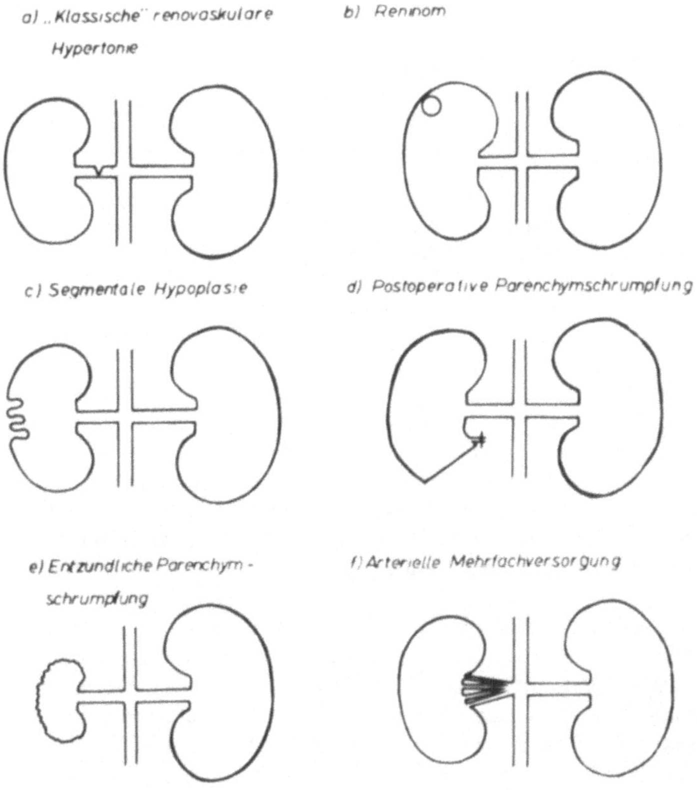

Abb. 1a–f. Schematische Darstellung der Ursachen der renininduzierten Hypertonie

Methoden

Plasma-Renin-Konzentration (PRC) wurde nach einer kürzlich beschriebenen Methode [3], die auf der Mikromethode von Boucher [1] basiert, gemessen. Die Bestimmung der renalen Reninkonzentration (RRC) wurde an analoger Weise durchgeführt. Lediglich die Inkubationszeit wurde von 12 auf 1–2 Stunden verringert. Die Reninwerte sind in ng Angiotensin (AT)/ml bzw. g. h. angegeben. Der juxtaglomeruläre Apparat wurde mit der planimetrischen Methode von Meyer gemessen [4].

Patienten und Ergebnisse

Die wichtigsten Angaben über die untersuchten 14 Patienten sind in Tabelle 1 gegeben. PRC beim Venenblut der betroffenen Niere höher als im Blut der kontralateralen Seite. Bei einem Patienten (Fall 8) wurde Renin im Nierenvenenblut nicht bestimmt, die Plasma-Renin-Konzentration im peripheren Blut war jedoch extrem hoch und fiel auf subnormale Werte nach der Nephrektomie.

Tabelle 1. Klinische Daten der Patienten mit renininduzierter Hypertonie

Fall	Initialen	Alter Jahre	Geschlecht	Blutdruck mm Hg[a]	Diagnose	Operation
1.	B. E.	15	w	230/170	Segmentale Hypoplasie	ja
2.	R. E	13	w	210/130	Segmentale Hypoplasie	ja
3.	H. H.	23	m	180/120	Segmentale Hypoplasie	ja
4.	A. E.	2	w	200/110	Segmentale Hypoplasie	ja
5.	R. P.	12	w	180/120	Segmentale Hypoplasie	ja
6.	O. H.	32	w	180/120	Z. n. Pyelotomie	ja
7.	S. R.	54	m	180/110	Polresektion	nein
8.	F. H.	6	w	210/145	Ligation eines Polgefäßes	ja
9.	R. R.	31	w	190/120	Z. n. Pyelotomie	ja
10.	M. G.	36	w	200/120	Nierentuberkulose	ja
11.	B. E.	57	w	240/180	Pyelonephritis	ja
12.	K. C.	51	w	190/130	Pyelonephritis	ja
13.	S. T.	35	w	195/125	Art. Mehrfachversorgung	nein
14.	R. A.	21	w	210/145	Art. Mehrfachversorgung	ja

[a] Maximalwert

Bei den Fällen 1–12 können Vernarbungen des Nierengewebes angenommen werden, gleichgültig ob eine segmentale Nierenhypoplasie, eine postoperative Nierenparenchymschrumpfung oder primär-entzündliche Nierenveränderungen vorgelegen haben. Die Fälle 13 und 14 fallen aus dem Rahmen, da lediglich eine arterielle Mehrfachversorgung der Nieren mit ausgeprägter (Fall 14) bzw. geringer (13) Verkleinerung des Organs vorlag.

12 der 14 Patienten wurden nephrektomiert. Nach der Operation kam es zu einem signifikanten Abfall der peripheren PRC und zu einem Blutdruckabfall bei 10 der 12 Patienten. Bei den restlichen 2 Patienten konnte der Blutdruck weitaus leichter medikamentös eingestellt werden als vor der Nephrektomie. Der Reningehalt der Nieren war in umschriebenen Bezirken deutlich bis extrem erhöht gegenüber Kontrollwerten und gesundem Gewebe dieser Nieren. Der juxtaglomeruläre Apparat war hyperplastisch in Bezirken, die hohen renalen Reninwerten entsprachen und normal bis hypoplastisch in den nicht veränderten Bezirken dieser Nieren.

Im folgenden Teil der Arbeit sind 3 Erkrankungsfälle detailliert dargestellt.

Fallbeschreibungen

Das 15jährige Mädchen wurde mit einem Blutdruck von 230/170 mm Hg stationär aufgenommen (Fall 1). Im Infusionsurogramm fand sich eine kleine rechte Niere, die bei der Angiographie 2 Ein-

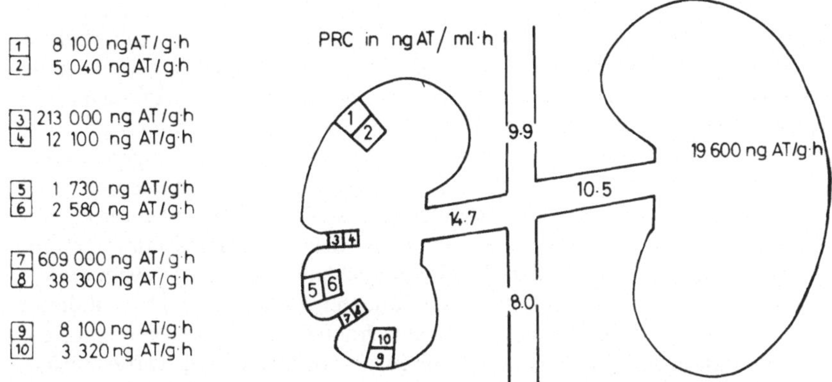

Abb. 2. Schematische Darstellung der Reninwerte im Plasma und im Nierengewebe einer Patientin mit segmentaler Nierenhypoplasie

kerbungen der Nierenrinde mit Ektasie der entsprechenden Kelche aufwies. Die periphere PRC war mit 9,2 ng AT/ml d. h. auf etwa das Vierfache der Altersnorm erhöht. Die PRC im Venenblut der rechten Niere war deutlich höher als im Blut der linken Niere, die jedoch ebenfalls Renin sezernierte (s. Abb. 2). Da der Blutdruck trotz hochdosierter antihypertensiver Therapie nicht einstellbar war, entschlossen wir uns zur rechtsseitigen Nephrektomie, obwohl anzunehmen war, daß die linke Niere bereits durch die Hypertonie geschädigt war. Postoperativ kam es zu einem deutlichen Blutdruckabfall, jedoch zu keiner Blutdrucknormalisierung. 3 Jahre nach der Nephrektomie bedurfte die Patientin keiner antihypertensiven Therapie mehr. Histologisch zeigte das Gewebe unter den vertikalen Niereneinschnitten sklerotische Blutgefäße und zystische Strukturen. Der juxtaglomeruläre Apparat war gegenüber Normalnieren um 54,4% vergrößert. In der linken Niere fand sich eine benigne Nephrosklerose. Die renale Reninkonzentration war in den Randbezirken zwischen normalen und atropischen Nierenarealen stark erhöht (s. Abb. 2).

Bei einem 4 Jahre alten Mädchen, das unter rezidivierenden Harnwegsinfekten litt, konnte urographisch eine linksseitige Hydronephrose gesichert werden (Fall 8). Bei einer Angiographie wurde ein linksseitiges unteres Polgefäß nachgewiesen. Da man annahm, daß das Polgefäß die Ursache der Hydronephrose darstelle, wurde dieses ligiert. Die Hydronephrose besserte sich postoperativ nicht, jedoch kam es zu einem Blutdruckanstieg von Normalwerten bis auf maximal 210/145 mm Hg. Nach der erfolgreichen Pyeloplastik blieb der Blutdruck weiter erhöht. Die Vorgeschichte und die maximal erhöhten peripheren Reninwerte ließen uns an eine renininduzierte Hpyertonie nach Unterbindung des Polgefäßes denken. Die Sicherung der Diagnose durch Reninbestimmung im seitengetrennten Nierenvenenblut mißlang. Trotzdem entschloß man sich zur linksseitigen Nephrektomie, die von einem prompten Blutdruckabfall gefolgt war. Die PRC fiel auf subnormale Werte. Bei der histologischen Untersuchung zeigte sich eine zirkumskripte Vergrößerung der juxtaglomerulären Apparate auf mehr als das Doppelte der Größe der juxtaglomerulären Apparate in normalen Nierenbezirken. Die PRC war mit einem eng umschriebenen Bezirk des linken unteren Nierenpols im juxtamedullären Bereich auf 398 100 ng AT/g. h. erhöht; in den übrigen Nierenteilen lag die Reninkonzentration unter 4000 ng AT/g. h.

Bei einer 21 Jahre alten Frau mit Blutdruckwerten bis 230/170 mm Hg zeigte das Infusionsurogramm eine kleine linke Niere (Fall 14). In der Angiographie kein Hinweis auf Nierenarterienstenose bei 3fach-Versorgung der rechten Niere. Die PRC im peripheren Blut war auf das mehr als 12fache der Altersnorm erhöht, Renin wurde ausschließlich von der rechten Niere sezerniert (rechte Niere 21,5, linke Niere 9,2, Vena cava unterhalb 1 Minuten Nierenvene 9,4, ng AT/ml. h.). Nach der rechtsseitigen Nephrektomie Abfall der PRC auf subnormale Werte, Blutdrucknormalisierung. Histologisch fand sich eine Hyperplasie des juxtaglomerulären Apparates. Die renale Reninkonzentration war auf mehr als das 4fache von Kontrollwerten erhöht.

Diskussion

Die Rolle des Renin-Angiotensin-Systems für die Entwicklung und Aufrechterhaltung der Hypertonie bei Nierenarterienstenose und reninproduzierenden Nierentumoren wird allgemein anerkannt. Dagegen erscheint eine pathogenetische Bedeutung dieses Systems bei der Entwicklung der Hypertonie bei segmentaler Nierenhypoplasie, bei Schrumpfung der Nieren anderer Ursache (z. B. Pyelonephritis, Nierentuberkulose, postoperative Nierenschrumpfung) oder lokaler Kompression von Nierengewebe (z. B. Hydronephrose, Hypernephrom) noch nicht endgültig gesichert [5, 6]. Aufgrund unserer Ergebnisse nehmen wir an, daß eine lokalisierte Steigerung der Reninsekretion infolge einer lokalen Minderdurchblutung der Niere für die Hypertonie bei einseitigen Nierenerkrankungen eine entscheidende Rolle spielt. Die in Einzelfällen nur in eng umschriebenen Nierenbezirken nachweisbare stark erhöhte Reninkonzentration mit einer Hyperplasie der juxtaglomerulären Apparate und Einengung der arteriellen Gefäße beweist das Vorhandensein dieses „intrarenalen Goldblattmechanismus". Der postoperative Blutdruck und Reninabfall der nephrektomierten Patienten stützt die Richtigkeit dieser Hypothese. Die Reninfreisetzung aus diesen eng umschriebenen Bezirken genügt offensichtlich wie bei reninproduzierenden Nierentumoren zur Auslösung und Aufrechterhaltung der Hypertonie.

Bei Patienten, bei denen einseitige Nierenveränderungen mit höherer Reninkonzentration im Venenblut dieser Niere nachweisbar sind, sollte eine Nephrektomie diskutiert werden. Das von vielen Autoren geforderte Verhältnis der Reninwerte von 1,5 : 1 zwischen erkrankter und kontralateraler Niere erscheint uns dabei nicht so wichtig wie die fehlende Reninsekretion dieser Niere; mit anderen Worten: die Reninkonzentration im Nierenvenenblut der kontralateralen Niere sollte keinesfalls den Reninwert im Blut der Vena cava unterhalb Einmündung der Nierenvenen überschreiten. Besonders bei Patienten mit sehr hohen Reninwerten kann der Reninquotient 1,5 : 1 unterschreiten, obwohl keine Reninsekretion durch die kontralaterale gesunde Niere erfolgt.

Bei alten Patienten mit medikamentös gut einstellbarem Hochdruck ist ein konservatives Vorgehen zu empfehlen. Bei Kindern wird man sich eher zu einem operativen Vorgehen (Nephrektomie; Resektion der hypoplastischen Nierenareale, soweit dies möglich ist) entschließen, da die konservative Therapie eine lebenslange konsequente medikamentöse Behandlung oder häufiger eine mangelhafte oder fehlende Hochdruckeinstellung mit allen Hochdruckrisiken beinhaltet. Die Richtigkeit dieser Empfehlung wird dadurch unterstrichen, daß sich der Blutdruck bei den meisten unserer Patienten nach der Nephrektomie normalisierte. Eine fehlende Blutdrucknormalisierung (Fall 1 und 11) kann durch eine Hochdruckschädigung der kontralateralen Niere hervorgerufen sein. Allerdings wird in diesen Fällen nach der Nephrektomie der Blutdruck besonders bei jungen Patienten leichter medikamentös einstellbar und kann sich auch noch nach Jahren normalisieren (Fall 1).

Literatur

1. Boucher, R., Ménard, J., Genest, J.: A micromethod for measurement of renin in the plasma and kidney of rats. Canad. J. Physiol. Pharmacol. **45,** 881 (1967). – 2. Hayduk, K.: Renin-sezernierende Tumoren. Dtsch. med. Wschr. **98,** 1874 (1973). – 3. Krause, D. K., Hayduk, K., Meurer, K. A., Ganten, D., Boucher, R., Kaufmann, W., Genest, J.: Eine einfache, empfindliche Mikromethode zur Bestimmung der Plasma-Renin-Konzentration beim Menschen. Klin. Wschr. **50,** 833 (1972). – 4. Meyer, D.: Morphometrische Untersuchungen am juxtaglomerulären Apparat menschlicher Nieren. Veroeff. Morphol. Pathol. **90** (1972). – 5. Susic, D., Sparks, J. C.: Hydronephrosis, hypertension, and plasma renin activity. New Engl. J. Med. **290,** 909 (1974). – 6. Vaughan, E. D., jr., Bühler, F. R., Laragh, J. H.: Normal renin secretion in hypertensive patients with primarily unilateral chronic hydronephrosis. J. Urol. **112,** 153 (1974)

Priv.-Doz. Dr. K. Hayduk
Medizinische Klinik, Abteilung III
Universität Tübingen
Otfried-Müller-Str.
D-7400 Tübingen

G. RIEDASCH, K. MÖHRING, E. RITZ und M. REICHENBERG: **Zum differentialdiagnostischen Wert des Antibody-Coating-Verfahrens bei der Beurteilung einseitig kleiner Nieren**

Die Indikation zur Nephrektomie einseitig kleiner Nieren wird häufig wegen des Vorliegens chronisch rezidivierender oder persistierender Harnwegsinfekte gestellt. Es wäre für diese Indikationsstellung wünschenswert, ein Verfahren zur Hand zu haben, welches gestattete, Hohlrauminfektionen in den ableitenden Harnwegen von Infektionen des Nierenparenchyms zu unterscheiden.

In der vorliegenden Arbeit sollte die Frage untersucht werden, ob mit Hilfe des Antibody-Coating-Phänomen-Nachweises eine Abgrenzung von pyelonephritischen Schrumpfnieren gegenüber kleinen Nieren anderer Genese möglich ist.

Zusätzlich sollte die Aussagekraft der Urin-Protein-Differenzierung mit Hilfe der Polyacrylamidgel-Elektrophorese beim Krankheitsbild der einseitig kleinen Schrumpfniere überprüft werden.

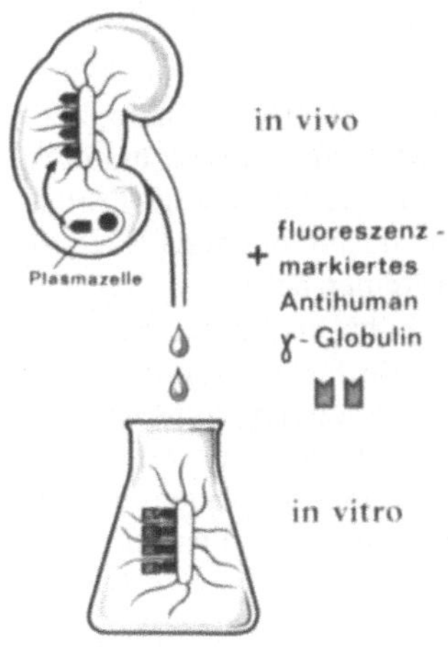

Abb. 1. Theoretische Grundlagen des Bakterien-Antikörper-Coatings und seines immunfluoreszenzmikroskopischen Nachweises: I. In *vivo* führt die plasmazelluläre Reaktion im Nierenparenchym zur Antikörperbesetzung der 0-Antigene der Bakterien. II. In vitro gelingt der Nachweis des ABC nach wiederholter Waschung des Urinsedimentes mittels fluoreszierender Antihumangamma-Globuline

Das Antibody-Coating-Phänomen läßt sich auf folgenden immunologischen Mechanismus zurückführen (Abb. 1): Kommen Bakterien in den ableitenden Harnwegen nach Durchbrechen der Mukosabarriere in Kontakt mit Immunzellen, wird eine lokale Immunantwort eingeleitet. Im Uroepithel lokalisierte Lymphozyten synthetisieren Immunglobuline, welche in ihrer Antikörperspezifität gegen die O-Oberflächenantigene der betreffenden Bakterien gerichtet sind. Das Phänomen des Antibody-Coating gestattet also, Harnwegsinfekte mit lokaler Immunantwort von Harnwegsinfekten ohne lokale Immunantwort zu differenzieren. In der vorliegenden Untersuchung wurde der Nachweis des Antibody-Coating nach wiederholter Waschung des Urinsediments in vitro mit Hilfe fluoreszenz-markierten Antihuman-Immunglobulins geführt [1].

Das Prinzip der Polyacrylamidgel-Elektrophorese ist in Abb. 2 und 3 dargestellt. Bei dieser Untersuchungsmethode werden Urinproteine in einem Polyacrylamidgel nach Maßgabe des Molekulargewichtes in der Weise aufgetrennt, daß die nieder-

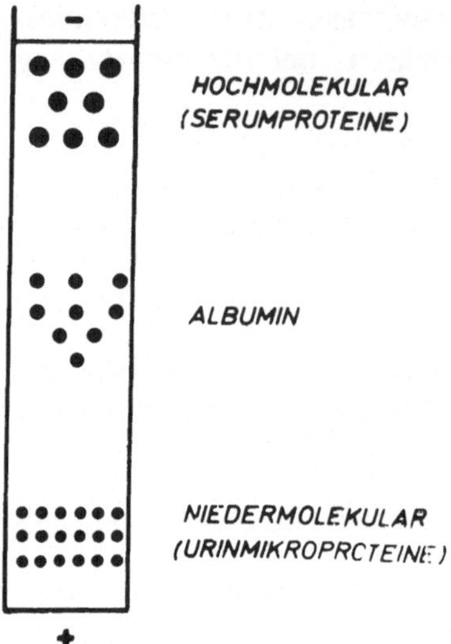

Abb. 2. Schema der Polyacrylamidgel-Elektrophorese

molekularen Proteine am raschesten zur Anode wandern, während höher-molekulare Proteine näher am Auftragsort liegen bleiben. Anhand dieses Verfahrens können 2 Formen von Proteinurie unterschieden werden: glomeruläre Proteinurieformen, die durch ein Leck der glomerulären Basalmembran mit Verlust von Serum-Eiweiß-Proteinkörpern in den Urin einhergehen und tubuläre Proteinurien, die auf einem Rückresorptionsblock von normalerweise glomerulär filtrierten Mikroproteinen beruhen.

Die Untersuchungsergebnisse des Antibody-Coating-Testes bei einseitiger Schrumpfniere sind in Tabelle 1 zusammengefaßt: Von den insgesamt 20 Patienten mit einseitig kleinen Nieren wiesen 14 eine signifikante Bakteriurie auf. Von diesen bakteriurischen Patienten zeigten 11 ein positives Coating-Phänomen. In 11 Fällen wurde nephrektomiert bzw. biopsiert. Dabei war bei positivem Antibody-Coating-Phänomen in jedem Fall auch mikroskopisch eine interstitielle Nephritis nachweisbar. In 3 Fällen mit nega-

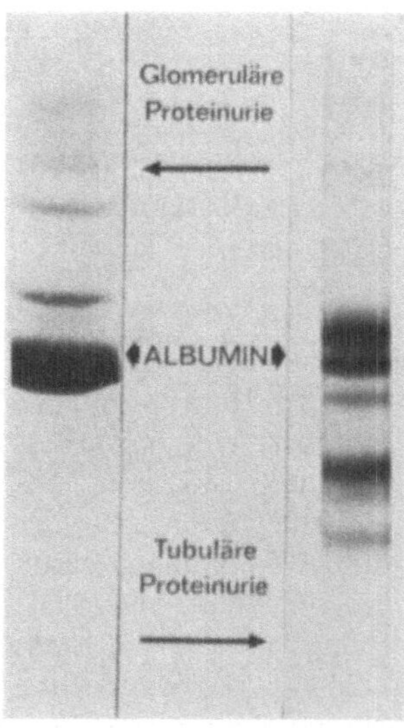

Abb. 3. Typisches Muster einer glomerulären bzw. tubulären Proteinurie in der Polyacrylamidgel-Elektrophorese

Tabelle 1

	n	Uricult Positiv	ABC Positiv
Vesico-renaler Reflux	7	3	3
Nephrolithiasis	4	4	4
Genuine oder segmentale Hypoplasie	3	1	0
Sonstige	6	6	4
Summe	20	14	11

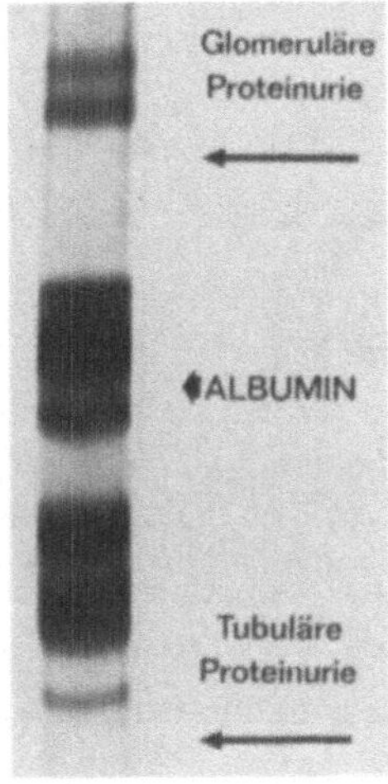

Abb. 4. Kombiniert glomeruläre-tubuläre Proteinurie bei einseitiger Schrumpfniere (vesiko-renaler Reflux)

tivem Antibody-Coating handelte es sich einmal um eine Nephrosklerose infolge Nierenarterienstenose, einmal um eine genuine Hypoplasie und ein weiteres Mal um eine Zystitis nach erfolgreicher Antirefluxplastik.

Sowohl höher-molekulare Serum-Proteine als auch tubulär nicht rückresorbierte Mikroproteine wurden mittels der Urin-Polyacrylamidgel-Elektrophorese bei allen Patienten mit einseitiger Schrumpfniere gefunden (Abb. 4). Es lag demnach eine kombiniert glomerulär-tubuläre Proteinurie vor. Dieser Befund war insofern diagnostisch enttäuschend, da er nicht gestattete, mit Hilfe dieser eiweißanalytischen Methode eine Differenzierung zwischen tubulär interstitiellen und vaskulär glomerulären Erkrankungen durchzuführen. Die Ergebnisse stehen allerdings in Übereinstimmung mit früheren Untersuchungen von Kincaid-Smith, die nachweisen konnte, daß bei Reflux-Nephropathien durch fortschreitenden Untergang von Nephronen infolge glomerulärer Hyalinose eine glomeruläre Proteinurie hervorgerufen wurde [3].

Zusammenfassung

Nur bei bestehender Bakteriurie können mit dem Antibody-Coating-Test invasive von nicht-invasiven Harnwegsinfekten unterschieden werden. Bei der Differenzierung der Proteinurie mit Hilfe der Urin-Polyacrylamidgel-Elektrophorese lag in der Regel eine Kombination von glomerulärer und tubulärer Proteinurie vor. Diese Untersuchungsmethode ist demnach diagnostisch nicht aussagekräftig, deckt jedoch pathogenetisch interessante Zusammenhänge auf.

Literatur

1. Thomas, V. L., Forland, M., Skelokov, A.: Kidney International **8**, 20–22 (1975). – 2. Boesken, W. H.: Urologe B **17**, 140–144 (1977). – 3. Kincaid-Smith, P.: Actualités Néphrologiques de L'Hôpital Necker. 187–200 (1975)

Dr. G. Riedasch
Chirurgische Universitätsklinik
Abteilung für Urologie
Im Neuenheimer Feld 110
D-6900 Heidelberg

J. Bačić: **Die kleine Niere ohne Reperkussion auf den Blutdruck**

Gleich zu Beginn möchten wir hervorheben, daß wir bei jedem Patienten mit Hypertension eine genaueste Untersuchung des Harntraktes vornehmen. Für die endgültige Diagnose ist die renale Vasographie maßgebend, und wir sind der Meinung, daß ihr Indikationsgebiet außergewöhnlich breit bei der Hypertension ist, besonders dann, wenn wir aufgrund einer vorausgegangenen Infusionsurographie annehmen, daß die Ursache des hohen Blutdruckes in der Niere liegt, ob im Parenchym oder in der Durchblutung, bzw. bei Veränderung der vaskulären Architektur.

Wir nehmen an, daß die Pyelonephritis atrophicans scirrhoticans der häufigste ätiologische Faktor beim kompletten pathologischen Geschehen der Nierenhypertonie ist. Seine häufigste diagnostische Manifestation liegt in der geringen Anzahl der funktionstüchtigen Nephrone, bzw. in der verringerten Nierengröße. Daher wird jede Veränderung der Nierengröße, die wir beim Urogramm feststellen, von uns diagnostisch differenziert und daraufhin bestimmte therapeutische Schritte unternommen. Wir sind Anhänger der konservativen Chirurgie der chronischen Pyelonephritis mit allen ihren Komplikationen und sind der Meinung, daß eine schlecht funktionierende Niere besser ist, als gar keine und daß mehrmalige chirurgische Interventionen, mit dem Ziel, so viel wie möglich des eigenen Nierenparenchyms zu erhalten, besser sind, als sofort an die Möglichkeit einer Dialyse bzw. Transplantation zu denken.

In den vergangenen 7 Jahren schenkten wir der kleinen Niere bei Erwachsenen besondere Aufmerksamkeit, d. h. der pathologischen Veränderung, wobei die Nephronenanzahl erheblich verringert ist, und zwar aufgrund verschiedener pathologischer Prozesse, am häufigsten bei chronischer indurativer Entzündung, ob im Parenchym oder in den Gefäßwänden des Nierenhilus. Hierbei wird fast immer ein erhöhter Blutdruck registriert. Bei 11 Patienten wurde jedoch eine kleine Niere diagnostiziert, ohne irgendwelche Reperkussion auf den Blutdruck.

Wir führten eine komplette Untersuchung durch und sind der Meinung, daß diese pathologischen Veränderungen eine kleine Niere ohne erhöhten Blutdruckwert verursachten:

1. Unveränderte Integrität der Blutbahnarchitektur und des Blutdurchflusses, was mit einer renalen Vasographie und einer kompletten Analyse des separaten Urins festgestellt wurde.

2. Keine fibroindurative Entzündung zeigen, was durch pathohistologische Untersuchungen bzw. durch labor- und röntgenologische Untersuchungsmethoden festgestellt wurde.
3. Eine sichtlich verringerte Funktionsfähigkeit der „kleinen Niere" zeigten, bedingt durch eine erheblich verringerte Nephronenanzahl, im Verhältnis zur fast immer vorhandenen kompensatorischen Hypertrophie der Gegenseite.

Aus unserer Statistik sind kongenitale hypoplastische Nieren ausgeschlossen, deren Diagnostik und Klinik sehr wohl bekannt und nicht Gegenstand unseres Vortrages ist.

Bei 5 von 11 unserer Patienten nahmen wir eine Nephrektomie vor. Vor 7 Jahren entfernten wir bei 2 Patienten die „normale" kleine Niere. Wir möchten dabei betonen, daß unsere jetzigen Indikationen zur Nephroureterektomie (bei erwähnter Pathologie) wesentlich eingeschränkt wurden. Wir operieren nur Komplikationen, die häufiger auftreten können: Nämlich fortgeschrittene Hydronephrose mit zystoureteralem Reflux, Dystopia renis cruciata, juxtavesikale Stenosen spezifischer Ätiologie mit nachfolgendem Hydroureter und Hydronephrose und Schrumpfnieren nach eindeutigem Trauma mit Hämaturie.

In diesem konkreten Fall hatte die Patientin wirklich „Glück im Unglück", da die weniger funktionsfähigere Niere ein Trauma erlitt, was ansonsten sehr selten vorkommt.

Dr. J. Bačić
M. Marinovica
YU-5000 Dubrovnik

E. ROHE und J. KERECSÉNYI: **Die kleine Niere – Indikation zur operativen Therapie**

In den Jahren 1974 bis 1977 wurden 73 Patienten wegen einseitig kleiner Niere behandelt. Entsprechend der diagnostischen Ergebnisse fand sich folgende Differenzierung nach der *Ätiologie:*

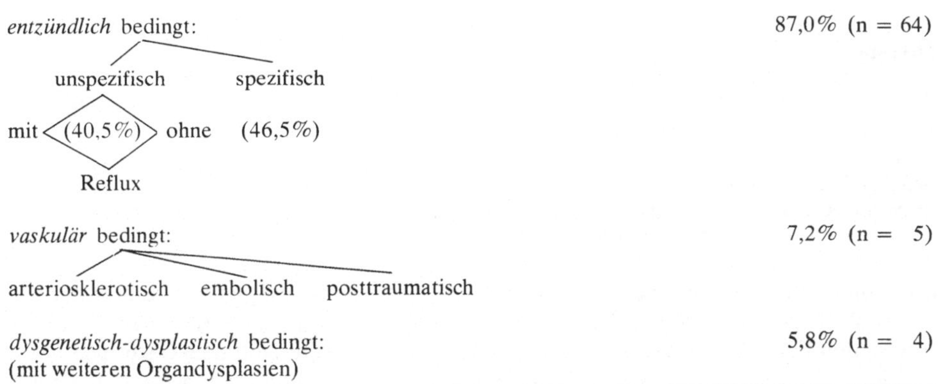

Die röntgenologisch deskriptive Diagnose Ausscheidungsurogramm (AUR) „kleine Niere" sagt zumeist nichts über die Ätiologie aus und ist allein kein Hinweis für die Wahl der Therapie. Entsprechend der Anamnese ergibt sich der diagnostische Weg zur Abklärung der Funktionsfähigkeit der kleinen Niere.

Bei den 87% *entzündlich* bedingt kleinen Nieren bestanden durchweg jahrelang rezidivierende Harnwegsinfekte und Fieberschübe. Folgendes Schema zur weiteren Diagnostik wurde durchgeführt:

- Bakteriologie (Tbc?)
- Ausscheidungsurogramm (AUR)
- Isotopennephrogramm (ING)
- Refluxprüfung und Cystoskopie
- Seitengetrennte Isotopen-Clearance (Jod-131-Hippuran)
- Szintigramm (wenn Niere im AUR stumm)
- Retrogrades Pyelogramm (wenn AUR stumm und ING sowie Szintigramm vom Nephrektomie-Typ)
- Seitengetrennter radioimmunologischer Angiotensin-I-Nachweis aus Vena renalis (bei Hypertonie)

Ergebnisse

in 52% *kein* Reflux
in 48% *mit* Reflux
vesico-renal 38% — vesico-ureteral 62%

Geschlechtsverteilung:	*ohne* Reflux ♀ : ♂	*mit* Reflux ♀ : ♂
	5 : 1	9 : 1
Hypertonie:	42,0%	27,6%
Kreatinin (gesamt): > 1,2 mg%	32,3%	17,2%
Nephrolithiasis:	26,0%	0,0%
Seitengetrennte Clearance: (Jod-131-Hippuran)	n = 3	n = 1
Seitengetrenntes Angiotensin I erhöht: (radioimmunologisch)	n = 2	n = 0

Therapie

	ohne Reflux	*mit* Reflux
Nephrektomie	90,3%	
Nephro-Ureterektomie:		79,0%
Uretero-Cysto-Neostomie: (Politano-Leadbetter)		21.0%

Die Indikation zur organerhaltenden Operation wurde abhängig gemacht vom Alter der Patienten (z. B. jünger als 10 Jahre) und – soweit bereits durchgeführt – von der exakt bestimmten Funktionsfähigkeit der kleinen Niere mit Hilfe der Isotopen-Clearance.

Kleine Nieren, deren Ätiologie als *vaskulär* bedingt abgeklärt werden konnten, zeigten alle als Leitsymptom eine langjährig bestehende Hypertonie mit diastolischen Werten ≧ 100 mm Hg. Insgesamt handelte es sich um 5 Patienten (7,2%). 4 Patienten waren älter als 50 Jahre (3 ♀, 1 ♂), ein Junge war 8 Jahre alt.

Das diagnostische Schema verlief wie bei den entzündlich bedingten kleinen Nieren. Zusätzlich führten wir immer das *Nierenarteriogramm* durch.

Bei dem Jungen fand sich eine segmentale Hypoplasie mit pathologischer Angiotensin-I Erhöhung im Nierenvenenblut (Ask-Upmark-Syndrom). Bei den über 50jährigen Patienten fand sich immer eine Nierenarterienabgangsstenose.

Die Indikation zur Nephrektomie stellten wir dann, wenn

– arteriographisch in der kontralateralen Niere *keine* arterio- oder arteriosklerotischen Gefäße gefunden wurden *und*

– radioimmunologisch seitengetrenntes *Angiotensin I* gegenüber der kontralateralen Seite um den Faktor 1,5 erhöht war *und*

– die Hypertonie medikamentös nicht befriedigend einstellbar war, d. h. trotz Antihypertensiva progredient war.

Sind diese Voraussetzungen nicht erfüllt, so sehen wir keine Indikation zur Nephrektomie, da sonst hierdurch keine Kausaltherapie der Hypertonie gewährleistet ist. Wir führten viermal die Nephrektomie durch. Bei dem 8jährigen Jungen therapierten wir konservativ, zumal zusätzlich in der kontralateralen Niere eine bereits fortgeschrittene Pyelonephritis nach Nephrolithiasis bestand.

In 4 Fällen (5,8%) fanden wir *dysgenetisch-dysplastische* einseitig kleine Nieren. Alle Patienten waren jünger als 16 Jahre. Alle boten als urologisches Symptom eine *Enuresis* bis in die Pubertät. In 2 Fällen bestanden weitere Dysplasien im Bereich der ableitenden Harnwege, wie

– Partieller Megalureter der kontralateralen Seite (ohne Reflux)

– Ureterknospe mit Niederdruckreflux auf der kontralateralen Seite

Diese beiden Fälle hatten auch rezidivierende Harnwegsinfekte. Ein Junge hatte ein Vitium cordis congenitum.

Die Diagnostik umfaßte folgende Untersuchungen:

- Bakteriologie
- AUR
- Urethro-Cystoskopie
- Refluxprüfung
- ING
- seitengetrennte Isotopen-Clearance

In 3 von 4 Fällen war die kleine Niere im AUR und im ING stumm. Die Indikation zur Nephrektomie wurde hier gestellt. Eine Hypertonie bestand in keinem Fall.

Zusammenfassung

Im Rückblick auf diese 73 Fälle von einseitig kleinen Nieren halten wir zur Indikationsstellung

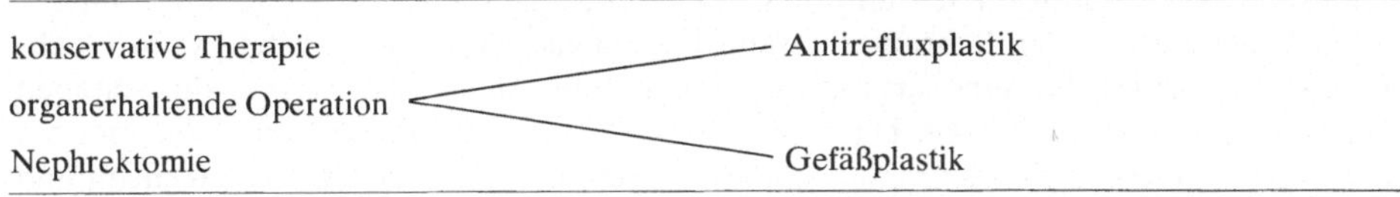

die *seitengetrennte* Abklärung der physiologischen und/oder pathophysiologischen Funktion der kleinen Niere mittels Isotopen-Clearance und – bei Hypertonie – durch seitengetrennte Reninaktivitätsbestimmung immer für notwendig.

Dr. E. Rohe
Urolog. Klinik des Katharinenhospitals
Kriegsbergstraße 60
D-7000 Stuttgart-1

B. Riedel, U. Seeger und K. H. Schulze: **Die einseitige Schrumpfniere und die hypoplastische Niere; differentialdiagnostische Überlegungen im Hinblick auf die Operationsindikation**

Die Pyelonephritis, im engeren Sinne die interstitielle destruktive Nephritis, kann zu Papillennekrosen und Eiterherden im Bereich der Nierenrinde führen, die die röntgenologisch faßbaren morphologischen Veränderungen des oder der betoffenen Organe bestimmen. Die Erkrankung befällt zumeist beide Nieren, jedoch ist das Ausmaß der Destruktionen abhängig von pathologisch-anatomischen Gegebenheiten, wie z. B. dem Vorhandensein von Konkrementen, eines Refluxes, o. ä., was dazu führen kann, daß am Ende des Prozesses eine *einseitige Schrumpfniere* vorliegt bei kompensatorischer Hypertrophie der kontralateralen Niere. Je nach dem Ausmaß der Parenchymschrumpfung und insbesondere bei hochgradiger Zerstörung des juxtaglomerulären Apparates entwickelt sich ein Hochdruck. Röntgenologisch sind Papillennekrosen durch einen Verlust der konkaven Einziehungen der Kelche mit rundlicher Deformierung erkennbar. Die Parenchymnarben geben sich durch tiefe Einziehungen des Nierenschattens zu erkennen.

Einen erheblichen Gewebsverlust bedeutet ebenfalls die Veränderung, die die Niere im Zusammenhang mit einer langandauernden Abflußstörung, z. B. bei der Ureterabgangsstenose, beim kongenitalen Megaureter, usw. durchmacht.

Wenn zwar das gesamte Organ stark vergrößert sein kann, bedingt durch die Harnstauung, steht doch der Parenchymverlust bis auf einen oft nur wenige Millimeter breiten Mantel im Vordergrund. Auch solche Nieren müssen wir als Schrumpfnieren bezeichnen, wobei die Druckatrophie und die interstitielle Nephritis das ihre zur Entstehung dieser Veränderungen tun.

Auch die *hydronephrotischen Schrumpfnieren* sind häufig mit einem Bluthochdruck vergesellschaftet. Daraus ergibt sich für den Urologen häufig die Indikation zur operativen Intervention. Für den Fall, daß sekundäre Gefäßveränderungen im Gefolge des Hochdrucks noch nicht entwickelt sind, erreicht man durch die Nephrektomie eine Blutdrucksenkung. Man kann aber auch feststellen, daß in den Fällen, in denen eine medikamentöse Blutdrucksenkung nicht erzielt werden kann, nach Entfernung der Schrumpfniere eine medikamentöse antihypertensive Behandlung erfolgreich ist.

Die häufigste Form der einseitigen Schrumpfniere mit Hypertonie überhaupt ist die pyelonephritische. Seltener sind zentral-arterielle Prozesse, die zu einer Einengung einer Nierenarterie führen, damit zu einer Verkleinerung der befallenen und zu einer Vergrößerung der kontralateralen Niere.

Die Behandlung hat in der Beseitigung der arteriellen Einengung zu bestehen, oder, im Falle einer hochgradigen Schrumpfung des befallenen Organs, in der Nephrektomie.

Im Gegensatz zu den Schrumpfnieren, die zumeist wegen des bestehenden Hochdruckleidens Anlaß für eine urologische Behandlung darstellen, stehen die seltenen echten *hypoplastischen Nieren.* Dabei liegt eine zu klein angelegte, sonst aber normal entwickelte Niere vor. Diese Organe sind etwa pflaumengroß, die Zahl der Renculi und damit auch die der Papillen kann stark reduziert sein oder aber das Kelchsystem dysplastisch sein. Die kontralaterale Niere ist kompensatorisch hypertrophiert.

Mit der Nierenhypoplasie können Mißbildungen einhergehen. Bei einer Patientin fanden wir ein Ureterdivertikel im adrenalen Harnleiter mit einem Stein in diesem Divertikel sowie einem Kelchkonkrement in der dazugehörenden hypoplastischen Niere. Die Behandlung bestand in der Kalikotomie und Extraktion des Konkrementes sowie Resektion des divertikeltragenden Harnleiter-Abschnittes mit End-zu-End-Anastomosierung über einem Splint.

Gelegentlich werden Patienten mit hypoplastischen Nieren zur Durchführung der Nephrektomie stationär eingewiesen.

Im Gegensatz zum Vorgehen bei Schrumpfnieren sind wir der Ansicht, daß eine hypoplastische Niere, deren Entdeckung zumeist ein Zufallbefund ist, nicht ohne zwingenden Grund operativ entfernt werden sollte. Vielmehr meinen wir, daß hypoplastische Nieren bei einer gewissen Größe und ausreichender Funktion saniert werden sollten, wie an dem Beispiel der Patientin mit dem Ureterdivertikel dargestellt wurde.

Prof. Dr. B. Riedel
Reinhard-Nieter-Krankenhaus
Urologische Klinik
Friedrich-Paffrath-Straße 100
D-2940 Wilhelmshaven

M. W. Köllermann, H. Scherf und R. Busch: **Die Entfernung pyelonephritischer Schrumpfnieren zur Infektsanierung**

Seit einigen Jahren unterhalten wir eine Sprechstunde, in der Patienten mit rezidivierenden Harnwegsinfekten betreut werden. Das Gros der Kranken besteht aus Mädchen und jungen Frauen ohne obstruktive oder neurogene Uropathie, bzw. ohne Steindiathese. Unter diesen befinden sich einige, bei denen eine pyelonephritische Schrumpfniere mit dem Ziel der Infektsanierung entfernt worden war. Die meisten leiden nach wie vor an Infektrezidiven. Deshalb haben wir uns erneut mit der Indikation zu dieser Operation auseinandergesetzt. Hinzu kommt, daß die direkte Lokalisationsdiagnostik des Infektgeschehens mit dem Blasenauswaschtest und dem beiderseitigen Ureterenkatherismus, sowie eine differenzierte Keimdiagnostik, insbesondere die Serotypisierung, hier neue Perspektiven eröffnen.

Tabelle 1. Ergebnisse des Blasenaustauschwaschtests bei 9 Patientinnen mit Infektrezidiven nach Entfernung einer pyelonephritischen Schrumpfniere mit dem Ziel der „Infektsanierung"

Patient	IVP Restniere	1. Test	2. Test	3. Test	4. Test	5. Test	6. Test
B. M.	o. B.	V	V	V	-	-	-
L. E.	o. B.	S.	-	-	-	-	-
M. A.	o. B.	V	-	-	-	-	-
R. M.	P	V	-	-	-	-	-
S. E.	o. B.	V	V	S	V	-	-
A. M.	o. B.	V	-	-	-	-	-
L. B.	P	V	S	S	S	V	-
W. A.	P	V	V	V	V	S	V
W. J.	P	V	V	-	-	-	-

Abkürzungen: o. B. = ohne Besonderheiten, P = Pyelonephritis, V = vesikale Bakteriurie, S = supravesikale Bakteriurie

Tabelle 1: Hier haben wir die Ergebnisse des Blasenauswaschtests bei neun Patientinnen mit Infektrezidiven nach Entfernung einer pyelonephritischen Schrumpfniere aufgelistet. V bedeutet vesikale Bakteriurie und S supravesikale Bakteriurie. Sie sehen, die meisten Bakteriurien waren auf die Blase beschränkt. Nicht selten wurden aber auch die supravesikalen Harnwege in Mitleidenschaft gezogen. Es liegt auf der Hand, die vesikalen Bakteriurien als Neuinfektionen anzusehen. Die supravesikalen Bakteriurien könnten aber auch durch das Aufflackern alter pyelonephritischer Herde in der Restniere gedeutet werden.

Tabelle 2. Ergebnis der Keim-Identifizierung bei den Patientinnen mit supravesikaler Bakteriurie nach Nephrektomie

Patient	1. Test	2. Test	3. Test	4. Test	5. Test	6. Test
	S					
L. E.						
	S					
L. E.	Staph.	-	-	-	-	-
	alb.					
	V	V	S	V		
S. E.	E. coli	E. coli	Proteus mir.	E. coli haem.	-	-
	V	V	V	V	S	V
W. A.	E. coli a. a.	E. coli 026	E. coli 023	E. coli 086	E. coli 08	E. coli 0146
	V	S	S	S	V	
L. B.	Enterococcen	E. coli 02	E. coli a. a.	E. coli 018	E. coli 039	

Tabelle 2: Hier haben wir das Ergebnis der Keimidentifizierung bei den Patientinnen mit supravesikaler Bakteriurie nach Nephrektomie aufgelistet.

Sie sehen, fast immer kam es zu einem Keimwechsel. Diese supravesikalen Bakteriurien nach Nephrektomie sind also nicht auf das Aufflackern alter Keimnester in pyelonephritischen Herden der Restniere zurückzuführen, sondern ebenfalls als Neuinfektionen der Blase mit nachfolgendem Erregeraufstieg anzusehen.

Tabelle 3. Ergebnisse des Blasenauswaschtests bei 8 Patientinnen mit Infektrezidiven und einseitiger pyelonephritischer Schrumpfniere

Patient	1. Test	2. Test	3. Test	4. Test	5. Test	6. Test	7. Test	8. Test
A. M.	S	S	S	S	-	-	-	-
H. G.	V	-	-	-	-	-	-	-
B. U.	V	V	-	-	-	-	-	-
B. A.	S	S	V	V	V	V	V	V
L. K.	V	V	-	-	-	-	-	-
W. J.	S	V	S	-	-	-	-	-
B. M.	V	-	-	-	-	-	-	-
P. B.	V	V	-	-	-	-	-	-

Tabelle 3: Hier sehen Sie die Ergebnisse des Blasenauswaschtests bei acht Patientinnen mit Infektrezidiven und einseitiger pyelonephritischer Schrumpfniere. Auch in dieser Patientengruppe sind die meisten Bakterieurien lediglich auf die Blase beschränkt. Die pyelonephritische Schrumpfniere kann zumindest für diese Infektrezidive nicht verantwortlich gemacht werden. Bei den supravesikalen Bakteriurien kann man das jedoch zunächst nicht ausschließen.

Tabelle 4. Ergebnis der Keim-Identifizierung bei den Patientinnen mit supravesikaler Bakteriurie und einseitiger pyelonephritischer Schrumpfniere

Patient	1. Test	2. Test	3. Test	4. Test	5. Test	6. Test	7. Test	8. Test
	S	S	S	S				
A. M.	E. coli 06	E. coli 06	E. coli 06	E. coli 06	-	-	-	-
	S	S	V	V	V	V	V	V
B. A.	E. coli 02	E. coli 05	E. coli 092	E. coli 010	E. coli 015	E. coli 015	E. coli	E. coli
	S	V	S					
W. J.	Klebsiella	Strept.	E. coli	-	-	-	-	-
		haemol.						

Tabelle 4: Hier sehen Sie aber das Ergebnis der Keimidentifizierung. Bei den Patientinnen B. A. und W. J. fanden wir jedesmal einen Keimwechsel. Das bedeutet, ihre pyelonephritische Schrumpfniere war trotz supravesikaler Bakteriurie nicht der Ausgangspunkt der Infektion. Vielmehr ist es auch hier im Gefolge der Blasenbakteriurie zu einem erneuten Keimaufstieg gekommen. Lediglich bei der Patientin A. M. fanden wir 4mal hintereinander eine supravesikale Bakteriurie mit dem gleichen Keim. Hier lag die Annahme nahe, die Bakteriurie-Rezidive auf das Aufflackern alter Keimnester in der Schrumpfniere zurückzuführen. Wir entfernten sie. Die Patientin ist nun seit über 2 Jahren infektfrei.

Aus unseren Ergebnissen ziehen wir folgende Schlüsse:

Bei weiblichen Patienten mit rezidivierenden, nicht obstruktiven Harnwegsinfekten ohne Steindiathese bzw. ohne neurogene Uropathie ist die Entfernung einer pyelonephritischen Schrumpfniere mit dem Ziel der Infektsanierung nur äußerst selten indiziert. Die immer wieder auftretenden Infektrezidive sind hier in erster Linie als Neuinfektion aufzufassen. Sie beruhen wahrscheinlich auf einer besonders ausgeprägten Infektanfälligkeit des Harntraktes, deren Genese bisher unbekannt ist. Durch die Nephrektomie wird sie nicht behoben. Nur sehr selten werden die hier zur Debatte stehenden Bakteriurien durch das Aufflackern alter Keimnester in pyelonephritisch veränderten Nieren hervorgerufen. In diesen seltenen Fällen kann die Entfernung des erkrankten Organs tatsächlich von Nutzen sein. Die Indikation dazu setzt jedoch eine exakte Diagnostik voraus. Es muß zunächst anläßlich mehrerer aufeinanderfolgender Rezidive nachgewiesen werden, daß die oberen Harnwege am Infektgeschehen beteiligt sind. Dazu eignet sich der Blasenauswaschtest. Anhand einer genauen Keimidentifizierung kann dann entschieden werden, ob es sich um Neuinfektionen oder Relapse handelt. Da die hier zur Debatte stehenden Harnwegsinfekte vorwiegend durch E. coli verursacht werden, ist dazu die Serotypisierung unerläßlich. Leider steht diese Methode hierzulande nur wenigen bakteriologischen Zentren zur Verfügung. Wenn feststeht, daß die Infektrezidive als supravesikale Relapse aufzufassen sind, erlaubt der im Gegensatz zum Blasenauswaschtest aufwendigere beiderseitige Ureterenkatheterismus nach Stamey eine exakte Seitenlokalisation. Erst wenn hierdurch die Einseitigkeit der Bakteriurie nachgewiesen wurde, kann die Nephrektomie mit Aussicht auf Erfolg durchgeführt werden.

Priv.-Doz. Dr. M. W. Köllermann
Urolog. Univ.-Klinik
Martinistraße 52
D-2000 Hamburg 20

L. V. Wagenknecht, M. W. Köllermann, F. Bläker, D. Masson und H. F. Otto: **Operationsindikation bei Nierendysgenesie**

Charakteristika der Nierendysgenesie sind: Hypoplasie der ableitenden Harnwege; kein funktionstüchtiges Nierengewebe; multiple kompakte oder nur lose zusammenhängende zystische Gebilde mit möglichen Verkalkungszonen; zwischen den Zysten entzündliches Narbengewebe, Knorpel und embryonale Gangsysteme; häufiger kleine als große zystische Nierenanlage.

Die symptomlose Nierendysgenesie wird meist zufällig oder autoptisch diagnostiziert.

Eine *Operationsindikation* bestand bei 10 von uns beobachteten Fällen:
1. Bei einem Kind wurde eine rupturierte zystische Nierenanlage entfernt. Die *traumatische Läsion* einer zystischen Niere ist häufiger als die einer normalen. Bei Flankentrauma und einseitig stummer Niere im Urogramm kann sich intraoperativ als Überraschungsbefund eine zystische Nierenanlage ergeben.
2. Unter der Annahme eines *renalen Hypertonus* wurde bei einem 5- und 9jährigen Jungen eine dysgenetische Niere entfernt (Abb. 1). Die präoperative Angiographie und Reninbestimmung wurde wegen erhöhten Risikos nicht durchgeführt.

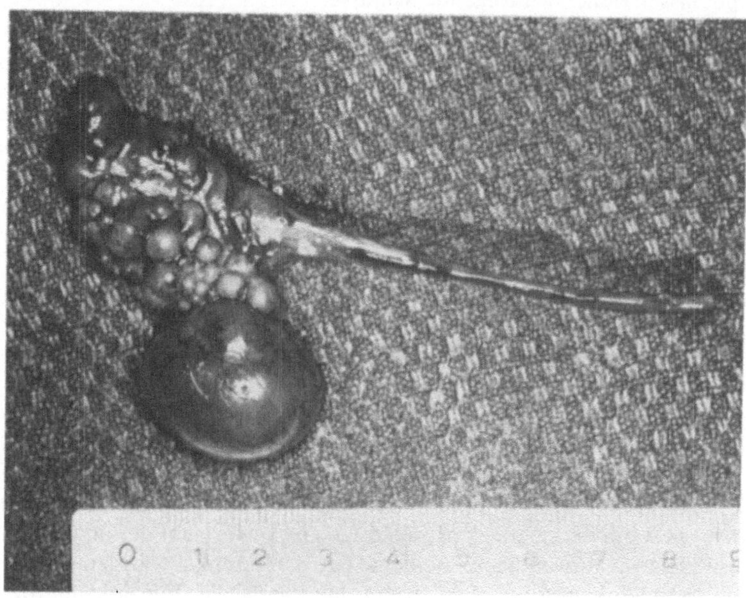

Abb. 1. Multizystisch dysgenetische Nierenanlage

Beim Kleinkind kommt es nach Angiographien in 3–5% der Fälle durch Intimaschädigung zur Wachstumsstörung der Extremität, bei Säuglingen in 4–5%der Fälle zum Gefäßverschluß.

Histologisch fanden wir und andere keine Strukturen, die dem juxtaglomerulären Apparat zuzuordnen wären. Zwischen den in Abb. 2 dargestellten fibrotischen Faserzügen und Verkalkungen erkennt man dilatierte Gänge. Dabei handelt es sich teils um tubuläre Kanäle mit mehrreihigem Epithel und teils um die im Sinne eines kanälchenartigen Gangsystems aufgesplitterte Ureterknospe. Eine Reninproduktion und Hochdruckinduktion durch insgesamt dysgenetische Nieren ohne normale Strukturen erscheint somit nicht möglich. Da die Diagnose einer Nierendysgenesie nur *histologisch* gesichert werden kann, eine segmentäre Nierendysplasie und dann mögliche Reninproduktion präoperativ ohne die beim Kind risikoreiche Angiographie nicht auszuschließen ist, bildet auch der gleichzeitig bestehende Hypertonus beim Kind eine Operationsindikation.
3. Wegen *Flankenschmerz und Fieber* bei vesiko-ureteralem Reflux wurde dreimal eine dysgenetische Niere exstirpiert.
4. Bei *palpablem Oberbauchtumor* wurde unter *Malignomverdacht* bei 4 Kindern eine zystische Nierendysgenesie operiert. Bei palpablem Oberbauchtumor ist eine röntgenologisch festgestellte Verkalkung eher typisch für Neuroblastom oder Echinokokkuszyste als für eine Nierendysgenesie.

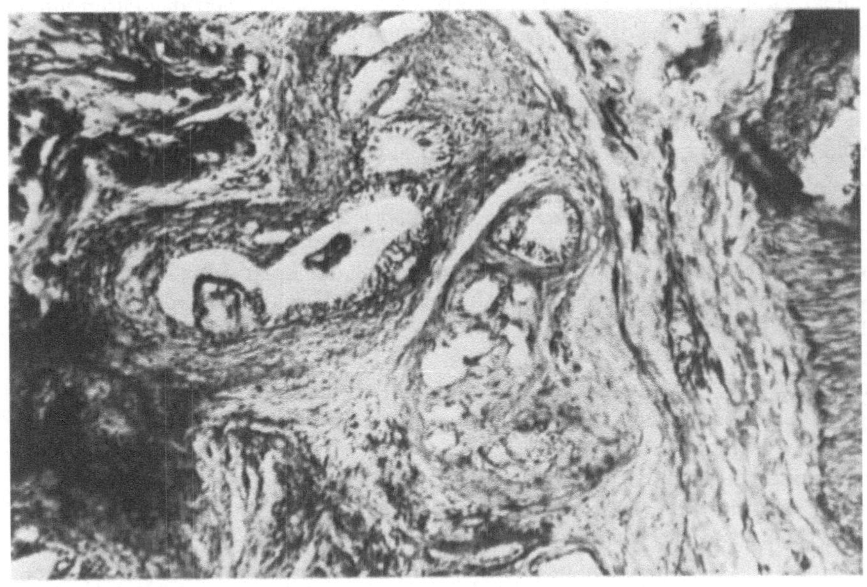

Abb. 2. Histologisches Bild einer Nierendysgenesie; Masson Goldner; Vergrößerung 40mal (s. Text)

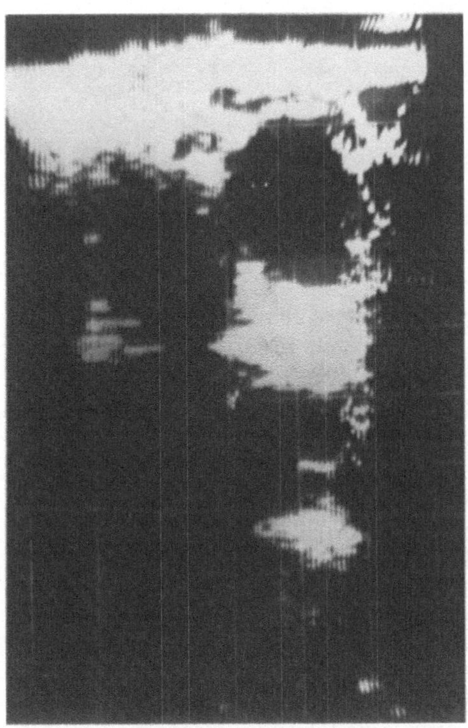

Abb. 3. Postpartales Echogramm zeigt im Abdominalquerschnitt einen rundlichen Tumor links (s. Text)

Bei einem 2monatigen Säugling mit Oberbauchtumor stellte sich die Differentialdiagnose: Wilms-Tumor, Neuroblastom, Hydronephrose, Hamartom und Nierendysgenesie. Beim Neugeborenen und Kleinkind ist die Angiographie riskant, die präoperative Bestrahlung und Zytostatikagabe nicht vertretbar, aber die Operation in der Annahme eines embryonalen Tumors äußerst dringlich.

Die Ganzkörperkontrastmethode bietet dabei eine neue diagnostische Möglichkeit: bei der Kontrastmittelüberflutung mit 3–5 ml/kg Körpergewicht spart sich eine Zyste in der kontrastreichen Umgebung aus, ein Tumor hebt sich nicht heraus.

Der Verdacht auf einen kindlichen Oberbauchtumor ergab sich im folgenden Fall bereits vor der Geburt: Das intrauterine Echogramm bei einer Schwangeren in der 37. Schwangerschaftswoche zeigte einen zystischen Befund im linken Abdominalbereich des Foeten. Das unmittelbar postpartal gefertigte Echogramm bestätigte diese schallfreie Zone (Abb. 3).

Bei unbekanntem Sicherheitsfaktor der durch Ultraschall diagnostizierbaren Veränderungen und sicherem Risiko eines nicht exstirpierten Wilms-Tumors wurde operiert und eine dysgenetische Niere entfernt.

Operationsindikationen bei Verdacht auf Nierendysgenesie beim Kind sind:
- traumatische Läsion einer großen zystischen Nierenanlage
- renaler Hypertonus
- Entzündung/Reflux – Fieber und Flankenschmerz
- fragliches Malignom bei palpablem Oberbauchtumor, riskanter Angiographie und dringlicher Entfernung von embryonalen Geschwülsten.

Priv.-Doz. Dr. L. V. Wagenknecht
Urolog. Univ.-Klinik
Martinistraße 52
D-2000 Hamburg 20

D. Jonas, J. Dippell, H. M. Brecht und W. Weber: **Therapeutische Aspekte bei der einseitigen kleinen Niere mit Hypertonie im Kindesalter**

Bei der einseitigen kleinen Niere des Kindes mit renovaskulärer Hypertonie wird der Hochdruckmechanismus durch die Stenose einer Nierenarterie oder eines Nierenarterienastes ausgelöst. Solange in der vermeintlich gesunden Niere der Hochdruck noch zu keinen arteriosklerotischen Veränderungen geführt hat, ist die Hypertonie durch operative Korrektur der Stenose, Autotransplantation oder durch Nephrektomie der kleinen Niere zu beseitigen. Wenn eine langjährige Hypertonie besteht und nephrosklerotische Veränderungen mit Einschränkung der Nierendurchblutung in der vermeintlich gesunden Niere vorhanden sind, bestimmt der renoparenchymatöse Hochdruck dieser kontralateralen Niere allein die Prognose. Die stenosierte Niere bleibt zunächst von den Auswirkungen der Hypertonie verschont. In dieser Situation kann zusätzlich zur Korrektur der Stenose die Nephrektomie der kontralateralen Niere angebracht sein. Falsch wäre es jetzt, die stenosierte Niere zu entfernen, da die durch die Restniere verursachte Hypertonie weiter bestehen bleibt und schließlich eine fortschreitende Niereninsuffizienz zur Folge haben kann (Abb. 1) [1, 5, 6].

Zur Abklärung einer renovaskulären Hypertonie ist folgendes diagnostisches Vorgehen, auf die kindlichen Verhältnisse angepaßt, zweckmäßig:

Etwa bis zum 3. Lebensjahr sollte neben der routinemäßigen Serum- und Harndiagnostik eine i. v. Urographie, eine globale Reninbestimmung und eventuell auch eine

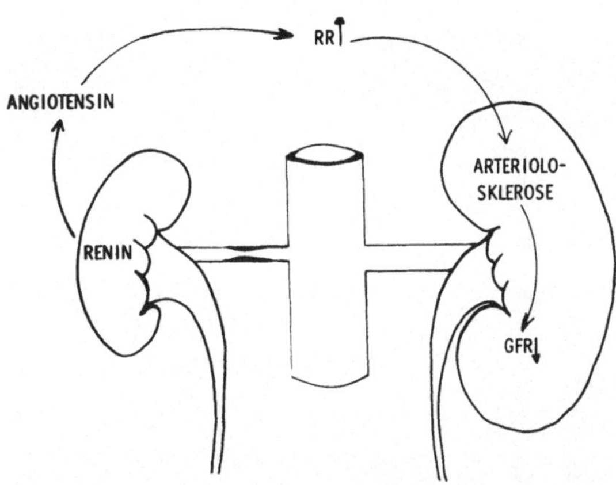

Abb. 1. Pathophysiologie der einseitigen renovaskulären Schrumpfniere mit Hypertonie. RR = Blutdruck, GFR = glomeruläre Filtrationsrate

Angiographie durchgeführt werden. Bei Kindern über 3 Jahren sollten zusätzlich spezielle Untersuchungsmaßnahmen wie die seitengetrennte Reninbestimmung in den Nierenvenen, der Saralasintest unter Kochsalzverarmung sowie die seitengetrennte Isotopenclearance durchgeführt werden. Therapeutisch empfiehlt sich in den ersten 3 Lebensjahren zunächst eine generelle medikamentöse Blutdruckeinstellung mit Betablockern, Diuretika und Hydralazin. Operative Gefäßkorrekturen und Autotransplantation sind wegen der kleinen Gefäßverhältnisse technisch problematisch und vor dem 3. Lebensjahr wenig sinnvoll (Abb. 2) [4, 7].

Lebensalter	Diagnostik	Therapie
6 Monate bis 3 Jahre	i. v. Urographie Angiographie Globale Renin-bestimmung	Medikamentöse Einstellung (beta Blocker, Diuretika)
über 3 Jahre	i. v. Urographie Angiographie Seitengetrennte Reninbestimmung (Reninquotient >1,5) Saralasintest (RR Abfall unter NaCl Verarmung) (Endokrinologische Untersuchung: Catecholamine, Aldosteron)	1. Plastik a. Korrektur der Stenose b. Nephrektomie der kontralateralen Niere und Korrektur der Stenose (zweizeitig) 2. Nephrektomie der stenosierten Niere

Abb. 2. Diagnostisches Vorgehen bei der einseitigen kleinen Niere mit Hypertonie im Kindesalter

Weitere pädiatrisch-pathogenetische Gesichtspunkte müssen berücksichtigt werden: Der Goldblatt-Mechanismus kann durch embryonale Tumoren, wie das Neuroblastom (Abb. 3) und den Wilmstumor, oder durch andere Tumoren wie das Phaeo-

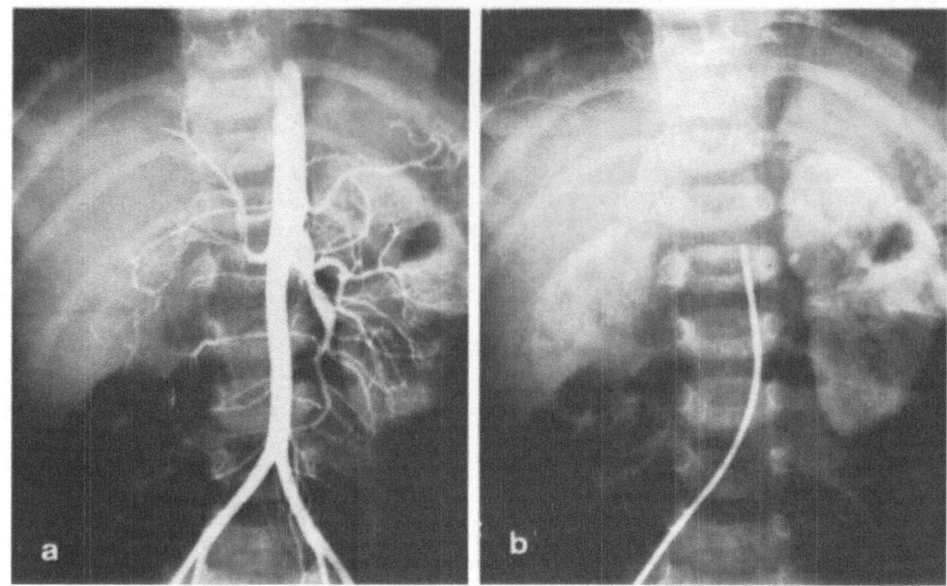

Abb. 3a und b. Angiographie eines $2^1/_2$jährigen Jungen mit einer durch ein Neuroblastom bedingten Kompression der rechten Nierenarterie. Goldblattmechanismus. Maligne Hypertonie. Globales Renin: 480 ng Angiotensin/ml/h. (a) Gefäßabbruch der rechten A. renalis. (b) Einseitige kleine Niere rechts ohne Tumorgefäße

chromocytom und das Neurofibrom mit Kompression der Nierenarterie ausgelöst werden. Die letzten beiden Tumoren können durch Ausschüttung von Katecholaminen blutdrucksteigernd sein, bei der Neurofibromatose von Recklinghausen schließlich können multiple viszerale und renale Gefäßstenosen vorkommen [2, 3].

Literatur

1. Bennett, S. P., Levine, L. S., aSiegal, E. S., Lewy, J. E., Susin, M., Peterson, R. E., New, M. I.: Juvenile hypertension caused by overproduction of renin within a renal segment J. pediatr. **84,** 689–695 (1974). – 2. Broyer, M.: Hypertension artérielle d'origine rénale. In: Néphrologie Pédiatrique. Royer, P., Habib, R., Mathieu, H. et Broyer, M. Flammarion Médicine-Sciences, 333–346 (1975). – 3. Grad, E., Rance, C. P.: Bilateral renal artery stenosis in association with neurofibromatosis (Recklinghausen's diease): Report of two cases. J. pediatr. **80,** 804–808 (1972). – 4. Lilly, J. R., Pfister, R. R., Putnam, C. W., Koloske, A. M., Starzl, T. E.: Bench surgery and renal autotransplantation in the pediatric patient. J. pediatr. surg. **10,** 623–630 (1975). – 5. Rahill, W. J., Molteni, A., Hawking, K. M., Koo, J. H., Menon, V. A.: Hypertension and narrowing of the renal arteries in infancy. J. pediatr. **84,** 39–44 (1974). – 6. Scheler, F.: Niere und Hochdruck. Therapiewoche **27,** 5704–5707 (1977). – 7. Stoney, R. J., Cooke, P. A., String, S. T.: Surgical treatment of renovascular hypertension in children. J. pediatr. surg. **10,** 631–639 (1975)

Priv.-Doz. Dr. D. Jonas
Urolog. Abtlg.
Zentrum für Chirurgie
Klinikum der Joh.-Wolfg.-Goethe-Univ.
Theodor-Stern-Kai 7
D-6000 Frankfurt/M.

J. SEIFERTH, O. GENZ, U. MÜLLER-EHRENBERG, R. ENGELKING und K. F. ALBRECHT: **Spätergebnisse nach einer Nierenbeckenplastik bei hydronephrotisch geschrumpften Nieren im Kindesalter**

In den Urologischen Kliniken Köln und Wuppertal wurden von 1965 bis 1972 70 Ureterabgangsstenosen bei 64 Kindern im Alter von 1 Monat bis 13 Jahre beobachtet, bei denen eine Nierenbeckenplastik meistens nach der Methode von Anderson-Hynes vorgenommen wurde.

Bei 32 dieser 70 Nieren – das sind 46% – wurde bei der Beurteilung des Ausscheidungsurogramms ein Parenchymschwund von 20 bis 60% festgestellt. Dieser Berechnung wurden die von Mohren angegebenen Normalwerte für Nierengrößen im Kindesalter zugrunde gelegt.

Von diesen 32 verkleinerten Nieren bei Ureterabgangsstenosen wurden 5 primär oder sekundär nephrektomiert, das entspricht einer Gesamt-Nephrektomierate von 5%. Ein Kind verstarb postoperativ im Nierenversagen.

Somit wurde an 26 verkleinerten Nieren eine Nierenbeckenplastik durchgeführt, von denen 22 1 bis 11 Jahre postoperativ – in der Mehrzahl 4 Jahre und später – nachuntersucht und die Funktion bzw. die Richtigkeit der organerhaltenden Eingriffe an einer verkleinerten Niere überprüft werden konnte.

Lediglich 1 Kind (2 Nieren) mußte wegen einer zunehmenden Niereninsuffizienz in das Programm der Kinderdialyse eingegliedert werden. Von den restlichen 20 Nieren konnte bei 13 – das sind etwa $^2/_3$ – im Laufe von mehreren Jahren eine Zunahme und Verbreiterung des Parenchymsaumes festgestellt werden. Ebenfalls war die Dilatation des Nierenbeckenkelchsystems nach der Operation zurückgegangen und auch die Harnwegsinfekte traten nicht mehr auf. Bei weiteren 7 Nieren fand sich hinsichtlich der Beurteilung des Parenchymsaumes und der Dilatation kein prä- und postoperativer Unterschied. Bis auf ein Kind waren die Harnwegsinfekte verschwunden.

Aus den geschilderten Zahlen ziehen wir den Schluß, daß es sich gerade bei kindlichen Ureterabgangsstenosen lohnt, auch bei einem reduzierten Parenchymsaum organerhaltend zu operieren, da postoperativ in den meisten Fällen mit einer Zunahme des Parenchymsaumes wahrscheinlich aufgrund des Körperwachstums gerechnet werden kann.

Ein Beispiel soll diese These belegen: Ureterabgangsstenosen bei einem 4 Wochen alten Knaben mit einer hochgradigen Dilatation des Nierenbeckenkelchsystems und einer erheblichen Verschmälerung des Parenchymsaumes links. Kontrolle 5 Jahre nach der Nierenbeckenplastik nach Anderson-Hynes und bedeutende Verbesserung des Nierenbefundes.

Hinsichtlich der Frage, ob eine Nierenbeckenplastik oder eine Nephrektomie bei einer Ureterabgangsstenose vorgenommen werden soll, bedienen wir uns seit 2 Jahren mit gutem Erfolg des Isotopennephrogramms mit einer seitengetrennten Clearance. Der Grenzwert liegt hier bei 100 ml. Dieses Verfahren kann zur Beurteilung der Nierenfunktion und für postoperative Kontrollen sehr empfohlen werden.

Literatur

Mohren, E.: Die Nierengröße im Kindesalter (eine Untersuchung an Röntgenbildern). Diss. Köln 1971. – Seiferth, J., Kurth, C., Engelking, R., Albrecht, K.-F.: Urologe A **16,** 253 (1977)

Priv.-Doz. Dr. J. Seiferth
Urologische Universitätsklinik
Joseph-Stelzmannstr. 9
D-5000 Köln 41

H. TAMMEN, B. KRAMANN und K. RIEDEL: **Die einseitig kleine Niere – Beobachtungen an 90 operierten Patienten**

An der Urologischen Klinik r. d. Isar, München, wurden in den letzten 10 Jahren 90 Patienten wegen einer einseitig kleinen Niere nephrektomiert. Es waren 25 Männer und 65 Frauen. Die Diagnose wurde morphologisch durch Röntgenuntersuchungen und funktionell durch Labor und Isotopenmethoden gestellt.

Anamnestisch ist der Gesichtspunkt interessant, daß bei 46% der wegen einseitig kleiner Niere nephrektomierten Frauen vorher gynäkologische Operationen oder Bestrahlungen stattfanden. In 4 Fällen wurden gynäkologische Mißbildungen eruiert.

Konsequenz: Nach vaginalen oder abdominellen Eingriffen, nach Bestrahlungen gynäkologischerseits, aber auch bei alleiniger Diagnose gynäkologischer Mißbildungen ist eine kurz- und langfristige urologische Kontrolle notwendig. Sie sollte die Standardurinuntersuchung und ein Ausscheidungsurogramm beinhalten.

Die präoperativen Untersuchungen durch Röntgen-, Isotopen- und Labormethoden ergaben in 43% bereits Vorschäden am späteren Restorgan, denn die meisten Nierenerkrankungen sind beidseits ausgebildet, schädigen aber ein Organ ungleich stärker.

Folgerung: Alle zur Verfügung stehenden Diagnosemöglichkeiten müssen ausgeschöpft werden, wie Renovasogramm und Serienangiographie, Kamerasequenzszintigraphie und Ganzkörperclearance.

Denn am Ergebnis der präoperativen Diagnostik läßt sich die mögliche kompensatorische Funktionssteigerung der späteren Restniere abschätzen.

Postoperativ kam es in 11% zum Anstieg der harnpflichtigen Substanzen. 3,3% der Patienten starben wegen Embolie, Blutung, Pneumonie.

In operativer Hinsicht ergeben sich daher folgende Forderungen:

1. Intensive Infusionsbehandlung zur maximalen Diurese 3–5 Tage vor der geplanten Nierenoperation bis zu 3 l pro Tag je nach Körpergröße, Herzleistung und Absprache mit dem Internisten, um einer schädlichen antidiuretischen Regulation auszuweichen und um den Patienten in der sogenannten „nassen Phase" zu operieren.

Die Tage vor der Operation, an denen der Patient wegen Laboruntersuchungen, wegen Ausscheidungsurographie oder sonstiger organisatorischer Dinge nüchtern bleibt, lösen einen ADH-Mechanismus aus, der zu einer Drosselung der Nierendurchblutung führt.

Trifft in eine solche Phase der eigentlich nützlichen Volumenregulation ein narkose- oder operationsbedingter Blutdruckabfall, kommt es zu einem länger andauernden Anstieg der harnpflichtigen Substanzen [1].

2. Der Operateur soll organschonend und organerhaltend vorgehen, er soll ohne Anoxie arbeiten. Auch ein Viertel einer Niere kann noch erhaltenswert sein, besonders dann, wenn die andere Niere bereits geschädigt ist.

Interessant sind die histologischen Befunde, bei über 80% fand der Pathologe pyelonephritische Veränderungen.

Nach Rummelhardt ist die Lebenserwartung Einnieriger generell um 15% gemindert [2]. Im Speziellen ist aber der wegen kleiner Niere Nephrektomierte besonders gefährdet.

Konsequenz: Der Patient muß in der Klinik über seine Situation ausführlich informiert werden und der Bericht an den Hausarzt sollte auf die Notwendigkeit der urologischen Überwachung hinweisen und es dabei nicht an Deutlichkeit fehlen lassen.

Literatur

1. Kopp, E.: Nephrolog. Abteilung, Klinikum rechts der Isar der TU München, pers. Mitteilung. – 2. Rummelhardt, S.: Schicksal der nephrektomierten Patienten. Z. Urol. **6,** 422–438 (1972)

Priv.-Doz. Dr. H. Tammen
Urol. Abteilung
Rotkreuzkrankenhaus
D-8000 München 19

Diskussion zu den Vorträgen Seite 240 bis 272

Diagnostik und Therapie der kleinen Niere
Moderatoren: A. Sigel, Erlangen, P. Mellin, Essen, und A. Helber, Köln

Moderator A. Sigel, Erlangen: Zum Vortrag Funke und Mitarb. aus Fulda: – Keine Diskussionsbemerkungen?

Dann kommen wir zum Vortrag von Herrn Möhring und Mitarbeitern aus Heidelberg „Der diagnostische Wert der Clearance nach Oberhausen bzw. der Kameraszinitigraphie mit nachfolgender Infusionsclearance zur Funktionsbeurteilung einseitig kleiner Nieren".

L. Weißbach, Bonn: Ich glaube, wir können den Heidelbergern sehr dankbar sein, daß sie uns als Urologen darauf hinweisen, daß man die Werte, die man mit der Isotopenclearance nach Oberhausen gewinnt, in manchen Fällen zumindest mit Vorbehalt registrieren muß. Auch wir haben deshalb methodische Verbesserungen getroffen. Ich möchte aber deshalb auch die Frage an die Heidelberger richten: Was ist die Ursache, was sind die Fehlerquellen bei der kleinen Niere, wenn sich nach Oberhausen die funktionellen Werte nicht mit der Infusionsclearance decken?

K. Möhring, Heidelberg: Da gibt es verschiedene Ursachen. Zum einen ist es so, daß wir auch mit anderen Untersuchern mehrere systematische Fehler der Oberhausen-Clearance annehmen. Die beruhen zum einen darauf, daß die bei Oberhausen peripher venös bestimmte Konzentration nicht gleich der arteriellen zu setzen ist. Zum zweiten ist es so, daß durch Diffusionsvorgänge und durch Rückdiffusionsvorgänge die Ortho-Jod-Hippursäure sicher nicht repräsentativ für die arterielle Konzentration ist, das heißt, die diffundiert ins Gewebe und diffundiert zum Teil zurück. Gleichzeitig spielt natürlich auch die individuelle Clearanceleistung, zum Teil abhängig vom Herzzeitvolumen, eine große Rolle. Speziell zur Frage, warum möglicherweise bei einseitig kleinen Nieren die Oberhausen-Clearance ungenauer ist, kann man sagen: Bei der Oberhausen-Clearance wird die Seitenbestimmung mit blind eingestellten Untertischkollimatoren durchgeführt, das heißt, man kann nicht ganz sicher sein, hat man die kleine Niere drin oder hat man zum Teil schon die hypertrophierte gegenseitige Niere drin. Und dieser Faktor fällt bei der Infusions-Clearancemethode, wie wir sie machen, völlig weg, da wir eine Kameraszintigraphie vorher durchführen.

Moderator A. Sigel, Erlangen: Ist jemand da zur Verteidigung der Homburger Methode? – Das ist nicht der Fall. Keine weiteren Fragen?

Dann gehen wir weiter zum Göttinger Vortrag über die Röntgendifferenzierung.

W. Köllermann, Hamburg: Die Pyelonephritis charakterisiert sich durch eine lokalisierte oder zumindest durch eine unterschiedlich ausgeprägte Verplumpung der Kelche und durch eine lokalisierte Schrumpfung des Parenchyms. Und ich meine, das Bild, was Herr Brühl heute morgen gezeigt hat und was Herr Fehlung eben zeigte, das zweite Dia, das sind keine typischen Pyelonephritis-Bilder. Das spricht eher für eine postobstruktive Uropathie.

J. Fehlung, Göttingen: Herr Köllermann, ich bin dankbar für Ihren Einwurf, das gibt mir Gelegenheit, nochmals zu betonen, daß wir von folgendem Prinzip ausgegangen sind: Wir wollten kleine Nieren bekannter Ätiologie vorstellen, und diese Nieren, die wir gezeigt haben, sind histologisch belegt. Das sind Diagnosen, die wir vom Pathologen bekommen haben, und daraufhin haben wir den Vortrag aufgebaut, um Ihnen solche Bilder zu zeigen.

Moderator A. Sigel, Erlangen: Dazu bleibt noch die Bemerkung, was heute schon anklang, daß uns die Pathologen für die Diagnose Dysplasie und Hypogenese zu wenig liefern. Jedenfalls stimmt wahrscheinlich das, was aus Schweden kommt, daß viel mehr Dysplasie mitspielt, als wir es bestätigt bekommen.

K. H. Bichler, Tübingen: Ein Teil der Diskussion ist jetzt schon vorweggenommen. Herr Fehlung, die Differentialdiagnose hypoplastische Niere – pyelonephritische Schrumpfniere gehört sicher mit zu dem Schwersten, was es röntgenologisch gibt. Eigentlich stellt doch die Diagnose, wenn die Niere entfernt ist, der Pathologe. Und ich gehe eigentlich nicht so ganz mit Ihnen konform, daß man nach dem Röntgenbild sicher sagen kann, daß es eine hypoplastische Niere ist. Ein Großteil der Gutachten, die wir machen müssen, bieten ja deshalb so große Schwierigkeiten, daß man das eben nach dem Röntgenbild nicht entscheiden kann, daß es eben erst durch den Pathologen möglich ist.

J. Fehlung, Göttingen: Herr Bichler, darin möchte ich Ihnen völlig recht geben. Ich wollte ja nur Röntgenbilder zeigen von histologisch gesicherten Nieren. Daß das jetzt apodiktisch im Raum steht, ist mir völlig klar. Es sind typische Beispiele, die wir im Laufe von 20 Jahren erhoben und herausgesucht haben und die wir Ihnen mal zeigen wollten.

W. Selberg, Hamburg: Sie haben ganz recht, man muß eine Niere sehr genau untersuchen, wenn sie hypoplasiert ist, damit man nichts übersieht. Und wenn wir die Fragestellung nicht bekommen, dann wird sie ausgegeben als entzündliche Schrumpfniere. Und nun die andere Sache: Hydronephrose und Pyelonephritis, da schließt ja das eine das andere nicht aus. Wenn man die Hydronephrose sehr sorgfältig untersucht, ist häufig eine Entzündung darin, herdförmig, chronisch, da haben wir dann beides.

K. Planz, Fulda: Herr Fehlung, mir fiel auf, daß Sie in der überwiegenden Zahl beidseitig retrograde Bilder zeigten. Führen Sie bei einer kleinen Niere nur grundsätzlich retrograde Untersuchungen durch?

J. Fehlung, Göttingen: Ich darf an den Vortrag von gestern erinnern, nachdem wir in Göttingen sehr moderne Methoden haben, einseitig kleine Nieren zu untersuchen. Es handelte sich, wie gesagt, um Bilder unserer Klinik aus den letzten 20 Jahren, die einmal demonstriert werden sollten in diesem Zusammenhang. Wir machen heute durchaus nicht bei jeder kleinen Niere ein retrogrades Pyelogramm.

Moderator A. Sigel, Erlangen: Vielen Dank, das war insgesamt doch ein sehr aufschlußreicher Vortrag, einschließlich der Diskussion.

Wir kommen jetzt zu dem ausgezeichneten Vortrag aus Bonn von Herrn Weißbach. Wer möchte dazu Stellung nehmen?

Niemand? – Es ist, soweit ich sehe, eine neue Methode, daß die Funktion und die Planimetrie der Niere auf völlig neuartige Weise dargestellt wird. Ich frage, ist sie mit sehr viel Aufwand verbunden? Ist man verpflichtet, das künftig regelmäßig zu machen?

L. Weißbach, Bonn: Der Aufwand ist so groß, daß es sicherlich nur für die Demonstration auf einem Kongreß machbar ist, um eine Aussage für die Kollegen zu machen. Es sollte die Frage beantworten: Was kann ich erwarten von einer Refluxniere,von einer steinbedingten Organschrumpfung und von einer primären Hypoplasie? Um Gotteswillen, das ist nichts für die Praxis.

M. Schmidt-Mende, Hildesheim: Herr Weißbach, nochmals zu den Gewichten. Wie stellen Sie die Gewichte fest? Sie müssen die Niere ja irgendwie blutfrei haben, oder was machen Sie da, um exakte vergleichende Möglichkeiten zu finden?

L. Weißbach, Bonn: Wir lassen die Nieren nach der Entfernung einfach ausbluten und tragen den Ureter ab bis einen Zentimeter an den Rand des Nierenbeckens. Dann wird das Gewicht bestimmt. Die Nierenfettkapsel ist natürlich vorher entfernt worden.

Moderator A. Helber, Köln: Ich habe eine Frage an Herrn Hayduk. Hat sich beim zweiten Fall nach der Nephrektomie der Blutdruck normalisiert? Der zweite Fall, wo die Nierenvenenreninkonzentration auf der kontralateralen Seite auch etwas höher war als im peripheren Blut.

K. Hayduk, Tübingen: Der Blutdruck ist abgefallen und hat sich ganz normalisiert.

Moderator A. Helber, Köln: Und dann ist mir aufgefallen, daß noch eine gewisse Diskrepanz besteht zwischen den sehr hohen intrarenalen Werten und dem relativ niedrigen Nierenvenenreninquotienten. Bedeutet das, daß das Renin vielleicht bei diesen Patienten nicht in die Blutbahn kommt?

K. Hayduk, Tübingen: Es ist sowieso um drei Größenordnungen höher als in den Nierengeweben, wenn man ml gegenüber g setzt, und man muß immer annehmen, daß die Reninspeicherung weitaus höher ist als die Reninfreisetzung. Wichtig ist, daß es nur in ganz kleinen Bezirken extrem hoch ist, und wenn man ein kleines Stückchen daneben biopsiert hätte, man überhaupt normales oder erniedrigtes Renin gefunden hätte.

Moderator A. Sigel, Erlangen: Wenn Sie ein Kind mit einseitig verkleinerter Niere haben und die zweite wohl auch nicht komplett in Ordnung ist, und Sie hätten die Hypertonie zu beseitigen, und Sie könnten die Hypertonie medikamentös ganz gut einstellen, würden Sie dann die operative Entfernung der stärker betroffenen Seite auf unbegrenzte Zeit zurückstellen, oder würden Sie sagen, langfristig ist das zu unsicher, und ich würde die Operation vorziehen, auch um den Preis, daß natürlich einiges an funktionsfähigem Nierengewebe aufgegeben wird?

K. Hayduk, Tübingen: Sie haben beim Kind zu erwarten, daß es vielleicht in der Größenordnung von 60 Jahren Medikamente einnehmen müßte. Ich würde überhaupt nicht mit der Operation zögern, wenn die eine Niere ganz gesund wäre und wenn Reninlateralisierung besteht. Aber wenn die andere Niere geschädigt ist, dann würde ich versuchen, erst medikamentös mit geringen Mengen einzustellen. Brauche ich sehr viel Medikamente, würde ich es aufstecken. Da würde ich nephrektomieren.

Moderator A. Sigel, Erlangen: Wir kommen zur zweiten Runde an diesem Nachmittag. Als erstes der Vortrag aus Stuttgart von Herrn Rohe. Vielleicht will unser verehrter Präsident selbst etwas dazu sagen?

F. Arnholdt, Stuttgart: Ich kann dazu nur sagen, daß wir unsere Indikation jetzt erweitert haben, nachdem wir seit ungefähr $1^1/_2$ Jahren die seitengetrennte Isotopenclearance haben. Das ist eine Methode, die meiner Ansicht nach für die Indikation außerordentlich wichtig ist.

Moderator A. Sigel, Erlangen: Man war ja verschiedener Meinung hier im Saal, wer möchte noch etwas sagen? Keiner?

Dann kommen wir zum Vortrag von Herrn Riedel und Mitarbeitern aus Wilhelmshaven. – Keine Diskussion?

Zum Vortrag Köllermann und Mitarbeitern.

Feizelmeyer, Ulm: Herr Köllermann, in Ihrer Abbildung haben Sie sehr viele vesikale Infekte und sehr wenige supravesikale Infekte nachgewiesen. Nun wollte ich Sie fragen, ob Sie sich ausreichend um die unteren Harnwege gekümmert haben, das heißt, ob Sie infravesikale, funktionelle Obstruktionen ausgeschlossen haben? Denn es könnte ja sein, daß diese überhaupt die Ursache für die Schrumpfnieren gewesen sind. Auf alle Fälle würde ich bei der Diagnose einer Schrumpfniere eine Kalibrierung der Harnröhre vornehmen und nötigenfalls dann mindestens die Urethrotomie in gleicher Sitzung vornehmen.

M. W. Köllermann, Hamburg: Ich sagte eingangs, daß das nicht obstruktive Harnwegsinfekte sind. Es ist allerdings richtig, daß ich nicht jede Patientin kalibriere, weil ich von der Bedeutung dieser distalen Harnröhrenstenose überhaupt nicht überzeugt bin. Wir sehen die therapeutische Wirksamkeit nicht, die andere Leute sehen.

Moderator A. Sigel, Erlangen: Herr Köllermann, zu diesem Thema waren wir lange Jahre der gleichen Meinung. Ich muß mich selbst auch korrigieren. Es gibt weit mehr kleinere Obstruktionen in der Harnröhre, als wir es im Lehrbuch der Kinderurologie noch dargestellt haben. Das haben mir meine eigenen jüngeren Mitarbeiter zwischenzeitlich überzeugend beigebracht.

Ich muß noch etwas sagen zu Ihrem Vortrag, Herr Köllermann. Sie haben sicher recht, daß das infektiöse Moment bei der kleinen Niere im Kindesalter keine Rolle mehr spielt. Ob nun die Infektion ausgebrannt ist, das ist schwer zu sagen, oder ob es doch weit mehr Dysplasien sind, die nicht zwangsläufig mit Infektionen einhergehen. Damit bleibt die Frage, die uns die Pathologen künftig beantworten müssen. Wir werden eben in Zukunft bei unseren Nephrektomiepräparaten nicht kommentarlos das Präparat an die Pathologie weitergeben, sondern ganz gezielte Fragen stellen. So wie die Pathologen uns erziehen, so muß man auch selbst seine Pathologen mit beeinflussen, dann kriegt man mehr Auskünfte.

W. Selberg, Hamburg: Infektsanierung und pyelonephritische Schrumpfniere ist eine ganz eigenartige Sache. Es ist ganz selten, daß eine Niere mit Pyelonephritis als Herd funktioniert. Auch in der pathologischen Anatomie ist es so, wenn wir Herde suchen, denken wir an die Niere zuletzt. Ganz selten, daß sie auch mal eine echte Sepsis macht, also echt streut. Sie macht alle möglichen Erscheinungen, sekundäre, aber als Infektherd im Sinne des Herdes spielt sie gar keine Rolle. Deswegen ist sicherlich die Indikation, sie aus diesem Grunde zu entfernen, die kleinste.

S. Rummelhardt, Wien: Ich wollte Sie noch fragen, Herr Köllermann: Haben Sie bei Ihren vesikalen Infekten, wo Sie sagten, das sind eigentlich Neuinfekte, geprüft, ob nicht der Ureterstumpf schuld ist? Wir haben einige Refluxe beim Ureterstumpf gehabt, den wir entfernt haben, und dann war Ruhe.

M. W. Köllermann, Hamburg: In diesen Fällen kann der Ureterstumpf nicht das verantwortliche Moment gewesen sein. Es kam immer wieder zum Keimwechsel, und mit dieser Frage, der Bedeutung des Ureterstumpfes, haben wir uns auch auseinandergesetzt. Wir meinen eigentlich: Wenn der Ureter nicht staut, dann macht er auch nichts. Dann braucht man ihn auch nicht zu entfernen. Denn wir haben dann immer wieder einen Keimwechsel gefunden und sehen diesen Ureterstumpf nicht als Keimreservoir an.

Moderator A. Sigel, Erlangen: Wir kommen dann zum Vortrag von Herrn Wagenknecht und Mitarbeitern.

C. F. Rothauge, Gießen: Ich habe mich gewundert, daß Herr Wagenknecht eine polyzystisch degenerierte Niere entfernt hat. Das ist ja normalerweise kontraindiziert, und man weiß, daß dieses Leiden in über 90% der Fälle doppelseitig ist.

L. V. Wagenknecht, Hamburg: Habe ich Sie da richtig verstanden, die Nierendysgenesie sei in 90% doppelseitig? Es waren alles Nierendysgenesien, es waren keine polyzystischen Nierendegenerationen. Bei diesen Patienten, die wir hier dargestellt haben, die muß man nachher nicht dialysieren, und die Diagnose wurde uns vom Pathologen geliefert. Sie können sich darauf verlassen, daß es Nierendysgenesien waren.

Moderator A. Sigel, Erlangen: Jetzt kommt der Vortrag Jonas und Mitarbeiter aus Frankfurt zur Diskussion.

K. Hayduk, Tübingen: Ich glaube, Sie zeigten uns im zweitletzten Diapositiv, daß die segmentale Hypoplasie keine hormonelle Aktivität zeigt. Es ist häufig und von mehreren Autoren gezeigt worden, daß bei der segmentalen Hypoplasie der Niere eine hormonelle Aktivität vorkommen kann, und das liegt daran, daß die Arterien, die in die Umgebung gehen, häufig auch mit eingeengt sind, und daß dann praktisch ein intrarenaler Goldblattmechanismus auftritt. Es muß natürlich nicht immer so sein, das möchte ich dazu sagen.

Moderator A. Sigel, Erlangen: Nicht neu, aber immerhin sehr selten, und deshalb ist dieser Hinweis auf den sekundären Goldblattmechanismus sehr wertvoll.

Es kommt der Vortag von Herrn Seiferth und Mitarbeitern. Ein wertvoller Hinweis, daß man eben Nierengewebe nicht überflüssigerweise opfert und daß zunächst kein Grund zur Ektomie vorhanden ist, es sei denn bei einer hochgradig infizierten Niere. Das gilt natürlich auch für die obstruktive Nephropathie, wofür das Paradebeispiele waren.

Dann folgt der Vortrag von Tammen und Mitarbeitern.

K. H. Bichler, Tübingen: Herr Tammen, Sie haben ja ein sehr schönes Material von 90 Nephrektomierten. Wieviel echte, zweifelsfrei anatomisch-pathologisch gesicherte Hypoplasien haben Sie darunter gesehen?

H. Tammen, München: Wir betrieben und betreiben keine Kinderurologie, deswegen glaube ich, daß der Prozentsatz sehr klein war. Aber es ist möglich, daß einige Nieren dabei waren, die pyelonephritisch verändert und dann geschrumpft sind.

K. H. Bichler, Tübingen: Sie wissen, warum ich das frage. Das wäre natürlich ein solches Material, das man aufsortieren könnte. Es spielt gutachterlich eine große Rolle, zu sagen, die Wahrscheinlichkeit von Hypoplasien ist so und so groß.

M. W. Köllermann, Hamburg: Wir sind doch hier immer wieder mit der Diagnose konfrontiert worden: Ask-Upmark-Niere, segmentäre Hypoplasie, Pyelonephritis, und wir haben von Herrn Prof. Selberg gehört, daß man diese angeborenen von der pyelonephritischen Niere unterscheiden könnte. Aber da sind sich ja die Pathologen überhaupt nicht einig. Ein so bekannter Mann wie Zollinger sagte, alles das gibt es nicht. Zollinger hat die Existenz der Ask-Upmark-Niere regelrecht abgelehnt, aber ich habe auch einige Fälle von Erwachsenen mit einer Ask-Upmark-Niere, die durfte ich ja nicht zeigen, wiel ich heute hier auf Fälle von Kindern beschränkt bin. Aber dort waren doch eindeutige angiographische Veränderungen vorhanden, die nicht einfach entzündlich zu erklären sind.

Moderator A. Sigel, Erlangen: Herr Selberg, diese Fälle sind natürlich sehr selten, das ist der Grund, weswegen Herr Zollinger sie auch kaum gesehen hat.

W. Selberg, Hamburg: Herr Sigel, Sie haben mich so freundlich angesprochen, nämlich die Pathologen mit der gegenseitigen Erziehung.

Ich habe diese paar Tage mit größtem Interesse verfolgt, sie sind sehr aufschlußreich. Wissen Sie, daß die Logik ein Hauptfach war in unserem Gebiet bis zur Französischen Revolution. Vielleicht haben Sie bemerkt, daß wir uns schwer tun mit der Begriffsbestimmung, und es wären viele Genauigkeiten vorzustellen, die nachher Pseudogenauigkeiten sind. Und da liegt, glaube ich, unser Hauptproblem. Sobald wir wissenschaftlich arbeiten, versuchen wir die Regel der Logik einzuhalten, und dann werden wir uns viel vorsichtiger ausdrücken, als wir es vielfach tun.

Moderator A. Sigel, Erlangen: Lieber Herr Prof. Selberg, wenn mein bescheidener Einfluß ausreicht, werde ich eines Tages vorschlagen, daß Sie Ehrenmitglied unserer Gesellschaft werden.

Ich fasse zusammen: Das Entscheidende, was ich heute gelernt habe, und auch in der Vorbereitung ist, daß die herkömmlichen Röntgenmethoden für die gründliche Beurteilung einer kleinen Niere nicht ausreichen, und daß man wesentlich differenziertere zusätzliche Untersuchungsmethoden anwenden muß. Wenngleich es darüber noch verschiedene Meinungen gibt, was wertvoll ist, was verbindlichen Aufschluß gibt und was auch praktikabel ist. Und damit möchte ich die Sitzung schließen.

Freie Vorträge

Nierentumoren

H. W. Asbach, W. Bersch, J. Brühmüller und L. Röhl: **Tierexperimentelle Untersuchungen zur Wirksamkeit der selektiven hochdosierten zytostatischen Perfusion von Nierentumoren**

Nachdem Klopp 1950 [3] erstmals über die regionale Behandlung von Brown-Pierce-Tumoren bei Kaninchen durch wiederholte intraarterielle Injektionen von Stickstoff-Lost berichtet hatte, erschien in der Folgezeit eine Vielzahl optimistischer Berichte über die Anwendung dieses Behandlungsverfahrens bei humanen Geschwülsten.

Zielorgane bzw. Zielregionen für diese Form der Krebschemotherapie sind besonders die Leber durch Infusion der therapeutischen Substanzen in die A. hepatica [5], der Kopf- und Halsbereich [7], die Harnblase durch Infusion in die Aa. iliacae internae [4] sowie die Extremitäten durch regionale Perfusion [2].

Es zeigte sich, daß bei der regionalen Krebschemotherapie höhere Zytostatika-Dosen appliziert werden können als bei üblicher systemischer Behandlung. Jedoch setzen die unerwünschten systemischen Wirkungen der chemotherapeutischen Substanzen auf die Wechselgewebe des Organismus zumindest der regionalen Infusionsbehandlung enge Grenzen.

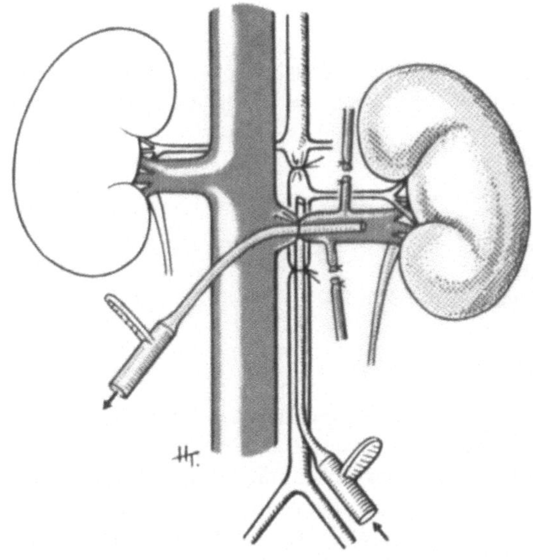

Abb. 1. Schematische Darstellung der Präparationstechnik zur selektiven in-situ Perfusion der linken Niere: Die perfusatzuführende Kanüle wird von distal in die Aorta eingeführt. Ihre Spitze wird in Höhe der linken Nierenarterie plaziert. Der venöse Abfluß des Perfusates erfolgt durch Kanülierung der linken Nierenvene

In der im Folgenden dargestellten experimentellen Studie haben wir die Möglichkeit und den therapeutischen Effekt der selektiven zytostatischen Perfusion tumortragender Rattennieren untersucht.

Dabei interessierten insbesondere die Höhe der renal tolerablen Konzentration verschiedener Zytostatika bei der Perfusion, der Vergleich dieser Perfusat-Konzentrationen mit den bei systemischer Krebschemotherapie erreichbaren Blut-Konzentrationen sowie der Einfluß der zytostatischen Perfusion auf Nierentumoren

Die linke Niere von Experimental-Ratten wurde durch Kanülierung ihrer Gefäße selektiv über die Dauer von 30 Minuten bei einer Perfusat-Temperatur von 12 bis 15° C und einem Perfusionsvolumen von 2 ml/min/g Niere perfundiert (Abb. 1). Ringer-Laktat mit und ohne zytostatischem Zusatz diente als Perfusat. Nach Perfusions-Ende wurden die Gefäße rekonstruiert und das Verhalten der perfundierten Niere histo-morphologisch und funktionsszintigraphisch über einen bestimmten Zeitraum kontrolliert.

Die 30minütige in-situ Perfusion mit gekühltem Ringer-Laktat wurde von den Nieren ohne wesentliche histologische Schädigung und ohne funktionelle Beeinträchtigung toleriert.

Die zytostatische Perfusion erfolgte durch Zusatz von Trenimon, einer alkylierenden Substanz, sowie von Methotrexat, einem Antimetaboliten, jeweils allein wie auch in Kombination. Dabei konnte auf Grund von Histo-Morphologie und Funktions-Szintigraphie gezeigt werden, daß die zytostatische Perfusion mit einer Konzentration von etwa 0,034 µg/ml Trenimon und von etwa 0,034 mg/ml Methotrexat von der Niere toleriert wird.

Beim Vergleich dieser renal tolerablen Zytostatika-Konzentrationen mit den bei systemischer Krebschemotherapie im Aortenblut erreichbaren Konzentrationen [1, 6] konnten wir feststellen, daß die renal tolerable zytostatische Konzentration etwa 80fach höher ist als bei systemischer Applikation therapeutischer Dosen.

Zum Vergleich der therapeutischen Wertigkeit von zytostatischer Perfusion und systemischer antineoplastischer Behandlung wurden die folgenden Versuche in den in Tabelle 1 aufgeführten experimentellen Gruppen an tumortragenden Rattennieren durchgeführt.

Tabelle 1. Die verschiedenen Behandlungsformen des soliden Walker-Karzinosarkoms der Rattenniere wurden in den hier aufgeführten sechs experimentellen Gruppen zu je 20 Tieren erprobt

1. Gruppe:	Tumor-Perfusion mit Methotrexat (0,034 mg/ml)
2. Gruppe:	Tumor-Perfusion mit Trenimon (0,034 µg/ml)
3. Gruppe:	Tumor-Perfusion mit Trenimon und Methotrexat
4. Gruppe:	Tumor-Perfusion mit Ringer-Laktat
5. Gruppe:	Systemische zytotoxische Behandlung (DL 50, DTh 50)
6. Gruppe:	Tumor ohne Behandlung

Das günstigste therapeutische Resultat erbrachte die hochdosierte zytostatische Perfusion mit der Kombination von Trenimon und Methotrexat.

Bereits 3 Tage nach Perfusion zeigten die Tumoren vollständige Nekrose. Die so behandelten Nieren blieben über einen Beobachtungszeitraum von 28 Tagen tumorfrei. Vorübergehende Remissionen wurden auch nach systemischer Applikation der DL 50 beider Substanzen beobachtet, während die Behandlung mit der therapeutischen Dosis wie auch die zytostatika-freie Perfusion das Tumorwachstum nicht aufhielten.

Die makroskopischen und histologischen Befunde konnten durch zellkinetische Untersuchungen der Tumoren [9] vor und nach Behandlung bestätigt werden. Die deutlichste Einbauhemmung radio-markierter DNS- bzw. RNS-Praekursoren war nach kombinierter zytostatischer Perfusion zu beobachten (Abb. 2).

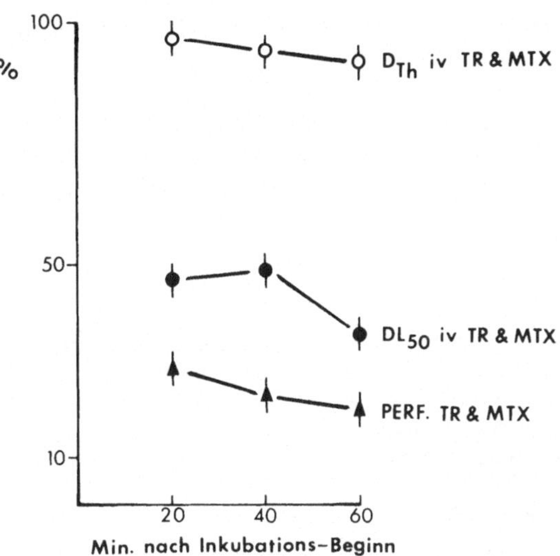

Abb. 2. Die Proliferations-Kinetik von verschieden behandelten Tumoren (DTh iv., DL 50 iv., Perfusion) wurde durch 60minütige Inkubation von Tumorgewebe mit radiomarkierten DNS- bzw. RNS-Praekursoren vor und nach Behandlung untersucht. Die Abbildung zeigt die verbliebene prozentuale Syntheserate nach Behandlung (Mittelwerte aus je 5 Untersuchungen). In Übereinstimmung mit den histo-morphologischen Befunden war die Hemmung der Proliferation nach kombinierter hochdosierter zytostatischer Perfusion am deutlichsten

Auch erste Ergebnisse tumorzellkinetischer Studien an nephrektomierten und anschließend hochdosiert zytostatisch perfundierten humanen hypernephroiden Nierenkarzinomen, die nach Perfusion eine eindeutige Hemmung der Tumorzell-Proliferation aufwiesen, können als Beweis für die These gewertet werden, daß die chemotherapeutische Resistenz mancher Tumoren nicht prinzipieller Natur ist, sondern zumindest teilweise auch von der im Tumor erreichbaren Hemmstoff-Konzentration abhängt [8].

Das von uns experimentell erfolgreich erprobte Verfahren der selektiven hochdosierten Zytostatika-Perfusion tumorbefallener Nieren könnte neue Perspektiven eröffnen für die zusätzliche Behandlung sowohl bilateraler Nierentumoren als auch von Geschwülsten in Solitärnieren, in Kombination mit möglicherweise extrakorporal durchgeführter Nierentumorchirurgie.

Literatur

1. Asbach, H. W., Brühmüller, J., Bersch, W.: Die selektive Zytostatika-Perfusion von Nierentumoren im Tierexperiment. Z. Kinderchir. **20,** 4, 329 (1977). – 2. Creech, O., Krementz, E. T., Ryan, R. F., Winblad, J. N.: Regional perfusion, utilizing an extracorporeal circuit. Ann. Surg. **148,** 616 (1958). – 3. Klopp, C. T.: Fractionated intra-arterial cancer chemotherapy. Ann. Surg. **132,** 811 (1950). – 4. Nevin, J. E., Hoffmann, A. H.: Use of arterial infusion of 5-FU either alone or in combination with supervoltage radiation as a treatment for carcinoma of the prostate and bladder. J. Surg. **130,** 544 (1975). – 5. Oberfield, R. A.: Current status of regional arterial infusion chemotherapy. Med. Clin. North America **59,** 411 (1974). – 6. Obrecht, P., Woenckhaus, J. W., Fusenig, N. E.: Die Verteilung von Trenimon im Organismus der Ratte. Europ. J. Cancer **3,** 29 (1967). – 7. Richard, J. M., Sancho, H., Brugere, J., Vandenbrouck, C.: Intraarterial Methotrexate in head and neck tumours. Europ. J. Cancer **9,** 847 (1973). – 8. Schmähl, D.: Entstehung, Wachstum und Chemotherapie maligner Tumoren. Aulendorf: Editio Cantor (1970). – 9. Volm, M., Mattern, J. Individuelle Chemotherapie solider Tumoren. Med. Welt **27,** 1171 (1976)

Dr. med. habil. H. W. Asbach
Urolog. Abteilung d. Chirurg. Zentrums der Universität Heidelberg
Im Neuenheimer Feld 110
D-6900 Heidelberg

W. BISCHOFF, C. THOMAS, E. ELSÄSSER und H. SCHNITZER: **Ischämieeinfluß auf experimentelle Nierentumoren. Vorläufige Mitteilung**

Intraarterielle Embolisationen von hypernephroiden Nierenkarzinomen werden häufig präoperativ oder auch bei inoperablen Patienten durchgeführt. Ziel dieser vorliegenden Studie ist es, den Ischämieeinfluß nach Okklusion der Nierenarterie an experimentellen Nierentumoren zu überprüfen.

Material und Methode

Verwendet werden Wistarratten mit einem Ausgangsgewicht von 150 bis 160 g. Die Nephroblastome werden durch orale Applikation von N-Methyl-N-Nitroso-Harnstoff erzeugt (zur Technik s. Thomas [12]). Bei 24 tumortragenden Nieren werden die operativ freigelegten Nierenarterien selektiv unterbunden und die Tiere zu definierten Zeitpunkten nachuntersucht. In Kontrollgruppen – mit und ohne Arterienokklusion – wird das Tumorwachstum kontinuierlich 14tägig im Abstand überprüft. Die Tumoren werden bezüglich ihrer Größe vermessen; zusätzlich werden Aortographien und histologische Untersuchungen durchgeführt [4].

Ergebnisse

Die Ischämie bei normalen Rattennieren führt nach 31–34 Tagen zu einer Größen- und Gewichtsabnahme der betroffenen Nieren. Nach 31–34 Tagen weisen die ischämischen Nieren noch ein Gewicht von durchschnittlich 24% der kontralateralen Nieren auf, nach 51–53 Tagen durchschnittlich 15%.

Die Schrumpfung der tumortragenden Nieren mit okkludierten Nierenarterien – in 14tägigem Abstand gemessen – erreicht zwischen dem 28.–42. Tag post ligatur ihr endgültiges Ausmaß und verändert sich von diesem Zeitpunkt an nicht mehr. Die Volumina schrumpfen im Mittel auf 21% des Ausgangswertes zum Zeitpunkt der Operation, die Gewichte auf durchschnittlich 26% der kontralateralen Niere. Der Schrumpfungsvorgang läuft kontinuierlich im Sinne einer Exponentialkurve ab.

Bei 14tägig durchgeführter Verlaufskontrolle bei 2 unbehandelten Tieren ist nach 42 Tagen ein Tumorwachstum von 250% des Ausgangswertes festzustellen (Abb. 1).

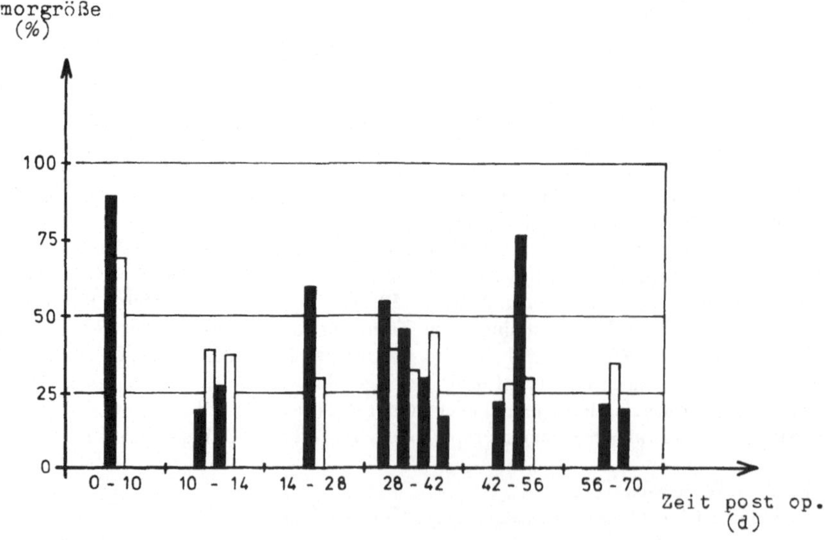

Abb. 1. Größenveränderungen ischämischer Nephroblastome

Diskussion

Makroskopisch und histologisch weisen die von uns mit N-Methyl-N-Nitroso-Harnstoff injizierten Nephroblastome das schon aus anderen Untersuchungen her bekannte Bild auf [7, 13, 14].

Nach den Untersuchungen von Holle [8] ist bekannt, daß durch eine isolierte Arterienligatur keine komplette Anämie der Niere zu erreichen ist aufgrund der kollateralen Zuflüsse von seiten des Nierenbeckens und der Kapsel.

Von Wichtigkeit ist der Zeitfaktor zur Ausbildung der Arterienokklusion; je länger er andauert, desto größer ist die Wahrscheinlichkeit und Möglichkeit zur Ausbildung eines kollateralen Gefäßsystems [9]. Cooper und Mitarbeiter [5] haben in umfangreichen Studien und Literaturzusammenstellungen die Wechselbeziehung zwischen Zellverlust und Wachstum bei Tumoren in ihrer Ursache und klinischen Beeinflußbarkeit untersucht. Der Verlust der Zellen aus dem Tumor ist der Hauptfaktor, der das Wachstum kontrolliert [5, 10]. Einer der Faktoren für den Zellverlust ist die inadäquate Oxygenierung und Ernährung [5, 10, 11]. Tannock und Steel [11] weisen darauf hin, daß bei chronischer Hypoxie durch herabgesetzten Sauerstoffgehalt der Atemluft eine Abhängigkeit zwischen Wachstumsverzögerung und Tumorvaskulisierung besteht, dergestalt, daß die Wachstumsverzögerung am geringsten ist bei starker Vaskularisierung. Verschiedene Arbeitsgruppen, u. a. Vaupel [15] haben sich ausführlich experimentell mit dem Zusammenhang zwischen Sauerstoff- und Glukoseverhalten an Implantationstumoren in vivo auseinandergesetzt. Der Sauerstoffverbrauch maligner Zellen hängt im wesentlichen nicht von der Stoffwechselkapazität, sondern vom unzureichenden Sauerstoffangebot an die Zelle infolge der Verschlechterung der Transportbedingungen ab [15].

Für unsere Untersuchungsergebnisse ergibt sich hieraus, daß wir durch die Unterbindung der A. renalis bei den nephroblastomtragenden Nieren eine erhebliche Reduktion des Blutflusses bewirkten, der eine weitgehende Einschränkung des konsekutiven und diffusiven O_2- und Glukosetransportes zur Folge hatte. Dadurch kam es zum Absterben sowohl von Tumor- als auch normalem Nierengewebe. Morphologisch entsprach diesem Vorgang eine Verkleinerung der Tumoren, wobei die stärkste Größenabnahme innerhalb der ersten 2 bis 6 Wochen stattfand. In einer Kontrollgruppe ohne Unterbindung der Nierenarterie ergab sich bei kontinuierlicher zeitlicher Überprüfung erwartungsgemäß eine stetige Wachstumszunahme der Tumoren.

Da eine komplette Ischämie der Niere durch isolierte Nierenarterienligatur nicht zu erzielen ist [8] aufgrund der nachweisbaren kollateralen Zuflüsse von seiten des Nierenbeckens und der Nierenkapsel könnte eine Reduktion des Blutflusses und damit Abnahme der O_2-Gewebespannung zu einer Verminderung der Zellproliferationsrate führen.

So ist es erklärlich, daß wir bei lichtmikroskopischer Betrachtung – unter Berücksichtigung der durch diese Methodik gegebenen Einschränkungen – keine Rückschlüsse auf eine stattgehabte Ligatur der A. renalis und damit auf eine Ischämie anhand des Zellbildes im Tumor ziehen konnten. Lichtmikroskopisch boten die Tumoren an den Arterien-ligierten Nieren im Vergleich zu den nicht behandelten Tumoren keine erkennbaren Unterschiede. In dem tumorfreien Gewebe, das ebenfalls den Auswirkungen der Gefäßunterbindung unterworfen war, zeichnete sich das bereits aus den Kontrollversuchen unbehandelter Nieren bekannte Bild des Umwandlungsprozesses ab.

In wieweit Vorgänge der Tumorangiogenese mit verantwortlich bei der Revaskularisierung in diesem Experiment gemacht werden können, läßt sich aus der Versuchskonzeption heraus nicht beurteilen. Tumorangiogenese muß jedoch bei allen malignen Prozessen von deren Gefäßstruktur mit berücksichtigt werden [6].

Bedingt durch das Tumorverteilungsmuster lassen sich aus der relativ geringen Anzahl der Nephroblastomnieren keine statistischen Berechnungen durchführen; es können nur Trends aufgezeigt werden.

Schlußfolgerung

Die Untersuchungsergebnisse lassen darauf schließen, daß es nach Unterbindung der Nierenarterie zu einem akuten ischämiebedingten Tumorzelluntergang kommt. Extraglomeruläre und tumoreigener Kollateralkreislauf halten die arterielle Blutversorgung eines Tumorrestbezirkes aufrecht. Tumorrestgröße und kollaterale Blutversorgung scheinen in enger Beziehung zueinander zu stehen.

Die Embolisationsbehandlung menschlicher hypernephroider Nierenkarzinome muß kritisch überprüft werden im Hinblick auf die von uns experimentell untermauerte persistierende Tumorvitalität und die mannigfache belegte kollaterale parasitäre Blutversorgung dieser Tumoren. Bei der Bewertung der Embolisation beim Menschen muß weiterhin berücksichtigt werden, daß eine ideale Embolisationssubstanz noch nicht vorliegt [2], technische Möglichkeiten müssen vorerst noch weiter experimentell auf ihre Anwendbarkeit hin untersucht werden [1]. Letztendlich muß noch für die Klinik abgewägt werden, in wieweit durch Embolisationen ausgelöste und möglich gemachte Komplikationen, insbesondere die der Infektion, wobei hierzu erste Untersuchungsergebnisse vorliegen, dem Patienten gegenüber vertretbar sind.

Literatur

1. Bischoff, W.: Eine neue intravasale Embolisationstechnik: Ballon Embolus. Helv. chir. acta **44,** 391 (1977). – 2. Bischoff, W., Goerttler, U.: Aktuelle Aspekte renaler Gefäßembolisation. Dtsch. med. Wschr. **102,** 24, 901 (1977). – 3. Bischoff, W., Pelz, P., Klose, G.: Antibiotika-Konzentration in embolisierten Nieren. Fortschr. Röntgensttr. Nukl. (im Druck). – 4. Bischoff, W., Thomas, C., Elsäßer, E., Schnitzer, H.: Wachstumsbeeinflussung experimenteller Nephroblastome durch Nierenarterienokklusion. Radiologe (im Druck). – 5. Cooper, E. H., Bedford, A. J., Kenny, T. E.: Cell death in normal and malignant tissues. Advances in Cancer Res. **21,** 59 (1975). – 6. Folkman, J.: Tumor Angiogenesis Factor. Cancer Research **34,** 2109 (1974). – 7. Hadjiolov, D.: Induction of nephroblastomas in the rat with dimethylnitrosamine. Ztschr. Krebsforsch. **71,** 59 (1968). – 8. Holle, G., Burkhardt, R., Arndt, S., Blödorn, M.: Über manometrische, histochemische, histologische und phasenoptische bei ischämischer Hypoxydose. Virchows Archiv **327,** 150 (1955). – 9. Susset, J. G., MacKinnon, K. K.: Revascularisation of the kidney. Investigat. Urology **1,** 238 (1963). – 10. Tannock, I. F.: The relation between cell proliferation and the vascular system in a trasplanted mouse mammary tumour. Brit. J. Cancer **22,** 2, 258 (1968). – 11. Tannock, I. F., Steel, G. G.: Tumor growth and cell kinetics in chronically hypoxic animals. J. National Cancer Institute **45,** 1, 123 (1970). – 12. Thomas, C., Bollmann, R.: Untersuchungen zur Organotropie der krebserzeugenden Wirkung des N-Nitroso-N-Methyl-Harnstoffs an Ratten. Experientia **25,** 50 (1969). – 13. Thomas, C., Schmähl, D.: Zur Morphologie der Nierentumoren bei der Ratte. Z. Krebsforschung **66,** 125 (1964). – 14. Thomas, C., Wessel, W., Citroler, P.: Histochemische, elektronenmikroskopische und autoradiographische Untersuchungen an experimentell erzeugten Nephroblastomen. Beitr. Path. **145,** 68 (1972). – 15. Vaupel, P., Thwes, G., Wendling, P.: Kritische Sauerstoff- und Glukoseversorgung maligner Tumoren. Dtsch. med. Wschr. **101,** 1810 (1976)

Priv.-Doz. Dr. W. Bischoff
Urolog. Abteilung im Zentrum Chirurgie
Universität Freiburg
Hugstetter Straße 55
D-7800 Freiburg

R. GÜNTHER, U. JONAS und G. H. JACOBI: **Selektive und superselektive Katheterembolisierung der Niere. Technik und Möglichkeiten einer Methode**

Von der Vielzahl der in der Literatur angegebenen Embolisierungsmaterialien haben wir experimentell und klinisch Erfahrungen mit dem Gewebekleber Histoacryl gesammelt. Eine praktikable Handhabung der rasch polymerisierenden Substanzen wird ermöglicht durch:
1. Verdünnung mit Glucose
2. Mischung und Injektion im eisgekühltem Zustand.

Die Beifügung von röntgenschattendichtem Material (z. B. Tantalpulver) halten wir für unabdingbar, um eine kontrollierte Injektion des Embolisats unter Durchleuchtungskontrolle vornehmen zu können.

Das Embolisierungsgemisch von Histoacryl-Glucose-Tantalpulver wird in koaxialer Kathetertechnik in das zu okkulierende Gefäß eingeführt. Diese Technik hat unter anderem den Vorteil, daß eventuell an der Katheterspitze haftende Kleberteilchen beim Zurückziehen des dünnen Innenkatheters am äußeren Katheter abgestreift werden, somit in der embolisierten Region verbleiben oder unter dem Schutz des äußeren Katheters nach außen entfernt werden können. Eine unerwünschte Embolie an anderer Stelle wird dadurch vermieden.

Wir haben in tierexperimentellen Untersuchungen bei 80 Kaninchen und 20 Hunden Wirkung und Wirksamkeit der Transkatherembolisierung mit Histoacryl geprüft. Die Substanz führt zu einem kompletten und dauerhaften Gefäßverschluß ohne Rekanalisation. Histologisch resultiert eine deutliche Fremdkörperreaktion.

Tabelle 1. Selektive und superselektive Katheterembolisierung der Niere mit Butyl-2-cyanoacrylat (Histoacryl)

Pat.	Erkrankung	Indikation der Embolisierung	Anzahl der Emboli-sierungen
1. F. T.	Inoperables Hypernephrom	Hämaturie	3 mal
2. W. S.	Inoperables Hypernephrom	Hämaturie	1 mal
3. E. M.	Inoperables Hypernephrom	Hämaturie	2 mal
4. T. K.	Inoperables Hypernephrom	Hämaturie	1 mal
5. W. S.	Hypernephrom (Pat. inoperabel, schlechter AZ)	Hämaturie	1 mal
6. K. G.	Hypernephrom (Pat. inoperabel, schlechter AZ)	Hämaturie	1 mal
7. L. H.	Nierenläsion bei translumbaler Aortographie	Massive Hämaturie	1 mal
8. S. J.	Maligne Hypertonie	Massive retroperi toneale Blutung nach offener Nierenbiopsie	1 mal

Im klinischen Bereich setzten wir die Methode bei 8 Patienten ein. Dabei handelt es sich um 6 Patienten mit einem blutenden Hypernephrom und 2 Patienten mit einer Blutung nach iatrogener Nierenläsion (Tabelle 1). Durch die Transkatheterembolisierung wurde die Blutung zum Stillstand gebracht.

Die Transkatheterembolisierung ist in den meisten Fällen eine Palliativmaßnahme und nur in seltenen Fällen eine kurative Methode. Dies gilt insbesondere für die Tumorembolisierung. Von 6 Tumorpatienten verstarben drei innerhalb eines halben Jahres. Über einen längeren Zeitraum von 15 Monaten konnten wir einen Patienten verfolgen, der viermal reangiographiert und dreimal wegen Ausbildung weiterer Kollateralversorgung des Tumors reembolisiert wurde. An diesem Beispiel zeigt sich die Problematik der Tumorembolisierung, wobei der Tumor trotz Embolisierung durch Neueröffnung von Kollateralen an den Randpartien weiterwächst. Andererseits sahen wir in einem Fall eine erstaunliche Rückbildung eines lokal operablen Hypernephroms mit erheblicher Verbesserung des Allgemeinzustandes des Patienten ohne Entwicklung von Metastasen (Abb. 1).

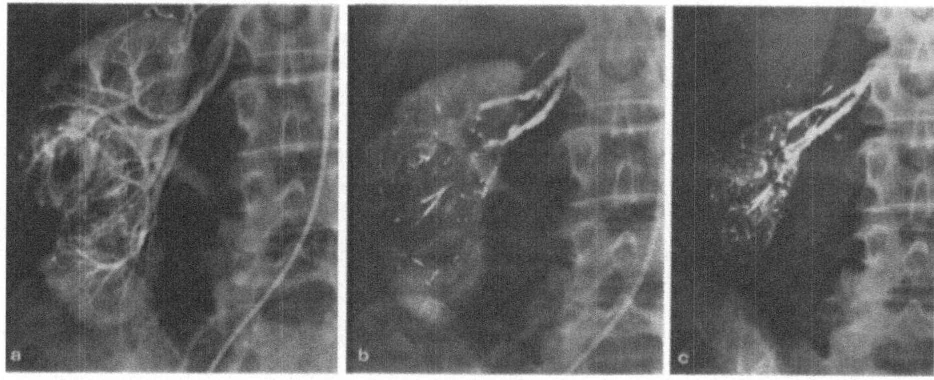

Abb. 1a–c. (a) Selektive Renovasographie mit Nachweis eines gut vaskularisierten, lokal operablen Hypernephroms. (b) Zustand unmittelbar nach Transkatheterembolisierung mit Histoacryl-Glucose-Tantalpulver. (c) Die Leeraufnahme nach 4 Monaten zeigt eine erhebliche Schrumpfung der Niere und des Tumors

Die Möglichkeit der superselektiven Katheterembolisierung als kurative Methode und Methode der Wahl wird sich nur in Einzelfällen bieten. Ein entsprechendes Beispiel wurde von uns an anderer Stelle ausführlich beschrieben [2].

Die therapeutische Katheterembolisierung ist eine nicht ungefährliche Methode. Schwerwiegende Komplikationen, insbesondere in Form der sekundären Verschleppung von Emboli sind in der Literatur mitgeteilt. Gang und Mitarb. [1] berichteten kürzlich über die bisher schwerste Komplikation einer Rückenmarksinfarzierung nach Nierenembolisierung. Die Transkatheterembolisierung erfordert daher speziell Vorsichtsmaßnahmen (Tabelle 2).

Tabelle 2. Vorsichtsmaßnahmen bei der Katheterembolisierung

1. Koaxiale Kathetertechnik
2. Überfüllung des Gefäßlumens vermeiden
3. Ausreichend tiefe Lage der Katheterspitze im Gefäß
   Ausreichender Sicherheitsabstand zu Gefäßen anderer Regionen
4. Beimischung von röntgenschattendichtem Material
5. Vorsichtige Injektion unter Durchleuchtungskontrolle
6. Adjuvante Ballonokklusion bei ausgedehnten arteriovenösen Shunts

Von den bisher bekannten Embolisierungsmaterialien sehen wir in Histoacryl eine gut geeignete Substanz. Histoacryl klebt an der Gefäßwand fest, unterliegt nicht der Fibrinolyse und führt zu einem dauerhaften Gefäßverschluß. Aufgrund der permanenten Gefäßokklusion eignet sich die Substanz besonders zur Tumorembolisierung.

Insgesamt hat die therapeutische Katheterembolisierung einen festen, jedoch sehr umgrenzten Anwendungsbereich im Rahmen der invasiv-therapeutischen Radiologie und kann nur in ausgesuchten Fällen Operationsersatz sein.

Literatur

1. Gang, D. L., Dole, K. B., Adelman, L. S.: Spinal cord infarction following therapeutic renal artery embolisation. J. Amer. Med. Ass. **237,** 2841 (1977). – 2. Günther, R., Jonas, U., Jacobi, G. H.: Nierenläsion bei translumbaler Aortographie und Therapie durch selektive Katheterembolisierung. Fortschr. Röntgenstr. **126,** 426 (1977). – 3. Günther, R., Schubert, U., Bohl, J., Georgi, M.: Transcatheterembolisation of the kidney with butyl-2-cyanoacrylate (Histoacryl®). Cardiovasc. Radiol. (1978) im Druck

Dr. R. Günther
Institut für Klinische Strahlenkunde
der Universität
Langenbeckstraße 1
D-6500 Mainz

U. Hadaschik, J. Hackelöer und G. Rodeck: **Ultraschallgezielte Punktion in der Abklärung zystischer Nierenprozesse**

Der Wert der Sonographie in der Differentialdiagnose von Nierenerkrankungen liegt gegenüber anderen Methoden in der hohen Sicherheit bei der Unterscheidung zwischen zystischen und soliden raumfordernden Prozessen. In unserer Klinik wird bei urographischem Verdacht auf raumfordernden Prozeß in einer Niere als nächste diagnostische Maßnahme die Sonographie durchgeführt. Bei unklaren Befunden wird die Renovasographie angeschlossen. Die *ultraschallgeleitete Punktion* wird durchgeführt, um die Diagnose einer Nierenzyste eindeutig zu sichern oder eine Entlastung des Nierenbeckens durch perkutane Punktion bei bestehender Kontraindikation zu transurethralem oder operativem Vorgehen zu ermöglichen.

Im Laufe eines Jahres wurden bei insgesamt 30 Patienten ultraschallgezielte Punktionen an den Nieren durchgeführt (Abb. 1). $^2/_3$ der Patienten waren männlich, 11 der

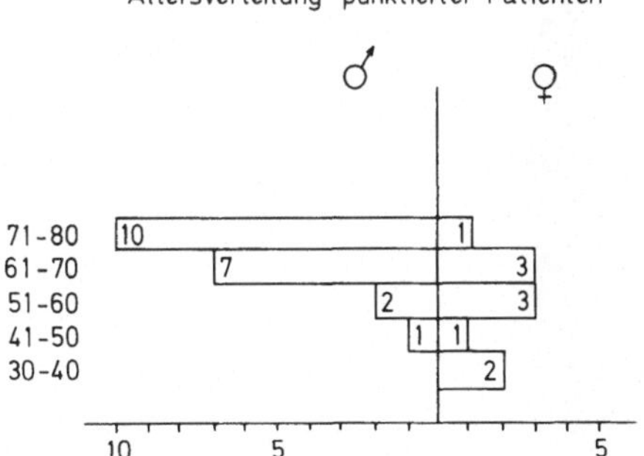

Abb. 1

30 Patienten befanden sich zwischen dem 71. und 80. Lebensjahr. Bei 27 Patienten bestand im Sonogramm der Verdacht auf einen verdrängenden raumfordernden Prozeß ohne solide Anteile. Bei 3 Patienten wurden Zeichen eines aufgestauten Nierenbeckenkelchsystems bei urographisch stummer Niere gefunden.

Wir verwendeten einen Compund Scanner mit einem mittelständig durchbohrten 2,5 MHz Schallkopf, der eine Länge von 5 cm hatte. Die Punktion erfolgte meist in Bauchlage (Abb. 2).

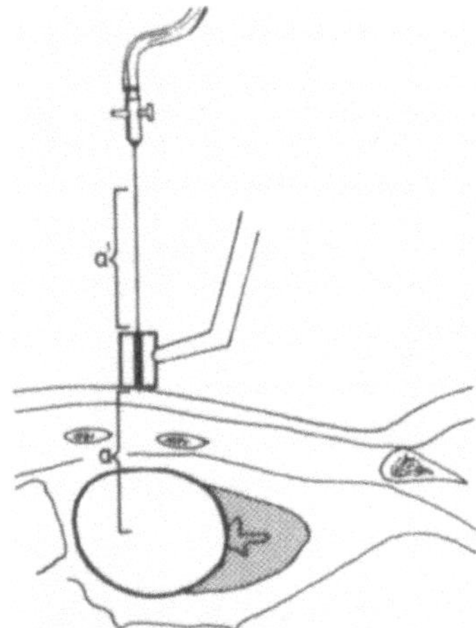

Abb. 2

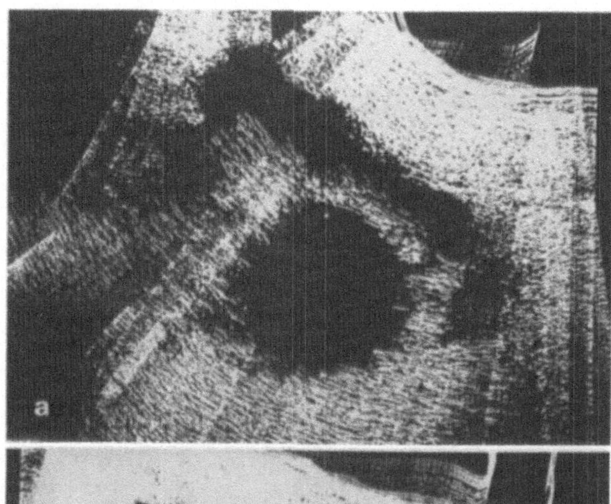

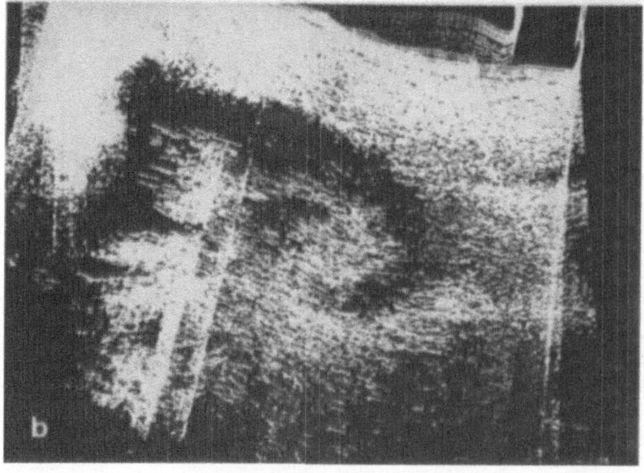

Abb. 3a und b

Durch Einblenden von Tiefenmarken wurden der Haut-Zystenabstand und der Durchmesser der Zyste bestimmt und daraus die Punktionsrichtung und -tiefe festgelegt. Bei transrenalen Nierenbeckenpunktionen kann nach einer Troicartpunktion ein dünner Katheter zur Dauerableitung des Hohlraumsystems eingeführt werden.

Ergebnisse

Bei unseren 30 punktierten Patienten hatte die kleinste Zyste einen Durchmesser von 3 cm, die größte von 20 cm, der durchschnittliche Durchmesser der Zysten betrug 6 cm. Entsprechend wurden im Mittel ca. 140 ml abpunktiert. Die drei Nierenbeckenpunktionen erfolgten wegen Pyonephrosen. Der Zysteninhalt wurde in jedem Fall bakteriologisch, zytologisch und laborchemisch untersucht. Alle Zysteninhalte waren keimfrei, tumorverdächtige Zellen konnten nicht gefunden werden. Von den 27 punktierten Nierenzysten wurden 3 operiert, davon 2 der Größe wegen und 1 Zyste wegen ihres altblutigen Inhaltes. Auch in dieser Zyste konnten wir intraoperativ keinen Tumor finden.

Komplikationen in Form von Nachblutungen oder Infektionen der punktierten Zysten wurden von uns nicht beobachtet. Abbildung 3a zeigt das sonographische Bild einer Nierenzyste mit dem Durchmesser von 6 cm. Abbildung 3b veranschaulicht den Zustand nach Punktion von 140 ml Punktionsflüssigkeit.

Zusammenfassung

Das Verfahren der ultraschallgezielten Punktion von raumfordernden Prozessen an der Niere und die Troicartpunktion zur Sofortableitung vom Nierenbecken bei Ureterokklusion hat sich in unserer Klinik bewährt. Das von uns verwendete Gerät mit einem 5 cm langen durchbohrten Schallkopf ermöglicht eine sichere und gefahrlose Punktion, bei der die Größenveränderung des punktierten Areals infolge des verwendeten Compound Scanners im Amplitudenbild beobachtet werden kann.

Durch die beschriebene Methode kann die Indikation zur Renovasographie enger gestellt und die Strahlenbelastung des Patienten verringert werden. Außerdem kann nach Einbringen von Kontrastmittel die Innenwand der Zyste im Doppelkontrastverfahren röntgenologisch beurteilt werden.

Wie von vielen Autoren beschrieben, kann der Eingriff der Zystenentfernung vor allem bei parapelviner oder intrarenaler Lage mit zahlreichen Komplikationen behaftet sein. Hier kann das Verfahren bei eindeutiger Aussage die Operationsindikation einschränken.

Als Sofortmaßnahme bei Pyonephrosen ist die Methode hilfreich, um die operative Korrektur zu einem späteren Zeitpunkt bei geringerem Risiko durchführen zu können. Die ultraschallgezielte Nierenpunktion gehört in unserer Klinik bereits heute zu den diagnostischen Routineverfahren.

Dr. U. Hadaschik
Urologische Universitätsklinik Marburg (Lahn)
Robert-Koch-Straße 8
D-3550 Marburg (Lahn)

H. J. SCHMOLLER, G. KUNIT und CH. MENZEL: **Nephro-Sonographie in der Gravidität**

Die Ultraschalluntersuchung der Niere stellt in der Schwangerschaft eine wertvolle Bereicherung der Diagnostik dar, da man damit eine Methode an der Hand hat, mit der auf völlig gefahrlose Art und Weise eine makromorphologische Beurteilung dieses paarigen Organes ermöglicht wird.

Die Problematik liegt nur darin, daß die Niere und vor allem das Nierenhohlsystem und die ableitenden Harnwege in Abhängigkeit von der Zahl der durchgemachten Schwangerschaften und dem Zeitpunkt der Gravidität physiologische Veränderungen erfahren, die der Unerfahrene als pathologischen Zustand werten würde.

Da in der uns zugänglichen Literatur über die sonographische Erscheinungsform der noch physiologischen Veränderungen am Nierenhohlsystem keine Erfahrungsberichte zu finden waren, haben wir zunächst an 128 nierengesunden graviden Frauen eine sonographische Studie vorgenommen, deren Ergebnis als Anhaltspunkt für den Untersucher dienen soll, damit pathologische Befunde von noch physiologischen Zuständen abgegrenzt werden können.

Seit der ersten Beschreibung von Cruveilhier [3], ist bekannt, daß das Nierenhohlsystem im Laufe der Gravidität in Abhängigkeit von der Zahl der durchgemachten Schwangerschaften und auch von der Dauer der Gravidität, eine Weitstellung erfährt, die im sonographischen oder urographischen Aspekt einer Obstruktion gleicht. Die Erweiterung betrifft das Nierenhohlsystem einschließlich Ureter, etwa bis zur Linea terminalis. Das rechte Nierenhohlsystem ist dabei zumeist mehr und früher betroffen. Als Ursache für die Weitstellung des Nierenhohlsystems gilt heute der mechanische Faktor

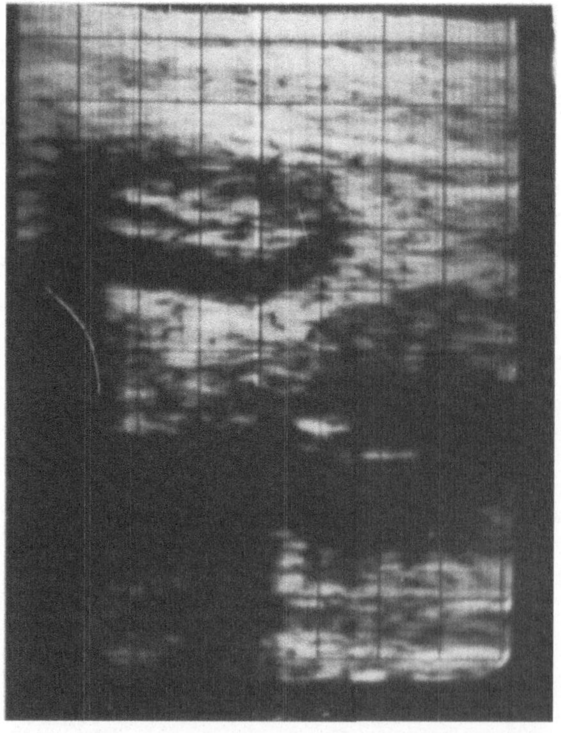

Abb. 1. Linienförmige, reflexlose Zone inmitten des normalerweise sehr reflexreichen Nierenbeckens entsprechend dem geringfügig erweiterten Nierenhohlsystem

und zusätzlich eine hormonelle Auflockerung der Ureterenwand, bzw. des Nierenbeckens [4, 8].

Die normale Niere ist sonographisch im Längsschnitt elliptisch, im Querschnitt rund bis oval und im mittleren Drittel häufig medial offen, hufeisenförmig. Der reflexarme, die sonographische Form der Niere bestimmende Saum wird vom Parenchym gebildet. Zentral findet sich eine sehr reflexreiche ovale Zone, die dem Nierenbecken-Hilusbereich entspricht. Die Reflexe stammmen von Papillen, Kelchen, Kelchhälsen und den Gebilden im Nierenbeckenbereich [5, 7].

Kommt es zu einer Erweiterung des Nierenhohlsystems, so kann Ultraschall diesen harngefüllten Hohlraum ungehindert passieren und es entstehen im normalerweise sehr reflexreichen Nierenbeckenbereich, vom Grad der Ausweitung abhängige, reflexlose Zonen. Diese haben zunächst unterschiedliche Formen. Zumeist sieht man zuerst wie mit einem Filzstift gezogene zentrale schwarze Linien (Abb. 1), oder auch punktförmige, rundliche reflexlose Areale, die sich vom reflexreichen Nierenbeckenbereich gut abheben. Mit zunehmender Erweiterung des Nierenhohlsystems kommt es zu größeren, reflexlosen Arealen, die gelegentlich von erweiterten Kelchen kokardenartig umgeben sind [1, 6]. Diese Veränderungen konnten wir experimentell in derselben Form reproduzieren: Eine gesunde Leichenniere wurde mit ihrem Ureter in geschäumtes Ultraschallgel eingebettet und mittels einer Spritze, die am heraushängenden Ureter angesetzt wurde, wurde das Nierenhohlsystem allmählich mit physiologischer Kochsalzlösung aufgefüllt. Es konnten dieselben Bilder, wie in vivo reproduziert werden, allerdings in keinem solchen Ausmaß, da das tote Nierenbecken nicht mehr so dehnbar ist und die Aufstauung nicht allmählich, langsam erfolgt.

Von den 128 nierengesunden graviden Frauen handelt es sich im I. Trimenon um 27 Erstgebärende und 17 Mehrgebärende. Im II. Trimenon fanden sich 27 Primiparae und

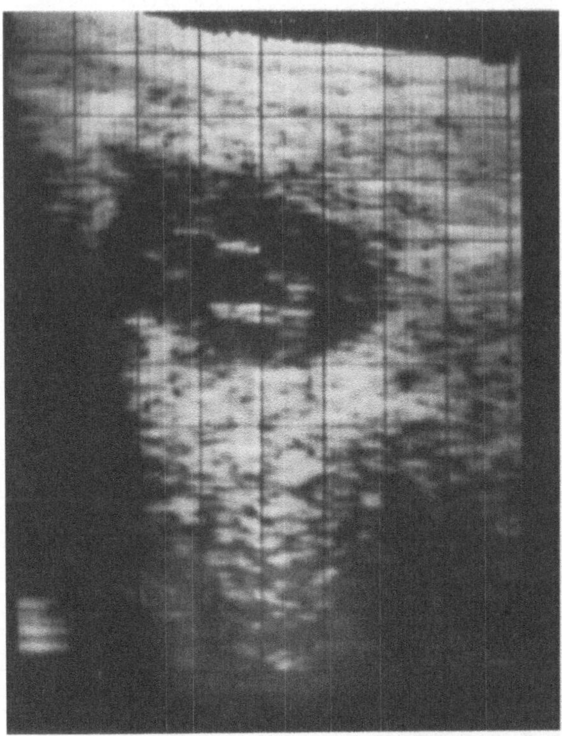

Abb. 2. Grenzwertige, aber noch im physiologischen Bereich gelegene Erweiterung des Nierenhohlsystems bei nierengesunder gravider Primipara in der 24. Schwangerschaftswoche

17 Multiparae und im III. Trimenon waren 17 Erstgebärende und 23 Mehrgebärende zu finden.

Nach Seng (1929), der die Veränderungen mit Hilfe der retrograden Pyelographie studierte, beginnt die Weitstellung bei Erstgebärenden etwa in der 10. Schwangerschaftswoche, bei Mehrgebärenden in der 6. Schwangerschaftswoche. In unserer Studie fanden wir aber schon in 3 Fällen eine Erweiterung des Nierenhohlsystems zwischen der 6. und 10. Schwangerschaftswoche bei Erstgebärenden. Bei den Mehrgebärenden stimmen unsere Ergebnisse mit denen Sengs überein.

In 65,6% (84 Fälle) fand sich in der gesamten Studiengruppe von 128 graviden Frauen eine sonographisch einwandfrei nachweisbare Aufstauung (Abb. 2, Maximalwert). Davon war die Erweiterung in 58,8% nur rechts, in 34,8% rechts mehr als links oder auch seitengleich. Nur in 7,2% fand sich nur links eine Erweiterung (ev. Maximalwert).

Das Maß der Erweiterung des Nierenhohlsystems nimmt im allgemeinen bis zum II. Trimenon zu und bleibt dann im wesentlichen konstant. Einen relevanten Unterschied zwischen Primiparae und Multiparae konnten wir nicht beobachten.

Höhergradige Erweiterungen als die in den Abbildungen demonstrieren, werden bei Pyelitis und natürlich pathologischer Obstruktion gefunden [2] (Abb. 3). Zweifellos wird auch in Einzelfällen unter physiologischen Bedingungen noch eine stärkere Weitstellung des Nierenhohlsystems zu finden sein. Finden sich jedoch klinische Anhaltspunkte für Pyelitis oder Harnleiterkonkremente, so muß eine über dieses Maß angegebene Aufstauung als pathologisch angesehen werden.

Soweit aus der uns zugänglichen Literatur ersichtlich, haben wir mit dieser Studie erstmals sonographisch die physiologischen Veränderungen am oberen Harntrakt systematisch untersucht und hoffen mit diesem Ergebnis, dem mit Ultraschall arbeiten-

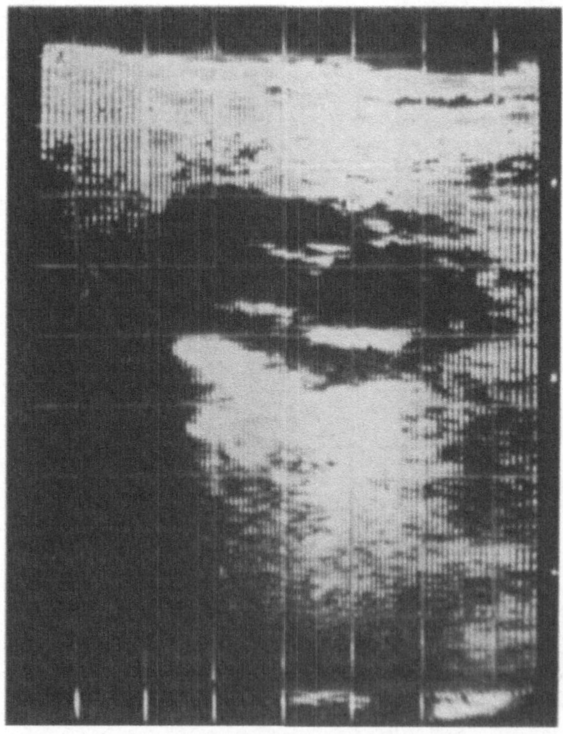

Abb. 3. Pathologische Erweiterung des Nierenhohlsystems bei Multipara LM VI. infolge Pyelitis gravidarum

den Untersucher einen Anhaltspunkt für die Beurteilung des Nierenhohlsystems in der Gravidität zu geben. Wir sind der Auffassung, daß die Sonographie der Nieren in der Gravidität eine hervorragende Methode darstellt, gefahrlos bestimmte pathologische Veränderungen zu erfassen.

Zusammenfassung

Bei 128 nierengesunden schwangeren Frauen wurden systematisch geordnet nach Primiparae und Multiparae und unterteilt in I., II. und III. Trimenon, die physiologischen Veränderungen, die das Nierenhohlsystem während der Gravidität erfährt, sonographisch untersucht. Es handelt sich um eine Erweiterung des Nierenhohlsystems, die teils mechanisch, teils hormonell bedingt ist und dasselbe Bild wie bei Obstruktion hervorruft. Sinn dieser Studie ist die Erfassung der Grenzwerte und des Beginnes dieser Erweiterung, damit einerseits kein falsch positiver Befund erhoben wird und andererseits echte pathologische Zustände von diesen physiologischen Veränderungen abgegrenzt werden können.

Die Sonographie stellt eine hervorragende Methode dar, mit der vor allem in der Gravidität makromorphologische Veränderungen der Nieren erfaßt werden können.

Literatur

1. Benz, U. F., Schulze, K., Meudt, R.: Die Sonographie in der Diagnostik von Nierenerkrankungen. Radiologe **16,** 320–327 (1976). – 2. Crabtree, E. G., Prather, G. C., Prien, E. L.: Endresults of urinary tract infections associated with pregnancy. Amer. J. Obstet. Gynec. **34,** 405 (1937). – 3. Cruveilhier (1842): Zit. bei F. Hoff, Der Schwangerschaftsureter. Beilageheft zu Z. Geburtsh. Gynäk. **125** (1945). – 4. Keates, P. G.: Physical, physiological and hormonal aspects of hydronephrosis. J. Fac. Radiol. (Lond.) **6,** 123 (1954). – 5. Kratochwil, A., Gasser, G., Mayr, H. G.: Die Ultraschalldiagnostik in der Urologie. Wien. Klin. Wschr. **82,** 795 (1970). – 6. Sanders, R. C., Bearman, S.: B-scan ultrasound in the diagnosis of hydronephrosis. Radiology **108,** 375 (1973). – 7. Schmoller, H. J., Kunit, G., Frick, J.: Ultraschalldiagnostik des Nierenhohlsystems. Helv. Chir. Acta **44,** 283–286 (1977). – 8. Seng, M. J.: Dilatation of the ureters and renal pelvis in pregnancy. J. Urol. **21,** 475 (1929)

Dr. H. J. Schmoller
Landeskrankenanstalten Salzburg
Müllner-Hauptstraße 48
A-5020 Salzburg

P. Mellin, B. Brehmer und H. P. Dryden: **Über die Adrenalektomie bei endokrinen Erkrankungen der Nebenniere**

Mit diesem kurzen Beitrag möchte ich Ihr Interesse an den Nebennieren und ihren endokrinen Erkrankungen wachhalten oder wecken. Sie stehen, wie Sie wissen, in unserem Lernzielkatalog und bedürfen unserer Aufmerksamkeit. In verschiedener Hinsicht hat es auf diesem Gebiet im letzten Jahrzehnt Fortschritte gegeben. So lassen sich die Erkrankungen der Nebennieren heutzutage mit den Methoden der Endokrinologie sehr genau diagnostizieren. Jedenfalls kann die Art des vorliegenden Prozesses durch Hormonanalysen, Provokations- und Suppressionstest mit großer Sicherheit bestimmt werden.

Die Zuverlässigkeit, mit der die Artdiagnose gestellt werden kann, wird von der topischen Diagnostik nicht erreicht. Es hat allerdings auch hierin deutliche Fortschritte gegeben, zu der vor allem folgende Methoden beigetragen haben.

Tomographie in Verbindung mit Infusionsurogramm oder Pneumoretroperitoneum
Nebennierenszintigraphie mit ^{131}J-Cholesterol
Selektive Arteriographie und Venographie der Nebennierengefäße
Etagendiagnostik der Blutanalysen.

Während die Tomographie der Darstellung aller Nebennierenvergrößerungen zugute kommt, eignet sich die Szintigraphie ausschließlich für die Diagnostik von Nebennierenrindenprozessen.

Die Gefäßdarstellungen und die Laboruntersuchungen gezielt entnommenen Venenbluts fördern vor allem die topische Diagnostik des ektopen Phäochromozytoms. Diese Geschwülste gehen zwar in der Regel vom Mark einer der beiden Nebennieren aus, können aber auch bilateral auftreten oder extrarenalen Sitz im Sympathikusgewebe haben.

Ein bedeutender Teil der Nebennierenerkrankungen ist einer operativen Behandlung zugänglich.

Den 77 Adrenalektomien, die wir von 1963–1977 bei 57 Patienten durchgeführt haben, lagen, unterteilt in kortikale und medulläre Prozesse, folgende Erkrankungen zugrunde.

Nebennieren-Rinde				
Hyperplasie	CUSHING-Syndrom		21	(41)
Adenom	CUSHING-Syndrom		8	(8)
	CONN-Sndrom		11	(11)
Karzinom			5	(5)
	CUSHING-Syndrom	1		
	AGS	2		
	endokrin inaktiv	2		
Zyste			1	(1)
Nebennieren-Mark				
Phaeochromozytom			9	(9)
Phaeochromoblastom			2	(2)
			57	(77)

Es herrscht noch keine einheitliche Meinung über die Art des Vorgehens bei der Adrenalektomie. Artdiagnose und Lokalisation des Prozesses sind gleichermaßen zu berücksichtigen.

Beim Phaeochromozytom bevorzugen wir den transabdominalen Zugang. Man gelangt meist rasch und gut an die entscheidenden Gefäße und hat zudem die Möglichkeit, den gesamten Bauchraum nach evtl. extraadrenalen Tumoren abzusuchen.

Demgegenüber wählen wir bei Tumoren der Nebennierenrinde überwiegend den extraperitonealen Zugang vom Interkostalschnitt aus. Dies gilt insbesondere für die wenig belastungsfähigen Patienten mit Cushing-Syndrom, deren Komplikationsrate nach unserer Erfahrung bei extraperitonealem Vorgehen weit geringer ist als bei transabdominaler Operation.

Für den Erfolg der Adrenalektomie sind der Zugang und die operative Technik einschließlich der gekonnten Anästhesie aber nicht allein ausschlaggebend. Präzise Diagnostik und Indikationsstellung sowie die Substitutionstherapie bei bilateralen Adrenalektomien sind von gleichrangiger Bedeutung. Hier bewährt sich die Zusammenarbeit mit dem Endokrinologen oder dem Hochdruckinternisten, ohne die man die Nebennierenchirurgie nicht betreiben sollte. Hat man jedoch diese Voraussetzungen, dann ist sie ein glänzendes Feld urologischer Betätigung.

Prof. Dr. P. Mellin
Urol. Univ.-Klinik
Hufelandstr. 55
D-4300 Essen

K. DIMOPOULOS, P. DAVARIS, B. JANNOPOULOS und A. KRANIDIS: **Selektive Nierenarterienembolisation bei Nieren-Tumor**

Seit 1972, nachdem Almgard als erster die Embolisation der Nierenarterien einführte, wird diese Methode häufiger angewandt. Daher muß die Indikationsbreite streng gewählt werden, da auch unangenehme Komplikationen auftreten können. Es kann sich ein Embolus lösen, so daß es zu einer Paraplegie kommen kann, oder auch zum Exitus.

Auf der anderen Seite ermöglicht die Embolisation eine bessere Vorbereitung des Patienten zur Operation, besonders wenn eine Hämaturie besteht. In solche Fällen

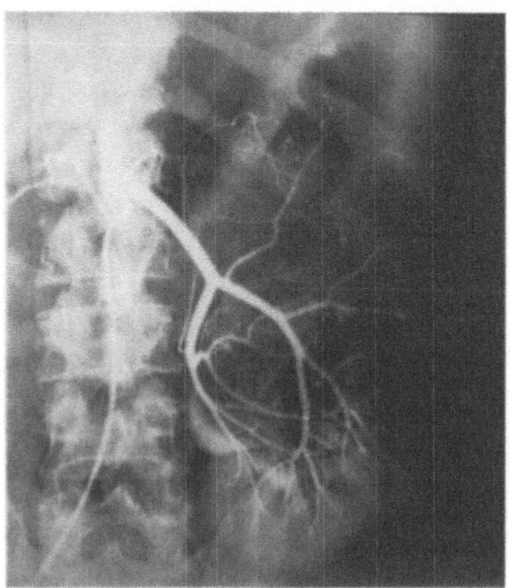

Abb. 1. Angiogramm mit Darstellung eines ausgedehnten Nierentumors li.

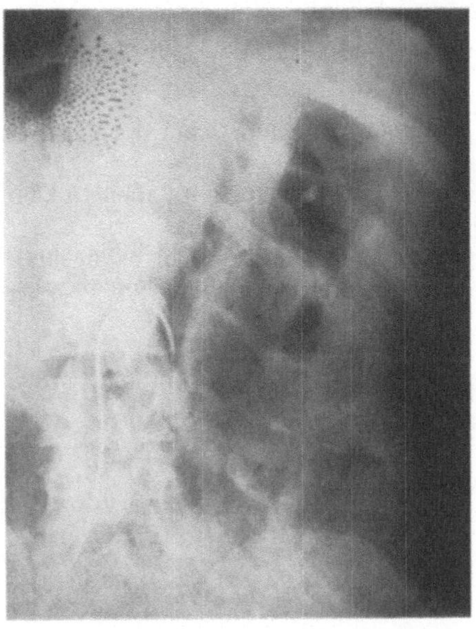

Abb. 2. Die kleinen Pfeile zeigen die Emboli in den Ästen der Nierenarterie

kann sie zu einem Blutstillstand bei inoperablen Tumoren führen. Es muß betont werden, daß es sich um keine therapeutische Methode handelt.

Wir haben die selektive Embolisation bei 27 Patienten angewandt. Alle hatten eine Hämaturie, bei 5 handelte es sich um inoperable Nierentumoren.

Bei sämtlichen Patienten kam es zum Sisitieren der Blutung. Der operative Vorgang wurde erleichtert durch:

a) Geringere Blutungsneigung, auch am Kollateralkreislauf. (Nach längeren Zeitabständen, nimmt dieser Kreislauf wieder zu.)

b) Minderung der Möglichkeit von Tumorzellverschleppung durch die Manipulationen während des operativen Vorganges.

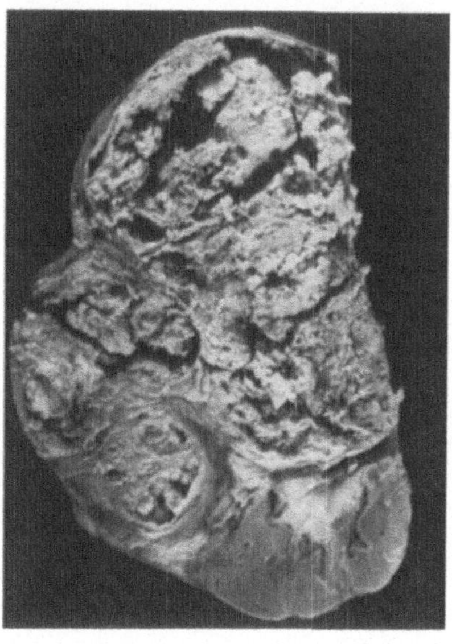

Abb. 3. Operationspräparat. Nekrotisierender Tumor. Gesundes Parenchym am unteren Pol mit Infarzierung

Als Komplikationen haben wir fast immer einen starken Schmerz auf der entsprechenden Seite gehabt.

Bei einem der fünf, wegen inoperablem Tumor palliativ behandelten Patienten kam es nach Monaten zu einer Auflösung der Emboli und zur erneuten Blutung.

Andere Komplikationen wurden in unserem Krankengut bisher nicht beobachtet. Zusammenfassend betrachten wir die selektive Nierenarterienembolisation als eine Methode die bei blutenden Nierentumoren:

a) eine bessere prä- und intraoperative Behandlung zuläßt und

b) als palliativ therapeutische Möglichkeit, wegen des Sistierens der Blutung, bei inoperablen Tumoren angewandt werden kann.

Prof. Dr. K. Dimopoulos
Urol. Univ.-Klinik
D. Aiginitoustr. 4
GR-Athen 609

Diskussion zu den Vorträgen Seite 279 bis 296
Freie Vorträge: Nierentumoren

Moderatoren: W. Mauermayer, München, und G. Rutishauser, Basel

R. Hohenfellner, Mainz: Ich möchte Herrn Asbach fragen, ob er aus seinen sehr interessanten und phantastischen tierexperimentellen Untersuchungen einen klinischen Brückenschlag ableiten kann. Es ist, glaube ich, ein Problem dabei: Nämlich die Selektion der einzelnen Zytostatika. Ich möchte gerne wissen zum zweiten, wie Sie das Alter Ihrer Tiere ggf. auf das des Menschen umrechnen können. Sie wissen, daß man das zum Beispiel bei den Minnesota pigs und auch bei den Affen gut machen kann, um zu sehen, in welcher Altersklasse man experimentiert. Zum Dritten möchte ich noch eine klinische Beobachtung hinzufügen. Die Dosierung der Zytostatika ist offenbar auch vom Alter abhängig. Wir haben bei der Kombinationstherapie Tumoren gehabt, bei denen man später bei der Nachoperation histologisch keinen Tumor mehr nachweisen konnte. Vielleicht können Sie dazu etwas sagen.

H. W. Asbach, Heidelberg: Zunächst zu Ihrer zweiten Frage, was das Alterder Tiere betrifft. Wir hatten bewußt verschiedene Tierklassen hinsichtlich des Alters gewählt, wir hatten sowohl an jungen Tieren diese Aszitestumoren erzeugt als auch an alten Tieren. Und nun zu Ihrer ersten Frage hinsichtlich eines evtl. klinischen Bezuges. Ich könnte mir durchaus vorstellen, daß diese Methode in die Klinik eingeführt werden kann bei bilateralem Nephroblastom des Kindesalters, da besonders bei diesen sehr schnell wachsenden und auch bei systemischer Therapie und Chemotherapie sensiblen Tumoren das operative Procedere noch nicht eindeutig festget ist. Man weiß bei den bilateralen Tumoren oft nicht, was man machen soll. Soll man eine Niere entfernenund die zweite Niere partiell resezierenBei diesenTumoren könnte ich mir durchaus vorstellen, daß eine selektive, relativ hoch dosierte Therapie etwas bringen würde. Beim Hypernephrom in der Solitärniere, bei extrakorporaler Nierentumorchirurgie, bin ich derAnsicht, daß man durchaus eine zusätzliche zytostatische Behandlung anschließen könnte.

Moderator W. Mauermayer, München: Wir kommen zum Vortrag von Herrn Bischoff: Ischämieeinfluß auf experimentelle Nierentumoren. Ich glaube, das ist ja nicht das Kernproblem dieser ganzen Embolisationsprozeduren, daßman die Kapselgefäße nicht miterwischen kann. Den nächsten Vortrag von Herrn Günther sollten wir gleich zusammen mitdiskutieren, weil er ja festgestellt hat, daß es zur Rekanalisation kommen kann, und wahrscheinlich müßte man in solchen Fällen doch von Zeit zu Zeit angiographisch das Ergebnis der Embolisation kontrollieren, das ist doch wohl die Lehre aus diesem Vortrag.

J. E. Altwein, Mainz: Es wurde jetzt im Krebsinstitut in Houston festgestellt, daß sich bei 24 metastasierenden Hypernephronen, die embolisiert wurden, die Lungenmetastasen bei einem Drittel der Patienten zurückbildeten. Meines Wissens ist die Embolisation die einzige konservative Behandlungsmethode beim metastasierenden Hypernephrom, also Immuntherapie, Chemo- oder Radiotherapie, mit dem so etwas in größerem Ausmaß erreicht werden kann.

F. J. Marx, München: Wir haben in den letzten beiden Jahren insgesamt 10 inoperable metastasierende Nierenkarzinome embolisiert. Wir wenden noch die Methode mit den Muskelfragmenten an, die wir dahin modifiziert haben, daß wir den Muskel homogenisieren, mit Röntgenkontrastmittel versetzen und noch Faktor 13 und Trasylolbeigeben, um die lokale Fibrinolyse zumindest vorübergehend zu hemmen und das Gerinnsel etwas dauerhafter zu machen. Die Indikation haben wir immer sehr streng gestellt und nur Patienten mit extensiven Hämaturien der Embolisation unterzogen. In zwei Fällen hatten wir allerdings auch eine Verkleinerung der Tumorgesamtmasse im Auge. Bei acht Patienten mit Makrohämaturie konnten wir in allen Fällen das Sistieren der Hämaturie erreichen. Eine Tumorverkleinerung konnte bei 6 Kranken durch Kontrollangiographie nachgewiesen werden.

Ganz kurz zu den Komplikationen: Wir hatten einen Exitus vier Tage nach dem Eingriff durch eine septische Retroperitonealphlegmone. Der Tumor war praktisch völlig aufgelöst, das Operationsgebiet war infiziert durch eine präexistente Harnwegsinfektion, und der Kranke ist dann an der septischen Komplikation gestorben. An weiteren Komplikationen hatten wir zweimal tiefe Phlebothrombosen. Wir hatten auch Patienten dabei, um auf die Frage von Herrn Altwein einzugehen, mit Lungenmetastasen. Wir konnten in keinem Falle eine Regression der Lungenmetastasen beobachten.

Ganz kurz noch einige Diapositive: Hier ein Kranker mit einem inoperablen Tumor durch Infiltration in die Mesenterialwurzel. Das nächste Bild zeigt den Zustand 7 Monate und im nächsten

Bild 17 Monate nach der Embolisation. Sie sehen, das Gebiet ist rekanalisiert, der Gefäßbaum ist rarefiziert. Der Tumor ist deutlich kleiner geworden, aber man sieht nach oben hin eine Tumorprogression, offenbar durch Gefäße, die von außen kommen.

Moderator W. Mauermayer: Vielen Dank. Ich glaube, wir sollten die Lehre daraus ziehen und unsere ganzen embolisierten Fälle nachkontrollieren und unter Umständen nachembolisieren.

Ich habe eine Frage an das Auditorium: Sehen Sie auch so viele starke Schmerzen nach der Embolisation? Manche der Patienten klagen zum Teil über schier unerträgliche Schmerzen in der embolisierten Niere.

R. Günther, Mainz: Ich darf dazu kurz Stellung nehmen: Selbstverständlich traten bei allen Patienten sehr starke Schmerzen auf, die trotz periduraler Anaesthesie häufig nicht beherrscht werden konnten. Es mußten Opiate verabreicht werden.

Dann darf ich noch zu Ihrer Aussage vorhin Stellung nehmen: Sie sagten, das Fazit meines Vortrages sei, daß keine Rekanalisation auftreten würde. Das stimmt nicht, es tritt keine Rekanalisation auf, aber es kommt zur Ausbildung von Kollateralgefäßen.

Moderator W. Mauermayer, München: Die Frage der Kollateralgefäße ist ja damals sehr schön auf dem Kongreß in Baden-Baden von Herrn Hallwachs gezeigt worden, der bei Hunden in die Nierenkapsel die Arteria lienalis implantiert hat und zeigen konnte, daß von der Arteria lienalis eine vollständige Gefäßversorgung der Niere erfolgen kann. Ich glaube, diese Kollateralbildung ist sicherlich mit ein Problem dieser Therapie. Ich darf vielleicht in diesem Zusammenhang noch darauf hinweisen, daß man bei allen diesen Fällen, wenigstens tun wir das, eine ganz hochdosierte Gestagen-Therapie mit einsetzen sollte. Wir verfügen über einen Fall, den wir jetzt im vierten Jahr beobachten mit einem doppelseitigen Hypernephrom und Lungenmetastasen, und die Frau lebt blendend unter Gestagen-Therapie.

H. Marberger, Innsbruck: Ich wollte Herrn Altwein noch etwas fragen: Ich kenne die Arbeit nicht, man erklärt sich das sicher auf immunologischer Basis. Hat man hier chemisch irgendetwas nachweisen können? Sie wissen, Herr Altwein, wir sind aufgewachsen mit der Meinung, daß man durch die Entfernung des Tumors einen günstigen Einfluß auf die Metastasen gewinne.

J. E. Altwein, Mainz: Ja, wir haben das auch geglaubt und haben das sehr intensiv nachgeprüft, und es hat sich zu unserem Bedauern gezeigt, daß eine direkte Wirkungsbeziehung zwischen den Gestagenen und dem Nierentumor nicht besteht. Das zeigt auch eine jüngste unveröffentlichte Studie, bei der verglichen wurde, zwischen Clinovir oder Depostat im Vergleich zu den Antioestrogenen, eine neue Substanzgruppe, die Interesse in der konservativen Therapie verdient. Man hat in einer streng randomisierten Studie festgestellt, es handelte sich in jeder Gruppe um bisher 25 Patienten mit Stadium 4 B-Hypernephromen, daß unter Clinovir oder Depostat in weniger als 5% eine Besserung, also eine Vollremission, eingetreten war. Dagegen wurde unter Antioestrogentherapie in mehr als 25% ein gleiches Ergebnis erzielt.

Moderator W. Mauermayer: Vielen Dank. Dann darf ich vielleicht selbst noch etwas sagen: Die Embolisation hat sicherlich eine Schadensquote, und bei der heutigen medico-legalen Situation mit Haftpflichtprozessen sollte man unbedingt daran denken, daß man zumindest mit den Angehörigen darüber spricht, daß zum Beispiel die Gefahr einer Paraplegie besteht.

Wir kommen dann zu den nächsten Vorträgen: Hadaschik – Ultraschallgezielte Punktion. Keine Diskussionsbemerkungen?

Zum ähnlichenThema von Herrn Kunit: Nephrosonographie in der Schwangerschaft.

B. von Rütte, Bern: Ich möchte Herrn Kunit fragen, in welchem Prozentsatz er Ureterveränderungen, das heißt Dilatationen gesehen hat? Und zum Zweiten: Haben Sie auch postpartal die Rückbildung der gut bekannten Erweiterung der oberen Harnwege verfolgt?

G. Kunit, Salzburg: Zur ersten Frage: Wir haben in 7,2% eine Erweiterung des Harnleiters gesehen. Das obere Hohlsystem hängt ja zusammen. Wir haben festgestellt, daß das Nierenbecken und der obere Harnleiterabschnitt, der bis zur crista ilica verfolgbar erscheint, erweitert waren.

Zur zweiten Frage: Postpartal haben wir noch keine Untersuchungen über die Rückbildungen angestellt. Wir haben darüber Untersuchungen laufen, die zu einem späteren Zeitpunkt veröffentlicht werden.

Moderator W. Mauermayer: Wir kommen zum Vortrag von Herrn Mellin.

H. Marberger, Innsbruck: Ich wollte dieselbe Frage stellen, wie schaut es nach dem Partus aus? Das ist eine Frage, die sich stellt, mit der man konfrontiert ist, weil gelegentlich alle möglichen Erkrankungen auftreten.

Moderator W. Mauermayer: Weitere Diskussionsbemerkungen liegen nicht vor. Wir kommen zum Schluß, und ich schließe diese interessante Studie ab.

Ich habe noch eine Minute Zeit um Ihnen einen Umriß über den Themenkatalog des Urologenkongresses 1979 zu geben.

Wir wollten vor allen Dingen, auch im Hinblick auf die niedergelassenen Kollegen, uns mit den Erkrankungen der männlichen Adnexe beschäftigen. Weitere Themen sind: Kinderurologie, urologische Röntgendiagnostik und natürlich auch freie Vorträge, besonders bei endokrinologischen Erkrankungen.

Damit ist die Sitzung beendet, und ich danke allen Vortragenden und Diskussionsrednern.

R. HAUTMANN, H. OSSWALD und W. LUTZEYER: **Pharmakokinetik und Ausscheidung des Oxalats*. – Aktueller Kenntnisstand und Bedeutung für die Therapie des Oxalatsteinleidens**

Das Verständnis des Oxalatsteinleidens ist weiterhin problematisch. Wesentlichen Anteil daran haben auch unsere bislang außerordentlich geringen Kenntnisse der Pharmakokinetik des Oxalats.

Methode

Die Untersuchungen wurden bei 7 Patienten, 6 Männern und 1 Frau, darunter ein Hyperoxaluriker, durchgeführt. 4 g Inulin, durchschnittlich 75,2 x 10^6 cpm ^{14}C-Oxalat wurden i. v. appliziert. 20 min später wurde mit der Bestimmung der Inulin- und ^{14}C-Oxalat-Plasmaspiegel begonnen. Über einen Zeitraum von 3 Stunden wurden in exakt 15minütigen Abständen 6 ml Blut aus der V. cubitalis der der Injektion gegenüberliegenden Seite entnommen. Die Blutproben wurden sofort zentrifugiert. Aus dem Abfall der Plasmakonzentration von Inulin und ^{14}C-Oxalat wurden die Eliminationskonstanten k_e berechnet.

4 Tage vor dieser Untersuchung wurde der Urin jeweils in 24-Stunden-Perioden gesammelt und die tägliche Oxalatausscheidung gaschromatographisch ermittelt [Duburque et al., 1970]. Beginnend mit der Injektion des ^{14}C-Oxalats wurde der Urin 4 Tage lang in 24-Stunden-Portionen gesammelt und daraus die totale Wiederfindung (TWox) des ^{14}C-Oxalats in Prozent der injizierten Menge errechnet.

Radioaktivitätsmessung

Die Radioaktivität des injizierten ^{14}C-Oxalats im Urin und im Plasma wurde in einem Flüssigkeitsintillationszähler, Modell Isocap/300, Nuclear Chicago Division, vorgenommen. Es wurde der gebrauchsfertige Szintillator Rotiszint 22 verwendet (5 g PPO, 0,2 g POPOP, 867 g Toluol, 350 g Triton x 100). Bei den pharmakokinetischen Untersuchungen wurde zu 1 ml Plasma und diesem Szintillator zusätzlich 1 ml Soluene-350 (Packard) eingesetzt.

Herkunft der Substanzen
^{14}C-Oxalat (spezifische Aktivität 77 mCi/mmol oder 52 mCi/mmol, pyrogenfrei) wurde von der Firma Amersham-Buchler bezogen, Inulin purissimum pyrogenfrei von der Firma Deutsche Laevosan-Gesellschaft C. F. Boehringer & Söhne und mit der Methode nach Führ et al. (1955) bestimmt.

Aus den Werten D = injizierte Dosis Oxalat/bzw. Inulin und der Plasmakonzentration y errechnet sich das Volumen V des Oxalat- bzw. Inulinverteilungsraumes. Die Abnahme der Substanzkonzentration wäre als

$$-\frac{dy}{dt} = k_2$$

zu formulieren. Die Integration dieser Differentialgleichung führt zu der Eliminationsgleichung:

$$y = y_0 \cdot e^{-k_2 \cdot t}$$

* Mit finanzieller Unterstützung der Martin-Brinkmann-Stiftung, Bremen

Dabei bedeuten y die Plasmakonzentration zu jedem beliebigen Zeitpunkt t, y_o die fiktive Anfangskonzentration zum Zeitpunkt $t = 0$, e die Basis des natürlichen Logarithmus und k_2 die Eliminationskonstante.

Diese Exponentialfunktion stellt sich im linearen Raster als typische Kurve und im halblogarithmischen Raster als Gerade dar. Der Vergleich einer Kurvenschar im linearen und im halblogarithmischen Raster verdeutlicht, daß die Darstellung im halblogarithmischen Raster eine viel bessere und leichtere Differenzierung der verschiedenen Kurvenverläufe ermöglicht. Unterschiede in der Eliminationsgeschwindigkeit sind bedeutend besser abzulesen. Außerdem können wir bei der Darstellung im halblogarithmischen Raster auf der Geraden die Eliminationshalbwertzeit einfach abgreifen (Abb. 1) [Gladtke, von Hattingberg, 1973; Kirk, 1968; Wagner, 1971].

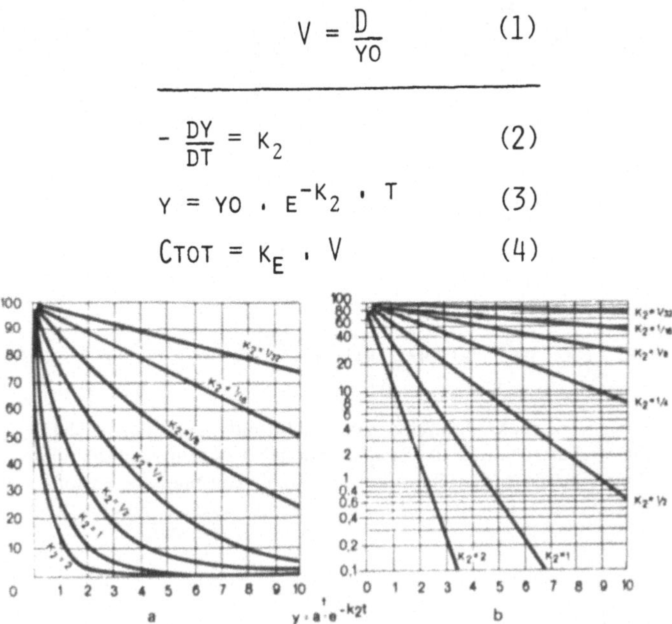

Abb. 1. Pharmakokinetik des Oxalats. Kurvenschar im linearen und halblogarithmischen Raster. Die Eliminationskonstante k_e gibt die Neigung der jeweiligen Kurve an

Ergebnisse

Abb. 2 zeigt die Plasmaspiegel eines Patienten nach i. v. Injektion von Inulin und ^{14}C-Oxalat. Nach Erreichen eines Verteilungsgleichgewichtes resultiert ein exponentieller Konzentrationsabfall, der bei dieser halblogarithmischen Darstellung eine Gerade ergibt. Die Eliminationskonstanten k_e entsprechen den Steigungen der Geraden. Die Halbwertzeit beträgt für Inulin 97 min, für Oxalat 73 min.

1. Die mittlere Halbwertzeit aus n = 8 Patienten betrug für das Oxalat 92 min.
2. Der Oxalatverteilungsraum betrug im Mittel 32,5 l.
3. Wir fanden Plasmakonzentrationen von 12-20 μg/100 ml.
4. Das Oxalatpool bestimmten wir zu 5 mg.
5. Die totale Wiederfindung im Urin betrug 98% der injizierten Dosis. (Abb. 3)

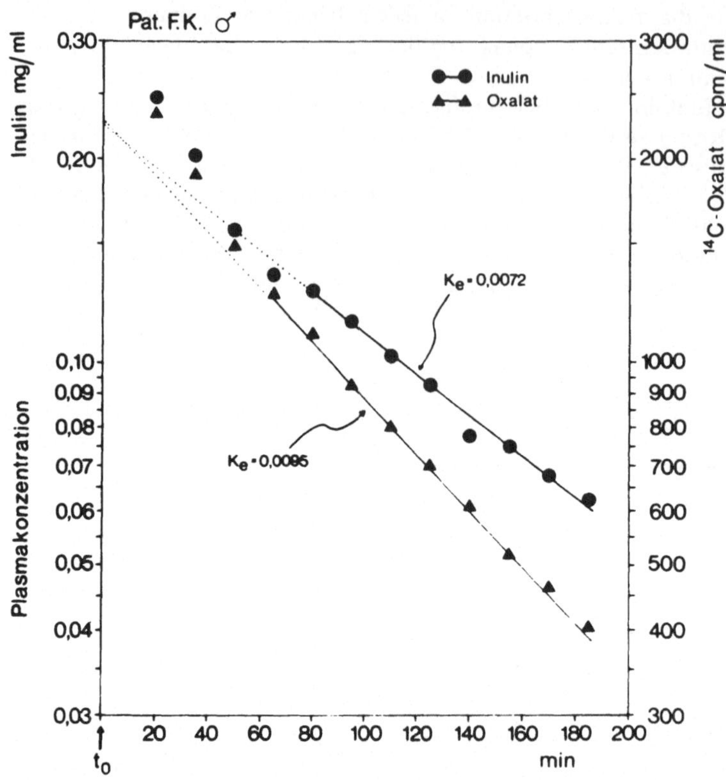

Abb. 2. Plasmaspiegel des Patienten F. K. nach i. v. Injektion von Inulin und ^{14}C-Oxalat. Nach Erreichen eines Verteilungsgleichgewichts resultiert ein exponentieller Konzentrationsabfall, der bei halblogarithmischer Darstellung eine Gerade ergibt. Die Eliminationskonstanten k_e entsprechen den Steigungen der Geraden. Die Halbwertzeit beträgt für Inulin 97 min, für Oxalat 73 min

ERGEBNISSE

(MITTELWERTE AUS N = 8 PATIENTEN)

$T_{1/2}$:	OX	=	92 ± 8 MIN
	IN	=	102 ± 9 MIN
VERTEILUNGSRAUM:	OX	=	32.5 ± 3.0 L
	IN	=	16.0 ± 1.0 L
PLASMAKONZ.$_{OX}$		=	12–20 µG/100 ML
OXALATPOOL		=	5 MG
TWox		=	98 % INJ. DOSIS

Abb. 3

Welche Folgerungen kann man aus diesen Daten ziehen?

1. Die Halbwertzeit des Oxalats am Menschen ist wesentlich kürzer als bisher angenommen.
2. Der Oxalatverteilungsraum ist doppelt so groß wie der Extrazellulärraum. Oxalat verteilt sich in 70–80% des Körperwassers. Dieser Wert legt nahe, daß es nicht in alle Komparimente des Körpers frei hineindiffundieren kann.

3. Die totale Wiederfindung des ^{14}C-Oxalats im Urin der 8 Patienten von 98% der injizierten Dosis 96 Stunden nach i. v. Applikation weist auf eine ausschließlich renale Elimination des Oxalats hin (Oxalat = Stoffwechselendprodukt).
4. Die Plasmakonzentration bei Gesunden und Hyperoxalurikern zeigt keinen Unterschied.
5. Eine extrarenale Ursache des Oxalatsteinleidens ist bei dieser hinsichtlich der Oxalatausscheidung passiven Funktion der Niere wahrscheinlich.

Literatur

Duburque, M. T., Melon, J. M., Thomas, J., Thomas, E., Pierre, R., Charransol, G., Desgrez, P.: Dosage et identification de l'acide oxalique dans le milieux biologiques. Ann. Biol. clin. **28**, 95 (1970). – Gladtke, E., von Hattingberg, H. M.: Pharmakokinetik. Eine Einführung. Berlin–Heidelberg–New York: Springer 1973. – Führ, J., Kaczmarczyk, Krütten, C. D.: Eine einfache Methode zur Insulinbestimmung für Nieren-Clearance-Untersuchungen bei Stoffwechselgesunden und Diabetikern. Klin. Wschr. **33**, 729–730 (1955). – Kirk, R. E.: Experimental design: Procedures for the behavioral Sciences. Belmont/California: Brooks/Cole 1968. – Wagner, J. G.: Biopharmaceutics and relevant pharmacokinetics. Hamilton, Illinois: Drug intelligence publications 1971

Priv.-Doz. Dr. R. Hautmann
Abteilung Urologie
der Medizinischen Fakultät an der RWTH Aachen
Goethestraße 27/29
D-5100 Aachen

D. Russmann, B. Döring und H. Minne: **Erfahrungen mit Natrium-Zellulose-Phosphat bei der Behandlung kalziumhaltiger Nierensteine**

Als 1975 Natrium-Zellulose-Phosphat (NCP) zur Rezidiv-Prophylaxe kalziumhaltiger Nierensteine in der Bundesrepublik eingeführt wurde, begannen wir über 100 Träger kalziumhaltiger Steine, die meist schon Steinoperationen hinter sich hatten, präoperativ wechselweise drei gleichgroßen Kollektiven zuzuordnen. Während alle Patienten gleichermaßen angeleitet wurden, ihre tägl. Urinmenge auf mindestens 1500 ml zu steigern und eine kalziumreduzierte Ernährung nach Diätplan durchzuführen, erfolgte die Medikation zur Rezidivstein-Prophylaxe unterschiedlich:

Die 1. Gruppe nahm 3 x tgl. 30 Tropfen Nieron.

Die 2. Gruppe erhielt täglich 10–15 g NCP und zwar zu allen Hauptmahlzeiten 5 g und zu allen kleinen Mahlzeiten 2,5 g.

Die 3. Gruppe erhielt gleichzeitig 10–15 g NCP und 50 mg Hydrochlorothiazid (Esidrix), abends.

Gruppe I, mit Nieron, sollte den Charakter einer neutralen Vergleichsgruppe haben.

In Gruppe II, mit NCP, soll dieses, in seiner Eigenschaft als Ionenaustauscher, Ca-Ionen binden und dafür Na-Ionen freigeben.

Hiervon erwartet man sich primär eine geringere Ca-Resorption aus der Nahrung, sekundär eine geringere Ca-Ausscheidung im Urin und damit eine geringere Neigung zur Bildung von Ca-haltigen Nierensteinen [1, 2, 3, 4, 5, 6, 7, 8, 9, 10, 47, 49].

In Gruppe III sollte der Wirkungsmechanismus von NCP durch ein Thiazid-Diuretikum ergänzt werden, von dem bekannt ist, daß es

1. die Ca-Ausscheidung im Urin senkt [11, 26]
2. die Phosphat-Ausscheidung im Urin auf lange Sicht ebenfalls senkt [15]

3. die Mg-Ausscheidung im Urin erhöht [16, 18]
4. die Harnsäure-Ausscheidung im Urin senkt [27]
5. die Oxalat-Ausscheidung im Urin senken müßte [28, 29].

Zum jetzigen Zeitpunkt liegen uns von 50 Patienten die Zahlen der 1-Jahres-Zeiträume vor. Weitere 50 Patienten sind 6 oder 9 Monate in Beobachtung. Während deshalb die Ergebnisse noch keiner endgültigen statistischen Auswertung unterworfen wurden, läßt sich doch bereits feststellen:

NCP, ein farbloses, leicht nach Papier schmeckendes Pulver in Beuteln zu 5 g, läßt sich auch über längere Zeit ohne Widerwillen gut einnehmen.

Lediglich einer von 50 Patienten reagierte sofort mit Übelkeit und Brechreiz. Durchfälle traten bei unserem flexiblen Dosierungsschema mit 5 g zu allen großen Mahlzeiten und 2,5 g zu allen kleinen Mahlzeiten, nicht auf. Hypernatriämien wurden nicht beobachtet.

In Gruppe III, mit NCP und Esidrix, mußte in 2 Fällen das Thiazid-Diuretikum wegen hypotoner Reaktionen abgesetzt werden, in 2 weiteren Fällen verschlechterte sich die Glukosetoleranz deutlich.

Eine K-Substitution, bei meist leicht rückläufigem Serum-Kalium, war nicht erforderlich. Der Anstieg der Serum-Harnsäure verlief innerhalb des Normbereiches.

Wir möchten aus unseren bisherigen Beobachtungen schließen, daß NCP eine geeignete Substanz zur Rezidiv-Prophylaxe jener Nierensteine darstellt, bei denen eine absorptive Hyperkalziurie von ätiologischer Bedeutung ist [30, 31].

Desweiteren sollte aber auch bedacht werden, daß eine jede Erniedrigung des Urin-Ca die Löslichkeitsverhältnisse prinzipiell verbessern kann [2, 6, 32, 33, 38].

Die Indikationsbreite von NCP wird deshalb nach Abschluß der Studie erneut beurteilt werden müssen. Dabei richtet sich unser Interesse derzeit vor allem auf die Kombinationsbehandlung mit Thiaziden, weil sich hier in idealer Weise Synergismen und Egalisierungen verteilen:

1. Während NCP die Resoption von Ca aus dem Intestinum hemmt, reduzieren Thiazide die Ca-Ausscheidung im Urin, womit nicht nur der gewünschte Effekt verstärkt wird, auch die Gefahr eines sekundären Hyperparathyreoidismus, wie bei NCP-Monotherapie, wird durch den Ca-sparenden Effekt an der Niere egalisiert [34, 35, 36, 37].
2. Während NCP die Phosphat-Ausscheidung mäßig verstärkt, senken Thiazide diese, nach anfänglich erhöhter Ausscheidung, auf lange Sicht [15].
3. Während NCP zu Hypomagnesiurie führt, erhöhen Thiazide die Mg-Ausscheidung im Urin, erfordern damit allerdings möglicherweise eine orale Mg-Substitution [39, 40, 41, 42, 43, 44].
4. Während Natrium-Cellulose-Phosphat die Oxalat-Ausscheidung im Urin etwa um 20% erhöht, ist zu erwarten, daß Thiazide, entsprechend dem gemeinsamen renal handling organischer Säuren, die Oxalat-Ausscheidung im Urin reduzieren [4, 45, 46, 47].
5. Desweiteren verbessern Thiazide die Löslichkeitsverhältnisse im Urin durch eine Verminderung der Harnsäure-Ausscheidung, führen durch Durstgefühl zu größerer Flüssigkeitsaufnahme und beseitigen – abends gegeben – die gefürchteten hohen Konzentrationen von Nacht- und Morgenurin [39].

Aus diesen Gesichtspunkten heraus möchten wir die Forderung erheben, daß stets dann, wenn man sich zum Einsatz eines oralen Kationenaustauschers, wie z. B. NCP, entscheidet, gleichzeitig ein Thiazid-Diuretikum verabreichen sollte.

Literatur

1. Pak, Ch. et al.: The New England Journal of Med. (1974). – 2. Pak, Ch. et al.: The American Journal of Med. (1971). – 3. Dent, C. E. et al.: The Medical Unit, University College Hosp. (1964). – 4. Pietrek, J., Kokot, F.: British Journal of Urology (1973). – 5. Blacklock, N. J., Macleod, M. A.: British Journal of Urology (1974). – 6. Pak, Ch.: Metabolism **21** (1972). – 7. Pak, Ch.: Journal of

Clin. Pharmacology (1973). – 8. Rapado, A. et al.: Revista Clin. Espanola (15. 10.) (1970). – 9. Qureshi, M. S. A. et al.: British Journal of Urology (1974). – 10. Rußmann, D., Döring, B.: Bonn-Wiener Harnstein-Sypmposion (April 1977) i. Druck. – 11. Yendt, E. R.: Internist Observer **10** (1972). – 12. Middler, S. et al.: Metabolism **22** (1973). – 13. Duarte, C. G. et al.: New England Journal of Med. **284** (1971). – 14. Duarte, C. G., Bland, J. H.: Metabolism **14** (1965). – 15. Harrison, A. R., Rose, A. G.: Clin. Sci. (1967). – 16. Yendt, E. R. et al.: C. M. A. Journal (1970). – 17. Rose, A. G., Harrison, A. R.: British Journal of Urology (1974). – 18. Schonau, F. et al.: Acta med. scand. **194** (1973). – 19. Arnold, S. et al.: Journal of clin. Investigation, **51,** (1972). – 20. Costanzo, L. S., Weiner, I. M.: Journal of clin. Invest. **54** (1974). – 21. Donath, A. et al.: Helvetica Paediatrica Acta **25** (1970). – 22. Ehrig, U. et al.: Metabolism 23, (1974). – 23. Lamberg, B.A., Kuhlbäck, B.: Scand. J. Clin. & Lab. Invest. (1959). – 24. Martinez-Maldonado, M.: Arch. Int. Med. **131** (1973). – 25. Pak, Ch. – Clin. Phamacol. Therap.: **14** (1973). – 26. Richterich, R.: Klin. Wochenschrift (1959). – 27. Schäfer, H. E.: Münchner Med. Wochenschrift (1960). – 28. Suki, W. N. et al.: – Journal of clin. Invest. **46** (1967). – 29. Deetjen: Bonn-Wiener Harnstein-Symposion (1977) i. Druck. – 30. Rose, A.: persönliche Mitteilung. – 31. Pak, Ch. et al.: Arch. intern. Med. **129** (1972). – 32. Wills, M. R. et al.: Clin. Sci. (1970). – 33. Burchardt, P. et al.: Manuskript (1976). – 34. Robertson, W. G.: Clin. Sci. **34** (1968). – 35. Parfitt, A. M.: Clin. Sci. and Molecular Med. **49** (1975). – 36. Condon, J. R. et al.: British Journal of Urology **48** (1976). – 37. Dent, C. E. et al.: Clin. Sci. **27** (1964). – 38. Payolan, E. et al.: Journal of American Med. Ass. (1969). — 39. Kallistratos, G.: Therapiewoche, **26** (1976). – 40. Welshman, S. G., Mc Geown, M. G.: British Journal of Urology **47** (1975). – 41. Rußmann, D. et al.: Hohenheimer Magnesium-Symposion (1977). – 42. Burchardt, P. et al.: Fortschritte der Urologie u. Nephrologie, Band 7, S. 149–152. – 43. Parfitt, A. M.: Clin. Sci. and Molecular Med. **51** (1976). – 44. Keynes, W. M. et al.: Proc. roy. Soc. Med. **64** (1971). – 45. Pak, Ch. et al.: Letters to the Editor **28** 1829–1832 (1968). – 46. Hodgkinson, A. et al.: 8. Europ. Symposion on Calcified Tissues, Jerusalem (1971). – 47. Zarembski, P. M., Hodgkinson, A.: Clin. Chim. Acta (1969). – 48. Dick, M.: University College Hospital, London. – 49. Rußmann, D., Döring, B.: Südwestdt. Ges. f. Urologie, 18. Tag. (1977)

Dr. D. Rußmann
Schreiberstr. 20
D-7800 Breiburg i. Br.

E. MATOUSCHEK und R. HUBER*: **Experimentelle Untersuchungen zur Löslichkeit des Calciumoxalatmonohydrats in Harndialysaten**

In früheren Arbeiten hatten wir die Löslichkeit des Calciumoxalatmonohydrats in natürlichen Harnen von Calciumoxalatsteinträgern und steinfreien Patienten und zum Vergleich in künstlichen Harnen, die dieselbe ionische Zusammensetzung wie die entsprechenden natürlichen Harne hatten, in Abhängigkeit von Elektrolytkonzentrationen und der Verdünnung, also verschiedenen 24-Stunden-Harn-Volumina, untersucht. In Fortführung dieser Untersuchungsreihe haben wir uns die Aufgabe gestellt, den Einfluß von höhermolekularen Harnbestandteilen auf die Löslichkeit des Calciumoxalatmonohydrats zu untersuchen.

Der im obigen Thema genannte Begriff Harndialysat soll als Sammelbegriff für nach Molekulargröße getrennte Fraktionen stehen, wobei diese Trennung nicht nur durch die eigentliche Dialyse, sondern auch nach anderen physikalischen Prinzipien durchgeführt wurde.

---

* Vortragender: R. Huber.

Zunächst muß also der Harn in zwei Fraktionen getrennt werden, wobei die höhermolekulare Fraktion frei sein muß von Elektrolyten, Aminosäuren und monomeren Komponenten, die die Löslichkeit des Calciumoxalatmonohydrats beeinflussen können; diese Fraktion soll also die höhermolekularen Bestandteile enthalten, denen unter Umständen durch Komplexbildung oder Assoziationsgleichgewichte ein Einfluß auf die Löslichkeit des Calciumoxalats zugeschrieben werden könnte.

Es ist wichtig, ein Trennverfahren zu finden, das wegen der Labilität und der zeitabhängigen, nicht reproduzierbaren Veränderungen des Harns eine verhältnismäßig rasche und saubere Trennung erlaubt. Wir haben hierzu drei Verfahren getestet:

1. Die kontinuierliche und diskontinuierliche Diafiltration
2. Die Dialyse über einen Dialyseschlauch
3. Die Gelfiltration mit Sephadex G 25

In der ersten Tabelle sind die Ergebnisse der kontinuierlichen bzw. diskontinuierlichen Diafiltration festgehalten. Hieraus ergibt sich, daß die Diafiltration als Methode der Wahl für den Harn nicht geeignet ist, da erstens der Filtrationsvorgang zu lange dauert, zweitens die Gefahr der Membranverstopfung sehr hoch ist, und drittens für den Harn keine reproduzierbare elektrolytfreie Fraktion zu erhalten ist.

Tabelle 1. *Diafiltration.* Prozentuale Anteile in der Harnfraktion mit MG > 5000

	Na	K	Ca	Mg	Harnsäure	Oxalat	Verfahren	Dauer
Harn 1	12	6	38	78	5	9	diskont.	3 Tage
Harn 2	20	16	68	83	5	43	kont.	4 Tage
Harn 3	25	26	69	81	2	47	kont.	4 Tage
Harn 5								
Ansatz 1	0	0	7	10	1	--	kont.	3 Tage
Ansatz 2	0	0	5	10	1	--	kont.	3 Tage
Ansatz 3	0	1	13	20	2	--	kont.	3 Tage

Die zweite Tabelle zeigt Ihnen die Ergebnisse der Trennung durch Dialyse mittels eines Dialyseschlauches. Die Abtrennung der Elektrolyte ist sehr viel besser, doch muß als Nachteil auch hierbei die lange Dialysezeit angesehen werden.

Die nach diesen beiden Methoden, der Diafiltration und der Dialyse durch Dialyseschlauch, erhaltenen höhermolekularen Fraktionen ließen sich nicht für reproduzierbare Löslichkeitsversuche verwenden.

Tabelle 2. *Dialyse.* Prozentuale Anteile in der höhermolekularen Harnfraktion

	Na	K	Ca	Mg	Harnsäure	Phosphat	Dialysedauer
Harn 6	0	2	5	8	1	1	2 Tage
Harn 7	0	2	2	6	1	1	2 Tage
Harn 8							
Ansatz 1	0	0	3	8	1	0,5	2 Tage
Ansatz 2	0	0	3	8	1	1	2 Tage
Harn 10							
Ansatz 1	1	1	2	4	0	1	2 Tage
Ansatz 2	1	1	2	4	0	1	2 Tage

Als dritte Methode wählten wir deshalb die Gelfiltration mit Sephadex G 25 bei einer Molekulargewichtsausschlußgröße von 5000. Wir erhielten innerhalb weniger Stunden eine saubere Trennung in eine elektrolytfreie und eine elektrolythaltige Fraktion (Tabelle 3). Diese Gelfiltration ist für uns die Methode der Wahl.

Tabelle 3. *Gelchromatographie* (Sephadex G 25). Löslichkeit von Calciumoxalatmonohydrat in der höhermolekularen Fraktion ≙ [Ca] ≙ [Oxalat] nach Zusatz von $CaOx \cdot H_2O$

	Na mval/l	K mval/l	Mg mval/l	Harnsäure mmol/l	HPO_4^{2-} mval/l	Oxalat mmol/l	Ca mmol/l
Harn 12 vor der Trennung	116	36,7	3,4	1,1	12,4	--	2,22
1. Ansatz Fraktion MG > 5000	12	0	0,06	0	0	0,04	0,20
60 Stunden nach Zusatz von $CaOx \cdot H_2O$						0,18	0,32
						0,14	0,12
2. Ansatz Fraktion MG > 5000	16	0	0,06	0	0	0,03	0,19
60 Stunden nach Zusatz von $CaOx \cdot H_2O$						0,27	0,44
						0,24	0,25
Harn 13 vor der Trennung	107	39	3,2	3,3	37,6	--	4,50
Ansatz Fraktion MG > 5000	13	0	0,08	0	0	0,04	0,03
60 Stunden nach Zusatz von $CaOx \cdot H_2O$						0,36	0,28
						0,32	0,25

Wir haben in den auf diese Weise erhaltenen höhermolekularen Fraktionen Löslichkeitsversuche für das Calciumoxalatmonohydrat durchgeführt. Die Ergebnisse unserer bisherigen Versuche sind auf Tabelle 3 dargestellt. Aus den Calcium- und Oxalatwerten nach Sättigung mit Calciumoxalatmonohydrat ist zu ersehen, daß die Sättigungslöslichkeit für Calciumoxalatmonohydrat in der elektrolytfreien, höhermolekularen Fraktion in derselben Größenordnung liegt, wie sie in natürlichen Harnen gefunden wird. Verglichen mit den Werten, die wir bei früheren Versuchen in künstlichen Harnen gleicher ionischer Zusammensetzung wie entsprechende natürliche Harne gemessen haben, liegt der Wert für die Sättigungslöslichkeit von Calciumoxalatmonohydrat in der elektrolytfreien höhermolekularen Fraktion etwa um das 4–6fache höher. Nach weiteren Versuchen in dieser höhermolekularen Fraktion und in der niedermolekularen elektrolythaltigen Fraktion von natürlichen Harnen sollte eine bessere Beurteilung des Einflusses der einzelnen Komponenten auf die Löslichkeit des Calciumoxalatmonohydrats möglich sein.

Literatur

Matouschek, E., Huber, R.: Über die Bildung von Calciumoxalat-Niederschlägen im Urin in Abhängigkeit von Elektrolytkonzentrationen und Harnvolumina. Verh. der dtsch. Ges. Urol. 28. Tagung 1976, 362–365. Berlin, Heidelberg, New York: Springer 1977. Matouschek, E., Huber, R.: Über die Löslichkeit von Calciumoxalatmonohydrat in natürlichen und künstlichen Harnen jeweils gleicher ionischer Zusammensetzung. Harnstein-Symposion Bonn–Wien (Wien 1977) (Veröffentlichung in Vorbereitung)

Prof. Dr. Dr. E. Matouschek
Urologische Klinik der Städtischen Krankenanstalten
Moltkestraße 14
D-7500 Karlsruhe

M. Butz, B. Teupe und G. Kohlbecker: **Oxalsäure im Serum und Urin von Rezidiv-Oxalatsteinbildnern**

Einleitung

Ätiologie und Pathogenese der Calcium-Oxalatlithiasis sind weitgehend ungeklärt. Von besonderem Interesse ist der Oxalsäuremetabolismus. Relevante Serumoxalatwerte liegen wegen analytischer Schwierigkeiten [4] bis jetzt nicht vor. Wir entwickelten einen neuen enzymatischen Test mit hoher Empfindlichkeit und Spezifität [1]. Oxalattoxidase (E. C. 1.2.3.4.) wurde nach Chiriboga [2] isoliert. Das bei der Oxidasereaktion entstehende H_2O_2 kann mit NADH-Peroxidase (E. C. 1.11.1.1.) gemessen werden.
Die Reaktion läuft in zwei Stufen ab:

1. $HOOC\text{-}COOH + O_2 \xrightarrow{\text{Oxidase}} H_2O_2 + 2\,CO_2$
2. $H_2O_2 + H^+ + NADH \xrightarrow{\text{Peroxidase}} NAD^+ + 2\,H_2O$

Material und Methode

1. Serumoxalat wurde bei 111 gesunden Männern und Frauen gemessen.
2. Oxalat- und Kreatininanalysen im Serum und Urin wurden bei folgenden Gruppen durchgeführt:
   A) Kontrollgruppe (n = 24)
   B) Patientengruppe mit einmaliger Steinbildung (N = 33)
   C) Patientengruppe mit rezidivierender Steinbildung (n = 42)

Für die Untersuchungen wurden folgende konstante Bedingungen gewählt: 1. Nüchternblutabnahme; 2. Oxalatarme Kost; 3. Trinken von 0,7 l Wasser 1–2 Stunden vor der Urinabgabe. Die Urinsammelperiode wurde durch exakte Protokollierung von zwei morgendlichen Miktionszeiten bestimmt. Die Urinproben wurden sofort mit gesättigter Zitronensäure auf pH 3 eingestellt und spätestens zwei Stunden nach der Sammelperiode analysiert.

Ergebnisse

1. Serumoxalatwerte

Der Mittelwert beträgt 30,9 μMol/l ± 1,5 SE bei gesunden Männern und 42,1 μMol/l ± 1,9 SE bei Frauen. Der Unterschied ist hoch signifikant ($2\,P < 0{,}001$). Bei den Patienten wurden folgende Konzentrationen ermittelt: 27,5 µMol/l ± 2,8 SE bei Männern mit einmaliger Steinbildung und 45,2 µMol/l ± 2,9 SE bei Männern mit Rezidivsteinen. Dieser Wert unterscheidet sich hoch signifikant vom Normalwert (2 P < 0,001). Dagegen weisen die Frauen in beiden Lithiasisgruppen keine erhöhten Oxalatkonzentrationen auf (Abb. 1).

Geschl.	Normal	Ox-Lith. 1 Stein	Ox-Lith. Rez.
	Oxalat [µmol/l], $\bar{x} \pm$ SE		
♂	30.9 ± 1.5 n = 57	27.5 ± 2.8 n = 14	45.2 ± 2.9 n = 27 2 P < 0.001
♀	42.1 ± 1.9 n = 54	41.4 ± 1.9 n = 19	41.5 ± 4.6 n = 15

Abb. 1. Serum-Oxalatspiegel (nüchtern, oxalatarme Kost)

2. Endogene Oxalatclearance

In Abb. 2 ist die endogene Oxalatclearance der Kontrollgruppe gegen das Urinzeitvolumen aufgetragen. Es findet sich eine lineare Korrelation (r = 0,462). Vergleicht

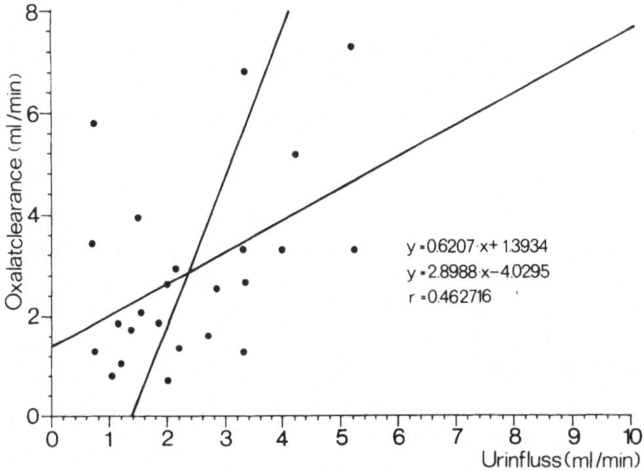

Abb. 2. Endogene Oxalatclearance Normalpersonen (Alter 34,6 ± 5,9 Jahre, n = 24)

Geschl.	Normal	Ox.-Lith. 1 Stein	Ox.-Lith. Rez.
	C ox [ml x min^{-1}] $\bar{x} \pm$ SE		
♂	2.3 ± 0.5 n = 9	2.0 ± 0.5 n = 11	1.8 ± 0.3 n = 19
♀	2.1 ± 0.5 n = 7	1.5 ± 0.3 n = 11	1.5 ± 0.3 n = 10

Abb. 3. Endogene Oxalatclearance. $\dot{V}_u$ < 3 ml/min. (nüchtern, oxalatarme Kost)

man die Clearancewerte bis zu einem Urinfluß von 3 ml/min., so beträgt in der Kontrollgruppe der Mittelwert 2,3 ml bei den Männern bzw. 2,1 ml bei den Frauen. In allen Patientengruppen finden sich erniedrigte Clearancewerte, der Unterschied zur Kontrollgruppe ist jedoch statistisch nicht signifikant.

Diskussion

Der signifikant höhere Normalwert für Serumoxalat bei Frauen ist auffallend. Diese geschlechtsabhängige Differenz wurde bisher nur von Hatch u. Mitarb. [3] mit einer anderen enzymatischen Methode gefunden. Dieser Befund könnte durch eine hormonelle Regulation des Oxalatmetabolismus erklärt werden.

Unter den Steinpatienten fällt als einzige Gruppe mit signifikant erhöhten Serumoxalatwerten die männliche Rezidivgruppe auf. Systematische Untersuchungen des Serumoxalatspiegels wurden bisher wegen der bekannten methodischen Schwierigkeiten nicht durchgeführt. Welcher pathogenetische Stellenwert diesem Befund zukommt, kann zur Zeit nicht beurteilt werden. Interessant ist in diesem Zusammenhang, daß Männer zwei- bis dreimal häufiger Oxalatsteine bilden als Frauen.

Die Bestimmung der endogenen Oxalatclearance ist nur mit chemischen Methoden möglich. Zarembski u. Hodgkinson [7] fanden bei Normalpersonen Clearancewerte zwischen 3,4 und 5,0 ml/min. Unsere Clearancewerte liegen in der gleichen Größenordnung. Somit kann eine Nettoresorption von Oxalsäure angenommen werden.

Im Gegensatz dazu liegen Clearanceuntersuchungen nach exogener Zufuhr von radioaktiv markierter Oxalsäure vor, welche auf eine Nettosekretion von Oxalsäure schließen lassen [5, 6]. Diese Diskrepanz muß durch weitere experimentelle Untersuchungen über den frei filtrierbaren Anteil des endogenen bzw. exogen zugeführten Oxalats geklärt werden.

Unabhängig von der absolut richtigen Clearancegröße kann festgestellt werden, daß Clearancewerte verschiedener Untersuchungsgruppen nur vergleichbar sind, wenn sie vergleichbaren Urinzeitvolumina zugeordnet werden.

Zusammenfassung

Mit einem neuen enzymatischen Test werden Serumoxalatwerte für Männer (30,9 µMol/l ± 1,5 SE) und Frauen (42,1 µMol/l ± 1,9 SE) ermittelt. Signifikant erhöhte Serumwerte finden sich bei Männern der Rezidivgruppe (45,2 µMol/l ± 2,9 SE). Die endogene Oxalatclearance ist proportional dem Urinfluß und beträgt geschlechtsunabhängig im Mittel 2,2 ml. Die Oxalatclearance ist bei allen Oxalatsteinpatienten erniedrigt, der Unterschied ist nicht signifikant.

Literatur

1. Butz, M., Kohlbecker, B. Teupe, B.: Bestimmung von Oxalsäurekonzentrationen mittels Oxalatoxidase. (In Vorbereitung). – 2. Chiriboga, G.: Purification and properties of oxalic-acid-oxidase. Arch. Biochem. Biophys. **116,** 516–523 (1966). – 3. Hatch, M., Bourke, E., Costello, J.: New enzymic method for serum oxalate determination. Clin. Chem. **23,** 76–78 (1977). – 4. Hodgkinson, A.: Determination of oxalic acid in biological material. Clin. Chem. **16,** 547–557 (1970). – 5. Hodgkinson, A., Wilkinson, R.: Plasma oxalate concentration and renal excretion of oxalate in man. Clin. Sci. Mol. Med. **46,** 61–73 (1974). – 6. Pinto, B., Crespi, G., Solé-Balcells, F., Barceló, P.: Patterns of oxalate metabolism in recurrent oxalate stone formers. Kidney Int. **5,** 285–291 (1974). – 7. Zarembski, P. M., Hodgkinson, A.: The renal clearance of oxalic acid in normal subjects and in patients with primary hyperoxaluria. Invest. Urol. **1,** 87–93 (1963)

Dr. M. Butz
Urologische Klinik und Poliklinik
im Klinikum Steglitz der Freien Universität Berlin
Hindenburgdamm 30
D-1000 Berlin 45

H. BÜLOW, H. FROHMÜLLER, W. E. KLEE und A. HOTZEL: **Sulfonamidharnsteine nach Trimethoprim/Sulfamethoxazol-Therapie**

In der Therapie des Harnwegsinfektes haben die Kombinationspräparate aus Trimethoprim und Sulfamethoxazol eine weite Verbreitung gefunden. Da beide Wirkstoffe an unterschiedlicher Stelle in den Folsäurestoffwechsel der Bakterien eingreifen, kommt es zu einer Sequentialblockade der Folsäuresynthese. Daraus ergibt sich eine synergistische Wirkung mit Verbreitung des Wirkungsspektrums und partieller Bakterizidie.

Sulfamethoxazol ist sehr gut löslich und wird zu etwa 70% unverändert im Urin ausgeschieden, zu etwa 30% erscheint es in acetylierter, schlechter löslicher Form.

Alle bei Sulfonamiden bekannten Nebenerscheinungen, wie z. B. Hämatotoxizität, gastrointestinale und allergische Erscheinungen sind auch für Trimethoprim/Sulfamethoxazol beschrieben worden. Harnsteinbildungen wurden dagegen sowohl nach unseren eigenen Literaturstudien, als auch nach Auskunft der großen Herstellerfirmen bisher nicht mitgeteilt. Wir möchten deshalb über die wahrscheinlich ersten drei Beobachtungen berichten.

Es handelt sich um Blasensteine bei drei Patienten mit Prostata-Adenomen, die vor der transurethralen Prostataresektion von ihren Hausärzten mit Bactrim behandelt

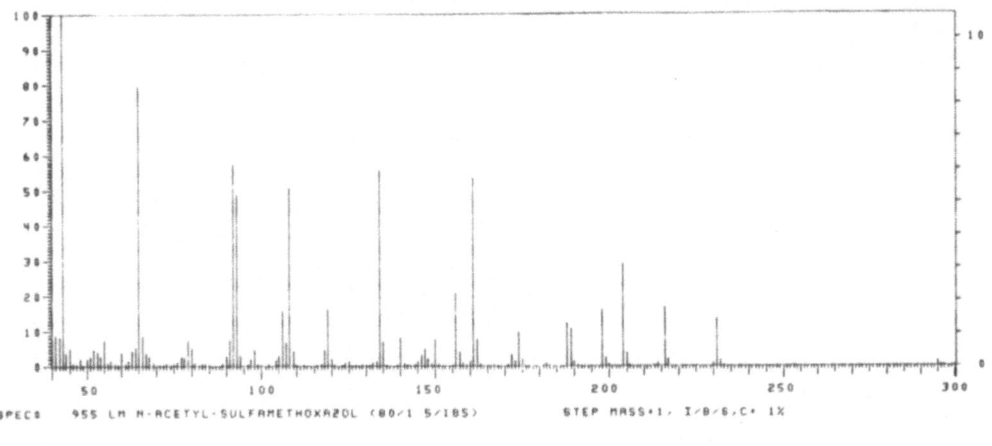

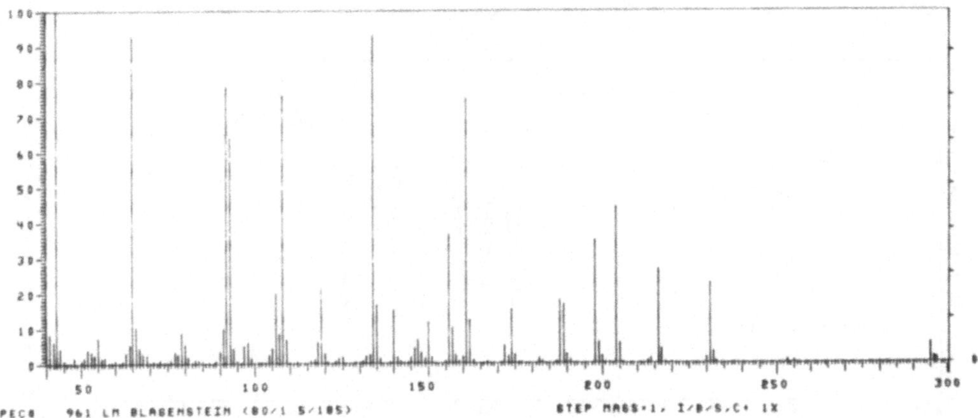

Abb. 1. Gegenüberstellung der Massenspektren der Harnsteinsubstanz (unten) und des synthetischen N-acetyl-Sulfamethoxazol (oben)

worden waren. Die Dosierung betrug jeweils 2 x 1 Tabl. täglich. Ein Patient erhielt insgesamt 240 Tabletten, ein weiterer 40 Tabletten. Beim dritten Patienten ließ sich die Gesamtdosis nicht feststellen.

Alle Patienten trugen einen Dauerkatheter. Bei einem von ihnen war bei der stationären Aufnahme das Serum-Kreatinin auf 1,5 mg % erhöht, der Serum-Harnstoff-N auf 28 mg %. Bei den anderen beiden Patienten waren diese Werte normal. Einer der Patienten hatte einen Solitärstein, die beiden anderen hatten mehrere Steine. Die Konkremente wurden durch transurethrale Lithotripsie und Litholapaxie entfernt. Das Gesamtgewicht der Konkremente betrug bei jedem Patienten etwas über 1 g.

Die Harnsteinanalyse ergab bei zwei Patienten N-acetyl-Sulfamethoxazol mit einem Harnsäurekern, beim dritten Patienten, bei dem die Gesamtdosis des Chemotherapeutikums nicht bekannt ist, bestand das Konkrement ausschließlich aus N-acetyl-Sulfamethoxazol.

Die Identifizierung der Substanzen erfolgte durch Vergleich ihrer Massen- und Infrarotspektren mit denen von synthetischem N-acetyl-Sulfamethoxazol. Abb. 1 zeigt die Massenspektren der beiden Substanzen, die fast identisch sind.

Die Infrarotspektren (Abb. 2) sind sich zwar sehr ähnlich, sie sind jedoch nicht völlig gleich. Im großen und ganzen entspricht jeder Absorptionsbande in dem einen Infrarotspektrum eine Bande in dem anderen Spektrum und umgekehrt.

Die sich entsprechenden Banden haben z. T. unterschiedliche Intensität und können auch gegeneinander verschoben sein. Darüber hinaus gibt es einige Banden der Harnsteinsubstanz, wie diejenige bei 685 cm^{-1}, die im Spektrum des N-acetyl-Sulfamethoxazols fehlen, und umgekehrt einige Banden der Bezugssubstanz, wie diejenigen bei 760 und 511 cm^{-1}, die im Spektrum der Harnsteinsubstanz nicht auftreten.

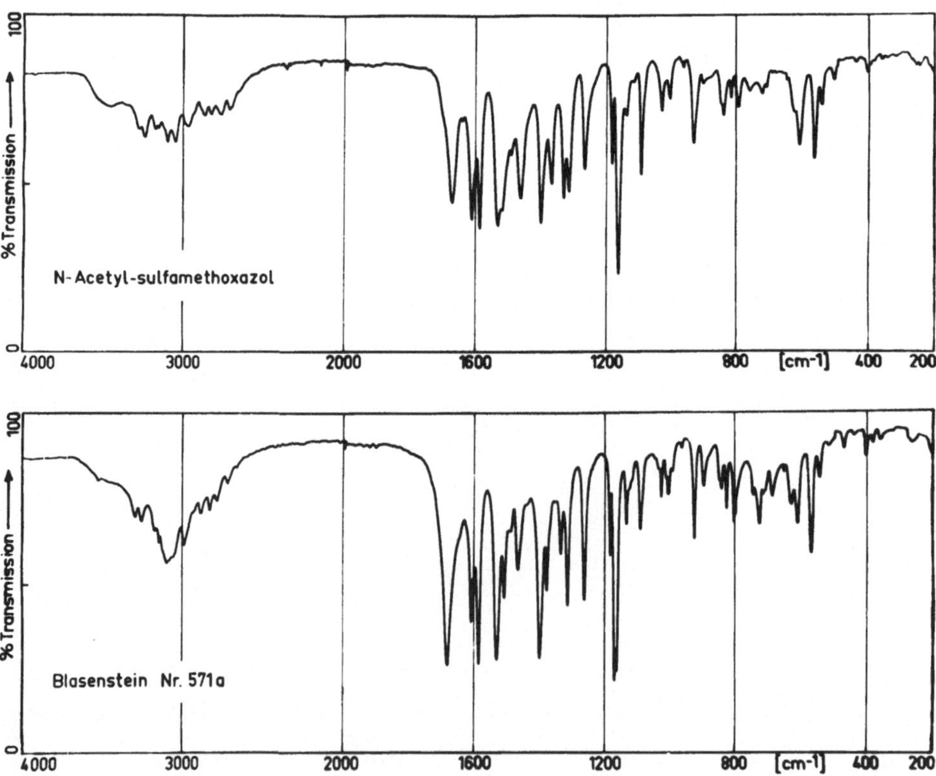

Abb. 2. Gegenüberstellung der Infrarotspektren der Harnsteinsubstanz (unten) und des synthetischen N-acetyl-Sulfamethoxazol (oben)

Wir deuten diese Befunde folgendermaßen: Die fast perfekte Übereinstimmung der Massenspektren beweist, daß die Harnsteinsubstanz aus N-acetyl-Sulfamethoxazol besteht. Die genannten Differenzen zwischen den Infrarotspektren legen die Vermutung nahe, daß es sich bei den beiden Proben um verschiedene kristalline Modifikationen der Substanz handelt.

Die Ursache dieser Steinbildungen ist unklar. Wie eingangs erwähnt, ist das unveränderte Sulfamethoxazol ausgezeichnet löslich, während das acetylierte weniger gut löslich ist. Da es sich hierbei jedoch um den geringeren Anteil handelt, ist eine Auskristallisation in den Harnwegen eigentlich nicht zu erwarten.

Bei niedrigem pH-Wert ist evtl. mit der Bildung übersättigter Lösungen zu rechnen, was eine Auskristallisation begünstigen würde. Bekannt ist die Ausfällung in vitro nach Abkühlung des Urins auf 22 Grad. In den beschriebenen Fällen handelte es sich jedoch, wie gesagt, um intraoperativ nachgewiesene Steine.

Einige Faktoren mögen die Steinbildung begünstigt haben. So hatten die beiden Patienten, deren Steine auch Harnsäure enthielten, einen sauren und damit die Kristallisation von N-acetyl-Sulfamethoxazol fördernden Urin. Gleichzeitig ist anzunehmen, daß die 72, 79 und 87 Jahre alten Patienten, wie viele alte Menschen, exsikkiert waren und relativ konzentrierten Urin ausschieden. Schließlich kann der präoperative Blasenkatheter als steinbegünstigender Faktor angesehen werden.

Die genannten Punkte geben jedoch weder einzeln noch gemeinsam eine befriedrigende Erklärung für die Steinbildung.

Da Kristallurie und Harnsteinbildung seit Jahren als abgeschlossene Probleme der Sulfonamidtherapie gelten, ist zu hoffen, daß die mitgeteilten Fälle Einzelberichte bleiben und dieses früher ernste Thema nicht erneut aktuell wird.

Dr. H. Bülow
Urologische Klinik und Poliklinik
der Universität
D-8700 Würzburg

B. ULSHÖFER: **Ionisiertes Calcium und Parathormon im peripheren Venenblut bei primärem Hyperparathyreoidismus**

Der primäre Hyperparathyreoidismus (pHPT) ist eine der bekannten und behandelbaren Ursachen der rezidivierenden Urolithiasis. Die Diagnose wird in erster Linie durch wiederholte Calcium- und Phosphorbestimmungen in Serum und Urin gestellt. Zwei neue klinisch verfügbare Parameter sind ionisiertes Calcium (Ca^{++}) und Parathormon (PTH). Das Ca^{++}, der biologisch aktive Anteil des in der Klinik normalerweise bestimmten Gesamtcalciums (Ca_g) kann nun mit einem Analyzer[1] direkt elektrochemisch gemessen werden. Die radioimmunologische Bestimmung des PTH erfolgt in spezialisierten Labors[2] und ist ohne Schwierigkeitenzu veranlassen. Im folgenden soll über die Erfahrungen berichtet werden, die wir mit diesen beiden neuen Untersuchungsmethoden gesammelt haben.

Bei 353 ambulanten und stationären Patienten unserer Klinik wurden Ca^{++}, Ca_g und anorganisches Phosphat (P) bestimmt. Alle Patienten hatten normale Nierenfunktion und waren nicht eines pHPT verdächtig. Bei der steinfreien Kontrollgruppe (Abb. 1a) konnten wir keine Unterschiede zwischen den verschiedenen Altersstufen, Geschlechtern sowie urologisch Erkrankten und klinisch Gesunden finden [2]. Während das Ca_g bei Steinfreien und Steinträgern gleich war, zeigte das Ca^{++} einen Anstieg von

---

[1] Orion Ca-Analyzer SS-20; Vertrieb: Fa. Colora-Meßtechnik GmbH, Postf., 7073 Lorch/Württ.
[2] Fa. Bioscientia GmbH, Postfach, 6500 Mainz

2,02 über 2,04 auf 2,06 mval/l in der Gruppe mit 3 und mehr Steinen. Andererseits war bei noch im Normbereich liegenden Werten ein Absinken des P von 3,2 über 3,1 auf 2,8 mg/100 ml zu beobachten. Bei den pHPT-Patienten war wie erwartet das Ca_g erhöht, das P erniedrigt, aber nur das Ca^{++} wies keine Überschneidung mit dem Normalbereich auf.

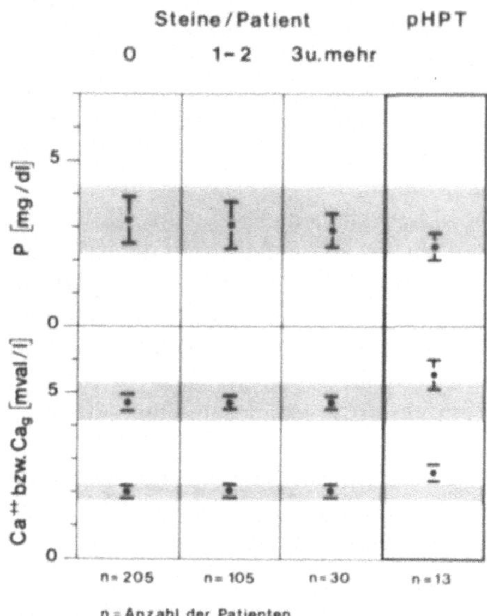

Abb. 1a. Ionisiertes Calcium, Gesamtcalcium und anorganisches Phosphat bei Patienten mit und ohne Urolithiasis sowie primärem Hyperparathyreoidismus. (Es sind Normalwertbereich und Mittelwerte mit Standardabweichungen dargestellt.)

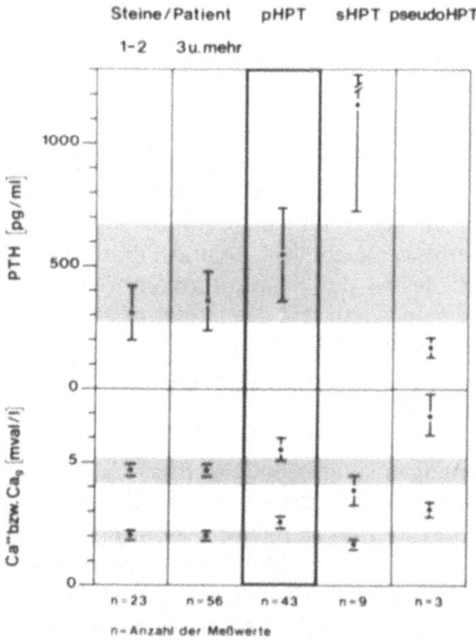

Abb. 1b. Ionisiertes Calcium, Gesamtcalcium und Parathormon bei Patienten mit Urolithiasis sowie primärem, sekundärem und pseudo-(paraneoplastischem) Hyperparathyreoidismus. (Es sind Normalwertbereiche und Mittelwerte mit Standardabweichungen dargestellt.)

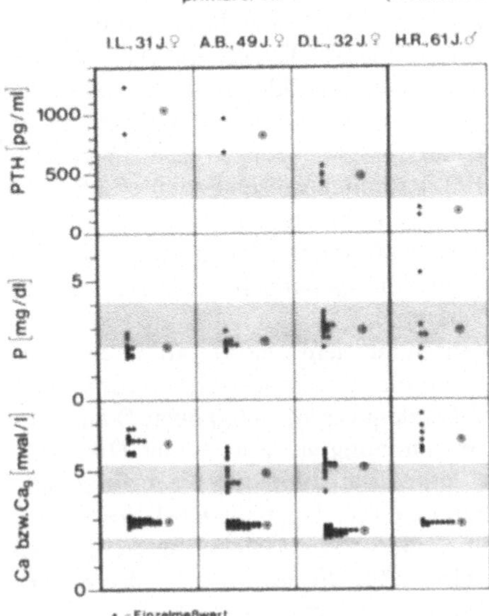

Abb. 2. Ionisiertes Calcium, Gesamtcalcium, anorganisches Phosphat und Parathormon bei drei Patienten mit primärem Hyperparathyreoidismus (zwei mit grenzwertcalcämischer Form) und einem Patienten mit pseudo-(paraneoplastischem) Hyperparathyreoidismus. (Es sind Normalwertbereiche, Einzel- und Mittelwerte dargestellt.)

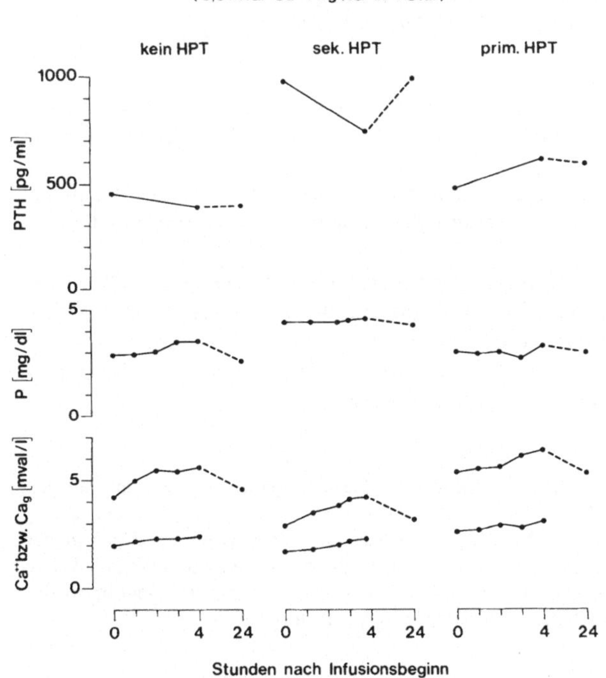

Abb. 3. Ionisiertes Calcium, Gesamtcalcium, anorganisches Phosphat und Parathormon vor, während und nach 4-stündiger Infusion einer Calciumlösung (0,6 mval/kg Körpergewicht in 4 Stunden.)

Bei 59 Steinträgern erfolgte zusätzlich noch 1–4 mal eine PTH-Bestimmung. Zum Vergleich wurden neben der pHPT-Gruppe die Werte bei sekundärem Hyperparathyreoidismus (sHPT) und pseudo-(paraneoplastischem) Hyperparathyreoidismus (Pseudo-HPT) dargestellt (Abb. 1 b). Die auf der vorigen Abbildung mit zunehmender Steinzahl erkennbare Tendenz des Ca^{++} und P war auch beim PTH zu beobachten. Es lag bei den ersten drei Gruppen, einschließlich der pHPT-Gruppe, bei ansteigenden Mittelwerten insgesamt im Normbereich. Die sHPT-Patienten wiesen bedeutend höhere PTH-Werte als die pHPT-Patienten. Die PseudoHPT-Patienten hatten bei extrem erhöhtem Ca^{++} und Ca_g ein bis an die untere Nachweisgrenze erniedrigtes PTH. Bei Patienten gelang es dadurch einen pHPT auszuschließen; es handelte sich um ein zum damaligen Zeitpunkt klinisch okkultes Bronchialcarcinom.

Die Abb. 2 gibt die Labordaten von vier Patienten mit dem Leitsymptom „erhöhtes Calcium" wieder. Die erste Patientin dokumentierte die klassische Konstellation eines pHPT. Die zweite Patientin hatte bei stark schwankendem Ca_g (4,1–6,0 mval/l) ein konstant erhöhtes Ca^{++}; zusammen mit der PTH-Bestimmung sicherte es die Diagnose. Bei der dritten Patientin erlaubte nur das Ca^{++} die Indikation für die erfolgreiche Operation. Wie bei anderen grenzwertcalcämischen Patienten lagen die PTH-Werte wiederholt im mittleren Normbereich [3]. In diesen Fällen war das PTH im peripheren Venenblut, anders als das Ca^{++}, keine diagnostische Hilfe. Die selektive venöse Katheterisierung mit PTH-Bestimmung ist davon unberührt, bedarf aber unseres Erachtens einer strengen Indikationsstellung. Als letztes ein Fall von PseudoHPT; lediglich die PTH-Bestimmung schloß bei sonst typischen Ca- und P-Werten einen pHPT aus.

Bei einigen Patienten haben wir mit dem Calciumbelastungstest die Supprimierbarkeit der Nebenschilddrüsen anhand des PTH-Spiegels geprüft. Während die nach 8 und 24 Stunden gemessenen Werte keine eindeutige Interpretation zuließen, fanden sich deutliche Unterschiede vor und nach der 4stündigen Infusion (Abb. 3). Bei Erhöhung des Ca-Spiegels sank die Aktivität der normalen und mehr noch die der hyperplastischen Epithelkörperchen (steigendes P, fallendes PTH), die der pathologischen war unbeeinflußt oder wie hier sogar noch erhöht. Die Beurteilung der klinischen Wertigkeit dieser Testmodifikation erfordert jedoch noch größere Erfahrungen.

Zusammenfassung

1. Die Bestimmungen des ionisierten Calciums und des Parathormones im peripheren Venenblut stellen eine wertvolle Erweiterung der diagnostischen Möglichkeiten beim primären Hyperparathyreoidismus dar.
2. In grenzwertcalcämischen Fällen (Gesamtcalcium) mit normalem Parathormonspiegel kann das auch dann erhöhte ionisierte Calcium die Diagnose eines primären Hyperparathyreoidismus erlauben.
3. In ausgeprägten Fällen sichert die Parathormonbestimmung die Diagnose. Bei Vorliegen eines Pseudo-Hyperparathyreoidismus kann durch den extrem erniedrigten Parathormonwert ein primärer Hyperparathyreoidismus ausgeschlossen werden.
4. Die Calciumbelastung mit gleichzeitiger Parathormonbestimmung kann die Nichtsupprimierbarkeit der Epithelkörperchen direkt nachweisen.

Literatur

1. Offermann, G., Opitz, A., Sörensen, R.: Lokalisation der Nebenschilddrüsenadenome bei primärem Hyperparathyreoidismus durch selektive Parathormonbestimmung. Dtsch. med. Wschr. **99,** 1308–1312 (1974). – 2. Ulshöfer, B.: Die direkte Messung des ionisierten Kalziums in der Diagnostik des primären Hyperparathyreoidismus. 5. Harnsteinsymposium Bonn–Wien; Wien, 23.–24. 4. 1977. – 3. Ulshöfer, B., Rodeck, G.: Die Bedeutung des ionisierten Calciums in der Diagnostik des grenzwertcalcämischen primären Hyperparathyreoidismus (im Druck)

Dr. B. Ulshöfer
Urol. Univ.-Klinik u. Poliklinik
Robert-Koch-Str. 8
D-3550 Marburg/L.

Diskussion zu den Vorträgen Seite 300 bis 313
Nierensteine

Moderatoren: W. Vahlensieck, Bonn, und G. Gasser, Wien

Moderator W. Vahlensieck, Bonn: Wenn man die Vorträge gehört hat, dann ruft man nach Mitarbeitererfahrungen mit dem Natrium-Zellulose-Phosphat.

K. H. Bichler, Tübingen: Herr Russmann, ich möchte gerne zu Ihren interessanten Ausführungen etwas Kritik anmelden. Ich glaube, daß es notwendig ist, wenn man heute solche Präparate einsetz, daß man zunächst einmal ein paar Werte vorlegt. Welche Patienten hatten einen HPT, welche Patienten hatten eine idiopathische Hyperkalziurie, handelt es sich um Hyperabsorber-Calcium-Hyperabsorber oder so etwas? Das habe ich leider in Ihrem Vortrag vermißt. Ich glaube, wenigstens über die Calciumausscheidung im Urin sollte hier etwas gesagt werden. Von der Problematik der Oxalsäureausscheidung unter diesen Präparaten möchte ich jetzt absehen. Das sollte man diskutieren. Vielleicht können Sie etwas dazu sagen?

D. Russmann, Ulm: Ich kann Ihnen im Prinzip nur zustimmen. Es muß jedoch festgestellt werden, daß es hier nicht darum ging, zum Beispiel die Wirklichkeit des NCP bei der idopathischen Hypercalciurie, oder noch spezieller, bei der absorptiven Hypercalciurie zu dokumentieren. Es handelt sich um ein Präparat, das neu in der Bundesrepublik eingeführt wurde, und wir haben die Studie so offen angelegt, daß wir nach Abschluß des gesamten Beobachtungszeitraumes diese Frage klären können. Was dann sich wahrscheinlich als richtig erwiesen hat in unserem Aufbau, waren Effekte, die wir nicht erwartet haben und die wir nicht gefunden hätten, wenn wir es nicht so breit angelegt hätten.

K. H. Bichler, Tübingen: Ja, ich glaube aber, unter diesen Kautelen kann man diese Präparate nicht anwenden. Wir wissen noch zu wenig von diesen Präparaten, ich halte es für gefährlich, unter diesen Voraussetzungen das Präparat zu nehmen.

D. Russmann, Ulm: Das ist genau richtig, wir wissen noch zu wenig, und das soll genau das Ziel der Studie sein, darüber mehr aussagen zu können. Wir haben die Studie bewußt so angelegt, daß sie nicht etwas beweist, was die Firma gern hören möchte, sondern ich bin ja auch auf die Thiazide zu sprechen gekommen, die uns unumgänglich scheinen, wenn man NCP anwendet.

R. Nagel, Berlin: Herr Russmann, ich habe folgende Frage: Wie stellen Sie die absorptive Hypercalciurie fest, mit welchen Methoden?

D. Russmann, Ulm: Ein wesentlicher Faktor spielt ja dabei das Parathormon, und Sie vermissen vielleicht Angaben über das Parathormon unserer Studie. Nun arbeiten wir mit der endokrinologischen Abteilung unserer Universität eng zusammen. Herr Minne ist auch da, den Sie dazu sprechen könnten. Wir waren überein gekommen, daß nach den bisherigen Erfahrungen die Interessenvariationen noch so hoch sind, daß es uns unabdingbar schien, die Bestimmung des Parathormons, und zwar fünf Einzelwerte bei jedem Patienten, das macht 500 Einzelbestimmungen in einem Radio-Immun-Assay aus, durchzuführen. Am Ende unseres Beobachtungszeitraumes können wir dann diese Zahlen vorlegen.

R. Nagel, Berlin: Dann habe ich noch eine Frage, wieviel Thiazide geben Sie, denn die Thiazide können ja durchaus einen Diabetes auslösen und sind bei kardinal gefährdeten Patienten nicht ganz unproblematisch.

D. Russmann, Ulm: Ja, die Thiazide waren ja lange Zeit in Verruf, und man muß insbesondere bedenken, daß die international empfohlene Dosierung bei zweimal 50 mg/die liegt. Wir haben uns zu einer Dosierung von 50 mg/die entschlossen. Wir geben aber diese Dosis am Abend, um damit die nächtlichen und frühmorgendlichen Urinkonzentrationen abzufangen und haben den Eindruck, daß wir damit hinkommen.

R. Nagel, Berlin: Wie treffen Sie die Auswahl des Krankengutes, denn nur 20% aller Fälle haben ja eine Hypercalciurie, nicht eine absorptive. Wie machen Sie nun einen Calciumbelastungstest?

D. Russmann, Ulm: Es muß ganz klar gesagt werden, daß die Studie so offen angelegt ist, daß man erst diese grundlegenden Untersuchungen durchführt. Wir trennen bei der Auswertung und nach Ende des Beobachtungszeitraumes unsere Ergebnisse. Das entspricht nicht einem späteren therapeutischen Vorgehen, aber das entspricht unseren Vorstellungen einer neutralen Prüfung.

H. Marberger, Innsbruck: Herr Kollege Russmann, Sie haben gesagt, daß Sie dieses Präparat für eine gewisse Gruppe von Patienten anwenden. Wie suchen Sie diese Patienten aus?

D. Russmann, Ulm: Es ist international gefordert oder anerkannt, daß Natrium-Zellulose-Phosphat seinen Platz habe bei der absorptiven Hypercalciurie.

H. Marberger, Innsbruck: Wie bestimmen Sie die?

D. Russmann, Ulm: Wir bestimmen sie nicht. Das ist sicher die Antwort, die Sie hören wollten. Wobei wir wissen, daß das seine Problematik hat, aber es ging uns vor allen Dingen darum, weitere Möglichkeiten aufzudecken, und wenn wir zum Beispiel an das Aktivitätsprodukt denken, dann wissen wir, daß eine jede Senkung des Calciums, wenn sie nicht gleichzeitig mit Nachteilen verbunden ist, zu einer Verbesserung führen kann.

Moderator G. Gasser, Wien: Wir kommen zum Vortrag von Herrn Matouschek und Huber.

R. Hautmann, Aachen: Ein kritisches Wort möchte ich Ihnen sagen, das ich eigentlich von Ihnen selbst gerne gehört hätte. Das Oxalat wird derzeit intensiv beforscht, und es ist eigentlich Einigkeit darüber eingekehrt, daß es frei filtrierbar ist, und es würde also bedeuten, daß die Oxalat-Clearance minimal 120 ml/min. ist. Sie finden sie zu 2,5 ml/min., das ist eine Diskrepanz, und sie ist im Grunde mit dem der gegenwärtigen Oxalatforschung nicht vereinbar. Gleichzeitig möchte ich darauf hinweisen, daß es Untersuchungen gibt von Tarenski und Hodgkin, die 1955 auch solch ein Ergebnis präsentiert haben, wie Sie es hatten. Sie haben die gleiche enzymatische Bestimmungsmethode herangezogen. Die Oxalat-Clearance muß minimal 120 ml/min. betragen.

R. Huber, Karlsruhe: Zunächst muß ich Sie korrigieren. Dieser enzymatische Test ist bisher von niemandem angewendet worden. Deswegen haben wir keine Referenzwerte. Zum anderen wissen Sie so gut wie ich, daß die Clearancewerte in der Literatur, die mitgeteilt wurden, alle auf C 14-Messung beruhen. Und Sie wissen, daß diese Diskrepanz der C 14-Messung zu den gesamten chemischen Messungen nicht erklärt werden kann, von keinem der Untersucher.

Moderator G. Gasser, Wien: Wir kommen zu den folgenden Vorträgen.

Ideler, Tübingen: Herr Ulshöfer, wie würden Sie den Stellenwert des ionisierten Calciums im Rahmen der Diagnostik des primären Hyperparathyreoidismus einschätzen?

B. Ulshöfer, Marburg: Ich würde ihn hoch einschätzen, man muß allerdings dazu sagen: Die anderen Ursachen für eine Hypercalciaemie sollten ausgeschlossen sein, und der Patient – es ist bei Ihnen so wie bei uns – hat eine entsprechende Anamnese. Es sind meistens rezidivierende Steinträger, wo wir das erhöhte ionisierte Calcium finden. Und wenn wir es dann finden bei klassischer Anamnese, aber sonst ein mittleres Parathormon und eine mittlere Phosphatrückresorption feststellen, es ist also auch gerade ein Grenzbereich, dann würden wir uns zur Operation entschließen. Diese dritte Patientin, die ich demonstriert habe, die hatte am präoperativen Tag ein Gesamtcalcium von 4,1 gehabt, und ich meine, das ist doch schon ganz niedrig. Das ionisierte Calcium war weiterhin bei 2,5 mval/l, sie hat ein Adenom gehabt ungefähr bohnengroß. Hinterher war sie geheilt.

V. Hagmaier, Basel: Wir haben zwei Patientengruppen untersucht unter Infusion von Calcium, primäre Hyperpara-Patienten und idiopathische Rezidivsteinträger und haben festgestellt, daß die tubuläre Reabsorption von Calcium bei idiopathischen Steinträgern erhöht war, wie in Jena berichtet wurde.

Ich habe jetzt die Frage: Ist bei Ihrer Patientengruppe mit Rezidivsteinen eine weitere Parallelität zwischen Patienten mit Hyperparathyreoidismus zu sehen, vor allem, wie ist die Parathormonkonzentration nochmal genau gewesen?

B. Ulshöfer, Marburg: Ja, das konnten wir sehen auf dem zweiten Dia. Da habe ich verglichen, die Gruppe ohne Stein, mit ein bis zwei und mehr als drei Steinen und Parathormon. Und ich fand wie bei dem ionisierten Calcium und dem Phosphor, daß es graduell ansteigt. Das ionisierte Calcium war wenig, das Phosphat eigentlich deutlich und das Parathormon auch deutlich erhöht, wobei die Mittelwerte sämtlich im Normbereich waren. Nur wenn man die Standardabweichungen anschaut, dann stiegen die bei Parathormon an.

Moderator W. Vahlensieck, Bonn: Ich fasse zusammen: Wir haben einige Aspekte der laufenden Forschung hier vorgetragen bekommen und bei der Diskussion bemerkt, daß es viele offene Fragen gibt.

Zur Pathogenese einige Aspekte: Es gibt eine Vielzahl von pathogenetischen Mechanismen, sie konnten hier nicht alle diskutiert werden. Zum Hyperparathyreoidismus vielleicht nur ein Wort. Nur bei 2 bis 3% der Fälle ist er die Ursache einer Steinbildung, daraus können Sie ersehen, wieviel andere Aspekte zu berücksichtigen sind. Und schließlich zur Therapie: Es gibt auch hier erfreulicherweise eine Menge neuer Ansätze. Sie haben aber bereits aus der Diskussion gehört, daß man hier neue Dinge zunächst sehr sorgfältig prüfen muß, ehe man sie in die Praxis übernimmt und zur Anwendung bringen kann.

Damit müssen wir unseren kurzen Ausflug in das Steinleiden abschließen und hoffen, daß Sie in der einschlägigen Literatur weitere Aspekte finden können und sich weiterhin zu diesem Thema bereichern können.

Prostata-Erkrankungen

CH. CHAUSSY, E. OTT, F. MARX, A. SLIVKA, R. SCHMID und F. EISENBERGER: **Präoperative normovolämische Hämodilution bei transurethraler Prostataresektion**

Aus bisherigen Untersuchungen ergab sich die Anwendungsmöglichkeit für eine präoperative isovolämische Hämodilution bei elektiven chirurgischen Eingriffen, bei denen mit einem Blutverlust von ca. 1000 ml zu rechnen ist. Davon ausgehend untersuchten wir an einem Kollektiv von 38 Patienten, die für eine transurethrale Prostataresektion vorgesehen waren, den Effekt einer präoperativen Hämodilution. Die Auswahl für ein Test- u. Kontrollkollektiv wurde aufgrund von Zufallszahlen getroffen. Insgesamt wurde an 18 Patienten eine Hämodilution durchgeführt.

Die Zielvorstellung eines präoperativen Blutaustausches gegen Plasmaersatzmittel lassen sich in folgenden 3 Punkten zusammenfassen:

1. Verminderung bzw. Umgehen von Fremdbluttransfusionen und den damit verbundenen Komplikationen.
2. Verbesserung der nutritiven Gewebeperfusion aufgrund einer Verbesserung der Fließeigenschaften diluierten Blutes.
3. Senkung der postoperativen thromboembolischen Komplikationen.

Um dieses Ziel risikolos zu erreichen, ist jedoch eine strikte Beachtung der Kontraindikationen für eine präoperative HD notwendig. Prinzipiell läßt sich sagen, daß der hämodiluierte Patient keine Grunderkrankung aufweisen darf, die eine kardiogene oder pulmonale Kompensationsmöglichkeit ausschließt.

Somit ergeben sich als Kontraindikationen:

1. Präoperative Hypovolaemie.
2. Kardio-zirkulatorische Störungen, wie Herzinfarkt, Koronarinsuffizienz und Myokardinsuffizienz.
3. Obstruktive Lungenerkrankungen.
4. Anämie.
5. Präexistente Gerinnungsstörungen.

Neben einer sorgfältigen klinischen Untersuchung ergibt sich hieraus die Notwendigkeit für die Durchführung der in Tabelle 1 aufgeführten Voruntersuchung. Wie Sie sehen, werden hierbei keine Untersuchungen verlangt, die den Rahmen einer normalen Laborroutine sprengen würden.

Tabelle 1. Notwendige Voruntersuchungen bei präoperativer, isovolämischer Hämodilution

Notwendige Voruntersuchungen
Hb-Hämatokrit
Elektrolyte
Transaminasen
Gerinnungsstatus
Quick, PTT
Thrombocyten
Blutdruck und Herzfrequenz
EKG und Leistungsanamnese
evtl. Belastungs-EKG

Präoperativ wurden nach Punktion der Arteria radialis 800–1000 ml Blut entzogen. Gleichzeitig, bei Messung des ausströmenden Blutes mit einer Federwaage, wurden Equivalenzmengen (1:1 Dextran/Albumin) infundiert, so daß eine Isovolämie gewährleistet war. Bereits intraoperativ wurde mit der Reinfusion des autologen Blutes begonnen, allerdings in umgekehrter Entnahmereihenfolge, so daß während der Zeit chirurgischer Blutungen die Konserven mit der geringerenErythrozyten-Konzentration gegeben wurden.

Eine Beeinflussung der gemessenen Kreislaufgrößen (Abb.1) ergab sich weder während noch nach Hämodilution. Herzfrequenz, mittlerer arterieller Druck und AVDO 2

	VOR	WÄHREND	NACH
HERZFREQUENZ	75 ± 2	75 ± 2	80 ± 3 (Min^{-1})
MAP (mittl. art. Druck)	103 ± 2	103 ± 4	99 ± 4 (mmHg)
RR syst.	144 ± 4	140 ± 7	137 ± 6 (mmHg)
$AVDO_2$	3,5 ± 0,6	2,9 ± 0,5	3,3 ± 0,7 (Vol%)

Abb.1. Kreislaufparameter unter Hämodilution

blieben unbeeinflußt, ein Zeichen, daß die kardinale Kompensation über eine Steigerung des HMV durch vergrößerte enddiastolische Füllung bei allen Patienten möglich war. Ebenfalls wurde bei Untersuchung der Gerinnungsparameter in keinem Fall ein Unterschied zur Kontrollgruppe festgestellt. Dies deckt sich auch mit der klinischen Beobachtung, daß es in der HD-Gruppe nicht vermehrt zu Blutungen bzw. Nachblutungen kam. Vielmehr bedingte die präoperative Hämodilution einen signifikant geringeren intraoperativen Blutverlust (Abb. 2), der zum Teil durch Retransfusion autologen Blutes kompensiert werden konnte. Daraus resultierend war der Verbrauch an Fremdblut signifikant geringer.

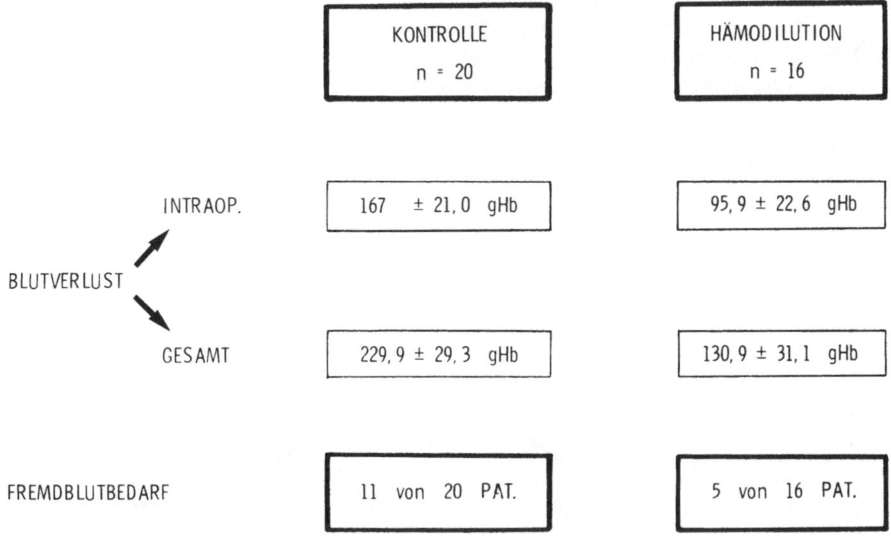

Abb. 2. Blutverlust und Fremdblutbedarf nach TUR – Prostata

Zusammenfassend läßt sich sagen, daß die präoperative isovolämische HD eine einfach durchführbare Methode zur Verringerung von Fremdblutgaben während operativer Eingriffe darstellt. Sie erfordert erhöhte Sorgfalt und Zeitaufwand für die Überwachung und Kontrolle am Krankenbett. Wie wir glauben, ein lohnender Einsatz zum Vorteil des Patienten.

Dr. Ch. Chaussy
Urologische Klinik
der Universität München
Thalkirchner Straße 48
D-8000 München 15

D. HAURI und M. MEYER: **Die kongenitale idiopathische Blasenhalssklerose (Marion'sche Erkrankung) – ein Krankheitsbild mit falscher Pathogenese?**

Über die Genese der kongenitalen idiopathischen Blasenhalssklerose, die von Marion [4] klarheit. Pathogenetisch werden diskutiert: Eine Hypertrophie der glatten Muskulatur ausführlich beschrieben wurde, herrscht bis heute Unklarheit. Pathogenetisch werden diskutiert: Eine Hypertrophie der glatten Muskulatur des Blasenhalses [4], eine Fibroelastose der hinteren Urethra [1, 2], eine Sklerose oder eine chronische Entzündung der Prostata [3] und neuerdings eine fehlerhafte Anordnung der Blasenhalsmuskulatur [5]. Einig sind sich alle Autoren darin, daß dieses Krankheitsbild scharf von einer sekundären Blasenhalssklerose abgetrennt werden muß.

Keine der Möglichkeiten, die sich alle nur auf den Blasenhals stützen, konnte uns aus verschiedenen Gründen befriedigen.

Ein 33 jähriger Patient wurde uns mit einem Blasenstein zugewiesen. Anamnestisch, zystoskopisch und in den uroflow metrischen Untersuchungen war die Diagnose einer sogenannten idiopathischen Blasenhalssklerose zweifelsohne richtig. Unsere weitere zystometrie mit dem Elektromyogramm des Sphinkter urethrae externus (Abb. 1a).

Bei einem normalen Probanden weist der Sphinkter urethrae externus in der Blasenfüllungsphase wenige Potentialentladungen von kleiner Amplitude auf. Bei Erreichen der Blasenkapazität und Harndrang steigern sich diese rasch zu hohen Amplituden, um bei willkürlichem Wasserlösen wieder zur völligen Ruhe zurückzukehren. Ganz anders bei unserem Patienten (Abb. 1a).

Er wies schon während der Blasenfüllungsphase hochfrequente Entladungen von großer Amplitude auf, welche sich bei der Miktion noch verstärkten.

Die Lösung muß beim Sphinkter externus liegen. Wir verabreichten dementsprechend ein Myotonolytikum, im Speziellen Lioresal. Sofort beruhigte sich der Sphinkter

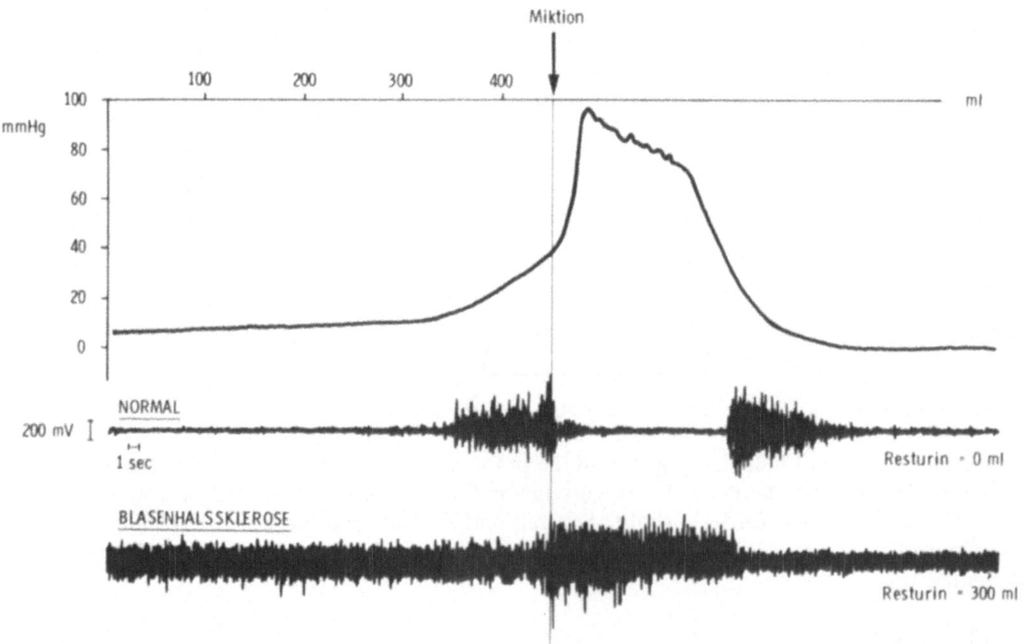

Abb. 1a. Füllungs- und Miktionszystometrie (oben) und gleichzeitig aufgezeichnetes Elektromyogramm des M. sphincter urethrae externus bei einem normalen Probanden (Mitte) und bei einem Patienten mit einer kongenitalen Blasenhalssklerose (unten)

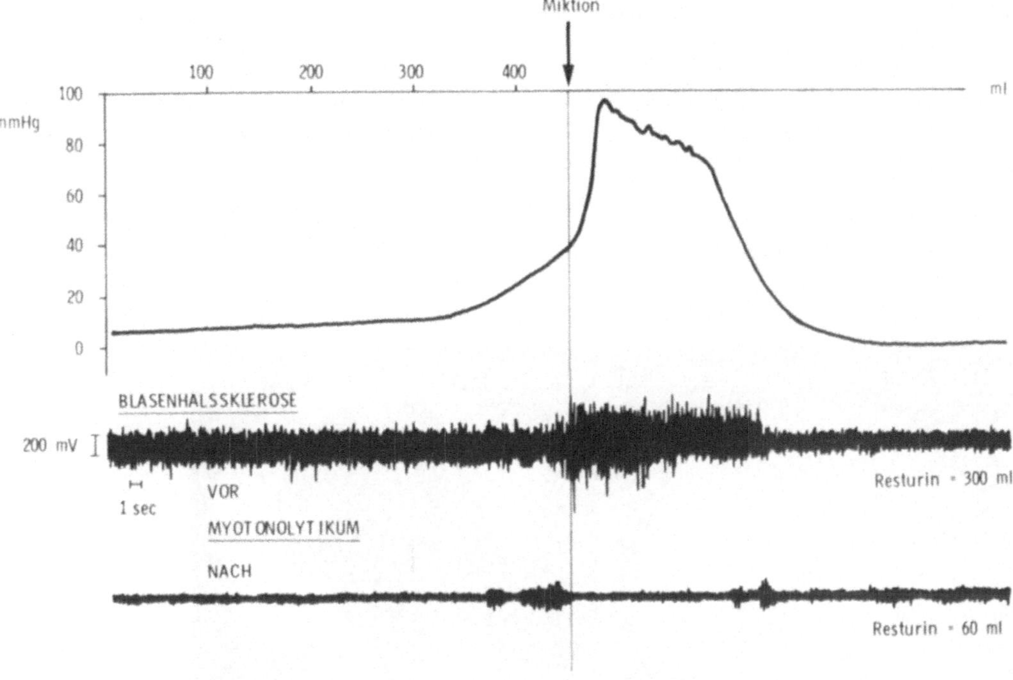

Abb. 1b. Füllungs- und Miktionszystometrie (oben) und gleichzeitig aufgezeichnetes Elektromyogramm des M. sphincter urethrae externus bei einer kongenitalen Blasenhalssklerose vor Behandlung (Mitte) und während Behandlung (unten) mit einem Myotonolytikum

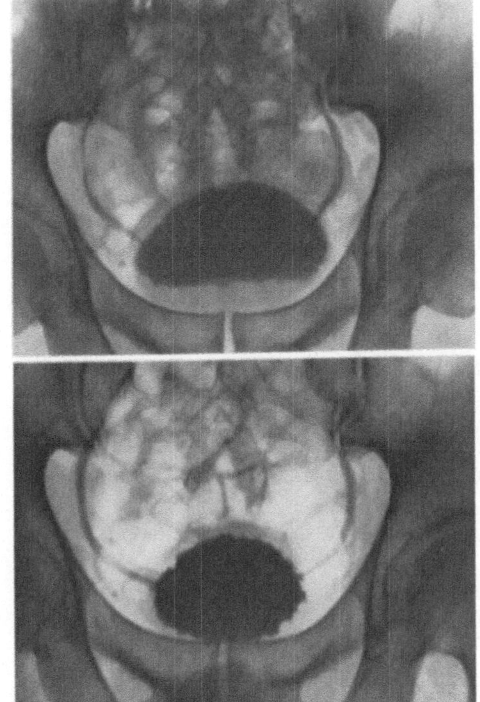

Abb. 2. Oben: Hochstehender Blasenhals bei kongenitaler Blasenhalssklerose vor Behandlung. Unten: Patient unter Behandlung mit einem Myotonolytikum; der Blasenboden hat sich auf das normale Niveau gesenkt

externus, insbesondere während der Miktion. Der Resturin sank von ursprünglich 3–400 ml auf 60 ml (Abb. 1 b).

Unter dieser Behandlung änderte sich auch radiologisch das Gebiet des Blasenhalses und des Blasenbodens (Abb. 2). War vor der Behandlung mit Lioresal der Blasenboden stark hochstehend, senkte sich dieser unter erwähnter Medikation auf normales Niveau. Auf die typische Blasenhalskonfiguration hat übrigens schon Marion hingewiesen.

Noch eindrücklicher erscheint die Änderung des endoskopischen Bildes des Blasenhalses unter Behandlung (Abb. 3).

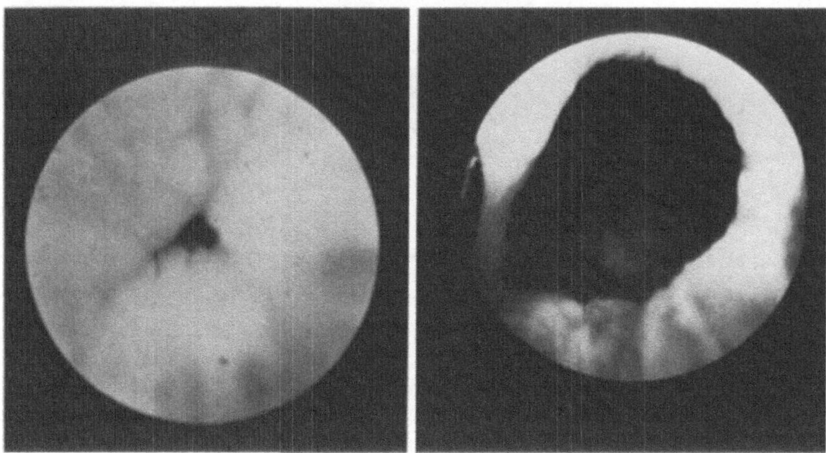

Abb. 3. Endoskopisches Bild einer kongenitalen Blasenhalssklerose vor Behandlung (links) und unter Behandlung (rechts) mit einem Myotonolytikum. Derselbe Patient, gleiche Position des Zystoskopes

Um der Lehrmeinung genüge zu tun, verabreichten wir einige Zeit den Alpha-Rezeptoren-Blocker Dibenzyline, der den Blasenhals öffnen sollte. Wohl erreichten wir sofort eine retrograde Ejakulation, jedoch keine Miktionsverbesserung und keine Verminderung des Resturins.

Im Verlaufe eines Jahres haben wir vier weitere jugendliche Patienten mit dem genaugleichen Krankheitsbild und denselben elektromyographischen Veränderungen beobachtet, welche sämtliche auf ein Myotonolytikum sofort und eindrücklich reagierten. Bei einem dieser jungen Patienten wurde wegen Harnverhaltung die Prostata mit dem Blasenhals vollständig transurethral ausreseziert. Er wurde uns wegen neuerlichen Harnverhaltungen zugewiesen.

Zusammenfassend handelt es sich beim Krankheitsbild der Marion'schen Blasenhalssklerose unserer Ansicht nach nicht um eine primäre Erkrankung des Blasenhalses, sondern um eine Affektion des Sphinkter urethrae externus.

Der Mechanismus ist nicht so abwegig, wie dies auf den ersten Blick scheinen möchte: Quergestreifte Muskelfasern, die anlagemäßig wie auch funktionell zum Sphinkter urethrae externus gehören, umscheiden den distalen Anteil der hinteren Urethra mantelförmig und ziehen zum Blasenhals hoch. Durch den dauernden und übernormal hohen Tonus wird dieser verschlossen, was klinisch zum Bild der Blasenhalsenge führt. Sklerose, Fibroelastose, eine chron. Prostatitis und eine evtl. Muskelhypertrophie sind sekundäre Erscheinungen.

Nach unserer Meinung hat diese Erkenntnis therapeutische Konsequenzen. Die Blasenhalsresektion oder Blasenhalseinkerbung mit der bekannten Gefahr der postoperativen retrograden Ejakulation sollte zugunsten einer medikamentösen Therapie, die den quergestreiften Sphinkter urethrae externus erschlafft, fallengelassen werden. Ist die konservative Therapie erfolglos, sollte insbesondere bei jugendlichen Patienten der Sphinkter urethrae externus und nicht der Blasenhals eingekerbt werden. Eine Inkontinenz ist dabei nicht zu befürchten.

Literatur

1. Bodian, M.: Some observation on the pathology of congenital bladder neck obstruction (Marions Disease). Brit. J. Urol. **29,** 393 (1957). – 2. Campbell, M. F.: Anomalies of the bladder. Urology II, Campbell und Harrison. Philadelphia–London–Toronto: Saunders Company 1970. – 3. Gil-Vernet, S.: Obstrucciones Prostato-Uretrales. Archiv. Espan. de Urol. **24,** 3–48 (1971). – 4. Marion, G.: Maladie du col vesical. J. Urol. med. chir. **36,** 513 (1933). – 5. Turner-Warwick, R. T.: Urodynamics, Upper and Lower Urinary Tract p. 237, Berlin–Heidelberg–New York: Springer 1973

Priv.-Doz. D. Hauri
Urologische Universitätsklinik
Kantonspital Zürich
Rämistr. 100
CH-8091 Zürich

N. Pfitzenmaier, K. Möhring, K. Wurster und L. Röhl: **Regionale Lymphangiographie der Prostata durch transurethrale intraprostatische Kontrastmittelapplikation**

Für ein gezieltes therapeutisches Vorgehen beim Prostatakarzinom ist eine exakte Stadienzuordnung unerläßlich. Der Ausschluß eines metastatischen Lymphknotenbefalles durch pedale Lymphangiographie ist problematisch, da sich die primären Lymphdrainagestationen der Prostata mit diesem Verfahren in ihrer Gesamtheit nicht darstellen lassen.

Die ersten Lymphknotenfilter der Prostata befinden sich periprostatisch, perivesikal, perirektal und präsakral sowie entlang der Arteria iliaca interna [1]. Daneben ziehen auch direkte Bahnen zu den Lymphnoduli iliaci communes.

Bis heute glaubte man, daß eine indirekte transprostatische Lymphangiographie unmöglich sei, da das ölige Kontrastmittel am Injektionsort verweile und nicht über die Lymphbahnen abtransportiert werde [5].

Nach Berichten über erfolgreich durchgeführte transmuköse Lymphangiographien bei Blasentumoren [2] bzw. nach intraparenchymatöser Kontrastmittelapplikation in die Testes [5], versuchten wir in einem ersten Schritt beim Hund durch transkutane intraprostatische Injektion von öligem Kontrastmittel die prostatischen Lymphbahnen darzustellen.

Material und Methode

Unsere vorläufigen Untersuchungen führten wir an 11 Hunden durch.

Das Kontrastmittel gelangt auf 3 Wegen in die initialen Lymphgefäße [1, 3]:

1. Durch direkte Einbringung des Kontrastmittels in die Lymphbahnen infolge Traumatisierung der Lymphgefäße durch die Injektionskanüle.
2. Mittels Transport durch die intakte Lymphgefäßwand und
3. über phagozytierende Gewebsmakrophagen.

Zwar stellten sich bei transkutaner Injektionstechnik entgegen den Ergebnissen bei der Ratte [5] am Hund regionale Lymphbahnen und Lymphknoten in frühen und späten Röntgenaufnahmen dar, letztere ergaben jedoch meist nur eine einseitige oder stark seitendifferente Darstellung des Lymphabflusses, wohl infolge inadäquater und ungleichmäßiger Verteilung des injizierten Kontrastmittels in der Prostata (vgl. Abb. 1). Darüber hinaus sind die Ergebnisse nicht reproduzierbar.

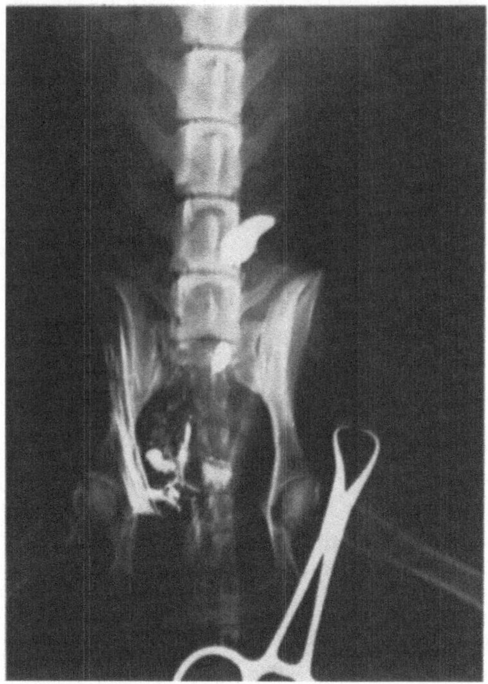

Abb. 1. Lymphangiogramm bei einem 20 kg schweren Hund, 15 min nach transkutanter intraprostatischer Injektion von 3 ml Lipiodol-Ultrafluid

Unter der Vorstellung, daß mit einer einzeitigen, multifokalen Kontrastmittel-Einbringung in die Prostata eine repräsentative Verteilung mit anschließender Darstellung der primären Lymphbahnen möglich sein müßte, entwickelten wir in Zusammenarbeit mit der Firma Karl Storz in Tuttlingen einen speziellen Applikator.

Dieser Applikator wird in Kombination mit einem konventionellen Urethrozystoskop eingesetzt. Neben Zystoskopschaft und prograder Optik besteht das Gerät aus einem Applikator mit 9 versetzt angeordneten, distal gekrümmten Kanülen Nr. 17, die mit Hilfe einer Hebelvorrichtung dosiert ausgefahren werden können. Nach Lokalisation der prostatischen Harnröhre mittels des Urethroskopes wird die Optik gegen den Applikator ausgetauscht. Am distalen Applikatorende befindet sich eine Ballonblockvorrichtung, die über einen Kanal mit Flüssigkeit gefüllt werden kann und so den Applikator am Blasenhals fixiert. Die Kanülen sind dann in der prostatischen Region lokalisiert und können somit gefahrlos in die Prostata eingeführt werden. Über einen zweiten Kanal kann Kontrastmittel in die Prostata injiziert werden (vgl. Abb. 2).

Da die Hundeharnröhre um die Symphyse U-förmig geschwungen verläuft, mußten wir, um mit unserem Gerät in den geraden Anteil der mittleren bzw. hinteren Harnröhre zu gelangen, eine perineale Harnröhrenfistel anlegen (vgl. Abb. 2).

Als Kontrastmittel wurde Lipiodol – Ultrafluid[1] verwendet.

---

[1] Fa. Byk-Gulden Konstanz

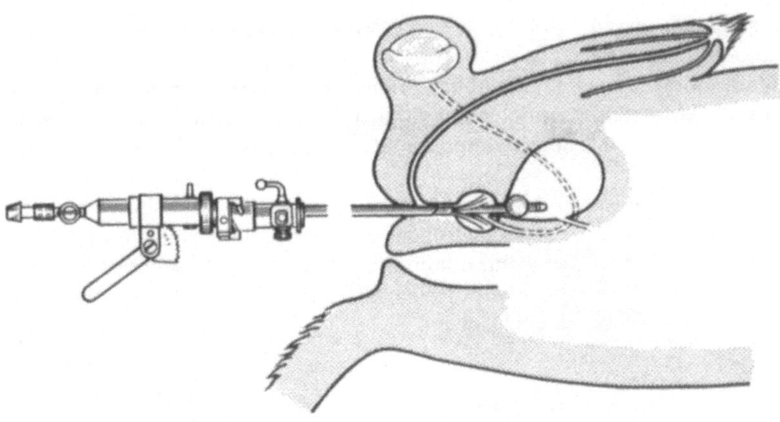

Abb. 2. Schematisierte Darstellung eines neuentwickelten Kontrastmittel-Applikators zur transurethralen intraprostatischen multifokalen Kontrastmittelinjektion. Applikator über perineale Harnröhrenfistel in die Hundeharnröhre eingeführt, am Blasenhals fixiert. Multilokale Punktion der Hundeprostata

Ergebnisse und Zusammenfassung

Mit Hilfe unseres Applikators kann bei Verwendung von 1 bis 3 ml Lipiodol-Ultrafluid eine opazifierende, homogene Anfärbung der Prostata erreicht werden (vgl. Abb. 3 links).

Das Kontrastmittel wird zeitabhängig über Lymphbahnen und Lymphknoten nach zentral abtransportiert, dabei färben sich auch die primären Lymphbahnen bzw. Lymphknoten der Prostata an (Abb. 3).

Wie feingewebliche Untersuchungen von Lymphknoten-Präparaten (entnommen 1 Woche nach intraprostatischer Injektion von Lipiodol-Ultrafluid) aus dem Bereich der Arteria iliaca interna eines Hundes zeigen, wird das Kontrastmittel in den Lymphknoten gespeichert. Das Kontrastmittel verbleibt partiell und dosisabhängig, wie spätere

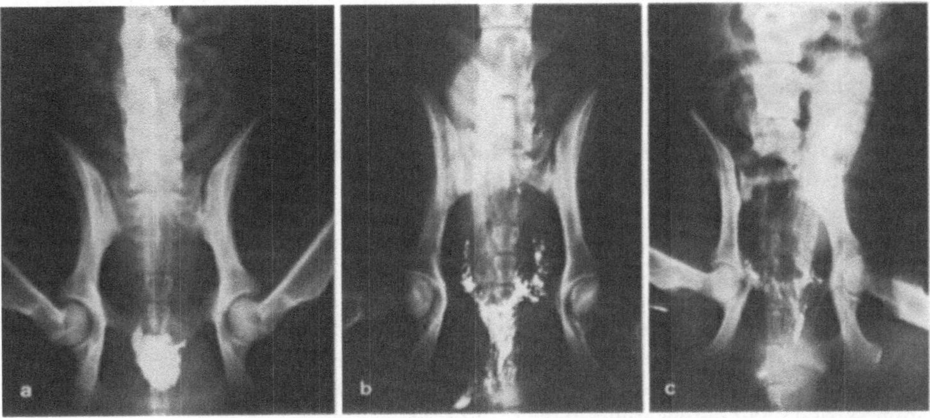

Abb. 3. Links: Abdomen-Übersicht beim Hund 3 min nach transurethraler multilokaler intraprostatischer Injektion von 3 ml Lipiodol-Ultrafluid mit homogener Anfärbung der prostatischen Region.
Mitte: Abdomen-Übersicht bei dem gleichen Hund 6 Wochen später.
Rechts: Abdomen-Übersicht bei dem gleichen Hund 5 Monate später

Röntgenkontrollen zeigen, bis zu 5 Monaten und länger in der Prostata sowie in den Lymphknoten (vgl. Abb. 3 rechts).

Eine ausreichende Beurteilung der Lymphbahnen ist derzeit jedoch wegen des protahierten Kontrastmittel-Abtransportes noch nicht möglich. Bessere Resultate versprechen wir uns von jodierten Lipiden in einer stabilen Emulsion mit einer Teilchengröße von 1 bis 5 μ.

Eine weitere Verbesserung ist durch Kontrastmittel-Applikation mit Hilfe eines Perfusomaten zu erwarten. Falls sich bei den nachfolgenden Untersuchungen auch weiterhin weder Hinweise auf lokale Entzündungsreaktionen, Fettembolien noch sonstige Nebenwirkungen ergeben sollten, beabsichtigen wir die Technik zur indirekten Lymphographie beim Prostatakarzinom des Menschen einzusetzen.

Literatur

1. Bellmann, S., Odén, B.: Experimental microlymphangiography. Acta radiol. **47,** 289 (1957). – 2. Böcker, R., Huth, F., Jünemann, A.: Eine neue Methode zur Darstellung der regionalen Lymphknoten der Harnblase. Dtsch. med. Wschr. **101,** 1030 (1976). – 3. Fischer, H. W.: Lymphangiography and lymphadenography with various contrast agents. Ann. N. Y. Acad. Sci. **78,** 799 (1959). – 4. Frischbier, H. J.: Wertbestimmung der verschiedenen Metastasenkriterien. Ergebnisbericht Radiol. diagn. (Berl.) **13,** 591 (1972). – 5. McCullough, D. L.: Experimental lymphangiography. Experience with direct Medium Injection into the Parenchyma of the Rat Testis and Prostate. Invest. Urol. **13,** 211 (1975)

Dr. N. Pfitzenmaier
Urologische Klinik
des Chirurgischen Zentrums
der Universität Heidelberg
Im Neuenheimer Feld 110
D-6900 Heidelberg

TH. SENGE, U. TUNN, B. SCHENCK, W. FRANZEN und TH. HÜLSHOFF: **Plasmatestosteronbestimmung nach subkapsulärer und radikaler Orchiektomie beim Prostatakarzinom**

Die endokrine Therapie des Prostatakarzinoms ist neben der radikalen Prostatektomie und der Radiotherapie eine Säule in der Behandlung des Tumors. Sowohl substituierte Östrogene als auch Kastration führen zur Ausschaltung der endogenen Androgenproduktion. Der wirkungsvollste Testosteronabfall läßt sich mit derKastration erreichen, da die Leydigzellen der Hoden 80–90% der meßbaren Androgene produzieren [1, 2, 3, 7, 8, 10, 12, 19, 20].

Neben der sogenannten radikalen Epididymorchiektomie wird als Kastrationseingriff die subkapsuläre Orchiektomie mit Beseitigung des Hodenparenchyms unter Belassen der Tunica albuginea, der Nebenhoden und der intakten Samenstränge als tastbarem Skrotalinhalt durchgeführt [5, 6, 16, 17, 18].

Nach Untersuchungen von Berger [4], Oberndorfer [16], Nelson [13] und McDonald [10, 11] sind aufgrund morphologischer und histochemischer Kriterien Leydigzellen in der Tunica albuginea und in anderen extratestikulären Geweben nachgewiesen worden [14, 15]. Ihre Bedeutung und Funktion wurde bisher wenig berücksichtigt. Eine altersabhängige Zunahme von extratestikulär gelegenen Leydigzellen (EPLC = extraparenchymal Leydig cells) in der Tunica albuginea wurde beobachtet [10, 11]. Die inkretorischen Fähigkeiten dieser Zellen wurden bisher noch nicht untersucht.

Die Möglichkeiten einer extragonadalen Testosteronsynthese unter anderem aus den erwähnten EPLC's und der Wiederanstieg der Plasmatestosteronwerte nach einer Orchiektomie, wie es Klosterhalfen [9] und Sciarra [17] beobachtet haben, lassen daran denken, daß ektope Leydigzellen als Antwort auf die Kastration mit ihrem Androgenabfall, mit einer Hyperplasie und Funktionssteigerung reagieren. Das Verhalten des Plasmatestosterons nach subkapsulärer Orchiektomie und die Verlaufskontrolle der Testosteronwerte über einen postoperativen Zeitraum von 8 Monaten nach durchgeführter Orchiektomie soll die Frage nach einer möglichen funktionellen Aktivierung der in der Tunica albuginea nachgewiesenen EPLC's beantworten und die Effizienz der unterschiedlichen Operationsverfahren vergleichen.

Die Plasmatestosteronbestimmung

bei 14 Patienten mit einem gesicherten Prostatakarzinom im Stadium C und D wurde das Plasmatestosteron radioimmunologisch über einen Zeitraum bis zu 8 Monaten nach Kastration quantitativ bestimmt. Bei 12 Patienten wurde ausschließlich eine subkapsuläre Orchiektomie durchgeführt, 2 Patienten wurden radikal orchiektomiert und erhielten zusätzlich Honvan.

Ergebnisse

Die präoperativen Ausgangswerte des Plasmatestosterons liegen zwischen 1,3 und 3,74 ng pro ml Serum. Durch die Entfernung der Leydigzellen infolge radikaler Orchiektomie oder durch subkapsuläre Orchiektomie fällt der endogene Plasmatestosteronspiegel auf 9–40% des präoperativen Ausgangswertes ab. Im Mittel ist eine Suppression des Plasmatestosterons durch die Entfernung des Hodenparenchyms auf 20% der präoperativen Werte zu erreichen. Ein Wiederanstieg des Testosterons über einen Beobachtungszeitraum von 8 Monaten tritt nicht auf. Diese konstant niedrigen Residualwerte ohne Zeichen eines allmählichen Wiederanstieges des Testosterons gelten sowohl für Patien-

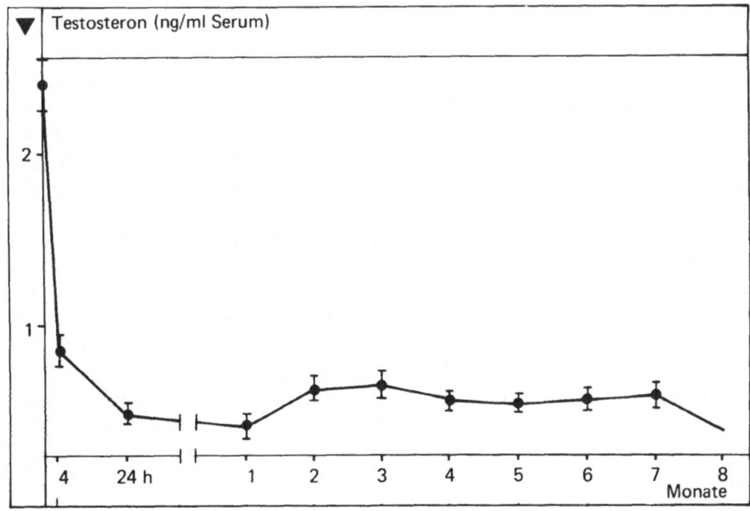

Abb. 1. Plasmatestosteronwerte bei 12 Patienten promit subkapsulärer Orchiektomie. Präoperativ sowie 4,24 Stunden und Verlauf bis zu 8 Monten nach subkapsulärer Orchiektomie bestimmt in ng pro ml

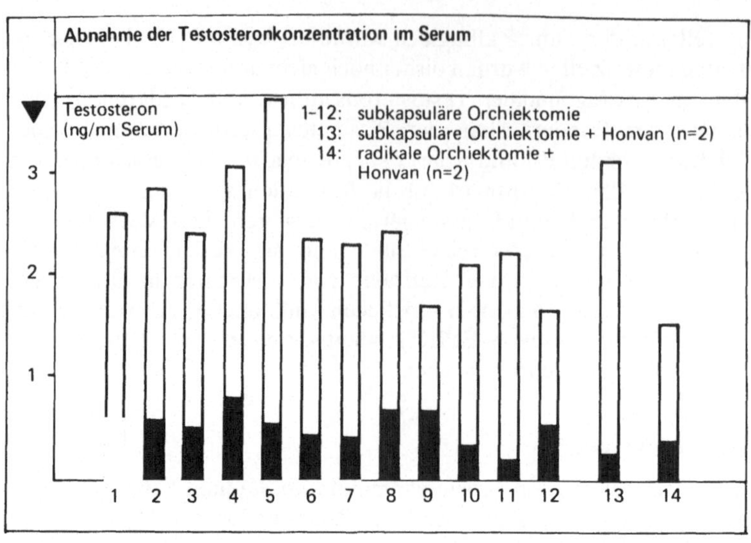

Abb. 2. Einzelwerte des Plasmatestosterons aller Patienten prä- und postoperativ mit subkapsulärer Orchiektomie, radikaler Orchiektomie und der Kombinationsbehandlung von radikaler Orchiektomie plus Honvan

ten, die einer radikalen Orchiektomie unterworfen wurden, wie auch für die, die subkapsulär orchiektomiert wurden. Ein verstärkter Suppressionseffekt durch die Kombinationstherapie von Orchiektomie und Honvan ist nicht überzeugend nachweisbar (Abb. 1 u. 2).

Trotz des nachgewiesenen Vorkommens extraparenchymaler Leydigzellen bzw. Leydig like cells läßt sich mit der subkapsulären Orchiektomie ein starker Testosteronabfall erreichen, der mit der radikalen Orchiektomie im Effekt vergleichbar ist.

Die nach der subkapsulären Orchiektomie stark abgefallenen endogenen Plasmatestosteronwerte lassen vermuten, daß ektope Leydigzellen keine endokrine Aktivität besitzen.

Literatur

1. Alken, C. E., Staehler, W.: In: Klinische Urologie, p. 368–371. Stuttgart: Thieme 1973. – 2. Bailar, J. C., Byar, D. P.: Cancer **26,** 257 (1970). – 3. Baulieu, E. E.: In: Tamm: Testosterone, Proceedings of the Workshopconference. Stuttgart: Thieme 1968. – 4. Berger, L.: Arch. d'anat. micr. 101–109 (1935). – 5. Frick, J.: Urol. Research **1,** 120–121 (1973). – 6. Frick, J.: Urologe B **14,** 6, 222–224 (1974). – 7. Grayhack, J. T.: Surg. Clin. N. Am. **39,** 13–30 (1959). – 8. Huggins, C., Hodges, C. V.: Cancer Res. **1,** 292 (1941). – 9. Klosterhalfen, H., Burchardt, P., Wartke, U. S.: Urologe A **12,** 304–307 (1973). – 10. McDonald, J. H., Calams, J. A.: J. Urol. (Balt.) **79,** 5, 850–857 (1958). – 11. McDonald, J. H., Calams, J. A.: J. Urol. (Balt.) **82,** 145–147 (1959). – 12. Mellin, P.: Med. Welt **27,** 1051–1055 (1976). – 13. Nelson, A. A.: Am. J. Path. **14,** 831–842 (1938). – 14. O'Connor, V. J., Sokol, J. K.: Am. J. Surg. **99,** 573–579 (1960). – 15. O'Connor, V. J., Chiang, S. P., Grayhack, J. T.: J. Urol. (Balt.) **89,** 236 (1963). – 16. Oberndorfer, S.: Handbuch der Pathologie, Bd. VI/3. Berlin: Springer 1931. – 17. Sciarra, F., Sorcium, G., Disilverio, F., Gagliadri, V.: Clin. Endocrinol. **2,** 101–109 (1973). – 18. Straube, W., Braun, J. S.: Urologe A **13,** 198–201 (1974). – 19. Tamm, J.: Testosterone, Proceedings of the Workshop Conference. Stuttgart: Thieme 1968. – 20. Vahlensieck, W., Tümmers, H.: Fortschr. Med. **92,** 1190–1198 (1974)

Priv.-Doz. Dr. Th. Senge
Urolog. Abt.
Josefs-Hospital
D-4690 Herne 1

D. FISCHER, W. GEVERS und J. N. de KLERK: **Aussichten für eine rezeptorenspezifische antihormonelle Behandlung bei der konservativen Therapie des Prostata-Karzinoms**

Das unterschiedliche Verhalten der Prostata-Karzinome auf eine anti-hormonelle Behandlung ist eine klinische Beobachtung. Zunehmende Resistenz gegenüber einem substituierten Medikament – sowohl Hormonen als auch hormonwirkender Substanzen – komplizieren die Therapie. Hinzu kommen die gesicherten Nebeneffekte aller Substanzen, die die Indikation weiter einschränken. Menge und Substanz müssen daher auf die Effektivität im Erfolgsorgan ausgerichtet werden. Man konnte analytisch sichern, daß diese abhängig ist von der Anwesenheit spezifischer Rezeptoren. Die Anwesenheit mehrerer Rezeptoren in einer Zelle oder zumindest einem Tumorgewebe, ist therapiebestimmend, da die Affinität eines substituierten Antihormons nicht immer alle Bindungsproteine erfassen muß. Hinsichtlich optimaler Therapie ist ein Schritt zur Darstellung aller Rezeptorqualitäten notwendig.

Beim Prostatakarzinom anders als bei der Decidua oder der Cervixschleimhaut, ist eine Aufbereitung des Gewebes in Zellfraktionen problematisch, da besonders der Scirrhus und das schwach differenzierte Karzinom einen hohen Anteil an kollagenem Bindegewebe enthalten. Aus Kulturuntersuchungen geht hervor, daß das Parenchym eine deutlichere Hormonabhängigkeit zeigt als das Mesenchym (Smolev). In einer Biopsie aus einem solchen Tumor darf also nicht so sehr die quantitative Ausbeute an Rezeptoren gewertet werden als vielmehr ihre Rezeptoreigenschaften bezüglich „displacement und inhibition“. Zellanteile können zur Rezeptorbestimmung herangezogen werden: Das Zytoplasma und/oder die Kerne. Aus dem Letztgesagten geht hervor, daß eine Kernaufbereitung problematisch ist. Die schonende Methode einer Glashomogenisation (Dounce), bei der wir bis zu 22% der Kerne rein darstellen konnten, ist nur in wenigen Fällen möglich. In der meistens notwendigen Form der Aufbereitung mittels Polytron oder Ultraturrax sind die Ergebnisse meist unter 5–10%. Kerne können so bereitet werden, daß eine Kontamination mit anderen Proteinen weitgehend vermieden wird. Außerdem sind fast 80% aller Rezeptoren im Kern. Jedoch haben wir es meistens mit einem Zytoplasmaextrakt zu tun, der zu einem hohen Prozentsatz mit Serum und Sexual-Hormon bindendem Globulin kontaminiert ist. Dieses hat 100 x mehr Bindungsmöglichkeiten als das eigentliche Rezeptorprotein bei nur 4% Anteil am Extrakt. Ein Reinigungsverfahren ist notwendig. Das kann bestehen in:

Absorption durch DCC; Prezipitationen mit Ammoniumsulfat; mit Hydroxylapatit oder Protaminsulfat sind beschrieben [Chamness, Menon]. Aber es werden im Höchstfall immer nur 50–60% der spezifischen Proteine gefällt. Im Fall von Protamin kommt ein hoher unspezifischer Hintergrund dazu, bedingt durch eine Eigenaffinität zu Hormonen.

Die Gelfiltration mittels Sephadex column gestattet ebenfalls keine Separation, denn die molekulare Größe der Rezeptoren je nach Aggregationszustand ist zwischen 80 000 und 200 000, im TKE Auszug sogar mehrere Millionen [Sica], womit es nahe dem SHBG liegt. Es erscheint für alle Bindungsarten im Größenbereich von nur 80 000 bis 200 000 ein Aktivitätspeak; für Aggregate über eine Mill. ist ein Vorpeak zu registrieren.

Bei Trennung durch Sedimentation mittels der Sucrosegradientenzentrifugation ist für andere Gewebe wie z. B. die Hypophysenrezeptoren eine Differenzierung mehrerer Qualitäten möglich [Mercier]. Das geht nur, wenn ausreichend Rezeptoren vorhanden sind. Die Aktivitätspeaks liegen sehr dicht nur 1–2 Fraktionen auseinander. Solche Trennungswege sind für das Prostatagewebe ungeeignet (Abb.). Untersuchungen von Steins haben das bestätigt. Wir bekommen in den gesammelten Fraktionen 1 bis 2 peaks, je nach Ionenkonzentration.

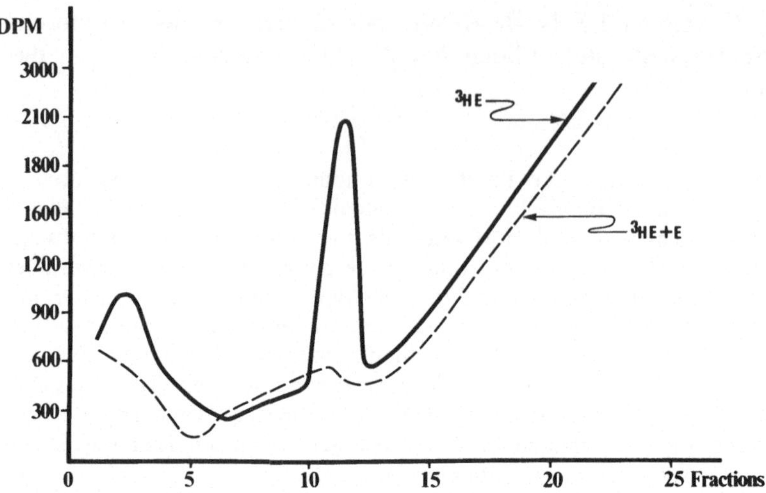

Abb. 1. Sucrosegradienten (5–20%) zur Sedimentationstrennung verschiedener Hormonrezeptorkomplexe. Der aufgelagerte Zytoplasmaextrakt ist aufbereitet im 0,4 M KCl, um durch Dissoziation alle spezifische Aktivität in den 4S peak zu verschieben

Eine weitere Eigenschaft ist die elektrische Ladung der Proteine. In der Agar-Gel-Elektrophorese oder der Polyacrylamid-Gel-Elektrophorese [Wagner] ist eine klare Trennung der spezifischen und nicht-spezifischen Bindungen möglich. Die Rezeptoren sind negativ geladen und gehen an die Anode (Abb. 2) während SHBG an die Kathode geht. Einige negativ geladene Globuline und auch die Albumine gehen deutlich langsamer anodenwärts oder aber, wie von Wagner beschrieben, zerfallen während des elektrischen Trennungsverfahrens. Wir bekamen eine saubere Trennung von Rezeptoren und SHBG bzw. freies Hormon.

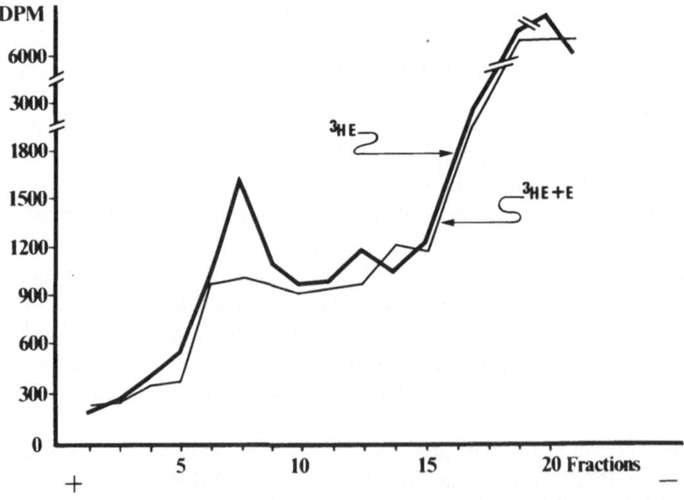

Abb. 2. Polyacrylamid-Gel-Elektrophorese (PAGE) wird durchgeführt in einem 5%igem Gel bei einer Stromstärke von 3mA pro Gel über ca. 90 min. Spezifische Rezeptorkomlexe sind negativ geladen und können deshalb anodennahe gefunden werden. Freies Hormon und die meisten nichtspezifischen Proteine wandern kathodenwärts

Gewebsextrakte bzw. 12 verschiedene Hormon-Antihormon Kombinationen können in dem von uns verwendeten Set zugleich analysiert werden. Die PAGE Trennung dauert in etwa 1½–2 Stunden gleich der Agar-Gelelektrophorese. Wir erhalten einen peak, der die Gesamtaktivität aller spezifischen Rezeptoren repräsentiert.

Man kann nun durch verschiedene Kombinationen von Medikamenten die effektivste Substitution heraustesten.

Kleinste Rezeptorpeaks, die auch schon initial anwesend sein können und eventuell verantwortlich zeichnen für eine sich später entwickelnde Resistenz, können mit dieser Methode nicht erfaßt werden.

Deshalb verwendet man als ein zusätzliches Unterscheidungsmerkmal den isoelektrischen Punkt, durch Isoelektrofocusing, entweder in einem Sucrosegradienten,

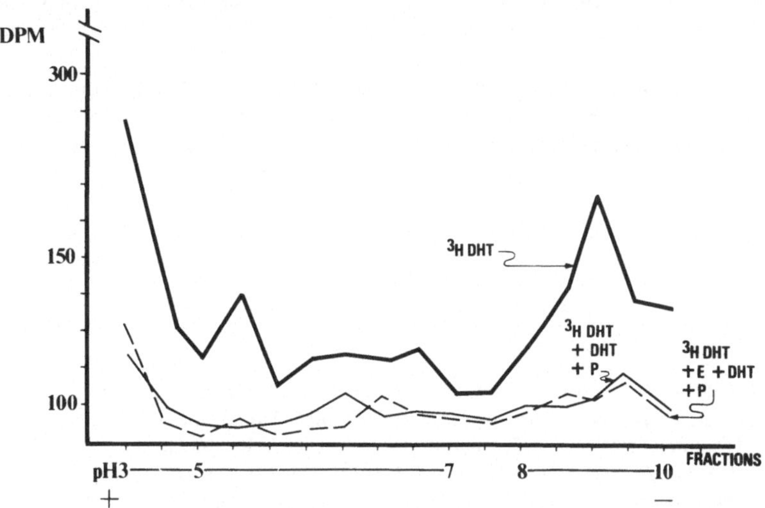

Abb. 3. Isoelektrofocusing-Polyacrylamid-Gel-Elektrophorese (IFPAGE) berücksichtigt die verschiedenen isoelektrischen Punkte der Rezeptorqualitäten. Im Bereich zwischen pM 3–5 müssen Aktivitätspeaks als unspezifisch oder denaturiert bewertet werden. Im Bereich pM 5–7 ist die Sequestration der meisten Rezeptorkomplexe in Abhängigkeit zu ihrer hormonalen Affinität zu finden

wie von Katsamatu, Goldman oder Foti verwendet, oder im pH-Gradient Polyacrylamid Gel [Carlson]. Wir wählten eine pH-Abstufung zwischen 3–10 bzw. 5–7 (Abb. 3). Entsprechend unseren Beobachtungen haben Tindall ebenso wie Carlson 3 peaks beschrieben im Interval zwischen pH 5–7.

Bei kleineren Fraktionen kann man auch mehr Radioaktivitätsanhäufungen finden. Diese lassen sich aber nicht mehr gut miteinander korrelieren, vor allem wenn man mehrere Gels nebeneinander vergleichen will. Man kann feststellen, daß die Proteinhbänder nicht ganz regelmäßig laufen und ein Vergleich deshalb immer basiert sein muß auf der pH-Kontrolle. Rezeptoren sowohl in den verschiedenen Geweben als auch in verschiedenen Spezies sind beschrieben [Carlson, Tindall]. Es ist auch nicht ausgeschlossen, daß im Karzinomgewebe der Prostata durch Genmutation eine neue Rezeptorqualität entsteht, die sich dem gewöhnlichen Kontrollmechanismus entzieht. Es scheint durch Thinlayerchromatography wahrscheinlich gemacht zu werden [Walsh, Coffey, Issaacs persönliche Mitteilung], neue Hormonmetaboliten herauszufinden. Zu diesem Zeitpunkt muß man vorsichtig die Isoelektrofocusingmethode interpretieren, da vor allem durch die lange Laufzeit von 12–14 Stunden eine große Anzahl der Rezeptoren zerfällt. Dennoch sind von einigen Gruppen [Carlson, Goldman, Katzenellenbogen, Tindall, Katsumata, Attardi] Trennungen mehrerer Qualitäten auf dieser Basis bestätigt worden. Den pH Bereich kann man auf ein Intervall zwischen 5–8 einschränken, da Aktivitäten im Bereich 3–5 nicht als noch wirksame Rezeptoren angesprochen werden können sondern vielmehr als freies Hormon oder denaturiertes unspezifisches Protein.

Ich fasse zusammen: Von den beschriebenen Trennungsverfahren eignen sich für die Bestimmung der Prostatarezeptoren nach bisheriger Kenntnis nur der elektrische Trennungsweg, sei es mittels der Agar-Gel-Elektrophorese oder dem PAGE. Damit können die spezifischen von den unspezifischen Bindungen getrennt und die wirksamsten antihormonellen Kombinationen studiert werden. Eine weitere Aufschlüsselung, nämlich in Rezeptoren nach ihrer Affinität zu verschiedenen Hormonen, ist durch das Isoelektrofocusing möglich.

Danach scheinen im Prostatagewebe mindestens 3 Rezeptoren hauptsächlich vertreten zu sein, die auch eine unterschiedliche Affinität zu den verabreichten Antihormonen haben.

Während die Bestimmung vorhandener Aktivität durch einen einfachen Charcoaltest den Beginn einer Antihormonbehandlung rechtfertigt, so ist ein solches Trennungsverfahren nach dem isoelektrischen Punkt in jedem Falle zunehmender Resistenz anzustreben.

Literatur

1. Smolev, J. K., Heston, W. D. W., Scott, W. W., Coffey, D. S.: Characterization of the Dunning R-3327-H Prostatic Adenocarcinoma: An Appropriate Animal Model for Prostatic cancer. Submitted: Cancer Treatment Reports. – 2. Chamness, G. C., Huff, K., McGuire, W. L.: Protamine Precipitated Estrogen Receptor. A Solid-Phase Liquid Exchange Assay. Steroids **L5,** 627 (1975). – 3. Menon, M., Tatanus, C. E., McLaughlan, M. G., Lippman, M. E., Walsh, P. C.: The Measurement of Androgen Receptors in Human Prostate Tissue Utilizing in Cucrose Density Gradient Centrifugation on Protamin Precipitated Assay. J. Urol. **117,** 309 (1977). – 4. Sica, V., Nola, E., Puca, G., Bresciani, F.: Estrogen Binding Proteins of Calf Uterus. Inhibition of Aggregation and Dissociation of Receptor by Chemical Pertubation with NaSCN. Biochemistry **15,** 1915 (1976). – 5. Mercier, L., Le Guellec, C., Thielant, M. L.: Androgen and Estrogen Receptor in the Cytosel from Male Rat Anterior Hypophysis: Further Characteristics and Differentiation between Androgen and Estrogen Receptors. J. Ster. Biochem. **7,** 779 (1976). – 6. Steins, P., Krieg, M., Mollman, H. J., Voigts, K. D.: In Vitro Studies of Testosterone and 5-Dihydrotestosterone Binding in Benign Prostatic Hypertrophy. – 7. Wagner, R. K., Görlich, L., Jungblut, P.. W.: Multiple Steroid Hormone Receptors in Calf Uterus. Binding Specifities and Distribution. Hoppe-Seyler's Z. Physiol. Chem. Bd. **353,** 1654 (1972). – 8. Carlson, K., Sun, L. H., Katzenellenbogen, J. H.: Characterization of Trypsin – Disaggregated Forms of the Estrogen Receptor from Rat and Lamb Uterus. Unpublished Results Submitted for Endocrinology (1977). – 9. Tindall, D. J., Hansson, V., McLean W. S., Ritzen, E. M., Nayfeh, N., French, F. S.: Androgen Binding Proteins in Rat Epididymus: Properties of a Cytoplasmic Receptor for Androgen Similar to the Androgen Receptor in Ventral Prostate and Different from Androgen-Binding Protein (ABP). Molecular and Cellular Endocrinol. **3,** 83 (1975). – 10. Katzenellenbogen, J. A., Johnson, H. J., Myers, H. N., Carlson, K., Kempton, R. J.: In: A Survey of Comtemporary Bio-organic Chemistry. New York: press). – 11. Katsumata, M., Goldman, A. S. Separation of Multiple Dihydrotestosterone Receptors in Rat Ventral Prostate by a Novel Micromethod of Electrofocusing. Biochem. et Biophys. Acta. **359,** 112 (1974)

Dr. D. Fischer
1507 Blouberg
Hights, Bloubergstrand 7436
C. T. (South Africa)

W. LEISTENSCHNEIDER und R. NAGEL: **Prostatakarzinom: Wert der zytologischen Verlaufskontrollen unter verschiedenen Therapiebedingungen**

In den letzten $2^1/_2$ Jahren führten wir bei insgesamt 127 verschieden behandelten Patienten mit Prostatakarzinom 241 Aspirationsbiopsien nach Franzén in $^1/_2$-jährlichen Abständen zur Beurteilung des Therapieeffektes durch und werteten die Präparate selbst zytodiagnostisch aus. 93 Patienten waren hormonell behandelt, 27 Patienten bestrahlt und 14 Patienten mit Estracyt therapiert worden.

Um die Zuverlässigkeit und damit den Wert der Zytodiagnostik zu prüfen, führten wir in 102 Fällen eine simultane Prostata-Stanzbiopsie durch. Nur in 6,9% war das durch Aspirationsbiospie gewonnene Material nicht verwertbar. Gegenüber 94 exakt verwertbaren histologischen Befunden war in 89 Fällen zytologisch der gleiche Befund erhoben worden, so daß die zytologische Treffsicherheit bei 94% lag.

Die hohe zytologische Treffsicherheit von 94% bezieht sich auf den prinzipiellen Nachweis von Tumorzellen oder fehlenden Tumorzellen sowie regressiven Veränderungen. Es gelang uns jedoch, eine noch detailliertere zytodiagnostische Beurteilung des jeweiligen Therapieeffektes zu erreichen, indem wir das 1975 von Dhom [1] in Homburg entwickelte histologische Schema einer Graduierung der Regressionszeichen auch zytomorphologisch erarbeiteten.

Tabelle 1. Quantifiziertes zytologisches Regressionsgrading in Anlehnung an das histologische Schema von Alken, Dhom et el., 1975

Regressions-grad	Zytomorphologischer Befund	Therapieeffekt
0	Karzinom nicht mehr nachweisbar	sehr gut
II	Epithelatypien? Max. Pap. III–IV deutliche Regressionszeichen	gut
IV	Einzelne kleine Karzinomverbände („Restkarzinom") deutliche Regressionszeichen	ausreichend
VI	Reichlich Karzinomverbände deutliche Regressionszeichen	mäßig
VIII	Reichlich Karzinomverbände geringe Regressionszeichen	schlecht
X	Karzinomverbände ohne Regressionszeichen	kein Effekt

Tabelle 1 soll dieses Schema erläutern: Das Ausmaß der therapiebedingten Regression ist links aufgetragen. Danach bedeutet Regressionsgrad 0, daß keine Tumorzellen, sondern nur erhebliche Regressionszeichen vorhanden sind. Der Therapieeffekt ist damit sehr gut. Bei Regressionsgrad IV finden wir z. B. lediglich noch ganz vereinzelt sehr kleine Karzinomverbände mit erheblichen Regressionszeichen im Sinne eines Restkarzinoms. Der Therapieeffekt ist dann ausreichend.

Regressionsgrad VIII bedeutet hingegen, daß noch reichlich Karzinomverbände, aber nur geringe Regressionszeichen nachweisbar sind. Der Therapieeffekt ist damit als schlecht zu bewerten.

Die nächsten beiden Abbildungen zeigen die praktische Anwendung dieses Schemas. Abb. 1 zeigt ein mäßig differenziertes Prostatakarzinom im zytologischen Ausstrich. Es finden sich zahlreiche Karzinomkerne mit deutlicher Hyperchromasie und prominenten, teils bereits entrundeten Nukleolen.

Abb. 2 zeigt den Zustand $2^{1/2}$ Jahre nach Bestrahlungstherapie. Zunächst fällt gegenüber Abb. 1 eine Abnahme der Kerndichte auf. Stellenweise ist das Zytoplasma degenerativ verändert. Besonders deutlich ist die Verkleinerung und teilweise auch der völlige Schwund der Nukleolen. Einzelne Zellkerne sind pyknotisch. Bezogen auf unser Schema, welches wir als *quantifiziertes zytologisches Regressionsgrading* bezeichnen können, handelt es sich also noch um ein Karzinom, allerdings mit deutlichen regressiven Veränderungen. In diesem Falle warten wir ab und ändern die Therapie nicht.

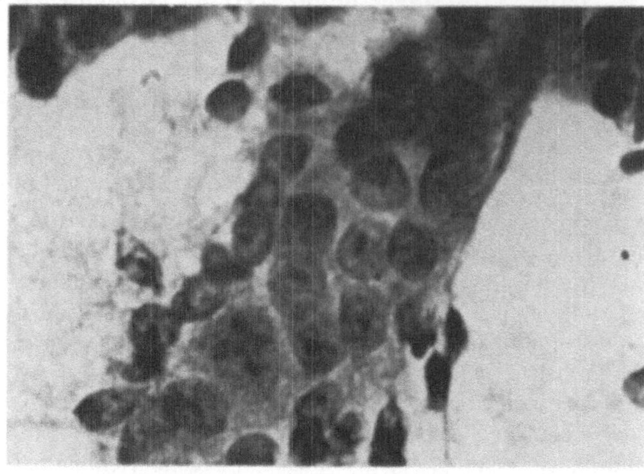

Abb. 1

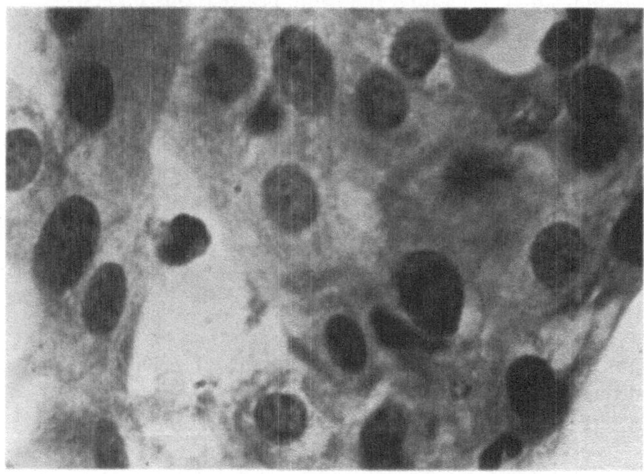

Abb. 2

Der Vergleich mit dem histologischen, quantifizierten Regressionsgrading unseres Hauspathologen (Prof. Dr. S. Blümcke, Patholog. Institut der Freien Universität Berlin im Klinikum Charlottenburg) erbrachte in 87% eine Übereinstimmung.

Durch weitere prospektive Untersuchungen in unserer Klinik wollen wir klären, welcher klinische Verlauf dem jeweiligen Regressionsgrad zugeordnet werden kann.

Zwei wesentliche Schlußfolgerungen können jedoch bereits jetzt gezogen werden:
1. Wird 1–1½ Jahre nach Therapiebeginn nur ein Regressionsgrad zwischen VIII und X nachgewiesen, sollte die eingeschlagene Therapie geändert werden, da wir bei 8 von 15 Patienten mit derartigen Regressionsgraden zwischen 1 und 5 Jahre nach Therapiebeginn entweder ein Metastasenwachstum oder Erstauftreten von Metastasen sahen.
2. Liegt ein Regressionsgrad zwischen IV und VI vor, kann mit einer Therapieänderung abgewartet werden; denn bei 16 Patienten, die zwischen 1 und 7 Jahren nach Therapiebeginn zytologisch bis zu 4mal nachkontrolliert wurden und diesen Grad zeigten, fanden wir keine Metastasen.

Zusammenfassend hat sie die Zytodiagnostik bisher für die Verlaufskontrolle des Prostatakarzinoms bewährt und sollte, wo eben möglich, wie bereits in einigen in- und ausländischen Kliniken, breite Anwendung finden.

Literatur

1. Alken, C. E., Dhom, G. E., Straube, W., Braun, J. S., Kopper, B., Rehker, H.: Therapie des Prostatakarzinoms und Verlaufskontrolle (III). Urologe A 14, **112** (1975). – 2. Edsmyr, F., Esposti, L., Wadstrom, L.: Combined Oestrogen and Super Voltage Radiotherapy in Poorly differentiated Carcinoma of the Prostate. Scand. J. Urol. Nephrol. **4,** 179 (1970). –3. Egle, N., Spieler, P.: Zytologische und histologische Verlaufskontrollen beim hochvoltbestrahlten Prostatakarzinom. Helv. Chir. Acta **43,** 337 (1976). – 4. Faul, P.: Prostata-Zytologie. In: W. Vahlensieck (Hrsg.), Bonn: Fortschritte der Urologie und Nephrologie, Band 6. Darmstadt: Steinkopff 1975. – 5. Kurth, K. H., Altwein, J. E., Skoluda, D., Hohenfellner, R.: Followup of irradiated Prostatic carcinoma by Aspiration Biopsy. J. Urol. **117,** 615 (1977). – 6. Spieler, P., Gloor, F., Egle, N., Bandhauer, K.: Cytological Findings in Transrectal Aspiration Biopsy in Hormone and radiotreated Carcinoma of the Prostate. Virch. Arch. **372,** 149 (1976)

Dr. W. Leistenschneider
Urologische Klinik und Poliklinik der Freien Universität Berlin,
Klinikum Charlottenburg,
Spandauer Damm 130
D-1000 Berlin 19

P. Faul, E. Schmiedt und R. Kern: Überlebenszeit beim östrogen-behandelten Prostatakarzinom-Träger in Abhängigkeit vom zytologischen Differenzierungsgrad

Wenn auch eine große Anzahl von Autoren dem Grading im histologischen Schnittpräparat eine prognostische Bedeutung beim Prostata-Karzinom zugesteht [3, 5, 12, 14, 16, 19, 20, 21, 22], wird letztere von anderen noch immer in Frage gestellt [1, 10, 11, 13].

Aufgrund autoradiographischer Untersuchungen an menschlichem Prostata-Karzinom-Gewebe lag zwar die Vermutung nahe, daß die biologische Aktivität des Prostata-Karzinom-Gewebes vom Differenzierungsgrad desselben abhängig ist [7], über die prognostische Bedeutung des Differenzierungsgrades im zytologischen Ausstrichpräparat beim Prostata-Karzinom hat bisher jedoch nur Esposti (1971) berichtet.

Die vorliegenden Ergebnisse stützen sich auf die Nachuntersuchung von 496 Prostata-Karzinom-Trägern, welche von März 1970 bis Dezember 1974 an der Urologischen Universitätsklinik München zytologisch diagnostiziert wurden.

Die Behandlung aller Karzinom-Träger erfolgte einheitlich antiandrogen durch plastische Orchiektomie und Verabreichung von Östrogenen.

Die Aufteilung der Prostata-Karzinome auf die verschiedenen Differenzierungsgrade wurde nach den bereits früher beschriebenen Malignitätskriterien [6, 8, 9, 23] vorgenommen.

Von 496 Prostata-Karzinomen waren:
62 (12,5%) hochdifferenziert
140 (28,2%) mitteldifferenziert
267 (53,8%) niederdifferenziert
27 (5,5%) anaplastische Karzinome

Die vom zytologischen Differenzierungsgrad abhängige Lebenserwartung entsprechend dem durchschnittlichen Diagnose-Alter ist der folgenden Tabelle 1 zu entnehmen.

	Durchschn. Alter bei Diagnosestellung	Durchschn. Sterbealter
Grad I	69,4	76,3
Grad II	68,2	72,1
Grad III	68,5	71,2
Grad IV	68,0	59,9
alle Grade	68,5	71,7

Tabelle 1. Durchschnittliches Alter bei zytologischer Diagnosestellung und durchschnittliches Sterbealter in Abhängigkeit vom Differenzierungsgrad bei Kranken mit Prostatakarzinom

Durchschnittliche Lebenserwartung eines	
70jährigen :	9,54 Jahre
65jährigen :	12,36 Jahre

(Statistisches Bundesamt)

Während bei den Karzinomen vom Grad I die durchschnittliche Überlebenszeit knapp 7 Jahre beträgt, ist diese bei den anaplastischen auf knapp 2 Jahre reduziert. Die theoretische Lebenserwartung eines 70jährigen beträgt nach dem Statistischen Bundesamt 9,54 Jahre und die eines 65jährigen sogar 12,36 Jahre.

Die Berechnung der Überlebensraten erfolgte im Institut für Medizinische Informationsverarbeitung sowie Statistik und Biomathematik der Universität München-Großhadern (Vorstand: Professor Überla) nach der Methode von Cutler und Ederer (1958).

	Faul et al. 1977 (488 Patienten)	Esposti 1971 (469 Patienten)
Grad I	73,9%	73,3%
Grad II	70,4%	61,1%
Grad III	51,4%	28,8%
Grad IV	32,1%	
total	58,8%	59,5%

Tabelle 2. 3-Jahresüberlebensrate hormonbehandelter Prostatakarzinomkranker in Abhängigkeit vom zytologischen Differenzierungsgrad

In der Tabelle 2 kann die von uns ermittelte 3-Jahres-Überlebensrate von 488 Prostata-Karzinom-Trägern den Ergebnissen von Esposti (1971) gegenübergestellt werden. Für alle Karzinom-Kranke betrug sie58,5% für die hochdifferenzierten 73,9% und für die anaplastischen jedoch nur 32,1%.

Bei Gegenüberstellung der Überlebensraten nach 1, 2, 3, 4 und 5 Jahren ergeben sich nahezu völlig identische Zahlenwerte bei beiden Untersuchern (Abb. 1).

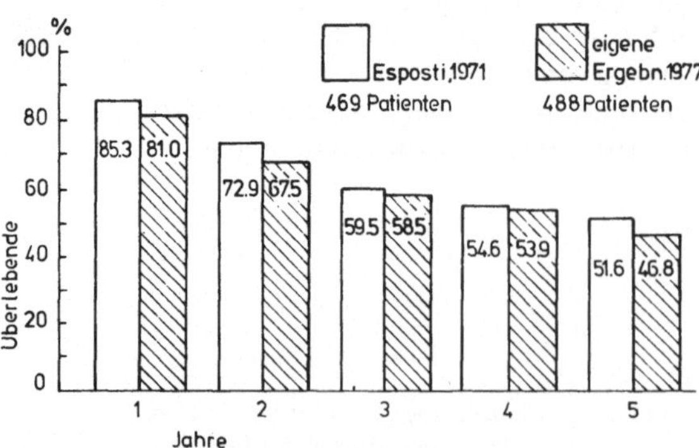

Abb. 1. Überlebensraten bei Kranken mit hormonbehandeltem und zytologisch diagnostiziertem Prostatakarzinom

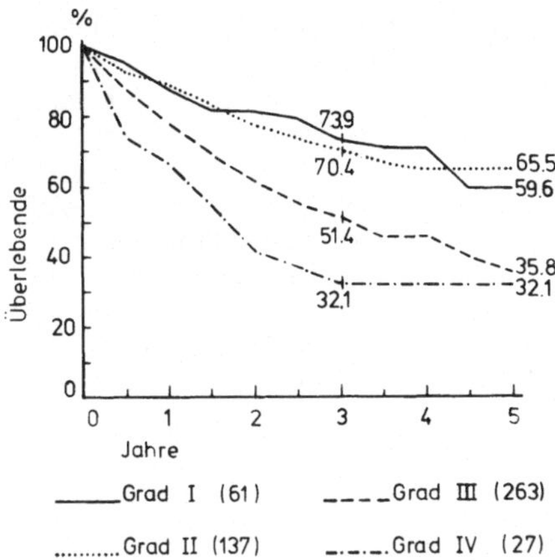

Abb. 2. 5-Jahres-Überlebensrate in Abhängigkeit vom zytologischen Differenzierungsgrad bei 488 Kranken mit Prostatakarzinom

Wie Klosterhalfen [18] und andere [12] beobachten wir eine kritische 3-Jahres-Überlebensgrenze. Die Sterblichkeit nimmt nach dem 3. Überlebensjahr in unserem Krankengut nicht mehr wesentlich zu (Abb. 2). Der flache Kurvenverlauf aller Differenzierungsgrade nach Ablauf von 3 Jahren veranschaulicht diesen Befund.

Folgende Schlußfolgerungen sind aus den Ergebnissen zu ziehen:

1. Wie bereits aufgrund der experimentellen Untersuchungen vermutet werden konnte, wird die Prognose des Prostata-Karzinom-Kranken in der Regel durch den zytologischen Differenzierungsgrad bestimmt.
2. In die Überlegung zur optimalen Therapie des Prostata-Karzinoms sollte stets neben dem klinischen Stadium der zytologischen Differenzierungsgrad mit einbezogen werden.
3. Niederdifferenzierte und anaplastische Prostata-Karzinome sprechen auf die Oestrogen-Behandlung schlecht an.
4. Die Prognose des Prostata-Karzinoms scheint sich nach einer Überlebenszeit von 3 Jahren zu bessern.

Literatur

1. Andersson, W. A. D.: Pathology, 5th ed. 669–670. St. Louis: Mosby 1966. – 2. Breitwieser, P., Ruile, K., Wildberger, J.: Zur Prognose des Prostata-Karzinoms. Behandlungsvergleiche. Urol. int. **25,** 269–287 (1970). – 3. Broders, A. C.: Epithelioma of the genito-urinary organs. Ann. Surg. **75,** 574–604 (1922). – 4. Cutler, S. J., Ederer, F. B. S.: Maximum utilization of the life. Table Method in Analyzing survival. J. Chron. Dis. **8,** 699–710 (1958). – 5. Ekman, H., Hedberg, K., Persson, P. S.: Brit. J. Urol. **39,** 554 (1967). – 6. Esposti, P. L.: Cytologic malignancy grading of prostatic carcinoma by transrectal aspiration biopsy. Scand. J. Urol. Nephrol. **5,** 199–209 (1971). – 7. Faul, P., Rabes, H.: Thymidin ^{3} H-Autoradiographie an cytologischen Prostata-Punktaten des Menschen. Urologe A **11,** 295–299 (1972). – 8. Faul, P., Praetorius, M.: Die cytologische Diagnose des Prostatacarcinoms und seine verschiedenen Malignitätsgrade. Urologe A **12,** 259–267 (1973a). – 9. Faul, P., Schmiedt, E.: Cytlogic Aspects of Diseases of the Prostate. Intern. Urol. and Nephrol. **5,** 297–310 (1973b). – 10. Fergusson, J. D., Franks, L. M.: The response of prostatic carcinoma to oestrogen treatment. Brit. J. Surg. **40,** 2–8 (1953). – 11. Foot, N. C., Humphrey, G. A., Coats, E.: Carcinoma of the prostate. A review of 162 cases with a pathologic classification. New York J. Med. **50,** 84–88 (1950). – 12. Franks, L. M., Fergusson, J. D., Murnaghan, G. F.: Brit. J. Cancer **12,** 321 (1958). – 13. Gaynor, E. P.: Zur Frage des Prostatakrebses. Virchow Arch. Path. Anat. **301,** 601–652 (1938). – 14. Gleason, D. F.: Classification of prostatic carcinomas. Cancer Chemother. Rep. 50, 125–128 (1966). 15. Gleason, D. F., Mellinger, G. T. and the Veterans Administration Cooperative Urological Research Group: Prediction of prognosis for prostatic adeno carcinoma by combined histological grading and clinical staying. J. Urol. **111,** 58 (1974). – 16. Hanask, K. A., Utz, D. C., Cook, E. N., Taylor, W. F., Titus, J. L.: Carcinoma of the prostate: A 15-years follow-up. J. Urol. **107,** 450–453 (1972). – 17. Klosterhalfen, H., Burchardt, P., Wartke, U. S.: Derzeitiger

Stand einer prospektiven Prostata-Carcinom-Studie. Urologe A**12,** 304–307 (1973). – 18. Möbius, G., Schneider, H. J., Hesse, P.: Zum biologischen Verhalten des Prostata-Karzinoms in Abhängigkeit vom histologischen Typ. Zschr. f. Krebsf. **64,** 267–277 (1961). – 19. Mostofi, F. K.: International Symposium on the Treatment of Carcinoma of the Prostate. Berlin, Nov. 13 to 15, 1969. Life Sciences Monographes 1, Pergamon Press and Vieweg: 1971. – 20. Pool, T. L., Thompson, G. J.: Conservative treatment of carcinoma of the prostate. J. A. M. A. **160,** 833–837 (1956). – 21. Schroeder, F. H., Mostofi, F. K., Belt, F.: Carcinoma of the prostate: Grading and Prognosis in 350 patients treated by total perineal prostatectomy. Vortrag: „American Urological Association" St. Louis 1974. – 22. Shelley, H. S., Auerbach, S. H., Classen, H. L., Marks, C. H., Wiederanders, R. E.: Arch. Surg. **77,** 751 (1958). – 23. Staehler, W., Ziegler, H., Völter, D., Schubert, G. E.: Zytodiagnostik der Prostata, Grundriß und Atlas. Stuttgart, New York: Schattauer, 1975

Priv.-Doz. Dr. P. Faul
Urologische Abteilung am Stadtkrankenhaus
D-8940 Memmingen

U. JONAS, K.-H. KURTH, W. DÄHNERT und J. SCHUMANN: **Die Durchflußzytophotometrie benigner und maligner Prostatagewebszylinder**

Durchflußzytophotometrische Untersuchungen kamen bisher zur Therapie-Kontrolle von Leukämie und Karzinomen des Kiefer- und Gesichtsbereiches zur Anwendung. Das Prescreening des Zervix-Karzinoms befindet sich noch in der klinischen Erprobung [5, 10].

Ein weiterer Anwendungsbereich ergab sich in der Urologie, durch Determination der Zellzyklusphasen z. B. beim Hodentumor eine Therapie unter Teilsynchronisationsbedingungen zu ermöglichen [3].

Im Folgenden sollen impulszytophotometrisch gemessene DNS-Histogramme von Prostatastanzen der Histologie gegenübergestellt werden, um die Korrelation im Hinblick auf die Dignitätsbeurteilung zu prüfen.

Material und Methode

69 unbehandelte Patienten wurden transrektal biopsiert. Die Stanzen wurden jeweils aus beiden Prostataseitenlappen entnommen, bei Karzinomverdacht aus dem indurierten Bezirk. Jeweils eine Stanze wurde zur histologischen bzw. zur impulszytophotometrischen Messung aufbereitet.

Zur impuslzytophotometrischen Messung wird das Material zerkleinert, mit Pepsin angedaut und die DNS mittels Mithramycin und Ethidiumbromid angefärbt. Die Farbintensität, abhängig vom Zell-DNS-Gehalt, wird photometrisch gemessen.

Der DNS-Gehalt ändert sich im Zellzyklus (Abb. 1): Die proliferierende Zelle verdoppelt ihren DNS-Gehalt beginnend in der Synthesephase „S" und besitzt somit in der G2- und M-Phase die zweifache DNS-Menge pro Zelle. Nicht prolieferierende Zellen befinden sich in der Ruhephase G0 und können wieder in den Mitosezyklus eintreten (Abb. 2).

Das DNS-Histogramm einer normalen Zellpopulation zeigt einen zweigipfeligen Verlauf (Abb. 3): der erste Gipfel bei 2c entspricht der Anzahl der Zellen in der G1/G0-Phase, der zweite Gipfel bei 4c – gegenüber 2c im doppelten Abstand vom Nullpunkt – der Anzahl der G2- und M-Zellen. Das dazwischen liegende Plateau repräsentiert die Zellen der Synthesephase S.

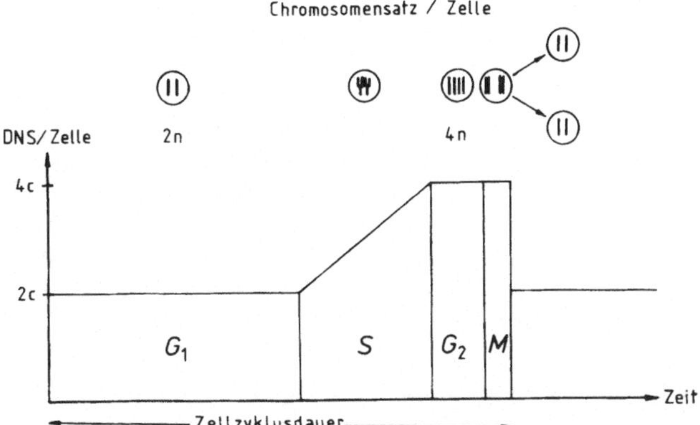

Abb. 1. DNS-Gehalt einer Zelle während der einzelnen Phasen des Generationszyklus: G1 präsynthetische Phase, S: DNS-Synthesephase, G2 postsynthetische Phase, M Mitose. Die Ordinate zeigt die DNS-Menge pro Zelle. Oben: Chromosomensatz [9]

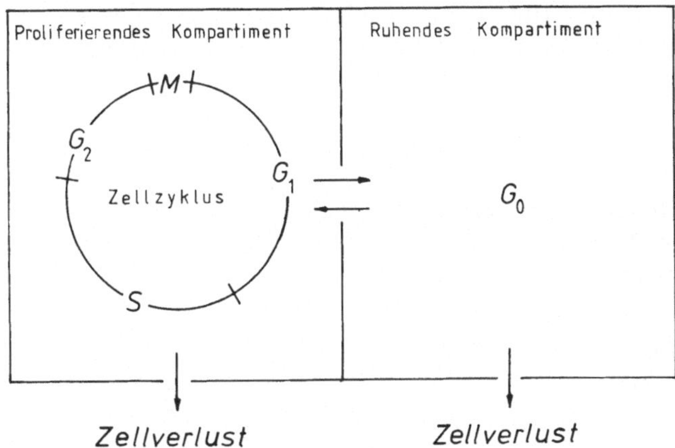

Abb. 2. Diagramm eines Zellsystems mit dem proliferierenden Kompartiment der am Zellzyklus teilnehmenden Zellen und dem ruhenden Kompartiment der nicht proliferierenden Zellen, die beliebig in den Zellzyklus eintreten können [8]

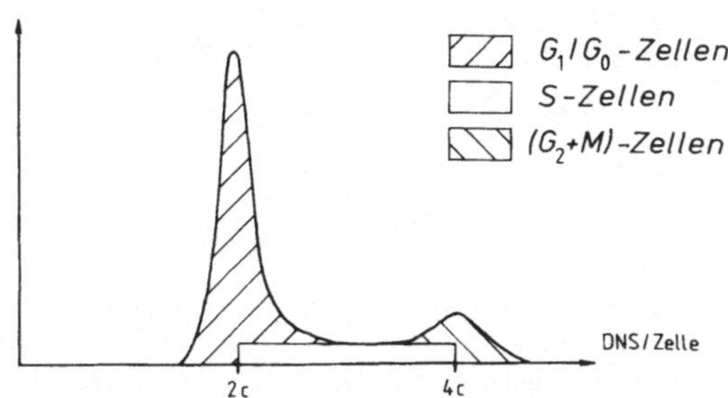

Abb. 3. DNS-Histogramm einer einheitlichen diploiden Zellpopulation (schematisch): Der Gipfel 4c (G2 + M-Zellen) befindet sich exakt im doppelten Abstand vom Nullpunkt gegenüber dem Gipfel 2c (G1/G0-Zellen). Das Plateau zwischen 2c und 4c entspricht der Zellanhäufung in der S-Phase

Zur Befundung der DNS-Histogramme zogen wir folgende Malignitäts-Kriterien heran:

1. Die Aneuploidie [1, 4] und
2. die prozentuale Häufigkeit der G1/G0-Zellen [6, 12].

Findet sich neben dem oben beschriebenen Doppelgipfel der diploiden Zellen ein zweites Gipfelpaar mit einem von 2c abweichenden G1/G0-Gipfel, wird dies als Aneuploidie bezeichnet und charakterisiert Malignität (Abb. 4).

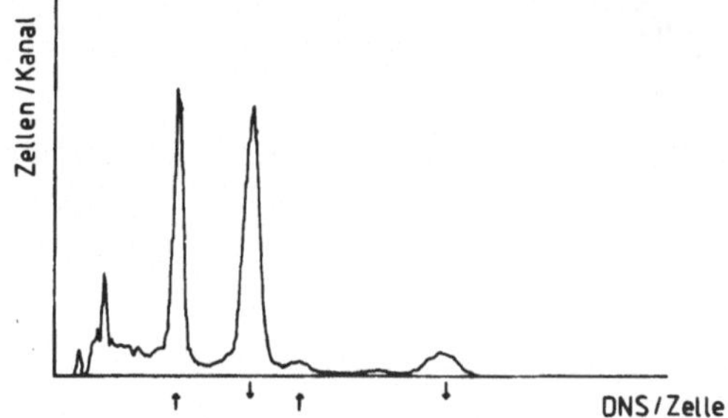

Abb. 4. DNS-Histogramm eines metastasierenden Prostatakarzinoms mit kleinen adenoiden, stellenweise cribriformen Strukturen. Deutlich ist die Aneuploidie (↓) gegenüber der diploiden Verteilung (↑) erkennbar

Da das Prostatakarzinom nur eine geringere Anzahl aneuploider Zellpopulation zeigte (27,6%), wurde als weiteres Malignitätskriterium der prozentuale Anteil der Zellen in der G1/G0-Phase, gemessen an der Gesamtzahl, gewertet. Bei der Karzinomzelle ist die Wahrscheinlichkeit, sich in einem nicht proliferierenden Zustand (G0) zu befinden, geringer gegenüber der gesunden Zelle [6]. Hieraus resultiert eine Anhäufung prolieferierender Zellen (Abb. 2). Als Grenzwert wurden empirisch 89,5% festgesetzt: ein höherer Wert wurde als „negativ" (histologisch benigne), ein Wert unter 89,5% als „positiv" (histlogisch maligne) festgesetzt. Der Grenzwert von 89,5% wurde gewählt, um falschnegative DNS-Histogramme auszuschließen.

Ergebnisse

Von 69 Stanzbiopsien wurden 40 als benigne und 29 als maligne diagnostiziert (5 a u. b). Die impulszytophotometrische Messung ergab keine falsch negativen, jedoch 13 (= 32,5%) falsch positive Ergebnisse.

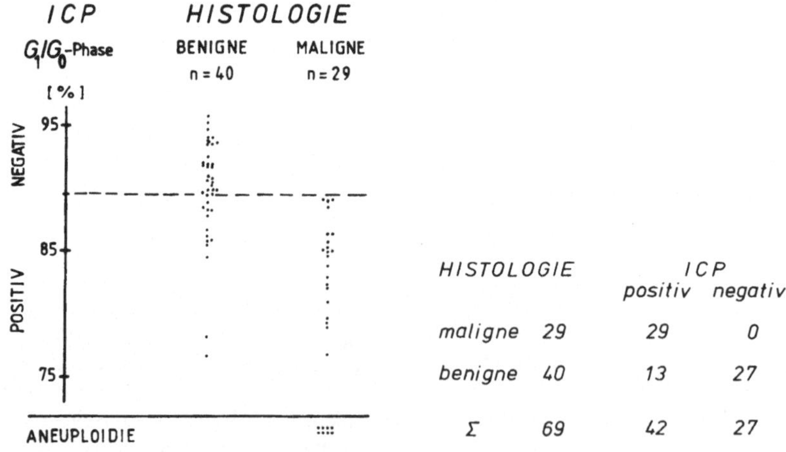

HISTOLOGIE		ICP positiv	ICP negativ
maligne	29	29	0
benigne	40	13	27
Σ	69	42	27

Abb. 5a u. b. Ergebnisse des Vergleichs von Histologie und Impulszytophotometrie bei 69 Untersuchungen. Der impulszytophotometrisch festgelegte Grenzwert von 89,5% wurde so gewählt, daß im Vergleich zur Histologie keine falsch-negativen Meßwerte möglich waren. Dadurch kam es zu 13 falsch-positiven Ergebnissen. Nur 8 Proben zeigten das Kriterium der Aneuploidie

Diskussion der Ergebnisse

Von 29 Karzinomen zeigten lediglich 8 das Kriterium der Aneuploidie. In anderen soliden Tumoren ist der Anteil aneuploider Malignome höher als beim Prostata-Karzinom [11]. Unter Berücksichtigung des G1/G0-Phase-Wertes findet sich ein breiter Überschneidungsbereich zwischen Prostata-Karzinom und -Adenom. Es ergeben sich hier Parallelen zu audioradiographischen Untersuchungen des Prostata-Karzinoms, wo zwischen Prostata-Adenom und hochdifferenziertem Prostata-Karzinom die Markierungs-Indices eng benachbart liegen [2, 7].

Durch Verbesserung der Meßgenauigkeit, ablesbar an der relativen Halbwertbreite (= Variationskoeffizient) des G1-Gipfels, ist damit zu rechnen, daß ein höherer Anteil an Aneupoidien und damit sicher positive Befunde entdeckt werden können.

Ausblick

Sinn dieser Pilotstudie war, in Korrelation zur Histologie den Aussagewert der Impulszytophotometrie beim Prostata-Karzinom zu prüfen.

Bei 81,2% konnte Übereinstimmung erzielt werden, jedoch fanden sich in 32,5% falsch positive Meßergebnisse.

Mit dem Impulszytophotometer war es möglich, einen weiteren diagnostischen Parameter, die Bewertung der Zellkinetik, zu finden. Der Wert der Beurteilung der Zellproliferation ist noch nicht klar definiert, es sind weitere Untersuchungen zur endgültigen Beurteilung erforderlich, insbesondere auch, inwieweit das Proliferationsverhalten unter einer Therapie beim Karzinom ein guter Wertparameter der Effizienz sein wird.

Zusammenfassung

69 transrektale Prostatastanzbipsien wurden impulszytophotometrisch gemessen und der Histologie gegenübergestellt. Als Malignitätskriterien dienten die Aneuploidie und das prozentuale Verhältnis der Zellen in der G1/G0-Phase, die empirisch auf 89,5% festgelegt wurde, um falsch-negative Meßwerte zu vermeiden. In 81,2% konnte Übereinstimmung mit der Histologie erzielt werden, jedoch kam es in 32,5% zu falsch-positiven Ergebnissen.

Literatur

1. Atkin, N. B., Mattinson, G., Baker, M. C.: A comparison of the DNA content and chromosome number of fifty human tumours. Brit. J. Cancer **20,** 84–101 (1966). – 2. Helpap, B., Stiens, R., Brühl, P.: Autoradiographische Untersuchungen an inkubierten Prostatapunktaten nach Doppelmarkierung mit C-14 und H-3-Thymidin. Beitr. Path. Anat. **151,** 65–74 (1974). – 3. Jonas, U., Körner, F., Lund, S.: Therapie der metastasierenden Hodentumoren. Act. Urol. **8,** 25–33 (1977). – 4. Koller, P. C.: The role of chromosomes in cancer biology. Recent Results in Cancer Research, Vol. 38, p. 59–64. Berlin/Heidelberg/New York. Springer, 1972. – 5. Pape, H. D., Pfitzer, P.: The nuclear DNA-content of turnover cells in the oral cavity. J. Maxillofac. Surg. **1,** 117–121 (1973). – 6. Patt, H. M.: Summary of Symposium on Normal and Malignant Cell Growth. In: Fry, R. J. M., Griem, M. L., Kirsten, W. H.: Fortschritte der Krebsforschung. 17. Normal and Malignant Cell Growth, p. 221. Berlin/Heidelberg/New York: Springer (1969). – 7. Rabes, H., Faul, P.: Bestimmung der Proliferationsaktivität von menschlichen Prostata-Punktaten durch Thymidin-^{3}H-Autoradiographie. Verh. Dtsch. Ges. Pathol. **57,** 318–322 (1973). – 8. Rajewsky, M. F.: Proliferative parameters of cell populations and cancer therapy. In: Gerlach, E., Moser, K., Deutsch, E., Wilmanns, W.: Erythrocytes, Thrombocytes, Leukocytes: Recent Advances in Membrane and Metabolic, Research, pp. 460–465. Stuttgart: Thieme 1973. – 9. Reiffenstuhl, G., Severin, E., Dittrich, W., Göhde, W.: Die Impulscythophotometrie des Vaginal- und Cervicalsmears. Arch. Gynäkol. **211,** 595–616 (1971). – 10. Sachs, H., Baisch, H., Treu, R., Linden, W. A., Stegner, H. E.: Impulscytophotometrische Analyse der Zervixzellen von Frauen aus der Postmenopause. Arch. Gynäkol. **218,** 39–45 (1975). – 11. Schumann, J., Zante, J., Göhde, W.: Aneuploidies in solid human tumors. In Lutz, D.: Pulse-Cytophotmetry III, European Press, Ghent (in press). – 12. Tubiana, M.: The kinetics of tumor cell proliferation and radiotherapy. Br. J. Radiol. **44,** 325–347 (1971)

Prof. Dr. U. Jonas
Urologische Universitätsklinik
Langenbeckstr. 1
D-6500 Mainz

N. Pfitzenmaier, W. Schmid und L. Röhl: **Therapeutische Ansprechbarkeit von Prostata-Karzinomen in Abhängigkeit von ihrem Steroidhormonrezeptorbesatz**

Die Stimulation des Prostatakarzinoms durch Testosteron bzw. Dihydrotestosteron ist an spezifische Eiweißkörper, sogenannte Steroidhormonrezeptoren, gebunden.

Ein Hormon formt prinzipiell einen Rezeptor um, sodaß er zur Gen-Depression befähigt wird, in deren Gefolge es zum RNS-Anstieg mit nachfolgender Protein- und DNS-Synthese kommt [1].

Etwa 80% der Prostata-Karzinom-Patienten werden derzeit endokrin therapiert, aber nur etwa 65% sprechen auf diese Therapieformen an. Da die Östrogenbehandlung und/oder die Androgendepletion durch Orchiektomie hinsichtlich ihrer kardiovaskulären und psychologischen Nebenwirkungen nicht unproblematisch sind, ist es von eminenter Bedeutung, prätherapeutisch die Hormonabhängigkeit eines Prostatakrebses zu evaluieren. In einer vorläufigen Studie, die 25 Patienten mit Prostatakarzinomen sämtlicher histologischer Differenzierungsgrade und unterschiedlicher klinischer Stadien einschließt, wurde die hormonelle Ansprechbarkeit von Prostatakarzinomen in Abhängigkeit zum zytoplasmatischen Androgenrezeptorbesatz untersucht.

Patienten und Methoden

Im Einzelnen handelte es sich um 12 hochdifferenzierte, 8 mittelgradig differenzierte und 5 entdifferenzierte, anaplastisch wachsende Prostatakrebse (Tabelle 1).

hochdifferenziert	n = 12
mittelgradig diff.	n = 8
entdifferenziert	n = 5

Tabelle 1. Histologischer Differenzierungsgrad von 25 Prostatakarzinomen (Klassifikation nach den UICC-Kriterien)

Jedes Vorsteherdrüsenkarzinom wurde entsprechend dem TNM-System der Union International contre le Cancer (UICC) klassifiziert.

Ein Patient hatte eine T1, 3 eine T2, 4 eine T4 und die Mehrzahl, nämlich 17, eine T3-Geschwulst der Prostata.

Bei allen Patienten ergab die klinische Untersuchung entweder Lymphknotenbefall und/oder Knochenbefall bzw. Weichteilmetastasen. Tumorgewebsproben wurden durch transperineale Trucut-Nadelbiopsie gewonnen. Die Androgen-Rezeptor-Bestimmung erfolgte mit Hilfe der Agargel-Elektrophorese [2].

Der Nachweis einer evtl. eingetretenen Tumorregression, die als therapeutisches Ansprechen auf die endokrine Therapie gewertet wurde, erfolgte durch klinische, szintigraphische, radiologische und schließlich durch feingewebliche Untersuchung 3–5 Monate nach Therapiebeginn.

Ergebnisse und Zusammenfassung

Von den 25 untersuchten Prostatakarzinomen waren 21 Rezeptor-positiv, 4 Rezeptor-negativ.

Obwohl in den meisten Fällen bei den vor Therapiebeginn entnommenen Tumorgewebsproben ein Androgenrezeptor nachgewiesen wurde, zeigten doch 3 der Rezeptor-negativen Tumoren ein gutes (2) oder zumindest ein mittelgradiges klinisches Anspre-

gut	n = 19 (2)
mäßig	n = 5 (1)
kein	n = 1 (1)

Tabelle 2. Klinisches Ansprechen von 25 Prostata-Karzinomen auf eine endokrine Therapie (in Klammern Anzahl der Rezeptor-negativen Tumoren)

chen auf die endokrine Behandlung, während 1 Rezeptor-negativer Tumor keinen klinischen Therapieeffekt zeigte (Tabelle 2).

Wir fanden keine Korrelation zwischen histologischem Differenzierungsgrad der Geschwulst und Rezeptorbesatz.

Bei der histologischen Bewertung des Therapie-Effektes konnten nur 21 der 25 Tumoren herangezogen werden, da in 4 Kontrollbiopsien kein repräsentatives Material gewonnen wurde.

11 Karzinome, davon 10 Rezeptor-positive, zeigten ein gutes Ansprechen mit histologisch stark regressiven Veränderungen.

6 zeigten eine mäßige Reaktion und 4, davon 2 Rezeptor-negative, zeigten kein Ansprechen auf die endokrine Therapie (Tabelle 3).

kein Tumor	n = 4 (1)
gut	n = 11 (1)
mäßig	n = 6 (0)
kein	n = 4 (2)

Tabelle 3. Histologisches Ansprechen von 21 Prostatakarzinomen auf eine endokrine Therapie. In 4 Fällen konnte bei der Kontrollbiopsie kein repräsentatives Material zur feingewerblichen Untersuchung gewonnen werden. In Klammern: Anzahl der Rezeptor-negativen Tumoren

Unsere vorläufigen Ergebnisse zeigen, daß einerseits eine Beziehung zwischen zytoplasmatischen Androgenrezeptorgehalt und therapeutischem Ansprechen auf eine endokrine Therapie besteht, daß jedoch andererseits andere Faktoren wie z. B. direkte zytostatische Wirkung der Östrogene auf die Prostatazelle oder Hemmung der Gonatropinsekretion der Hypophyse für eine klinische oder histologische Tumorregression unter endokriner Therapie verantwortlich sein müssen.

Literatur

1. Liao, S., Fang, S.: Vitam. and Horm. **27,** 17–90 (1969). – 2. Wagner, R. K.: Hoppe Seyler's Z. Physiol. Chem. **353,** 1235 (1972)

Dr. N. Pfitzenmaier
Urologische Abteilung des
Chirurgischen Zentrums der
Universität Heidelberg
Im Neuenheimer Feld 110
D-6900 Heidelberg 1

Diskussion zu den Vorträgen Seite 320 bis 344
Prostata-Erkrankungen
Moderator: F. Eisenberger, München

Moderator: Wir beginnen mit dem Vortrag von Herrn Chaussy und Mitarbeitern.

R. Nagel, Berlin: Ich hätte eine Frage an Herrn Chaussy: Wieviel Zeit – Stunden oder Tage – vor der Operation entnehmen Sie das Blut?

Ch. Chaussy, München: Direkt präoperativ, also 20 Minuten vor Beginn der TUR. Es ist eine präoperative Hämodilution, wo die Konserven höchstens 12 bis 24 Stunden in Verwahrung sind und so die Sauerstoffsättigungswerte und die Sauerstofftransportkapazität des gewonnenen autologen Blutes noch nahzu unverändert sind.

H. Marberger, Innsbruck: Herr Chaussy, haben Sie Natrium bestimmt, Blut-Natrium?

Ch. Chaussy, München: Wir haben die Elektrolyte bestimmt, ja. Sie blieben alle im Bereich der Norm, es waren keine signifikanten Unterschiede in beiden Gruppen zwischen präoperativ und postoperativ.

H. Marberger, Innsbruck: Das ist ja verständlich, wenn Sie einen Liter Wasser dazugeben, müßte sich das Natrium verändern.

Ch. Chaussy, München: Wir haben partiell mit jeweils halb und halb, mit Albumin und mit Dextran, das Volumen ausgeglichen.

H. Marberger, Innsbruck: Ja, das Volumen schon, aber Sie haben praktisch das Volumen verdünnt, und Sie haben damit das Natrium verdünnt, aber mit isoonkotischen Lösungen und isoosmotischen Lösungen. Es ist eine alte Streitfrage, Herr Kollege, ob man mit diesen isoonkotischen Lösungen den Natriumeffekt, der die Osmolarität bestimmt, ob man den wirklich ausgleichen kann? Das würde mich echt interessieren.

Ch. Chaussy, München: Es scheint so zu sein.

R. Harzmann, Tübingen: Von den Erfahrungen der Autotransfusion ist die Hämodilution sicherlich nicht die allerbeste. Der Nachteil der Hämodilution ist erstens der, daß das Verfahren maximal einen Blutverlust von 1,5 Litern auffangen kann und zweitens, daß es, wenn Sie das Blut nicht kurz vorher entnehmen, es sich nicht um Frischblut handelt. Man hat auch metabolische Störungen zu erwarten bei längerer Vorlagerung des Blutes. Und das fällt weg, wenn man abgesehen von dieser Indikation die intraoperative maschinelle Autotransfusion macht. Wir haben das tierexperimentell untersucht. Wir haben es inzwischen auch klinisch eingesetzt und in Hamburg darüber berichtet im letzten Jahr und in diesem Jahr in Bonn. Das ist ein Verfahren, das den Vorteil hat, daß es in jedem Fall die Fremdbluttransfusion vermeidet mit ihren Komplikationen, und daß es auch bei Indikationen bei Bluttransfusionsverweigerung eingesetzt werden kann. Der entscheidende Vorteil ist aber der, daß Sie akut dieses Gerät einsetzen können, wenn der Patient mit einer unfallbedingten Massenblutung kommt. Sie haben keine Blutgruppenbestimmung, aber Sie können dieses Gerät akut einsetzen, auch wenn eine Urinbeimengung dabei ist.

Ch. Chaussy, München: Haben Sie bei der TUR der Prostata dieses Gerät eingesetzt? Sie müssen ja die Spülflüssigkeit in die Maschine geben und haben da natürlich Kontaminationsmöglichkeiten.

R. Harzmann, Tübingen: Ich habe ja gesagt, abgesehen von dieser Indikation, grundsätzlich zur Autotransfusion. Das sind ja die beiden Verfahren, aber es gibt im amerikanischen Schrifttum dazu eine Arbeit, die ein Verfahren beschreibt, das allerdings technisch etwas aufwendiger ist.

J. Kaufmann, Hamburg: Die Hämodilution ist natürlich eine ganz schöne Sache und sehr gut anwendbar. Bloß finde ich, bei der transurethralen Elektroresektion mit dieser Kontraindikation, die wir ja alle kennen, ist diese Methode einfach nicht am Platze. Denn 90% unserer zu Elektroresezierenden können wir gar nicht hämodilutieren. Das geht gar nicht. Und dann kommt ein zweiter Faktor hinzu, diese 500 ml Blutverlust, die wir im Schnitt haben, die werden toleriert. Im Gegenteil, Herr Peters aus Mannheim, ich meine jetzt den Anaesthesisten, falls es ihn gibt, der hat das ja mit propagiert. Und er weist ja auch nach, daß ein geringer Blutverlust von 500 bis 1000 ml sogar als Thromboseprophylaxe sehr gut ist. Folglich stellt sich dieses Problem bei unseren transurethralen Routineoperationen überhaupt nicht. Sehr gut ist es aber, bei der radikalen Prostatektomie. Und da ist die Hämodilution wirklich eine Sache, auf die man nicht verzichten kann. Und da kann man sie auch viel besser einsetzen, weil das ja Patienten jenseits des 65. Lebensjahres sind. Die Hämodilution ist – abschließend – eine sehr schöne Sache, aber den Wert für die TUR möchte ich bezweifeln.

Ch. Chaussy, München: Wir haben diese Studien mit Absprache von Herrn Prof. Peters, der ja jetzt in München Ordinarius für Anaesthesie ist, durchgeführt. Es war ein kleiner Bereich, in dem wir die isovolämische Hämodilution durchführen. Wir führen sie natürlich auch bei anderen Operationen aus. Es bot sich bloß dieses Kollektiv der TUR bei Prostata-Patienten an, um eine kontrollierte Studie durchzuführen, um den Effekt und die Wirkung auf das postoperative Verhalten richtig abzuschützen.

E. Schmiedt, München: Ja, ich wollte das auch noch unterstreichen, was Herr Kaufmann gesagt hat. Wir brauchen natürlich relativ selten Bluttransfusionen bei transurethralen Resektionen.

Aber das sollte hier einmal untersucht werden. Und zum anderen gibt es natürlich manchmal verstärkte Blutungen im Teaching-Programm. Dann ist man hin und wieder ganz glücklich, wenn man keine Fremdbluttransfusion machen muß.

Moderator F. Eisenberger, München: Wir müssen diese Diskussion beenden und kommen zum Vortrag von Herrn Hauri und Mitarbeitern.

U. Jonas, Mainz: Die schönen Bilder, die Sie gezeigt haben, waren typische Zeichen für eine Detrusor-Sphinkter-Dysenergie. Dadurch haben wir Kennzeichen, daß Sie nach Gabe von Lioresal eine Beruhigung des EMG bei der Miktion und beim Miktionsdruck erzielen konnten. Ich glaube nur nicht an Ihre Schlußfolgerung. Wir haben eine Reihe von diesen Patienten beobachtet, die zusätzlich zu dem spastischen Beckenboden, die Sie ja durch das EMG nachwiesen, eine sekundäre Blasenhalssklerose entwickelt haben. Handelt es sich um eine echte Sklerose, dann werden Sie weder durch Lioresal noch durch α-Blocker einen Effekt erzielen können, und Sie müssen eine Operation, sprich Inzision des Blasenhalses, durchführen. Ich glaube also nicht an diesen Mechanismus, den Sie in Ihrem vorletzten Bild gezeigt haben. Es sind einfach zwei verschiedene Dinge, daß es einfach aufgrund der neurologischen funktionellen Obstruktion der Urethra zu einer Ausbildung der Blasenhalssklerose gekommen ist.

D. Hauri, Zürich: Wie Sie bemerkt haben, folgt meinem Vortrag ein Fragezeichen. Ich möchte die ganze Problematik zur Diskussion stellen. Aber ich glaube, zwei Probleme sprechen für mich. Das eine ist das, daß Sie mit einem α-Rezeptorblocker bei diesem jugendlichen Patienten den Blasenhals sofort eröffnen und es zu einer retrograden Ejakulation kommte. Eher aber kommt es zu keiner Mitkionsverbesserung mit Resturinverminderung. Das ist das eine. Das zweite ist, und davor möchte ich warnen: Ein Patient, der wegen seiner Blasenhalssklerose transurethral reseziert worden ist – und das für diesen jugendlichen Patienten sicher nicht glücklich –, der kommt trotzdem mit einer Harnverhaltung zu uns.

Ich bin mit Ihnen einverstanden, daß eine juvenile kongenitale Blasenhalssklerose nach dem Typ von Marion, und diese sind sicher selten, daß die, wenn sie über Jahre unbehandelt bleiben, dann wirklich sklerotisch werden und es zu einer effektiven sog. Blasenhalssklerose kommt. Das ist aber auch in den Untersuchungen von Marion so dargelegt, der entzündliche Elemente in der Prostata und eine Fibroelastose in der hinteren Harnröhre gefunden hat. Ich führe das aber sekundär darauf zurück, daß auf das dauernde Zukneifen des sphincter externus als Reaktion auf diese ganze Situation mit einem erhöhten Druck in der hinteren Urethra zu rechnen ist.

F. Schreiter, Schwelm: Herr Hauri, es ist uns bekannt, von den Querschnittspatienten her, daß bei einem Spasmus, als Folge der neurologischen Läsion, sekundär eine Blasenhalssklerose entsteht. Bei diesen Patienten bzw. bei der Blasenhalshypertrophie hat man mit dem Lioresal eigentlich recht gute Erfolge. Nun waren ihre Patienten ja alle neurologisch gesunde Fälle. Können Sie eine Angabe darüber machen, um welche Affektion des sphincter externus es sich handeln soll? Das ist die erste Frage. Und die zweite Frage: Beim Querschnittspatienten kann man die Lioresal-Behandlung ja ohne Bedenken durchführen. Es ist ein Medikament, das an den Vorderhornzellen des Spinalmarks angreift und zu einer generellen Herabsetzung der Innervation der quergestreiften Muskulatur am Körper führt. Sind bei der Dosierung, die Sie angewandt haben und die zu einer Senkung der sphincter externus-Aktivität geführt hat, auch periphere Lähmungserscheinungen aufgetreten, und wenn nein, wie erklären Sie sich das?

D. Hauri, Zürich: Zur ersten Frage: Ich gebe zu, die Ätiologie der ganzen Gruppe der Marion'schen Blasenhalssklerose kennen wir nicht. Ich habe nur darauf aufmerksam machen wollen, daß sehr wahrscheinlich nicht der Blasenhals primär dafür verantwortlich ist, sondern der sphincter externus. Was ätiologisch dahinter steht, weiß ich nicht. Ich würde auch vorsichtig sein und nicht unbedingt postulieren, daß diese Patienten neurologisch unauffällig sind. Vielleicht haben wir es bloß noch nicht gemerkt. Typisch dafür ist ein Patient, der dieses Krankheitsbild aufwies und ungefähr ein halbes Jahr später nach unserer Diagnose einen epileptischen Grand mal-Anfall hatte, den er vorher noch nie hatte. Es muß irgendetwas da sein, was wir nicht kennen. Zu der Frage des Lioresals: Bei unserer Dosierung von 3 x 2 bis 3 x 3 Tabl., die ja tolerabel sind, haben wir keine Nebenwirkungen gesehen, außer gewissen Müdigkeitserscheinungen. Was uns aufgefallen ist, daß nach einer Lioresal-Medikation über Monate das Medikament schlechter anspricht. Ich glaube, dann muß man mit neuen Medikamenten weitere Erfahrungen sammeln.

H. Marberger, Innsbruck: Ich wollte nur sagen, Herr Hauri, Sie wissen so wie wir, daß man unter der Marion'schen Erkrankung viel versteht und daß man eigentlich diesen Krankheitsbegriff aufgegeben hat. Ich glaube, daß es sich bei diesen Fällen, so wie es Herr Jonas sagt, um einen Detrusor-Sphinkter-Dysenergie handelt. Die muß nicht am Blasenhals sein, sondern kann ruhig tiefer liegen. Das Wesentliche ist, daß es sich um einen Muskel handelt, der verstärkt tonisiert ist und sich nicht öffnet, wenn er sich öffnen sollte. Es handelt sich also zuerst um einen funktionellen Zustand, daß bei längerem Bestehen dieser Erkrankung der ganze obere Harntrakt, nicht nur die Harnröhre, sich ändert und sekundär, wie man heute schon gesagt hat, Schaden nimmt. Mit einer Momentaufnahme aus diesem Krankheitsgeschehen kann man sich nicht zufriedengeben.

Moderator: Wir kommen zum Vortrag von Herrn Pfitzenmaier und Mitarbeitern.

J. E. Altwein, Mainz: Es ist eine sehr interessante Technik, aber es löst am grundsätzlichen Problem nichts. Denn selbst wenn man die obturatorischen Lymphknoten sichtbar machen kann, das wissen wir ja von anderen Lymphknotenstationen, so bleibt dennoch die Diskrepanz der Histologie, in einzelnen Statistiken bis über 40% angegeben ist. So daß man unter Umständen überhaupt auf die Lymphographie verzichten kann, weil die Aussage zu oft wertlos ist.

H. Marberger, Innsbruck: Herr Pfitzenmaier, Flocks hat vor 25 Jahren die Frage des Abtransportes von Tusche, von Kontrastmittel und von kolloidalem Gold in die regionalen Lymphknoten sehr genau untersucht und beschrieben.

N. Pfitzenmaier, Heidelberg: Ich darf vielleicht nochmals darauf hinweisen, daß es sich um eine experimentelle Studie handelt. Die Einführung in die Klinik ist zwar geplant, aber wir hatten nicht die Möglichkeit dazu, bzw. es wäre sinnlos, mit den heute zur Verfügung stehenden Kontrastmitteln eine Untersuchung zu propagieren. Wir müssen deswegen abwarten, bis wir günstigere Kontrastmittel haben, die fein dispers verteilt sind und über die Lymphbahnen auch besser abtransportiert werden.

R. Harzmann, Tübingen: Es ist erfreulich, daß Herr Pfitzenmaier zunächst auf Tierversuchen besteht, und man kann ihm hier zu seinen Ergebnissen gratulieren. Die technische Frage der Applikation ist meines Erachtens durch sein Verfahren gelöst, nämlich die langsame Infiltration des Gewebes. Ein weiteres Problem ist das Kontrastmittel, das er angesprochen hat. Man braucht eine geringere Teilchengröße, ein bis vier Mikrometer, und wir haben auch ein solches Kontrastmittel untersucht. Leider muß ich Ihnen sagen, es wird sehr schön resorbiert, es gibt wunderschöne Bilder, aber leider gibt es furchtbare Gewebsreaktionen.

F. H. Schröder, Rotterdam: Herr Faul hat in seinem sehr schönen Vortrag gesagt, daß eine kritische Zeit für die Nachbeobachtung und die Beurteilung der weiteren Überlebensrate des Prostatakarzinoms drei Jahre seien. Damit kann ich nicht übereinstimmen. In Untersuchungen, die wir gemacht haben und die über wesentlich längere Zeiten laufen, wird deutlich, daß die Wirkungsdauer der Östrogenbehandlung im Schnitt ungefähr bei fünf Jahren angesetzt werden kann, und daß dann zwischen dem fünften und zehnten Jahr ein drastischer Abfall, eine drastische Sterberate beim Prostatakarzinom einsetzt. Ich erwarte also, daß in seiner Serie in den kommenden Jahren eine erhebliche Sterblichkeit beim Prostatakarzinom einsetzen wird.

P. Faul, Memmingen: Ich sprach von einer kritischen 3-Jahres-Überlebensgrenze, die in unserem Krankengut dahingehend auffiel, daß ein auffallend großer Teil innerhalb der ersten drei Jahre trotz Östrogenbehandlung verstarb, und daß dann nach Ablauf der 3-Jahresgrenze die Sterblichkeit geringer wurde. Ich nehme mit Sicherheit an, daß im weiteren Verlauf die Sterblichkeit zunimmt, aber nicht in diesem Maße, wie dies innerhalb der ersten drei Jahre der Fall war.

F. H. Schröder, Rotterdam: Vielleicht dürfen wir es uns so vorstellen, daß die Patienten, die völlig autonome Tumoren von Anfang an haben, in dieser frühen Zeitspanne überwiegend sterben, und daß wir später mit einer Absterberate aufgrund des Autonomwerdens ursprünglich hormonabhängiger Tumoren zu rechnen haben.

H. Marberger, Innsbruck: Herr Faul, wie korrelieren Ihre Ergebnisse mit der Therapie, ich habe es nicht gesehen auf dem Diapositiv?

P. Faul, Memmingen: In dieser Abbildung war die Therapie nicht mit einbezogen. Aber in unserem Krankengut besteht ein deutlicher Zusammenhang zwischen Differenzierungsgrad und klinischem Stadium, das heißt zwischen der lokalen Tumorausbreitung und dem zytologischen Differenzierungsgrad und auch gleichzeitig mit der Behandlung. Das heißt, je niederdifferenzierter das Karzinom war, desto weiter war in der Regel das klinische Stadium fortgeschritten und desto schlechter waren auch die Ergebnisse der Östrogenbehandlung: Um auf die Bemerkung von Herrn Schröder noch einzugehen: Dafür spricht eben auch die geringe 3-Jahres-Überlebensrate des anaplastischen Karzinoms, die ja praktisch nur 32,1% betrug.

Moderator: Zum Vortrag von Herrn Jonas:

W. Leistenschneider, Berlin: Ich wollte Herrn Jonas fragen, ob es sich bei seinen zytophotometrischen Untersuchungen um Einzelzell-photometrische Messungen handelt oder um Einzelzell-Scanning-photometrische Untersuchungen?

U. Jonas, Mainz: Das waren Einzelzell-photometrische Untersuchungen mit dem Impuls-Zytophotometer aus einer Suspension per os. Dazu möchte ich sagen, daß Sie für den eventuellen Einsatz der Zytophotometrie in der Diagnostik des Prostatakarzinoms mit der Einzelzell-Photometrie eine ganze Menge Zeit aufwenden müssen. Wir brauchen für die Durchmessung eines Prostatakarzinoms, bei dem Sie sicher immer 100 Zellkerne messen müssen, in der Regel bis zu zwei Stunden. Ich glaube, dieser Aufwand ist für die Routine etwas zu groß. Sie können mit einer normalen morphologischen Diagnostik den gleichen diagnostischen Wert in zwei bis drei Minuten oder auch manchmal zehn Minuten haben. Bei dem Impuls-Zytophotometer gelingt es innerhalb von Sekunden, etwa 1000 oder 2000 Zellen zu zählen, so daß die ganze Untersuchung einschließlich der Präparation, dieser mechanischen Zerkleinerung, nicht mehr als 15 Minuten braucht. Die Messung selbst ist in drei bis fünf Minuten abgeschlossen.

W. Leistenschneider, Berlin: Dann haben wir uns mißverstanden. Ich dachte, Sie messen jede Zelle und jeden Zellkern einzeln. Es ist somit eine Zellmessung in der Suspension.

A. Zimmermann, Göttingen: Es ist keine Einzelzell-Photometrie, sondern eine Durchfluß-zytophotometrie, und die bringt entsprechend hohe Zellzahlen, so daß wir also 30- bis 100000 Zellen innerhalb von zwei Minuten messen können. Ich darf ganz kurz unsere eigenen Ergebnisse nennen, die wir auch bei der Stanz- und Suagibiopsie erhoben haben. Die Durchflußzytophotometrie ist ein zytologisches Verfahren und eignet sich daher besonders gut als Ergänzung für die Aspirationszytologie, und hier liegen wir derzeit mit einer Trefferquote bei den Karzinomen von 70%. Und wir haben keine falschpositiven Ergebnisse. Bei den Stanzbiopsien haben wir im Gegensatz zu Ihnen, Herr Jonas, nur 10% falsch-positive Ergebnisse, hier mögen präparatorische Probleme eine Rolle spielen, möglicherweise haben wir aber auch einfach viel mehr Glück gehabt bei der Grenze, die wir gezogen haben.

Moderator: Aus Zeitgründen muß ich mir die Zusammenfassung sparen und die Sitzung schließen.

Allgemeine Themen

G. FONTANA, E. SINAGOWITZ und H. SOMMERKAMP: **Ursachen von Strikturrezidiven nach Sichturethrotomie**

Die Sichturethrotomie nach Sachse hat in der Therapie der Harnröhrenstrikturen einen nicht zu ersetzenden Platz erobert. Dennoch werden immer noch häufig Strikturrezidive beobachtet. Im folgenden wird über die Ursachen dieser Rezidive berichtet.

Kurz nach Übernahme der Sichturethrotomie in den therapeutischen Plan der Urologischen Abteilung der Universität Freiburg wurden in der Zeit von Februar 1974 bis Juli 1975 66 Patienten auf diese Weise behandelt. Von diesen Patienten wurden 58 über den Zeitraum eines Jahres beobachtet. Kontrolluntersuchungen wurden mittels Urethrographie, Uroflowmetrie und in einigen Fällen mittels Urethroskopie durchgeführt.

Bei entsprechender Indikation (Uroflow unter 15 ml/sec., deutlicher röntgenologischer Nachweis einer Striktur) führen wir die Sichturethrotomie nach Sachse in typischer Weise durch. Die Nachbehandlung der beobachteten Patienten erfolgte bei 49 Patienten mit einem Dauerkatheter (20–24 Ch) über 3 Wochen. Bei 7 Patienten wurde er schon nach 14 Tagen entfernt. Von dieser Art Nachbehandlung sind wir mittlerweise abgekommen und streben jetzt ausschließlich die hydraulische Selbstbougierung an.

Unsere Ergebnisse wurden mittels des Vierfelder-Testes auf Signifikanz geprüft.

Bei der Aufschlüsselung der Strikturursachen fanden wir einen Anteil der traumatischen Strikturen von 74%, wobei jedoch auf die rein traumatischen nur 18,9% entfallen und die iatrogenen den größten Anteil mit 55,2% stellen. Entzündliche Strikturen kamen in 15,5% vor.

Bei ca. 45% der Patienten wurde präoperativ ein Harnwegsinfekt nachgewiesen. Bei $^1/_3$ dieser Patienten persistierte der Infekt postoperativ (Tabelle 1). Während präoperativ in erster Linie E. coli und Proteus mirabilis nachgewiesen wurden, fanden sich postoperativ am häufigsten Klebsiellen und Enterokokken.

Tabelle 1

Präoperativ	Postoperativ	
	Infekt	Steril
Infekt 44,8% (26/58)	15,5% (9/58)	20,3% (17/58)
Steril 55,2% (32/58)	0	55,2% (32/58)

Zur Beurteilung des Therapieerfolges wählten wir ein kombiniertes Schema aus subjetiven Angaben und objektiven Befunden. Danach lag ein *gutes* Ergebnis bei subjektiver Beschwerdefreiheit, bei postoperativer Infektfreiheit und bei einem Uroflow von über 15 ml/sec. vor. *Unbefriedigend* waren die Ergebnisse, bei denen es zu einer stärkeren Restrikturierung gekommen war, d. h. wenn ein erneuter instrumenteller Eingriff nötig war.

Nach dieser Beurteilung waren nach einjähriger Beobachtungszeit noch 81,9% der Patienten beschwerdefrei, das bedeutet eine Rezidivhäufigkeit von lediglich 18,1% (Abb. 1).

Von besonderem Interesse erscheint uns die Frage nach prädisponierenden Faktoren für Rezidive. Dabei zeigte sich, daß die Lokalisation der Striktur von Bedeutung ist. In der Pars bulbosa und in der Pars membranacea findet sich die Hälfte aller Rezidive ($p < 0,05$). Prädisponierend für ein Rezidiv ist außerdem die Strikturlänge. Dabei zeigt sich, daß Strikturen mit einer Länge von mehr als 2 cm signifikant häufiger zu Rezidiven

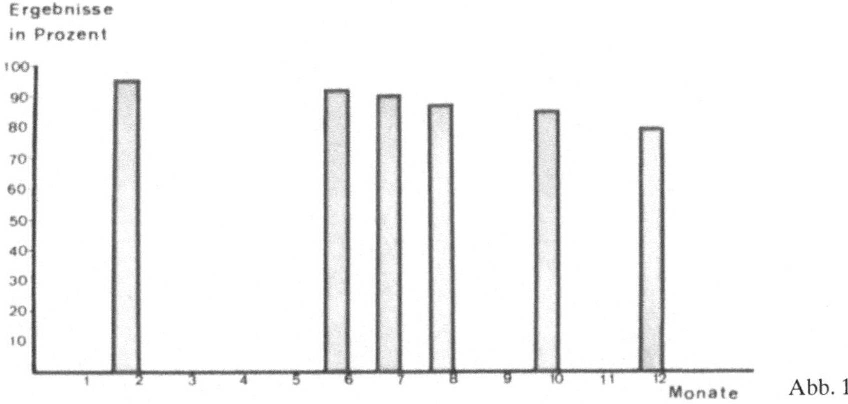

Abb. 1

neigen ($p < 0{,}001$). Das Kaliber der Striktur hingegen spielt für die Entstehung von Rezidiven keine wesentliche Rolle.

Ein präoperativer Infekt hat auf den Erfolg einer Sichturethrotomie keinen Einfluß, persistiert der Infekt jedoch postoperativ, so kommen signifikant häufiger Rezidive vor ($p < 0{,}001$).

Von Bedeutung für das Auftreten von Rezidiven nach Sichturethrotomie ist auch die Vorbehandlung und die Art der Vorbehandlung. Dabei zeigte die heute als obsolet geltende Bougierungsbehandlung einen sehr starken Einfluß, wobei der Dauer der Bougierungsintervalle eine besondere Bedeutung zukommt: Kurze Bougierungsintervalle scheinen häufiger zu Strikturrezidiven zu führen.

Zusammenfassend scheinen für die Entstehung von Rezidiven nach Sichturethrotomie folgende Faktoren prädisponierend zu sein: Die Länge der Striktur, der postopera tive persistierende Harnwegsinfekt, die Lokalisation der Striktur und die Art der Vorbehandlung.

Priv.-Doz. Dr. E. Sinagowitz
Urologische Klinik der Universität
Hugstetterstraße 55
D-7800 Freiburg i. Brsg.

G. Wandschneider: **Hypospadie-Operation unter Verwendung eines Penis- und Skrotalhautstreifens**

In letzter Zeit wenden wir an unserer Abteilung für die Korrektur der penilen und penoskrotalen Hypospadie ein Operationsverfahren an, wobei die Harnröhre aus einem Penis- und Skrotalhautstreifen gebildet wird.

Frühestens 2 Monate nach erfolgter Penisaufrichtung, die wir nach Marberger oder Edmunds durchführen, wird bei der penoskrotalen Hypospadie ein Penishautstreifen gebildet, der in gleicher Länge auf das Skrotum weitergeführt wird (Abb. 1). An der Glans werden 2 Dreiecke vom Epithel befreit und die laterale Penis- und Skrotalhaut gut mobilisiert. Dann werden, beginnend von der Harnröhrenmündung, Penis- und Skrotalhautstreifen mittels Einzelknopfnähten Chromcatgut 4/0 miteinander vernäht und der Penis gut und tief in das Skrotum implantiert. Ein Splint in der vorderen Harnröhre dient zur Sekretableitung, die Harnableitung erfolgt für ca. 10–14 Tage über eine suprapubische Blasenfistel.

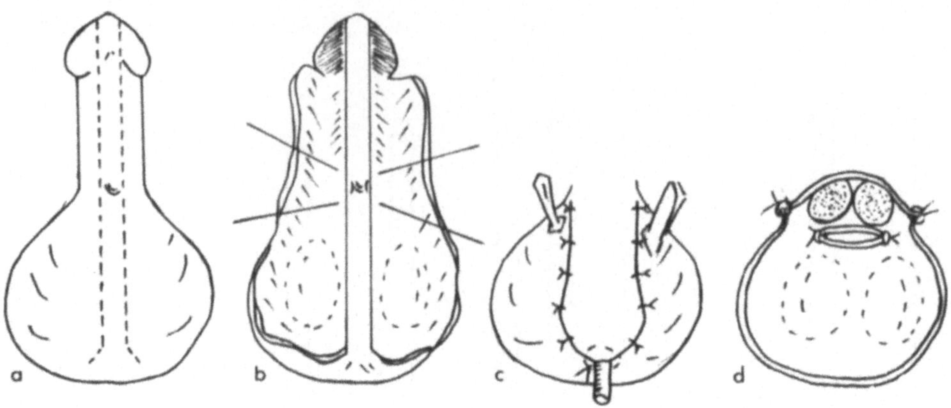

Abb. 1a–d

Zwei Monate später wird der Penis mobilisiert, wie dies Michalowski durchführt. Es wird der Penis im Bereiche des Scrotums umschnitten, gut mobilisiert und nach sorgfältiger Blutstillung die Haut vernäht (Abb. 2).
Eine Harnableitung ist hier nicht erforderlich. Handelt es sich um eine penile Hypospadie, so erfolgt die Hautschnittführung in der in Abb. 3 gezeigten Weise, das heißt, es werden in entsprechender Entfernung vom Penishautstreifen ein Skrotalhautstreifen gebildet und die beiden Streifen miteinander vernäht.

Zur Demonstration folgen einige Operations-Photos.

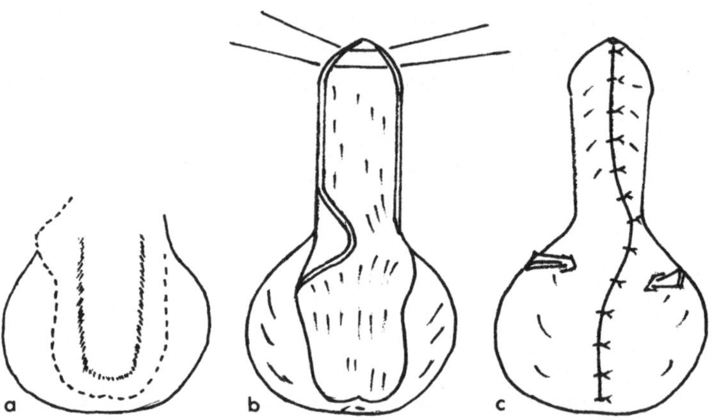

Abb. 2a–c

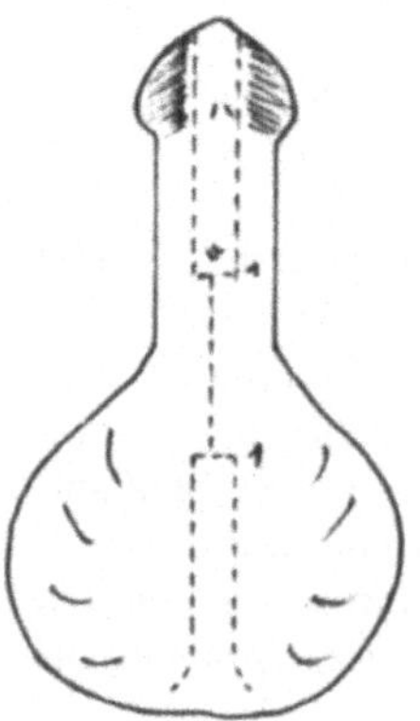
Abb. 3

Wir haben bisher 38 Hypospadien auf diese Weise operiert (Tabelle 1), 12 penile, 25 penoskrotale und eine skrotale Hypospadie.

Bei einer skrotalen oder perinealen Hypospadie bilden wir die Harnröhre zunächst nur bis zur Peniswurzel, erzeugen also zunächst eine penoskrotale Hypospadie und fahren dann in der eben geschilderten Weise fort.

Tabelle 1. Mit unserem Operationsverfahren vollständig korrigierte Hypospadien

Grad der Hypospadie nach erfolgter Penisaufrichtung:	Zahl der vollständig korrigierten Fälle:
penile Hypospadie	12
penoskrotale Hypospadie	25
skrotale Hypospadie	1
zusammen	38

Tabelle 2. Postoperative Komplikationen bezogen auf 104 vollständig operierte Patienten

Zahl d. Pat.:	Angewendetes plast.-chir. Verfahren:	postop. Komplikationen: Fistel- u.Lappennekrose:	Urethrastriktur:	Meatusstenose:	%
60	Modifizierter Denis-Browne (Marberger, Schober-Panzer, Wandschneider)	18	1	1	33,3%
6	Penoskrotale Operationsmethode n. Michalowski	1	–	–	16,6%
38	Unser plastisches Operationsverfahren. Bildung der Harnröhre aus einem Penis- u. Skrotalhautstreifen	–	–	–	0%
Zus. 104		19	1	1	20,1%

Die postoperativen Komplikationen sind aus Tabelle 2 ersichtlich.

Mit der modifzierten Denis-Browne'schen Methode hatten wir noch 33,3% postoperative Komplikationen. Mit der penoskrotalen Methode nach Michalowski 16,6% – allerdings haben wir da nur 6 Patienten operiert und mit dem hier gezeigten Verfahren bisher keine postoperativen Komplikationen. Es klingt dies unwahrscheinlich, entspricht aber wirklich den Tatsachen.

Abschließend möchte ich sagen, daß dieses penoskrotale Verfahren, das übrigens in ähnlicher Weise bereits um die Jahrhundertwende Landerer und Bucknall vereinzelt angewendet haben, zu den sichersten Operationsmethoden gehört, vor allem was die postoperativen Komplikationen betrifft.

Dr. G. Wandschneider
Urologische Abteilung
Landeskrankenhaus Graz
A-8036 Graz

Mißerfolge bei der Behandlung der Blasenruptur sind fast ausschließlich der verspäteten oder mangelnden Diagnose zuzuschreiben. Es schien uns deshalb interessant, unseren Fehlschlägen in dieser Hinsicht nachzugehen.

Während der letzten 10 Jahre hatten wir 71 Fälle von traumatischer Schädigung der Blase und der Harnröhre. Darunter gab es 4 Fälle von primär falsch negativer und 2 von primär falsch positiver Blasenrupturdiagnose.

In 2 Fällen verheimlichten die Kranken das Trauma, d. h. die Abdominalkontusion. Im Fall 1 bestand eine Peritonitis und eine einmalige auswärts festgestellte Hämaturie,

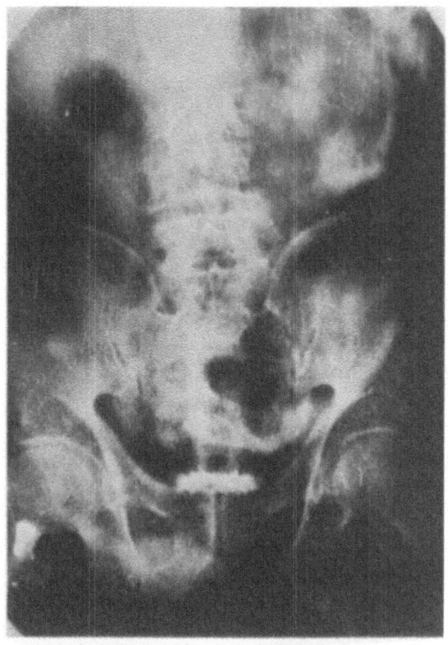

Abb. 1

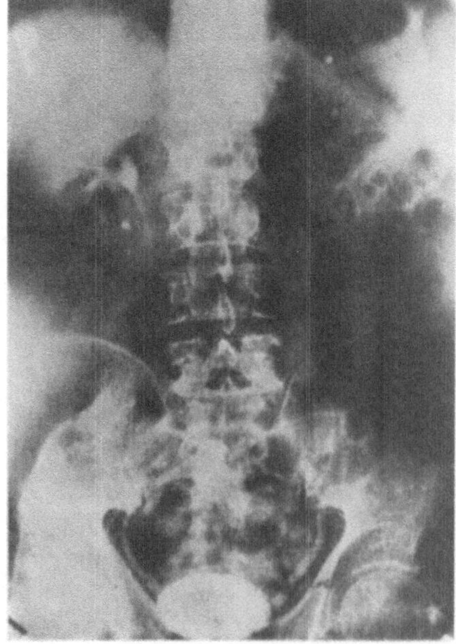

Abb. 2

die wir nicht bestätigen konnten. Die Katheterisierung ergab 250 ml unblutigen Harns. Ohne Zystographie schlossen wir eine Blasenruptur aus. Die während der Laparotomie festgestellte Ruptur des Blasenscheitels war also eine Überraschung. Dann erst gestand der Kranke, daß er vor 3 Tagen einen Fußtritt in den Unterbauch erlitt. Im Fall 2 verstopften Darmschlingen die Ruptur und füllten die Blasenhöhle, was ein schwer interpretierbares Zystogramm ergab (Abb. 1). Am Vortag klagte der Kranke über Harnverhaltung und die Katheterisierung ergab 800 ml leicht blutigen Harnes, was einem Prostataadenom zugeschrieben wurde. Wegen akuter Peritonealsymptome wurde der Kranke operiert und der Operationsbefund erhärtete den erst während des zweiten Besuches gefaßten Verdacht einer Blasenruptur. Schließlich gestand der Kranke, einen Sturz auf den Bauch im Alkoholrausch erlitten zu haben. Der Schlußerfolg war gut (Abb. 2).

Der Fall 3 war besonders schwierig. Ein indirektes Trauma, nämlich plötzliche Anspannung der Bauchmuskeln während Hebung einer 80 kg schweren Stange, verursachte eine intramurale, flächenhaft dissezierende Ruptur des Detrusors, welche nach 5 Tagen außer schmerzhaftem Ödem der suprapubischen und inguinalen Regionen zu Urosepsis und Anurie durch Kompression der intramuralen Harnleiterabschnitte führte. Das „tear-

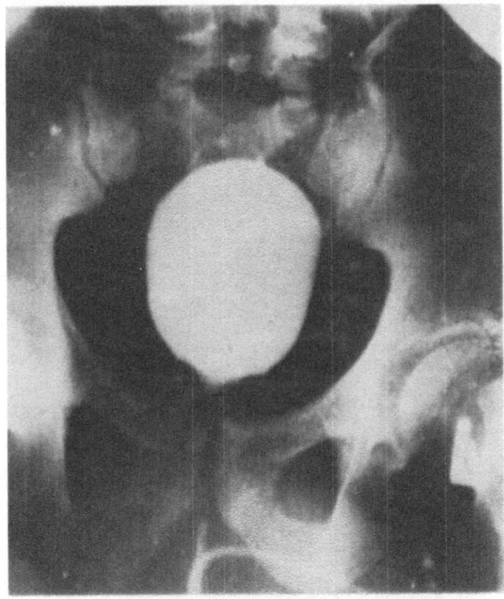

Abb. 3

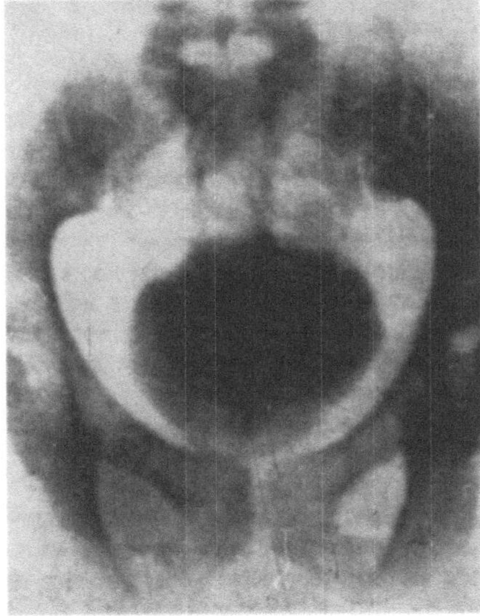

Abb. 4

drop“-Zystogramm (Abb. 3) bewies eine Blasenschädigung, aber erst die Eröffnung der Blase und der prompte Erfolg der Drainage der Blase und ihrer Umgebung erhärteten die Diagnose (Abb. 4).

Im Fall 4 bestand die Schwierigkeit in der gleichzeitigen Ruptur der Harnröhre und der Blase, in welche Darmschlingen eingedrungen waren. Der dadurch hervorgerufene Schock machte die Urographie unmöglich, wegen der Harnröhrenschädigung war die Zystographie undurchführbar. Den Schock schrieben wir einer intrapelvinen Blutung zu. So wurde für uns die Blasenruptur zu einer intraoperativen Überraschung.

Die eine falsch-positive Diagnose einer Blasenruptur betraf eine intraperitoneale Perforation der Hinterwand der subvesikalen Urethra mittels eines Zystoskopes. Beim Kranken bestand 4 Jahre nach einer Prostataadenomausschälung ein Blasenhalsdiaphragma. Da im Zystoskop Darmschlingen sichtbar wurden, nahmen wir eine Blasenruptur an. In der extraperitoneal eröffneten Blase war aber nichts Abnormales zu finden. Erst die Laparotomie belehrte uns darüber, daß das Zystoskop die Hinterwand der Adenomloge durchbohrte und in den Douglasraum gelangte.

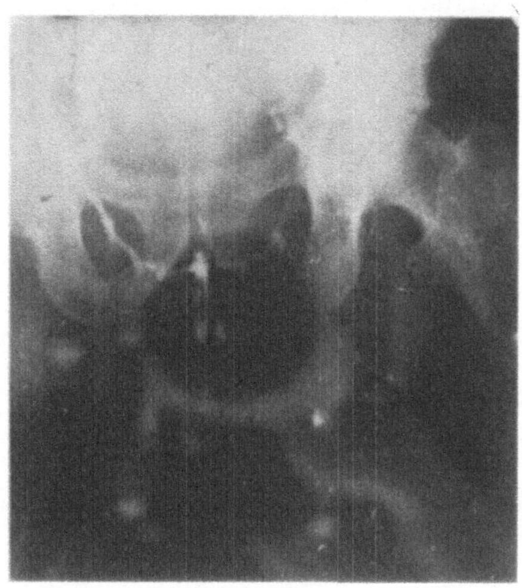

Abb. 5

Im letzten Fall veranlaßte uns eine Hämaturie nach Unterbauchkontusion zu der Diagnose einer Blasenschädigung. Urographie und Zystographie waren aber normal. Während der Urethrographie dagegen gelangte das Kontrastmittel nach Füllung der vorderen Harnröhre in die Beckenvenen, auf Grund dessen wir eine Läsion der Schleimhaut der Harnröhre und wahrscheinlich auch ihres Schwellkörpers feststellten (Abb. 5). Der weitere Verlauf bestätigte diese Diagnose.

In allen 6 Fällen war trotz des primären Irrtums der Behandlungserfolg befriedigend, sogar bei dem 69 Jahre alten Kranken, welcher 5 Tage nach einem Sturz auf den Bauch operiert wurde (Abb. 2).

Zusammenfassend stellen wir fest, daß Schwierigkeiten in der Diagnose einer Blasenschädigung mit folgenden Umständen zusammenhängen können:

1. Verheimlichung der Abdominalkontusion durch den Kranken,
2. Eindringen von Darmschlingen in die Blasenhöhle und Verstopfung der Bresche,
3. interstitielle, dissezierende Ruptur der Blasenwand, ohne extravesikale massive Durchsickerung des Harnes,
4. gleichzeitige Ruptur der Harnröhre.

Prof. Dr. J. Zielinski
ul. Sklodowskiej-Curie 30/9
PL-40058 Katowice

G. RODECK, E. SÖHNGEN und N. SCHWERK: **Spätergebnisse nach Bildung einer Rektumblase mit intrasphinktärem Sigmadurchzug in der Behandlung der Blasen-Ekstrophie**

Die Bildung einer isolierten Rektumblase mit intrasphinktärem Sigmadurchzug verfolgt in der Behandlung der Blasenekstrophie das Ziel der vollständigen Separation und willkürlichen Entleerung von Urin und Stuhl. Wir haben bereits vor 10 Jahren darauf hingewiesen, daß letztlich nur mit dem Sigmadurchzug zwischen Sphinkter internus und exter-

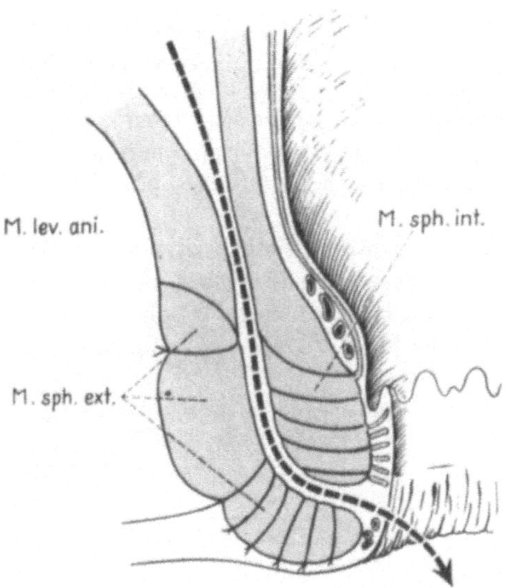

Abb. 1

nus eine Kloakenbildung sicher zu vermeiden ist (Abb. 1). In Anbetracht der noch in Gang befindlichen Diskussion um die auf Dauer erfolgversprechendste Behandlungsmethode der Blasenekstrophie scheint es gerechtfertigt, auch über Nachuntersuchungsergebnisse an 6 Patienten zu berichten.

Tabelle 1. Intrasphinktärer Sigmadurchzug bei Blasenekstrophie n = 6. N. U.-Ergebnisse I

Nr.	Name		Alter b. N.U.	Jahre p.o.	Kap. Vol. ~ml	Mikt.-Interr. (i. Std.) ≅	max.	Rest-Harn	Reflux re.	li.	Kontinenz. Urin T.N.	Stuhl T.N.
1.	K. W.	♂	16	13	300	$1^1/_2$	3	∅	+	–	+(+)	(+)–
2.	P. A.	♀	15	11	350	$1^1/_2$	4	∅	–	–	+(+)	+(+)
3.	Sch. H.*	♂	11	8	320	2	>4	∅	–	–	+(+)	+(+)
4.	H. J.	♂	9	7	250	$1^1/_2$	?	∅	–	–	+(+)	(+)–
5.	F. F.	♂	9	6	300	$1^1/_2$	2	∅	–	–	+(+)	(+)–
6.	A. J.	♀	9	$5^1/_2$	280	2	3	~20 ml	–	–	+(+)	+(+)

* N. U. 1967

Die Untersuchungen umfaßten: Erhebung der Zwischenanamnese, alle wesentlichen Labordaten, Röntgenuntersuchungen wie Urogramm und Miktions-Zysto-Urethrogramm, Druckmessung im Bereich der Ersatzblase und des Sphinkter ani sowie nuklearmedizinische Funktionsstudien.

Die im Alter von 2 bis 4 Jahren behandelten Kinder haben nach 6- bis 13jährigen postoperativen Zeiträumen inzwischen ein Alter von 9 bis 16 Jahren erreicht (Tabelle 1). Bei allen erfolgte eine normale geistige und körperliche Entwicklung mit ungestörtem Ausbildungsgang in Schule bzw. Beruf.

Die *Blasenkapazität* liegt im Durchschnitt bei 300 ml mit einer Miktionspause von $1^1/_2$ bis 2 Stunden am Tage, es können jedoch maximale Intervalle bis zu 4 Stunden erzielt werden. Die Ersatzblase kann mit gutem Flow restharnfrei entleert werden. Nur in einem Fall wurde ein geringer Restharn, in einem anderen Fall ein Niederdruckreflux rechts festgestellt.

Der Urin wird tagsüber kontrolliert entleert, d. h. es besteht volle Kontinenz, nur nachts kommt es häufiger zu unfreiwilligen Urinabgängen. 3 Patienten sind tagsüber auch stuhlkontinent. 3 berichten über keine zuverlässige Kontrolle, insbesondere bei dünnflüssigem Stuhl. Es ist allerdings zu berücksichtigen, daß es sich dabei um 2 der jüngsten Kinder handelt. Bei dem 16jährigen steht die Angabe über unbemerkte Stuhlentleerungen der Tatsache gegenüber, daß er während der Schulzeit alle Sportarten ungehindert betrieben hat und auch jetzt Fußball spielt.

Druckmessungen mit dem Mikro-Tip Pressure Transducer/Millar ergaben in allen Fällen einen guten Sphinkterdruck in Ruhe sowie ausreichende Verschlußdruckwerte bei maximaler Füllung. Unter Belastung (Pressen und Husten) stieg der Sphinkterdruck analog dem in der Ersatzblase an und es wurde keine Streßinkontinenz beobachtet (Tabelle 2).

Tabelle 2. Druckmessung in Rektumblase

		Patienten K. W. ♂	P. A. ♀	H. J. ♂	F. F. ♂	A. J. ♀
1. Druck i. Rektumblase bei 200 ml Vol.	mm H_2O	20	20	30	18	24
2. max. Sphinkterdruck in Ruhe	mm H_2O	108	110	100	120	80
3. max. Sphinkterverschlußdruck	mm H_2O	88	90	70	102	56

Die *Kreatininwerte* lagen nur in einem Fall an der Grenze zum pathologischen Bereich. Eine ausgesprochene Azidose wurde nicht gefunden.

Im Urin fanden sich mikroskopisch nur geringe Leukozytenzahlen, aber immer hohe Keimzahlen von 10^5 bis 10^6.

Im Urogramm kam es zur zeitgerechten beidseitigen Kontrastausscheidung mit normalen Abflußverhältnissen, jedoch waren 2 mal einseitige pyelonephritische Schrumpfungszustände mit entsprechenden Kelchdestruktionen festzustellen (Abb. 2).

Die Daten der ^{131}J-Hippuran-Clearance mit Bestimmung des effektiven Nierenplasmastromes (ERPF), ausgedrückt in Prozent der Norm bezogen auf Geschlecht, Alter und Körperoberfläche, ergaben eine Gesamtfunktionsrate zwischen 70 und 80%. Die Untersuchungen wurden im Nuklearmedizinischen Institut von den Herren Mahlstedt und Schmidt ausgeführt. (Tabelle 3). Wesentlich ungünstiger fielen diese objektiven Daten bei einen 19jährigen Patienten $16^1/_2$ Jahre nach Maydlscher Operation aus. In der nächsten Tabelle sind die Röntgenbefunde und nuklearmedizinischen Funktionsdaten denen ihres Bruders gegenübergestellt, bei dem eine Rektumblase angelegt wurde. Infolge einer pyelonephritischen Schrumpfung beiderseits ist die Clearance bei der älte-

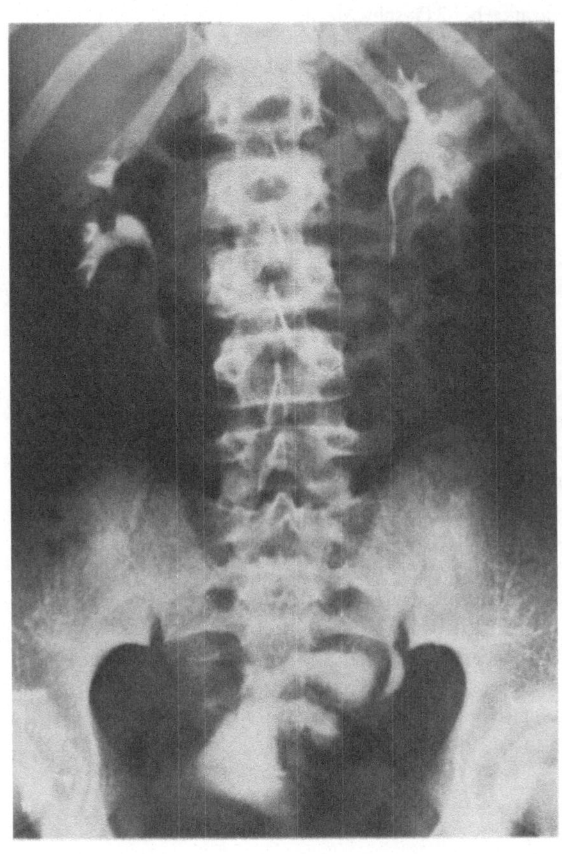

Abb. 2. P. A., 15 J.: Ausscheidungsurogramm 11 Jahre nach Bildung einer isolierten Rektum-Sigmoid-Blase

Tabelle 3. Intrasphinktärer Sigmadurchzug bei Blasenekstrophie

					N. U.-Befunde II			n = 6	
Nr.	Name	Alter	Kreat. mg %	BE mval	Leuco mm³	Urin Keime ml	Urogramm	^{131}J-Hippuranclearance ml/min	% ERPF
1.	K.W.	♂ 16	1,2	– 6,6	20	10^6	pyelonephr. Schrumpf. re. Kelch-destrukt. re.	re. 113, li. 359 → 472	38, 122 → 80 %
2.	P.A.	♀ 15	0,7	– 1,7	40	10^6	o. B.	re. 198, li. 191 → 390	77, 74 → 76 %
3.	S.H.*	♂ 11	0,8	– 3,5	Kloake		pyelonephr. Schrumpf. re.	–	
4.	H.J.	♂ 9	0,75	– 3,2	30	10^6	o. B.	Isotopen	Nephrogr. o.B.
5.	F.F.	♂ 9	0,7	– 0,1	10	10^6	o. B.	re. 173, li. 173 → 346	80, 80 → 80 %
6.	A.J.	♀ 9	0,87	+ 3,0	20	10^5	Kelch-destrukt. li.	164, 88 → 252	92, 49 → 70 %

* N. U. 1967

Tabelle 4. Urogramm ←→ ^{131}J-Hippuranclearance bei 2 Geschwistern

Name	Alter	Jahre p. o.	Art der Operat.	Urogramm	^{131}J-Hippuranclearance ml/min	% ERPF
K. Chr. ♀	19	16½	Maydl	pyelonephr. Schrumpf. + Stauung bds.,	re. 70, li. 101 > 171	28, 41 > 34%
K. W. ♂	16	13	Rektum-blase	pyelonephr. Schrumpf., re. Niere (Reflux)	re. 113, li. 359 > 472	38, 122 > 80%

ren Schwester erheblich eingeschränkt und der ERPF beträgt insgesamt nur 34% der Norm gegenüber 80% bei dem jüngeren Bruder (Tabelle 4).

Zusammenfassend kann gesagt werden, daß die Rektumblase mit intrasphinktärem Durchzug auch weiterhin als eine dem Normalzustand nahe kommende Behandlungsmethode der Blasenekstrophie diskutiert werden sollte. Im Hinblick auf die Nierenfunktion bietet sie langfristig sicher Vorteile zur direkten Harnableitung in den Darm. Als belastender Faktor ist anzuführen, daß nicht in allen Fällen und für jede Situation eine volle Stuhlkontinenz erzielt werden konnte. Es wäre zu prüfen, ob mit dem Durchzug nach Nedelec innerhalb des Sphinkter internus dieser Nachteil ausgeschaltet werden kann, ohne die Forderung nach zuverlässiger Trennung von Urin und Stuhl aufzugeben.

Weiterhin wäre es wünschenswert, Nachuntersuchungen an verschiedenen Kliniken unter völlig gleichartigen Kriterien auszuführen, um zu einem möglichst objektiven Werturteil der verschiedenen Behandlungsmethoden zu kommen.

Prof. Dr. G. Rodeck
Urologische Universitäts-Klinik
Robert-Koch-Straße 8
D-3550 Marburg

B. Schreiber, T. Rossbach und G. Schmitt: **Ergebnisse der perkutanen Strahlenbehandlung der Induratio penis plastica**

Zahlreiche Verfahren werden zur Behandlung der Induratio penis plastica angewandt. Hierzu gehören die Applikation von Vitamin E, Kalium-Paraaminobenzoat (Potaba), lokale Injektionen von Kortikosteroiden, von Hyaluronidase und Procain, die chirurgische Entfernung der Plaques, sowie die Behandlung mit Ultraschall und ionisierenden Strahlen.

Unabhängig vom Behandlungsverfahren werden Besserungen der subjektiven Symptome bei 25 bis 96% der Patienten angegeben.

Im Folgenden sollen unsere Ergebnisse der Strahlentherapie, die, neben operativen Behandlungsmaßnahmen, das älteste Behandlungsverfahren darstellt, analysiert werden.

Die Bestrahlungen wurden an einer ^{137}Cs-Quelle mit Kurzdistanztubussen bei einem Fokus-Haut-Abstand von 20 cm und Feldgrößen von 3 × 3 oder 3 × 4 cm durchgeführt. Ein Vorteil der ^{137}Cs-Gamma-Strahlung liegt darin, daß das Dosismaximum in etwa 1,2 mm Tiefe liegt. Deswegen treten bei den erforderlichen Strahlendosen, abgesehen von einem nur selten beobachteten flüchtigen Erythem, keinerlei Nebenwirkungen auf.

Die applizierten Dosen betrugen 2400 bis 3000 rad in einer Fraktionierung von 3 mal 300 rad pro Woche. Bei den Bestrahlungen lagen die Gonaden außerhalb der Nutzstrahlrichtung und wurden durch Bleigummi mit einem Bleigleichwert von 2mm abgedeckt.

Die Streustrahlenbelastung der Gonaden betrug bei dieser Anordnung maximal 1% des Nutzstrahl-Dosismaximums, d. h. 24 bis 30 rad.

Ein genetisches Strahlenrisiko besteht bei dieser Dosis und der von uns ausgewählten Fraktionierung nicht. Eine Auswirkung auf Libido und Potenz wurde bei diesen Dosen ebenfalls bisher nicht beobachtet.

Bestrahlt wurden von 1966 bis 1977 49 Patienten im Alter zwischen 34 und 67 Jahren. Bei 28 Patienten wurde zusätzlich Vitamin E verabfolgt. Der Beobachtungszeitraum nach Abschluß der Strahlentherapie beträgt 2 Monate bis 9 Jahre.

Tabelle 1

Symptome bei 49 Patienten vor Strahlentherapie		
Induration	49	(1oo %)
Deviation bei Erektion	47	(96 %)
Schmerzen bei Erektion	37	(75 %)
Kohabitation nicht durchführbar	11	(22 %)
Schmerzen bei Miktion	8	(16 %)
Schmerzen bei Ejakulation	2	(4 %)

Die Symptome bei Diagnosestellung sind in Tabelle 1 zusammengestellt. Bei allen Patienten waren Indurationen zu tasten. 47 zeigten eine Deviation des Penis bei Erektion. Bei 37 bestanden zusätzliche Schmerzen. Bei 11 Patienten war wegen der Deviation die Imissio penis stark behindert und die Kohabitation deshalb nicht möglich. 8 Patienten gaben Schmerzen bei der Miktion und 2 weitere Schmerzen bei der Ejakulation an.

Die Behandlungsergebnisse sind aus den folgenden Tabellen ersichtlich.

Tabelle 2

Palpationsbefund der Indurationen nach Strahlentherapie bei 49 Patienten		
Vollständige Rückbildung	9	(18 %)
Verkleinerung	22	(45 %)
Stillstand	15	(31 %)
Vergrößerung	3	(6 %)

Eine vollständige Rückbildung der Indurationen wurde bei 9 Patienten erzielt, eine Verkleinerung bei 22 und ein Stillstand der Größenzunahme bei 15 Patienten. Eine Progredienz war dagegen bei 3 Patienten zu beobachten.

Die nächste Tabelle zeigt die Auswirkung der Strahlenbehandlung auf die Deviation. Sie bildete sich bei 7 Patienten vollständig zurück und verringerte sich bei 20.Bei 19 Patienten war keine Änderung festzustellen. Bei einem Patienten nahm die Deviation zu.

Tabelle 3

Grad der Deviation nach Strahlentherapie bei 47 Patienten		
Vollständige Rückbildung	7	(15 %)
Abnahme	2o	(42 %)
keine Änderung	19	(41 %)
Zunahme	1	(2 %)

Über die Beeinflussung der Schmerzen gibt Tabelle 4 Auskunft. 18 Patienten wurden schmerzfrei, 11 gaben eine deutliche Linderung an. Bei 8 bestanden die Schmerzen unverändert weiter.

Tabelle 4

Erektionsschmerz nach Strahlentherapie bei 37 Patienten		
Vollständige Rückbildung	18	(49 %)
Abnahme	11	(3o %)
keine Änderung	8	(21 %)

Tabelle 5

Zusammenfassung der Behandlungsergebnisse von 49 Patienten			
sehr gut	7		
gut	18	37	(75 %)
befriedigend	12		
unbefriedigend	12	12	(25 %)

In Tabelle 5 sind alle Behandlungsergebnisse unter 4 Bewertungskriterien zusammengefaßt. Hierbei bedeutet:

sehr gut: palpatorisch vollständige Rückbildung der Induration; vollständige Rückbildung der Deviation; Schmerzfreiheit; keine Beschwerden beim Geschlechtsverkehr.

gut: Rückbildung der Induration um mehr als die Hälfte des Ausgangsbefundes; Abnahme der Deviation; Schmerzfreiheit; Besserung der Beschwerden beim Geschlechtsverkehr.

befriedigend: tastbare Rückbildung um weniger als die Hälfte des Ausgangsbefundes oder keine Änderung der Induration, Abnahme der Schmerzen; Besserung der Beschwerden beim Geschlechtsverkehr.

unbefriedigend: keine Rückbildung der Induration; keine Abnahme der Schmerzen; keine Besserung der Beschwerden beim Geschlechtsverkehr.

Die Einordnung der Patienten in die einzelnen Gruppen erfolgte jeweils nach dem Symptom, das die geringste Besserung zeigte.

Insgesamt ist bei 75% der Patienten ein Therapieerfolg zu verzeichnen. Bei Beobachtungszeiträumen von mehreren Jahren sind hierbei aber auch spontane Besserungen zu berücksichtigen, die allerdings bei allen Behandlungsverfahren einen gleichen Anteil ausmachen dürften.

So zeigten z. B. nach einem Beobachtungszeitraum von 6 Monaten nur 2 Patienten eine Besserung der Beschwerden beim Geschlechtsverkehr, während diese Zahl nach einer Beobachtungszeit von 9 Jahren 21 betrug.

Zusammenfassend ist festzustellen, daß die Strahlentherapie der Induratio penis plastica zu den gleichen oder sogar besseren Behandlungsergebnissen führt als andere Verfahren und weiterhin folgende Vorteile bietet:

1. Begrenzte Behandlungsdauer von maximal 3 Wochen,
2. Keine schädigenden Nebenwirkungen,
3. Geringe Kosten.

Dr. B. Schreiber
Urolog. Univ.-Klinik
Hufelandstr. 55
D-4300 Essen

J. BÖDEKER, H. URLESBERGER, S. SALIM und R. NAGEL: **Die Wirkung des Kalziumantagonisten Nifedipin bei der Hyperreflexie der ableitenden Harnwege**

Zur Relaxation der glatten Muskulatur des Harntrakts finden seit langem Parasympatholytika mit spasmolytischer Wirkung Anwendung. Zur Behandlung der Spastizität der Blase wird neuerdings auch der alpha-Rezeptoren-Blocker Phenoxybenzamin empfohlen [3]. Durch diese Mitteilung stellt sich erneut die Frage, welche Pharmaka über die Parasympatholytika hinaus am Harntrakt Einfluß auf die Kontraktion der glatten Muskelzelle nehmen können. Wir haben den Einfluß des Kalziumantagonisten Nifedipin (Adalat) auf Funktionen der ableitenden Harnwege untersucht. Die Abb. 1 zeigt ver-

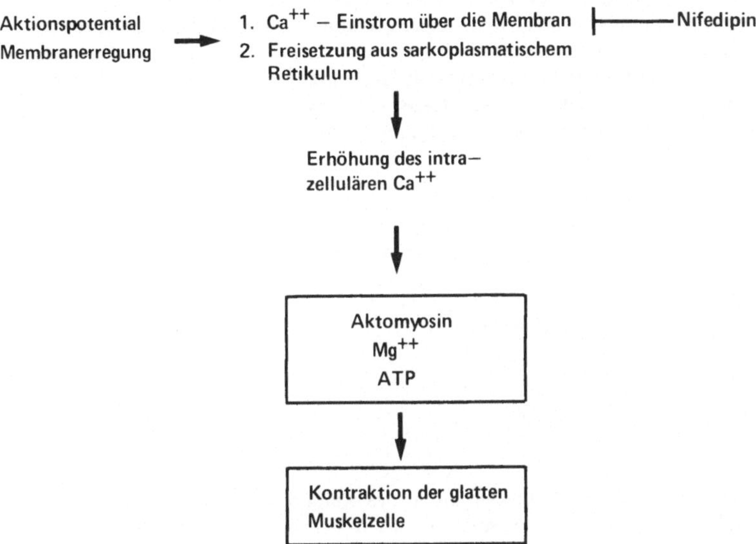

Abb. 1. Stark vereinfachte Darstellung des Ablaufs der Kontraktion der glatten Muskulatur. Nifedipin hemmt den Einstrom von Kalzium über die Membran

einfacht die Vorgänge, die zur Kontraktion der glatten Muskelzelle führen. Das Aktionspotential bewirkt eine Erhöhung der intrazellulären Kalziumkonzentration über eine Freisetzung von Kalziumionen aus dem intrazellulären sarkoplasmatischen Retikulum und durch einen Kalzium-Einstrom über die Zellmembran. Nifedipin kann den Kalzium-Einstrom hemmen. Ist die intrazelluläre Kalzium-Konzentration nicht hoch genug, so tritt eine Aktivierung des Aktomyosin, Magnesium, Adenosintriphosphat-Komplexes nicht ein und die Kontraktion der glatten Muskelzelle bleibt aus.

Wir haben die Wirkung von Nifedipin auf die glatte Muskulatur des Harntrakts zunächst tierexperimentell untersucht. Dabei wurde die elektrische Aktivität des Harnleiters bei Kaninchen kontrolliert.

In einer klinischen Studie wurden 54 urologische Patienten mit Nifedipin behandelt. 12 Patienten litten an einer Ureterkolik, 30 Patienten an einem Prostata-Adenom, 5 Patienten an einer neurogenen Harnblasenentleerungsstörung, 3 Patienten an einer Reizblase und 2 Patienten an einer Kongestionsprostatitis. Bei 2 Patienten traten Unverträglichkeitserscheinungen auf, die das Absetzen des Präparates erforderten. Die Patienten mit Prostata-Adenom und neurogener Blasenentleerungsstörung litten an den Symptomen einer Detrusorhyperreflexie. Darunter versteht man ungewollte ungehemmte Detrusorkontraktionen mit einer Druckamplitude von mehr als 15 cm H_2O [1]. Diese Patienten litten an Pollakisurie, imperativem Harndrang und Urge-Inkontinenz.

Methodik

Die 12 Patienten, die an einer Ureterkolik litten, erhielten 10 mg Nifedipin oral. Wirksamkeit wurde angenommen, wenn bis zu 15 Minuten nach Zerbeißen der Kapsel die Schmerzen verschwanden oder stark nachließen. Von den 30 Patienten mit einem Prostata-Adenom hatten 17 Restharnwerte zwischen 0 und 20 ml, 13 Patienten Restharnwerte über 20 ml. Diese Patienten erhielten 30 mg pro 24 Stunden Nifedipin oral für mindestens 3 Tage. Wirksamkeit wurde angenommen, wenn die subjektiven Zeichen der Detrusorhyperreflexie (Pollakisurie, imperativer Harndrang, Urge-Inkontinenz) sich besserten und in Einklang mit den Meßergebnissen des Uroflows, der Restharn- und Blasenkapazitätsbestimmung sowie der manometrischen Befunde standen.

5 Patienten hatten eine neurogene Harnblasenentleerungsstörung mit einem Ausfall von hemmenden Bahnen oberhalb des Miktionszentrums. Sie litten an einem ungewollten Urinabgang infolge zu hoher intravesikaler Drücke. Sie erhielten 30 mg pro 24 Stunden Nifedipin oral. Die Wirkung des Präparates wurde durch manometrische Untersuchungen in Blase und Harnröhre geprüft. Wirksamkeit wurde angenommen, wenn die Inkontinenz sich besserte und mit dem manometrischen Befund übereinstimmte. 5 Patienten litten an Miktionsstörungen ohne Obstruktion und ohne pathologisch erhöhte intravesikale Druckanstiege bei Blasenfüllung. Wirksamkeit wurde angenommen, wenn sich der häufige Harndrang dieser Patienten besserte.

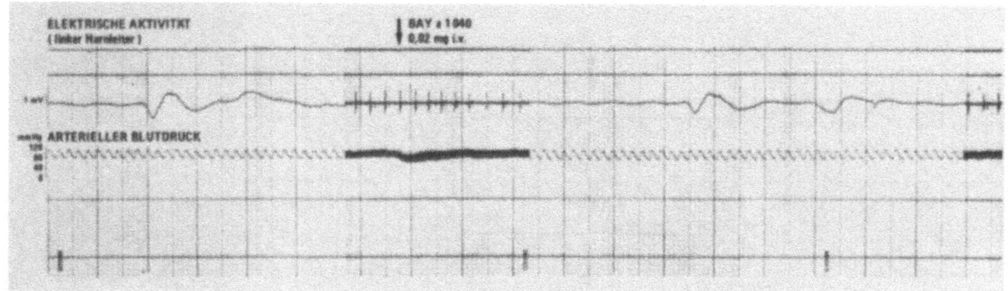

Abb. 2. Einfluß von Nifedipin auf das Aktionspotential des Kaninchenharnleiters. Das mit einer bipolaren externen Elektrode registrierte Potential verändert sich bei Gabe von Nifedipin nicht. Es kommt zu einem kurzzeitigen Abfall des arteriellen Blutdrucks

Ergebnisse

Die Abb. 2 zeigt die Registrierung der elektrischen Aktivität des linken Harnleiters und des arteriellen Blutdruckes bei einem 3 kg schweren Kaninchen in Nembutal-Narkose. Im vorderen Teil der Abb. ist die Kontrollregistrierung, im hinteren Anteil das Verhalten von elektrischer Aktivität des Harnleiters und arteriellem Blutdruck nach intravenöser Injektion von 0,02 mg Nifedipin aufgetragen. Plateaukomponente und Oszillationen im Aktionspotential sind vor und nach Injektion von Nifedipin unverändert.

Der arterielle Blutdruck fällt nach Injektion für kurze Zeit. Trotz des bei Kaninchen nicht nachweisbaren Einflusses von Nifedipin auf das Aktionspotential des Harnleiters zeigten 9 von 12 Patienten mit Ureterkolik Wirksamkeit nach Einnahme des Präparates. Die 3 Patienten, bei denen keine Besserung der Beschwerden auftrat, litten an so starken Schmerzen, daß auch die Gabe schwach wirksamer Analgetika und parasympatholytisch wirkender quartärer Ammoniumverbindungen unwirksam blieb.

Die Abb. 3a zeigt die Registrierung des intravesikalen Drucks bei einem Patienten mit Prostata-Adenom und fehlendem Restharn. Der Rektumdruck ist mitregistriert, um intraabdominelle Druckschwankungen zu erkennen. Bereits bei einer Blasenfüllung von 140 ml kommt es zu einem steilen Druckanstieg über 15 cm H_2O in der Blase mit dem subjektiven Gefühl des starken Harndrangs (Hyperreflexie). In der Abb. 3b ist zu erkennen, daß nach Gabe von Nifedipin die Blasenkapazität größer geworden ist. Der intravesikale Druckanstieg ist geringer und tritt erst bei einer Blasenfüllung von 250 ml

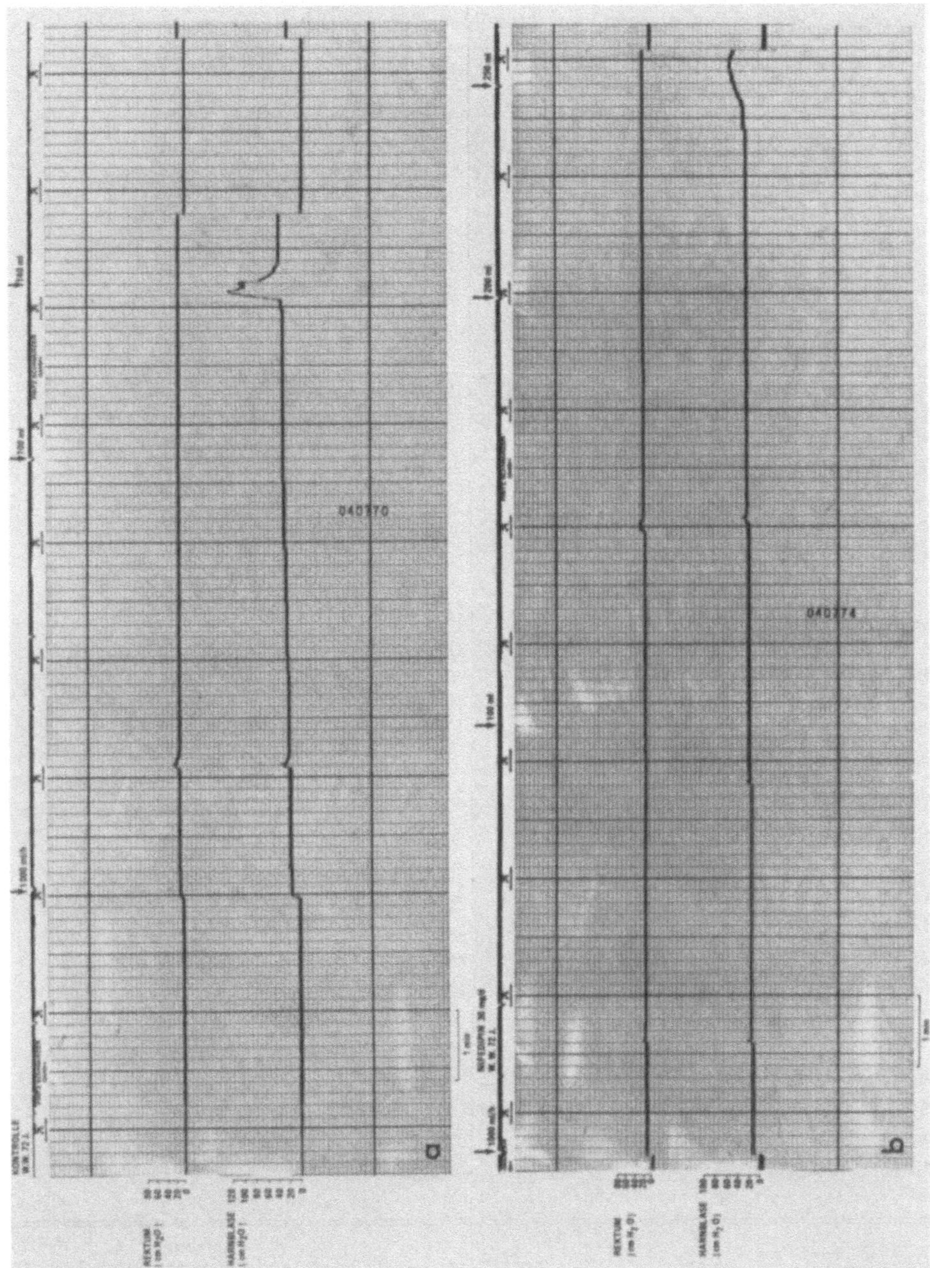

Abb. 3a. Detrusorhyperreflexie bei einem Patienten mit Prostata-Adenom. Bereits bei einer Blasenfüllung von 140 ml kommt es zu einem intravesikalen Druckanstieg mit einer Amplitude von mehr als 15 cm H_2O. Der Rektumdruck ist unverändet

Abb. 3b. Nach Behandlung mit Nifedipin hat die Blasenkapazität zugenommen. Der intravesikale Druckanstieg bei Erreichen der Blasenkapazität ist weniger hoch als vor der Behandlung

Tabelle 1. Verhalten von Restharn (RH), Uroflow (UF) und Blasenkapazität (BK) vor und nach Gabe von Nifedipin bei Patienten mit Prostataadenom

Pat.	Alter (Jahre)	Kontrolle			Nifedipin		
		RH (ml)	UF (ml/sec)	BK (ml)	RH (ml)	UF (ml/sec)	BK (ml)
M.K.	70	10	9	220	5	16	260
N.W.	65	10	10	300	40	15	400
G.O.	70	-	7	120	-	9	200
S.B.	71	10	12	150	40	28	400
L.W.	60	5	8	380	5	11	375
K.K.	60	0	-	-	5	-	-
H.H.	50	10	15	-	10	30	-
Z.H.	68	0	4	150	0	9	150
P.H.	71	15	8	250	5	10	250
L.R.	65	0	5	-	0	14	-
G.R.	69	15	-	250	0	-	370
F.H.	73	15	9	120	15	12	325
K.O.	74	0	9	350	0	12	430
L.A.	80	20	4	80	10	9	110
S.E.	76	10	10	150	10	12	190
J.P.	87	10	3	100	20	6	400
S.F.	82	20	8	120	20	8	200
RH $<$ 20 ml	n	16	15	14	16	15	14
	$\bar{x}$	9.38	8.06	195.71	11.56	13.4	290.0
	SE	± 1.70	± 0.83	± 25.80	± 3.22	± 1.78	± 28.85
	p				n.s.	$<$ 0.02	$<$ 0.05
H.S.	76	60	5	110	80	6	150
T.T.	76	25	5	110	35	7	120
K.S.	67	40	14	290	20	16	280
M.O.	64	25	6	200	40	7	220
S.G.	50	70	9	275	70	12	525
K.L.	62	35	8	130	50	8	100
B.W.	75	40	6	100	70	6	130
S.B.	66	30	12	380	5	12	520
G.W.	68	60	8	120	60	9	120
G.A.	52	35	6	110	80	8	180
K.W.	72	60	6	95	80	10	170
R.M.	63	30	10	210	40	11	230
B.D.	66	50	9	100	15	13	200
RH $>$20 ml	n	13	13	13	13	13	13
	$\bar{x}$	43.08	8.0	171.54	49.62	9.62	226.54
	SE	± 4.22	± 0.77	± 25.61	± 7.24	± 0.84	± 39.07
	p				n.s.	n.s.	n.s.

auf. Die Tabelle 1 zeigt die Ergebnisse, die wir bei den Patienten mit Prostata-Adenom vor und nach Behandlung mit Nifedipin erhielten. Lagen die Restharnwerte unter 20 ml, so fand sich ein signifikanter Anstieg des Uroflows von 8,06 ± 0,8 auf 13,4 ± 1,8 ml/sec und der Blasenkapazität von 195,7 ± 25,8 auf 290 ± 28,9 ml. Die Restharnwerte änderten sich nicht signifikant. Bei den Patienten mit Restharnwerten von mehr als 20 ml konnten signifikante Änderungen der gemessenen Parameter nicht nachgewiesen werden. Die Registrierung des Harnröhrendruckprofils bei Patienten mit Prostata-

Adenom ergab nach Gabe von Nifedipin zwar einen geringen Abfall des maximalen urethralen Drucks um 10%. Wir halten jedoch diesen Abfall für nicht verwertbar, da bei klinischen Untersuchungen die angewandte Methodik eine Fehlerbreite von ± 10% hat. Bei den 5 Patienten mit neurogener Harnblasenentleerungsstörung nahm die Blasenkapazität signifikant um 82 ± SE 5,83 ml zu. Dadurch konnte die Phase der Trockenheit bei diesen Patienten verlängert werden. Von den 5 Patienten ohne Blasenhalsobstruktion litten 3 an einer Reizblase, 2 an einer Kongestionsprostatitis. Eine Wirksamkeit des Präparates konnte in dieser Gruppe nicht beobachtet werden.

Diskussion

Nifedipin hat neben seinen Effekten am Herzen relaxierende Wirkungen an der glatten Muskulatur. Kontraktionshemmende Effekte am Meerschweinchenileum sind beschrieben [4]. Unsere Ergebnisse zeigen, daß Nifedipin bereits in einer Dosierung von 30 mg pro 24 Stunden oral beim Menschen relaxierende Wirkungen auf die glatte Muskulatur des Harntraktes hat. Diese Ergebnisse stehen in Einklang mit Befunden über die relaxierende Wirkung des Kalziumantagonisten Methoxyverapamil und Lanthanum auf die Uretermuskulatur beim Meerschweinchen [5]. Die besten Erfolge konnten wir bei Patienten mit Detrusorhyperreflexie beobachten. Die Wirkungen des Nifedipin am Herzmuskel lassen sich über eine Reduzierung in der Anzahl verfügbarer Kalzium-Kanäle ohne erkennbare Effekte auf andere Ionenleitfähigkeiten an der Muskelmembran erklären. Dabei kann ein gemeinsamer Wirkungsmechanismus verschiedener als sog. Kalzium-Antagonisten klassifizierter Stoffe nicht angenommen werden [2]. Unsere Untersuchungen an der glatten Muskulatur des Kaninchenharnleiters zeigen, daß die elektrische Aktivität unbeeinflußt ist. Da bei Ureterkoliken eine spasmolytische Wirkung nachweisbar war, muß eine Beeinflussung der elektromechanischen Koppelung durch Nifedipin angenommen werden.

Zusammenfassung

Nifedipin hat relaxierende Wirkungen auf die glatte Muskulatur des Harntraktes. In einer Dosierung von 10 mg Nifedipin oral können eine Ureterkolik, bei Gabe von 3 × 10 mg pro 24 Stunden Nifedipin oral die Detrusohyperreflexie bei Patienten mit Prostata-Adenom und neurogener Hanrblasenentleerungsstörung gebessert werden. Ein Patient, der wegen einer Koronarerkrankung Nifedipin erhält, sollte wegen seiner Miktionsbeschwerden infolge Prostata-Adenoms im Stadium I kein zusätzliches Spasmolytikum erhalten. Bestehen Kontraindikationen gegenüber der Gabe von spasmolytisch wirkenden Parasympatholytika, so kann Nifedipin gegeben werden. Leichte Nebenwirkungen sind durch die Wirkung an der glatten Gefäßmuskulatur (Wärmegefühl) und durch den geringen Blutdruckabfall (Schwindel) zu erklären. Bei Patienten mit dekomkompensierter Herzinsuffizienz sollte Nifedipin jedoch nicht verordnet werden.

Literatur

1. Hebjorn, S., Andersen, J. T., Walter, S., Mouritzen, Dam, A.: Detrusor Hyperreflexia. Scand. J. Urol. Nephrol. **10,** 103 (1976). – 2. Kaufmann, R.: Differenzierung verschiedener Ca-Antagonisten. Adalat-Symposium, Dubrovnik 1977. – 3. Khanna, M. P.: Disorders of micturition. Urology **8,** 316 (1976). – 4. Vater, W., Kroneberg, F., Hoffmeister, F., Kaller, W., Meng, K., Oberdorf, A., Puls, W., Schloßmann, K., Stoepel, K.: Zur Pharmakologie von 4-(2'-Nitrophenyl)-2,6-dimethyl-1,4-dihydropyin-3,5-dicarbonsäuredimethylester (Nifedipin, Bay a 1040) Arzneimittel-Forsch. **22,** 1 (1972). – 5. Vereecken, R. L., Hendricks, H., Casteels, R.: The influence of calcium on the electrical and mechanical activity of the guinea pig ureter. Urol. Res. **3,** 149 (1975)

Dr. J. Bödeker
Urologische Klinik und Poliklinik der FU Berlin
Klinikum Charlottenburg
Spandauer Damm 130
D-1000 Berlin 19

G. DURBEN, B. ANGELKORT und J. SITZ: **Hämostaseänderung bei urologischen Standardeingriffen**

Operative Eingriffe führen zur Aktivierung des exogenen und endogenen Gerinnungssystems. Es entwickelt sich ein Hyperkoagulo-Labilitätszustand, der durch den Verbrauch von Gerinnungsmaterial und Inhibitionspotenzial gekennzeichnet ist. Einerseits wird dadurch das Thrombo-Embolierisiko, andererseits durch Verbrauch an Gerinnungspotential das Blutungsrisiko erhöht. Bei Eingriffen an Prostata und Niere wird in Folge des hohen Fibrinolyseaktivatorgehaltes dieser Organe die Hyperfibrinolyseblutung diskutiert. Zur Abklärung perioperativer Hämostaseänderungen bei urologischen Standardeingriffen wurden folgende Untersuchungen durchgeführt, die Sie auf diesem groben Gerinnungsschema umrandet eingezeichnet sehen:

Rekalzifizierungszeit und Thrombozytenzahl, Quicktest, Antithrombin, Fibrinogen, Staphylokokken-Clumping-Test, Plasminogen, Antiplasmin und die Reptilasezeit.

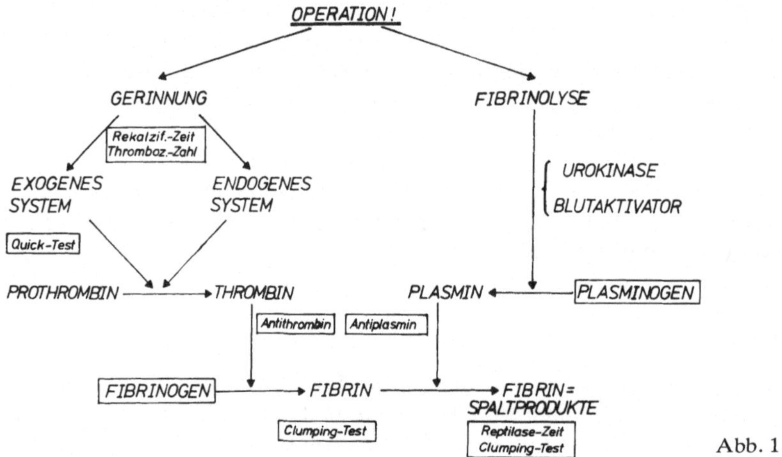

Abb. 1

Unsere Ergebnisse

Anhand des Antithrombin III und des Fibrinogens, das wie alle anderen gerade genannten Parameter präoperativ, direkt postoperativ, 4 Stunden und 24 Stunden postoperativ gemessen wurde, können wir stellvertretend zeigen, daß es zu einem gesteigerten Gerinnungsablauf kommt.

Der intraoperative Abfall des Antithrombins zeigt eine vermehrte Bildung von Thrombin an, der auch in der unteren Kurve am Verbrauch von Fibrinogen, das unter Thrombinwirkung ja zu Fibrin umgebaut wird, zu erkennen ist. Die Bestimmungen wurden durchgeführt bei 7 transurethralen Resektionen der Prostata, 6 transurethralen Resektionen der Blase, 6 Pyelolithotomien, 8 Prostatadenektomien und 8 Nierenoperationen.

Die multifaktorielle Varianzanalyse zeigt, daß die Änderung von Antithrombin und Fibrinogen über die Zeit signifikant ist, aber für die einzelnen gebildeten Operationsgruppen keine signifikanten Unterschiede aufweist.

Das Fibrinolysesystem wird offenbar nur reaktiv aktiviert. Staphylokokken-Clumping-Test und Reptilasezeit weisen auf, daß vor allem vermehrt Fibrinmonomere als Vorstufe des Fibrins gebildet werden, hier die obere Kurve, die über die Zeit signifikant ist. Die Reptilase-Zeit zeigt weder gruppenspezifisch noch über die Zeit eine signifikante Änderung. Das heißt, daß nicht vermehrt Fibrinspaltprodukte als Ausdruck einer gesteigerten Fibrinolyse gebildet werden.

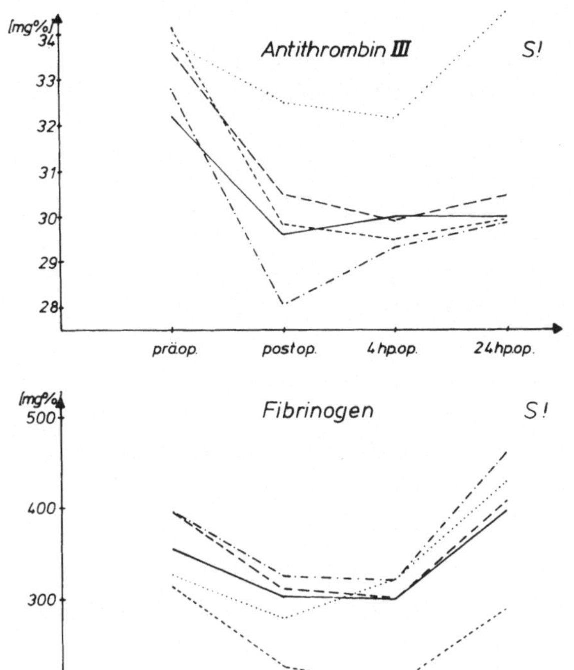

TUR-Prostata	n=7	———
TUR-Blase	6	– – – –
Pyelolithotomie	6	········
Prostatadenektomie	8	–·–·–
Nierenoperationen	8	· · · · ·

Abb. 2

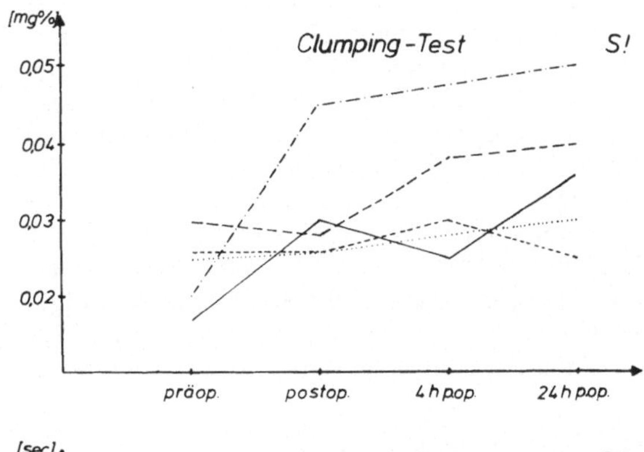

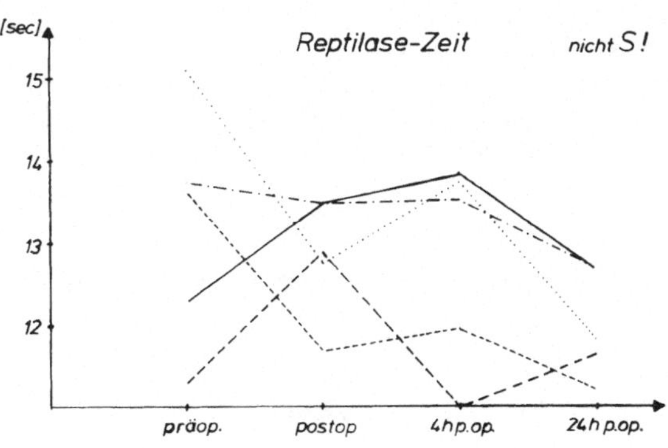

TUR-Prostata	n=7	———
TUR-Blase	6	– – – –
Pyelolithotomie	6	········
Prostatadenektomie	8	–·–·–
Nierenoperationen	8	· · · · ·

Abb. 3

Unsere Ergebnisse zeigen:
1. Bei urologischen Standardoperationen können über die Zeit signifikante perioperative Hämostaseänderungen im Sinne eines Hyperkoagulo-Labilitätszustandes festgestellt werden.
2. Signifikante gruppenspezifische, das heißt für die verschiedenen urologischen Standardoperationen unterschiedliche perioperative Hämostaseänderungen bestehen nicht.
3. Eine vermehrte Fibrinolyse bei Eingriffen an Prostata und Niere, die ja einen vermehrten Gehalt an fibrinolytischen Fermenten aufweisen, konnte nach unseren Untersuchungen nicht festgestellt werden.

Dr. G. Durben
Urol. Abt. RWTH
Goethestr. 27–29
D-5100 Aachen

F. J. Marx, R. Romer, H. Sperlich und H. G. Heinze: **Thromboseprophylaxe in der Urologie**

Für das Krankengut der allgemeinen Chirurgie konnte eindeutig nachgewiesen werden, daß sowohl mit Dextran als auch niedrigen Heparindosen die Inzidenz thromboembolischer Komplikationen in der postoperativen Phase signifikant gesenkt werden kann [3, 10, 16, 19].

Studien zur Thromboembolieprophylaxe nach urologischen Operationen sind nicht zahlreich und reichen bisher für endgültige Schlußfolgerungen nicht aus [4]. Diese Situation veranlaßte uns, zwischen Ende 1976 und Mitte 1977 eine prospektive Studie zum Vergleich der Wirksamkeit einer Dextran-und Heparinprophylaxe durchzuführen.

Die Thromboserate wurde mit dem ^{125}Jod-Fibrinogen-Test nach Kakkar [9] in der Modifikation von Jung u. Mitarb. [8] objektiviert. Dieser Test, auf dessen methodische Einzelheiten hier nicht eingegangen werden kann, erlaubt den Nachweis klinisch meist nicht manifester Fibrinappositionen in den tiefen Ober- und Unterschenkelvenen. Alle Kranken über 40 Jahre, die sich einem Eingriff von mehr als 30 min Dauer zu unterzihen hatten, wurden nach dem Losverfahren einer der drei Gruppen zugeteilt.

Die Heparindosis wurde bei der relativ hohen Rate an Blutungskomplikationen nach urologischen Operationen auf 2 × 5000 E festgelegt, wobei die erste Dosis bei Allgemeinnarkose etwa 2 Std präoperativ, bei den überwiegend bei transurethralen Eingriffen durchgeführten Spinal- und Periduralanaesthesien unmittelbar postoperativ verabreicht

Tabelle 1. Thromboembolieprophylaxe bei urologischen Operationen. Inzidenz im Radiofibrinogentest nachweisbarer Fibrinappositionen („tiefe Venenthrombosen“)

	Kontrollen (n = 76)	Dextran (n = 76)	Heparin (n = 74)
Allgem. (offene) urolog. Eingriffe (nk = 37, nD = 33, nH = 36)	29,7%	24,2%	33,3%
TUR (Prostata und Blase) (nK = 34, nD = 34, nH = 35)	23,5%	26,0%	22,9%
Adenomektomien (nK = 5, nD = 9, nH = 3)	60,0%	55,5%	33,3%
Alle Eingriffe	28,9%	28,9%	31,1%

wurde. In der Dextrangruppe wurden 500 ml eines Präparates mit dem mittleren Molekulargewicht von 75000 intraoperativ, am 1., 3. und bei mangelhafter Mobilisation auch am 6. postoperativen Tag gegeben.

Unsere Ergebnisse sind in Tabelle 1 zusammengefaßt dargestellt. Die Thromboseinzidenz von knapp 30% in der unbehandelten Kontrollgruppe beim Gesamtkrankengut entspricht ebenso den Angaben der Literatur wie die wesentlich höhere Rate von 60% bei Adenomektomien und die niedrigere Rate von etwa 20% bei transurethralen Operationen [1, 5, 7, 11, 14, 15, 17].

Insgesamt enttäuschend ist der Effekt der Dextran- und Heparinprophylaxe. Die Thromboseindzidenz konnte weder bei transurethralen noch bei offenen Eingriffen signifikant gesenkt werden. Die Verminderung bei Adenomektomien in der Heparingruppe ist wegen der hier kleinen Zahl der Fälle nicht relevant.

Eine Durchsicht der Literatur bestätigt, daß es bis heute keine Studien gibt, in welchen mit Dextran oder Heparin eine signifikante Verminderung der Thromboseinzidenz nach offenen oder transurethralen Eingriffen an der Prostata erreicht wurde [7]. Lediglich bei einem relativ kleinen Kollektiv von Kranken mit Operationen an Niere, Harnleiter und Blase ohne Nephrotomien und Adenomektomien konnte von Sebeseri [18] eine signifikante Reduktion tiefer Venenthrombosen mit 2 × 5000 E Heparin erzielt werden. Eine neuere Studie mit einer Kombination von Dihydroergotamin und Heparin bei urologischen Eingriffen zeigt einen signifikanten prophylaktischen Effekt, wobei allerdings die genauen Daten noch nicht publiziert sind [2].

Für die im Vergleich zur allgemeinen Chirurgie schlechteren Ergebnisse in der Urologie sind sicher auch allgemeine Faktoren, wie hohes Durchschnittsalter und hoher Prozentsatz an Kranken mit Karzinomen verantwortlich zu machen. Noch zu wenig untersucht sind spezielle Einflüsse, wie z. B. der hohe Gewebsthrombokinasegehalt von Prostata und Niere, bzw. der von diesen Organen ausgehenden Malignome [12, 13].

Bei mangelnder Effektivität der prophylaktischen Maßnahmen bezüglich der postoperativen Thromboserate erstaunt nicht, daß auch die Häufigkeit des Auftretens von Lungenembolien nicht gesenkt werden konnte (Tabelle 2). Prinzipiell sind die Ergebnisse der Literatur ebenso negativ, lediglich eine neuere Studie [2, 6] zeigt eine Reduktion der Lungenemboliefrequenz unter Dihydroergotamin-Heparin.

Tabelle 2. Thromboembolieprophylaxe bei urologischen Operationen. Lungenembolieinzidenz (LE)

Definition: klinisch

	n	LE	davon b. TUR[a]
Kontrollen	76	3[b] (3,9%)	1
Dextran	76	3 (3,9%)	0
Heparin	74	3[c] (4,1%)	0

[a] Prostata u. Blase. Op-Dauer über 30 min
[b] 1 × Exitus let. 4 Wo. postop. LE autoptisch gesichert
[c] 1 × Exitus let. 3 Wo. postop. keine Autopsie

Postoperative Blutungskomplikationen (Tabelle 3) sahen wir unter 2 × 5000 E Heparin nicht häufiger als in der Kontrollgruppe. In der Dextrangruppe traten, besonders ausgeprägt bei TUR, deutlich vermehrt Blutungen auf, obwohl die Zahlen statistisch knapp unter der Signifikanzgrenze blieben ($0{,}1 > p > 0{,}05$).

Abschließend sei auf der Basis der eigenen Erfahrungen unser gegenwärtiger Kenntnisstand zur Thromboembolieprophylaxe in der Urologie kurz zusammengefaßt:

1. Die postoperative Inzidenz von im Radiofibrinogen-Test gemessenen Venenthrombosen liegt bei offenen urologischen Operationen ohne Eingriffe an der Prostata bei ca.

Tabelle 3. Thromboembolieprophylaxe bei urologischen Operationen. Blutungskomplikationen

Definition: – Revision wegen Blutung
– Reinsertion des DK
– postop. Transfusion von über 1 l Blut
– ausgedehnte Wundhämatome

	n	Blutungskompl.	davon b. TUR[a]
Kontrollen	76	8 (10,5%)	6 (17,6%)
Dextran	76	15 (19,7%)	9 (26,4%)
Heparin	74	6 8,1%)	4 (11,4)

[a] Prostata und Blase. OP-Dauer über 30 min

30%, bei Adenomektomien bei 50–60%, bei transurethralen Resektionen zwischen 10–20%.
2. Eine Reduktion der Thromboseinzidenz durch Pharmakotherapie ist bei Eingriffen an der Prostata noch nicht zweifelsfrei bewiesen, bei anderen offenen urologischen Eingriffen für Heparin wahrscheinlich, aber nicht unbestritten.
3. Eine Senkung der postoperativen Lungenemboliefrequenz durch Heparin oder Dextran ist für rein urologisches Krankengut nicht bewiesen.
4. Unter 2 × 5000 E Heparin traten Blutungskomplikationen nicht vermehrt auf, während unter Dextran eine Tendenz zu vermehrter Nachblutung bestand.
5. Weitere prospektive, randomisierte Studien im urologischen Bereich sind notwendig, vor allem gute erste Ergebnisse mit Dihydroergotamin-Heparin müssen überprüft werden.

Literatur

1. Becker, J., Schampi, B.: Acta chir. scand. **139,** 357 (1973). – 2. Buttermann, G., Theisinger, W., Weidenbach, A., Hartung, U., Welzel, D., Pabst, H. W.: Vortrag auf dem 6. Rothenburger Gespräch 20./21. 5. 1977. – 3. Gruber, U. F., Sturm, U., Rem, J., Schaub, N., Rittmann, W. W.: Intentional Hemodilution, Bibliotheca Haemat., No. 42, ed. by K. Messmer and H. Schmidt-Schönbein, pp. 98–124. Basel: Karger 1975. – 4. Gruber, U. F.: Ther. Umschau **34,** 356–362 (1977). – 5. Hedlund, P. O.: Scand. J. Urol. Nephrol. Suppl. 27, 1975. – 6. Hör, G., Buttermann, G., Theisinger, W., Pabst, H. W.: Eur. J. Nucl. Med. **1,** 197–203 (1976). – 7. Hospenthal, J. v., Frey, Ch., Rutishauser, G., Gruber, U. F.: Urologe, A **16,** 88–92 (1977). – 8. Jung, W., Fridrich, R. Duckert, F., Gruber, U. F.: Schweiz. med. Wschr. **105,** 391–398 (1975). – 9. Kakkar, V. V., Nicolaides, A. N., Remey, J. T. G., Friend, J. R., Clarke, M. B.: Lancet **I,** 540–542 (1970). – 10. Kakkar, V. V., Corrigan, T. P., Fossard, D. P.: Lancet **2,** 45 (1975). – 11. Laaksonen, N. O., Arola, M. K. J., Hamelin, M., Ingberg, M. V., Kivisaari, A.: Ann. Chir. Gynaec. Finn. **62,** 302 (1973). – 12. Marx, F. J., Carl, P., Schramm, W.: Verh. Ber. Dtsch. Ges. Urol. **26,** 223–226 (1975). – 13. Marx, F. J., Staehler, G., Faul, P., Schramm, W.: Urologe A **14,** 127–131 (1975). –14. Mayo, M. E., Halil, T., Browse, N. L.: Brit. J. Urol. **43,** 738–742 (1971). – 15. Nicolaides, A. N., Dupont, P. A., Desai, S. Lewis, J. D., Douglas, J. N., Dodsworth, H., Fourides, G., Luck, R. J., Jamieson, C. W.: Lancet **2,** 890–893 (1972). – 16. Rem, J., Duckert, F., Fridrich, R., Gruber, U. F.: Schweiz. med. Wschr. **105,** 827–835 (1975). – 17. Schaub, N., Duckert, F., Fridrich, R., Gruber, U. F.: Langenbecks Arch. Klin. Chir. **340,** 23–34 (1975). – 18. Sebeseri, O., Kummer, H., Zingg, E., Eur. Urol. **1,** 229–230 (1975). – 19. Steinmann, E., Duckert, F., Gruber, U. F.: Schweiz. med. Wschr. **105,** 1637–1649 (1975)

Dr. F. J. Marx
Urologische Klinik der Univesität München
Thalkirchnerstr. 48
D-8000 München 2

H. BOJAR, K. MAAR, R. DREYFÜRST und W. STAIB: **Östrogenrezeptoren in der menschlichen Niere**

Obwohl die Niere im allgemeinen nicht als Zielorgan für Östrogene angesehen wird, ist bekannt, daß diese Hormone zu einer Abnahme der renalen Natriumexkretion in adrenalektomierten Ratten [1], Hunden [2] und ovarektomierten Frauen bzw. Patientinnen in der Postmenopause [3] führen.

Östrogene beeinflussen die Konzentration bzw. Aktivität verschiedener Nierenenzyme; so wird z. B. in der Rattenniere die alkalische Phosphatase induziert, d. h., ihre de novo-Synthese durch Östrogene getriggert [4, 5, 6]. Darüber hinaus sind tierexperimentelle Studien an männlichen Goldhamstern bekannt, in denen renale Adenokarzinome, die histologisch den menschlichen hypernephroiden Karzinomen ähnlich sind [7], durch prolongierte Östrogenadministration hervorgerufen werden können [8, 9, 10.

Solche und eine Vielzahl weiterer in vivo Beobachtungen von Östrogeneffekten auf die Niere, die kürzlich von Christy und Shaver [11] und Katz und Lindheimer [12] resümiert wurden, erlauben es jedoch nicht, zu entscheiden, ob es sich um direkte oder nur indirekte Hormoneffekte auf das Nierengewebe handelt.

Da der initiale Schritt im Wirkungsmechanismus der Östrogene ihre Bindung an zytoplasmatische Hormonrezeptoren ist und diese Rezeptoren nur in Zielorganen für Östrogene gefunden werden [13], stellt der Nachweis solcher Rezeptormoleküle in der Niere ein gewichtiges Argument für die Hypothese eines direkten Angriffspunktes der Östrogene im Nierenstoffwechsel dar.

In normalen Nieren erwachsener Patienten konnte unsere Arbeitsgruppe mittels Kohle-Adsorptionstechnik, Agargel-Elektrophorese und Saccharose-Dichtegradientenzentrifugation zytoplasmatische Makromoleküle nachweisen, die mit hoher Affinität und Hormonspezifität 17β-Östradiol binden.

Material und Methoden

Chemikalien und Reagenzien: (6,7-^{3}H)-Östradiol-17β (spezifische Aktivität: 40–51 Ci/mmol) und Omnifluor wurden von New England Nuclear bezogen. Die Reinheit des radioaktiven Hormons wurde wöchentlich durch Dünnschichtchromatographie auf Merck Kieselgel 60 Fertigplatten mit Fließmittelsystem Chloroform/Äthylazetat (4:1) überprüft. Alle nichtradioaktiven Hormone stammten von der Firma Calbiochem. Norit A wurde von Serva bezogen, Dextran und Rinderserum-Albumin (reinst) von Behring, Marburg.

Organentnahme und Aufarbeitung: Menschliche Nieren, aus unterschiedlichen Indikationen exstirpiert, wurden unmittelbar nach Entnahme in flüssigem Stickstoff tiefgefroren. Zur Zytosolherstellung wurden die Gewebsproben bei 3° C aufgetaut, gewogen und in dem 10fachen Volumen (w/v) des jeweils zur Zytosolpräparation verwendeten Puffers (s. u.) 10 Min. bei 3° C gerührt, um Serumkontamination weitgehend auszuwaschen. Anschließend wurde der Puffer dekantiert und die Gewebsfragmente in dem dreifachen Volumen Tris-Puffer A (10 mmol/l Tris-HCl, pH 7,4, 1,5 mmol/l Na_2EDTA; für die Dichtegradientenzentrifugation verwendet), Tris-Puffer B (10 mmol/l Tris-HCl, pH 8, 1,5 mmol/l Na_2EDTA, 0,25 mol/l Saccharose; für Scatchardanalysen) oder in Tris-Puffer C (10 mmol/l Tris-HCl, pH 7,5, 1 mmol/l NaN_3; für die Agargel-Elektrophorese) mit einem Dual-Homogenisator unter Eiskühlung homogenisiert.

Das Homogenat wurde bei 105000 xg (0–3° C) 30 Min. zentrifugiert (Beckman Ultrazentrifuge, 5–75) und der Überstand, das Zytostol, abpipettiert.

Dextrankohle-Methode: Dieses Verfahren stellt eine Modifikation [14] der von Korenman [15] entwickelten Methode dar.

Scatchard-Analyse: Für die Scatchard-Analysen wurden in Vierfachansätzen jeweils 200 μ Cytosol mit steigenden Konzentrationen (0,2–4 nmol/l) titiertem 17β-Östradiol versetzt. Zur Bestimmung der unspezifischen Bindung des radioaktiv markierten Hormons wurde die Hälfte der Reaktionsansätze zusätzlich mit 1 μmol/l nichttitiertem 17β-Östradiol beladen. Nach 16stündiger Inkubation bei 0–3° C wurde nichtgebundenes Hormon mit der Dextrankohle-Methode entfernt und anschließend die proteingebundene Radioaktivität in einem Tri-Carb 2425 Flüssigkeitsszintillationszähler (Packard Instrument) gemessen. Die Differenz zwischen der totalen Bindung von (^{3}H)-Östradiol (in Abwesenheit des nichttritiierten Hormons) und der unspezifischen (^{3}H)-Östradiolbindung wurde als spezifische Bindung betrachtet [14, 16]. Anhand dieser spezifischen (^{3}H)-Östradiol-17β-

Bindung wurden die scheinbare Dissoziationskonstante (K_d) des Hormonrezeptorkomplexes und die maximale Östradiolbindungskapazität der Cytosolpräparationen nach der Methode von Scatchard ermittelt [17].

Dichtegradientenzentrifugation: Die Saccharosedichtegradienten-Zentrifugation wurde nach einer Modifikation [14] der von Toft und Gorski [29] entwickelten Analysentechnik durchgeführt.

Jeweils 200 µl Cytosol wurden bei 0–3 °C entweder mit 3 nmol/l (^{3}H)-Östradiol allein (totale Bindung, oder zusammen mit 1 µmol/l nichttritiiertem Hormon (unspezifische Bindung) 2h inkubiert. Anschließend wurde die freie Radioaktivität mit Dextrankohle–Reagenz abgetrennt und die Cytosole auf lineare 5–20%ige Saccharosedichtegradienten aufgeschichtet. Die Gradienten wurden bei 0–3 °C in einer Beckmann Ultrazentrifuge, Typ L5–75, 16 h mit einem Spinco SW56 Titanschwingbecherrotor bei 56000 U/Min. zentrifugiert. Im Anschluß an die Zentrifugation wurden die Böden der Zentrifugenröhrchen durchstochen, Fraktionen zu 6 Tropfen in Scintillationsgefäßen gesammelt und die Radioaktivität nach Zusatz von 2 ml Toluolscintillator (4 g Omninfluor/l Toluol) in einem Tri-Carb 2425 gemessen.

Agargel-Elektrophorese: Die Agargel-Elektrophorese wurde nach der Methode von Wagner [18] durchgeführt. Jeweils200 µl Cytosol, hergestellt in Tris-Puffer C, wurde bei 0–3 °C entweder nur mit 2 nmol/l (^{3}H)-Östradiol-17β (zur Bestimmung der totalen Bindung) oder zusätzlich mit 1 µmol/l unmarkiertem Östradiol (zur Bestimmung der nichtspezifischen Bindung) bzw. einem der nichtradioaktiven Kompetitoren in gleicher Konzentration (1 µmol/l) 2 Stunden inkubiert.

Anschließend wurden je 50 µl der Cytosole auf den Agargelplatten 70 Min. bei 130 mA elektrophoretisch aufgetrennt. Während der Elektrophorese wurde die Temperatur in der Rezeptorregion des Gels mittels eines Epoxy-beschichteten Miniaturthermistors (Yellow Spring Instrument, part 44202) kontrolliert und über ein Colora MC 8 Kühlaggregat auf 3–4 °C eingeregelt.

Nach der elektrophoretischen Auftrennung wurden die Analysebahnen voneinander getrennt und in Gelstücke von 5 mm Länge geteilt. Die Gelstücke wurden 12 h bei 60 °C getrocknet und anschließend mittels eines Micromat BF 5010 (BF-Vertriebs GmbH) verbrannt. Dieses Verfahren ist eine Modifikation der von Gupta [19] beschriebenen Technik. Die Radioaktivität des bei der Verbrennung gebildeten tritiierten Wassers wurde in einem Flüssigkeitsszintillationszähler gemessen.

Proteinbestimmung: Cytosolprotein wurde nach der Methode von Lowry [20], mit Rinderserum-Albumin als Standard bestimmt.

Ergebnisse

Affinität und Kapazität der cytosolischen (^{3}H)-Östradiol-17β-Bindung: Zur Bestimmung der Affinität und Kapazität der (^{3}H)-Östradiol-Bindung des menschlichen Nierencytosols wurden konstante Cytosolvolumina (200 µl) mit steigenden Konzentrationen des tritiierten Hormons titriert. Paralleltitrationen in Gegenwart von 1 µmol/l unmarkiertem 17β-Östradiol erlaubten eine Korrektur der Bindungsdaten um den Anteil der unspezifischen Bindung, d. h. Bindung an verschiedene durch geringe Affinität und hohe Kapazität charakterisierte Nicht-Rezeptorproteine. Die Scatchardanalyse [17] der Bindungsdaten, bei der die molaren Konzentrationen des spezifisch gebundenen Hormons (Abszisse) gegen die Quotienten aus den Konzentrationen des spezifisch gebundenen zu freiem Östradiol aufgetragen werden, resultierte in einem linearen Kurvenverlauf (ohne Abbildung). Dieser monophasische Scatchard-Plot wird als Hinweis auf eine einzige Klasse von Östrogenbindungsstellen im menschlichen Nierencytosol interpretiert. Aus der Steigung der Geraden wurde die scheinbare Dissoziationskonstante (K_d des Binder-Komplexes errechnet, aus dem Schnittpunkt mit der Abszisse die maximale Östrogenbindungskapazität des Nierencytosols. Die Analysen ergaben, daß das Hormon mit hoher Affinität gebunden wird. Die scheinbare Dissoziationskonstante beträgt $2,2 \pm 0,1 \times 10^{-9}$ mol/l. Die Bindungskapazität ist limitiert und beläuft sich auf 30–220 fmol pro mg Cytosolprotein.

Spezifität der (^{3}H)-Östradiol-17β-Bindung: Die Untersuchungen zur Hormonspezifität des 17β-Östradiol-Binders wurden mit Hilfe der Agargel-Elektrophorese durchgeführt. Dieses elektrophoretische Verfahren [18] ermöglicht die Abtrennung der Östrogenrezeptoren, die in leicht alkalischem Milieu negativ geladen sind und zur Anode wandern, von freiem Hormon, das im endosmotischen Pufferstrom zur Kathode transportiert wird sowie von dem gleichfalls in Richtung auf die Kathode getragenen Sexualhormonbindenden-Globulin (SHBG). Bei SHBG, mit dem Cytosolpräparationen kontaminiert sein könnten, handelt es sich um ein Serumprotein aus der β- Globulinfraktion, das mit ähnlich hoher Affinität wie ein Rezeptor Östrogene bindet. Durch Agargel-Elektrophorese konnte nachgewiesen werden, daß die (^{3}H)-Östradiol-bindenden Komponenten der menschlichen Niere nicht mit SHBG identisch sind. Vielmehr handelt es sich um eine Molekülspezies, die wie Östrogenrezeptoren aus bekannten Zielorganen in die anodische Rezeptorregion des Gels wandert.

Tabelle 1. Ligandenspezifität des (^{3}H)-Östradiol-17β-Binders der menschlichen Niere

Kompetitor	Inhibition der (^{3}H)-Östradiol-17 β-Bindung in Prozent
ohne	0
17-β-Östradiol	100
Östron	100
Östriol	100
Progesteron	< 1
Dihydrotestosteron	<1
Cortisol	< 1
Dexamethason	< 1
Aldosteron	< 1

In den Kompetitionsexperimenten (Tabelle 1) konnte gezeigt werden, daß diese cytoplasmatischen Komponenten selektiv Östrogene binden. Da Aldosteron und Glukokortikoide mit (^{3}H)-Östradiol-17β um die Bindung an diese Moleküle nicht konkurrieren, sind die Östrogen-bindenden Komponenten nicht mit Mineralokortikoid- bzw. Glukokortikoidrezeptoren identisch.

Dichtegradientenzentrifugation: Zur Bestimmung des Sedimentationskoeffizienten S (Svedberg) der (^{3}H)-Östradiol-17β-Binder wurde hormonbeladenes Cytosol (200 ul) auf lineare 5–20% (w/v) Saccharose-Dichtegradienten in Tris-Puffer B aufgeschichtet

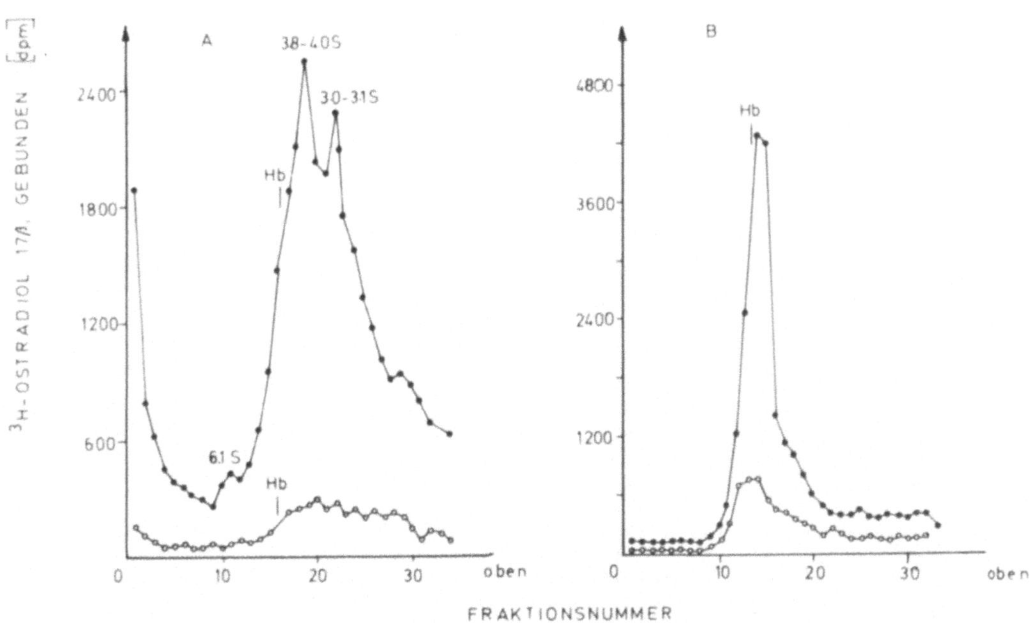

Abb. 1a und b. Zwei repräsentative Sedimentationsprofile der (^{3}H)-Östradiol-17β-bindenden Moleküle nach Saccharosedichtegradienten-Zentrifugation von menschlichem Nierencytosol. Totale Bindung: obere Kurve, geschlossene Kreise. Unspezifische Bindung: untere Kurve, offene Kreise

und 16 h bei 56000 U/Min. zentrifugiert. Abb. 1a und b zeigt zwei repräsentative Sedimentationsprofile der radioaktiven Hormon-Binder-Komplexe des menschlichen Nierencytosols. In beiden Grafiken stellt die obere Kurve (geschlossene Kreise) die totale, die untere Kurve (offene Kreise) die nichtspezifische Bindung des tritiierten 17β-Östradiols dar. Die Differenz zwischen den Kurven ist ein Maß für die spezifische Bindung. Beide Isotopenprofile (Abb. 1a und b) zeigen, daß (^{3}H)-Östradiol-17β zum überwiegenden Teil an Makromoleküle bindet, die in der 4S-Region der Gradienten sedimentieren. Darüber hinaus ist bei Abb. 1a ein weiterer Binder mit einem Sedimentationskoeffizienten im 3 S-Bereich zu erkennen sowie hochmolekulare spezifische Östradiolbinder in den ersten Fraktionen (am Boden des Zentrifugenröhrchens), bei denen es sich um Aggregate der 4 S-Form handeln dürfte, die in Gegenwart hoher Salzkonzentrationen (0,4 mol/l KCL) dissoziieren.

Lokalisation der Östrogen-bindenden Komponenten in der menschlichen Niere: Die Variabilität der 17β-Östradiolbindungskapazität (30-220 fmol/mg Cytosolprotein), die wir beobachtet hatten, warf die Frage einer Kompartimentierung der Östrogen-bindenden Makromoleküle in der Niere auf. Um diese Hypothese zu überprüfen, wurden Nierenmark und Nierenrinde getrennt präpariert und mittels Agargelelektrophorese analysiert (Abb. 2 A u. B). Die Rezeptorregion befindet sich in der anodischen Hälfte des Gels. In diesem Bereich ist die Fläche zwischen dem Isotopenprofil der totalen Bindung (geschlossene Kreise) und dem der unspezifischen Bindung (offene Kreise) ein Maß für die Bindungskapazität cytosolischer Östrogenrezeptoren.

Östrogenrezeptoren konnten in beiden Kompartimenten des Organs nachgewiesen

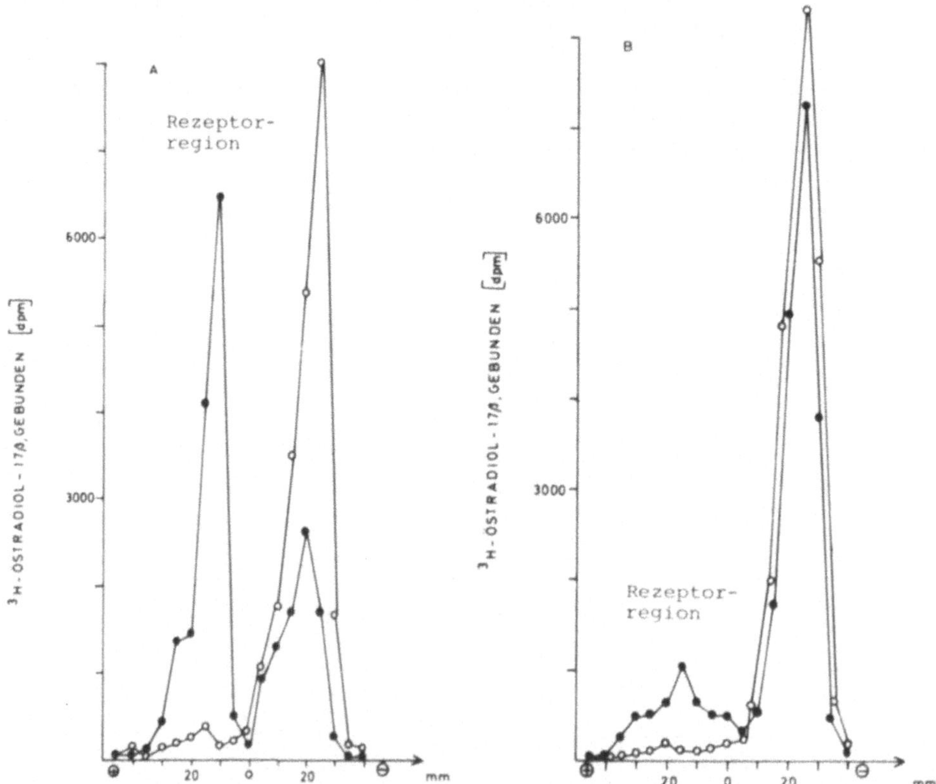

Abb. 2. Agargelelektrophoretische Auftrennung des Mark(Profil A) und Rindencytosols (Profil B) der menschlichen Niere nach Beladung mit titriertem Östradiol. Die Cytosole wurden 2 h bei 0–3 °C entweder mit 2 nmol/1(^{3}H)-Östradiol-17β allein (geschlossene Kreise) oder zusätzlich mit 1 μmol/1 unmarkiertem Östradiol (offene Kreise) inkubiert

werden. Jedoch zeigen die Experimente deutlich, daß die Markregion (Abb. 2A) als Hauptlokalisation der Östrogenrezeptoren in der menschlichen Niere anzusehen ist. Unter der Voraussetzung, daß jeder Rezeptor nur ein Molekül 17β-Östradiol bindet, beträgt die Rezeptorkonzentration im Mark 219 ± 31,7 fmol/mg Cytosolprotein, in der Rinde dagegen nur 29,9 ± 3,8 fmol/mg Cytosolprotein. Die Differenz beider Werte war mit $p < 0{,}001$ statistisch hoch signifikant.

Bei der Herstellung von Cytosolen aus verschiedenen Regionen eines Organs können unterschiedliche Mengen an Serumproteinen als Kontamination auftreten. Das könnte die Angaben der Rezeptorkonzentrationen, die auf den Gesamtproteingehalt der Cytosole bezogen werden, geringfügig verfälschen. Als Maß für die Kontaminationen mit Blutproteinen wurde die Hämoglobinmenge für das Mark-(0,0756 ± 0,0173 mg Hb/ml) und Rindencytosol (0,0977 ± 0,0299 mg Hb/ml) bestimmt. Der Unterschied zwischen beiden Werten war so gering, daß er statistisch nicht gesichert werden konnte.

Diskussion

In der normalen menschlichen Niere konnte unsere Arbeitsgruppe zytoplasmatische Komponenten nachweisen, die wie Östrogenrezeptoren in bekannten Erfolgsorganen mit hoher Affinität und Spezifität Östrogene binden. Die Dissoziationskonstante des Hormon-Binderkomplexes ($2{,}2 \pm 0{,}1 \times 10^{-9}$ mol/l) liegt in der Größenordnung der K_d-Werte, die für Östradiol-Rezeptorkomplexe verschiedener Zielgewebe, wie Mammagewebe der Ratte ($0{,}8 \times 10^{-9}$ mol/l; 21), menschliche Mammakarzinome ($0{,}9 \times 10^{-9}$ mol/l; 22) und das R 3230 AC-Säugetieradenokarzinom ($1{,}2 \times 10^{-9}$ mol/l; 21) angegeben worden sind. Die Kompetitionsexperimente belegen eine für Rezeptormoleküle charakteristische hohe Ligandenspezifität der Bindungsstellen. Da weder Glukokortikoide noch Mineralokortikoide mit (^{3}H)-Östradiol-17β um die Bindungskomponenten konkurrieren, ist eine Östrogenbindung an renale Mineralokortikoid- bzw. Glukokortkoidrezeptoren auszuschließen.

Das elektrophoretische Verhalten des renalen Östrogenbinders ist darüber hinaus ein weiterer Beleg für die Hormonrezeptornatur und schließt aus, daß es sich bei diesen Molekülen um SHBG handelt [18]

Die Sedimentationsprofile der Dichtegradientenzentrifugationen stellen ein zusätzliches Argument für den Rezeptorcharakter dieser Komponenten dar. Der größte Teil der renalen Östrogenbinder sedimentiert, wie es für die monomere Form der Steroidhormonrezeptoren bekannt ist [23], im 4 S-Bereich.

Ähnliche östrogenbindende Makromoleküle mit eindeutigen Hormonrezeptoreigenschaften konnten de Vries et al. [1] und unsere Arbeitsgruppe [24] in den Nieren adrenalektomierter bzw. intakter Ratten nachweisen. De Vries et al. [1] demonstrierte darüber hinaus einen antinatriuretischen Effekt von Östrogenen, der wegen der zuvor erfolgten Adrenalektomie der Ratten nicht auf eventuell durch Östrogene veränderte Mineralokortikoidspiegel zurückgeführt werden kann.

Kürzlich gelang unserer Arbeitsgruppe [14] interessanterweise der Nachweis ähnlicher östrogenbindender Makromoleküle in hypernephroiden Karzinomen des Menschen. Diese Befunde wurden inzwischen von Concolino et al. [25] bestätigt.

Die hauptsächlich medulläre Lokalisation der Östrogenrezeptoren läßt es möglich erscheinen, daß die Sammelrohre und (oder?) die Henleschen Schleifen (aufsteigender Schenkel?) Hauptangriffsorte der Östrogene in der Niere sind. Eine vergleichbare Kompartimentierung ist weder für den Aldosteronrezeptor (Typ I) noch für den Glukokortikoidrezeptor (Typ II) bekannt. Lediglich der Kortikosteronrezeptor (Typ III) weist eine deutliche Kompartimentierung auf, weicht aber im Verteilungsmuster von dem der Östrogenrezeptoren ab [26, 27, 28].

Literatur

1. De Vries, J. R., Ludens, J. H., Fanestil, D. D.: Kidney International **2,** 95–100 (1972). – 2. Johnson, J. A., Davis, J. O., Baumber, J. S., Schneider, E. G.: Am. J. Physiol. **219,** 1691–1697 (1971).

– 3. Dignam, W. S., Voskain, J., Assali, N. S.: J. Clin. Endocrinology **16,** 1032–1042 (1956). – 4. Gudat, F., von Deimling, O., Nemitz, H., Noltenius, H.: Histochemie **11,** 253–267 (1967). – 5. Radev, A. T.: Probl. Endocrinol. (Mosk) **76,** 96–100 (1971). – 6. von Deimling, O., Keller W., Rossner, R., Oehlert, W.: Histochemie **15,** 333–347 (1968). – 7. Horning, E. S., Whittick, J. W.: Br. J. Cancer **8,** 451 (1954). – 8. Matthews, U. S., Kirkham, H., Bacon, R. L.: Proc. Soc. exp. Biol. Med. **66,** 195 (1947). – 9. Kirkham, H.: Nat. Cancer Inst. Monogr. **1,** 1 (1959). – 10. Steggles, A. W., King, R. J. B.: Europ. J. Cancer **8,** 323 (1972). – 11. Christy, N. P., Shaver, J. C.: Kidney International **6,** 366–376 (1974). – 12. Katz, A. J., Lindheimer, M. D.: Ann. Rev. Physiol. **39,** 115–118 (1977). – 13. King, R. J. B., Mainwaring, W. J. P.: Kidney in Steroid-Cell Interactions. Baltimore, Maryland: Univ. Park (1974). – 14. Bojar, H., Dreyfürst, R., Balzer, K., Staib, W.: J. Chem. Clin. Biochem. **14,** 521–526 (1976). – 15. Korenman, S. G.: J. Clin. Endocrinol. Metab. **28,** 127–130 (1968). – 16. Cake, M. H., Litwack, G.: in Biochemical Actions of Hormones, Vol. III, 317–390 (Litwack, G., ed.) New York, Academic Press 1975. – 17. Scatchard, G.: Ann. N. Y. Acad. Sci. **51,** 660–672 (1949). – 18. Wagner, R. K.: Hoppe-Seyler's Z. Physiol. Chem. **353,** 1235–1245 (1972). – 19. Gupta, G. N.: Analyt. Chem. **38,** 1356–1359 (1966). – 20. Lowry, O. H., Rosebrough, A. L., Farr, A. L., Randall, R. J.: J. Biol. Chem. **193,** 265–275 (1951). – 21. Wittliff, J. L., Gardner, D.G., Battema, W. L., Gilbert, P. J.: Biochem. Biophys. Res. Commun. **48,** 119 (1972). – 22. Wittliff, J. L., Hilf, R., Brooks, W. F., Savlov, E. D., Hall, T. O., Orlando, R. A.: Cancer Research **32,** 1983 (1971). – 23. Little, M., Szendro, P. J., Jungblut, P. W.: Hoppe-Seyler's Z. Physiol. Chem. **354,** 1599 (1973). – 24. Bojar, H., Wittliff, J. L., Balzer, K., Dreyfürst, R., Staib, W.: Hoppe-Seyler's, Z. Physiol. Chem. **355,** 1181 (1974). – 25. Concolino, G., Marocchi, A., Concolino, F., di Silverio, F., Sciarra, F., Piro, C.: V International Congress of Endocrinology, Abstract Book, 194–195 (1976). – 26. Funder, J. W., Feldman, D., Edelman, I. S.: Endocrinology **92,** 1005 (1973). – 27. Feldman, D., Funder, J. W., Edelman, I. S.: Endocrinology **92,** 1429 (1973). – 28. Strum, J. M., Feldman, D., Taggart, B., Marver, D., Edelman, I. S.: Endocrinology **97,** 505 (1975). – 29. Toft, D., Gorski, J.: Proc. Nat. Acad. Sci. USA **55,** 1574 (1966).

Dr. H. Bojar
Inst. f. Physiol. Chemie II
D-4000 Düsseldorf

L. Weissbach, H. Weitzel, G. Leyendecker und J. Gleissner: **Alpha-Fetoprotein und HCG bei Patienten mit Hodentumoren**

Mit der Entwicklung empfindlicher und spezifischer Radioimmunoassays wurde in der Untersuchung der allgemeinen Tumorbiologie eine neue Ära eröffnet. Gleichzeitig wurden damit bessere Möglichkeiten in der Diagnostik und der Verlaufskontrolle maligner Hodentumoren geschaffen. Ein Teil der Keimzelltumoren bildet Alpha-Fetoprotein (AFP) und/oder Human chorionic gonadotropin (HCG). Es handelt sich um Proteine, die außerhalb der Schwangerschaft nicht oder nur in sehr geringen Konzentrationen im menschlichen Serum vorkommen.

AFP ist ein fetales Antigen [10], das u. a. in den Dottersackstrukturen eines Feten [1] bzw. in bestimmten Gewebsanteilen eines Tumors [7, 13, 14] gebildet wird. Verschiedene Autoren konnten bisher AFP bei 21 bis 90% der von Ihnen untersuchten Patienten mit Teratokarzinomen des Hodens nachweisen [5, 6, 8, 11, 16, 17]. Es gibt also durchaus Tumoren ohne AFP-Produktion; jedoch können deren Metastasen AFP bilden. Möglicherweise sind Dottersackstrukturen für die Synthese verantwortlich [13].

Die ektope Produktion von HCG wurde von anderen Autoren bei 28 bis 66% der Hodentumoren beobachtet [3, 4, 9, 11]. Es sei daran erinnert, daß die vier gonadotropen Hormone des Menschen (LH, FSH, TSH und HCG) aus jeweils zwei Untereinheiten bestehen: einer Alpha- und einer Beta-Untereinheit [4, 15]. Bei allen vier genannten

Hormonen ist die Alpha-Untergruppe identisch, während die Beta-Untergruppe different ist und die Hormon-Spezifität bestimmt.

Krankengut

Wir haben an unserer Klinik in den letzten zwei Jahren bei 194 Patienten mit histologisch gesicherten germinalen Hodentumoren 550 AFP- und 324 HCG-Bestimmungen vorgenommen. Die gleichzeitige Messung beider Parameter konnte bei 113 Patienten erfolgen.

Methode

Zur exakten Bestimmung der Alpha-1-Feteprotein-Konzentrationen benutzen wir als Einfachantikörpermethode den RIA-gnost AFP der Behringwerke [vgl. 18]. Mit unserem Verfahren sind Konzentrationen bis 1 ng/ml sicher nachzuweisen. Die für die radioimmunologische Bestimmung des HCG im Serum notwendigen Immunoreagenzien entstammen dem Beta-HCG-Kit der National Institutes of Health (NIH), Bethesda, USA. Konzentrationen von weniger als 4 mIE/ml sind damit nachweisbar. Durch Verwendung eines Antiserums gegen die Beta-Untereinheit des HCG kann eine Kreuzreaktion mit hypophysärem LH weitgehend reduziert werden.

Ergebnisse

Bei Nicht-Seminomen wies in 95% der Fälle ein erhöhter AFP-Titer auf histologisch gesicherte Metastasen *vor* der Lymphadenektomie hin. Normale Werte korrelierten

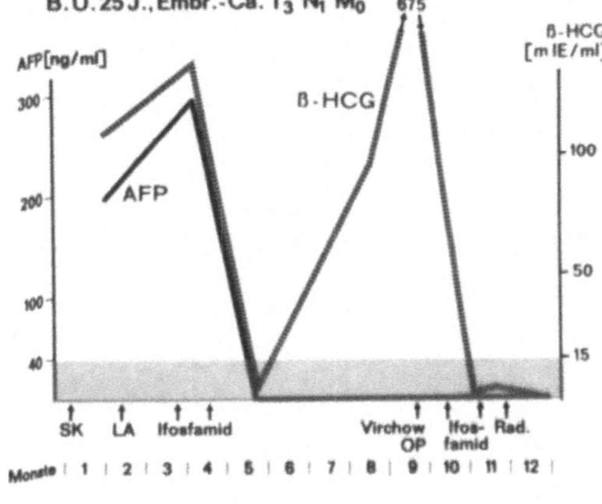

Abb. 1

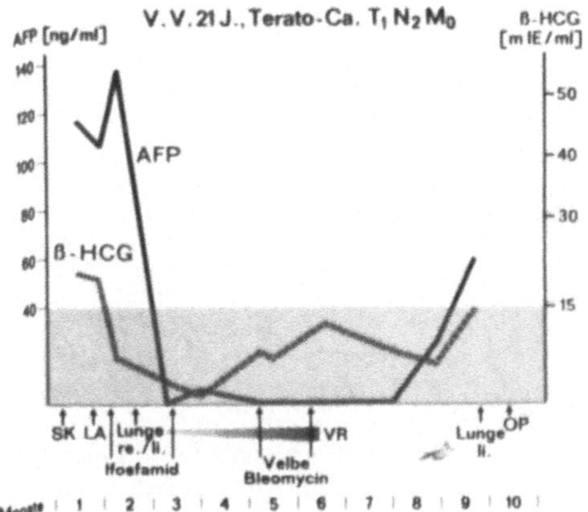

Abb. 2

bei 54% der Patienten mit fehlender Lymphknotenbeteiligung. Weitere Verlaufskontrollen *nach* Lymphadenektomie ergaben in 96% der Fälle mit Tumorausbreitung erhöhte Werte. 86% der Patienten hatten keine Progression des Grundleidens und normale Titer. Erhöhte HCG-Werte zeigten bei 100% der Nicht-Seminome vorhandene Lymphknotenmetastasen. 46% der Patienten ohne Lymphknotenbeteiligung hatten Normwerte. Nach Lymphadenektomie ergab die Verlaufskontrolle bei 91% der Patienten mit Metastasierung erhöhte Titer. HCG war in 81% der Fälle ohne Tumorprogression nicht erhöht.

Vier Gruppen von Patienten können unterschieden werden:

1. AFP und HCG korrelieren mit der Tumorprogression bzw. Regression (Abb. 1).
2. Nur AFP zeigt die Metastasierung an, während HCG trotz fortschreitender Tumorausbreitung normal bleibt (Abb. 2).
3. Nur HCG deutet auf den progredienten Krankheitsverlauf; AFP liegt im Normalbereich (Abb. 3)
4. Trotz Tumorprogression steigen beide Parameter nicht an (Abb. 4).

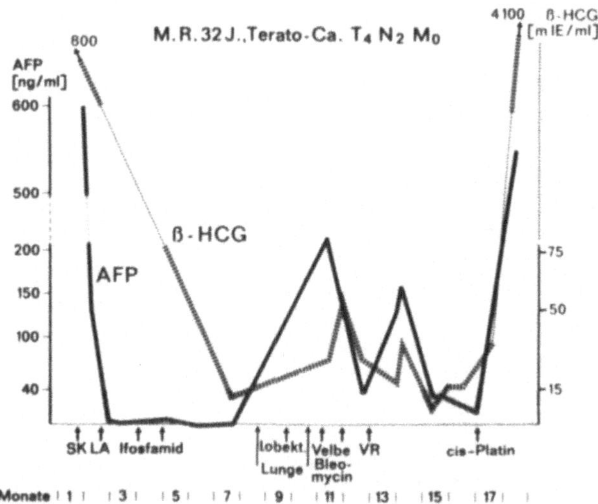

Abb. 3

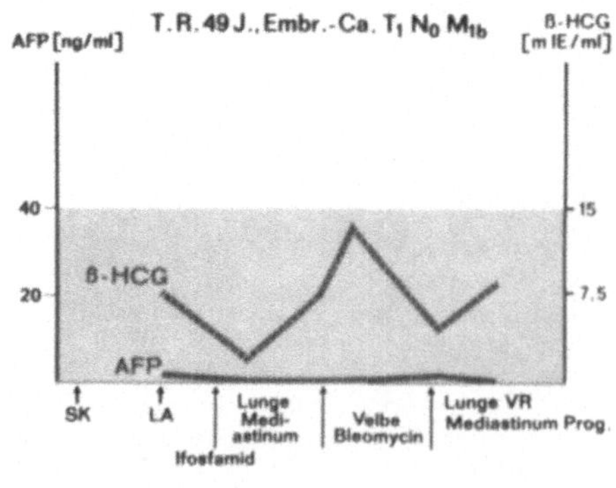

Abb. 4

Abb. 1–4. Sk = Semikastration, LA = Lymphadenektomie, VR = Vollremission, OP = Operation, Lobekt. = Lobektomie, Prog. = Progression, Virchow = Supraklavikuläre Metastasierung, Rad. = Bestrahlung

Wie aus den Abb. 2 und 3 hervorgeht, sollten nach Möglichkeit AFP *und* HCG bestimmt werden. Es gibt Fälle, bei denen während des gesamten Krankheitsverlaufes nur der eine oder der andere Parameter erhöht und somit tumorhinweisend ist.

Die beiden von uns untersuchten ektopen Proteine eignen sich sehr gut für eine Verlaufskontrolle bei Patienten mit nichtseminomatösen Geschwülsten des Hodens. Auch das Ergebnis der pathologisch-anatomischen Klassifikation kann kontrolliert werden, da Seminome weder AFP noch HCG produzieren. Wegen der fehlenden Möglichkeit, den Tumor in Serienschnitten aufzuarbeiten und wegen der therapeutischen Konsequenzen ist die Unterscheidung zwischen Seminom und Nicht-Seminom aufgrund biochemischer Befunde von großer Bedeutung. Bei fraglicher, differentialdiagnostisch nicht sicher abzugrenzender Vergrößerung des Skrotalinhaltes kann bereits vor der explorativen Hodenfreilegung durch die Bestimmung von AFP und HCG der Tumor evtl. gesichert werden. Scardino glaubt sogar, aufgrund der Titerhöhe eine prognostische Aussage machen zu können [11]. Das Tumorstadium T_{0-4}, N_{0-4}, M_{1a} (UICC, Genf 1974) ist nur durch biochemische Untersuchungen abgrenzbar, da noch keine röntgenologisch nachweisbaren Metastasen vorliegen. Nach unseren Erfahrungen besteht die gleiche Behandlungspflicht wie für Tumoren mit generalisierter und anderweitig objektivierbaren Matastasierung (M_{1b-d}).

Zusammenfassung

Bei insgesamt 194 Patienten wurden Bestimmungen von AFP bzw. HCG mittels Radioimmunoassay vorgenommen. Dabei fand sich eine gute Korrelation zwischen retroperitonealer Metastasierung und Titer-Höhe vor der Lymphadenektomie bzw. zwischen späterer Tumorprogression und Serumwerten von AFP und HCG. Nach Möglichkeit sollten beide biochemischen Tumorparameter ermittelt werden, da in einigen Fällen nur einer von beiden die Metastasierung anzeigt. Mit der Bestimmung dieser ektopen Proteine kann der Krankheitsverlauf bei Patienten mit Nicht-Seminomen kontrolliert, das Stadium M_{1a} nachgewiesen, eine unklare Hodenschwellung in einigen Fällen differentialdiagnostisch abgegrenzt, zwischen Seminom und Nicht-Seminom unterschieden und evtl. eine prognostische Aussage getroffen werden.

Literatur

1. Bergstrand, C. G., Czar, B.: Scand. J. clin. Lab. Invest. **8,** 174 (1956). – 2. Bourgeaux, C., Martin, F., Cabane, F., Bordes, M., Bastien, H., Suzaret, P.: Pathol. Biol. **22,** 313 (1973). – 3. Braunstein, G. D.: Ann. Intern. Med. **79,** 39 (1973). – 4. Cochran, J., Walsh, P., Porter, Th.: J. Urol. **114,** 549 (1975). – 5. Elgort, D. A., Abelev, G. I., Levina, D. M., Marienbach, E. V., Martochkina, G. A., Laskina, A. V., Solovjeva, E. A.: Int. J. Cancer **11,** 586 (1973). – 6. Gassner, M., Grob, P. J.: Schweiz. med. Wochenschr. **104,** 557 (1974). – 7. Itoh, T., Shirai, T., Naka, A., Matsumota, S.: Gann **65,** 215 (1974). – 8. Lamerz, R., Staehler, G., Hiermeyer, L., v. Lieven, H.: Urologe A **16,** 213 (1977). – 9. Lange, P. H., McIntire, R.: N. Engl. J. Med. **295,** 1237 (1976). – 10. Pedersen, K. O.: Nature 154, 575 (1944). – 11. Scardino, P. T.: Annual Meeting of the American Urological Association, Las Vegas 1976. – 12. Talermann, A., Haije, W. G.: Cancer 34, 1722 (1974). – 13. Teilum, G., Albrechtsen, R., Norgaard-Petersen, B.: Acta pathol. microbiol. scand. A **83,** 80 (1975). – 14. Tsuchida, Y., Saito, S.: Cancer **31,** 917 (1973). – 15. Vaitukaitis, J. L., Rodd, G. T.: Annu. Rev. Med. **24,** 295 (1973). Edited by Creeger, W. P., Coggin, C. H., Hancock, E. W., Palo Alto, California. – 16. Wahren, B., Edsmyr, F.: Int. J. Cancer **14,** 297 (1974). – 17. Waldmann, T. A., McIntire, K. R.: Cancer, Suppl. 34, 1510 (1974). – 18. Weißbach, L., Weitzel, H.: 18. Tagung d. Vereinigung Norddeutscher Urologen, Hamburg 1976

Priv.-Doz. Dr. L. Weißbach
Urolog. Univ.-Klinik
D-5300 Bonn-Venusberg

Diskussion zu den Vorträgen Seite 350 bis 378
Allgemeine Themen
Moderatoren: G. Rodeck, Marburg, H. J. Melchior, Kassel und J. E. Altwein, Mainz

Moderator G. Rodeck, Marburg: Wir kommen zum Thema Strikturrezidive.

W. Vahlensieck, Bonn: Wir richten uns bezüglich der Dauer der Belassung des Katheters natürlich nach der Länge der Striktur. Wenn es sehr kurze sind, wird der Katheter am zweiten oder dritten Tag spätestens wieder herausgenommen. Sind es längere Strikturen, belassen wir den Katheter bis zum fünften Tag, aber nicht länger. Ich möchte in diesem Zusammenhang auf die Möglichkeiten hinweisen, durch Applikation von Urostilloson die Rezidivquote deutlich zu senken, wie Herr Steffens und ich es wiederholt nachgewiesen haben. Die Emulsion enthält das Kortikosteroid Dexametason. Die Emulsion haftet über zwölf Stunden an der Schleimhaut, so daß es in der Regel bei kürzeren Strikturen einmal am Tag appliziert wird. Bei schwierigeren Situationen und längeren Strikturen bevorzuge ich allerdings auch unter Umständen die Applikation morgens und abends. Ich kann also auf die Möglichkeit, mit diesem Medikament die Strikturrezidivquoten zu senken, nur nochmals ausdrücklich hinweisen, möchte aber noch etwas anfügen. Mir ist kürzlich zu Ohren gekommen, daß ein Kollege in Regreß genommen worden ist, weil er diese Behandlung durchgeführt hat. Ich möchte Sie alle bitten, den Prüfungsausschüssen der verschiedenen kassenärztlichen Vereinigungen und insbesondere, wenn urologische Kollegen drinsitzen, doch einmal klar zu machen, was es bedeutet, wenn man durch eine Behandlung, etwa mit Urostillosen, ein Rezediv vermeiden kann. Wie es auch aus den Abbildungen von Herrn Sinagowitz zu ersehen war, hat man immer wieder Rezidive. Bedenken Sie, was es kostet, wenn man diese Patienten unter Umständen wieder erneut stationär aufnehmen und behandeln muß. Wenn Sie das einmal durchrechnen, dann ist das sehr viel teurer als eine 14tägige Behandlung mit dieser Instillationslösung.

J. Zielinski, Kattowitz: Erstens erscheint es mir schwer verständlich, wie auf diese Weise Strikturen der hinteren Harnröhre im prostatischen Anteil geheilt werden können, da sie meist nach einem Beckenbruch entstehen, nicht achsengerecht sind und es schwer verständlich ist, wie ein gerades Gerät es erlaubt, so eine Striktur unter Sicht zu durchschneiden.

Zweitens möchte ich eine Bemerkung machen, was die Uroflowmetrie betrifft. Es sind meist Kranke, die Rentenanspruch erheben können, entweder dem Arzt gegenüber oder dem Unternehmer, wo der Unfall entstand. Diese Patienten können bei der Uroflowmetrie ihren Harnstrahl steuern. Das haben wir selber festgestellt. Denn wenn man es ihnen erklärt, daß es für wissenschaftlicheZwecke gemacht wird, fällt die Miktionskurve viel günstiger aus.

E. Sinagowitz, Freiburg: Darf ich vielleicht noch einmal Stellung nehmen zur Sicht-Urethrotomie, die Sie gerade angesprochen haben. Gerade bei den schwierigen Strikturen im Bereich der pars membranacea und der pars bulbosa, die rein traumatisch entstanden sind, kann man mit dem Sicht-Urethrotom recht gut arbeiten, indem man einen Ureterenkatheter als Schiene nimmt, wie schon vorher gesagt, dann kann man selbst die schwersten Strikturen mit dem Sicht-Urethrotom behandeln.

Dann zur Katheterbehandlung: Wir haben damals kurz nach Einführung der Sicht-Urethrotomie, die Sachse empfohlen hatte, den Katheter drei Wochen belassen. Jetzt haben wir einen wesentlich geringeren Zeitraum der Katheterbehandlung und empfehlen Selbstbougierung des Patienten, was natürlich bei dem Alter der Patienten – die meisten Strikturen kommen doch im sechsten bis siebten Lebensjahrzehnt vor – relativ schwierig ist.

H. Sachse, Nürnberg: Ich fühle mich doch angesprochen und darf Herrn Zielinski antworten. Mir ist es einmal passiert bei einer ganz massiven Striktur im hinteren Bereich mit hochgradiger Vernarbung, daß ich das Urethrotom etwas verbogen habe. Aber letztlich hat sich immer noch die Schlitzung durchführen lassen. Zur Frage des Dauerkatheters (DK) muß man natürlich auch unterscheiden, welchen DK wir einlegen. Und es ist nicht einerlei, ob wir einen Silikon-Katheter verwenden oder einen normalen Katheter, und vor allem, ob der Katheter im Bereiche der Striktur perforiert worden ist. Wir haben früher festgestellt, daß zwar die ursprüngliche Striktur beseitigt wurde, aber bei einigen Fällen mit DK kam es an einer anderen Stelle zu einer neuen Striktur. Und hier ist einwandfrei diese Restrikturierung an anderer Stelle Folge des DK. Sie ist in der Kombination mit einem Infekt aufgetreten. Wir haben heute folgendes Schema: Normalerweise bei sterilem Urin überhaupt keinen Katheter, sofortige Terracortril-Installation, das entspricht in etwa Ihrer Behandlung. Nach jeder Miktion wird für drei Wochen die hydraulische Bougierung ausgeführt. Wir haben unser gesamtes Material nach sechs Jahren überprüft. Dabei hat sich herausgestellt, daß die DK-Nachbehandlung etwas schlechtere Resultate ergibt. Der Unterschied ist aber nicht so groß, wie wir es vermutet haben. Die hydraulische Nachbehandlung, darauf hatte ja Herr Fontana bereits hingewiesen, ist das entscheidende Moment. Nochmals zusammengefaßt: Nach Möglichkeit bei sterilem Urin keinen Katheter, bei infiziertem Urin, wenn der Urin durch antibiotische Maßnahmen nicht steril zu bekommen ist, einen DK für eine Woche und einen DK für sechs Wochen bei der kompletten Striktur, wo ein neuer Kanal geschnitten werden muß.

Moderator J. E. Altwein, Mainz: Ich wollte Herrn Sachse noch fragen, fällt nach einem Jahr die Strikturrate oder nimmt nach einem Jahr die Strikturrate noch zu, oder haben wir nach einem Jahr bereits einen Endzustand erreicht? Haben wir also praktisch nach zwei Jahren 36% Heilungen oder nach drei Jahren noch mehr oder weniger, und nach fünf Jahren können wir alle nachoperieren, oder wie sieht das aus?

H. Sachse, Nürnberg: Der Prozentsatz, den Herr Fontana genannt hat, stimmt praktisch mit unserem bei der Dauerkatheterbehandlung überein. Wir kommen auch auf etwa 12% Patienten, die einmal nachgeschlitzt werden mußten. Von diesen gibt es dann noch einige, die sicher drei- oder auch viermal nachgeschlitzt werden, dann ist aber Schluß. Wir haben keine Patienten nach zwei Jahren, also seit Beginn der Strikturbehandlung, noch einmal schlitzen müssen. Ich möchte sagen, wenn jemand zwei Jahre diese ganzen Prozeduren über sich hat ergehen lassen, dann ist er frei.

Nun noch zum Vortrag von Herrn Wandschneider. Beeindruckend war ja am Schluß die Feststellung, daß keinerlei Komplikationen bei einer Zahl von 38 Operationen aufgetreten sind, dazu ist Herr Wandschneider zu beglückwünschen.

Westenfelder, Freiburg: Ich möchte auch Herrn Wandschneider zu seinen Ergebnissen beglückwünschen, aber fragen, ob er nicht die Komplikationen dann sehen wird, wenn die Knaben in die Pubertät kommen und der versenkte Wandstreifen Haare bilden wird, die inkrustieren und eine Infektion hervorrufen können?

G. Wandschneider, Graz: Ich kenne selber einen vergleichbar operierten Fall. Er hatte ein Jahr lang unstillbare Harnwegsinfekte, bekam dann eine Harnverhaltung durch einen inkrustierten Haarberg, der dann operiert und drei Jahre lang nachbougiert wurde. Heute hat er wieder erneut seine Hypospadia peno-scrotalis.

J. Zielinksi, Kattowitz: Bei der Zystostomie als temporäre postoperative Harnableitung sah ich, daß Kinder durch die vordere Harnröhre Urin gelassen haben. Und mir scheint, die perineale Urethrostomie ist besser.

G. Wandschneider, Graz: Ich kann selbstverständlich nicht sagen, ob sich Haare bilden, denn es handelt sich ja noch um Kinder. Nur weiß ich von den Strikturoperationen, daß sich eigentlich Haare sehr selten bilden. Ich habe es nur zweimal gesehen, und zwar in Urethraldivertikeln. Dort haben sich Haare gebildet. Ich glaube, daß, wenn die Harnröhrenplastik nicht sachgemäß gemacht oder nicht gelungen ist, sich in Ausweitungen Haare bilden können. Aber bei einer richtig exakt ausgeführten Harnröhrenplastik verhindert der Harnstrom die Haarbildung. Ich habe jedenfalls bei den Strikturoperationen noch keine Haare gesehen, außer in zwei Fällen in Divertikeln.

Zur suprapubischen Blasenfistel: Wir haben die Erfahrung gemacht, daß die suprapubische Blasenfistel vor allem bei Kindern besser vertragen wird als die perineale Harnableitung. Ich glaube, auch die Innsbrucker Klinik, die immer Vorbild für mich ist, hat die gleichen Erfahrungen gemacht. Zumal, weil auch die suprapubische Fistel sehr einfach mit dem Zystofixkatheter angelegt werden kann.

Moderator G. Rodeck, Marburg: Zum Vortrag Rodeck – keine Fragen.

Moderator H. J. Melchior, Kassel: Wir kommen zum Vortrag Schreiber – Induratio penis plastica.

P. Kolle, Hannover: Ich möchte Herrn Schreiber fragen, ob ihm etwas bekannt ist, wie die Wirksamkeit der Bestrahlung bei der Induratio penis plastica eigentlich erklärt wird? Es ist ja bekannt, daß speziell von dermatologischer Seite seit jeher diese Bestrahlung propagiert wird. Aber mir ist einfach unklar, wieso ein Gewebe, das ausgesprochen bradytroph ist und sehr langsam reagiert, auf Bestrahlung so gut ansprechen soll. Die Schwierigkeit ist ja zudem noch, daß die Induratio penis plastica eine der ganz wenigen Erkrankungen auf unserem Fachgebiet ist, wo die Beurteilung des Therapieerfolges allein auf subjektiven Empfindungen und Angaben des Patienten beruht.

B. Schreiber, Essen: Ich kann dazu keine echte Begründung geben, es ist einfach eine Erfahrung, daß die Induratio penis plastica auf verschiedene Arten von ionisierenden Strahlen anspricht, ob das nun Radium- oder andere Strahlen sind.

K. F. Albrecht, Wuppertal: In Sheffield gibt es eine Arbeitsgruppe, die hat etwa 20 Fälle nachuntersucht. Zehn oder zwölf Fälle, die überhaupt nicht behandelt wurden, sind einer etwa gleich großen Gruppe gegenübergestellt worden, die bestrahlt wurde, etwa in der Form, wie Sie es angegeben haben. Ergebnisse bei beiden Gruppen:
1. Unbehandelte Gruppe nach 4 bis 5 Jahren 75% Remissionen.
2. Die behandelte Gruppe in der gleichen Form ca. 75% Remissionen, so daß man sich fragen muß, ob die Radiatio überhaupt einen Effekt hat.

B. Schreiber, Essen: Ja, dazu gibt es auch eine Arbeit von Fellow, der hat ein Kollektiv behandelt und ein Kollektiv nicht behandelt, und er sagt, daß die Schmerz- und Beschwerdefreiheit bei den Behandelten rascher eintritt. Bei der Arbeit von Fellow muß man sagen, daß er nur 10% der Strahlenmenge anwandte, die wir genommen haben.

W. Vahlensieck, Bonn: Ich wundere mich etwas, daß kein Wort über die operative Behandlung gefallen ist, denn hier müßte doch wohl nach dem Enthusiasmus, der bezüglich der operativen Behandlungsmöglichkeiten vor 2 bis 3 Jahren aufkam, eine Abwägung erfolgen. Was ist besser, operativ oder Strahlenbehandlung? Das ist das eine, dann haben Sie aber bei der Strahlenbehandlung mit Telecaesium ja etwa 30%, die nicht ansprechen, wenn ich es recht gesehen habe. Früher, nach einer falschen Nachbestrahlung, war eine Operation dann aus organischen Gründen nicht mehr möglich, wie sieht das heute aus, kann man evtl. noch sekundär operieren?

B. Schreiber, Essen: Das ist nach der Telecaesium-Behandlung ohne weiteres möglich, weil es überhaupt keine Hautschädigung gibt. Bei einer falschen Bestrahlung wird in etwa 60% eine Hautschädigung gesehen, wo es zumindest zur Ausbildung von Teleangiektasien kommt. Ich glaube, daß die Telecaesium-Bestrahlung kein konkurrierendes Verfahren zur Operation ist. Die Operation sollte aber nur bestimmten Fällen vorbehalten sein, die wirklich therapieresistent sind und starke Beschwerden hervorrufen.

K. U. Laval, Aachen: Zum Vortrag von Herrn Bödeker. Wir haben den Effekt von Nifedipin zusammen mit Herrn Hannappel auf die Blase in vitro und in vivo untersucht. Wir konnten in unseren in vitro-Versuchen feststellen, daß es tonische und phasische Kontraktionen gibt. Das isolierte Streifenpräparat der Schweineblase zeigte eine regelmäßige phasische Spontanaktivität, die durch Nifedipin in der Konzentration von 3×10^{-7} mol/l vollständig unterdrückt werden konnte. Dasselbe Streifenpräparat reagierte auf Adrenalingabe mit einer abgestuften Kontraktion, die durch phasische Kontraktionen überlagert wird. Nach Zugabe von Nifedipin in die Nährlösung ließ sich die phasische Aktivität vollständig unterdrücken. Adrenalin induziert aber weiterhin eine kräftige Kontraktion. In klinischen Untersuchungen setzten wir das Präparat bei Patienten mit instabiler Blase und Urge-Inkontinenz ein. Bei diesen Patienten wurde zunächst die routinemäßige Zystometrie durchgeführt, anschließend wurde Nifedipin verabreicht, und 30 min nach der Einnahme trat die reflektorische Blasenentleerung unter Nifedipin bei geringerem Füllungsvolumen auf. Bei den von uns untersuchten Patienten mit instabiler Blase konnte durch den Kalziumanteil im Nifedipin die reflektorische Blasenentleerung nicht gehemmt werden. Die Erregung des Detrusors scheint also nicht durch vermehrte phasische Spontanaktivität bedingt zu sein, sondern über die tonische Komponente abzulaufen. Für das vorzeitige Eintreten des Entleerungsreflexes haben wir zur Zeit noch keine Erklärung.

Moderator H. J. Melchior, Kassel: Herr Bödeker, glauben Sie, daß das Nifedipin an der phasischen oder tonischen Komponente ansetzt? Wie erklären Sie sich die Änderung des Uroflows?

J. Bödeker, Berlin: Wenn Sie einen schlechten Uroflow haben, so kann es zwei Ursachen haben. Entweder haben Sie eine starke Pollakisurie und eine geringe Blasenkapazität, dann kann die geringe Kapazität Ursache des niedrigen Uroflows sein. Oder aber die Obstruktion ist so groß, daß der Uroflow niedrig ist. Die Verbesserung des Uroflows bei uns ist in Kombination zu sehen mit der Erhöhung der Blasenkapazität und nicht mit einer Änderung der Obstruktion.

Moderator H. J. Melchior, Kassel: Sehen Sie nicht vielleicht auch eine Möglichkeit, daß das Nifedipin als Kalzium-Antagonist an der Urethramuskulatur angreift, die ja doch erhebliche phasische Komponenten hat.

J. Bödeker, Berlin: Wir haben auch Druckmessungen im Bereich der Harnröhre gemacht, die Änderung war 10% des maximalen urethralen Druckes. Ich glaube aber, daß man bei der Zahl von Fällen, die wir haben, noch nicht interpretieren sollte, da die Fehlerbreite der von uns angewandten Methoden nach Brown und Wickham in derselben Größenordnung liegt.

Moderator H. J. Melchior, Kassel: Wir sind ja nach wie vor auf der Suche nach einem Medikament, welches nicht die starken Nebenwirkungen hat, wie die Anticholinergika zur Behandlung der hyperreflexiven oder instabilen Blase.

Wir sollten jetzt die Vorträge Marx und Mitarb. und von Durban und Mitarbeitern gemeinsam diskutieren.

K. Bandhauer, St. Gallen: Ich hätte eine Frage an Herrn Marx: Sie haben gezeigt, daß die von Ihnen durchgeführte Thromboseprophylaxe keinen Effekt gezeigt hat, im Gegenteil, Sie haben genauso Thromboembolien gesehen wie ohne eine Thromboseprophylaxe. Und am Schluß in Ihrer Zusammenfassung haben Sie dann von einer relativen Effektivität der Thromboseprophylaxe gesprochen. Da komme ich nicht ganz mit, warum Sie jetzt doch die Thromboseprophylaxe propagieren oder zumindest es noch in den Raum stellen, weil Sie doch eigentlich einwandfrei nachgewiesen haben, daß sie sinnlos ist.

F. J. Marx, München: Ganz so einfach ist es nicht. Ich habe gesagt, daß die Heparinprophylaxe mit der von uns verwendeten Dosis von 2 × 5000 E teilweise effektiv ist und die Ergebnisse weiter zu differenzieren sind. Ich konnte es bei dem kurzen Vortrag nicht so ausführlich bringen, da es Studien gibt, die bei offenen urologischen Eingriffen, zum Beispiel bei Operationen an der Niere, allerdings bei einer relativ kleinen Zahl, einen signifikanten Effekt erzielen. Ich habe das nicht gefunden. Ich habe gesagt, daß bei Heparin eine wahrscheinliche, teilweise Effektivität, die nicht unbestritten ist, vorliegt. Mehr nicht, also sehr vorsichtig und kritisch! Und Sie haben ganz recht, in meinem Krankengut kann ich das nicht finden. Es macht aber keine wesentliche Nebenwirkung, insbesondere keine Blutungskomplikationen. Und man kann nicht ausschließen, daß in dem einen oder anderen Fall damit doch eine Thrombose verhindert wurde. Es gibt gewisse Anzeichen dafür, und weitere Untersuchungen sind nötig.

Moderator J. E. Altwein, Mainz: Herr Marx, eine Frage: Haben Sie den Gerinnungsablauf unter der Therapie von 2 × 5000 E Heparin untersucht?

F. J. Marx, München: Nicht systematisch, bei dieser großen Anzahl von Patienten ist das ein riesiger Aufwand.

Moderator J. E. Altwein, Mainz: Herr Marx, gilt dasselbe für Dihydergot-Heparin oder haben Sie damit keine Erfahrungen?

F. J. Marx, München: Wir selbst haben keine Erfahrungen. Wir wollen es aber prüfen. Es gibt eine Arbeit, die noch nicht in Einzelheiten publiziert ist, die eine Senkung vor allem der Lungenembolien behauptet. Das muß noch überprüft werden. Es scheint eine interessante Alternative zu sein.

Moderator J. E. Altwein, Mainz: Zum Vortrag Durben: Vor sieben Jahren haben wir schon ähnliche Untersuchungen gemacht, Herr Grob aus St. Gallen hat damals auch ähnliche Ergebnisse gefunden.

K. Naber, Straubing: Wir haben zusätzlich mit dem TEG doch einen signifikanten Unterschied zwischen den Prostataoperationen und anderen offenen Operationen finden können, nämlich dahingehend, daß bei allen Prostataoperationen, entweder transurethral oder transvesikal, die Hyperkoabilität gegenüber den anderen Operationen deutlich gesteigert ist. Als Konsequenz ergibt sich, daß bei den Prostataoperationen das Gerinnungspotential wesentlich mehr gesteigert ist und die Hyperfibrinolyse nicht unterdrückt werden sollte durch systematische Anwendung von Antifibrinolytika.

Moderator J. E. Altwein, Mainz: Wir kommen zum Vortrag Weißbach und Mitarbeitern.

Diskussionsbeitrag zum Vortrag Weißbach et al.:

R. PFEIFFER und B. BREHMER: **Alpha-Foetoprotein und Beta-HCG bei Patienten mit Hodentumoren**

Seit Ende 1976 wurde bei allen Patienten mit Hodentumoren neben der bereits bestehenden Beta-HCG-Bestimmung das Alpha-1-Foetoprotein (AFP) im Serum mit radioimmunologischen Methoden gemessen. 82 Patienten der Urologischen Klinik und der Inneren Klinik und Poliklinik (Tumorforschung) der Universität Essen wurden ausgewertet (Tabelle 1). 33 dieser Patienten waren in Vollremission, bei 42 Teratomen war der Tumor noch nachweisbar. 20 von diesen 42 Patienten (47,6%) zeigten entweder einen erhöhten Beta-HCG- oder einen erhöhten AFP-Wert im Serum. Bei 4 (9,5%) waren beide Tumormarker erhöht.

Tabelle 1. 82 Patienten mit germinalen Hodentumoren aufgeteilt nach Histologie und klinischem Stadium (2).
Westdeutsches Tumorzentrum Germinale Hodentumoren 1976/77

Histologie	N	(%)	β-HCG erhöht	AFP erhöht	Beide erhöht	Stadium I	II	III	IV
Seminom	7	(8,5)				4	3		
Teratom o. A.	5	(6,1)	1			4			1
T. differenziert TD		(13,4)	1			6	2		3
T. malig. intermediär MTI	11	(13,4)	1	2	1	3	3	2	3
T. undifferenziert MTU	29	(35,4)	3	9	2		18	1	10
T. trophoblastisch MTT	19	(23,2)	4	3	1	1	6	3	9
Summe	82		10 (12,2%)	14 (17,1%)	4 (4,9%)	18 (21,9%)	32 (39%)	6 (7,3%)	26 (31,7)

Stand: August 1977

19 Patienten konnten vor der retroperitonealen Lymphadenektomie bzw. Orchiektomie untersucht werden (Tabelle 2). Von den Teratomen hatten 46,1% einen der beiden Tumormarker. In der Gruppe der malignen undifferenzierten Teratome fanden wir bei 4 von 6 (67%) Beta-HCG oder AFP.

Tabelle 2. 19 präoperativ untersuchte Patienten mit germinalen Hodentumoren aufgeteilt nach Histologie und klinischem Stadium (2).

Westdeutsches Tumorzentrum Präoperativ untersuchte Hodentumoren 1976/77

Histologie	N	%	β-HCG erhöht	AFP erhöht	Beide erhöht	Stadium I	II	III	IV
Seminom	6	(31,5)				4	2		
Teratom o. A.	3	(15,8)	1			3			
T. differenziert TD	2	(10,5)				2			
T. malig. intermediär MTI	1	(5,3)				1			
T. undifferenziert MTU	6	(31,5)	2	3	1		6		
T. trophoblastisch MTT	1	(5,3)		1			1		
Summe	19		3 (15,8%)	4 (21,0%)	1 (5,3%)	10 (52,6%)	9 (47,4%)		

Stand: August 1977

Schlüsselt man die Häufigkeiten des Markervorkommens nach der von Collins und Pugh [1] angegebenen histologischen Klassifizierung auf, so erkennt man deutlich eine Zunahme der Markerhäufigkeiten in Richtung der undifferenzierten und trophoblastischen Typen, die auch einen klinisch schnelleren Verlauf der Tumorerkrankung haben. Hier findet man deshalb auch die meisten Patienten mit dem klinischen Stadium IV. Erwartungsgemäß war das häufigste Vorkommen von Beta-HCG bei dem trophoblastischen Typ und von AFP bei dem undifferenzierten Typ.

Die Absolutwerte von Beta-HCG liegen beim trophoblastischen Typ im Durchschnitt zehnmal höher als beim undifferenzierten Typ.

Beim Alpha-Foetoprotein sind die Durchschnittswerte beim undifferenzierten Typ um etwa den Faktor zwei größer als bei dem intermediären oder trophoblastischen Typ. Nur die Beta-HCG-Werte lassen eine Abhängigkeit vom Tumorstadium und damit von der Tumormasse erkennen. Ein erhöhter Wert von Beta-HCG und AFP weist nach Semikastration immer auf eine Metastasierung hin.

Grundsätzlich sollte vor jeder Orchiektomie bei Hodentumoren eine Bestimmung des Beta-HCG und des Alpha-Foetoproteins im Serum erfolgen. Erhöhte Werte dieser Marker lassen eine gewisse Zuordnung zum histologischen Typ zu und können damit eine Hilfe für das weitere therapeutische Vorgehen sein. Weiterhin sind sie für die nachfolgende zytostatische Therapie, wenn keine anderen Parameter zur Verfügung stehen, ein wichtiger Hinweis für den Verlauf.

Für die histologischen Untersuchungen und die Nachklassifizierung von Präparaten danken wir Herrn Prof. Dr. L.-D. Leder, Direktor des Pathologischen Instituts des Unversitätsklinikums Essen.

Literatur

1. Hedinger. Chr.: Pathologie der testikulären und paratestikulären Tumoren. Dtsch. med. Wschr. **102,** 489–495 (1977). – 2. Höffken, K., Schmidt, C. G.: Klassifikation und Stadieneinteilung der Hodentumoren. Dtsch. med. Wschr. **102,** 249–252 (1977)

Dr. R. Pfeiffer
Innere Klinik und Poliklinik
(Tumorforschung)
Universitätsklinikum der GHS Essen
Hufelandstraße 55
D-4300 Essen 1

Moderator G. Rodeck, Marburg: Damit ist die Diskussion dieser „Allgemeinen Themen“ beendet.

Aktuelle Information

H. Frohmüller: Aktuelles in der Urologie

Dieser Report muß notwendigerweise, wenn er sich nicht ins Uferlose verlieren will, gewisse Regeln beachten. Diese wurden bereits im vergangenen Jahr von Herrn Zingg in der Einleitung seines ausgezeichneten Referates klar herausgestellt. Auch ich werde mich deshalb auf eine Anzahl von Sachgebieten beschränken, und damit schließt sich ein Anspruch auf Vollständigkeit dieser Übersicht bereits aus. Nicht jedes dieser Themata wird für jeden Urologen gleiche Relevanz besitzen. Die Fülle des Materials und die Notwendigkeit der Beschränkung auf die zur Verfügung stehende Zeit machen es außerdem erforderlich, daß meist nur die wichtigsten Erkenntnisse und Schlußfolgerungen aus den zitierten Arbeiten referiert werden können unter Verzicht auf oft recht interessante Details.

Renovaskuläre Hypertonie

Für die Diagnose einer renovaskulären Hypertonie muß die funktionelle Bedeutung einer renovaskulären Erkrankung für dieNierenperfusion nachgewiesen werden. Der angiographische Nachweis einer Nierenarterienstenose allein reicht dazu nicht aus. Denn Stenosen der Aa. renales aller Schweregrade finden sich bei normotensiven, besonders älteren Patienten, und sind wahrscheinlich in nur 40% Ursache der Hypertonie. Ebenso hängt die Prognose für den Erfolg einer Operation nicht nur vom angiographischen Nachweis einer renovaskulären Erkrankung, sondern vor allem vom Grad der renalen Ischämie und vom Grad der Schädigung der ischämischen und der kontralateralen Niere ab. Dies kann durch Analyse des Renin-Angiotensin-Systems (RAS), bezogen auf die Natriumbilanz, abgeschätzt werden. Auf diese Tatsachen hat bereits Herr Helber in seinem internistischen Co-Referat zum Thema der einseitigen kleinen Niere hingewiesen. Er hat sich dabei auch ausführlich mit der Bedeutung des Saralasintests auseinandergesetzt. Die anfänglich enthusiastische Beurteilung dieses sog. Saralasin-Tests als möglichen Suchtest einer renovaskulären Hypertonie wird inzwischen von Case et al. jedoch mit einiger Skepsis betrachtet. Diese Autoren sind der Ansicht, daß anhand des Blutdruckverhaltens unter Saralasin nur die Reaktion des Renin-Angiotensin-Systems auf Natrium-Entzug erfaßt wird. Röckel et al. beobachteten ferner beim Saralasin-Test bei 10% der Patienten Herzrhythmusstörungen. Die gleichen Autoren gewannen mit diesem Test andererseits wertvolle diagnostische Zusatzinformationen beim Phäochromocytom. Seit kurzem steht nun einHemmer des sog. „converting enzyme“ in klinischer Erprobung, der die Umwandlung des Angiotensin I in Angiotensin II hemmt. Hier können sich neue Ansatzpunkte für die Diagnose und Therapie der renovaskulären Hypertonie ergeben.

Die Entnahme von Blut aus der V. renalis zur Bestimmung eines Renin Assay kann bei renin-produzierenden Läsionen, die nicht die gesamte Niere betreffen – wie fokale chronische Pyelonephritis, Hypoplasie, Infarkt oder Tumor – zu einer Fehldiagnose führen. Lindstrom et al. entnahmen daher bei 9 hypertensiven Patienten, die im Urogramm fokale Parenchymveränderungen aufwiesen, intrarenal mit Spezialkathetern selektiv Blut aus den kranialen, mittleren und kaudalen Segmentvenen. Auf diese Weise konnten sie bei 3 dieser Patienten renin-produzierende Läsionen nachweisen und durch Operation eine Normalisierung des Blutdrucks erzielen.

Im Zusammenhang mit Erkrankungen der Nierenarterien sei auf einen Bericht von Ward und Dias hingewiesen, die nach intraoperativem Abklemmen der A. renalis für 8 bzw. 30 Minuten bei 2 Patientinnen Nierenarterienthrombosen beobachten, die bei beiden Patientinnen eine Nephrektomie erforderlich machten. Beide Frauen hatten Kontrazeptiva eingenommen, und die Autoren äußern deshalb den Verdacht, daß die Einnahme von Ovulationshemmern zu Nierenarterienthrombosen praedisponiere.

Instrumentelle Technik

Eine erfreuliche Bereicherung des urologischen Instrumentariums dürfte der sog. „Flexitip“ Ureterkatheter sein, den Rutner und Fucilla beschrieben. Die flexible Spitze dieses UK erlaubt das Entrieren praktisch jeden Ostiums und Ureters, unabhängig von seiner Konfiguration, Schlängelung oder Obstruktion.

Zur Untersuchung von intestinalen Conduits zur Harnableitung, z. B. bei Makrohämaturie, Ureterstriktur, etc., benutzen Ramsburgh et al. flexible Fiberoptik-Endoskope wie das Kindergastroskop und das Duodenoskop mit gutem Erfolg. Wegen der Gefahr der Entstehung von Karzinomen in solchen Conduits empfehlen die Autoren routinemäßige endoskopische Kontrolluntersuchungen.

Die Diskussion über die Ursache der Entstehung von Harnröhrenstrikturen nach transurethraler Prostata-Resektion hat vor allem seit dem Münchener Urologenkongreß 1974 kaum an Intensität verloren. Eine kontrollierte, prospektive Studie von Bissada dürfte zur Klärung dieser Frage beitragen. Der Autor bzw. seine Assistenten resezierten wegen eines Prostata-Adenoms 85 Patienten in der üblichen Art und Weise transurethral. Bei weiteren 88 Patienten führten sie die TUR über eine perineale Urethrostomie durch. In beiden Serien wurde ein Charr. 28 Resektoskop und in der postoperativen Phase ein Charr. 24 FOLEY-Katheter benutzt. Bei den per viam naturalem resezierten Patienten traten in 16,4% Urethrastrikturen auf, in der 2., durch eine perineale Urethrostomie resezierten Gruppe dagegen nur in 2,57%. Der Autor zog aus diesen Zahlen den Schluß, daß das Auftreten von Urethrastrikturen nach TUR auf das Trauma des Resektoskops und nicht auf den Gebrauch des Dauerkatheters zurückzuführen ist.

LASER-Technik

Seit einigen Jahren stehen Geräte zur Verfügung, die die Anwendung von Laser-Licht als neue Energieform im klinischen Bereich ermöglichen. Nachdem vor einigen Jahren Untersuchungen der Arbeitsgruppe um Rothauge, Breitwieser und Nöske in Gießen ergeben hatten, daß bei Operationen am Nierenparenchym Laser-Strahlen die Erwartung eines blutungsfreien Schnittes nicht erfüllen, werden nun von verschiedenen Arbeitsgruppen die endoskopischen Einsatzmöglichkeiten von Lasern untersucht und erprobt.

Von den in Frage kommenden Hochleistungs-Lasern sind hierfür zur Zeit nur der Argon-Gas-Laser und der Neodym-YAG-Laser interessant, da nur für diese flexible Licht-Transmissionssysteme zur Verfügung stehen, d. h. Lichtleiter in der Art wie sie für Kaltlicht verwendet werden.

Soweit bekannt ist, wird bisher nur in der Bundesrepublik und zwar von drei verschiedenen Arbeitsgruppen an der Entwicklung urologisch-endoskopischer Laser-Techniken und deren Indikationen gearbeitet. Die schon genannte Gießener Gruppe und eine Münchener Gruppe um Staehler und Hofstetter haben über ihre ersten klinischen Erfahrungen bzw. Ergebnisse bei der Laser-Bestrahlung von Blasentumoren u. a. auf diesem Kongreß berichtet. An der Würzburger Klinik wurde von Bülow ein Laser-Gerät zur transurethralen Behandlung von Harnröhrenstrikturen entwickelt. Erste klinische Erfahrungen zeigen, daß es möglich ist, mit Laser Harnröhrenstrikturen zu beseitigen. Die Beurteilung der Behandlungsergebnisse setzt bei Harnröhrenstrikturen mit ihrer Rezidivneigung bekanntlich eine längere Beobachtungszeit voraus, über die noch nicht verfügt wird.

Mit der nahtlosen Blutstillung durch Infrarotkoagulation des Parenchyms nach Nierenteilresektionen beschäftigen sich die bereits genannten Gießener und Münchener

Arbeitsgruppen. Auch hier wurden bisher nur Erfahrungen gesammelt, die vor allem der apparativen Weiterentwicklung dienen. Verwendet wurden bisher ein Infrarot-Kontakt-Koagulator sowie ein berührungslos arbeitender Infrarotstrahler. Nach früheren unbefriedrigenden Laser-Versuchen wurde das Problem der Blutstillung bei minimalem Parenchymverlust an der Niere also nun erneut und mit neuen technischen Möglichkeiten aufgegriffen.

Stereologie

Über ein neues Verfahren zur Untersuchung von Funktionen und Erkrankungen der Prostata, die sog. Stereologie, berichtete Bartsch. Im Gegensatz zu den bisher nur deskripten Informationen morphologischer Untersuchungen stellt die Stereologie eine quantitative Methode dar. Durch mathematische Auswertung elektronen-mikroskopischer zweidimensionaler Bilder können Informationen über dreidimensionale Strukturen gewonnen werden. Diese Informationen umfassen z. B. das Volumen, die Oberfläche und Anzahl der verschiedenen Gewebsstrukturen. Auch Aussagen über zelluläre Komponenten sind zu gewinnen, wie z. B. über den Zellkern, das endoplasmatische Retikulum, den Golgi-Apparat, Mitochondrien, Lysosomen und Sekretionsgranula.

Das Verfahren wurde vom Autor zunächst im Tierversuch an der ventralen Prostata der Ratte überprüft. Nach diesen experimentellen Vorversuchen berichtete Bartsch dann über Ergebnisse an der menschlichen Prostata und zwar sowohl am normalen Organ im 3. Lebensjahr als auch am Prostata-Adenom. Die Ergebnisse sind überraschend. Im Vergleich zur normalen Prostata zeigen die Drüsenzellen beim Adenom eine Minderung der sekretorischen Aktivität und im Gegensatz dazu zeigt das fibromuskuläre Gewebe eine Zunahme der Volumendichte. Vor allem ist an den glatten Muskelzellen beim Adenom eine stark erhöhte Aktivität zu beobachten.

Während die bisher bekannten experimentellen Untersuchungen überwiegend an den Drüsenepithelien des Adenoms durchgeführt wurden, weisen diese Resultate darauf hin, daß in Zukunft bei der Erforschung und Behandlung des Prostata-Adenoms vor allem auch die Reaktion des fibromuskulären Systems mehr Beachtung finden muß.

Nach Mitteilung von Bartsch kann dieses Verfahren auch computermäßig automatisiert werden, so daß die Methode sogar als Screening-Verfahren eingesetzt werden kann. Damit ist es erstmals möglich, unter physiologischen Bedingungen das Verhalten beim Prostata-Adenom unter hormoneller oder chemotherapeutischer Behandlung zu studieren. Als weiterer Vorteil dieser Methode ist es anzusehen, daß die Untersuchungen am Menschen anhand ungefährlicher Biopsie-Entnahmen durchgeführt werden können.

Onkologie

Die Behandlung des metastasierten hypernephroiden Nieren-Karzinoms mit Medroxyprogesteronacetat (Clinovir) entspricht offenbar nicht den ursprünglichen Erwartungen, da nur 6–33% der Hypernephrom-Metastasen auf Hormone ansprechen. Von Lieven und Hahn erreichten mit dieser Behandlung in keinem Fall eine vollständige Rückbildung der Metastasen und nur in 33% ihrer Patienten konnten sie ein verlangsamtes Wachstum bzw. stationäres Verhalten der Metastasen beobachten. Als Positivum – falls man bei einer solchen Statistik davon sprechen kann – vermerkten die Autoren jedoch eine gute Verträglichkeit des Medikamentes.

Differential-Diagnose: Nierentumor – Nierenzyste
Zu dem Problem Differential-Diagnose Nierentumor – Nierenzyste und dem therapeutischen Vorgehen in solchen Fällen liefern Ambrose et al. einen beachtenswerten Beitrag. Trotz des Einsatzes von Urographie, Nephrotomographie, Ultraschalldiagnostik,

Angiographie, Szintigraphie und Zystenpunktion bleibt ein Prozentsatz von 4–13% diagnostisch ungeklärt, wobei bekannt ist, daß in 2,3 bis 7% der Fälle ein Nierentumor gleichzeitig mit einer Zyste vorkommen kann. Bei der chirurgischen Freilegung eines avaskulären raumfordernden Prozesses der Niere fanden die Autoren bei 55 Patienten in 9,1% ein Nieren-Karzinom, das trotz des Einsatzes der angegebenen diagnostischen Verfahren präoperativ nicht diagnostiziert worden war. Sie fordern daher die chirurgische Exploration von raumfordernden renalen Prozessen bei allen Patienten, denen eine Operation zugemutet werden kann.

Hodentumoren
Das bislang allgemein akzeptierte therapeutische Konzept der Exstirpation der regionalen Lymphknoten bei nicht-seminomatösen Hodentumoren wird von der Arbeitsgruppe um Whitmore einer kritischen Betrachtung unterzogen. Die Autoren geben zu bedenken, daß durch die Entfernung der Lymphknoten die Frontlinie der Verteidigung des Wirtsorganismus gegen den Tumor durchbrochen wird. Weitere Untersuchungen der Rolle dieser regionalen Lymphknoten sind zur Lösung dieses Problems der Krebschirurgie erforderlich.

In einem editorial comment zu einer Arbeit über die Aussagekraft des Lymphangiographie beim Staging testiculärer Tumoren schreibt im übrigen Grayhack wörtlich: „Bei nicht-seminotösen Hodentumoren gehen wir oft so vor, daß wir auf die Lymphangiographie verzichten und ohne diese Voruntersuchung die retroperitoneale Lymphadenektomie durchführen".

Penis-Karzinom
Die Indikation zur Exzision der inguinalen Lymphknoten beim Penis-Karzinom ist weiterhin kontrovers. Einen wesentlichen Beitrag zur Klärung dieses Problems liefern die exzellenten Untersuchungen von Cabanas. Dieser Autor aus der Arbeitsgruppe von Whitmore stellte fest, daß die Lymphdrainage des Penis zunächst in einen spezifischen Lymphknoten mündet, den er den „Schildwächter-Lymphknoten" (sentinel lymphnode) nennt. In diesem „SLN" fand sich anatomisch, klinisch und pathologisch die erste Metastasenstation. Cabanas empfiehlt daher die bilaterale Biopsie dieses speziellen Lymphknotens. Bei positivem Befund ist die inguinofemoriliakale Lymphadenektomie indiziert. Bei negativem Ergebnis ist keine weitere chirurgische Behandlung angezeigt.

Prostata-Karzinom
Der Wert der extraperitonealen pelvinen Lymphadenektomie beim Prostata-Karzinom in den Stadien B_1, B_2 und C als sog. diagnostische „staging-Operation" ist seit einiger Zeit generell akzeptiert. Entscheidend ist dabei die komplette Exzision lymphatischen Gewebes vom Obturatorius-Gebiet bis mindestens zur Mitte der Aa. iliacae communes und nicht nur eine probeweise Entnahme einzelner mehr oder weniger suspekter Lymphknoten in diesem Bereich. Die Aussagekraft sowohl der pedalen als auch der pelvinen präoperativen Lymphangiographie wird jedoch auch bei dieser Tumorart mit großer Skepsis beurteilt. So ergaben sich bei den Untersuchungen von Wilson et al. bei der postoperativen Auswertung von 15 präoperativen Lymphangiographien 4 falsch-positive und 4 falsch-negative Resultate.

Broder et al. gelang vor kurzem erstmals der Nachweis eines choriongonadotropinproduzierenden Prostata-Karzinoms. Die Autoren konnten beobachten, daß der Verlauf der Erkrankung an HCG-Spiegeln genauer abzulesen war als an den Werten der sauren Serum-Phosphatase.

Bei der Behandlung des nicht-operablen Prostata-Karzinoms erwartet Scott auf Grund der Arbeiten der National Prostatic Cancer Project-Gruppe, daß sich die Akzente von der bisher üblichen Kastration und/oder Östrogen-Verabreichung in Zukunft auf die Kombinations-Chemotherapie verlagern werden, die als aussichtsreich angesehen wird.

Einen aktuellen Bericht über das *Blasen-Karzinom* kann ich mir hier ersparen, denn das hieße nach den hervorragenden Berichten und Diskussionen über dieses Thema in den letzten Tagen Eulen nach Athen tragen bzw. Wasser in den Neckar gießen.

Synchronisationstherapie

An dieser Stelle erscheinen noch einige generelle Bemerkungen über die Chemotherapie maligner Tumoren angebracht, vor allem über die sog. Synchronisationstherapie, die von Klein et al. in die Klinik eingeführt wurde. Abb. 1 zeigt Ihnen ein Schema dieser Synchronisationstherapie.

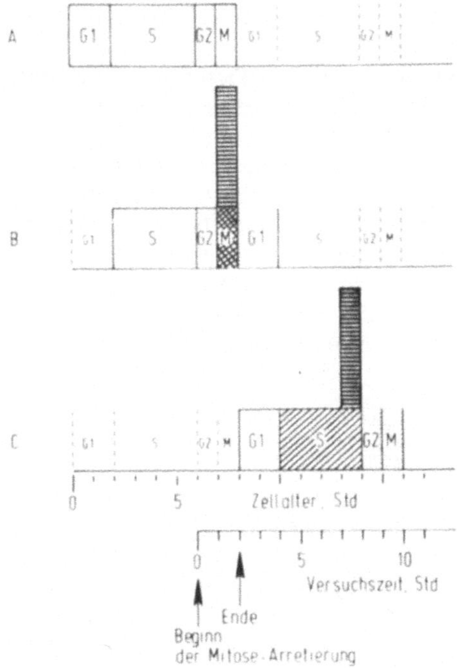

Abb. 1. Schematische Darstellung der theoretischen zellkinetischen Veränderungen bei der sog. Synchronisationstherapie

In A erkennen Sie schematisch einen Zellzyklus der proliferierenden Tumorzellen mit den verschiedenen Teilphasen G1, S, G2 und M. Durch Injektion eines sog. Synchronisationsmittels, wie z. B. Vincristin, sollen vorübergehend die Zellen in der Mitose angesammelt werden, wie das in B eingezeichnet ist. Danach sollen diese Zellen in der Säule synchron den nachfolgenden Zellzyklus durchlaufen, damit sie schließlich, wie in C zu sehen, in der S-Phase durch ein zweites Zytostatikum abgetötet werden können.

Das System hätte den Vorteil, daß durch die Synchronisation mehr Zellen als normalerweise abgetötet werden könnten. Durch Senkung der Zytostatika-Dosen könnte ferner der zytotoxische Effekt auf die Stammgewebe verhindert werden. Das wäre insofern von Bedeutung, als diese zytotoxische Wirkung nach wie vor der limitierende Faktor der Chemotherapie ist.

Aus der Abbildung erkennen Sie aber auch, daß für diese Therapieform zwei Grundvoraussetzungen erfüllt sein müssen:

1. Eine Synchronisation der Tumorzellen und
2. die genaue Kenntnis der Zellzykluszeiten, ohne die der Zeitpunkt für die Verabreichung des zweiten Zytostatikums nicht bestimmt werden kann.

Zu diesem Problem der Synchronisation von Tumorzellen in vivo werden in jüngster Zeit von einer Reihe von Autoren Untersuchungen durchgeführt. Obwohl unterschiedlichste Dosierungen und verschiedene experimentelle Tiertumoren verwendet wurden, gelang es bisher nicht, – auch nicht mit Vincristin, das in der Klinik bereits für diese Zwecke eingesetzt wird – eine Synchronisation in vivo eindeutig zu erzielen.

Wie die Versuche von Jellinghaus und seiner Würzburger Arbeitsgruppe ergaben, ist auch theoretisch mit Vincristin keine Synchronisation zu erwarten. Es ist experimentell nicht einmal gesichert, ob überhaupt in vivo mit den bisher verwendeten Substanzen eine Synchronisation erzeugt werden kann.

Bezüglich der zweiten Prämisse für die Synchronisationstherapie, nämlich der Kenntnis der Dauer der verschiedenen Teilphasen des Zellzyklus der Tumorzellen, ist festzustellen, daß es bisher keine Methode gibt, mit der die Zeiten für die die Therapie entscheidenden Teilphasen exakt genug bestimmt werden können.

Für die klinischen Resultate, die bisher über die Anwendung dieser sog. Synchronisationstherapie berichtet wurden, müssen daher andere Erklärungen gesucht werden als die Synchronisation von Tumorzellen.

Die theoretischen und experimentellen Untersuchungen zu diesen Problemen haben jedoch immerhin dazu geführt, daß man inzwischen genaue Vorstellungen darüber hat, auf welche Weise die Substanzen wirken müssen, damit die Chemotherapie verbessert werden kann. Mit einem autoradiographischen Doppelmarkierungsverfahren ist es kürzlich Jellinghaus et al. gelungen, in vivo den Wirkungsmechanismus von Zytostatika zu untersuchen. In Zukunft sollte es daher möglich sein, aus der Vielzahl vorhandener Zytostatika die Substanzen herauszufinden, mit denen neue Kombinationsformen der Chemotherapie möglich sind.

Immunologie

Die experimentelle Tumorimmunologie machte in der Vergangenheit mit immer neuen Erkenntnissen von sich reden, während die klinische Verwendbarkeit der erarbeiteten Methoden sehr zu wünschen übrig ließ. Selbst die Laienpresse wurde bereits auf diese Diskrepanz aufmerksam, wie ein Artikel in der FAZ vom 25. Mai 1977 erkennen ließ. Obwohl sich diese Situation in letzter Zeit nicht grundlegend geändert hat, gibt es doch einige Ergebnisse, die auch für die Kliniker von Interesse sind.

Hier ist zunächst auf die von Choe erarbeiteten Resultate in der Darstellung der prostata-spezifischen sauren Phosphatase hinzuweisen. Die Beobachtung, daß das aus der Prostata stammende Enzym antigen-spezifisch ist, sich also bezüglich der Antigenität von sauren Phosphatasen anderer Organe unterscheidet, ermöglicht den spezifischen radio-immunologischen Nachweis des Enzyms. Der Autor konnte zeigen, daß tatsächlich nur ca. 10% der enzymatisch bestimmten L-tartrathemmbaren sauren Phosphatase im Serum prostata-spezifisch ist. Bei Prostata-Karzinom-Patienten wird aber die mit dieser Technik von Choe immunologisch bestimmte prostata-spezifische saure Phosphatase mit einem Anteil von 30 bis 90% zur größten Fraktion. In einer Gruppe von 45 Prostata-Karzinom-Patienten, in der alle Stadien enthalten waren, fand Choe in 70% der Fälle eine Erhöhung der prostata-spezifischen sauren Phosphatase, allerdings nur bei Bestimmung im Radioimmunassay.

Der Wert des α_1-Foetoproteins, eines onkofetalen Antigens, in der Beurteilung und Verlaufskontrolle von Terato-Karzinomen des Hodens ist zwar seit längerem bekannt. Es sei aber darauf hingewiesen, daß einzig und allein die Bestimmungsmethode für die Aussagekraft entscheidend ist. Bestimmungen mittels Überwanderungselektrophorese oder Diffusionstechnik sind nachgewiesenermaßen ungeeignet. Eine genügende Empfindlichkeit wird derzeit lediglich im Radioimmunassay erreicht, wie Lange et al. feststellen konnten und wie dies auch von Lamerz, Staehler und Mitarbeitern bestätigt wurde. Arbeiten zur Methodik lassen erhoffen, daß die Bestimmung des α_1-Foetoproteins in naher Zukunft mit einem technisch einfacheren Enzym-Immunassay vorgenommen werden kann.

Tumorimmunologische Untersuchungen beim Prostata-Karzinom waren bislang infolge erheblicher Schwierigkeiten bei der Erstellung geeigneter in vitro-Tumormodelle nur limitiert möglich. Untersuchungen von Ackermann an der Würzburger Klinik haben Hinweise erbracht, daß in Zukunft ein Immunostaging des Prostata-Karzinoms das bislang übliche operative Staging zu ersetzen vermag.

In vitro läßt sich mit einer immunologischen Technik, dem sog. ^{51}Cr-Freisetzungstest oder release assay zeigen, daß periphere Lymphozyten von Prostata-Karzinom-Patienten Zellen zu lysieren vermögen, die aus Prostata-Karzinomen angezüchtet wurden. Es handelt sich um eine Eigenschaft, die auf Grund der bisherigen Untersuchungen nur bei Patienten im Stadium B gefunden wurde. Bei Ausbreitung des Tumors kommt es zu einer zellulären Immundepression, so daß Patienten mit Stadium B-Tumoren von solchen im Stadium C und D abgrenzbar sind. Die Frage, ob diese in vitro-Tumorzellyse eine tumorspezifische Reaktion darstellt, läßt sich zum gegenwärtigen Zeitpunkt nicht eindeutig beantworten. Die Tatsache, daß neben der von Schröder entwickelten Zell-Linie EB 33 nun auch weitere permanent wachsende Zellen aus Prostata-Karzinomen von anderen Labors für entsprechende Untersuchungen zur Verfügung stehen, eröffnet neue Möglichkeiten, die Spezifität weiter zu analysieren. Auch Rose et al. gelangten im übrigen zu ähnlichen Beobachtungen wie Ackermann.

Eine Erkenntnis der Transplantationsimmunologie verdient erwähnt zu werden, weil sie einen echten Fortschritt für die Transplantationschirurgie darstellt. Bislang wurde davon ausgegangen, daß bei positivem crossmatch, d. h. wenn spender spezifische Lymphozytentoxine beim Empfänger vorlagen, eine Transplantation wegen des erhöhten Risikos einer hyperakuten Abstoßungsreaktion nicht vorgenommen werden sollte. Werden für den crossmatch Lymphozytenpräparationen aus Lymphknoten oder Milz verwendet, die einen hohen Anteil an B-Lymphozyten besitzen, so muß ein positiver crossmatch nicht durch eine Sensibilisierung des Empfängers gegenüber Transplantationsantigenen bedingt sein. Es kann sich vielmehr um eine Sensibilisierung gegen B-zellspezifische Antigene handeln, die bei Verwendung von B-zellreichen Lymphozytenpräparaten ebenfalls einen positiven crossmatch ergeben. Eine solche Sensibilisierung führt aber auf Grund der bisherigen klinischen Beobachtungen in 30% der Fälle zu keiner hyperakuten Abstoßung.

Schlußendlich noch eine hochaktuelle Meldung mit speziellem Interesse für uns Urologen. Sie stammt, wie könnte es anders sein, aus der letzten Ausgabe des Spiegel (Nr. 39, Jg. 31 vom 19. 9. 77). („Nur den eigenen Urin trinken!"). Sollte dieser „Morgentrunk aus eigener Quelle" auch bei uns populär werden, so würde dies vermutlich ganz wesentlich dazu beitragen, die sog. Kostenexplosion der Medizin unter Kontrolle zu bringen.

Literatur

1. Ambrose, S. S. et al.: J. Urol. **117,** 704 (1977). – 2. Bartsch, G.: Eur. Urol. **3,** 85 (1977). – 3. Bartsch, G. et al.: Urol. Res. **3,** 1 (1975). – 4. Bartsch, G., Rohr, H. P.: Invest. Urol. **14,** 301 (1977). – 5. Bissada, N. K.: Urology **10,** 39 (1977). – 6. Bloom, H. J. G.: Cancer **32,** 1066 (1973). – 7. Breitwieser, P. et al.: Helv. chir. acta **40,** 511 (1973). – 8. Brekkan, E. et al.: Nord. Med. **85,** 189 (1971). – 9. Broder, L. E.: Cancer **40,** 211 (1977). – 10. Bülow, H., Wurster, H.: Techn. Med. **7,** 101 (1977). – 11. Bülow, H. et al.: Endoscopy **13,** 191 (1977). – 12. Cabanas, R. M.: Cancer **39,** 456 (1977). – 13. Case, D. B. et al.: Amer. J. Med. **60,** 825 (1976). – 14. Choe, B. K.: Prostatic Cancer Newsletter **4,** 1 (1977). – 15. Ettinger, R. B. et al.: Lancet II, **56** (1976). – 16. Fergusson, R. K.: Lancet I, 775 (1977). – 17. Fogh, J. und Hakala, T. R.: Persönliche Mitteilung. – 18. Grayhack, J. T.: Editiorial comment. Yearbook of Urology, p. 320 (1976). – 19. Hartenstein, R. et al.: Z. Krebsforsch. **79,** 213 (1973). – 20. Hartwich, G. et al.: In: Hartwich, G.: Synchronisationsbehandlung maligner Tumoren, p. 105–113. Erlangen; Verlag Dr. Straube 1976. – 21. Hofstetter, A. et al.: Symposion Laser in Medizin und Biologie. GSF-Bericht BPT 5, Neuherberg 1977).

– 22. Jellinghaus, W. et al.: Z. Krebsforsch. **84,** 161 (1975). – 23. Jellinghaus, W. et al.: Cell Tissue Kinet. **10,** 147 (1977). – 24. Jentzsch, K.: Experimentelle Untersuchungen zur radiologischen Behandlung „synchronisierter" Tumoren. Eigenverlag der Druckerei Hans Jentzsch & Co., Wien 1976. – 25. Jewett, M. A. S. et al.: Brit. J. Urol. **49,** 335 (1977). – 26. Jonas, U. et al.: aktuelle urologie **8,** 25 (1977). – 27. Keim, H. J.: Therapiewoche **27,** 6198 (1977). – 28. Klein, H. O. and Lennartz, K. J.: Sem. Hemat. **11,** 203 (1974). – 29. Lamerz, R. et al.: Urologe A **16,** 213 (1977). – 30. Lange, P. H. et al.: Minn. Med. **58,** 813 (1975). – 31. von Lieven, H., Hahn, D.: Münch. Med. Wschr. **119,** 1089 (1977). – 32. Lindstrom, R. R.: J. Urol. **118,** 10 (1977). – 33. Lobo, P. I. et al.: Lancet II, 925 (1977). – 34. McLaughlin, A. P. III: Abstracter's comment. Urolog. Survey **27,** 58 (1977). – 35. Nöske, H.-D.: Fortschr. Med. **94,** 1713 (1977). – 36. Okabe, T. und Ackermann, R.: In Vorbereitung. – 37. Okada, K. und Schröder, F. H.: Urol. Res. **2,** 111 (1974). – 38. Paulson, D. F.: Prostatic Cancer Newsletter **4,** 3 (1977). – 30. Perlmann, P. Persönliche Mitteilung. – 40. Pouillart, P. et al.: Nouv. Presse méd. **1,** 1757 (1972). – 41. Ramsburgh, S. R. et al.: J. Urol. **116,** 166 (1976). – 42. Reisfeld, R. A. et al.: Cancer Res. **37,** 2860 (1977). – 43. Röckel, A. et al.: Klin. Wschr. **55,** 651 (1977). – 44. Rose, N.: Prostatic Cancer Newsletter **4,** 4 (1977). – 45. Rothauge, C. F. et al.: Münch. med. Wschr. **119,** 593 (1977). – 46. Rutner, A. B. and Fucilla, I. S.: J. Urol. **115,** 18 (1976). – 47. Safer, M. L. et al.: Cancer **35,** 1603 (1975). – 48. Scott, W. W.: J. Urol. **116,** 139 (1976). – 49. Staehler, G. et al.: Fortschr. Med. **95,** 3 (1977). – 50. Streeten, D. H. P. et al.: Amer. J. Med. **60,** 817 (1976). – 51. Viamonte, M. Jr. et al.: J. Urol. **114,** 90 (1975). – 52. Ward J. N. and Dias, R.: J. Urol. **118,** 13 (1977). – 53. Wilson, C. S.: J. Urol. **117,** 197 (1977)

Prof. Dr. H. Frohmüller
Urologische Klinik und Poliklinik
der Universität
Staatl. Luitpoldkrankenhaus
D-8700 Würzburg

Wissenschaftliches Filmprogramm

1. E. Matouschek, Karlsruhe: **Urodynamik in der Praxis**
Die urodynamische Abklärung von Blasenentleerungsstörungen mit der simultanten Blasendruckmessung, Uroflowbestimmung, Abdominaldruckmessung und Bestimmung des Differenzdruckes zwischen Blase und Abdomen, sowie dem Beckenelektromyogramm unter gleichzeitiger Speicherung des röntgenologischen Durchleuchtungsbildes wird am Modell und am Patienten demonstriert.

2. Brühl, P. und Stark, R., Bonn: **Die Refluxdiagnostik durch Miktionszystourethrographie**
Der Reflux hat keine charakteristische Symptomatik. Deshalb sollten bei jedem therapieresistenten oder rezidivierenden Harninfekt im Rahmen der urologischen Untersuchung die urographische Untersuchung und die Refluxprüfung durchgeführt werden. Der Rückfluß des Blasenharns in die Harnleiter und in das Nierenbeckenkelchsystem zeigt sich nicht im Urogramm. Es können sich jedoch hinweisende Veränderungen ergeben, die ausführlich dargestellt werden. Außerdem wird eine standardisierte Methode der zystographischen Refluxprüfung bzw. der Miktionszystourethrographie unter den Bedingungen der Urotonometrie vorgestellt. Es wird gezeigt, daß die radiologische Diagnostik des VUR mittels der 100 mm Schnellschaltkamera wesentlich erweitert und verbessert werden kann.

3. Latal, D., Nürnberger, N. und Powischer, G., Wien: **Arterielle Katheterembolisation bei Nieren- und Blasentmoren**
Schlechter Allgemeinzustand des Patienten, generalisierte Metastasierung und ausgedehntes Tumorwachstum lassen oftmals eine Tumornephrektomie nicht zu. Als Palliativmaßnahme, insbesondere bei nicht beherrschbaren Nierenblutungen, wird eine arterielle Okklusion an der Tumorniere auf angiologischem Weg durchgeführt. Als präoperative Maßnahme erleichtert und verkürzt die Verstopfung den operativen Eingriff wesentlich. Bei ausgedehnten Blasentumoren können unstillbare Blutungen ebenfalls durch Okklusion beider Arteriae iliacae internae beherrscht werden. Die Okklusionstechnik wird in diesem Film vorgeführt.

4. Terhorst, B., Bad Mergentheim: **Der retrokavale Ureter**
Anhand eines eigenen Falles mit Hydronephrose rechts durch retrokavalen Ureterverlauf wird die klassische Diagnostik und die Ätiologie des retrokavalen Ureters besprochen. Operativ wurde eine Uretero-Pyeloneostomie unter Resektion des dorsal verlaufenden Ureterstückes ohne Schienung durchgeführt. Postoperative Röntgenkontrollen zeigen die Abnahme der rechtsseitigen Stauung.

Eine Umfrage in 70 Urologischen Kliniken der Bundesrepublik ergab in den letzten 5 Jahren 32 Patienten mit retrokavalem Ureterverlauf, so daß mit einer Überschlagung im Jahr mit ca. 7–8 Fällen in Deutschland zu rechnen ist.

5. Kolle, P. und Zöckler, H., Hannover: **Die Psoaszipfelblase zum Ersatz des unteren Harnleiters**
Diese im Prinzip bereits von Witzel 1896 angegebene Operation, über die Turner-Warwick und Mitarbeiter 1969 erstmals berichteten, wird in Hannover routinemäßig seit 1971 zum Ersatz des unteren Harnleiterdrittels vorwiegend bei Ureter-Scheiden-Fisteln und Ureterstenosen anderer Genese mit sehr guten Ergebnissen verwendet und hat die bislang als Methode der Wahl verwendete Boari-Plastik fast vollständig verdrängt. An

Stelle eines Blasenlappens wird hier durch weitgehende Mobilisation einer Blasenhälfte ein Blasenhorn gebildet, das am Psoas fixiert wird und unter guter Sicht auch immer eine refluxpräventive Ureterimplantation, entsprechend der Technik von Politano-Leadbetter, erlaubt. Der Film zeigt die technisch nicht sehr aufwendige Operation.

6. Goodwin, W. E. und Kaufman, J. J., Los Angeles: **Blasenekstrophie – Technik der offenen Ureterosigmoidostomie**
Die Technik der offenen Ureterosigmoidostomie als definitiver Harnableitung bei einem 10 Jahre alten Jungen mit Blasenekstrophie wird ausführlich demonstriert. Eine Woche vor der Operation erfolgte durch den Orthopäden eine Mobilisierung der Beckenschaufeln. Die verbliebene Blasenwand wurde mobilisiert und verschlossen. Hierdurch kann die Struktur des Blasenhalses erhalten werden, um eventuell eine normale Ejakulation im späteren Leben zu ermöglichen.

7. Vahlensieck, W., Brühl, P., Bastian. H. P., Bonn: **Plastische Hypospadiekorrektur**
Die plastische Korrektur einer Hypospadie mit der ersten Sitzung (Aufrichtung) nach Edmunds, modifiziert nach Michalowski und der zweiten Sitzung nach Denis Browne, in der eigenem Modifikation wird ausführlich demonstriert. Die Modifikation liegt in der Schienung der Urethra lediglich bis zum Sphinkter externus mit einem mehrfach gelochten PVC-Schlauch sowie einer überbrückenden Verklebung der Wundränder mit Cyanoacrylat-Klebstoff.

8. Porpáczy, P., Wien: **Die Endoskopische Urethrotomie**
Der Film zeigt die Methode der endoskopischen Urethrotomie bei Harnröhrenstrikturen verschiedener Genese sowie unterschiedlicher Lage und Ausdehnung. Der Operationsvorgang wird zunächst am Modell übersichtlich dargestellt. Endokinematographische Aufzeichnungen zeigen den Operationsvorgang bei mehreren Patienten. Die Ergebnisse der Methode werden röntgenologisch (Urethrographie) und funktionell (Uroflow) dokumentiert.

9. Wagenknecht, L. V., Weitze, K. F., Hoppe, L. P., Krause, D., Holstein, A. F. und Schirren, C., Hamburg: **Alloplastische Spermatocele**
Es wurde eine Silikonpelotte geschaffen (10 × 4 × 4 mm), die mit ihrem Dacronrand auf den Nebenhoden von 30 Ratten aufgepflanzt wurde. Regelmäßige Punktionen dieser unter die Haut verlagerten Pelotte ergaben bis zu 4 Monaten nach der Operation lebende Spermatozoen. Eine gleichartige Silikonprothese größeren Kalibers (20 × 8 × 8) wurde 8 × auf den Nebenhodenschwanz beim Bullen implantiert. Das aus diesem Reservoir gewonnene Material wurde für 6 Wochen tiefgefroren und danach aufgetaut bei Kühen inseminiert. Von den künstlich befruchteten Tieren wurden 50% trächtig. Der Film demonstriert die Implantationstechniken. Er zeigt, daß eine Kunststoffpelotte erfolgreich zur Gewinnung von Spermatazoen eingesetzt werden kann und die aus einer solchen Prothese abpunktierten Spermatozoen nach künstlicher Befruchtung Schwangerschaften hervorrufen können.

10. Kelâmi, A., Rohloff, D., Affeld, K., Laiblin, Ch., Blohm B. und Hamm B., Berlin: **Alloplastische Spermatocelen – erfolgreiche Insemination beim Minipig**
Eine Silikonpelotte, die über einen Verbindungsschlauch gespült werden kann, wurde am Zwergschwein implantiert. Die Technik der Implantation sowie die Besonderheit der Prothese und die erfolgreiche Insemination des Punktats werden dargelegt.

11. Kelâmi, A., Siegmann, S., Piper, R. und Haßelmann, J., Berlin: **Hodenprothesen**
Der Film zeigt die Implantation einer Hodenprothese bei 2 Patienten. Einmal handelt es sich um einen Zustand nach Orchiektomie, beim zweiten Fall handelt es sich um eine

Hodenagenesie. Im Film werden verschiedene Modelle der Hodenprothesen vorgeführt und das bevorzugte Modell implantiert. Nach genauer Beschreibung der Technik zeigen postoperative Aufnahmen den guten kosmetischen Zustand.

Im Rahmen der wissenschaftlichen Ausstellung kontinuierliche Vorführung des Urologischen Lehrfilmprogramms (Wissenschaftliche Leitung Prof. Dr. Kelâmi, Berlin):

1. Körperliche Untersuchung in der Urologie
2. Katheterismus
3. Prostata-Biopsie
   a) Aspiration mit Franzén-Nadel
   b) Punktion mit Tru-Cut-Nadel
4. Blasenpunktion
   Punktionsfistelung der Blase
5. Hohe Ligatur der Vena testicularis bei Varicocele
6. Nierenzystenabtragung
7. Pyelotomie bei Nierenbeckenstein
8. Ureterotomie bei subpelvinem Ureterstein
9. Ureterwandresektion bei Uretertumor
10. Blasenwandresektion und Duraplastik bei Blasentumor
11. Boariplastik
12. Prostataadenom-Enukleation und Vasoresektion
13. Penisamputation bei Penistumor
14. Harnröhrenplastik nach Denis Browne
15. Orchidolyse und Orchidopexie
16. Orchiektomie und Hydrocelenoperation
17. Hodenbiopsie und Epididymovasostomie
18. Zirkumzision
   a) mit der Gomco-Klemme
   b) konventionell

Wissenschaftliche Ausstellung

1. Schultze-Seemann, F., Berlin, Archivar: **Aus dem Archiv der Deutschen Gesellschaft** für Urologie
   a) Erinnerungen an Max Nitze
   b) Historisches über Harnblasentumoren

2. Patel, V., Debstedt-Bremerhaven: **Eine neue Nierenbeckenplastik für kurze, lange und sehr lange Nierenbecken-Abgangsstenosen**

3. Eickenberg, H. U., Essen: **Immunbiologie des Blasenkarzinoms**

4. Kelâmi, A., Rohloff, D., Affeld, K., Berlin: **Alloplastische Spermatozele**

5. Kelâmi, A., Berlin: **Erektile Impotenz. Small-Carrion-Prothese – infrapubischer Zugang**

6. Kurth, K. H., Binder, A., Altwein, J. E., Mainz: **Computer-Histologie. Ein Verfahren zur automatischen Untersuchung dicker Gewebsproben**

7. Rutishauser, G., Buser, Hagmaier, V., Locher, J. T., Mihatsch, M., Rist, M., Scheidegger, A. M., Schoettli, G., Städtler, K., Schoenenberger, G. A., Basel: **Nephrotosis: A serious pathogenetic entity by renovascular changes or an anatomical variable?**

8. Hofstetter, A., Staehler, G., München: **Tumortransplantation beim Kaninchen**

9. Wortberg, K., Strohmenger, P., Osnabrück: **Implantation einer Harnröhrenkompressionsprothese nach Rosen**

10. Marberger, M., Georgi, M., Günther, R., Mainz: **Ballonokklusion der Nierenarterie mit gleichzeitiger Perfusionskühlung zur Vereinfachung von Nierenoperationen in Ischämie**

11. Ackermann, R., Würzburg: **Untersuchungen zur Immunkompetenz beim Harnblasen-Karzinom**

12. Schreyer, W., Dortmund: **Automatische Überwachung der Urinausscheidung mit Uromat**

13. Wagenknecht, L. V., Weitze, K. F., Hoppe, P. L., Krause, D., Jolstein. A. F., Schirren, C., Hamburg und Hannover: **Alloplastic spermatocele**

Bericht des Präsidenten des Berufsverbandes Deutscher Urologen

D. HECK

Herr Präsident, meine sehr geehrten Damen und Herren, liebe Kolleginnen und Kollegen! Seitdem wir das letzte Mal anläßlich eines Deutschen Urologen-Kongreßes zusammenkamen ist ein Jahr vergangen, das, trotz aller Gegenwehr von ärztlicher Seite, die einschneidendsten Veränderungen in unserem Sozialversicherungssystem seit dessen Gründung gebracht hat. Die Aktivitäten der ärztlichen Standesgremien sind Ihnen allerdings nur bekannt geworden, soweit sich diese in die allgemeine oder ärztliche Öffentlichkeit hineinentwickelt haben. Über die Hektik der berufspolitischen Arbeit hinter den Kulissen in den vergangenen zwölf Monaten macht sich niemand eine Vorstellung, der nicht unmittelbar damit konfrontiert war. Diese Hektik dauert, trotz inzwischen geschaffener vollendeter Tatsachen, noch immer an, und so kam es erstmals in der Geschichte unseres Berufsverbandes, daß so viele Mitglieder unseres Präsidiums und unseres Hauptvorstandes durch Überschneidung mit wichtigen Terminen vom Besuch dieses Kongresses abgehalten waren, daß wir nicht einmal imstande waren, unsere eigentlich zu diesem Termin fällige Hauptvorstandssitzung, geschweige denn eine Mitgliederversammlung abzuhalten. Hierzu hätte es einer gewissen Mindestzahl von Referenten bedurft, um Sie über die zahllosen Details zu unterrichten und Ihnen Rede und Antwort zu stehen. Selbst der Präsident dieses Verbandes konnte sich nicht frei machen, da er in diesen Tagen an der Delegiertenversammlung der Gemeinschaft fachärztlicher Berufsverbände teilzunehmen und einer Arbeitssitzung der Arbeitsgemeinschaft Fachgebiets-Radiologie in Düsseldorf vorzusitzen hat. Für diese Sachverhalte und die sich daraus ergebenden Konsequenzen bitten wir Sie sehr herzlich um Ihr Verständnis, wollen uns jedoch wenigstens bemühen, an dieser Stelle einen groben Überblick über das zu geben, was uns in den vergangenen zwölf Monaten beschäftigte.

Vor einem Jahr warnte der Präsident unseres Berufsverbandes vor der Mitgliederversammlung vor dem Honorarbegrenzungsabkommen der kassenärztlichen Bundesvereinigung, vor allen Dingen, davor an eine zeitliche Begrenzung dieses Abkommens zu glauben. Wenige Tage vor der Bundestagswahl stellte er fest, daß, gleichgültig wie die Mehrheiten sich im neuen Parlament verteilen würden, die Ärzteschaft weiterhin die Ehre haben werde, den Sündenbock zu spielen und zur Ausräumung von Schwierigkeiten ihren Geldbeutel hinzuhalten. Diese Worte haben sich, Gott sei's geklagt, schneller bewahrheitet, als irgendjemand unter uns zum damaligen Zeitpunkt zu befürchten wagte. Der anhaltende Konjunktureinbruch und die daraus resultierende Rentenmisere haben die Bundesregierung in einer Art Panik in das sogen. Krankenversicherungs-Kostendämpfungsgesetz hineingetrieben, das ohne Rücksicht auf Praktikabilität, Vernunft oder soziale Gerechtigkeit durch die parlamentarischen Gremien gehetzt wurde. Mit dem Honorarbegrenzungsabkommen sind die regionalen kassenärztlichen Vereinigungen mehr oder weniger gut zurechtgekommen. Mit den Auswirkungen des KVKG haben nicht nur wir Ärzte, sondern alle damit befaßten Verbände, einschließlich der Versicherten, jetzt schon so viele Schwierigkeiten, daß nicht abzusehen ist, was von diesem Gesetz in ein oder zwei Jahren noch übrig sein wird.

Da wird im Krankenhaussektor versucht, Kosten durch Straffung – sprich Streichung – von Belegabteilungen einzusparen ohne Rücksicht darauf, daß die Belegabteilung noch zu allen Zeiten die sparsamste Form der stationären Krankenversorgung gewesen

* Verlesen durch den Schriftführer des Berufsverbandes: L. Steffens, Eschweiler.

ist. Da wird die Last der Rezeptblattgebühren von den Hauptversicherten auf die Rentner verlagert, die zweifellos in zunehmendem Maße Anträge auf Befreiung stellen werden, so daß am Ende wohl doch wiederum nur die Hauptversicherten, jetzt jedoch nur noch mit DM 1.– anstatt mit DM 2.– Beteiligung übrigbleiben werden. Da wird den Prüfungsgremien ein Procedere auferlegt, das turnusmäßig den Vorsitz auch den Krankenkassenvertretern einräumt ohne Rücksicht darauf, ob diese von ihrer Vorbildung her zur Wahrnehmung einer solchen Funktion überhaupt imstande sind. Da sollen Medikamentenlisten nach preislichen Gesichtspunkten angelegt werden, obwohl jedermann weiß, daß das gleiche Präparat nicht notwenigerweise auch die gleiche Wirksamkeit bedeutet und inzwischen nachgewiesen wurde, daß sogen. Billigpräparate teilweise nicht einmal pro Tablette so viel Gewicht auf die Waage brachten, wie sie allein an Wirkstoff enthalten sollten.

Die Ärzteschaft hat sich gegen diesen Irrsinn gewehrt so gut sie konnte. Auch unser Berufsverband ist dabei voll vertreten gewesen. Manche Mitglieder haben zwar geglaubt, daß der urologische Berufsverband nicht zur Sprache gekommen sei, da im Krisenstab der deutschen Ärzteschaft nur der Berufsverband der Deutschen Internisten und Deutschen Chirurgen aufgeführt war. Es liegt mir deshalb daran, an dieser Stelle zu betonen, daß die Vorsitzenden dieser beiden Verbände nach eingehender vorheriger Absprache im Auftrag der Gemeinschaft fachärztlicher Berufsverbände sprachen, da auf Wunsch der Bundesregierung in den Krisenstab nur Vertreter homogener Verbände aufgenommen werden sollten und nicht die Vertreter von Verbandszusammenschlüssen.

Wie Sie wissen, haben alle fachkundigen und fundierten Einwürfe von ärztlicher Seite nichts gefruchtet. Das war am Ende auch nicht zu erwarten. Wenn in dieser Demokratie nämlich in ihrem gegenwärtigen Zustand einmal die Politik zum Zuge kommt, dann kann von Vernunft nicht mehr die Rede sein. Solange in diesem Staat Regierungsarbeit zu einem großen Teil durch Parteipolitik ersetzt wird, darf niemand erwarten, daß irgend jemand den Mut zu unpopulären Entschlüssen aufbringt, die unter Umständen ein paar Stimmen kosten könnten. Wenn es der Bundesregierung nämlich wirklich um eine nachhaltige Sanierung der Sozialversicherung gegangen wäre, dann hätten sich hierfür weitaus wirksamere Mittel angeboten wie die jetzt beschlossenen. Erinnert sei nur an die schon von Arbeitsminister Blank versuchte echte Selbstbeteiligung der Versicherten, der dann allerdings auch eine angemessene Kostenerstattung bei Nichtinanspruchnahme gegenüberzustehen hätte. Daß dieses System funktioniert, beweist die Situation der privaten Krankenversicherer, die oberhalb eines jährlichen Selbstbehalts von DM 500.– auch bei 100%-Tarifen recht stabile Beitragsverhältnisse praktizieren können. Zu dieser Selbstbeteiligung würde natürlich auch gehören müssen, daß man Versicherten, die mit ihrer Gesundheit Raubbau treiben, entsprechende Mehrbelastungen zumutet, wie ja auch die Versicherungen sich im Kfz.-Sektor weigern, Schäden zu erstatten, die unter dem Einfluß von Alkohol entstanden sind.

Derartige Regelungen wird man auch in der Zukunft jedoch vermissen. Selbst manche, im letzten Augenblick abgewendete Details des KVKG werden wir mit absoluter Sicherheit in Kürze wieder präsentiert bekommen, denn man kann sich jetzt schon ausrechnen, wann die Sozialversicherung selbst bei funktionierender Kostendämpfung infolge der Schröpfung für den Rentensektor wieder am Nullpunkt angelangt sein wird. Es hat sich ja schließlich immer wieder herausgestellt, daß von allen beteiligten Gremien die wirtschaftlichen Wachstumsmöglichkeiten überschätzt werden, von der Regierungskoalition aus parteipolitischen, von der Bundesbank aus stabilitätspolitischen Gründen. So drohen Bund, Ländern, Gemeinden, Renten-, Kranken- und Arbeitslosenversicherung noch größere Defizite, und wir sollten uns beizeiten darüber klar werden, daß dies zunehmenden politischen Druck auf alle tatsächlichen oder angeblich privilegierten Gruppen der Gesellschaft bedeuten wird.

In der Tat enthüllen die immer wieder vorgetragenen Hinweise der Politiker auf die durchschnittlichen Bruttoeinkommen der Ärzte die eigentliche Motivation. Es geht, wie Hanns Meenzen es formuliert hat, nicht um Kostendämpfung, sondern darum, den Berufsstand der freien Ärzte durch Einkommensschröpfung manipulierbar zu machen. Noch ist es nicht so weit. Noch geht es um eine Begrenzung des Honorarzuwachses und nicht um echte Honorarkürzungen. Wir sollten aber daran denken, daß zum gleichen Zeitpunkt, da der Bundesarbeitsminister in Bonn sein Gesetz als das non plus ultra der Kostendämpfung proklamierte, bei der Arbeitsgemeinschaft der Sozialdemokraten im Gesundheitswesen unverblümt ausgesprochen wurde, dieses Gesetz werde keine endgültige Lösung bringen, es sei bestenfalls eine Notbremse und in zwei Jahren werde alles ganz anders aussehen. Das bedeutet aber nichts anderes, als daß der Weg stracks in die Einheitsversicherung geht. Herr Läpple, Vorsitzender der gesundheitspolitischen Kommission beim Parteivorstand der SPD, verlangt in einem schon vor Jahresfrist erschienenen Buch „Gesundheit ohne Ausbeutung“ eine einheitliche Pflichtversicherung aller Bürger mit gleichen prozentualen Beiträgen vom Einkommen bis zu dessen voller Höhe, also ohne Beitragsbemessungsgrenze. Eine Zentralstelle soll die Mittel den regionalen Kassen zuteilen, die für Teilregionen mit 100 bis 150000 Einwohnern medizinische Zentren errichten sollen, in denen nicht nur niedergelassene, sondern auch Krankenhaus-Ärzte tätig werden können. Von der Politik haben wir also auch in Zukunft nichts zu erwarten als unsinnige Forderungen und wirklichkeitsfremde Manipulationen, die das deutsche Sozialversicherungssystem bis zur Unkenntlichkeit verstümmeln werden. Wir sollten uns hüten, solche Tendenzen nur der sozial-liberalen Koalition anzulasten und nicht vergessen, daß die Interessen unserer Patienten beim Zustandekommen des jetzigen KVKG von der Herren Albrecht und Röder auf dem Altar der niedersächsischen und saarländischen Landtagskoalition geopfert wurden.

Es ist schwer, in dieser Situation ein Rezept zu finden, wie die Ärzteschaft sich in der Zukunft verhalten sollte, um Schlimmerem vorzubeugen. Auf jeden Fall werden wir um äußerste Rationalisierung in der Praxisführung nicht herumkommen. Schon im Vorjahr stieg zwar die Anzahl der arbeitslosen Arzthelferinnen um über die Hälfte auf 8000, aber selbst wenn es am Ende dieses Jahres 20000 sein sollten, so kann man uns daraus keinen Vorwurf machen. Es ist schließlich schon lange bekannt, daß Arztpraxen echte Dienstleistungsbetriebe sind, die den gleichen betriebswirtschaftlichen Gesetzen unterliegen wie Unternehmer der Industrie. Es ist nicht unsere Schuld, wenn die Bundesregierung den Fehler, den sie bei der Industrie in den letzten Jahren gemacht hat und heute wieder bereut, bei den Ärzten zu wiederholen gedenkt.

Auch mit Investitionen sollten wir äußerst vorsichtig sein. Niemand von uns kann wissen, ob und in welchem Umfang wir bei der zukünftigen Entwicklung eingegangene finanzielle Verpflichtungen einzuhalten in der Lage sein werden. Das werden medizintechnische Unternehmen nicht gerne hören, aber es ist nicht unsere Schuld, wenn die Regierung nicht weiß, in welch ausgedehntem Maße auch die Medizin mit der Industrie verwoben ist, und Honorarkürzungen hier, Umsatzeinbrüche dort zur Folge haben müssen.

Wir werden auch – was bleibt uns anderes übrig ? – die Vorschriften des KVKG in der täglichen Arbeit minutiös praktizieren müssen. Das wird zwar den Patienten nicht gefallen, gerade weil die schwächsten Teile unserer versicherten Bevölkerung in brutaler Weise in Mitleidenschaft gezogen werden, aber die Ärzteschaft ist nicht dazu da, die Fehlleistungen unfähiger Politiker zu bemänteln.

Sie merken sicherlich schon worauf das hinausläuft: die von allen Seiten der Politik im Stich gelassene Ärzteschaft wird nicht umhin können, sich in einem bisher ungekannten Ausmaße selbst zu politisieren. Wir müssen uns auf uns selbst besinnen und insbesondere darauf, in welchem Umfange wir tagtäglich mit breitesten Kreisen der Bevölkerung in Kontakt kommen und bei diesem Anlaß, so ganz nebenbei, aufklären, wachrütteln, mobilisieren können. Wir Ärzte sind eine zu kleine Gruppe, als daß wir politisch ins Gewicht fallen. Nur im Bund mit unseren Patienten, der breiten Schicht der Wähler, können wir in diesem Staat noch in der nächsten Zukunft Schlimmeres verhüten. Das Wort des Arztes klingt am Ohr des Patienten lauter und wirkt schwerer als alle Aufrufe von Standesorganisationen.

Vor manchen Dingen aber müssen wir uns hüten. Im Zusammenhand mit dem KVKG hat man wieder einmal die Geschlossenheit und Schlagkraft ärztlicher Standesorganisationen kennengelernt, um die man uns schon lange beneidet und wegen der wir immer wieder angefeindet werden. Aus diesem Grunde ist man in Regierungskreisen, geführt von Herrn Ehrenberg, zu dem Versuch übergegangen, die ärztliche Basis und ihre Standesorganisationen auseinander zu dividieren. Man hat versucht glauben zu machen, daß die von den ärztlichen Verbänden und Organisationen vorgetragenen Argumentationen, Proteste, Einwände eigentlich gar nicht die Meinung der Ärzteschaft im Großen wiederspiegeln. Wir können für die Urologie bei der bekannten Geschlossenheit unseres Fachs und bei der engen Zusammenarbeit zwischen Wissenschaft und Berufspolitik über einen derartigen Versuch nur lächeln. Hüten wir uns aber in der Zukunft davor, in dieser Geschlossenheit und in dieser engen und vertrauensvollen Zusammenarbeit auch nur den kleinsten Riß entstehen zu lassen. Er würde gnadenlos zu einer verhängnisvollen Kluft aufgebrochen werden.

Das Netz der ärztlichen Versorgung wird bei den noch immer hohen Nachwuchsquoten in zunehmendem Maße engmaschiger werden. Auf dem Sektor der Urologie ist die Gefahr einer Überbesetzung noch – außer in den Ballungsräumen – immer nicht akut, bei Andauer der jetzigen Entwicklung aber vorhersehbar. Hüten wir uns vor der Einstellung, diese Dinge gingen den Einzelnen nichts an, solange die Verhältnisse in der eigenen Praxis stimmen. Gerade die jungen, noch in der Ausbildung befindlichen Kollegen, und diese ausnahmslos, sollten so schnell wie möglich den Anschluß an den Berufsverband finden. Nur dann können wir unsere Kollegen beraten, über die Risiken und besonderen Verhältnisse der freien Praxis aufklären und so bittere Enttäuschungen und finanzielle Desaster verhüten helfen. Wenn wir darüberhinaus Mittel und Wege finden, um den Zustrom in die freie Praxis dem tatsächlichen Ersatzbedarf anzupassen, können wir auf die Länge verhindern, daß staatlicher Dirigismus Platz greift, mit der Begründung, die ärztliche Selbstverwaltung habe vor diesem Problem versagt. Zu seiner Bewältigung wird allerdings das intensive und gemeinsame Bemühen aller Gremien und aller Kollegen nötig sein.

Wir sollten uns auch davor hüten, daß wir vor der Mißachtung unserer Arbeit und unseres täglichen Bemühens um unsere Patienten resignieren und unter Umständen darunter die Qualität unserer Arbeit leidet. Die ärztliche Leistung muß als Hintergrund für jede weitere Verhandlung von ihrer Qualität her über jeden Zweifel erhaben sein. Auch hier ist jeder einzelne Kollege aufgerufen, jedes auch noch so kleine Detail seiner praktischen Arbeit immer wieder zu überprüfen und wenn möglich zu verbessern, anstatt Routine Platz greifen zu lassen, die voll ausgeprägter Gefahren steckt. Wir haben auf diesem Kongreß erstmals zusammen mit der Deutschen Gesellschaft für Urologie über das Problem einer Qualitätskontrolle urologischer Leistungen gesprochen, wobei wir uns allerdings über die Realisierung noch sehr eingehende Gedanken werden machen müssen. Neben diesen Maßnahmen wird der Berufsverband weiterhin die intensive Fortbildung seiner Mitglieder fördern, indem er, wie in der Vergangenheit, auch weiterhin regionale Seminare anbietet, in denen die Kollegen ihre Kenntnisse auf Spezialgebieten vertiefen und damit Diagnostik und Therapie weiter verbessern können.

Hüten müssen wir uns schließlich vor der großen Gefahr, daß aus dem gegenwärtigen Kostendruck wieder Querelen zwischen einzelnen Fachgebieten ausbrechen. Diese Gefahr liegt umso näher, als manche Fächer durch die erhebliche und sicher noch nicht abgeschlossene Kürzung und Umstrukturierung der Gebührenordnungen große Einbußen am Honorarvolumen haben hinnehmen müssen. Die Urologie ist hiervon glücklicherweise weitgehend verschont geblieben, da der Berufsverband vor einer allzu großen Ausweitung der Tätigkeit in den Laborsektor immer wieder eindringlich gewarnt hat. Inzwischen aber müssen wir uns bereits wiederholter und immer heftiger werdender Attacken erwehren, die gegen die fachgebundene Röntgentätigkeit gerichtet sind. Hier werden wir uns vor allem mit dem Berufsverband der Deutschen Internisten zu einigen haben. Im Vordergrund steht jedoch die gemeinsame Abwehr massiver und rücksichtloser Attacken der Deutschen Röntgengesellschaft, die über den Kopf ihres eigenen Berufsverbandes hinweg seit geraumer Zeit versucht, die Kontrolle über jegliche Art von Röntgentätigkeit an sich zu reißen. Sie wissen, daß es über die Auslassungen des Präsidenten der Deutschen Röntgengesellschaft vor dem diesjährigen Kongreß in Münster schon zu Veröffentlichungen im Spiegel gekommen ist. Dies, zusammen mit in Münster erhebenen Rufen nach dem Gesetzgeber, stellt eine berufspolitische Torheit dar, die in der gegenwärtigen Situation wohl kaum mehr zu übertreffen sein dürfte. Die Arbeitsgemeinschaft Fachgebiets-Radiologie steht hier vor einer brennend aktuellen und zugleich äußerst schwierigen Aufgabe, da sich der Vorstand der Deutschen Röntgengesellschaft hartnäckig weigert, die aufgetretenen Probleme in gemeinsamen Verhandlungen zu klären. Es wird der Arbeitsgemeinschaft Fachgebiets-Radiologie somit wohl kaum etwas anderes übrigbleiben, als den Vorstand der Deutschen Röntgengesellschaft von der radiologischen Basis her zu zwingen, haarsträubende Polemik endlich durch sachbezogene Gespräche zu ersetzen.

Lassen Sie, meine sehr verehrten Kolleginnen und Kollegen, uns abschließend feststellen, daß wir durch das KVKG erst in die intensivste Phase sozial-politischer Auseinandersetzungen hineingeraten sind, die uns noch auf Jahre hinaus Probleme bescheren wird, zu deren Bewältigung wir aller Kräfte bedürfen, die in kollegialer Gemeinschaft überhaupt zu aktivieren sind. Sorgen wir dafür, daß in unserem Haus die Dinge so gut wie möglich bestellt sind, damit wir keiner Kritik eine Angriffsfläche bieten. Respektieren wir, daß wie auch immer, gewisse Veränderungen unseres Sozialversicherungs-Systems Gesetzeskraft erlangt haben. Besinnen wir uns aber auch zugleich darauf, daß unsere Arbeit uns die Möglichkeit zu intensiver gesellschafts- und sozialpolitischer Aufklärung bietet. Mit Bescheidenheit, Takt und intensivem Bemühen sollte uns gelingen, die für unser Sozialversicherungssystem drohenden Gefahren mit Hilfe jener Kraft zu bannen, die in dem Wort des leidenschaftlichen Wegbereiters des politischen Feuilletons, Ludwig Börne beschworen wird: „Der Staat ist Schiff, die Zeit ist See, Regierungen sind Segel, das Volk der Wind".

Dr. D. Heck
Tullastr. 3
D-6800 Mannheim

Generalversammlung

Protokoll der Ordentlichen Mitgliederversammlung der Deutschen Gesellschaft für Urologie am 23. September 1977 (Liederhalle Stuttgart)

Der Präsident, Prof. Dr. F. Arnholdt, begrüßt die anwesenden Mitglieder um 16.00 Uhr.

Der 1. Schriftführer, Prof. Dr. R. Nagel, stellt fest, daß die Versammlung ordnungs- und satzungsgemäß eingeladen und daher beschlußfähig ist.

TAGESORNDUNG

1. Wahl des Präsidenten für das Jahr 1979

Der Vorsitzende begründet eingehend den einstimmigen Vorschlag des Gesamtvorstandes, Herrn Prof. Dr. W. Mauermayer, München, zum Präsidenten für das Kongreßjahr 1979 zu wählen.

Bei der Zettelwahl entfallen auf Herrn Prof. Mauermayer 97 Stimmen, auf Herrn Nagel vier Stimmen, auf Herrn Sigel zwei Stimmen und auf die Herren Hohenfellner, Kaufmann, Rodeck, Rothauge und Ziegler je eine Stimme, bei zwei Enthaltungen und eine Gegenstimme. Damit ist Herr Prof. Dr. W. Mauermayer mit 97 gegen 12 Gegenstimmen und zwei Enthaltungen zum Präsidenten für das Jahr 1979 gewählt.

Herr Prof. Dr. W. Mauermayer nimmt die Wahl an und dankt den Mitgliedern der Gesellschaft für das ihm entgegengebrachte Vertrauen.

Der Kongreß 1979 wird in München stattfinden.

2. Bericht über das Geschäftsjahr 1976/77

Herr Nagel berichtet über die im vergangenen Geschäftsjahr durch den geschäftsführenden Vorstand der Deutschen Gesellschaft für Urologie geleistete Arbeit, die sich zum Teil auf die gleichen Themen der vorangegangenen Jahre erstreckt.

Entsprechend der vorgesehenen Änderung der Approbationsordnung für Ärzte (27. 12. 1976) soll nun das *Fachgebiet Urologie* zusammen mit der Orthopädie und Chirurgie in das operative Stoffgebiet (Stoffgebiet I) eingeordnet werden.

Die *Kinderurologie* erschien dem Vorstand durch die inhaltliche Angabe des Stoffgebietes in der vorgesehenen Approbationsordnung „Funktionsstörungen und Mißbildungen" für das Fach „Urologie" gesichert.

Am 5. 3. 1977 wurde in Frankfurt die *„Arbeitsgemeinschaft für Kinderurologie in der Deutschen Gesellschaft für Urologie"* gegründet, da die Kinderurologie stärker in das jährliche Tagungsprogramm integriert werden soll.

Vorsitzender dieser Arbeitsgemeinschaft ist für die folgenden zwei Jahre Herr Prof. Dr. A. Sigel, Erlangen; Beiräte sind Herr Prof. Dr. R. Hohenfellner, Mainz, und Herr Prof. Dr. H. Singer, München.

Im Januar 1977 fand in der Bundesärztekammer eine Sitzung über „Plastische Operationen" im Fachgebiet der Dermatologen und Gynäkologen, die diese Operationen als Zusatzbezeichnung nach einer Sonderausbildung von 2 Jahren beantragt hatten, statt. Dieser Antrag wurde vorerst abgelehnt und soll später noch einmal beraten werden. Da die plastischen Operationen in der Urologie seit jeher integrierender Bestandteil der operativen Urologie sind, wurde von den Vertretern der Urologie kein Sonderantrag bei der Bundesärztekammer gestellt.

Bezüglich des *„Radiologenabkommens"* ist bisher noch keine funktionierende Vereinbarung zustande gekommen. Herr Heck berichtet, daß mehrfach Schriftwechsel mit

Herrn Prof. Frik stattgefunden haben, daß jedoch die Angelegenheit des Radiologenabkommens zusammen mit den übrigen Fächern, die ebenfalls Teilradiologie ausüben, erst in nächster Zeit verhandelt werden soll.

Bezüglich der Sicherung der *„Qualitätskontrolle,* angeregt von der Deutschen Gesellschaft für Chirurgie, wurde eine Kommission gebildet, der neben dem Präsidenten folgende Herren angehören sollen:

K.-J. Broegger
W. Knipper
R. Nagel
E. Schmiedt
J. Sökeland.

Aktuelle Fragen, die alle wissenschaftliche Gesellschaften betreffen, werden weiterhin in der Arbeitsgemeinschaft Wissenschaftlich-Medizinischer Fachverbände (AWMF) diskutiert bzw. es werden in diesem Gremium entsprechende gemeinsame Beschlüsse und Empfehlungen gefaßt.

Die Deutsche Gesellschaft für Urologie ist an diesen, zweimal im Jahr stattfindenden Sitzungen der AWMF, der jetzt 39 wissenschaftliche Fachverbände angehören, mit einem Mitglied des Geschäftsführenden Vorstandes, meist Herrn Nagel, vertreten.

Herr Nagel ist Mitglied des Arbeitskreises „Arzt und Recht" in der Arbeitsgemeinschaft Wissenschaftlich-Medizinischer Fachverbände (AWMF).

3. Bericht des Schatzmeisters

Der Schatzmeister berichtet kurz über die Einnahmen und Ausgaben.

Eine Prüfung der Unterlagen ist nicht erforderlich, da diese erst auf dem Kongreß 1978 stattfinden muß.

4. Neuwahlen und Wahl eines Nichtständigen Ausschußmitgliedes

Auch diese Wahlen sind nicht erforderlich, sondern sind satzungsgemäß erst auf dem Kongreß 1978 erforderlich.

5. Genehmigung der Satzung (Stand vom 1. 10. 1976)

Wegen zahlreicher Satzungsänderungen seit 1968 verlangt das Registergericht München eine von der Generalversammlung genehmigte Satzung in der *derzeitig* gültigen Form.

Diese wurde allen Mitgliedern zeitgerecht vor dem Kongreß zugesandt.

Auf Vorschlag des Vorstandes wird die vorliegende Satzung – Stand Oktober 1976 – mit der im folgenden Punkt erforderlichen Satzungsänderung als gültige Fassung *einstimmig* von der Versammlung genehmigt.

6. Satzungsänderung

Der Vorstand der Deutschen Gesellschaft schlägt vor, die Satzung – wie dies der Satzung anderer Gesellschaften entspricht – wie folgt zu ändern:

„Vortragsanmeldungen (Erstautor) für die Tagung der Deutschen Gesellschaft für Urologie können nur durch Mitglieder der Gesellschaft erfolgen. Nichtmitglieder der Deutschen Gesellschaft für Urologie können nur auf Einladung des Vorstandes einen Vortrag halten."

Dieser Vorschlag wird nach einiger Diskussion *einstimmig* angenommen.

Dieser Passus wird als Abs. 2 dem § 17 der Satzung vom 1. 10. 1976 angefügt.

7. Bericht des Archivars

Im abgelaufenen Jahr seit dem letzten Kongreß hat nur der Urologe, Herr Smoler aus Isny – nach Aufgabe seiner Praxis – wertvolle Instrumente für das Archiv gestiftet. Darunter befinden sich:
Ein Leiter-Zystoskop (Wien), Operations- und Spülzystoskope von G. Wolff, eine Young'sche Zange sowie ein blinder Lithotryptor, Probeexzisionszangen und 1 Übersichtszystoskop. Vom gleichen Kollegen ging als Buchspende das Werk von Schlagintweit über die Nierentuberkulose aus dem Jahre 1912 ein.

Eine weitere Buchspende erhielt das Archiv von Herrn Seiferth aus Köln: „Das Spina-bifida-Kind unter besonderer Berücksichtigung der urologischen Krankheitsbilder".

Von den Geldmitteln der Gesellschaft konnten für das Archiv noch zahlreiche alte urologische Einzelwerke beschafft werden, so von Thompson, Albarran, Rayer, Civiale, Guyon, Bird, Wattmann, Tandler-Zuckerkandl, Mercier, Bartisch, Israel, Kern, Luys, Rumpel, Lysfranc, Syme, Voelcker, Casper, Joseph, Kneise und Wossidlo.

Als wertvollstes Werk konnte der Band 17 des Neuen Journals der Praktischen Heilkunde von 1806 erworben werden mit der Originalarbeit des Erfinders der Endoskopie Bozzini.

Im allgemeinen läßt sich feststellen, daß nun die Beschaffung älterer urologischer Werke immer schwieriger wird, da das Interesse daran zunimmt, so daß immer weniger angeboten wird.

8. Maximilian-Nitze-Preis

Der Ausschuß der Deutschen Gesellschaft für Urologie hat in diesem Jahr den Maximilian-Nitze-Preis erstmals seit längerer Zeit wieder verliehen und beschlossen, den Preis auf DM 8000,— zu erhöhen. Weiterhin hat der Ausschuß beschlossen, daß der Preis erneut ausgeschrieben wird.

Eingegangene Arbeiten sollen – wie bisher – an den Präsidenten gesandt werden.

Mitglieder des Preisrichterkollegiums sind neben dem Präsidenten der Deutschen Gesellschaft für Urologie folgende Herren: R. Hohenfellner, W. Lutzeyer, R. Nagel, E. Schmiedt, J. Sökeland.

9. Prämierung der „Wissenschaftlichen Ausstellung"

Der Vorstand der Deutschen Gesellschaft für Urologie hat beschlossen, die beste Arbeit im Rahmen der „Wissenschaftlichen Ausstellung" mit DM 2000,— zu prämieren.

Die Beurteilung der Arbeiten erfolgt durch die gleiche Kommission, die auch die Arbeiten für den Nitze-Preis beurteilt.

10. Zu- und Abgänge

Es haben 28 Kollegen die Aufnahme in die Deutsche Gesellschaft für Urologie beantragt und entsprechende Bürgen angegeben. Diesen Anträgen wurde vom Gesamtvorstand der Deutschen Gesellschaft zugestimmt.

Drei Mitglieder sind aus der Deutschen Gesellschaft für Urologie ausgetreten.

Vier weitere Mitglieder haben wegen Erreichung der Altersgrenze ihren Austritt beantragt.

Der Vorstand der Deutschen Gesellschaft für Urologie hat diesen Herren vorgeschlagen, weiterhin als Nichtzahlende Mitglieder der Deutschen Gesellschaft für Urologie anzugehören. Dieser Vorschlag wurde von allen Herren dankbar angenommen.

11. Verschiedenes

Es wurde auf der Generalversammlung vorgeschlagen und beschlossen, daß in Zukunft Vorträge in der Regel nur noch drei bis maximal vier Autoren haben sollen. Nur bei größeren interdisziplinären experimentellen Vorträgen soll die Zahl der am Vortrag Beteiligten auf maximal sechs erweitert werden.

Bezüglich des *Filmprogrammes* hat sich gezeigt, daß der Beginn des Filmprogrammes bereits am Vormittag des 1. Kongreßtages, an dem nachmittags alle Gremiem tagen, ungünstig ist. Wie die entsprechende Diskussion weiterhin ergab, hat das Filmprogramm, das Herr Priv.-Doz. Dr. P. Rathert leitet, durch die Anwesenheit der Autoren gewonnen.

Herr Brosig macht den Vorschlag, daß die Filme ständig laufen sollen, daß jedoch nur einmal die Autoren anwesend sind. Diesem Vorschlag wird von der Versammlung zugestimmt.

Herr Kelâmi macht den Vorschlag, daß bei der Wissenschaftlichen Ausstellung die Autoren zu festen Zeiten präsent sein sollten. Hierüber soll im Vorstand noch einmal diskutiert werden.

Der scheidende Präsident, Prof. Dr. F. Arnholdt, dankt allen Beteiligten für die Mitarbeit bei der Durchführung des Kongresses und verabschiedet in würdiger Form den ausscheidenden Vizepräsidenten, Herrn Prof. Dr. H. Marberger, Innsbruck.

Gleichzeitig wünscht er dem neuen Präsidenten, Herrn Prof. Dr. P. Mellin, für sein Präsidentenjahr sehr herzlich viel Erfolg.

Ende der Sitzung: 16.50 Uhr

Prof. Dr. R. Nagel
1. Schriftführer der Deutschen
Gesellschaft für Urologie
Spandauer Damm 130
D-1000 Berlin 19

Satzung der Deutschen Gesellschaft für Urologie

(Stand September 1977)

§ 1
Die Deutsche Gesellschaft für Urologie ist eine Vereinigung von Urologen und urologisch interessierten Ärzten. Sie dient der Förderung der Wissenschaft, insbesondere auf dem Gebiete der Urologie. Der Zweck wird erreicht durch Gedankenaustausch, wissenschaftliche Anregungen und Arbeiten auf allen Gebieten der Urologie. Wissenschaftliche Arbeiten werden im Auftrag und auf Weisung des Vereins durchgeführt. Die Gesellschaft veranstaltet in regelmäßigen Abständen ihren Kongreß. Sämtliche wissenschaftlichen Vorträge werden veröffentlicht. Die auf dem Gebiete der Urologie tätigen Ärzte sollen in der Berufsausbildung gefördert werden.

Sitz der Gesellschaft ist München im Bezirk des Amtsgerichtes München. Sie ist in das Vereinsregister eingetragen. Sie verfolgt ausschließlich und unmittelbar gemeinnützige Zwecke und erstrebt keinen Gewinn. Etwaige Überschüsse und sonstige Zuwendungen werden ausschließlich dem Gesellschaftszweck zugeführt. Die Mitglieder haben keinen persönlichen Anspruch an das Vermögen, auch nicht bei Auflösung der Gesellschaft. Das Geschäftsjahr ist das Kalenderjahr.

§ 2
Die Gesellschaft besteht aus Mitgliedern, Ehrenmitgliedern und korrespondierenden Mitgliedern.

§ 3
Mitglied kann jeder approbierte Arzt werden, der Interesse für das Fachgebiet der Urologie hat. Dem Aufnahmeantrag ist eine schriftliche Befürwortung durch zwei Mitglieder der Gesellschaft beizufügen. Über die Aufnahme entscheidet der Ausschuß. Die Zustellung der Mitgliedskarte erfolgt nach Einzahlung der Aufnahmegebühr und des Beitrages für das laufende Geschäftsjahr.

§ 4
Jedes Mitglied zahlt eine Aufnahmegebühr sowie jährliche Mitgliedsbeiträge, deren Höhe von der Mitgliederversammlung festgelegt wird. Tritt ein Mitglied in den Ruhestand, so kann es auf Antrag von der Beitragspflicht befreit werden. Der Vorstand kann unter besonderen Umständen auch andere Mitglieder auf Zeit von der Beitragspflicht befreien.

§ 5
Ein Mitglied, welches trotz zweimaliger schriftlicher Mahnung durch den Schatzmeister mit der Beitragszahlung länger als ein Jahr im Rückstand bleibt, gilt als ausgeschieden.

§ 6
Bei einem Mitglied, welches das Ansehen der Vereinigung schädigt, kann auf Antrag des Vorstandes die Mitgliederversammlung auf Ausschluß erkennen.

Hierzu ist Zweidrittelmehrheit der anwesenden Mitglieder erforderlich. Die Abstimmung ist geheim und geschieht durch Stimmzettel. Ein Ausschlußantrag muß allen Mitgliedern mindestens 14 Tage vorher schriftlich mitgeteilt werden.

§ 7
Der freiwillige Austritt eines Mitgliedes erfolgt durch schriftliche Anzeige an den Schriftführer der Gesellschaft.

§ 8
Zu Ehrenmitgliedern können Ärzte oder Gelehrte ernannt werden, welche die urologische Wissenschaft oder die Gesellschaft in hervorragender Weise gefördert haben. Die Ernennung erfolgt auf Antrag des Vorstandes in der Mitgliederversammlung durch widerspruchslose Zustimmung oder durch Stimmzettel. Bei der Zettelwahl bedarf es einer Mehrheit von zwei Dritteln der abgegebenen Stimmen.

Die Ehrenmitglieder haben die Rechte der Mitglieder ohne deren Pflichten.

In gleicher Weise können Ärzte oder Gelehrte des In- und Auslandes zu korrespondierenden Mitgliedern ernannt werden. Korrespondierende Mitglieder haben die Rechte der Mitglieder, jedoch nur beratende Stimme.

§ 9
Der Vorstand besteht aus dem Präsidenten, dem Vizepräsidenten, dem ersten und zweiten Schriftführer und dem Schatzmeister.

Der Präsident vertritt die Gesellschaft gerichtlich und außergerichtlich nach außen. Er beruft die Sitzungen des Vorstandes, des Ausschusses und die Mitgliederversammlung ein und leitet die Verhandlungen. Er ist gehalten, jährlich eine Ausschußsitzung und mindestens alle 2 Jahre eine Mitgliederversammlung einzuberufen. Bei Verhinderung wird er vom Vizepräsidenten vertreten. Die ausgeschiedenen Präsidenten sind ständige Mitglieder des Ausschusses, bis sie in den Ruhestand treten.

Der 1. Schriftführer leitet das Sekretariat der Gesellschaft, besorgt den Schriftverkehr und führt das Sitzungsprotokoll.

Der Schatzmeister verwaltet das Vermögen der Gesellschaft und zieht die Beiträge ein. Er ist, ebenso wie der 1. Schriftführer, zeichnungsberechtigt.

Der Ausschuß besteht aus dem Vorstand, den ständigen, vier nichtständigen Ausschußmitgliedern und dem jeweiligen Vorsitzenden des Berufsverbandes der Deutschen Fachärzte für Urologie e. V. Beschlüsse des Ausschusses werden mit einfacher Stimmenmehrheit der Anwesenden gefaßt. Bei Stimmengleichheit entscheidet die Stimme des Präsidenten.

Über die Einnahmen und Ausgaben ist Buch zu führen. Es darf keine Person durch Verwaltungsaufgaben, die den Zwecken des Vereins fremd sind, oder durch verhältnismäßig hohe Vergütungen begünstigt werden.

Der Archivar ist ein Organ der Gesellschaft.

§ 10
Der Vorstand leitet die Geschäfte der Gesellschaft.

Er kann beliebige Aufgaben seines Geschäftsbereiches weiteren Mitgliedern der Gesellschaft übertragen.

Beschlüsse des Vorstandes werden mit einfacher Stimmenmehrheit der Anwesenden gefaßt. Bei Stimmengleichheit entscheidet die Stimme des Präsidenten.

§ 11
Die Amtsdauer des Präsidenten erstreckt sich über die Kongreßperiode.

Die Wahl des Präsidenten erfolgt in der Mitgliederversammlung durch Stimmzettel; einfache Mehrheit entscheidet. Wird diese im ersten Wahlgang nicht erzielt, so erfolgt eine Stichwahl zwischen den beiden Mitgliedern, die die meisten Stimmen erhalten haben. Der Präsident der vorausgegangenen Kongreßperiode wird stets Vizepräsident. Der ausscheidende Präsident ist für die nächste Kongreßperiode nicht wählbar.

Die Wahl der Schriftführer und des Schatzmeisters erfolgt in der Mitgliederversammlung, wenn notwendig durch Stimmzettel, mit einfacher Mehrheit. Die Wahl erfolgt für die Dauer von zwei Kongreßperioden. Wiederwahl auch für die nächste Kongreßperiode ist zulässig.

Die Wahl der nicht ständigen Ausschußmitglieder erfolgt in der Mitgliederversammlung, wenn notwendig durch Stimmzettel, für die Dauer von 4 Jahren. Eine Wiederwahl ist nicht zulässig.

Die Wahl des Archivars erfolgt in der Mitgliederversammlung durch Stimmzettel, die einfache Mehrheit entscheidet. Die Wahl erfolgt für einen unbefristeten Zeitraum. Eine Abwahl des Archivars kann auf Antrag des Vorstandes nur in der Mitgliederversammlung erfolgen. Hierzu ist eine $^2/_3$-Mehrheit der anwesenden Mitglieder erforderlich. Die Abstimmung muß allen Mitgliedern auf der Einladung zur Mitgliederversammlung angekündigt werden.

§ 12

Scheidet ein Mitglied des Vorstandes im Laufe seiner Amtszeit aus, so kann sich der Vorstand bis zur nächsten Mitgliederversammlung durch Zuwahl aus dem Ausschuß ergänzen.

§ 13

Der Vorstand hat mindestens alle 2 Jahre der Mitgliederversammlung einen Geschäftsbericht sowie die Abrechnung vorzulegen. Der Präsident beruft zwei Mitglieder zur Prüfung der Abrechnung. Die Mitgliederversammlung nimmt den Prüfungsbericht entgegen und erteilt dem Vorstand Entlastung.

§ 14

Eine Mitgliederversammlung ist ferner auch dann einzuberufen, wenn das Interesse der Gesellschaft es erfordert oder die Einberufung schriftlich vom zehnten Teil der Mitglieder unter Angabe des Zweckes und der Gründe vom Vorstand verlangt wird.

§ 15

Änderungen der Satzungen können der Mitgliederversammlung nur dann zur Beschlußfassung vorgelegt werden, wenn sie 4 Wochen vorher eingereicht sind und auf der Tagesordnung stehen.

§ 16

Die wissenschaftlichen Tagungen der Deutschen Gesellschaft für Urologie finden in regelmäßigen Abständen statt. Der Tagungsort wird jedesmal durch den Ausschuß bestimmt. Der Präsident legt das Kongreßprogramm dem Ausschuß vor.

§ 17

Vorträge sind dem Präsidenten termingerecht mit Inhaltsangabe anzumelden. Annahme und Sprechzeit werden vom Ausschuß bestimmt.

Vortragsanmeldungen (Erstautor) für die Tagung der Deutschen Gesellschaft für Urologie können nur durch Mitglieder der Gesellschaft erfolgen. Nichtmitglieder der Deutschen Gesellschaft für Urologie können nur auf Einladung des Vorstandes einen Vortrag halten.

§ 18

Die Deutsche Gesellschaft für Urologie läßt die wissenschaftlichen Berichte in Form eines Kongreßbandes erscheinen unter Schriftleitung des jeweiligen Präsidenten.

§ 19

Auflösung der Gesellschaft: Der Antrag auf Auflösung der Gesellschaft wird der Tagesordnung nur eingefügt, wenn er von sämtlichen Vorstandsmitgliedern oder mindestens von der Hälfte der Mitglieder überhaupt unterzeichnet ist. Zur Beschlußfassung über diesen Antrag ist die nächste ordentliche Mitgliederversammlung zuständig, wenn dieselbe von mindestens zwei Dritteln der Mitglieder besucht ist.

Im Falle der Beschlußunfähigkeit muß der Vorstand innerhalb von 6 Wochen eine außerordentliche Mitgliederversammlung ordnungsgemäß unter Angabe der Tagesordnung einberufen, die dann unabhängig von der Zahl der erschienenen Mitglieder beschließt. Ein Beschluß, die Gesellschaft aufzulösen, kann in beiden Mitgliederversammlungen nur durch eine Mehrheit von drei Viertel der anwesenden Mitglieder gefaßt werden. Die Mitgliederversammlung, welche die Auflösung der Gesellschaft beschließt, verfügt zugleich über die Ausführung der Auflösung und über die Verwendung des Vermögens der Gesellschaft.

Für die Auflösung der Gesellschaft gelten die gesetzlichen Vorschriften. Das Gesellschaftsvermögen fällt bei der Auflösung oder Wegfall der bisherigen Zwecke an die Deutsche Forschungsgemeinschaft, die es unmittelbar und ausschließlich für gemeinnützige Zwecke zu verwenden hat. Eine Zuwendung von Vermögen oder Vermögensteilen an Mitglieder der Deutschen Gesellschaft für Urologie ist ausgeschlossen. Beschlüsse über Verwendung des Vermögens der Gesellschaft sowie Beschlüsse über Satzungsänderungen, die die Zwecke der Gesellschaft und die Verwendung ihres Vermögens betreffen, sind auch vor Inkrafttreten dem zuständigen Finanzamt mitzuteilen. Über die Verwendung im einzelnen und die Beachtung der Bestimmungen der vorhergehenden Absätze entscheidet die Mitgliederversammlung.

Verzeichnis der Mitglieder der Deutschen Gesellschaft für Urologie

(Stand September 1977)

Organe der Gesellschaft

Geschäftsführender Vorstand:

Präsident: Prof. Dr. F. Arnholdt, D-7000 Stuttgart
Vizepräsident: Prof. Dr. H. Marberger, A-6020 Innsbruck
1. Schriftführer: Prof. Dr. R. Nagel, D-1000 Berlin
2. Schriftführer: Prof. Dr. K.-F. Albrecht, D-5600 Wuppertal
Schatzmeister: Dr. W. Brachmann, D-2000 Hamburg

Ständige Ausschußmitglieder:

Prof. Dr. W. Brosig, D-1000 Berlin
Prof. Dr. H. K. Büscher, D-3000 Hannover
Prof. Dr. H. Dettmar, D-4000 Düsseldorf
Prof. Dr. W. Lutzeyer, D-5100 Aachen
Prof. Dr. E. Schmidt, D-8000 München
Dr. D. Zoedler, D-4000 Düsseldorf

Nichtständige Ausschußmitglieder:

Dr. K. J. Broegger, D-4005 Meerbusch (1974–1978)
Prim. Dr. H. Loebenstein, A-1030 Wien (1974–1978)
Prof. Dr. Sachse, D-8500 Nürnberg (1974–1978)
Prof. Dr. Planz, D-6400 Fulda (1976–1980)
Dr. D. Heck, D-6860 Mannheim
(als Vorsitzender des Berufsverbandes der Deutschen Fachärzte für Urologie)
Dr. W. Knipper, D-2000 Hamburg 22
(Ehrenpräsident des Berufsverbandes der Deutschen Fachärzte für Urologie, als beratendes Mitglied)

Archivar: Dr. F. Schultze-Seemann, D-1000 Berlin

Ehrenmitglieder

Prof. Dr. Dr. h. c. Alken, Carl-Erich, Geheimer Sanitätsrat, ehem. Direktor der Urolog. Univ.-Klinik, D-6650 Homburg a. d. Saar.
Prof. Dr. Babics, Antal, Ulloi 78/B, Budapest VIII/Ungarn.
Prof. Dr. Boeminghaus, Hans, Facharzt für Chirurgie und Urologie, Chefarzt i. R., Beckbuschstraße 18, D-4000 Düsseldorf.
Prof. Dr. Boshamer, Kurt, Facharzt für Chirurgie und Urologie, Chefarzt i. R., Haardter Str. 6, D-6730 Neustadt/Weinstraße 1.
Prof. Culp, David A., M. D., Professor of Urology, University of Iowa College of Medicine, Iowa City, USA.
Prof. Dr. Dr. h. c. Derra, Ernst, Facharzt für Chirurgie, Himmelgeister Str. 226, D-4000 Düsseldorf.
Prof. Dr. Deuticke, Paul, Facharzt für Urologie, Metternichgasse 7, A-1030 Wien III.
Prof. Dr. Forssmann, Werner, Facharzt für Chirurgie und Urologie, D-7861 Wies-Wambach i. Südbade.
Prof. Dr. Giertz, Gustav, Facharzt für Urologie, Karolinska Sjukhuset, S-10401 Stockholm 60.
Prof. Dr. DeGironcoli, Franco, Via S. Niccolò, I-Florenz.
Prof. Dr. Goodwin, W. E., University of California, (UCLA), Los Angeles, USA.
Prof. Dr. Heusch, Karl, Facharzt für Urologie und Chirurgie, Chefarzt der Urolog. Klinik, i. R., Kaiser-Friedrich-Allee 39, D-5100 Aachen.
Prof. Dr. Ichikawa, Tokuji, Director of the First National Hospital of Tokyo, Toyamacho, Shinjuku-ku, Tokyo 1, Japa.

Prof. Dr. Jönsson, Gösta, Urologiska Kliniken, Lasarettet, S-22185 Lund.

Prof. Dr. Dr. h. c. Linder, Fritz, Direktor der Chirurgischen Univ.-Klinik, D-6900 Heidelberg.

Prof. Dr..Ljunggren, Einar, Carlanderska Sjukhemmet, S-41255 Göteborg.

Prof. Dr. May, Ferdinand, Facharzt für Chirurgie und Urologie, Chefarzt des Urologischen Krankenhauses München, i. R., D-8000 München.

Prof. Dr. Mayor, Georges, Facharzt für Chirurgie und Urologie, Ord. Prof. f. chirurg. Urologie, Universität Zürich, Direktor der Urologischen Univ.-Klinik, Kantonspital, Rämistr. 100, CH-8000 Zürich.

Prof. Dr. Michalowski, E., Klinika Urologiczna, Ulica Grzegozecka 18, Krakau, Polen.

Prof. Dr. Ravasini, Giorgio, Facharzt für Urologie, Chefarzt der Urologischen Univ. Klinik, i. R., Clinica Urologica Monoblocco Ospedaliero, Riviera Mugnai 8, I-35100 Padova.

Prof. Dr.Staehler, Werner, Facharzt für Urologie, Sommerhalde 23, D-7400 Tübingen 6.

Prof. Dr. Takayasu, Hisao, University of Tokyo, Hongo/Japan.

Prof. Dr. Wildbolz, Egon, Sulgeneckstr. 25, CH-3000 Bern.

Prof. Dr. Dr. h. c. Zenker, Rudolf, Hauensteinstraße 14, D-8000 München 90.

Korrespondierende Mitglieder

Prof. Dr. Allwall, Nils, Direktor der Med. Univ. Klinik (Nierenklinik), S-2205 Lund 5.

Dr. Angeloff, Angel, Abteilung Urologie im Zentrum der Chirurgie, Johann-Wolfgang-Goethe-Universität, Theodor-Stern-Kai 7, D-6000 Frankfurt/Main.

Prof. Dr. Auvert, Jean, 78. Av. de Suffren, F-75015 Paris.

Prof. Dr. Bakker, N. J., Landswerf 256, Rotterdam/Niederlande.

Prof. Dr. Balogh, Ference, Facharzt für Urologie, Direktor der Urolog. Univ.-Klinik, Munkecsy Mihaly u. 2, Pecs/Ungarn.

Dr. Band, David, Edinburgh/Schottland.

Prof. Dr. Bartrina, Josef, Diagonal 419, Barcelona/Spanien.

Prof. Dr. Boer, Pieter W., Direktor der Urologischen Abteilung, Reichsuniversität Groningen, Academisch Ziekenhuis, Oostersingel 59, Groningen/Niederlande.

Doz. Dr. habil. Belonoschkin, Boris Alexander, Facharzt für Frauenheilkunde, Stellvertr. Chefarzt der Frauenklinik, 10064 Soderjukhuset, S-10401 Stockholm.

Prof. Dr. Blasucci, Paolo,

Priv.-Doz., Dr. Biedermann, Günther, Chirurgische Univ.-Klinik, A-6020 Innsbruck.

Prof. Dr. Bodechtel, Gustav, Med. Univ.-Klinik, D-8000 München.

Prof. Dr. Bruni, Pasquale, Libero Docente in Urologia, Primario Urologo, Ospedale S. Gennaro, Via Giovenale 9, I-80122 Napoli.

Prof. Dr. Couvelaire, Roger, 44, Rue Boileau, Paris/Frankreich.

Prof. Dr. Darget, Raymund, Urolog. Klinik der Universität Bordeaux, Rue Casteja 17, Bordeaux/Frankreich.

Prof. Dr. Dix, Victor Wilkinson, Tunbridge Wells, 8 Shandon Close, Kent/England.

Prof. Dr. Donker, P. J., Leiden/Niederlande.

Dr. Duff, Francis Arthur, Lecturer Urology, Vice-President, Royal College of Surgeons, 9. Fitzwilliam Place, Dublin/Irland.

Doz. Dr. Enfedjieff, Michael, Facharzt für Chirurgie und Urologie, Vorstand der Urologischen Klinik, Staatskrankenhaus, Dr. R. Angeloff, Sofia/Bulgarien.

Prof. Dr. Ercole, Ricardo, Br. Oronno 755, Rosario/Argentinien.

Prof. Fritjofsson, Ake, Associate Professor, Chief of the Department of Urology, University Hospital, S-75014 Uppsala 14.

Prof. Dr. Gammelgaard, Peter A., Professor of Surgery, University of Copenhagen, Copenhagen/Dänemark.

Dr. priv. Garcia, Alberto E., Paraguay 1352, Buenos Aires/Argentinien.

Prof. Glenn, James F., Head, Depl. of Urology, Duke University, Durham, North Carolina/USA.

Prof. Gregoir, W., Université Libre des Bruxelles, Fakulté de Médicine et de Pharmacie, Hopital Universitaire Brugman, Clinique Urologique Place Van Gehuchten, 1020 Bruxelles/Belgien.

Dr. Hanley, Howard, Devonshire Street, Portland Place W 1, London/England.

Dr. Hjort, Erling, Akershus Fylke, Kirurkisk avdeling, Midstuen, Oslo/Norwegen.

Dr. Howald, Rudolf, Facharzt für Urologie und Chirurgie, Leimenstr. 57, CH-4000 Basel.

Prof. Dr. Kuess, Rene, 63. Avenue Niel, F-75 Paris XVII

Dr. Leander, Gösta, Nybrogatan 34, S-10401 Stockholm.

Prof. Dr. MADSEN, P. O., Chief of Urology Service, Veterans Administration Hospital, 2500 Overlook Terrace, Madison, Wisconsin 35705, USA.

Dr. MANDEL, J. V., 79 Harley Street, London W 1.

Prof. Dr. MINDER, JULIUS, Facharzt für Urologie, o. ö. Prof. d. Urologie an der Universität Budapest, jetzt Facharzt f. Urologie FMH, Börsenstr. 16, CH-Zürich.

Dr. PATTON, JOHN, Walter Reed Army Hospital, Washington 12, D. C., USA.

Prof. Dr. PEREZ CASTRO, ENRIQUE, Facharzt für Urologie, Abteilungschef des Servicio de Urologia de la Ciudad Sanitaria Provincial Francisco Franco, Calle Doctor Esquerdo 46, Madrid 2/ Spanien.

Prof. Dr. PETKOVIC, SAVA, Facharzt für Chirurgie und Urologie, Uroloska Klinika, Medicinskog Fakulteta Belgrad, General Zdanora 51, Belgrad/Jugoslawien.

Prof. Dr. PYTEL, ANTON, Member Corr. Akademie Med. Sciences, Scientific Advisor of the Urological Klinik 2, Moskauer Med. Institutes, Kotelnitscheskaja naber. I/15, w. 49, Moskau-240/UdSSR.

Dr. RAPOSO-MONTERO, LUIS, Facharzt für Urologie (Privatklinik), Huerfanas 15, Santiago de Compostela/Spanien.

Dr. RAUCHENWALD, KARL, Facharzt für Urologie und Chirurgie, Vorstand der Urolog. Abteilung am Landeskrankenhaus, St.-Veiter-Str. 47, A-9010 Klagenfurt.

Prof. Dr. SERAV, KEMAL,

Prof. Dr. SERRALACH, Pelayo 40, Barcelona/Spanien.

Dr. SESTIC, ZLATKO, Facharzt für Urologie, Trg. M. Oreskovica 2, Zagreb/Jugoslawien.

Prof. Dr. SORRENTINO, MICHELANGELO, Riviera die Chiaia 207, I-Neapel.

Doz. Dr. SZENDRÖI, Z., Urolog. Univ.-Klinik, P.O. Box 194, H-1428 Budapest.

Doz. Dr. SCHAFFHAUSER, FRANZ,

Prof. Dr. TURNER-WARWICK, RICHARD, 51 Harley House, Marylebone Road, London N.W.I./ England.

Prof. Dr. WESOLOWSKI, STEFAN, Facharzt für Urologie, Leiter der Urolog. Univ.-Klinik, Oczki 6, Warschau/Polen.

Prof. Dr. WEYENETH, RICHARD

Prof. Dr. ZIELINSKI, J., ul. Sklodowskiej-Curie 30/9, P-40048 Katowice.

Ordentliche Mitglieder (Stand September 1977; 555 Mitglieder)

Dr. ABERLE, ALBRECHT, Facharzt für Urologie und Chirurgie, Kaiserring 24, D-6800 Mannheim 1.

Dr. ACKERMANN, R., Facharzt für Urologie, Urologische Klinik und Poliklinik der Universität Würzburg, Luitpoldkrankenhaus, D-8700 Würzburg.

Dr. ADAM, OSWALD, Facharzt für Chirurgie und Urologie, Niedergelassener Chirurg u. Belegarzt im Michaeliskrankenhaus, Schlüterstr. 6/III, D-2000 Hamburg 13.

Dr. ALBESCU, ION V., Kreiskrankenhaus D-8304 Mallersdorf.

Dr. ALBRECHT, DIETER, Facharzt für Urologie, An der Weide 31, D-2800 Bremen.

Prof. Dr. ALBRECHT, KARL-FRIEDRICH, Facharzt für Urologie und Chirurgie, Direktor der Urologischen Klinik der Stadt, Heusnerstr. 40, D-5600 Wuppertal 2.

Dr. ALBRING, HELMUT, Facharzt für Urologie, Leitender Arzt der Urologischen Abteilung am Josef-Krankenhaus, Kleiststr. 10, D-4690 Herne.

Dr. ALFERMANN, FRIEDHELM, Facharzt für Urologie und Chirurgie, Leitender Arzt der Urologischen Abteilung des Elisabeth-Krankenhauses, Weinbergstr. 7, D-3500 Kassel.

Dr. VON ALLESCH, WILHELM, Facharzt für Urologie, Chefarzt der Urologischen Abt. Krankenhaus Seepark, D-2851 Debstedt.

Dr. ALMSTEDT, ULRICH, Facharzt für Urologie, Bahnhofstr. 30 a, D-3100 Celle.

Dr. ALTVATER, GERHARD, Facharzt für Urlogie, Chefarzt der Urlogischen Abteilung des Johanniter-Krankenhauses, D-4200 Oberhausen-Sterkrade.

Prof. Dr. ALTWEIN, JENS E., Leitender Oberarzt der Urologischen Univ.-Klinik, Langenbeckstr. 1, D-6500 Mainz.

Dr. ARANYOSSY, SZOLT, Facharzt für Urologie, Urologische Klinik und Poliklinik der FU Berlin, Klinikum Charlottenburg, Spandauer Damm 130, D-1000 Berlin 19.

Prof. Dr. ARNHOLDT, FRITZ, Chefarzt der Urologischen Abteilung des Katharinenhospitals, Kriegsbergstr. 60, D-7000 Stuttgart.

Dr. ARNOLD, UWE-CHRISTIAN, Urologische Klinik und Poliklinik der FU Berlin, Klinikum Charlottenburg, Spandauer Damm 130, D-1000 Berlin 19.

Dr. BACHER, KARL, Facharzt für Urologie und Chirurgie, Donnersbergstr. 9, D-6170 Frankenthal.
Prof. Dr. BANDHAUER, KLAUS, Facharzt für Urologie, Chefarzt der Urologischen Klinik am Kantonspital, CH-9006 St. Gallen, Schweiz.
Dr. BANDTLOW, KLAUS, Facharzt für Urologie, Bahnhofstraße 12, D-8220 Traunstein.
Dr. BARGENDA, BERNHARD, Facharzt für Urologie, Chefarzt der Urologischen Abteilung d. Städt. Auguste-Viktoria-Krankenhauses, Rubensstr. 125, D-1000 Berlin 41.
Dr. BARON, PAUL, 40 Ave. Charles Floquet Paris 75007, Frankreich.
Dr. BARTELS, HENNING, Chefarzt der Urologischen Abteilung des Ev. Krankenhauses Göttingen, Postfach 134, An der Lutter 24, D-3400 Göttingen-Weende.
Dr. BARTSCH, GEORG, Urologische Univ.-Klinik, Anichstr. 35, A-6020 Innsbruck, Österreich.
Priv.-Doz. Dr. BASTIAN, H. P., Saarbrücker Str. 19a, D-5000 Köln 91.
Prof. Dr. BAUER, KARLMICHAEL, Facharzt für Urologie und Chirurgie, Chefarzt der Urologischen Abteilung und Ärztlicher Direktor, Städt. Krankenhaus, D-8200 Rosenheim.
Dr. BAUERMEISTER, HERMANN, Hemmingstedter Weg 6, D-2000 Hamburg 52.
Prof. Dr. BAUMBUSCH, FRIEDRICH, Facharzt für Urologie und Chirurgie, Direktor der Urologischen Klinik der Städt. Krankenanstalten, Lutherplatz 40, D-4150 Krefeld.
Prof. Dr. BAUMGÄRTEL, HERMANN, Chefarzt der Urologischen Klinik im Krankenhaus Siloah, Auestr. 46, D-3000 Hannover.
Dr. BAUMGART, ROLF, Facharzt für Urologie und Chirurgie, Chefarzt der Urologischen Abteilung der Städt. Krankenanstalten, An den Voßbergen 70/99, D-2900 Oldenburg.
Dr. BAUR, ALFONS, Facharzt für Urologie, Laudahnstr. 33, D-5000 Köln 41.
Dr. BAUR, HANS-HELMUT, Chefarzt der Urologischen Abteilung des Kreiskrankenhauses, Paul-Kleestr. 9, D-7920 Heidenheim/Brenz.
Dr. BECK, MATTHIAS, Facharzt für Urologie, Chefarzt des St. Elisabeth-Krankenhauses i. R., Urologische Abteilung, Hohenstaufenring 53/55, D-5000 Köln.
Dr. BECKENDORF, FRITZ, Facharzt für Chirurgie, Chefarzt der Chirurgischen Klinik im Krankenhaus Nordstadt, Haltenhoffstr. 41, D-3000 Hannover.
Dr. BECKER, WOLFGANG, Facharzt für Urologie, Eichkamp 27, D-2900 Oldenburg.
Dr. BEHR, JÜRGEN, Facharzt für Urologie, Chefarzt der Urologischen Abteilung des Ev. Kranken-Hauses, Forster Weg 34, D-3450 Holzminden.
Dr. BELLENBERG, HANS-GÜNTHER, Chefarzt der Urologischen Abteilung d. St.-Elisabeth-Krankenhauses, Ginnheimer Str. 3, D-6000 Frankfurt/Main.
Dr. BERGLIN, THORWALD, Sahlgrenska Krankenhaus, Götabergsgatan 22, S-41134 Göteborg, Schweden.
Dr. BERGMANN, G., Facharzt für Urologie, Chefarzt der Urologischen Abteilung in der Klinik Dr. Bergmann, Helmholtzstr. 4–6, D-5300 Bonn-Duisdorf.
Prof. Dr. BERGMANN, MAX, Leiter der Urologischen Abteilung im Allg. Krankenhaus, A-4020 Linz/Donau, Österreich.
Dr. BERNDT, RUDOLF, Facharzt für Urologie und Chirurgie, Chefarzt der Urologischen Abteilung, Städt. Krankenhaus Neukölln, Rudower Str. 56, D-1000 Berlin 47.
Prof. Dr. BICHLER, KARL-HORST, Facharzt für Urologie, Direktor der Urologischen Univ.-Klinik, Calwer Str. 7, D-7400 Tübingen.
Dr. BIEBERBACH, JOACHIM, Facharzt für Urologie, Minister-Stüve-Str. 6, D-3000 Hannover-Linden.
Dr. BIELENBERG, DIETER, Facharzt für Urologie, Schillerstr. 1, D-2900 Oldenburg.
Dr. BIERNAT, WALTER, Facharzt für Erkrankungen der Harnwege, Ringstr. 3, D-3110 Uelzen.
Med.-Dir. Dr. BLASCHE, PAUL, Facharzt für Urologie und Chirurgie, Chefarzt der Urologischen Abteilung am Städt. Stiftungskrankenhaus, Ludwigstr. 9, D-6720 Speyer.
Dr. BLEICKEN, HANS GERD, Facharzt für Urologie und Chirurgie, Chefarzt der Urologischen Abteilung der Ev.-luth. Diakonissenanstalt, Knuthstr. 1, D-2390 Flensburg.
Dr. BLESS, KLAUS-DIETHELM, Facharzt für Urologie, Am Schölzbach 90–92, D-4270 Dorsten/Westfalen.
Dr. BLUM, DIETER, Urologische Klinik und Poliklinik der FU Berlin, Klinikum Charlottenburg, Spandauer Damm 130, D-1000 Berlin 19.
Prof. Dr. BLUMENSAAT, CARL, Uferstr. 12, D-8992 Wasserburg.
Dr. BLUMENSTOCK, ULRICH, Facharzt für Urologie, Schulenbergring 128, D-1000 Berlin 42.
Dr. BODEN, OTTO, Facharzt für Urologie, Chefarzt der Urolog. Abt. d. St.-Hildegardis-Krankenhauses i. R., Dürener Str. 290, D-5000 Köln-Lindenthal.
Dr. BÖCK, FRITZ, Facharzt für Urologie, Unterländlerstr. 52, D-7000 Stuttgart-Zuffenhausen.
Dr. BÖDEKER, JÜRGEN, Oberarzt der Urologischen Klinik u. Poliklinik d. FU Berlin, Klinikum Charlottenburg, Spandauer Damm 130, D-1000 Berlin 19.

Dr. Böhmer, Walter, Facharzt für Urologie, Chefarzt des St.-Marien-Hospitals, Mühlenstr. 5, D-4660 Gelsenkirchen-Buer.

Dr. Böhringer, Konrad, Facharzt für Urologie und Chirurgie, Friedrich-Verleger-Str. 5, D-4800 Bielefeld.

Prof. Dr. Boeminghaus, Frank, Urologische Universitätsklinik, Moorenstr. 4, D-4000 Düsseldorf.

Dr. Böttger, Paul, Facharzt für Urologie, Kaiserstr. 96, D-6050 Offenbach.

Dr. Bofinger, Günther, Facharzt für Urologie, Kimmichstr. 2, D-7000 Stuttgart 31.

Dr. Bogdan, Roman, Landgrafenstr. 3, D-1000 Berlin 30.

Dr. Boll, Klaus, Chefarzt der Urologischen Abteilung, Mathias-Spital, D-4440 Rheine.

Dr. Bondarenko, Georg, Stadtkrankenhaus, D-2190 Cuxhaven.

Dr. Bopp, Günter, Facharzt für Urologie, Chefarzt der Urolog. Hauptabteilung am Kreiskrankenhaus, D-7090 Ellwangen/Jagst.

Dr. Brachmann, Werner, Facharzt für Urologie und Chirurgie, Chefarzt der Urologischen Abteilung d. Allg. Krankenhauses Barmbek, Rübenkamp 148, D-2000 Hamburg 60.

Dr. Brandenberg, Otto Wilhelm, Facharzt für Urologie, Wilhelmtorwall 4, D-3300 Braunschweig.

Dr. Brandstätter, Peter, Facharzt für Urologie und Chirurgie, Chefarzt der Urologischen Abteilung des Kreiskrankenhauses, Posilipostr., D-7140 Ludwigsburg.

Dr. Brauer, Robert, Facharzt für Urologie, Hallerstr. 26, D-8500 Nürnberg.

Dr. Braun, Hans-Peter, Chefarzt der Urologischen Abteilung d. St. Vinzenz-Krankenhauses, Holzstr. 4 a, D-6720 Speyer.

Dr. Braun, Reiner, Facharzt für Urologie, Oberarzt der Urologischen Klinik des Schwerpunktkrankenhauses Wetzlar, Bachstr. 66, D-6301 Heuchelheim.

Doz. Dr. Bravetta, Giovanni, Primario Urologo, Ospedale Bassini Milano, Leguano 32, I-20121 Milano, Italien.

Priv. Doz. Dr. Brehmer, Bernd, Facharzt für Urologie, Oberarzt der Urolog. Univ.-Klinik Essen, Hufelandstr. 55, D-4300 Essen.

Dr. Bremicker, Dieter, Urologische Abteilung des Knappschaftskrankenhauses, D-4600 Dortmund.

Dr. Brenner, Werner, Facharzt für Urologie und Chirurgie, unbek. verz.

Dr. Bressel, Max, Facharzt für Chirurgie und Urologie, Chefarzt der Urologischen Abt. im Allg. Krankenhaus Harburg, Eißendorfer Pferdeweg 52, D-2100 Hamburg 90.

Dr. Broda, Urologische Abteilung d. Friederikenstiftes Hannover, Humboldtstraße 5, D-3000 Hannover.

Dr. Broegger, Karl-Josef, Facharzt für Urologie und Chirurgie, Moerser Str. 127 (Rheinhof), D-4005 Meerbusch 1.

Prof. Dr. Brosig, Wilhelm, Facharzt für Chirurgie und Urologie, Direktor der Urologischen Universitätsklinik der FU Berlin, Klinikum Steglitz, Hindenburgdamm 30, D-1000 Berlin 45.

Dr. Bross, Heinrich, Facharzt für Chirurgie, Chefarzt der Chirurgischen Abt. des Marienhospitals, Sternstraße 91, D-4000 Düsseldorf.

Prof. Dr. Brühl, P., Facharzt für Urologie und Laboratoriumsdiagnostik, 1. Oberarzt der Urologischen Univ.-Klinik, Venusberg, D-5300 Bonn.

Dr. Brunzema, Friedrich, Facharzt für Urologie, Chefarzt der Urologischen Abteilung d. Marien-Hospitals, Rochusstr. 2, D-4000 Düsseldorf 30.

Dr. Bülow, H., Facharzt für Urologie, Urologische Klinik und Poliklinik der Univ. Würzburg. Luitpoldkrankenhaus, D-8700 Würzburg.

Dr. Bünz, Werner, Facharzt für Chirurgie und Urologie, Michaeliskrankenhaus, Karlstraße 35, D-2000 Hamburg 76.

Prof. Dr. Büscher, Hans-Kaspar, Facharzt für Urologie, Leitender Arzt der Urologischen Abteilung d. Friederikenstiftes, Humboldtstr. 5, D-3000 Hannover.

Prof. Dr. van Camp, Koenraad, Facharzt für Urologie, Lovelingstr. 70, B-2000 Antwerpen, Belgien.

Dr. Carl, Peter, Facharzt für Urologie, Oberarzt der Urolog. Univ.-Klinik, Thalkirchner Str. 48, D-8000 München.

Dr. Cesar, Heredia, Perez Araniber 280, Miraflores, Lima, Peru.

Priv. Doz. Dr. Chiari, Reinhard, Facharzt für Urologie, Oberarzt der Urolog. Klinik des Akademischen Krankenhauses Fulda, D-6400 Fulda.

Dr. Christians, Jochen, Leitender Arzt der Urologischen Abt. d. Ev. Krankenhauses, D-4200 Oberhausen.

Dr. Cifuentes-Delatte, Luis, Facharzt für Urologie, Leiter der Urologischen Abteilung der Clinica de la Nuestra Señora de la Concepción, Ryes Católicos 2, Madrid, Spanien.

Dr. Class, Gerhard, Facharzt für Urologie, Dreikönig gasse 17, D-7900 Ulm.

Dr. Cohausz, Josef, Facharzt für Urologie, Leitender Arzt der Urologischen Abteilung der Raphael-Klinik, Fürstenbergstr. 5, D-4400 Münster.

Dr. Crona, Hugo, Lasarettet, S-Uddewilla, Schweden.

Dr. Crone-Münzebrock, Helmut, Facharzt für Urologie, Am Schifferwall 5, D-3140 Lüneburg.

Dr. Crüsemann, D., Facharzt für Urologie, Möllner Landstr. 26, D-2000 Hamburg 74.

Dr. Czaja, Dieter, Facharzt für Urologie, Ostwall 191, D-4150 Krefeld 1.

Dr. Danger, Wilhelm, Facharzt für Chirurgie und Urologie, Alter Markt 2, D-4800 Bielefeld.

Dr. Dathe, Günter, Facharzt für Urologie und Chirurgie, Oberarzt der Urologischen Abteilung der Chirurgischen Univ.-Klinik, D-6000 Frankfurt/Main.

Dr. Daut, Hans, Chefarzt des Sanatoriums Reinhardsquelle, D-3590 Bad-Wildungen-Reinhardsh.

Prim. Dr. Decristoforo Anton, Leiter der Urologischen Abteilung, Krankenhaus Ried, Schloßberg 1, 4910 Ried im Innkreis.

Dr. Dege, Hans-Albert, Finkenweg 3, D-7419 Grächingen.

Dr. Degenhardt, Wolfgang, Feldstr. 5, D-5841 Holzen.

Dr. Deilmann, Friedrich-Wilhelm, Facharzt für Chirurgie und Urologie, Chefarzt des Krankenhauses der Barmherzigen Brüder i. R., Urologische Abteilung, Sickingenstraße 14, D-5500 Trier.

Prof. Dr. Dettmar, Hermann, Facharzt für Urologie, Direktor der Urologischen Univ.-Klinik Moorenstr. 5, D-4000 Düsseldorf.

Dr. Dewes, Rudolf, Facharzt für Urologie, Schwachhauser Heerstr. 155, D-2800 Bremen.

Dr. Diemer, Kreiskrankenhaus, D-3440 Eschwege.

Dr. Diener, Wolfgang, Facharzt für Urologie und Chirurgie, Chefarzt der Urolog. Abt. d. Ev. Jung-Stillung-Krankenhauses, D-5900 Siegen.

Dr. Dietz, Paul, Facharzt für Urologie, Leinewebestr. 55, D-4330 Mühlheim/Ruhr.

Dr. Dührig, Herbert, Facharzt für Urologie und Chirurgie, Fuhlsbüttler Str. 104, D-2000 Hamburg 60.

Dr. Ebbinghaus, Klaus-Dieter, Facharzt für Urologie und Chirurgie, Chefarzt der Urolog. Abteilung an den Krankenhäusern des Kreises, D-5880 Lüdenscheid-Hellersen.

Prof. Dr. Ebhardt, Klaus, Humboldtstr. 51, D-7530 Pforzheim.

Med.-Dir. Dr. Edelhoff, Julius, Facharzt für Chirurgie, Chefarzt der Chirurg. Klinik des Städt. Krankenhauses Süd, Kronsfelder Allee 69–73, D-2400 Lübeck.

Doz. Dr. Edsmann, Gunnar, Facharzt für Röntgendiagnostik, Oberarzt, Fontinvägen 30, S-44200 Kungälv.

Dr. Eichler, Heinz, Facharzt für Urologie, Kasinostr. 2a, D-6230 Frankfurt-Höchst.

Dr. Eickenberg, Hans-Udo, Facharzt für Urologie, Oberarzt der Urolog. Klinik des Univ. Klinikums der Gesamthochschule Essen, Hufelandstr. 55, D-4300 Essen.

Priv.-Doz. Dr. Eisenberger, Ferdinand, Facharzt für Urologie, Leitender Oberarzt der Urologischen Klinik der Universität, Thalkirchner Str. 48, D-8000 München 2.

Doz. Dr. Ekmann, Hans, Facharzt für Urologie und Chirurgie, Sahlgrenska Sjukhuset, Linnéplatsen 4, S-Göteborg SV.

Priv.-Doz. Dr. Elsässer, Erich, Facharzt für Urologie und Chirurgie, Chefarzt der Urolog. Abteilung des Krankenhauses der Barmherzigen Brüder, D-8000 München 2.

Dr. Engehausen, Gerhard, Facharzt für Urologie, Chefarzt der Urolog. Klinik d. Ev. Krankenhauses „Lutherhaus", Hellweg 100, D-4300 Essen 14.

Prof. Dr. Engelking, Rüdiger, Facharzt für Urologie, Direktor der Urolog. Univ.-Klinik, D-5000 Köln 41.

Dr. Erkens, Helmut, Facharzt für Urologie und Chirurgie, Chefarzt der Urolog. Abteilung St.-Vinzenz-Hospital, Merheimer Str. 217, D-5000 Köln 60.

Dr. Fabian, Peter, Facharzt für Urologie, Utbremerstr. 100, D-2800 Bremen.

Dr. Faris, Faruk, Facharzt für Urologie, Ufergarten 1, D-5650 Solingen.

Priv.-Doz. Dr. Faul, Peter, Facharzt für Urologie, Chefarzt der Urolog. Abteilung des Stadtkrankenhauses, D-8940 Memmingen.

Dr. Federschmidt, Klaus, Facharzt für Urologie, Chefarzt der Urolog. Abteilung d. Ev. Johannes-Krankenhauses, Schildescher Str. 99, D-4800 Bielefeld.

Dr. Feiber, Facharzt für Urologie, Chefarzt der Städt. Kurklinik Bad Wildungen, Laustr. 35, D-3590 Bad Wildungen.

Dr. Fiedler, Helmut, Facharzt für Urologie und Chirurgie, Städt. Auguste-Viktoria-Krankenhaus, Rubensstr. D-1000 Berlin 41.

Dr. FIEDLER, ULRICH, Facharzt für Urologie, Ass. Prof. im Klinikum Steglitz der FU Berlin, Urologische Klinik, Hindenburgdamm 30, D-1000 Berlin 45.

Dr. FISCHER, JOHANNES, Facharzt für Urologie, Spielbudenplatz 5, D-2000 Hamburg 4.

Dr. FLICK, HANS, Facharzt für Urologie, Leitender Arzt des Urolog. Sanatoriums Peterzell-St. Georgen, Tübinger Str. 6, D-7220 Villingen-Schwenningen.

Dr. FLÜCHTER, STEPHAN HERIBERT, Ass.-Arzt der Urologischen Klinik d. Akademischen Krankenhauses, D-6400 Fulda.

Dr. FORNER, LOTHAR, Facharzt für Urologie und Chirurgie, Marktstr. 31, D-2940 Wilhelmshaven.

Dr. FRANK, WOLFGANG, Facharzt für Urologie und Chirurgie, Urolog. Klinik Dr. Castringius, Germeringer Str. 32, D-8033 Planegg b. München.

Dr. FREI, ALBERT, Facharzt für Urologie, Chefarzt der Urolog. Klinik, Städt. Krankenhaus, D-7700 Singen.

Dr. FRICK, J., Urolog. Abteilung der Landeskrankenanstalten, A-Salzburg.

Dr. FRICKE, OTTO, Facharzt für Urologie, Eickhoffstr. 5, D-4830 Gütersloh.

Dr. FRIEDRICH, CAROLA, Fachärztin für Urologie, Naumburger Str. 2, D-8500 Nürnberg.

Dr. FRIEDRICH, HERMANN, Facharzt für Urologie, Naumburger Str. 2, D-8500 Nürnberg.

Dr. FRIELING, HORST, Facharzt für Urologie, Unterm Fröndenberg 18, D-5860 Iserlohn.

Dr. FRITSCH, FEDOR, Oberarzt der Urolog. Klinik der Univ. Klinik, Ljubljana/Jugoslawien.

Dr. FRÖHLICH, GÜNTHER, Chefarzt der Urolog. Abteilung St.-Franziskus-Hospital, Franziskusstraße, D-2842 Lohne

Prof. Dr. FROHMÜLLER, HUBERT, Direktor der Urolog. Univ.-Klinik und Poliklinik, Luitpoldkrankenhaus, D-8700 Würzburg.

Dr. FROHNE, KARL-HEINZ, Facharzt für Urologie und Chirurgie, Bismarckstr. 92, D-2870 Delmenhorst.

Dr. FUNFACK, HANS-JOACHIM, Facharzt für Urologie und Chirurgie, Markstr. 53, D-7470 Albstadt 1.

Dr. FUNK, KLAUS, Facharzt für Urologie, Chefarzt der Urolog. Abteilung am Knappschaftskranken-Haus, D-4650 Gelsenkirchen.

Dr. FUNKE, PETER-JÖRG, Oberarzt der Urolog. Klinik d. Akademischen Krankenhauses, D-6400 Fulda.

Prof. Dr. GACA, ADALBERT, Facharzt für Urologie, Leibnizstr. 18 a, D-6200 Wiesbaden-Sonnenberg.

Dr. GALLENMÜLLER, KARL, Hafendamm, D-2390 Flensburg.

GARCIA, MARTINEZ, J. Polo de Medina 1, Murcia/Spanien.

Prof. Dr. GASSER, GEORG, Primarius Univ. Facharzt für Urologie, Vorstand der Urolog. Abteilung d. Krankenhauses der Stadt Wien-Lainz, Wolkersbergenstr. 1, A-1130 Wien.

Dr. GASTEYER, K. H., Krankenhaus Nordwest der Stiftung Hospital zum Heiligen Geist, Steinbacher Hohl 2–26, D-6000 Frankfurt 90.

Dr. GEISTER, HELMUT, Facharzt für Urologie und Chirurgie, Chefarzt der Urolog. Klinik der Städt. Krankenanstalten, D-2160 Stade.

Dr. GERECHT, WOLFGANG, Ärztehaus, D-6630 Saarlouis 2.

Dr. GERMANN, WALTER, Facharzt für Urologie, Alpenstr. 1, CH-6004 Luzern.

Dr. GIESELMANN, HEINRICH, Chefarzt der Urolog. Abteilung, Vinzenz-Krankenhaus, Lange Feldstr. 31, D-3000 Hannover 71.

Dr. GIESELMANN, WALTER, Facharzt für Urologie und Chirurgie, Im Kampe 45, D-3000 Hannover 51.

Dr. GILCH, WILHELM, Urologische Klinik des Akademischen Krankenhauses, D-6400 Fulda.

Dr. GLANTSCHNIG, WILFRID, Facharzt für Urologie, Moarfeldweg 6, A-9900 Lienz/Osttirol.

Dr. GLAVICKI, STEVAN, Facharzt für Urologie, Urolog. Abteilung d. Krankenhauses Siloah, Auestr. 46, D-3000 Hannover.

Dr. GLEISSNER, OTTO, Masurenallee 9, D-3590 Bad Wildungen-West.

Dr. GLOEDE, HORST, Facharzt für Urologie und Chirurgie, Steindamm 14, D-2000 Hamburg 1.

Dr. GOEBELS, RUDOLF, Facharzt für Urologie, Adolf-Fleckenstr. 10, D-4040 Neuss.

Priv.-Doz. Dr. GÖDDE, STEFFEN, Facharzt für Urologie, Chefarzt der Urolog. Klinik des St.-Johannes-Hospitals, An der Abtei 7–11, D-4100 Duisburg-Hamborn.

Dr. GOEDERT, JEAN, Facharzt für Urologie, Ave. Monterey 8, Luxemburg.

Dr. GOLDMANN, KONRAD, Facharzt für Urologie, Bertholdstr. 45, D-7800 Freiburg i. Brsg.

Dr. GONNERMANN, HORST, Facharzt für Urologie, Wandsbeker Marktstr. 24, D-2000 Hamburg 70.

Dr. GRABNER, FRIEDRICH, Facharzt für Urologie, Am Schäferhof 23, D-3510 Hann.-Münden 1.

Dr. GRAF, FRITZ, Facharzt für Urologie, Leitender Medizinaldirektor, Roonstr. 20, D-8500 Nürnberg.

Prof. Dr. GRIESSMANN, H., Facharzt für Urologie und Chirurgie.

Dr. GRÖNINGER, KARL-HEINZ, Dr. Facharzt für Urologie und Chirurgie, Rankestr. 72, D-8500 Nürnberg.

Dr. GÜNTHERT, ERNST-ALBRECHT, Facharzt für Urologie, Leopoldstr. 58/IV, D-8000 München 40.

Dr. GUMBRECHT, HANS, Facharzt für Urologie, Chefarzt der Urolog. Abteilung d. Missionsärztlichen Klinik, Salvatorstr., D-8700 Würzburg.

Dr. GUNKEL, HORST, Facharzt für Urologie, Westenfelder Str. 16, D-4640 Wattenscheid.

Dr. GUNST, WERNER, Facharzt für Urologie, Niedergelassener Urologe und Leitender Arzt der Urolog. Abteilung des Kreiskrankenhauses, D-7950 Biberach/Riß.

Dr. GUTWINSKI, ERHARD, Facharzt für Urologie, Kemnater Str. 50, D-7301 Ostfildern 1.

Dr. HAGENMÜLLER, ALBRECHT, Facharzt für Urologie, Leitender Arzt der Urolog. Abteilung des Hospitals zum Heiligen Geist, Börsenstr. 19, D-6000 Frankfurt/Main.

Dr. HAIDLEN, WOLFGANG, Chefarzt der Urolog. Abteilung des Ev. Diakonissenkrankenhauses, Rosenbergstr. 38, D-7000 Stuttgart.

Prof. Dr. HALLWACHS, OTTO, Facharzt für Urologie, Direktor der Städt. Urolog. Klinik, Grafenstr. 9 D-6100 Darmstadt.

Prof. Dr. HANSCHKE, HANNS-JÜRGEN, Facharzt für Urologie und Chirurgie, Chefarzt der Urolog. Klinik im Stadtkrankenhaus, D-2190 Cuxhaven.

Dr. HANSEN, FRITZ HELLMUTH, Facharzt für Urologie, Leiter der Urolog. Abteilung im Stadtkrankenhaus, Bastion 2, D-2370 Rendsburg.

Dr. HARTIG, DIETER, Facharzt für Urologie, Chefarzt der Urolog. Abteilung im Albert-Schweitzer-Krankenhaus, D-3410 Northeim.

Dr. HARTUNG, FRITZ, Hirschstr. 1, D-7410 Reutlingen.

Dr. HARZMANN, ROLF, Oberarzt der Urolog. Univ.-Klinik, D-7400 Tübingen.

Prof. Dr. HASCHE-KLÜNDER, RÜTGER, Facharzt für Urologie, Chefarzt der Urolog. Abteilung des Robert-Koch-Krankenhauses, D-3011 Gehrden.

Prof. Dr. HASCHEK, HORST, Facharzt für Urologie, Abteilungsvorstand der Urolog. Abteilung der Wiener Allg. Poliklinik, Mariannengasse 10, A-Wien IX.

Dr. Dr. HASSE, ERICH, Facharzt für Urologie, Frankfurter Str. 67, D-6050 Offenbach.

Prof. Dr. HAUBENSAK, KLAUS, Urolog. Univ.-Klinik, Schützenstr. 22, D-6650 Homburg/Saar.

Prof. Dr. HAUGE, ALEXANDER, Facharzt für Urologie, Chefarzt der Urolog. Abteilung der Kurklinik Quellental, Wiesenweg, D-3590 Bad Wildungen-West.

P. D. Dr. HAURI, D., Oberarzt der Urolog. Univ.-Klinik, Kantonspital, Rämistr. 100, CH-8006 Zürich.

Dr. HAUTKAPPE, WILHELM, Facharzt für Urologie, Chefarzt der Urolog. Abteilung, Karolinenhospital, Norbertusstr. 19, D-5760 Neheim-Hüsten 2.

Dr. HAUTMANN, RICHARD, Abteilung Urologie d. Med. Fakultät an der RWTH Aachen, Goethestr. 27/29, D-5100 Aachen.

Dr. HECK, DIETER, Facharzt für Urologie, Tullastr. 3, D-6800 Mannheim.

Dr. HEGEMANN, Chefarzt der Urolog. Abteilung des Marienhospitals, D-5040 Brühl/Köln.

Dr. HEIM, GÜNTER, Facharzt für Urologie, Hauptstr. 37, D-8998 Lindenberg/Allgäu.

Dr. HEINERT, GERD, Abteilung für Urologie im Zentrum der Chirurgie, Joh.-Goethe-Univ., Theodor-Stern-Kai, D-6000 Frankfurt/Main.

Dr. HEINRICH, WERNER, Facharzt für Urologie, Chefarzt d. Urolog. Abteilung am Städt. Krankenhaus Moabit, Turmstr. 21, D-1000 Berlin 21.

Dr. HEINRICH, W. D., Facharzt für Urologie, Rüttenschneider Str. 62 a, D-4300 Essen.

Dr. HEINZELMANN, KARL GERHARD, Obermedizinalrat, Facharzt für Urologie und Chirurgie, Humboldtweg 5, D-6450 Hanau.

Dr. HELLENSCHMIED, RUDOLF, Facharzt für Urologie und Chirurgie, i. R., Pacelliallee 41, D-1000 Berlin 33.

Dr. HENFTLING, THEO, Facharzt für Urologie, Inhaber und Leiter einer Privatklinik, Oststr. 24, D-7100 Heilbronn.

Dr. HENNING, KLAUS, Urolog. Abt., Landeskrankenhaus, St. Veiterstr. 47, A-9010 Klagenfurt.

Prof. Dr. HENNIG, OTTO, Facharzt für Urologie und Chirurgie, Burgmairstr. 20, D-8900 Augsburg.

Dr. HERVAI, PETER BAGHER, Facharzt für Urologie, Pirmasenser Str. 23, D-6783 Dahn/Pfalz.

Prof. Dr. HENNING, OTTO, Facharzt für Urologie und Chirurgie, Burgmairstr. 20, D-8900 Augsburg.

Dr. HERAVI, PETER BAGHER, Facharzt für Urologie, Primansenser Str. 23, D-6783 Dahn/Pfalz.

Prof. Dr. HERMANEK, PAUL, Leiter der Abteilung für Klinische Pathologie i. d. Chirurg. u. Urolog. Klinik d. Univ. Erlangen-Nürnberg, Maximiliansplatz, D-8520 Erlangen.

Dr. HERRBERG, WERNER, Facharzt für Urologie, Ebershaldenstr. 22, D-7300 Esslingen.

Dr. Hess, Herbert, Chefarzt der Urolog. Abteilung Krankenhaus Salem, Zeppelinstr. 33, D-6900 Heidelberg.
Dr. Heusch, Paul, Facharzt für Urologie, Wagnerstr. 13, D-4000 Düsseldorf 1.
Dr. Heusterberg, Karl-Heinz, Facharzt für Urologie, Neuhauser Str. 4, D-8000 München 2.
Dr. Hilden, Heinrich, Facharzt für Urologie, Glogauer Str. 15, D-8500 Nürnberg-Langwasser.
Prof. Dr. Hilgenfeldt, Otto, Facharzt für Chirurgie, Parkstr. 17, D-4630 Bochum.
Prof. Dr. Hilgenfeldt, Otto, Facharzt für Chirurgie, Parkstr. 17, D-4630 Bochum.
Prof. Dr. Hochberg, Klaus, Facharzt für Urologie, Chefarzt der Urolog. Klinik, Städt. Krankenanstalten, Mainaustraße, D-7550 Konstanz.
Prof. Dr. Hoeltzenbein, Josef, Facharzt für Chirurgie, Chefarzt der Chirurg. Abteilung St.-Franziskus-Hospital, D-4400 Münster/Westf.
Dr. Hörenz, Gerhard, Facharzt für Urologie, Rauhe Gasse 23, D-3100 Celle.
Dr. Hörr, Ernst, Diakonissenanstalt, D-7170 Schwäbisch-Hall.
Dr. Hoffmann, Günter, Facharzt für Urologie, Theaterstr. 7, D-3000 Hannover.
Prof. Dr. Hohenfellner, Rudolf, Facharzt für Urologie, Direktor der Urolog. Univ.-Klinik, Langenbeckstr. 1, D-6500 Mainz.
Prof. Dr. Holder, Erich, Facharzt für Urologie und Chirurgie, Vorstand d. 1. Chirurg. Klinik d. Städt. Krankenanstalten, Flurstr. 17, D-8500 Nürnberg.
Dr. Hosek, Milan, Facharzt für Urologie, Ordinarius für Urologie, Qunz Prostějov-nemocnince, Krankenhaus, Brno-Mendlovo nam 6, CSSR.
Priv.-Doz. Dr. Hubmann, Rolf, Chefarzt d. Urolog. Abteilung d. Allg. Krankenhauses St. Georg, Lohmühlenstr. 5, D-2000 Hamburg 1.
Prof. Dr. Hubmer, Gerhart, Leiter d. Department für Urologie d. Univ. Klinik f. Chirurgie, Auenbrugger Platz, A-8036 Graz.
Prof. Dr. Hüdepohl, Ferdinand, Facharzt für Urologie und Chirurgie, Branitzer Platz 5, D-1000 Berlin 19.
Dr. Hüsch, Paul, Facharzt für Urologie und Chirurgie, Leitender Arzt der Urolog. Abteilung d. Städt. Kliniken, Hasetorwall 20, D-4500 Osnabrück.
Dr. Huhn, K. H., Facharzt für Urologie, Mainzer Str. 212, D-6580 Idar-Oberstein.
Dr. Huntgeburth, Wilhelm, Facharzt für Urologie, Karlstr. 36, D-4790 Paderborn.
Dr. Huth, Eberhard, Facharzt für Urologie, Ludmillastr. 15a, D-8300 Landshut.
Dr. Huttinger, F., Chefarzt der Urolog. Abteilung d. Krankenhauses Harlaching, Sanatoriumsplatz 2, D-8000 München 90.
Dr. habil. Ichim, V., Urolog. Univ. Klinik, Panduri-Hospital, SOS, Pandurilor Nr. 20, Bukarest/Rumänien.
Dr. Jacobi, Walter, Sanatorium Dr. Schlagintweit, Uferstraße, D-8789 Bad Brückenau.
Dr. Jäppelt, Manfred, Facharzt für Urologie, Reichsstr. 40, D-5600 Wuppertal-Barmen.
Prof. Dr. Janca, Kosta, Bulevar M. Tita 18/IV, Novi Sad/Jugoslawien.
Dr. Jansen, Facharzt für Urologie, Theaterstr. 54–56, D-5100 Aachen.
Dr. Jonas, Dietger, Paul-Ehrlich-Str. 50, D-6000 Frankfurt/Main.
Dr. Jonas, Udo, Im Münchfeld 9, D-6500 Mainz.
Dr. Joos, Th., Am Haselnußstrauch 13, D-8000 München 45.
Dr. Joost, Jörg, Urolog. Univ. Klinik, Anichstr. 35, A-6020 Innsbruck.
Dr. Jüngling, Robert, Güntherstr. 18a, D-8500 Nürnberg.
Dr. Jung, Hans Peter, Facharzt für Urologie, Leitender Arzt der Urolog. Abteilung am Thurgauischen Kantonspital, CH-8596 Münsterlingen.
Dr. Jurkovic, Kurt, Facharzt für Urologie, Elisabethstr. 7, A-4020 Linz.
Prof. Dr. Karcher, Günther, Facharzt für Urologie, Chefarzt d. Urolog. Abteilung des Stadtkrankenhauses, D-6050 Offenbach/Main.
Dr. Kastert, Hans-Bernhard, Urolog. Univ. Klinik im Landeskrankenhaus, D-6650 Homburg/Saar.
Prof. Dr.Kaufmann, Joachim, Facharzt für Urologie, Chefarzt der Urolog. Klinik Altona, D-2000 Hamburg 50.
Prof. Dr. Kelâmi, Alpay, Oberarzt der Urolog. Klinik und Poliklinik der FU Berlin, Klinikum Steglitz, Hindenburgdamm 30, D-1000 Berlin 45.
Dr. Keller, Erwin, Hauptplatz 19, A-3300 Amstetten.
Dr. Keller, Lutz, Facharzt für Urologie, Chefarzt der Urolog. Abteilung des Kreiskrankenhauses, Röntgenstr. 20, D-7270 Nagold.
Dr. Kemper, Klaus, Urolog. Klinik, D-6631 Bereus.
Dr. Kesslinger, H., Facharzt für Urologie und Chirurgie, Maximilianstr. 10, D-8940 Memmingen.

Dr. Keutner, Heinz, Facharzt für Urologie und Chirurgie, Leitender Arzt der Urolog. Abteilung der Städt. Kliniken, Schwalbacher Str. 62, D-6200 Wiesbaden.

Dr. Khaffaf, Necib, Facharzt für Urologie, Fuhrbergerstr. 4, D-3006 Burgwedel 1.

Prof. Dr. Kierfeld, G., Leitender Arzt der Abteilung für Urologie im Zentrum für operative Medizin, Städt. Krankenhaus, Dhünnberg 60, D-5090 Leverkusen 1.

Dr. Kiermeier, Katharina, Fachärztin für Urologie und Chirurgie, Oberärztin der Krankenanstalten Karlsruhe, Urolog. Klinik, D-7500 Karlsruhe.

Prof. Dr. Kirchheim, Dieter, 5213 Klahanie Court N. W., Olympia Washington, 98502, USA.

Dr. Kleinefenn, Otto, Facharzt für Urologie, Wißmannstr. 10, D-4200 Oberhausen.

Dr. Kletschke, Hans-Gottfried, Facharzt für Urologie, Chefarzt der Urolog. Abteilung d. DRK-Krankenhauses Jungfernheide. Max-Dohrn-Str. 10, D-1000 Berlin 19.

Dr. Klingelhöfer, Karl-Heinz, St.-Elisabeth-Hospital, D-4530 Ibbenbühren.

Prof. Dr. Klosterhalfen, Herbert, Direktor der Urolog. Univ. Klinik, Martinistr. 52, D-2000 Hamburg 20.

Dr. Knauth, Horst, Facharzt für Urologie, Städt. Krankenanstalten, D-7900 Ulm.

Dr. Kneise, Gerhard, Facharzt für Chirurgie, Chefarzt d. Kreiskrankenhauses, D-7118 Künzelsau.

Dr. Knipper, Wolfgang, Facharzt für Urologie und Chirurgie, Chefarzt d. Urolog. Abteilung des Marienkrankenhauses, Alfredstr. 9, D-2000 Hamburg 22.

Dr. Knuth, Olaf E., Facharzt für Urologie, Urolog. Klinik, Wagnerstr. 3–5, D-3400 Göttingen.

Prof. Dr.König, Karl, Facharzt für Urologie, Chefarzt der Städt. Krankenanstalten, D-6580 Idar-Oberstein.

Prof. Dr.Körner, Friedrich, Facharzt für Urologie und Chirurgie, Leitender Arzt der Urolog. Abteilung des Bundeswehrkrankenhauses, Lesserstr. 180, D-2000 Hamburg 70.

Dr. Kötzschke, Gustav-Hermann, Facharzt für Urologie, Charlottenstr. 4, D-7070 Schwäbisch Gmünd.

Dr. med. Kövesdi, Sandor, Facharzt für Urologie, Speckbacher Str. 2, A-6380 St. Johann/Tirol.

Dr. Kollberg, Stig Wilhelm, Facharzt für Urologie, Chefarzt der Urolog. Klinik, Centrallasarettet, S-46200 Vänersborg.

Prof. Dr.Kolle, Peter, Direktor der Urolog. Univ. Klinik, Karl-Wiechert-Allee 9, D-3000 Hannover.

Prof. Dr. Kollwitz, Arne-Andreas, Chefarzt der Urolog. Abteilung des Franziskus-Krankenhauses, Burggrafenstr. 1, D-1000 Berlin 30.

Dr. Konjetzny, Karl-Heinz, Facharzt für Urologie, Leiter der Urolog. Abteilung des Krankenhauses Maria-Hilf, Schwarzenbergstr. 12, D-2100 Hamburg 90.

Dr. Korte, Hermann, Facharzt für Urologie und Chirurgie, Chefarzt der Urolog. Abteilung im Heiligen-Geist-Krankenhaus, Graseggerstr. 105, D-5000 Köln.

Dr. Korth, Knut, Oberarzt im Lorettokrankenhaus, Mercystr. 6–14, D-7800 Freiburg.

Dr. Kowohl, Klaus, Facharzt für Urologie, Wilhelmstr. 12, D-5210 Troisdorf.

Dr. Kracht, Heinz, Facharzt für Urologie, Leitender Arzt der Urolog. Abteilung des Marienhospitals, Kirchstr. 36, D-4650 Gelsenkirchen.

Dr. Krafft, Peter, Facharzt für Urologie, Ludwigstr. 13, D-8390 Passau.

Dr. Kraft, Karl, Facharzt für Urologie, Kurarzt, Dr. Born-Str. 3, D-3590 Bad Wildungen.

Dr. Kraft, Klaus, Facharzt für Urologie, Chefarzt der Urolog. Abteilung des Krankenhauses St. Liborius, Liboriusstraße, D-3590 Bad Wildungen.

Dr. Krassel, Berthold, Facharzt für Urologie und Chirurgie, Myliusstr. 6, D-7140 Ludwigsburg.

Dr. Kreiss, Gunther, Facharzt für Urologie, Albert-Roller-Str. 7, D-7050 Waiblingen.

Dr. Kress, Lothar, Facharzt für Urologie und Chirurgie, Chefarzt der Urolog. Abteilung d. Städt. Krankenhauses „Hetzelstift", D-6730 Neustadt an der Weinstraße.

Dr. Kroemer, Christian, Elmshorner Str. 13, D-2080 Pinneberg.

Dr. Kronsbein, Hinrich, Facharzt für Urologie, Hamburger Allee 18, D-3000 Hannover.

Dr. Kürn, Karl-Günter, Facharzt für Urologie, Karl-Bröger-Str. 27, D-8500 Nürnberg.

Dr. Kuhnen, B., Chefarzt der Urolog. Abteilung des St. Marien-Hospitals, D-4628 Lünen.

Dr. Kult, Klaus, Hobökentwiete 65b, D-2000 Hamburg 56.

Dr. von Kusserow, Hans-Jochen, Facharzt für Urologie, Humperdinckstr. 25, D-4000 Düsseldorf-Benrath.

Dr. Lahm, Wilhelm, Facharzt für Urologie und Chirurgie, Cranachstr. 3, D-4800 Bielefeld 1.

Dr. Landmann, Erik, Facharzt für Urologie, Tautenburger Str. 2f, D-1000 Berlin 46.

Dr. Lang, Heiner, Facharzt für Urologie, Bahnhofstr. 31, D-6680 Neunkirchen.

Dr. Lange, Helmut, Facharzt für Urologie, Bahnhofsallee 11, D-3200 Hildesheim.

Dr. Lauer, Helmut, Facharzt für Urologie und Chirurgie, Grüntenstr. 5, D-8972 Sonthofen.

Dr. LAUSCHKE, WOLFGANG, Facharzt für Urologie, Römerfeld 16, D-5070 Bergisch-Gladbach.

Dr. LECHNIR, JOSEF, Facharzt für Urologie, Bürger 12, D-2850 Bremerhaven-M.

Dr. LEGNER, CHRISTOPH, Facharzt für Urologie, Schillerstr. 51, D-6660 Zweibrücken.

Dr. LEHMANN, HANS-DIETER, Facharzt für Urologie und Chirurgie, Chefarzt der Urolog. Abteilung, Neufeldstr. 32, D-5000 Köln-Hohlweide.

Dr. LEISTENSCHNEIDER, WOLFGANG, Facharzt für Urologie, Urolog. Klinik und Poliklinik der FU Berlin, Klinkum Charlottenburg, Spandauer Damm 130, D-1000 Berlin 19.

Dr. LENT, VOLKMAR, Facharzt für Urologie, Chirur. Klinik, Ostmerheimer Str. 200, D-5000 Köln-Merheim.

Dr. LENZNER, Leitender Arzt der Urolog. Abteilung des St.-Elisabeth-Krankenhauses, Königsweg 14, D-2300 Kiel.

Priv.-Doz. Dr. LICHTENAUER, PETER, Facharzt für Urologie, Leiter der Urolog. Abteilung d. Medizinischen Akademie, Ratzeburger Allee 160, D-2400 Lübeck.

Dr. LIMMER, HEINZ, Ostwall 100, D-4150 Krefeld.

Dr. LINDE, FRITZ, Facharzt für Urologie und Chirurgie, Dörfflerstr. 12, D-3550 Marburg.

Dr. LINDNER, ARNULF, Schwanenweg 1, D-4600 Dortmund 30.

Dr. LINGAU, WIELAND, Facharzt für Urologie, Nymphenburger Str. 160, D-8000 München 2.

Dr. LINKE, K. H., Facharzt für Urologie und Chirurgie, Chefarzt der Urolog. Abteilung d. Kreis- und Stadtkrankenhauses, Landrat-Beushausen-Str. 26, D-3320 Alfeld/Leine.

Dr. LITOS, MICHAEL, Facharzt für Urologie, Neophyton Deuka 10, Athen/Griechenland.

Dr. LITZ, KARL, Facharzt für Urologie und Chirurgie, Chefarzt d. Städt. Krankenhauses, D-7932 Munderkingen.

Priv.-Doz. Dr. LJUBOVIC, ESAD, Facharzt für Urologie und Chirurgie, F. Midzica 17, J-71000 Sarajevo.

Prim. Dr. LOEBENSTEIN, HEINRICH, Facharzt für Urologie, Vorstand der Urolog. Abteilung der Krankenanstalt Rudolfstiftung, Boerhavegasse 8, A-1030 Wien.

Dr. LÖHE, EDGAR, Facharzt für Urologie, Solinger Str. 58, D-4018 Langenfeld.

Dr. LOENING, STEFAN, M. D., Ass.-Prof., University of Iowa Hospitals and Clinics, Dpt. of Urology, Iowa City, Iowa 52242/USA.

Prof. Dr.LOEWENECK, MAX, Facharzt für Chirurgie und Orthopädie, Asamallee 23, D-8110 Murnau.

Dr. LOHMANN, RAIMUND, Facharzt für Urologie, Tannenbergstr. 25, D-5450 Neuwied.

Dr. LOMPA, HELMUTH, Facharzt für Urologie und Chirurgie, Weyprechtstr. 5, D-6100 Darmstadt.

Dr. LUCHESI, JOSEPH CHRISTIAN, Facharzt für Urologie und Chirurgie, Frankfurter Str. 50, D-6350 Bad Nauheim.

Dr. LUKOSCH, JOHANNA, Fachärztin für Urrologie, Urolog. Abteilung d. DRK-Krankenhauses Jungfernheide, Max-Dohrn-Str. 10, D-1000 Berlin 10.

Dr. LUPP, WERNER, Urolog. Klinik der Städt. Krankenanstalten, D-7750 Konstanz.

Dr. LURZ, HANS, Facharzt für Urologie, Chefarzt der Urolog. Abteilung im Diakonissenkrankenhaus, Speyerstr. 96, D-6800 Mannheim.

Dr. LUTZ, GEORG, Ziegelwaldweg 4, D-6114 Groß Umstadt.

Prof. Dr. LUTZEYER, HANS WOLFGANG, Facharzt für Urologie und Chirurgie, Vorstand der Urolog. Abteilung der Med. Fakultät, Goethestr. 27/29, D-5100 Aachen.

Prof. Dr. LYMBEROPOULOS, STAVROS, Chefarzt der Urolog. Abteilung des Knappschaftskrankenhauses, Dr.-Hans-Böckler-Platz, D-5124 Bardenberg.

Univ.-Doz. Dr. MADERSBACHER, H., Oberarzt der Urolog. Univ. Klinik, Anichstr. 35, A-6020 Innsbruck.

Dr. MAIER, WOLFGANG A., Direktor der Kinderchirurgischen Klinik der Städt. Krankenanstalten, Karl-Wilhelm-Str.1, D-7500 Karlsruhe 1.

Dr. MAKRIGIANNIS, DIMITROS, B. Frideriki 19 a, Larissa/Griechenland.

Dr. MANKABADY, Rheinhöhenweg 9, D-5070 Bergisch-Gladbach.

Prof. Dr. MARBERGER, JOHANNES, Facharzt für Urologie, Vorstand der Urolog. Univ. Klinik, Anichstr. 35, A-6020 Innsbruck.

Prof. Dr. MARBERGER, MICHAEL, Facharzt für Urologie, Urolog. Univ. Klinik, Langenbeckstr. 1, D-6500 Mainz.

Dr. MARQUARDT, HANS-DIETER, Facharzt für Urologie und Chirurgie, Chefarzt der Urolog. Klinik der Univ. Klinik, Prittwitzstr. 43, D-7900 Ulm.

Priv.-Doz. Dr. MARQUARDT, HENNING, Facharzt für Urologie, Oberarzt der Urolog. Klinik der FU Berlin, Klinikum Charlottenburg, Spandauer Damm 130, D-1000 Berlin 19.

Dr. MASSIER, JOHANNES, Facharzt für Urologie, Kaiserallee 15, D-7500 Karlsruhe.

Prof. Dr. Dr. Matouschek, Erich, Facharzt für Urologie und Chirurgie, Direktor der Urolog. Klinik, Moltkestr. 14, D-7500 Karlsruhe 1.

Dr. Matz, Joachim, Facharzt für Urologie und Chirurgie, Bermpohlstr. 19a, D-2820 Bremen 70.

Prof. Dr..Mauermayer, Wolfgang, Facharzt für Urologie, Direktor der Urolog. Klinik und Poliklinik der TU, Klinikum Rechts der Isar, Ismaninger Str. 22, D-8000 München 80.

Prof. Dr. May, Peter, Facharzt für Urologie, Chefarzt der Urolog. Klinik des Allg. Krankenhauses, D-8600 Bamberg.

Dr. Meinertz, Otto, Facharzt für Urologie und Chirurgie, Gärtnergasse 11–15, D-6500 Mainz.

Dr. Meixner, Chefarzt der Urolog. Abteilung d. Städt. Krankenanstalten, D-8510 Fürth.

Prof. Dr. Melchior, Hans-Jörg, Leiter der Urolog. Klinik, Terrasse 30, D-3500 Kassel.

Prof. Dr. Mellin, Paul, Direktor der Urolog. Univ. Klinik, Hufelandstr. 55, D-4300 Essen.

Dr. Mense, Gerhard, Facharzt für Urologie, Landgraf-Karl-Straße 10, D-3500 Kassel-Wilhelmshöhe.

Dr. Menzel, Elmar, Facharzt für Urologie, Chefarzt der Urolog. Abteilung am Knappschaftskrankenhaus, Röntgenstr. 1a, D-4250 Bottrop.

Prof. Dr. Meridies, Reinhard, Facharzt für Urologie, Leitender Arzt der Urolog. Abteilung d. Prosper-Hospitals, Hohenzollernstr. 13, D-4350 Recklinghausen.

Dr. Merten, Hanno, Xantener Str. 21, D-4044 Kaarst.

Dr. Meurer, Otto, Facharzt für Urologie, Rheinbabenstr. 5, D-4000 Düsseldorf 30.

Dr. Meuser, Herbert, Facharzt für Urologie, Blutgasse 5, A-Wien 1.

Dr. Meyer, Karl Oskar, Facharzt für Urologie und Chirurgie, Wagnerstr. 6, D-3400 Göttingen.

Dr. Meyer-Delpho, Walter, Facharzt für Urologie, Terrasse 30, D-3500 Kassel.

Dr. Michel, Hubert, Facharzt für Urologie, Wilhelminenstr. 20, D-6100 Darmstadt.

Dr. Michel, Rainer, Facharzt für Urologie, Gaisbühl, D-7988 Wangen.

Dr. Miller, Fritz, Facharzt für Urologie, Neue Str. 3, D-7900 Ulm.

Dr. Miller, R., Leitender Arzt der Urologischen Abteilung des Kreiskrankenhauses, Christophstr. 1, D-7320 Göppingen.

Dr. Mira-Linares, Antonio, Facharzt für Urologie und Chirurgie, C/s. Pascual Perez, Alicante/Spanien.

Dr. Moeller, Jürgen, Facharzt für Urologie, Wilhelmstr. 57, D-6840 Lampertheim.

Dr. Möllhoff, Helmut, Fahcarzt für Urologie und Chirurgie, Chefarzt d. Urolog. Abteilung des Marien-Hospitals, Robert-Koch-Str. 21, D-4370 Marl.

Dr. Mönch, Roland, Urolog. Klinik des Akademischen Krankenhauses, D-6400 Fulda.

Dr. Moissidis, Perikles, Facharzt für Urologie, Kreis- und Stadtkrankenhaus, Landrat-Beushausen-Str. 24, D-3320 Alfeld.

Dr. Molitor, Walter, Facharzt für Urologie, Chefarzt der Urolog. Abteilung des Krankenhauses St. Trudpert, Wolfsbergallee 50, D-7530 Pforzheim.

Dr. Molnar, Stefan, Facharzt für Urologie, Widenmayerstr. 5, D-8000 München 22.

Dr. Moonen, W. A., Kleine Gent 11, Vugth/Holland.

Prof. Dr. Moormann, J. G., Facharzt für Urologie, Krankenhaus der Barmherzigen Brüder, Nordallee 1, D-5500 Trier.

Dr. Morkos, Nabil, Angerburger Allee 49, D-1000 Berlin 1.

Dr. Müller, Kurt, Facharzt für Urologie, König-Karl-Str. 38, D-7000 Stuttgart 50.

Dr. Müller-Beissenhirtz, Peter, Facharzt für Urologie, Chirurgische Klinik, Salzdahlumer Str. 90, D-3300 Braunschweig.

Dr. Müller-Marienburg, Hatto Wilhelm Ludwig, Facharzt für Urologie, Chefarzt der Urolog. Abteilung des Stadt- und Kreiskrankenhauses Ansbach, Heidingsfelder Weg 22, D-8800 Ansbach.

Dr. Müssiggang, Hartwig, Facharzt für Urologie und Chirurgie, Leiter der Urologie der Poliklinik, Univ. München, Pettenkoferstr. 8a, D-8000 München 2.

Dr. Mukherjee, Kajad Kumar, Facharzt für Urologie und Chirurgie, Westenhellweg 103, D-4600 Dortmund.

Dr. Mund, Erich, Facharzt für Urologie, Leitender Arzt der Urolog. Abteilung des Ev. Krankenhauses, Bahnhofstr. 63, D-5810 Witten/Ruhr.

Prof. Dr. Naber, Kurt, Chefarzt der Urolog. Abteilung, St.-Elisabeth-Krankenhaus, Schulgasse 20, D-8440 Straubing.

Dr. Nagel, Heinz, Facharzt für Urologie, Ebertplatz 9, D-5000 Köln 1.

Prof. Dr. Nagel, Reinhard, Facharzt für Urologie, Direktor der Urolog. Klinik und Poliklinik der Freien Universität Berlin am Klinikum Charlottenburg, Spandauer Damm 130, D-1000 Berlin 19.

Dr. Nagels, Heinz, Facharzt für Urologie, Kettwiger Str. 2–10, D-4300 Essen.
Neide, Ernst Leo, Karl-Theodor-Str. 95, D-8000 München 40.
Prof. Dr. Nuri, Mehdi, Facharzt für Urologie, Leitender Urologe, Ev. Krankenhaus, Waldstr. 73, D-5300 Bonn-Bad Godesberg.
Dr. Obe, Gerhard, Facharzt für Urologie, Sulzbachstr. 28, D-6600 Saarbrücken 3.
Dr. Obmann, Facharzt für Urologie, Köthener Weg 18, D-6800 Mannheim 42.
Oderwald, W. H. J., Uroloog, Rederijklann 32, Mierlo/Holland.
Dr. Offermann, Heribert, Facharzt für Chirurgie, Chefarzt der Chirurg. Abteilung des St.-Willehad-Hospitals, Ansgaristr. 12, D-2940 Wilhelmshaven.
Dr. Ohler, Ernst, Facharzt für Urologie, Roma 82, I-28051 Cannero.
Prof. Dr. Orestano, Fausto, Via Pierto D'Asaro 48, I-Palermo.
Dr. Osterhage, Hans-Rainer, Urolog. Univ. Klinik, D-8700 Würzburg.
Dr. Oswald, Karl, Facharzt für Urologie, Chefarzt der Urolog. Abteilung des Städt. Krankenhauses St. Elisabeth, D-5440 Mayen/Eifel.
Dr. Otto, Peter, Facharzt für Urologie, Aeschenweg 16, D-7750 Konstanz.
Prof. Dr. Pačes, Vaclar, Facharzt für Urologie, Vorstand der Urolog. Klinik des Institutes für die ärztliche Fortbildung in Prag, Nemocnice Bulorka, Praha 8-Libeu (ČSSR).
Dr. Palmlöv, Andreas, Facharzt für Urologie, Chefarzt der Urolog. Klinik, Erika Sjukhus, Box 12600, S-11282 Stockholm.
Prim. Dr. Pauer, Leiter der Urolog. Abteilung des Allg. Krankenhauses, A-Wels.
Dr. Peczat, Rolf, Facharzt für Urologie, Im Zingel 5, D-3200 Hildesheim.
Dr. Pfaffel, Regina, Fachärztin für Urologie, Steinacher Str. 5, D-1000 Berlin 62.
Dr. Pfeiffer, Hans, Facharzt für Chirurgie, Uhlandstr. 24, D-7120 Bietigheim.
Dr. Pilz, Lothar, Facharzt für Urologie, Königswall 6, D-4350 Recklinghausen.
Prof. Dr. Planz, Konrad, Chefarzt der Urolog. Abteilung d. Akademischen Krankenhauses, D- 6400 Fulda.
Priv.-Doz. Dr. Pompino, H., Leitender Arzt der Chirurgischen Abteilung, DRK-Kinderklinik, Wellersbergstr. 6, D-5900 Siegen.
Prof. Dr. Potempa, Joachim, Facharzt für Urologie, Direktor der Urolog. Klinik der Städt. Krankenanstalten, Klinikum der Univ. Heidelberg, D-6800 Mannheim.
Dr. Prätorius, Georg-Michael, Facharzt für Urologie, Irminfriedstraße, D-8032 Gräfelfing.
Dr. Praetorius, Michael, Facharzt für Urologie und Chirurgie, Agnes-Bernauer-Str. 71, D-8000 München 42.
Prof. Dr. Puigvert Gorro, Antonio, Cartagena 340, Barcelona 13/Spanien.
Dr. Range, Rolf, Facharzt für Urologie, Karpfenstr. 15, D-7200 Tuttlingen.
Dr. Rapp, Walter, Facharzt für Chirurgie und Urologie, Oberarzt d. Stadtkrankenhauses, Ernst-Reuter-Str. 70, D-6090 Rüsselsheim.
Priv.-Doz. Dr. Rathert, Peter, Facharzt für Urologie, Chefarzt der Abteilung Urologie der Krankenanstalten Düren, D-5160 Düren.
Dr. Rave, Bernhard, Facharzt für Urologie und Chirurgie, Chefarzt der Urolog. Abteilung des Prosper-Hospitals i. R., Hohenzollernstr. 30, D-4350 Recklinghausen.
Dr. Redecker, Klaus-Dietrich, Facharzt für Urologie und Chirurgie, Chefarzt der Urolog. Abteilung des Krankenhauses, Goethestr. 13, D-7520 Bruchsal.
Dr. Reh, Norbert, Facharzt für Urologie und Chirurgie, Mühlenstr. 83, D-4050 Mönchengladbach.
Dr. Reinicke, Rolf, Facharzt für Urologie, Astfelder Str. 1, D-3380 Goslar 1.
Dr. Reuter, Hans-Joachim, Facharzt für Urologie, Urolog. Privatklinik, Humboldtstr. 16, D-7000 Stuttgart 1.
Dr. Reuter, Ulrich-Heinz, Facharzt für Urologie und Chirurgie, Chefarzt der Urolog. Klinik, Portastr. 7–9, D-4950 Minden.
Richter, Claus-Heinrich, Dernbergstr. 2, D-1000 Berlin 19.
Dr. Rilling, Johann Georg, Facharzt für Urologie, Niedere Str. 52, D-7730 Villingen.
Dr. Roblick, Facharzt für Urologie, Ärztlicher Leiter der Urolog. Abteilung d. Kreis- und Stadtkrankenhauses Wunsiedel-Marktredwitz, Postfach 540, D-8590 Marktredwitz.
Prof. Dr. Rodeck, G., Direktor der Urolog. Univ. Klinik, Robert-Koch-Str. 8, D-3350 Marburg/Lahn.
Prof. Dr. Röhl, Lars, Facharzt für Urologie, Direktor der Urolog. Abteilung der Chirurg. Univ. Klinik, D-6900 Heidelberg.
Dr. Roemer, Leo, Facharzt für Urologie, Nordstr. 33, D-4000 Düsseldorf.
Dr. Rohrbach, Klaus, Facharzt für Urologie, Zingel 17, D-3200 Hildesheim.
Dr. Rossner, Eckhard, Facharzt für Urologie, Haferacker 14, D-2104 Hamburg 92.

Dr. Rost, Armin, Urolog. Klinik und Poliklinik der FU Berlin, Klinikum Steglitz, Hindenburgdamm 30, D-1000 Berlin 45.

Prof. Dr. Rothauge, Carl Friedrich, Facharzt für Urologie, Lehrstuhlinhaber und Leiter der Abteilung für Urologie der Justus-Liebig-Universität, Klinikstr. 37, D-6300 Gießen.

Dr. Roxlau, Bernd, Facharzt für Urologie, Hiltropwall 2, D-4600 Dortmund.

Dr. Rudzweski, B., Facharzt für Chirurgie, Chefarzt des Städt. Krankenhauses, Neuenstädter Str. 27, D-7107 Neckarsulm.

Priv.-Doz. Dr. von Rütte, Bernhard, Spezialarzt für Chirurgie und Urologie FMH, Effinger Str. 15, CH-3008 Bern.

Dr. Dr. Rugendorf, Erwin Walter, Facharzt für Urologie, Ludwigsplatz 11, D-6300 Gießen 1.

Prof. Dr. Ruile, Kurt, Facharzt für Urologie, Chefarzt der Urolog. Klinik der Städt. Krankenanstalten, D-7730 Villingen-Schwenningen.

Prof. Dr. Rummelhardt, Sepp, Facharzt für Urologie, Univ. Klinik Wien, Alserstraße 4, A-1130 Wien.

Prof. Dr. Rutishauser, Georg, Facharzt für Urologie und Chirurgie, Leiter der Urolog. Klinik der Chirurg. Abteilung der Univ. Basel, Bürgerspital, Spitalstr. 21, CH-4000 Basel.

Dr. Sachse, Detlef, Facharzt für Urologie, An der Farrwiese, D-6650 Homburg/Saar.

Prof. Dr. Sachse, Hans, Facharzt für Urologie, Chefarzt der Urolog. Klinik der Krankenanstalten, Flurstraße 17, D-8500 Nürnberg.

Dr. Salim, Semir, Urolog. Klinik und Poliklinik der FU Berlin, Klinikum Charlottenburg, Spandauer Damm 130, D-1000 Berlin 19.

Dr. Sauerwein, Dieter, Urolog. Univ. Klinik, Robert-Koch-Str. 8, D-3550 Marburg/Lahn.

Dr. von Scanzoni, Curt, Facharzt für Urologie, Jasperallee 19, D-3300 Braunschweig.

Priv.-Doz. Dr. Schabert, Peter, Facharzt für Urologie, Chefarzt des Elisabeth-Krankenhauses, Hubertusstraße 100, D-4070 Rheydt.

Dr. Schalkhäuser, K., Leitender Arzt der Urolog. Abteilung des Kreiskrankenhauses, D-8250 Dorfen.

Dr. Schendzielorz, Fritz, Facharzt für Urologie und Chirurgie, Leitender Arzt der Urolog. Abteilung d. St.-Josef-Krankenhauses, Kardinal-Krementz-Str. 1–5, D-5400 Koblenz.

Dr. Schiller, Manfred, Facharzt für Urologie und Chirurgie, Promenadenplatz 10, D-8000 München 2.

Dr. Schimatzek, Anton, Univ.-Facharzt für Urologie, Oberarzt der Urolog. Poliklinik der Stadt Wien, Reischachstr. 3/7, A-1090 Wien.

Dr. Schindler, Eckehard, Med. Hochschule, Urolog. Klinik, D-3000 Hannover.

Dr. Schindler, Ernst, Facharzt für Urologie und Chirurgie, Med.-Direktor, Chefarzt der Versorgungskuranstalt d. Landes Hessen und des Sanatoriums Bellevue, Langemarckstr. 9, D-3590 Bad Wildungen.

Prof. Dr. Schmandt, Werner, Urolog. Abteilung der Chirurg. Univ.-Klinik, Jungeblodtplatz 1, D-4400 Münster.

Dr. Schmich, Hubert, Facharzt für Urologie und Chirurgie, Leiter der Urolog. Abteilung am Krankenhaus Maria Hilf, Dahlienweg 3–5, D-5483 Bad Neuenahr-Ahrweiler 1.

Dr. Schmidt, Albrecht C., Chefarzt der Urolog. Abteilung, Diakoniekrankenhaus, D-7170 Schwäbisch-Hall.

Dr. Schmidt, Joachim, Facharzt für Urologie und Chirurgie, Oberarzt der Urolog. Klinik d. Stadtkrankenhauses, Ob den Reben 3, D-7700 Singen.

Dr. Schmidt, Karl-Heinz, Leiter der Urolog. Abteilung am Kreiskrankenhaus Diepholz, Hindenburgstr. 17, D-2840 Diepholz.

Dr. Schmidt, Oberarzt der Chirurg. Univ. Klinik, Abteilung und Lehrstuhl für Urologie, D-8520 Erlangen.

Dr. Schmidt, Peter, Untermarkt 13, D-6460 Gelnhausen.

Prof. Dr. Schmidt-Mende, Manfred, Facharzt für Urologie und Chirurgie, Reiberstr. 9, D-3200 Hildesheim.

Prof. Dr. Schmiedt, Egbert, Facharzt für Urologie und Chirurgie, Direktor der Urolog. Klinik und Poliklinik der Universität München im Städt. Krankenhaus, Thalkirchner Str. 48, D-8000 München 2.

Prof. Dr. Schmitz, Werner, Chefarzt der Urolog. Abteilung der Dr.-Bodo-Thyssen-Klinik, D-8210 Prien/Chiemsee.

Dr. Schmutte, E., Facharzt für Urologie, Gutzkowstr. 9, D-6000 Frankfurt/Main.

Dr. Schöngart, Klaus, Facharzt für Urologie und Chirurgie, Chefarzt der Urolog. Abteilung des Kreiskrankenhauses Burgdorf, Fuhrberger Straße, D-3006 Großburgwedel.

Dr. SCHRADDER, GERD, Oberarzt der Urolog. Abteilung des Kreiskrankenhauses, Fuhrberger Str. 4, D-3006 Großburgwedel 1.

Dr. SCHREINER, HELLMUTH, Facharzt für Urologie und Chirurgie, Bahnhofsplatz 6, D-6930 Eberbach.

Dr. SCHREITER, F., Leitender Arzt der Urolog. Abteilung, Verbandskrankenhaus Schwelm, Dr. Möller-Str. 15, D-5830 Schwelm.

Prof. Dr. SCHRÖDER, CARL-HEINZ, Städt. Krankenhaus, D-4540 Lengrich.

Prof. Dr. SCHRÖDER, F. H., Direktor der Urologischen Klinik, Erasmus Universität, NL-3002 Rotterdam.

Dr. SCHROETER, HEINZ, Facharzt für Urologie, Nowackanlage 15/17, D-7500 Karlsruhe 1.

Priv. Doz. Dr. SCHROTT, KARL M., Urolog. Univ. Klinik, Maximiliansplatz, Postfach 3560, D-8520 Erlangen.

Dr. SCHÜLER, H., Abteilung für Urologie der Chirurg. Univ.-Klinik, D-6900 Heidelberg.

Dr. SCHÜTZE, RICHARD, Facharzt für Urologie und Chirurgie, Königstr. 1B, D-7000 Stuttgart 1.

Prof. Dr.SCHULTHEIS, THEODOR, Facharzt für Urologie, Brunnenallee 52, D-3590 Bad Wildungen.

Dr. SCHULTZE-SEEMANN, FRITZ, Facharzt für Urologie und Chirurgie, Alt Moabit 62, D-1000 Berlin 21.

Dr. SCHULZE, WALTER, Facharzt für Urologie, Marktstr. 26/28, D-3040 Soltau.

Dr. SCHUSTER, DETLEV, Facharzt für Urologie und Chirurgie, Oberarzt der Urolog. Abteilung des Stadtkrankenhauses, D-8670 Hof.

Dr. SCHWANDER, GOTTFRIED, Facharzt für Urologie, Beethovenstr. 53, D-6000 Frankfurt/Main 1.

Dr. SCHWARTZ, LOTHAR, Facharzt für Urologie, Chefarzt der Urolog. Abteilung d. Krankenhauses, D-5940 Lennestadt-Altenhundem.

Dr. SCULTETY, SANDOR, Facharzt für Urologie und Chirurgie, Chefarzt der Urolog. Abteilung d. Stadtkrankenhauses, Postfach 455, Szeged/Ungarn.

Dr. SEIDL, PETER, Facharzt für Urologie, Turfweg 4, D-8400 Regensburg.

Priv.-Doz. Dr. SEIFERTH, JÜRGEN, Oberarzt der Urolog. Univ. Klinik, Josef-Stelzmann-Str. 9, D-5000 Köln 41.

Dr. SEMMELROCH, HERMANN, Facharzt für Chirurgie, Chefarzt der Chirurg. Abteilung u. Direktor des Stadtkrankenhauses, D-8458 Sulzbach-Rosenberg.

Dr. SICHERT, WOLFRAM, Wilhelmstr. 29, D-5100 Aachen.

Dr. SICKINGER, KURT, Facharzt für Urologie und Chirurgie, Rothenbaum Chaussee 179, D-2000 Hamburg 13.

Prof. Dr. SIGEL, ALFRED, Facharzt für Urologie und Chirurgie, Vorstand der Urolog. Klinik der Univ. Erlangen-Nürnberg, Niendorfstr. 15, D-8520 Erlangen.

Dr. SIMMET, JOHANN, Facharzt für Urologie, Odilienplatz 1, D-6638 Dillingen.

Dr. SIMON, JÜRGEN, Facharzt für Urologie, Reichsstr. 96, D-1000 Berlin 19.

Prof. Dr. SINGER, HEINZ, Chefarzt der Kinderchirurg. Abteilung d. Städt. Krankenhauses Schwabing, Kölner Platz 1, D-8000 München 40.

Dr. SMOLER, HANS, Facharzt für Urologie, Am Pfänderholz 15, D-7972 Isny.

Dr. SOCHA, PAUL, Facharzt für Urologie und Chirurgie, Königswiese 19, D-4650 Gelsenkirchen-Buer.

Dr. SODER, ERICH, Facharzt für Urologie und Chirurgie, Chefarzt der Chirurg. Abteilung d. Städt. Krankenhauses, D-6740 Landau/Pfalz.

Prof. Dr. SÖKELAND, JÜRGEN, Facharzt für Urologie, Direktor der Urolog. Klinik, Westfalendamm 403–407, D-4600 Dortmund.

Prof. Dr. SOMMERKAMP, H., Leiter der Urolog. Abteilung der Chirurg. Univ. Klinik, Hugstetter Str. 55, D-7800 Freiburg/Brsg.

Dr. SPARWASSER, HERBERT, Facharzt für Urologie und Chirurgie, Chefarzt der Urolog. Abteilung der Städt. Krankenanstalten Kemperhof-Koblenz, Kurfürstenstr. 10, D-5400 Koblenz.

Dr. SPECKMANN, FRIEDRICH, Facharzt für Urologie, Hermann-Löns-Str. 25, D-4600 Dortmund.

Dr. SPRANGER, RUDOLF, Facharzt für Urologie, Oberarzt der Urolog. Klinik und Poliklinik der FU Berlin, Klinikum Charlottenburg, Spandauer Damm 130, D-1000 Berlin 19.

Dr. STAEHLER, G., Oberarzt der Urologischen Klinik der Universität im Städt. Krankenhaus, Thalkirchner Str. 48, D-8000 München 2.

Dr. STÄHLER, HARTMUT, Facharzt für Urologie und Chirurgie, Chefarzt der Urolog. Klinik der Städt. Krankenanstalten, Krankenhauszweckverband, Urolog. Klinik, Hemsius-Str. 1, D-8900 Augsburg.

Dr. STAGGE, FRITZ, Facharzt für Urologie und Chirurgie, Möserstr. 38, D-4500 Osnabrück.

Dr. STAMMEL, ULRICH, Facharzt für Urologie, Kaiserring 23, D-4230 Wesel.

Dr. STANGEL, Facharzt für Urologie, Alte Freiheit 3, D-5600 Wuppertal 1.

Dr. STEFFENS, LUDWIG, Facharzt für Urologie, Chefarzt für Urolog. Abteilung des St. Antonius-Krankenhauses, D-5180 Eschweiler.

Dr. STEFFENS-KREBS, DIETER, Facharzt für Urologie und Chirurgie, Chefarzt des Stadtkrankenhauses, D-3590 Bad Wildungen.

Dr. STIEHLER, GÜNTER, Facharzt für Urologie, Warendorfer Str. 97, D-4400 Münster.

Prof. Dr. STOCKAMP, KARL, Direktor der Urolog. Klinik d. Städt. Krankenanstalten, D-6700 Ludwigshafen.

Dr. STÖHRER, MANFRED, Chefarzt der Urologischen Abteilung d. Berufsgenossenschaftlichen Unfallklinik Murnau, D-8110 Murnau/Obb.

Dr. STOLL, HANS, G., Facharzt für Urologie und Chirurgie, Direktor der Urologischen Klinik, Kliniken der Freien Hansestadt Bremen, Zentralkrankenhaus, St.-Jürgen-Straße, D-2800 Bremen.

Prof. Dr. STRAUBE, WINFRIED, Hatzper Str. 123, D-4300 Essen 1.

Dr. STRAUSS, WOLFGANG, Facharzt für Urologie und Chirurgie, Leitender Arzt des St.-Georg-Ritter-Orden-Krankenhauses, Ernst-Putz-Straße 4, D-8788 Bad Brückenau 2.

Prof. Dr. STROHMENGER, PAUL Facharzt für Urologie, Chefarzt der Urologischen Klinik, Städt. Kliniken Osnabrück, Caprivistr. 1, D-4500 Osnabrück.

Dr. STROTHOTTE, ERICH, Facharzt für Urologie und Chirurgie, Kleine Flurstr. 9, D-5600 Wuppertal-Barmen.

Dr. STUDEMUND, HARTWIG, Facharzt für Urologie, Lornsenstr. 9, D-2300 Kiel.

Dr. TANEV, TANU STEFANOFF, Facharzt für Urologie.

Prof. Dr. TAUPITZ, ARTUR, Facharzt für Urologie, Chefarzt der Urologischen Klinik des Städt. Krankenhauses, D-6750 Kaiserslautern.

Priv.-Doz. Dr. TERHORST, BODO, Chefarzt der Urologischen Abteilung, Caritaskrankenhaus, Uhlandstr. 7, D-6990 Bad Mergentheim.

Prof. Dr. THELEN, ANTON, Facharzt für Urologie und Chirurgie, Leitender Arzt der Chirurgischen und Urologischen Abteilung im Lorettokrankenhaus, Mercystr. 6–14, D-7800 Freiburg i. Brsg.

Dr. THELEN PAUL, Facharzt für Urologie, Im Klapperhof 52, D-5000 Köln 1.

Dr. TERHAG, HANS G., Dürerstr. 32, D-5620 Velbert.

Dr. THIEL, KARL HEINZ, Facharzt für Urologie und Chirurgie, Chefarzt der Urologischen Abteilung der Städt. Krankenanstalten, Jägerhausstr. 26, D-7100 Heilbronn.

Dr. THIELE, RUDOLF, Facharzt für Urologie, Reichsstr. 22, D-8850 Donauwörth.

Dr. TIMMERMANN, OSCAR, Facharzt für Urologie, Arminstr. 24, D-4650 Gelsenkirchen.

Dr. TRAMOYERES, CASES ALFREDO, Facharzt für Urologie, Chef der Urologischen Abteilung Ciudad Sanitaria La Fe, Avd. Alferez Provisional, Valencia/Spanien.

Prof. Dr. TRUSS, FRIEDRICH, Facharzt für Urologie, Direktor der Klinik und Poliklinik für Urologie der Univ. Göttingen, Goßlerstr. 10, D-3400 Göttingen.

Dr. TSCHERVENAKOW, ANTON, Facharzt für Urologie und Chirurgie, Vorstand des Lehrstuhls für Urologie am Institut für ärztliche Fortbildung, Belo More 8, Sofia/Bulgarien.

Priv.-Doz. Dr. TSCHOLL, R., Oberarzt der Urolog. Univ. Klinik, Inselspital, CH-3010 Bern.

Prof. Dr. UHLIR, KAREL, Direktor der Urologischen Univ. Klinik, Pekarska, Brno/CSSR.

Dr. ULRICH, HEINZ JÜRGEN, Facharzt für Urologie, Pferdemarkt 16, D-2400 Lübeck.

Dr. ULTZMANN, HARALD, Facharzt für Urologie, Alserstr. 27, A-1080 Wien.

Dr. UNGER, JOACHIM, Facharzt für Urologie und Chirurgie, Leitender Arzt der Urologischen Abteilung am Städt. Krankenhaus, D-8830 Treuchtlingen.

Dr. UNGER, VICTOR, Facharzt für Urologie und Chirurgie, Viktoriastr. 2, D-6600 Saarbrücken.

Dr. URLESBERGER, HADWIN, Urolog. Abteilung, Landeskrankenhaus, St. Veiterstr. 47, A-9010 Klagenfurt.

Prof. Dr. VAHLENSIECK, WINFRIED, Facharzt für Urologie, Direktor der Urologischen Univ. Klinik, D-5300 Bonn-Venusberg.

Dr. VARDAKIS, GEORG, Trift 19, D-3100 Celle.

Dr. VOEGELE, ULRICH, Fischertor 1, D-4950 Minden.

Prof. Dr. VÖLTER, DIETER, Oberarzt, Lehrstuhl für Urologie, Universität Tübingen, Calwer Str. 7, D-7400 Tübingen.

Dr. VOGT, WOLFGANG ERICH, Urologische Klinik und Poliklinik der FU Berlin, Klinikum Charlottenburg, Spandauer Damm 130, D-1000 Berlin 19.

Dr. VOIGT, KONRAD, Facharzt für Urologie, Käthestr. 9, D-1000 Berlin 28.

Doz. Dr. VOUROS, DEMETRIOS, Facharzt für Urologie, Chefarzt der Urologischen Abteilung, Theagenion Medical Institut, Serronstr. 2, Thessaloniki/Griechenland.

Dr. WAGENER, CARL, Facharzt für Urologie, Hufelandstr. 1 a, D-3590 Bad Wildungen.

Dr. WAGENER, KLAUS, Facharzt für Urologie, Chefarzt im Sanatorium Hartenstein, D-3590 Bad Wildungen.

Priv.-Doz. Dr. WAGENKNECHT, LOTHAR-VIKTOR, Urologische Univ. Klinik, Martinistr. 52, D-2000 Hamburg 20.

Dr. WALDHUBEL, ERNST, Facharzt für Urologie und Chirurgie, Röntgenstr. 37, D-6650 Bad Kreuznach.

Prof. Dr. WAND, HERIBERT, Facharzt für Urologie und Chirurgie, Leiter der Abteilung für Urologie im Klinikum der Univ. Kiel, Hospitalstr. 40, D-2300 Kiel.

Dr. WANDSCHNEIDER, GERHARD, Primarius, Vorstand der Urologischen Abteilung d. Landeskrankenhauses, Petersbergenstr. 61, A-8042 Graz.

Dr. WASSMUTH, KLAUS, Stadtkrankenhaus, Würzburger Weg 22, D-8832 Weißenburg i. Brsg.

Prof. Dr. WEBER, WOLFGANG, Leiter der Abteilung für Urologie im Zentrum der Chirurgie d. Joh. Goethe-Univ., Theodor-Stern-Kai 7, D-6000 Frankfurt/Main.

Dr. WEHNER, WALTER, Facharzt für Urologie, Chefarzt der Urologischen Klinik, Hohenzollernstr. 7–9, D-7000 Stuttgart-S.

Dr. WEIGELE, GÜNTER NORBERT, Facharzt für Urologie, Marktplatz 1, D-7410 Reutlingen.

Priv.-Doz. Dr. WEISSBACH, L., Oberarzt der Urolog. Univ. Klinik, Venusberg, D-5300 Bonn.

Dr. WEISSTEINER, GERHARD, Urologische Univ. Klinik, Anichstr. 35, A-6020 Innsbruck.

Dr. WELLSTEIN, HANS, Facharzt für Urologie, Holzstr. 21, D-7000 Stuttgart 1.

Dr. WENDEROTH, HEINZ, Facharzt für Urologie, und Chirurgie, Chefarzt der Urolog. Klinik des Allg. Krankenhauses, Buscheystr. 15 a, D-5800 Hagen.

Dr. WERNER, HORST, Facharzt für Urologie und Chirurgie, Chefarzt d. Urolog. Abteilung des St.-Elisabeth-Krankenhauses, Werthmannstr. 1, D-5000 Köln-Hohenlind.

Dr. WIDOK, KLAUS, Allgäuer Str. 1, D-8000 München 71.

Dr. WIENHÖWER, REINER, Facharzt für Urologie, Oberarzt der Klinik Golzheim, Urologische Abteilung, Friedrich-Lau-Str. 11, D-4000 Düsseldorf.

Dr. WIGGER, CURT, Facharzt für Urologie, Gartenstr. 14, D-4930 Detmold.

Dr. WILBERT, HEINZ, Facharzt für Urologie und Chirurgie, Siegfriedstr. 31, D-6520 Worms.

Prof. Dr. WILLE-BAUMKAUFF, HORST, Facharzt für Urologie, Moltkestr. 1, D-3300 Braunschweig.

Dr. WINKELMANN, CLAUS, Facharzt für Urologie und Chirurgie, Leitender Arzt der Urologischen Abteilung am DRK-Krankenhaus, D-7570 Baden-Baden.

Dr. WINKLER, PETER, Facharzt für Urologie, Lahnstr. 9, D-5038 Rodenkirchen.

Dr. WINZ, RICHARD, Facharzt für Urologie, Burgwall 64, D-4400 Münster.

Dr. WITZEL, REINHOLD, Facharzt für Urologie, Chefarzt der Urolog. Abteilung d. St.-Markus-Stiftes, Lennestr. 9a, D-5300 Bonn.

Dr. WOELK, EBERHARD, Facharzt für Urologie, Leitender Arzt der Urolog. Abteilung, St.-Vinzenz-Hospital, D-4100 Duisburg.

Dr. WÖLLER, ALBRECHT, Facharzt für Urologie und Chirurgie, Schloßstr. 24, D-4330 Mühlheim/R.

Dr. WOHLRABE, KURT, Facharzt für Urologie, Altendorfer Str. 305, D-4300 Essen.

Dr. WOLTERHOFF, HERMANN, Facharzt für Urologie, Poststr. 14, D-4010 Hilden.

Dr. WORTBERG, KLAUS, Facharzt für Urologie, Urolog. Klinik der Städt. Kliniken, Caprivistr. 1, D-4500 Osnabrück.

Dr. WRICKE, GERHARD, Facharzt für Urologie und Chirurgie, Bonifatiusplatz 7, D-6500 Mainz.

Prof. Dr. WULFF, HANS DIEDERICH, Facharzt für Urologie, Chefarzt der Urolog. Klinik, Schwarzenmoorstr. 70, D-4900 Herford.

Dr. WURDAS, HERMIN, Facharzt für Urologie, Theodor-Heuß-Platz 1–3, D-4040 Neuß.

Dr. ZEISS, PETER, Facharzt für Urologie, Ludwig-Dürer-Str. 46, D-8021 Icking.

Univ.-Doz. Dr. ZEMAN, EMIL, Facharzt für Urologie, Oberarzt im Sanatorium „Westfälischer Hof", Masurenallee 2, D-3590 Bad Wildungen.

Prof. Dr. ZIEGLER, MANFRED, Direktor der Urolog. Univ. Klinik, D-6650 Homburg/Saar.

Dr. ZIEGLER, WILHELM, Facharzt für Urologie, Schillerstr. 10, D-7600 Offenburg.

Dr. Dr. ZIKIC, Behringstr. 13, D-4930 Detmold.

Prof. Dr. ZINGG, ERNST, Facharzt für Urologie und Chirurgie, Direktor der Urolog. Univ. Klinik, CH-3012 Bern.

Dr. ZOEDLER, DIETMAR, Facharzt für Urologie, Chefarzt der Urolog. Abteilung der Klinik Golzheim, Friedrich-Lau-Str. 11, D-4000 Düsseldorf.

Prof. Dr. ZORN, DIETRICH, Facharzt für Urologie, Aussiger Wende 17, D-3000 Hannover-Kirchrade.

Dr. ZURBORG, CLEMENS, Facharzt für Urologie, Chefarzt der Urolog. Abteilung des Krankenhauses Maria-Hilf, D-4150 Krefeld.

Autorenregister

Sachregister